# 国医大师金世元

## 中药调剂学讲稿

原　著　金世元

顾　问　王永炎

主　编　翟华强　王燕平　翟胜利

编　委　黄璐琦　苏庆民　王燕平　商洪才　杨洪军
张占军　张华敏　张志强　翟华强　金　艳
翟胜利　王志举　赵京春　李京生　王春生
王秀娟　赵奎君　郭桂明　徐德生　华国栋
孔祥文　李培红　林晓兰　林　华　赵学敏
单晓松　商国懋　马　春　罗　容　张　萍
何　婷　赵惠萍　刘庆良　李卫东　鞠　海
崔国静　孙启玉　耿福能　崔庆利　古　今
马　红　桑　伟　覃　军　高希梅　肖　薇
刘　芳　马　瑛　张　颖　钟　萌　余品皓

人民卫生出版社

**图书在版编目（CIP）数据**

国医大师金世元中药调剂学讲稿 / 翟华强，王燕平，翟胜利主编 . —北京：人民卫生出版社，2016
ISBN 978-7-117-22562-5

Ⅰ. ①国… Ⅱ. ①翟…②王…③翟… Ⅲ. ①中药制剂学 Ⅳ. ①R283

中国版本图书馆 CIP 数据核字（2016）第 100822 号

| | | |
|---|---|---|
| **人卫智网** | **www.ipmph.com** | **医学教育、学术、考试、健康，购书智慧智能综合服务平台** |
| **人卫官网** | **www.pmph.com** | **人卫官方资讯发布平台** |



**国医大师金世元中药调剂学讲稿**

**主　　编：** 翟华强　王燕平　翟胜利
**出版发行：** 人民卫生出版社（中继线 010-59780011）
**地　　址：** 北京市朝阳区潘家园南里 19 号
**邮　　编：** 100021
**E - mail：** pmph @ pmph.com
**购书热线：** 010-59787592　010-59787584　010-65264830
**印　　刷：** 三河市宏达印刷有限公司
**经　　销：** 新华书店
**开　　本：** 787 × 1092　1/16　**印张：** 36　**插页：** 6
**字　　数：** 876 千字
**版　　次：** 2016 年 9 月第 1 版　2016 年 9 月第 1 版第 1 次印刷
**标准书号：** ISBN 978-7-117-22562-5/R · 22563
**定　　价：** 109.00 元
**打击盗版举报电话：010-59787491　E-mail：WQ @ pmph.com**
（凡属印装质量问题请与本社市场营销中心联系退换）

# 金老简介

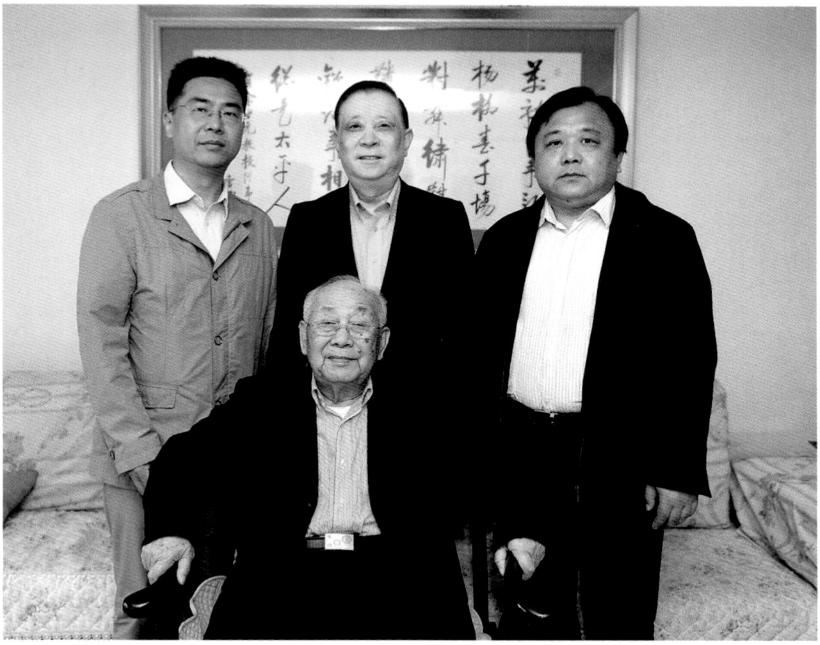

国医大师金世元，男，北京人，1926年出生，是我国当代著名的中医药学家、主任中药师，首都国医名师。现任国家科委国家秘密技术学会中医中药学中药审查专家、国家自然科学基金委员会评议专家、国家中医药管理局科技成果评审专家、中华中医药学会中药专业委员会顾问、中国老教授协会医药专业委员会顾问、北京药学会常务理事，在中药的调剂、炮制等领域有丰富经验，堪称我国德高望重的中药泰斗、国药大师。金世元教授作为常务编委，主持编写了《北京市中药饮片调剂规程》。《北京市中药饮片调剂规程》为北京市中医药行政性技术法规和中药饮片调剂工作的法定依据。

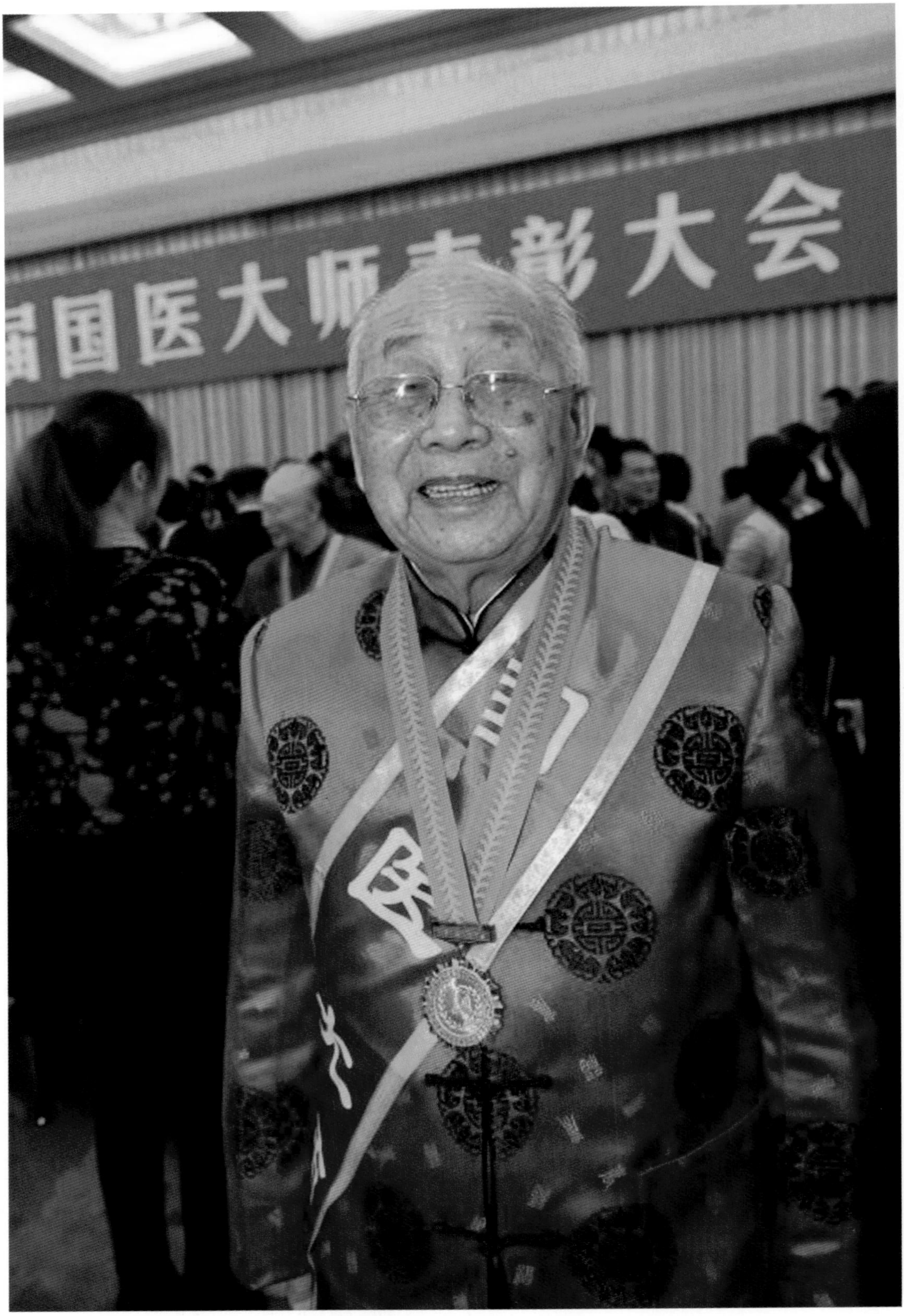


金老在国医大师表彰大会上

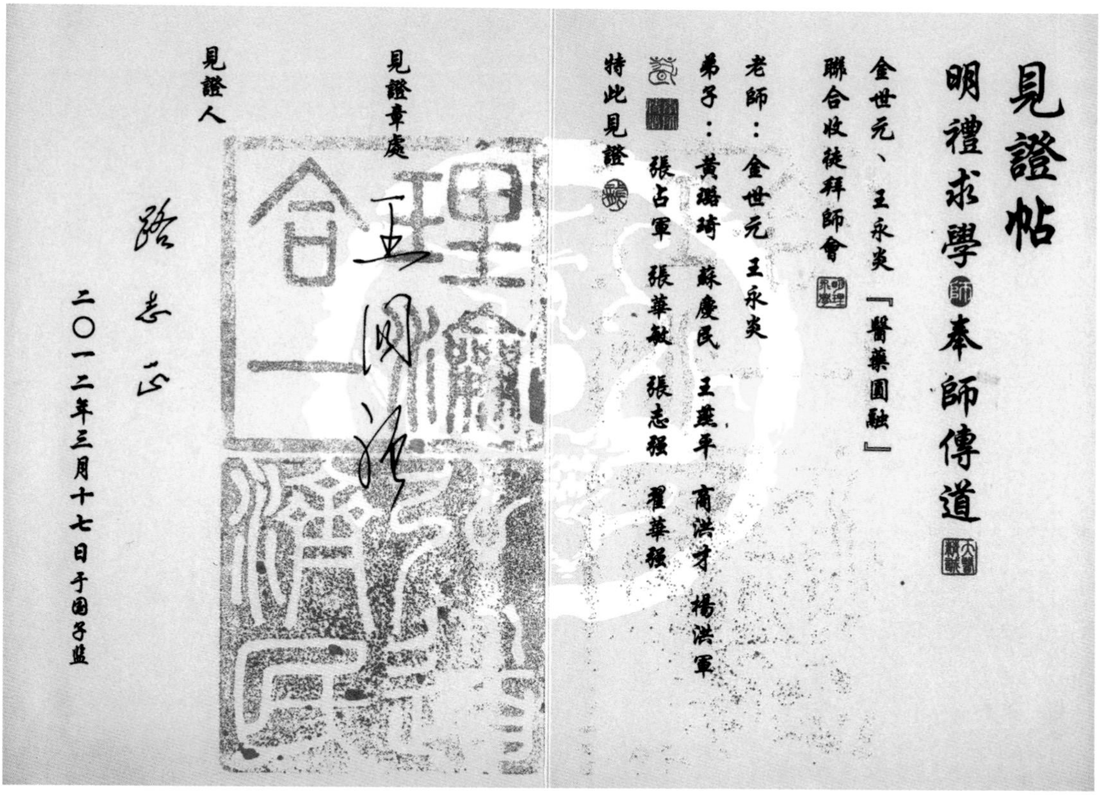

# 見證帖

明禮求學 師 奉師傳道

金世元、王永炎『醫藥圓融』

聯合收徒拜師會

老師：金世元 王永炎

弟子：黄璐琦 蘇慶民 王燕平 商洪才 楊洪軍

張占軍 張華敏 張志强 翟華强

特此見證

見證章處

見證人 路志正

二〇一二年三月十七日于国子监

医药圆融团队拜师见证贴

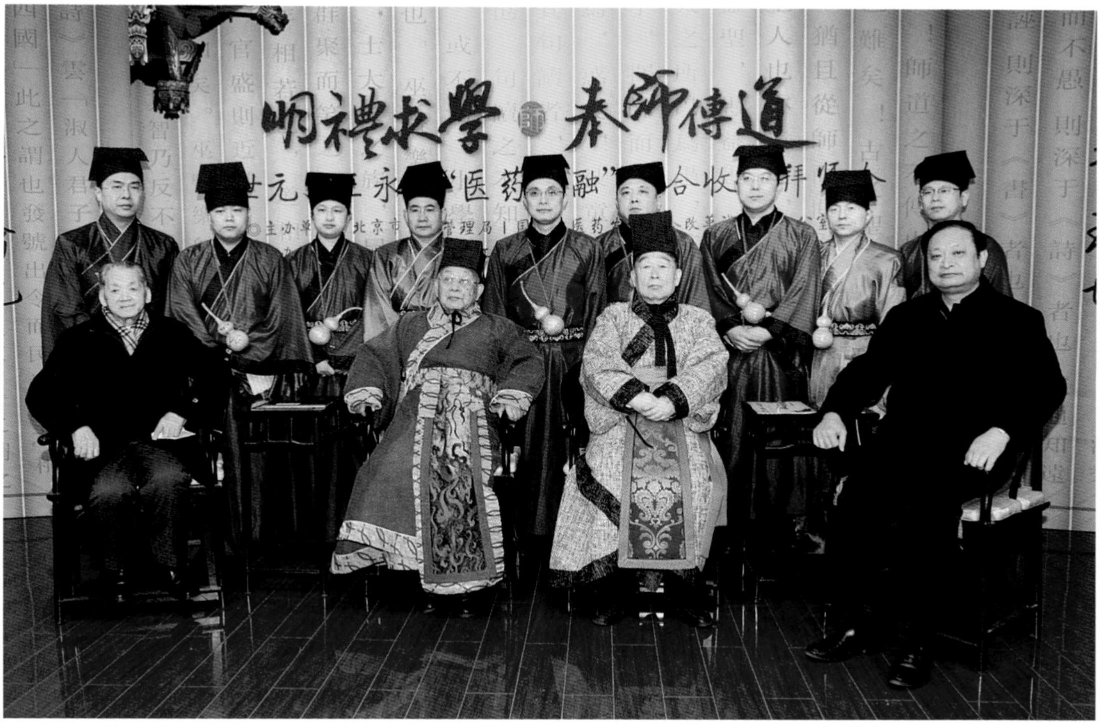


医药圆融团队与恩师、见证人合影

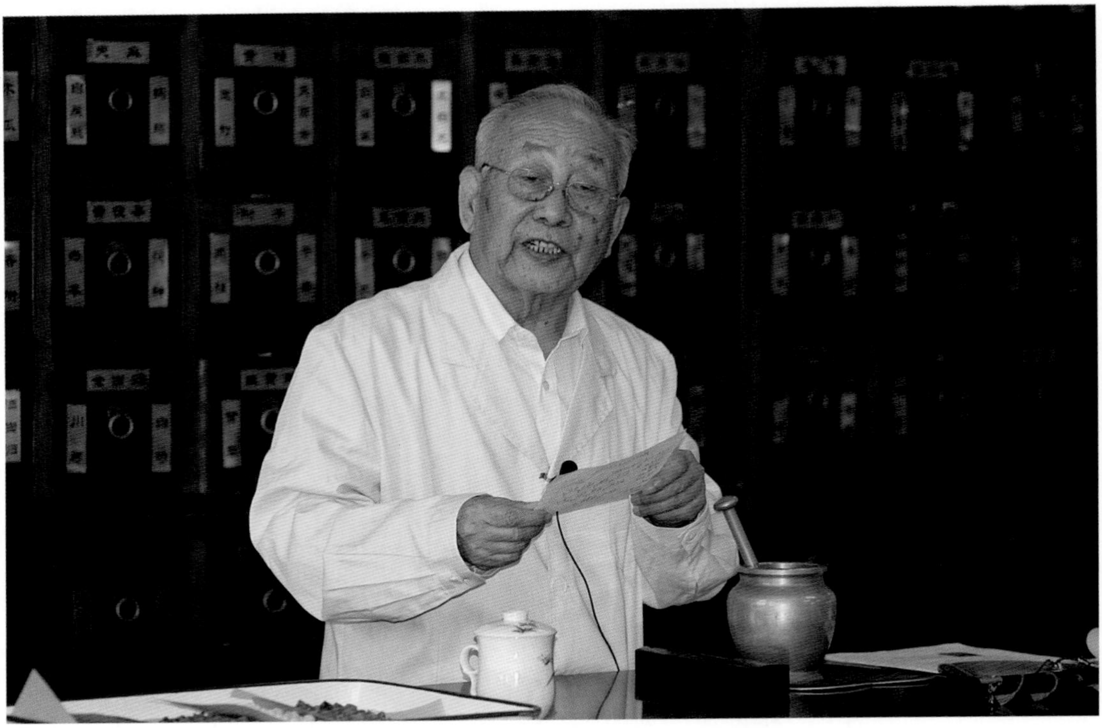

金老授课中药调剂学

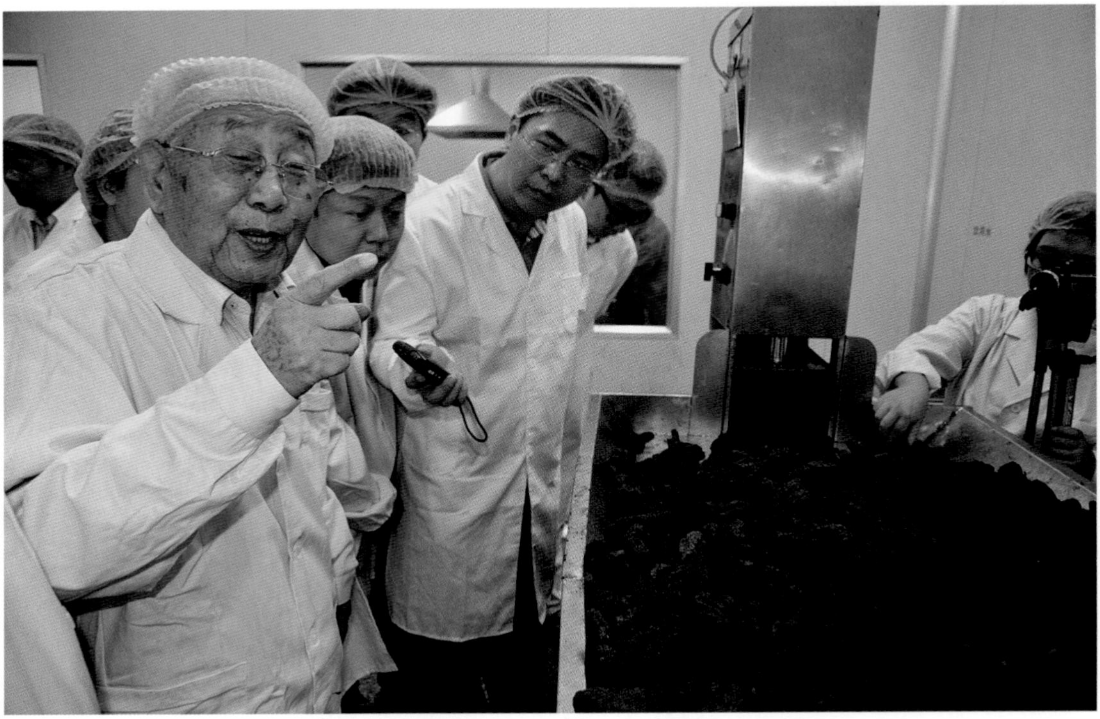

金老指导医药圆融团队弟子切制饮片

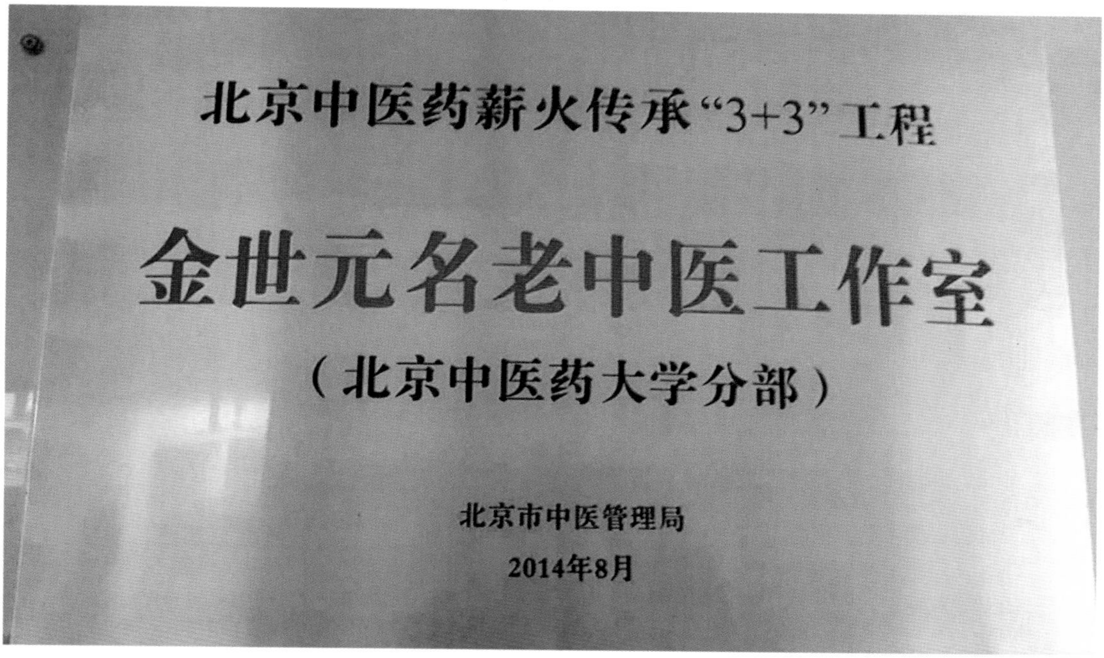


金世元名老中医工作室分部

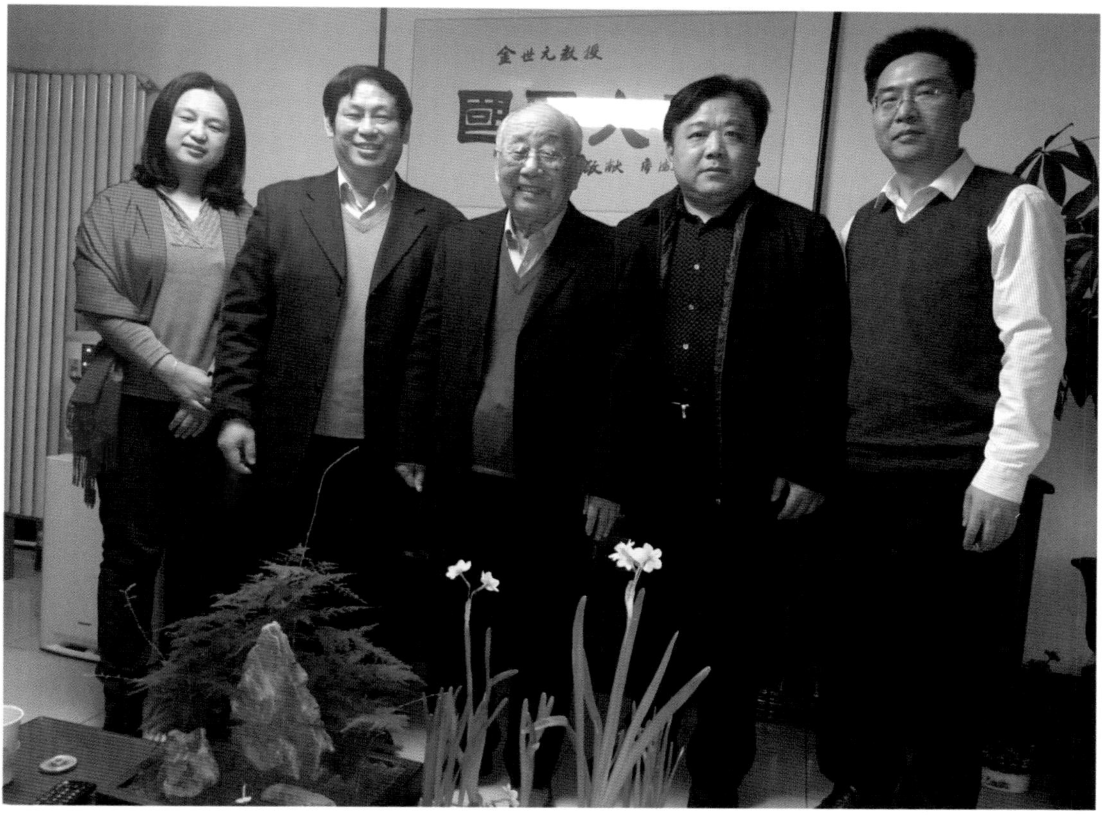


金老与工作室成员及医药圆融团队部分弟子合影

# 金老寄语

加强中医临床药学的学科建设和科学研究非常必要。中药调剂是最基础的中医临床药学工作。中药调剂自古以来备受重视，历史上“医药一体”“前医馆后作坊”的发展模式强调中药调剂与中医处方同等重要。中药调剂与中医临床紧密联系，是确保用药安全有效的重要环节。中医处方能否发挥预期疗效，与中药临床调剂有着密切的关系。中药调剂是影响中药临床应用的核心技术环节之一，调剂质量直接关系中医临床疗效。

中药调剂是指调剂人员根据医师处方要求，将炮制合格的中药饮片或制剂调配成供患者使用的方剂全过程。它是一项专业技术很强并负有法律责任的工作，是中药应用于临床的最后一个关键环节，直接面向患者，责任重大而且关键。中药调剂人员不仅要对处方应付药品的品种是否正确，分量是否准确负责，而且对于药品质量的真、伪、优、劣，清洁卫生和炮制是否合格以及医师处方是否正确，都有监督和检查责任。因此，中药调剂人员既要具有熟练的中药专业知识，又需具备中医的基础理论知识，才能胜任。

目前中药从业人员对中药调剂的技能掌握不够，加强中药调剂学科的专业知识和技能培养具有重要的现实意义。继承传统的中药调剂人才培养经验，应该重视实践技能与理论知识的统一，鼓励调剂人员“在实践中学习”。必须注重“鉴定”“炮制”“给付”等环节锻炼，培养出能够学以致用的高素质中医临床药学人才。我的学生翟华强等人敏锐地抓住了学科发展的前沿，面对挑战，虚心学习、大胆实践，他们经过较长时间努力，充分利用学科交叉的优势，将我的传统鉴别经验、炮制经验及中药给付经验整理成册，终于完成了这本《国医大师金世元中药调剂学讲稿》。本书从强化培养操作技能，掌握一门实用技术的角度出发，较好地展现了中药调剂学需要掌握的实用知识与操作技术，对提高从业人员基本素质，掌握核心知识与技能有直接的帮助和指导作用。在此书即将付梓之际，谨致数语，乐为之荐。

金世元

2016 年 2 月

# 序

随着科学格局的变化,中医药学的学科方向需要调整、变革与创新。学科建设坚持弘扬原创思维与原创优势,尤其要重视临床医药学的传承。中医药学科的突出特点是中医理论和中药应用水乳交融,医药结合,互为一体。继承和发展中医药学,需要做到"医药圆融"。"医药圆融"是优秀中医药人才具有的传统特色和优势,历史上孙思邈、李时珍皆是既精岐黄医术、又熟谙本草药性的"医药圆融大家"。作为中医药学与临床实践相互沟通与交流的纽带和桥梁,加强中医临床药学的学科建设和科学研究具有重要现实意义和学术价值。

中医临床用药有两个关键环节,一是中医的辨证与组方,二是中药的制剂与管理。两条主线最终汇集于中药调剂,中药只有经过合理的调剂,才能进入机体发挥作用。中医处方是通过辨证论治、组方遣药而发挥药物功效的,只有中药调剂符合医师的处方意图和调配准确无误,才能使中医的理、法、方、药取得一致。可以说,中药调剂学是中医临床药学工作的基础,中药调剂工作质量的好坏直接关系到药物的临床疗效与安全。

追忆往昔,无论医院的中药房抑或开设的药店,从进货检验,分类别、分等级贮存管理,依据医嘱炮制以及细料药、剧毒药的使用规范等均有严格与严谨的制度可以遵循。自20世纪70年代以来,中药调剂学制度受到冲击,其中人才的断档是严重的现状,不少药店的闸柜不见了,医院药房主任药师没有能够传承闸柜的职能,及至中药饮片的调剂技术渐行渐远、中药调剂学科越来越为人淡忘。中药调剂被看作是简单的技能,无需严格培训即可上岗位是完全错误的。20世纪70年代后的30余年,中医临床药学是一个弱势学科,今天确是应该加强的领域,应把优质资源恢复起来,培养中药调剂人才、传承中药调剂技术、加强中药调剂学科建设。

金世元教授是我们敬仰的中药学大家、国医大师,传承金世元教授中药调剂学的学术思想具有迫切的现实意义和重要的学术价值。翟华强、王燕平、翟胜利等人总结金世元教授经验,利用学科交叉优势,紧抓学科发展前沿,历经数载、合撰本书,有利于传承中医药技艺。在《国医大师金世元中药调剂学讲稿》即将付梓之际,感谢作者群体对我的信任与鼓励,斯是好书,乐为之序。

**中央文史馆馆员** 王永炎
**中国工程院院士**
**中国中医科学院名誉院长** 乙未季秋

# 感谢师恩

系统继承中医药的宝贵知识和经验是中医药发展创新的源泉和基础。国家《中医药创新发展规划纲要（2006-2020年）》提出“收集整理名老中医的学术思想、临床经验和用药方法并进行系统研究，建立高效的传承方法和个体化诊疗体系；对传统制药技术和老药工经验进行深入研究，使之成为规范化的工艺技术”。国医大师金世元教授是我国当代著名的中医药学家、主任中药师、首都国医名师，从事中医药工作数十载，在中药调剂、中药鉴别、中药炮制及中成药合理使用等领域形成了较为完整的学术思想体系，传承金世元教授学术思想具有迫切的现实意义和学术价值。

2012年3月17日，我们有幸参加了金世元、王永炎“医药圆融”联合收徒拜师会，光荣地成为“医药圆融”一份子。两位老师感受到中医药发展道路任重道远，并对我们九名弟子寄予了厚望。在跟师学习中，金老给我们拟定了详尽的教学计划和明确的学习目标。在授课学习中，金老师始终强调，中药以治病救人为目的，无论采收、产地加工、炮制等一系列过程，最终都要服务于临床医疗。金老师一直倡导“医靠药治、药为医用，医药结合、形成合力”，将中医药理论融为一体，形成了“医药圆融”的学术特色。

金老师丰富而曲折的学习及工作经历铸就了深厚的理论功底与实践基础，“精药通医”的知识结构更为金老师从事中医药事业提供了全新视角。老师始终不忘治病救人、提高临床疗效是中医药生存与发展的根本。正是在这一思想指导下，金老师在中药调剂、鉴别、炮制、中成药使用等领域，多有“医药融合”的独到见解。不仅对中药生产加工环节的每一个步骤了如指掌，更能站在临床治疗的角度，分析这些步骤有益于临证使用的实际意义。既深得古人药性炮制理论，又契合当今组方配伍用药旨意。

九如之颂，松柏长青。金老师七十年悬壶济世，半世纪教学育人，风高学硕。目前虽九十高龄，仍不辞劳倦、辛勤育才，认真培养学生与徒弟。金老师同许多医药界前辈一样，与新中国的医药事业同前进、共辉煌，为后学树立了光辉的榜样。敬祝金老师身体健康、寿逾期颐！

医药圆融团队

2016年6月

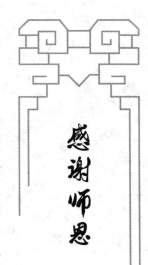

# 编写说明

国家《中医药创新发展规划纲要（2006-2020年）》提出“收集整理名老中医的学术思想、临床经验和用药方法并进行系统研究，建立高效的传承方法和个体化诊疗体系；对传统制药技术和老药工经验进行深入研究，使之成为规范化的工艺技术”。传承名老中医药专家的学术思想，建立名老中医药专家的学术经验继承、保护和利用平台，具有重大的现实意义和学术价值。

中药调剂学是中药临床药学的重要组成部分，是在中医药理论指导下，研究临床用药的处方审核、调配、监督、管理、用法等相关知识与技术的一门学科。目前中药学从业人员对中药调剂的技能掌握和重视程度不够，中药调剂学逐渐处于被人遗忘的边缘角落和危险地位。

本书通过系统梳理国医大师金世元教授中药调剂学的基本理论和操作技能，旨在传承中药调剂技术、提高中医临床药学服务技能。在编写过程中根据本学科的工作特点，以临床调剂技能培养为出发点，采用模块化的编写方式。开展中药临床调剂前，要求掌握的中医药基础理论知识和技能；开展中药临床调剂过程中，突出必须掌握的常用技术和方法，主要包括中药材的来源、历史和产地，中药饮片的性状辨别技术、临床炮制技术、处方审核技术、处方应付技术、发药交代技术、临床煎煮技术、采购管理技术以及贮存养护供应技术等。加强中药调剂学专业人才培养，有利于传承中医技艺，有利于提高临床疗效。继承传统的中药调剂学人才培养经验，应该鼓励调剂人员“在干中学习”，注重“认药”“制药”“发药”等技术环节锻炼，培养高素质中医临床药学人才。

本书在编写过程中，全程得到金老的悉心指导，先生在九秩辛寿，仍七审其稿，其深厚的理论功底与渊博的实践基础永远是我辈的楷模和学习典范！此外，导师王永炎院士在百忙之中作序推荐，金世元名老中医工作室各位老师提供了大力帮助，在此表示诚挚感谢。本书编写过程中，得到了国家中医药管理局中医药标准化研制专项：临床中药调剂技术规范（编号ZYYS-201414）、北京市中医药薪火传承“3+3”工程金世元名老中医工作室（北京中医药大学分部）立项资助。虽然在编写过程中殚精竭力，充分尊重及吸收原著的精髓，但能力有限、难尽如人意之处在所难免。敬祈广大读者提出宝贵意见，以便进一步修订和提高。

编者于北京中医药大学

2016年8月

# 目录

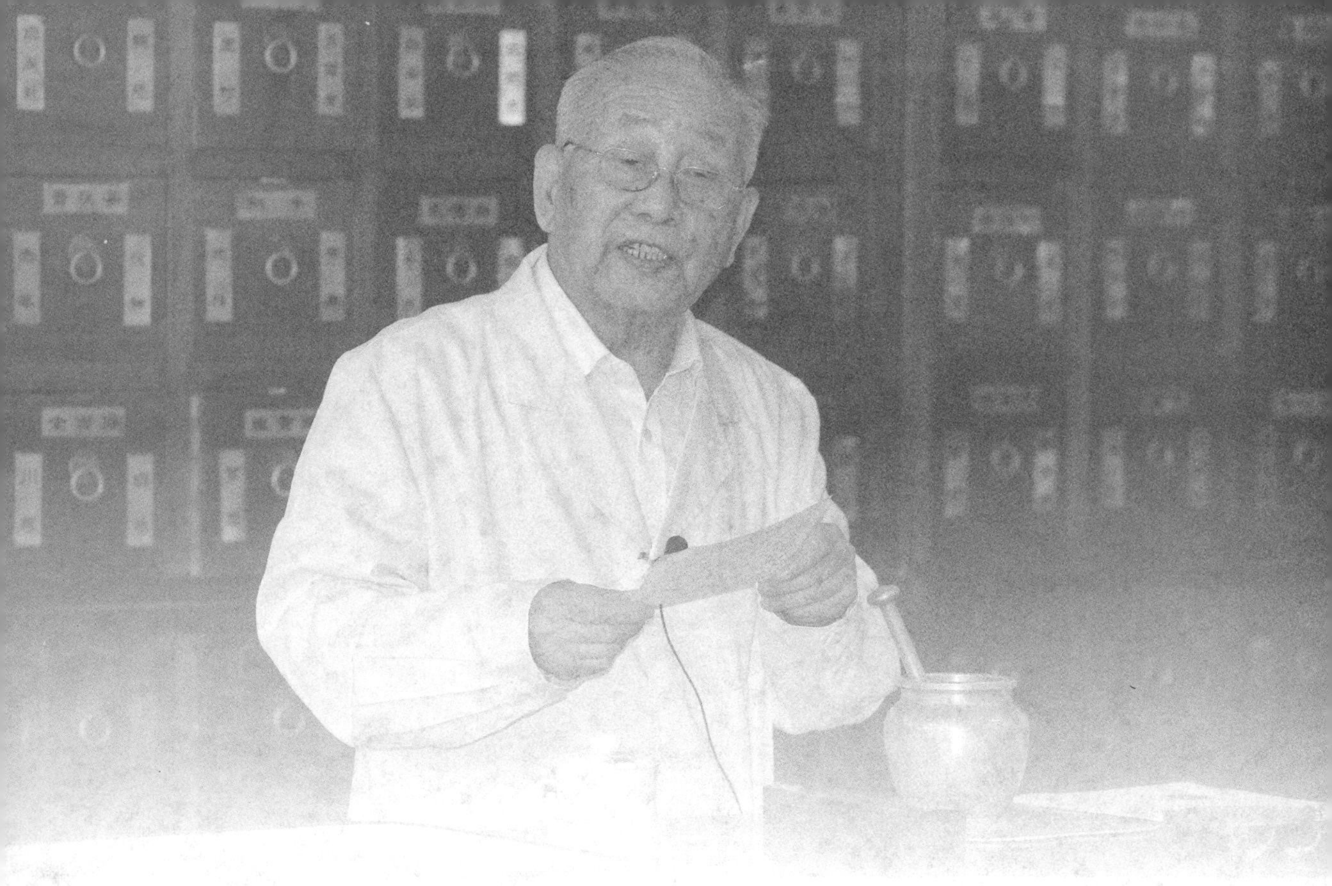

# 审方

中药调剂的依据是处方，收方人员应由有实践经验的主管中药师或中药师担任，必须熟悉处方的内容及含义，具有认真负责的工作态度，准确迅速的工作作风，杜绝草率从事。

[illegible]

[illegible]年以來。

[illegible]

[illegible]

[illegible]

# 第一章 中药调剂学基础知识

中药调剂，俗称“抓药”，是指中药调剂人员根据医师处方要求，将炮制合格的中药饮片或中成药经过科学调配，以供患者使用的药学服务活动，它是一项专业技术很强并负有法律责任的工作，所以历来备受医药界重视。

## 第一节 中药调剂学简史

### 一、历代中药调剂学发展概况

中药调剂是以中医药理论为基础，根据医师处方或患者需求，将中药饮片或中成药调配给患者使用的过程，是一项负有法律责任的专业操作技术。中药调剂学包括中药调剂理论、技术操作和相关法律规范三方面的内容。分析中药调剂起源、中药调剂理论形成、技术操作的形成以及相关的法律规范的制定，有利于梳理中药调剂学发展的历史脉络，以期在传承的基础上促进当代中药调剂学的发展。

#### （一）中药调剂的起源

在古籍记载中，中药调剂的名称为“合药分剂”“合和”“合剂”。其起源可追溯到传说的三皇五帝时期。《帝王世纪》记载：“（黄）帝使岐伯尝味草木，典主医药，经方、本草、素问之书咸出焉。”调剂是根据处方配置药物，既有“经方之书”问世，则在当时，调剂应已萌芽。

调剂最早的文献记载是《汤液经法》。《汤液经法》为商代宰相伊尹所著，是劳动人民长期采药用药及烹调实践经验的总结。故《史记·殷本纪》：“伊尹以滋味说汤。”《针灸甲乙经》的序文中也说：“伊尹以亚圣之才，撰用《神农本草》以为汤液。”汤液即汤剂，汤剂的发明及使用，标志着中药调剂的诞生，推动了中医药的发展。

#### （二）中药调剂理论的形成

春秋战国时期，《黄帝内经》成书，书中总结了有关处方、配伍的理论。《素问·至真要大论》记载：“主病之谓君，佐君之谓臣，应臣之谓使，非上下三品之谓也。”又说：“君一臣二，制之小也；君一臣三佐五，制之中也；君一臣三佐九，制之大也。”同时记载了简单的方剂13

首，在《灵枢·邪客》中有关“半夏汤”的记载，“其汤方以流水千里以外者八升，扬之万遍，取其清五升，煮之，炊以苇薪火，沸置秫米一升，治半夏五合，徐炊，令竭为一升半，去其滓，饮汁一小杯，日三稍益，以知为度，故其病新发者，复杯则卧，汗出则已矣。久者，三饮而已也。”《黄帝内经》的出现为中药调剂理论的形成奠定了理论基础。

西汉时期，我国现存最早的药学专著《神农本草经》在序中对调剂理论和操作的各个环节做了论述，如“药有君臣佐使，以相宣摄”“药有阴阳，配合……有单行者，有相须者……凡此七情，合和时之当用，相须相使者良，勿用相恶相反者。若有毒宜制，可用相畏相杀者，不尔，勿合用也”。对剂型做了简要的叙述，“药性有宜丸者，宜散者，宜水煮者，宜酒渍者，宜膏煎者，亦有一物兼宜者。亦有不可入汤酒者。并随药性，不得违越。”对服药时间，序中记载：“病在胸膈以上者，先食后服药。病在心腹以下者，先服药而后食。病在四肢血脉者，宜空腹而在旦。病在骨髓者，宜饱满而在夜。”《神农本草经》为中药调剂提供了理论指导，标志着中药调剂理论的形成。

### （三）中药调剂技术操作的形成

长沙马王堆汉墓出土的《五十二病方》共收载医方 283 个，有治癃病方、治牡痔熏蒸方等。如“睢（疽）病，冶白莶（蔹）、黄蓍（耆）、芍乐（药）、桂、姜、椒、朱（茱）臾（萸），凡七物……并以三指大最（撮）一入怀酒中，日五六饮之。”《五十二病方》不仅复方的数量多，而且剂型也多种多样，既有内服的，又有外用的，洗浴、熏蒸、涂擦、外敷、充填诸剂齐备，体现了当时调剂剂型的多样性，为调剂技术操作的形成奠定了基础。

东汉时期，医圣张仲景著成《伤寒杂病论》，全书共载方 113 首，用药 84 味。其中，汤剂 59 方，散剂 30 方，丸剂 15 方，还有栓剂、酒剂和膏剂等。书中对各种剂型的调剂方法均做了详细的介绍，标志着中药调剂技术操作的形成，详见表 1-1。

**表 1-1　《伤寒杂病论》各种剂型调剂方法表**

| 剂型 | 数量 | 制法 | 使用方法 | 举例 |
|---|---|---|---|---|
| 汤剂 | 59 方 | 以水煎煮（先煎、后煎、烊化、兑服等） | 分服、温服、顿服 | 麻黄汤方、白虎汤方、大承气汤方、小承气汤方、调胃承气汤方、小柴胡汤方、大柴胡汤方、茯苓白术厚朴石膏黄芩甘草汤方、附子细辛黄连黄芩汤方、桂枝当归汤方、茵陈蒿汤方、抵当汤方、吴茱萸汤方等 |
| 散剂 | 30 方 | 杵为散 | 以匙服之 | 白散方、五苓散方、文蛤散方、瓜蒂散方、半夏散方、四逆散方、诃黎勒散方、半夏干姜散方、蜘蛛散方、牡蛎泽泻散方、赤豆当归散方等 |
| 丸剂 | 15 方 | 末之，和丸 | 饮服 | 麻子仁丸方、肾气丸方、理中丸方、鳖甲煎丸方、皂荚丸方、防已椒目葶苈大黄丸方、栝蒌瞿麦薯蓣丸方、乌梅丸方、乌头赤石脂丸方等 |
| 煎剂 | 4 方 | 以水煮，去滓，煎令水气尽 | 顿服 | 大乌头煎方、麻仁白蜜煎方、猪膏发煎方、白蜜煎方 |

续表

| 剂型 | 数量 | 制法 | 使用方法 | 举例 |
|---|---|---|---|---|
| 栓剂 | 2方 | 纳铜器中，微火煎之，稍凝如饴状，搅之勿令焦着，可丸时，并手捻作挺，令头锐，大如指，长二寸许，当热时急作，冷则鞕 | 纳谷道中，以手紧抱，欲大便时乃去之 | 蜜煎导方、猪胆汁方 |
| 洗剂 | 1方 | 以水渍之 | 洗身 | 百合洗方 |
| 熏剂 | 1方 | 为末 | 以火烧烟熏之 | 雄黄散方 |
| 酒剂 | 1方 | 以酒一斗，煎减半，去滓 | 分服、温服 | 红蓝花酒方 |

《伤寒杂病论》中汤剂的调剂方法记载最多，叙述最为详尽，包括了煎药火候、煎药方法、煎药溶媒、服法、服用剂量、用药禁忌等。煎药方法分为先煎、后煎、烊化、兑服等。服法有分服、温服、顿服等，详见表1-2。

**表1-2 《伤寒杂病论》汤剂调剂方法举例**

| 调剂方法 | 分类 | 举例 |
|---|---|---|
| 煎药火候 | 微火 | 大承气汤方……更上微火，一两沸 |
| 煎药方法 | 先煎 | 白蜜煎方……右四味，以水一斗，先煎三味，取五升，去滓 |
| | 后煎 | 大承气汤方……先煮二物，取五升，去滓，纳大黄更煮取二升 |
| | 烊化 | 猪苓汤方……先煮四味，取二升，去滓，纳阿胶烊消 |
| | 兑服 | 甘遂半夏汤方……以蜜半升和药汁，煎取八合。 |
| 煎药溶媒 | \ | 泽漆汤方……右六味，以东流水五斗，先煮泽漆，取一斗五升 |
| 服法 | 分服 | 大承气汤……分温再服，得下，余勿服 |
| | 温服 | 白虎汤方……温服一升，日三服 |
| | 顿服 | 旋覆花汤方……煮取一升，顿服 |
| 服用剂量 | \ | 理中汤方……温服一升，日三服 |
| | | 甘草汤方……温服七合，日二服 |
| 用药禁忌 | \ | 小承气汤方……初服当更衣，不尔者尽饮之，若更衣者，勿服之 |
| | | 桂枝汤方……禁生冷、黏滑、肉面、五辛、酒酪、臭恶等物 |

梁代陶弘景著成《本草经集注》，书中叙述了中药的产地、采集干燥和功效主治以及药材鉴别等。《序录上》中“合药分剂”篇详细描述了调剂理论、古今药用度量衡、剂型、服药方法、时间等内容。其中古今药用度量衡规范了中药调剂的称量标准，“古秤唯有铢两，而无分名。今则以十黍为一铢，六铢为一分，四分成一两，十六两为一斤……晋秤始后汉末以来，分一斤为二斤耳，一两为二两耳……凡散药有云刀圭者，十分方寸匕之一，准如梧子大也。方

寸匕者，作匕正方一寸，抄散取不落为度。钱五匕者，今五铢钱边五字者以抄之，亦令不落为度。一撮者，四刀圭也。十撮为一勺，十勺为一合。以药升分之者，谓药有虚实轻重，不得用斤两，则以升平之。药升合方寸作，上径一寸，下径六分，深八分。”

唐代孙思邈所著的《备急千金翼方》“卷一·论合”和第七篇中对中药调剂做了专门的描述。“合和”篇中不仅总结了前人有关调剂的相关内容，而且记载了调剂所需工具，如秤、刀、斗、升、合、铁臼、玉槌、磁钵、绢纱马尾的罗筛等。宋代的《太平惠民和剂局方》共记载方剂788首，不仅记载了方剂的药物组成和主治病症，而且详细说明了处方的配制方法。如“小柴胡汤……上为粗末。每服三大钱，水一盏半，生姜五片，枣一个，擘破，同煎至七分，去滓，稍热服，不拘时。小儿分作二服，量大小加减。”书中“论合和篇”记载：“凡合和汤药，务在精专，甄别新陈，辨明州土，修制合度，分两无差，用得其宜，病无不愈。”说明了调剂规范化对治病的重要性。明代的《本草蒙筌》在一定程度上促进了中药调剂的发展，较为详尽地论述了出产择土地（产地）、收采按时月（采收季节）、藏留防耗坏（贮存）、贸易辨真假（真伪鉴别）、咀片分根梢（加工）、制（配伍禁忌）及服饵先后（服药方法）等。

### （四）中药调剂法律规范的制定

中药调剂成熟的最主要标志是《新修本草》的撰写和《唐律》关于调剂的规定。《新修本草》是我国第一部药典性本草，也是世界上公开颁布的最早的药典。《新修本草》不仅对唐以前的中药调剂知识进行了汇总，而且在全国范围内规范了调剂方法，极大地促进了中药调剂的发展。

《唐律》是我国古代最为完备的法律，在《唐律》中也对中药调剂作了规定。唐律第一百零二条强调了调剂药品应与处方吻合。而第三百九十五条律令则规定了医生合药有误受处罚有两个必要条件，一是“误不如本方”，二是“杀人者”才会受到处罚。同时，本条还区分了“故意”和“过失”，如果是故意不如本方造成患者死亡，则按故意杀人罪论处。根据唐律，故意杀人罪通常处以斩刑，详见表1-3。

**表1-3 《唐律》中与调剂相关的刑罚**

| 罪名 | 疏义 |
|---|---|
| 六曰大不敬……合和御药，误不如本方及封题误 | 合和御药，虽凭正方，中间错谬，误违本法。<br>封题误者，谓依方合讫，封题有误，若以丸为散，应冷言热之类 |
| 诸合和御药，误不如本方及封题误者，医绞（《唐律》第一百零二条） | 合和御药，须先处方，依方合和，不得差误。若有错误，“不如本方”，谓分两多少不如本方法之类。合成仍题封其上，注药迟驶冷热之类，并写本方俱进。若有误不如本方及封题有误等，但一事有误，医即合绞 |
| 诸医为人合药及题疏、针刺，误不如本方，杀人者，徒二年半……即卖药不如本方，杀伤人者，亦如之（《唐律》第三百九十五条） | 医师为人合和汤药，其药有君臣、分两，题疏药名，或注冷热迟驶……错误不如本方者，谓不如今古药方及本草，以故杀人者，医合徒二年半……伤者，各同过失法……“即卖药不如本方”，谓非指的为人疗患，寻常卖药，故不如本方，虽未损人，杖六十；已有杀伤者，亦依故杀伤法，故云“亦如之” |

唐以后的各朝各代对调剂的规定虽有繁有简，但关于调剂的法律规范大致沿袭《新修本草》和《唐律》的规定。《元律》中也记载了“合和御药，误不如本方，及封题误”属于“大不敬”的罪名。《明律》和《清律》中“礼律·仪制”中也对“合和御药”作了规定：“凡合和御药误不依，本方及封题错误，医人杖一百……”

## 二、新中国成立前北京市传统中药调剂概况

新中国成立前的中药调剂人员，都是学徒出身，没有专门中药学校培养。都是在“干中学”，虽然也学习一些简单的中药药性理论，但仍以实践为主，并且他们的实践项目非常全面。现将实践和理论学习简要介绍于下。

### （一）实践学习

1. 原料药材的经验鉴别　学习主要在工作中长期接触药材，从形、色、臭、味方面，辨别药材的真伪优劣和质量。

2. 饮片切制的学习　掌握不同药材的浸润时间、切制方法和片形要求。

3. 饮片炮制的学习　掌握不同药材的炮制方法，如蒸、炒、炙、煅，辅料的使用、火候的掌握、成品的性状要求。

4. 中成药（旧称“丸、散、膏、丹”）的制备　学习主要学习各种剂型的操作程序和制备方法。

5. 调剂的学习　每晚 7~9 点，到前柜（营业室），向老师傅（调剂员）学习中药调剂，重点学习处方中的配伍禁忌、妊娠禁忌、药物别名、处方应付，调剂操作工具使用及计价等。

### （二）理论学习

每晚 9~11 时（自学）。主要学习药性理论的基础知识和功能主治，如《药性赋》，以便掌握不同药物寒、热、温、平的四性和功能的特点。再进一步学习《汤头歌诀》，掌握临床常用方剂的药物组成及功效特点，如麻黄汤、桂枝汤、银翘散、桑菊饮、四君子汤、六君子汤、补中益气汤、四物汤、八珍汤、十全大补汤、人参养荣汤、保全汤、生化汤等，以便调剂审方时应用，须对这些方剂的药物组成及功效，熟练背诵，至少掌握 30~50 首。

通过上述实践和理论学习，至少需要四年的时间，业务才能基本成熟，才有资格到前柜做中药调剂工作。新中国成立前的中药调剂员是系统学习，既有实践，又有理论的中药全面人才，他们既不同于当今的中药专业毕业生，也不是纯是外行，经过短时间培训，就能上岗做中药调剂工作的人员。

## 三、闸柜的工作职责及概况

所谓“闸”，即有水流闸门之意。作为一个中药店的经营场所，主要在前柜（营业厅）实现。“闸柜”一职，主要负责前柜一切业务技术督导和检查工作。中药店的顾客均为患者或患者的家属，所经营商品均为中药饮片和中成药，无不与患者疾病有关。所以，在各项调剂工作中，经常引起患者注意和质问，但也有患者追根溯源地询问，有些问题一般中药业务员

都比较生疏，这就需要"闸柜"给予解答。因此，闸柜人员必须具有高尚的职业道德，并有诚心、热心、耐心等工作态度，还需具备熟练的业务知识，如药材鉴别、炮制操作、处方调配及正确给付等；并对常用中成药的处方组成、配伍意义及适用的疾病都有所了解，根据患者的询问，能恰如其分地介绍适宜的中成药。因此，"闸柜"是中药店在经营中的全面人才。他不仅要有熟练的中药知识，还须具备一定的中医基础理论知识。

新中国成立前北京市中药店"闸柜"不是每家都有，一般大型药店设 2 人，中型设 1 人，小型药店不设（由业务人员相互检查）。如同仁堂有宋相如、高镜如，西鹤年堂有魏西羽、吴康民，同济堂有赵序谐、朱文芳，永安堂有朱庆三、卢幼卿，南庆仁堂有王竹轩、邓玉山，东庆仁堂有宋希波、吴芝圃，北庆仁堂有关晏航，千芝堂有李春田，鹤鸣堂有韩晓雨等。

## 四、现代中药调剂学的发展

新中国成立以来，中医药事业快速发展，对中药调剂提出了更高的要求。工业化、电子化的社会迫切地要求中药调剂实现规范化。所以，借鉴历代中药调剂的管理办法，国家和各省市颁布了一系列的药品管理规范。如每五年都重新修订一次的《中华人民共和国药典》，又如《中华人民共和国药品管理法》《药品经营质量管理规范》《中药炮制规范》《药品标准》《处方管理办法》等等。根据这些药政管理法规，制订了中药调剂的管理制度，如处方管理制度、调剂工作制度、汤剂制备制作规程、特殊中药的调剂和管理等。

在中药调剂人才培养方面，各中医药院校都设有中药调剂课，学习中药调剂相关的理论知识和法律规范，并在实习期间锻炼其调剂技能。同时，参考古文献对中药调剂的记载，结合现代社会发展的现状，调剂行业的专家编写了适合当前应用的一系列的中药调剂书籍，如《中药调剂与养护学》《实用中药临床调剂技术》《中药调剂员》《中药处方与调剂规范》《中药调剂入门》等。在科研方面，众多科研人员在传承中药调剂的基础上，应用现代的科学理论和技术手段丰富调剂的相关内容，如根据不同采收时间药材化学成分的变化判断最佳采收时间，探究药物先煎、后下的作用机制等。

在运用方面，由于电子化、信息化的社会大发展，中药调剂结合现代科学技术做出了阶段性的提高。例如，条形码技术、智能调配技术以及全自动药品单剂量分包机等，不仅提高了配方的准确率，确保了用药安全，同时提高了药师的工作效率，使药师的工作重点从简单繁重的机械性工作转到患者用药指导等药学服务。杨樟卫等基于调剂自动化和合理用药开发了临床药物配制系统，此系统不仅具有自动配方发药的功能，而且开发了临床医嘱审核、合理用药审查和不合理用药的历史查询等功能，包括在药袋说明上突出调剂的用药时间、方法和次数等内容。为了监督中药调剂是否规范合理地进行，方便患者治病服药，医疗机构设立了临床中药学服务机构，指导监督中药的保管、配制、使用的合理性，并向患者提供用药咨询等。

综上所述，在科技迅猛发展，人民生活水平日益提高的今天，只有不断提高中药调剂水平和服务质量，才能更好地为人民的健康服务。而提高中药调剂的整体水平，必须在继承中药调剂理论的基础上，规范中药调剂技术操作，遵循中药调剂管理法规，按规定进行规范化的中药调剂操作。

## 第二节　中药调剂基本操作程序

中药调剂是一项复杂而又细致的工作。它是中药应用于临床最后一个关键环节,所以,调剂人员不仅要核对处方应付药品的品种是否正确,分量是否准确负责,而且对于药品质量真、伪、优、劣,清洁卫生和炮制是否合格以及医师处方是否正确,都有监督和检查责任。因此,中药调剂人员既要具有熟练的中药专业知识,又需具备中医的基础理论知识,才能胜任。

中药调剂工作,随着祖国医药事业的发展,积累了丰富的经验,早已形成了一套较为完整的系统操作常规。现一般可分为审方、计价、调配、复核及给药五个程序,现将其基本操作及注意事项分述于下。

### 一、审　方

医师处方不仅是给患者的施治记录,在用药要求方面,也是给调剂人员的书面通知,所以审方工作是一项重要工作。

#### (一) 中药处方基本形式与组成

中医处方现在一般应用横式(新中国成立前多用竖式),其格式大致包括以下四栏。

1. 处方前记　包括医院名称、患者姓名、性别、年龄、婚否、病历号或住院号及工作单位、科别等。

2. 脉案　包括病因、症状、脉象、舌苔及治疗法则。

3. 处方正文　是处方主要部分,包括药物名称、数量。

4. 处方方尾　包括剂数、药价、嘱咐、医师签名及日期等。

#### (二) 中药处方审核的基本内容与要求

上述介绍的中药处方内容中,在审方时既有综合性,又有独立性。

1. 综合性审查　接到处方后,首先看新方还是旧方,如是旧方,必须向患者问清服药人姓名、处方日期及医师姓名,以防拿错处方造成误服药品事故(医院处方超过三日不给调配);根据患者年龄、性别、婚否、脉案结合处方药物可审清有无妊娠禁忌药。妊娠禁忌药现在分为妊娠忌服药物与妊娠慎用药物两类。妊娠忌服药物多为毒剧药和药性猛烈药物,如马钱子、巴豆、虻虫、水蛭等;妊娠禁用药物多为活血通经、破气攻下之品,如红花、牛膝、枳实、大黄等。结合患者年龄、脉案,可审查有无猛烈药物超量,如麻黄、细辛、大黄、芒硝等。

2. 单独性审查　单独审查主要审查有无"十八反""十九畏"药物、毒性中药、字迹不清药物、重开药物、漏量药物等。

(1) 相反(如半夏与乌头)、相畏(如丁香与郁金)药物在处方中配伍使用,原则上不给调配,只有取得处方医师同意并签字或盖章后方可调配。

(2) 毒性中药审核,处方如有毒性中药(如马钱子、巴豆等)更应慎重,必须持有正式医师处方和医疗主管部门证明文件才可调配(并将处方保持三年),不可草率从事以防发生事故。

(3) 处方药名书写草率,有疑似药物(如桔梗与桂枝,清半夏与法半夏等);重开药物(如既有甘草又有生草);处方药味用量存疑以及遗漏用量等情况,除重开药一般与患者说清,不需询问医师外,其余问题均与医师联系修改后,方可调配,不可主观猜想,擅自修改处方。

## 二、计　价

计价是处方调剂的价格依据,也是患者报销根据,所以不应忽略,还须做到准确,如果计算旧方,则更须寻全药味,注意医师增减药品或更改分量,处方中如有贵重药品,如人参、鹿茸等,应在药名顶端注明单价,避免再次调剂时重复核算或拿错药品规格;同时应向患者说清,以引起重视。在计价后应将处方栏四角处用笔勾抹,并应将药味总数,签写处方背面,以便核对,同时也便于再次调剂时检查有无增添药味。

## 三、调　配

### (一) 调配过程前的处方审核

调剂人员接到计价收费后的处方,应再次审查处方中有无相反、相畏药、妊娠禁忌药、毒性中药等,以免发生用药事故。

1. 十八反歌诀:

本草明言十八反,半蒌贝蔹芨攻乌,

藻戟遂芫俱战草,诸参辛芍叛藜芦。

注:十八反列述了三组相反药,分别:乌头(川乌、附子、草乌)反半夏(生半夏、姜半夏、法半夏、清半夏)、瓜蒌(全瓜蒌、瓜蒌皮、瓜蒌仁、天花粉)、贝母(川贝母、浙贝母、伊贝母、平贝母、湖北贝母)、白蔹、白及;甘草反甘遂、京大蓟、红大蓟、海藻、芫花;藜芦反人参、丹参、北沙参、党参、玄参、苦参、细辛、芍药(赤芍、白芍)。

2. 十九畏歌诀:

硫磺原是火中精,朴硝一见便相争。

水银莫与砒霜见,狼毒最怕密陀僧。

巴豆性烈最为上,偏与牵牛不顺情。

丁香莫与郁金见,牙硝难合荆三棱。

川乌草乌不顺犀,人参最怕五灵脂。

官桂善能调冷气,若逢石脂便相欺。

大凡修合看顺逆,炮爁炙煿莫相依。

注:十九味列述了九组十九味相反药,具体是:硫黄畏朴硝,水银畏砒霜,狼毒畏密陀僧,巴豆畏牵牛,丁香畏郁金,川乌、草乌畏犀角,牙硝畏荆三棱,官桂畏石脂,人参畏五灵脂。

3. 妊娠禁忌歌诀:

斑蚖水蛭与虻虫,乌头附子及天雄,

野葛水银并巴豆,牛膝薏苡与蜈蚣,

三棱芫花代赭麝,大戟蝉蜕黄雌雄,

牙硝芒硝牡丹桂，槐花牵牛皂角同，

半夏南星及通草，瞿麦干姜桃仁通，

硇砂干漆蟹爪甲，地胆茅根都失中。

注：妊娠禁忌的药物，一般可分为禁用与慎用两类。禁用的大多是毒性较强或药性猛烈的药物，如巴豆、牵牛、大蓟、斑蝥、商陆、麝香、三棱、莪术、水蛭、虻虫等；慎用的包括通经祛瘀、行气破滞以及辛热等药物，如桃仁、红花、大黄、枳实、附子、干姜、肉桂等。

4. 毒性中药品种

| | | | |
|---|---|---|---|
| 砒石（红砒、白砒） | 砒霜 | 水银 | 生马钱子 |
| 生川乌 | 生草乌 | 生白附子 | 生附子 |
| 生半夏 | 生南星 | 生巴豆 | 斑蝥 |
| 青娘虫 | 红娘虫 | 生甘遂 | 生狼毒 |
| 生藤黄 | 生千金子 | 生天仙子 | 闹羊花 |
| 雪上一枝蒿 | 红升丹 | 白降丹 | 蟾酥 |
| 洋金花 | 红粉 | 轻粉 | 雄黄 |

## （二）处方调配中的几项注意事项

1. 处方中应用的药物别名与正名　中药药品正名应以《中华人民共和国药典》为依据。除正名外，很多药品还有一至几个副名。这些副名在处方中，统称“别名”，细分起来，又可分为“处方药物别名”与“处方药物全名”两类。此外，医师在处方中，还经常将二、三种药品写在一起，习称“併开”（即一名多药，具体品种见附件2併开药目录）。中药处方名称虽然繁多，但各有一定的根据和来历。中药调剂人员对处方名称，应有所了解，才能认识各种中药处方，顺利进行调配工作。

（1）处方药物别名：是指目前在处方中经常见到的别名（不包括已经不用的历史别名和药业专用的规格名、简化名及土名）。归纳起来可分为以下几类：

1）因治疗而得名：如山漆（三七），能治跌打损伤，止一切出血症，有如漆黏物之效，故名；川军（大黄），因其性苦寒直降，泻下力猛而得名；坤草（益母草），因其能治妇女疾病故名。

2）因产地而得名：如新会皮（广陈皮），以广东新会县产品油性大、奇香浓郁者为佳；莱阳参（北沙参）以山东莱阳县产品色白、质坚者为优。

3）因植物特征而得名：如鼠粘子（牛蒡子），其果实多刺，鼠过之则缀惹不可脱故名；乌扇（射干），因其叶丛生，横铺一面，如乌翅及扇状故名；续随子（千金子），古人认为叶中出叶，数数相续而生故名；其他如忍冬花（金银花），其藤凌冬不凋；万年青（卷柏），因植物冬夏常青等等。

4）因植物形状而得名：如金铃子（川楝子），其果实成熟时，色泽金黄，状如小玲；木笔花（辛夷），因药用含苞未放的花蕾密被绒毛，形似“毛笔头”，固有木笔之称；千张纸（木蝴蝶），因药用种子，周边有翅，薄如纸状，在荚内自然平迭、排列如纸故名；山葱（藜芦），因其根似葱故名等等。

(2) 处方药物全名:是医师在处方时,根据治疗需要,在药物正名上冠以常用术语,将术语定在正名右上角称为“注脚”,以表示用药意图,也是对调剂人员揭示所用药品的要求。归纳起来,可分为以下几类:

1) 要求炮制类:在药品正名上经常冠以各种炮制字样,来反映用药要求,其目的只要是为了消除药物毒性,增强药物疗效,缓和药物性质及引药入经等。消除药物毒性的,如炮(泡)附子、法(制)半夏、炙甘遂等;增强药物疗效的,如炙何首乌、酒当归等;缓和药性的,如煨果肉、蜜炙升麻等;引药入经的,如醋青皮、盐知母等;还有将炮制要求隐于名内的,如黑山栀(栀子炭)、黑姜(炮姜炭)等;此外,也有不需炮制,专用生品的药物,常冠以“生”字,如生石膏、生牡蛎、生龙骨、生石决明等。

2) 要求修治加工类:是指药品经剔选整理,去掉非用药部分,达到去粗取精,质纯效宏的目的。如去心麦冬、去壳石莲、去毛狗脊、净连壳、净芒硝等;有的需要漂去盐分,如淡苁蓉(指盐渍品)、淡全蝎、淡海藻、淡昆布;有的需要通过浸泡而缓解辛烈气味,如淡吴萸、淡干姜等;有的为了便于服用,更好发挥效果需要研细水飞的,如飞朱砂、飞滑石等;此外,还有将两位药品同拌,取其促进疗效,如朱茯神、朱远志(皆用朱砂面拌),黛灯心(青黛拌灯心)等。

3) 要求生长部位类:有些药品,由于生长部位不同,疗效亦有区别,所以必须要求入药部分。如抱木茯神(指抱木根者)、桑根白皮(指桑树根除去栓皮的白色根皮)、露蜂房(指悬在树上得风露者)。

4) 要求性状特征类:有的药品,对其性状特征提出要求,因性状特征与药品质量有光。如灵磁石(以吸铁者为佳)、双钩藤(因效力在钩)、左秦艽(因其根部生长向左扭曲)、左牡蛎(以左壳肥厚而大,粉性足),其他如金毛狗脊、马蹄决明(决明子)、鸡骨常山、猴申姜等皆是。

5) 要求质地类:中药有的要求质地轻浮,如浮水青黛(内无杂质);有的要求质地沉重,如落水沉香;有的药品要求质地较软者,如软防风、软紫草;有的药品要求质坚体结者,如明天麻(质坚明亮)、结猪苓(以体结而不实者为优,空松槽朽者不宜入药)。此外,根据药品质量或医疗特殊需要,有的需用肥大的,如知母、肥玉竹;有的需要用细小的,如细生地、鹅眼枳实等。

6) 要求产地类:中药品种繁多,产区广泛,有的一种药品很多地区出产,但质量优劣确有区别。如宣木瓜,以安徽宣城产者,质坚味酸;怀山药,以河南怀庆(今沁阳,目前以温县产量大)产者条大、粉性足;广藿香,以广东高要产者,气芳香浓郁;川干姜,以四川产者,气味辛烈,质坚粉足,纤维少。其他如秦当归、台党参、云茯苓、杭白芍、甘枸杞和化橘红等皆是。然而,根据处方所冠产地要求,目前有些药品已不切合实际,因原产地的产量早已供不应求,有些药品已被其他地区代替。尤其近年来,通过扩大药材种植面积,改进栽培技术,在药品产量和质量上都有很大提高。如湖北资丘、长阳等地所产的木瓜,不仅产量大,且质量亦可与安徽宣城产品相媲美。台党参(产山西五台),质量虽好,但产量极少,已供不应求。另外,有些药品按所冠产地,其质量不一定是最好,例如甘枸杞,指甘肃甘州(今张掖)所产,论品质已不如宁夏回族自治区的中宁、中卫产品。

7) 要求产时类:植、动物药材,虽然在一年中多数季节都有,但采收季节不同,对质量亦有影响,所以对产时有不同要求。如霜桑叶,必须采收经霜老叶;绵茵陈,又以春季幼苗质软如绵者为佳。

8) 要求老嫩类:中药有些药品宜用多年生长者,如老厚朴(含油多,味苦辣)、老檀香(气芳香浓郁)、枯黄芩(取其体轻上浮,清泻肺热);但也有宜用当年新生者,如子黄芩(取其体实下降,清大肠热)、嫩桑枝(皆借助生发力,祛风通络,旁达四肢)等等。

9)要求新陈类:有些药品宜用贮存陈久者,如陈香橼、陈广皮、陈吴萸、陈枳壳等,目的为缓和药品之燥烈之性;也有些药品要求使用鲜品,如鲜芦根、鲜茅根、鲜石斛、鲜枇杷叶等,皆取汁液充沛,疗效迅速。

10)要求颜色与气味类:中药的不同颜色和气味,代表着药品的质量优劣或真伪,因此,常冠以不同要求。在颜色方面,如红茜草、白扁豆、黑玄参、紫丹参、绿萼梅、黄菊花等;在气味方面,如香藁本、臭阿魏、臭芜荑、甜桔梗、苦杏仁、甘葛根等。

2. 从中医处方"脚注"谈医药结合　所谓"脚注",就是在处方中某种药物的右上角或右下角加以注解,称为"脚注"。是医师根据药物质地或治疗需要,以简明字样,对中药调剂人员的提示,以期达到互相配合,共同完成克病治病的目的。关于脚注问题,历代医家都很重视,如东汉张仲景所著的《伤寒论》,不仅选方用药严谨,而且在脚注上也是非常认真的。全书载方113首,共选用了84味药物,在各方中交叉使用,其中有脚注的药物共36味,反复应用为315次。但大多数属于炮制方面的要求。如甘草炙,桂枝去皮,附子炮、去皮破八片,大黄酒洗,杏仁去皮尖,芫花熬等。到了唐代,炮制方面的脚注有所改变,如《备急千金要方》中指出:"诸经方用药,所有熬炼节度皆脚注之。今方则不然,于此篇具条之……"又说:"凡用麦蘖曲末、大豆黄卷、泽兰、芜荑皆微妙。"这样由在药名下脚注改为在药名上前冠。如由甘草炙,变为"炙甘草",其他炮制药物也均逐渐改写。如炮附子、炒山楂、焦栀子、醋柴胡、盐黄柏、酒黄芩、煅牡蛎等。形式虽变,含义相同。这一改变也标志着中药炮制由单纯的"脚注",而上升到规范化阶段了。虽然常规的炮制药物,在处方中大都改写,但随着祖国医药事业的发展,历代医家不断总结用药经验,当前在处方用药时,"脚注"问题仍然存在,而且内容更加丰富了,归纳起来,可分为以下几类:

1)临方炮制:是指用量极少的炮制加工药品,一般饮片厂不生产,中药店和医院中药房又不准备,多在调剂时临时加工炮制。如"瓜蒌元明粉拌""熟地黄砂仁拌""当归乳香面拌炒""生石膏糖拌炒""土炒於术""蒲黄炒阿胶""蜜制升麻""金银花炭"等。这些药品一定要根据医师用药意图,应炒则炒,应制则制,以符合医疗要求。

2)煎熬与服用要求:由于中药来源不同,质地坚硬与疏松也各有区别,为了保证药品更好地发挥效用,医师经常在煎熬和服用方面提出以下要求:

①质地坚硬的药品,如矿石类的生石膏、生磁石、生赭石、生紫石英等;贝壳类的生牡蛎、生石决明、生瓦楞子、生蛤壳、生紫贝齿等;化石类的生龙骨、生龙齿、石蟹等,多注明"先煎",以便充分溶出有效成分。②对质地疏松具有芳香挥发特性的药品,如薄荷、佩兰、藿香、紫苏叶、荆芥穗、香薷等,多注明"后下"(后入),以防过煎有效成分挥发而失效。③对较小的种子类药品,如车前子、葶苈子、秫米等和粉末类药品,如青黛、滑石粉、六一散、黛蛤散以及带有柔毛类药品,如旋覆花、枇杷叶等,多注明"包煎"(布包)以便使药液澄清,便于服用。④对某些贵重药品,如人参、西洋参、鹿茸片、羚羊角片等,为了保证药品充分发挥疗效,避免损失药液,多注明"另煎"。⑤对胶类药品,如生阿胶、鹿角胶、龟版胶、鳖甲胶、二仙胶等,多注明"烊化"(溶化、另炖),以防煎熬稠黏,难滤药液。⑥对于汁液药品,如竹沥水、生姜汁、黄酒等,不需与群药共煮,多注明"另兑"。⑦对某些贵重少量粉末类药品,如三七面、沉香面、琥珀面、朱砂面;或处方中附加的中成药如紫雪丹、安宫牛黄丸、局方至宝丹、至圣保元丹、回

生救急散等，多注明“分冲”。

以上各项要求，在调剂时都必须另包（液体装瓶），另号（注明）。并向患者说明煎熬及服药方法，以确保药品疗效。

3）捣碎：凡种子果实及坚硬的根及根茎类（未经切片的品种）用时均需捣碎，目的是便于煎出有效成分。但因药品质地不同，其捣碎的程度也有差异，所以处方注明字样亦有区别。一般常见的有：打、碎、捣、砸、研、杵、劈……总之，凡应捣碎的品种，必须捣碎，绝不可以整用，尤其特殊坚硬药品如紫苏子、砂仁、豆蔻、草豆蔻仁、益智、瓜蒌子、决明子、芦巴子、川楝子、山慈菇等，还须充分捣碎。但也有些药品在砸捣时有特殊要求，如苦杏仁、桃仁需捣成泥状，黄连需砸劈，法半夏需轻打成碎瓣等。

4）除去非药用部分：如枇杷叶、石韦“去毛”，麦门冬、莲子“去心”，斑蝥虫、红娘虫“去头足翅”，乌梢蛇“去头鳞”，大枣“去核”等，都须根据脚注要求进行处理。

上述各项要求，均属于中药调剂常规工作，除“临时炮制”外，应该是按脚注或调剂规程处理，绝不可简单从事，从而降低药品疗效。因为每种疾病的治愈，它不仅需要医师的精湛医术和选方遣药的技巧，而且必须有优良的调剂服务质量和符合治疗要求的药品相配合，才能充分发挥中药的特有优势，形成在临床上向疾病作斗争的有机整体。

5）处方应付药品常规：临床医师根据“辨证论治”法则进行治疗疾病，立方时要选用各种不同炮制加工的中药饮片，以求发挥更好的疗效。中药生熟有别的药性学说及中药饮片不同规格的质量标准已作为法定药载入药典的技术法规，所以在中药调剂中严禁生炙不分，以生代炙或相互代用。中药调剂工作，根据医师处方要求和当地传统习惯，经多年形成一套用药规律，称之为处方药味应代常规。在医师未注明生熟炒炙的情况下，必须根据本规程处方应付常规，合理调配生熟炒炙等不同品种，现将处方药应代常规列表附注于后（见附注中药饮片调剂处方应付列表）。

### （三）调剂室设备

新中国成立前，医院里没有中医，也没有中药房，凡买中药都去中药店（俗称“药铺”）。其主要设备如下数种：

1. 店堂（今称“调剂室”）应宽敞明亮，清洁整齐。

2. 调剂台（旧称“栏柜”）作为调配处方时码放药品，包装操作时应用。

3. 药斗系盛装各种饮片之用。每组为一整体，每一整体一般有药斗横者七个，竖者八个。每个药斗分为三格，每格盛一种药。其药品排列是具有一定规矩的，习称“斗谱”，现将中药饮片斗谱排列的原则简介于下：

（1）根据药品用量多少和轻重进行排放：如用量较多的如当归、白芍、川芎等放在中上层，便于称取；用量较少而又较轻的如玫瑰花、白梅花、佛手花等放在最高层；质地沉重的如磁石、赭石、自然铜等，放在下边；炒炭药如艾叶炭、小蓟炭、棕榈炭等，也应放在下边，以防炭末与其他药物相混；凡质地松泡，如竹茹、灯芯、通草、丝瓜络等应放在最下层大药斗内。

（2）按药品功效排放：如黄芪、党参、甘草；当归、川芎、白芍；金银花、连翘、板蓝根；山药、牡丹皮、泽泻等，这些药品医师常在处方中配伍应用，这种排列，既便工作，又减少劳动强度。

（3）凡性状类似药品不应放在一起：如杏仁与桃仁；天花粉与山药片；生地黄片与玄参

片;土茯苓片与粉萆薢片等,避免错拿药品。

(4) 相反、相畏的药品不应放在一起,如川乌与半夏;丁香与郁金等,避免药物相混,造成事故。

(5) 为了便于清洁卫生,严防灰尘落入,有些药品应放在瓷罐内,并应加盖,如熟地黄、肉苁蓉、炙黄精、龙眼肉、松花粉、生蒲黄、海金沙等。

(6) 细料药品(贵细药品):如牛黄、麝香、羚羊角、珍珠、冬虫夏草等,应专柜加锁存放,并由专人负责。

(7) 毒性中药如天南星、生半夏、生川乌、马钱子等28种,麻醉中药如罂粟壳等,应放在毒麻药专柜存放,并有专人、专账、专锁管理,以防发生中毒事故。

### (四) 调剂用具

1. 称量衡器　戥子、分厘、天秤

(1) 戥子:又称戥秤,是进行中药饮片调剂的重要核心工具,戥秤由戥盘、戥杆、戥纽、戥砣、戥线等部位构成。

(2) 分厘:又称厘戥或毫克戥,一般用来衡量贵重的细料药物。

2. 捣碎工具　用于临时捣碎中药的工具叫做"铜缸",又称"铜缸子"或"铜冲"。捣碎药物,又称为"砸药"。铜缸的使用是中药饮片调剂的又一基本功,传统操作极具特色,根据不同药物的捣碎要求的差异(例如桃仁、杏仁砸成泥,黄连砸劈,法半夏砸成瓣),砸击的声音也具有不同悦耳的节奏。

3. 包装纸　中药饮片调剂所用的包装纸,根据大小不同可以分为:内包装纸,如二钱、三钱、五钱、一两;外包装纸称为门票,印有药店堂号,同时印有饮片的煎煮方法等内容。根据尺寸大小分为三尺、中联、官纸等。

4. 笺方　笺方,系长方形木制品(长约30cm,宽约6cm),用于调剂过程中,防止处方被风吹动,压方之用。还有一个规矩,凡处方应用笺方压住,不准任何人移动,避免发生事故。

### (五) 调配程序工作要求

调配是中药调剂工作的关键环节,调剂质量好坏与临床疗效有直接关系。在工作中应该集中精力,一丝不苟,严肃认真,避免说笑打闹,谈一些非工作中的闲话,造成不应有的差错事故。唐代孙思邈在《千金方》中云:"人命至重,贵于千金,一方济之,德逾于此。"可见古代医家对于处方用药何等重视,因此,中药调剂人员对此工作应倍加重视。要按照医师处方要求和《北京市中药饮片调剂规程》的处方应付正确付药。无论是"单包一口印"还是"攒包",都要按处方药味顺序排放,药味要分开,更不允许任意漫撒(俗称"天女散花"),这种做法不仅违反《北京市中药饮片调剂规程》,也违反了职业道德。中药汤剂中药有药的配伍,量有量的配伍,其每味药用量多少,与疗程有直接关系。如《金匮要略》中的厚朴三物汤与小承气汤均用厚朴、枳实、大黄三味药,但前者其用量以厚朴为大,重在消胀除满,后者以大黄用量为多,重在通泻大便。所以,宋代《太平圣惠方》中云"修合适度,用得其宜,分量无差,病无不愈。"所以,在调剂时,重视称量准确,尊重医师的用药意图,做到"医靠药治、药为医用"共同完成克病疗病的任务。

## 四、复核与包装

### （一）复核（又称“闸柜”，关于闸柜职责见第7页）

调剂人员按照处方调剂后，请复核人员进行复核，复核内容仍然首先再次复核相反、相畏、禁忌、毒性中药，应付药物是否正确，用量是否准确，乃至药品真伪、炮制是否合格等，逐一审核，如无误签名或审核后，再行包装。

### （二）包装

中药饮片的包装，是中药调剂的又一项基本功。包装要求整体美观、包扎牢固，并注意将处方上患者姓名、工作单位、住址，暴露于明显处，以便取药核对。包装的方法有“一口印”与“攒包”两种，现将这两种方法简介于下。

1. “一口印”包装　“一口印”包装，即将处方中的每味中药饮片，采用小包单独包装，再将小包在门票上逐层码放，成金字塔型，码放时要求所有的小包包口向外，再用门票将所有小包整体包装，包装后的大药包，形似金字塔，又如古时“官印”，故此种包装方法得名“一口印”。此种包装方法非常具有传统特色，现在已经很少使用。

2. “攒包”包装　攒包，是现在中药饮片调剂常用的包装方法，即将调剂后的中药饮片混合包装于包装纸中，此种包装又分为单层纸包装与双层纸包装。

## 五、给药（发药）

首先对清取药品号码，问清姓名、单位、住址、剂数等，再发行给。并向患者说清添加药引，如生姜三片、葱白三寸、黄酒一盅，以及先煎、后下、烊化、包煎、冲服等，一一嘱咐清楚，并注意语言和蔼、热情诚实、全身心为患者服务。

# 第三节　中药调剂有关行业规范

## 一、中药饮片“併开”药目录

“併开”是指医生处方为了简化，把两、三味药并为一个名写，这种写法应禁止，但有的是多年惯用，调配人员也应了解，现在列表如下。

| 处方药名 | 调配应付 | 处方药名 | 调配应付 |
|---|---|---|---|
| 二冬、二门冬 | 天冬，麦冬 | 二地、生熟地 | 生地黄，熟地黄 |
| 二术、苍白术 | 苍术、白术 | 二活 | 羌活，独活 |
| 二母、知贝母 | 知母、浙贝母 | 赤杭芍，杭赤芍 | 白芍、赤芍 |

续表

| 处方药名 | 调配应付 | 处方药名 | 调配应付 |
|---|---|---|---|
| 知柏 | 知母、黄柏 | 生熟薏米 | 生薏米、炒薏米 |
| 盐知柏、炒知柏 | 盐知母、炒黄柏 | 青陈皮 | 青皮、陈皮 |
| 酒知柏 | 酒知母、酒黄柏 | 腹皮子 | 大腹皮、生槟榔 |
| 生熟大黄 | 生大黄、熟大黄 | 桃杏仁 | 桃仁、杏仁 |
| 川草乌、二乌 | 制川乌、制草乌 | 荆防 | 荆芥、防风 |
| 棱术 | 三棱、莪术 | 全荆芥 | 荆芥、荆芥穗 |
| 南北沙参 | 南沙参、北沙参 | 二地丁 | 蒲公英、紫花地丁 |
| 芦茅根 | 芦根、白茅根 | 全藿香 | 藿香梗、藿香叶 |
| 二蒺藜、潼白蒺藜 | 白蒺藜、沙苑子 | 藿苏梗 | 藿香梗、紫苏梗 |
| 全紫苏 | 紫苏叶、紫苏梗、紫苏子 | 生炒蒲黄 | 生蒲黄、炒蒲黄 |
| 二丑、黑白丑 | 黑丑、白丑 | 二风藤、青海风藤 | 青风藤、海风藤 |
| 冬瓜皮子 | 冬瓜皮、冬瓜子 | 桑枝叶 | 桑叶、桑枝 |
| 红白豆蔻 | 红豆蔻、白豆蔻 | 乳没 | 乳香、没药 |
| 谷麦芽 | 炒谷芽、炒麦芽 | 二决明 | 生决明、草决明 |
| 生熟麦芽 | 生麦芽、炒麦芽 | 生龙牡 | 生龙骨、生牡蛎 |
| 生熟谷芽 | 生谷芽、炒谷芽 | 龙牡 | 煅龙骨、煅牡蛎 |
| 生熟稻芽 | 生稻芽、炒稻芽 | 龙齿骨 | 龙齿、龙骨 |
| 炒稻麦 | 炒麦芽、炒稻芽 | 炒三仙 | 炒神曲、炒山楂、炒麦芽 |
| 焦稻麦 | 焦麦芽、焦稻芽 | 焦三仙 | 焦神曲、焦山楂、焦麦芽 |
| 炒曲麦 | 炒神曲、炒麦芽 | 焦四仙 | 焦神曲、焦山楂、焦麦芽、焦槟榔 |
| 焦曲麦 | 焦神曲、焦麦芽 | 猪茯苓 | 猪苓、茯苓 |
| 焦楂麦 | 焦山楂、焦麦芽 | 二蓟炭、大小蓟炭 | 大蓟炭、小蓟炭 |

## 二、中药饮片调剂处方应付列表

### （一）处方药名应付炮制的药物

1. 处方直写药名（或炒）即付清炒的药物

| | | | |
|---|---|---|---|
| 王不留行 | 山楂 | 牛蒡子 | 决明子 |
| 芥子 | 谷芽 | 苍耳子 | 麦芽 |

续表

| | | | |
|---|---|---|---|
| 苦杏仁 | 草果 | 牵牛子 | 莱菔子 |
| 槐花 | 酸枣仁 | 紫苏子 | 蔓荆子 |
| 稻芽 | | | |

2. 处方直写药名（或炒）即付麸炒的药物

| | | | |
|---|---|---|---|
| 白术 | 苍术 | 冬瓜子 | 芡实 |
| 枳壳 | 枳实 | 椿皮 | 薏苡仁 |
| 六神曲 | 半夏曲 | 僵蚕 | |

3. 处方直写药名（或炒或炙或制）即付烫制的药名

| | | | |
|---|---|---|---|
| 狗脊 | 骨碎补 | 马钱子 | 鹅枳实 |
| 阿胶珠 | 龟甲 | 刺猬皮 | 穿山甲 |
| 鳖甲 | | | |

4. 处方直写药名（或炒或炙）即付蜜炙的药物

| | | | |
|---|---|---|---|
| 瓜蒌子 | 马兜铃 | 槐角 | 罂粟壳 |
| 枇杷叶 | 桑白皮 | | |

5. 处方直写药名（或制）即付酒炙的药物

| | | | |
|---|---|---|---|
| 肉苁蓉 | 熟大黄 | 山茱萸 | 女贞子 |
| 水蛭 | 乌梢蛇 | 乌蛇肉 | 蛇蜕 |
| 蕲蛇 | 蕲蛇肉 | | |

6. 处方直写药名（或炒或炙）即付醋炙的药物

| | | | |
|---|---|---|---|
| 甘遂 | 红大戟 | 京大戟 | 延胡索 |
| 香附 | 莪术 | 三棱 | 商陆 |
| 狼毒 | 五味子 | 青皮 | 芫花 |
| 乳香 | 没药 | 五灵脂 | 鸡内金 |
| 硇砂 | | | |

7. 处方直写药名（或炒或炙）即付盐炙的药物

| | | | |
|---|---|---|---|
| 小茴香 | 车前子 | 补骨脂 | 胡芦巴 |
| 益智 | 橘核 | 蒺藜 | 杜仲 |

8. 处方直写药名（或煅）即付煅制的药物

| | | | |
|---|---|---|---|
| 瓦楞子 | 牡蛎 | 蛤壳 | 龙骨 |
| 龙齿 | 白石英 | 花蕊石 | 紫石英 |
| 赤石脂 | 禹余粮 | 钟乳石 | 自然铜 |
| 海浮石 | 金礞石 | 青礞石 | 硼砂 |
| 磁石 | 赭石 | | |

9. 处方直写药名（或炒或煅）即付炭制的药物

| | | | |
|---|---|---|---|
| 地榆 | 炮姜 | 艾叶 | 侧柏叶 |
| 棕榈 | 南山楂 | 蒲黄 | 干姜 |
| 血余炭 | | | |

10. 处方直写药名（或炙或制）即付炮制的药物

| | | | |
|---|---|---|---|
| 川乌 | 草乌 | 法半夏 | 清半夏 |
| 天南星 | 白附子 | 巴戟天 | 何首乌 |
| 黄黄连 | 远志 | 吴茱萸 | 肉豆蔻 |
| 淫羊藿 | 厚朴 | 栀子 | 蒲黄 |
| 斑蝥 | 蟾酥 | 硫黄 | 阿胶 |

## （二）处方药名注炙，应付炮制药物

1. 处方药名注炙，应付蜜炙的药物

| | | | |
|---|---|---|---|
| 炙黄芪 | 炙升麻 | 炙甘草 | 炙白前 |
| 炙百合 | 炙百部 | 炙前胡 | 炙紫菀 |
| 炙麻黄 | 炙桑叶 | 炙款冬花 | 炙橘红 |
| 炙化橘红 | | | |

2. 处方药名注酒，应付酒炙的药物

| | | | |
|---|---|---|---|
| 酒大黄 | 酒白芍 | 酒当归 | 酒黄芩 |
| 酒黄连 | 酒常山 | 酒黄柏 | 酒川芎 |

3. 处方药名注醋，应付醋炒的药物

| | |
|---|---|
| 醋大黄 | 醋柴胡 |

4. 处方药名注盐，应付盐炙的药物

| | | | |
|---|---|---|---|
| 盐知母 | 盐泽泻 | 盐砂仁 | 盐黄柏 |

5. 处方药名注姜，应付姜炙的药物

| | | | |
|---|---|---|---|
| 姜半夏 | 姜黄连 | 姜竹茹 | 姜草果 |

6. 处方药名注土炒，应付土炒的药物

| | | | |
|---|---|---|---|
| 土山药 | 土白术 | 土苍术 | 土白芍 |
| 土当归 | 土扁豆 | | |

7. 处方药名注煅，应付煅制的药物

| | | | |
|---|---|---|---|
| 煅石决明 | 煅石膏 | 煅白矾 | 煅寒水石 |

8. 处方药名注炭，应付炭制的药物

| | | | |
|---|---|---|---|
| 大黄炭 | 升麻炭 | 龙胆炭 | 白茅根炭 |
| 黄芩炭 | 黄连炭 | 地黄炭 | 熟地黄炭 |
| 香附炭 | 贯众炭 | 藕节炭 | 乌梅炭 |
| 石榴皮炭 | 青皮炭 | 陈皮炭 | 丝瓜络炭 |
| 大蓟炭 | 小蓟炭 | 灯芯草炭 | 荆芥炭 |
| 荆芥穗炭 | 白银花炭 | 鸡冠花炭 | 槐花炭 |
| 菊花炭 | 莲房炭 | 荷叶炭 | 茜草炭 |
| 黄柏炭 | 槐角炭 | | |

注：二蓟炭、大小蓟炭列入併开药。

9. 处方药名注焦，付炒焦的药物

| | | | |
|---|---|---|---|
| 焦白芍 | 焦白术 | 焦苍术 | 焦当归 |
| 焦麦芽 | 焦谷芽 | 焦稻芽 | 焦薏米 |
| 焦枣仁 | 焦枳壳 | 焦山楂 | 焦槟榔 |
| 焦栀子 | 焦神曲 | 焦建曲 | 焦鸡内金 |

10. 处方药名注霜，付炒霜制的药物

| | | | |
|---|---|---|---|
| 瓜蒌霜 | 紫苏子霜 | 柏子仁霜 | 千金子霜 |
| 巴豆霜 | | | |

## 三、中药饮片捣碎品种目录

### （一）可预先捣碎以备调配的药物

| | | | |
|---|---|---|---|
| 三七 | 土贝母 | 白及 | 沉香 |
| 郁金 | 山慈菇 | 川贝 | 青皮子 |
| 娑罗子 | 川楝子 | 决明子 | 赤小豆 |
| 白扁豆 | 牵牛子 | 雄黑豆 | 芡实 |
| 鹅枳实 | 木腰子 | 金果榄 | 龟甲 |
| 鳖甲 | 鱼枕骨 | 海螵蛸 | 穿山甲 |
| 蛤壳 | 生蛤壳 | 生瓦楞子 | 生紫贝齿 |
| 生石决明 | 生牡蛎 | 生龙骨 | 珍珠母 |
| 石燕 | 生磁石 | 生赭石 | 生鹅管石 |
| 生花蕊石 | 生海浮石 | 阳起石 | 白矾 |
| 阴起石 | 秋石 | 石蟹 | 禹余粮 |
| 玄精石 | 生龙齿 | 金礞石 | 青礞石 |
| 生石膏 | 生寒水石 | 滑石 | 胆矾 |
| 生紫石英 | 生白石英 | 银精石 | 金精石 |
| 炉甘石 | 钟乳石 | 自然铜 | 赤石脂 |
| 茯苓 | 五倍子 | 白海巴 | |

### （二）调配处方时临时捣碎的药物

含油脂类、贵重细料或有效成分易挥发的药物，如预先加工备用，易出现虫蛀、发霉、泛油、变质情况，使有效成分损失，因此，这类药如大批使用，必须提前捣碎，但时间不得超过两周用量，一般均应在调配时临时用铜缸捣碎用。

| | | | |
|---|---|---|---|
| 半夏 | 延胡索 | 砂仁（壳砂） | 肉豆蔻 |
| 红豆蔻 | 白豆蔻 | 草豆蔻 | 草果 |
| 荔枝核 | 蕤仁 | 白胡椒 | 蓖麻子 |
| 肉桂子 | 郁李仁 | 橘核 | 栝楼子 |
| 预知子 | 亚麻子 | 苍耳子 | 石莲子 |
| 胡麻子 | 使君子 | 榧子 | 白芥子 |

续表

| | | | |
|---|---|---|---|
| 紫苏子 | 莱菔子 | 牛蒡子 | 芸苔子 |
| 诃子 | 马蔺子 | 苘麻子 | 冬瓜子 |
| 补骨脂 | 刀豆 | 大枫子 | 胡芦巴 |
| 荜茇 | 紫河车 | 益智仁 | 黑芝麻 |
| 公丁香 | 母丁香 | 白果 | 酸枣仁 |
| 杏仁 | 核桃仁 | 桃仁 | 枳椇子 |
| 两头尖 | 猪牙皂 | 皂角 | 辛夷 |
| 肉桂 | 儿茶 | 没食子 | 雷丸 |
| 阿胶 | 龟甲胶 | 鹿角胶 | 鳖甲胶 |

## 四、鲜　药

此外,北京市在新中国成立前很多中医师都习惯使用一些鲜药,如鲜薄荷、鲜佩兰、鲜菖蒲、鲜石斛、鲜枇杷叶、鲜地黄、鲜淡竹叶、鲜芦根、鲜白茅根等。根据处方需要,按用量随时剪取洗净,切制而用。

# 第二章 解表药临床调剂

凡以发散表邪,解除表证为主要作用的药物,称为解表药。

本类药物大多辛散轻扬,入汤剂不宜久煎,如紫苏、香薷、荆芥等,应用武火速煎。某些药物煎煮时需进行特殊处理,如辛夷须包煎。待汤剂煎成后,应趁热服下,以助药力,中病即止。同时在服用此类药物期间,应少食生冷及酸味药物。

## 第一节 发散风寒药

### 麻 黄

**【来源】**本品为麻黄科植物草麻黄 *Ephedra sinica*Stapf、中麻黄 *E.intermedia* Schrenk *et* C.A.Mey. 或木贼麻黄 *E.equisetina*Bge. 的干燥草质茎。

**【历史】**本品始载于《神农本草经》,列为中品,历代本草均收藏。《名医别录》谓:"麻黄生晋地(今河北省境内)及河东(今山西省境内)。"陶弘景说:"今出青州(今山东省境内)、彭城(今河北省境内)、荥阳、中牟(均在今河南省境内)者为胜,色青而多沫。"苏敬说:"郑州鹿台(地处河南郑州)及关中沙苑(今陕西省境内)河旁沙洲上最多。"苏颂说:"今近汴京(今河南开封)多有之,以荥阳、中牟者为胜。春生苗,至夏五月则长及一尺以来。梢上有黄花,结实如百合瓣而小,有似皂荚子,味甜,微有麻黄气,外皮红,里仁子黑。根紫赤色。"李时珍曰:"其味麻,色黄,故名麻黄。"根据上述的植物形态颇似草麻黄。

**【产地】**草麻黄又称田麻黄,主产于河北、山西、新疆、内蒙古;此外,吉林、辽宁、陕西、河南等地也产。中麻黄,主产于甘肃、青海、内蒙古及新疆;此外,山西、河北、辽宁、吉林也产。木贼麻黄又称木麻黄、山麻黄,主产于河北、山西、甘肃、陕西、内蒙古、宁夏、新疆等地。

**【金老谈麻黄性状辨别技术】**

1. 形色臭味　本品为细短节段,表面黄绿色,粗糙。质轻,有韧性,断面中心显红黄色,粉性,微有香气,味苦涩。蜜炙麻黄显深黄色,略有光泽,质黏,味甜。麻黄绒为绒团,显黄绿色,体轻。蜜炙麻黄绒显深黄色,带黏性,味微甜。

2. 优品质量　以色淡绿或黄绿、内心色红棕、手拉不脱节、味苦涩者为优品。色变枯黄脱节者不可供药用。

**【金老谈麻黄临床炮制技术】**

1. 炮制分类

（1）生麻黄：取原药材，除去杂质及木质茎、残根，迅速洗净，闷润 2~4 小时，至内外湿度一致，切中段，干燥，筛去碎屑。

（2）麻黄绒：取已经加工切碎的净麻黄放在碾槽里，研至纤维疏松成绒状，筛去粉末而成。

（3）蜜麻黄：取炼蜜，加适量沸水稀释，淋入麻黄段中，拌匀，闷润 2~4 小时，置热锅内，用火炒至不黏手为度，取出，晾凉。每 100kg 麻黄段，用炼蜜 20kg。

（4）蜜麻黄绒：以麻黄绒为原料，操作方法与蜜麻黄相同，炒至色深黄、不黏手时取出放凉即得。

2. 临床功效　味辛、微苦，性温；归肺、膀胱经。功能发汗解表，宣肺平喘，利水消肿。生麻黄发汗解表和利水消肿力均强；麻黄绒作用缓和，适于老人、幼儿及体虚者外感风寒时使用；蜜麻黄性温偏润，发散力缓和，宣肺平喘力胜；蜜麻黄绒作用更缓和，适于表征已解而咳喘未愈的老幼及体虚人群。

**【金老谈麻黄处方审核技术】**

麻黄作为解表药中的常见中药，对麻黄的处方审核技术，要求执业药师收到处方后首先要审核处方的前记、后记等，然后审核处方的用药名称、炮制规格及用药剂量。

在《中华人民共和国药典（2015 年版）》中规定麻黄的用量为 2~10g，在处方审核过程中，如有超出范围时，应及时与临床医师进行沟通，并双签字。处方中，麻黄的常用炮制品有麻黄绒，蜜麻黄，蜜麻黄绒，当遇到缺药的情况时，处方审核人员不应随意进行更改或将其划掉，应与临床医师进行沟通，并适当调换。

**【金老谈麻黄处方应付技术】**

首先要确保麻黄的书写应规范整齐。其次是药用部位应付，如“麻黄”是发汗的，而“麻黄根”是止汗的，一定要分清药用部位，绝不可混淆。然后是炮制应付，炮制应付首先必须认识到麻黄的炮制与不炮制，药效是有所差异的。中药调剂人员对麻黄的处方应付必须掌握，不可混淆，影响疗效。其处方应付主要如表 2-1 所示。

**表 2-1　麻黄处方应付表**

| 处方名 | 给付 |
|---|---|
| 麻黄 | 生麻黄 |
| 炙麻黄 | 蜜炙麻黄 |
| 麻黄绒 | 生麻黄绒 |

**【金老谈麻黄发药交代技术】**

在麻黄的发药交代过程中，发药人员的素质和专业知识有重要作用，需要交代麻黄的服药方法以及使用注意与禁忌等方面。

1. 麻黄的服药方法　汤剂分两次服，每日 1 剂，或入丸散。服药时间与次数根据不同的病证治疗。服用麻黄汤这样的发表剂后，应覆盖护理，发汗应微汗，不能大汗淋漓。

2. 麻黄的使用注意与禁忌　麻黄属于辛温发汗之品，因此表虚自汗及阴虚盗汗、咳喘由于肾不纳气的虚喘者要慎用。同时麻黄不宜与洋地黄类强心苷药物合用，以免引起室性心律失常。

**【金老谈麻黄临床煎煮技术】**

1. 麻黄先煎去沫　麻黄“先煎去沫”法的记载首见于张仲景所著《伤寒论》之麻黄汤，要求“先煮麻黄，减二升，去上沫，再内诸药”。《伤寒论》用麻黄的27首方剂中，有22首方剂要求麻黄先煎，并去掉上沫。这22首方剂中用麻黄，因受邪不甚，病位浮浅，只取其解表散邪、宣肃肺气，或通调水道，轻剂发汗，即可收效，勿须大汗猛汗；或是用麻黄量较大。所以，要先煎麻黄，并去其浮沫。现代药理研究表明，麻黄“先煎去沫”的煎煮方法能有效预防出汗、心率加快、血压升高、自主活动增加的不良反应。

2. 麻黄不先煎去沫　当用于感邪盛重，病位深邃，或病势急重者，则必借麻黄迅猛之力，方能驱敌于外，此时，麻黄就不必先煎去沫，否则力衰势微，弱不禁敌，何以愈疾。同时，当麻黄在方剂中的用量很少时，就不必先煎去沫了。

**【金老谈麻黄采购管理技术】**

1. 麻黄的采购技术　麻黄应采购于具备《药品经营企业许可证》《营业执照》的药品批发企业。遵循以下原则：

（1）质量标准：麻黄的质量应符合《中华人民共和国药典（2015年版）》、局颁药品标准及中药炮制规范的标准要求。杂质不得过5%，水分不得过9.0%，总灰分不得过10.0%。麻黄按干燥品计算，含盐酸麻黄碱（$C_{10}H_{15}NO \cdot HCl$）和盐酸伪麻黄碱（$C_{10}H_{15}NO \cdot HCl$）的总量不得少于0.80%。

（2）等级规格：麻黄三种商品均为统货，不分等级。

2. 麻黄的管理技术　麻黄的主要成分为麻黄碱，近年来，含麻黄碱类的药物被违法犯罪分子通过各种手段骗购，从正常药用渠道流失被用于制毒的问题屡禁不止。因此麻黄及含有麻黄碱的药物的管理格外严格。

麻黄的生产经营企业要建立麻黄草收购、销售台账，并保存3年备查。麻黄草收购资质不得转借他人使用。中药材专业市场不得经营麻黄草类药材。

药品零售企业不得单独销售麻黄，应当设置专柜由专人管理、专册登记。药店一旦发现超过正常医疗需求，大量、多次购买，务必立即向当地食品药品监管部门和公安机关报告。

国家食药监局最新规定，单味剂量麻黄碱类药物含量大于30mg（不含30mg）的含麻黄碱类复方制剂，列入必须凭处方销售的处方药管理。

**【金老谈麻黄贮存养护供应技术】**

麻黄，麻黄绒，蜜麻黄和蜜麻黄绒均应该在验收入库前确保干燥，干燥是饮片贮存首要的、最基本的条件，应将饮片的水分严格控制在9%到13%之间。饮片库房应保持通风、阴凉及干燥，避免日光直接照射，室温应控制在25℃以下，相对湿度保持在75%以下为宜。饮片尽量贮存于木箱、纤维纸箱中，最好置严密封口的铁罐、铁桶中，以防止湿气的侵入。

经蜜炙的蜜麻黄和蜜麻黄绒，炮制后糖分大，较难干燥，特别容易受潮转软或粘连成团，若温度过高则蜜可融化。蜜制饮片容易被污染、虫蛀、霉变或鼠咬，通常贮于缸、罐内，尽量密闭，以免吸潮；置通风、干燥、凉爽处保存养护。同时，麻黄属于“六陈药”之一，中药陈化的过程，是其性味、功效均发生改变的过程，使其能更进一步符合中医临床的用药需要。梁代《本草经集注》中记载六味中药需陈用，“凡狼毒、枳实、橘皮、半夏、麻黄、吴茱萸，皆欲得陈久者良，其余须精新也”，说明这六味药通过陈化后更能满足临床用药需要。因此，麻黄在以上贮存原则的基础下，可贮存一年半至两年。

麻黄作为一味常用中药，一般以贮存一日用量为宜。调剂室应派专人逐日检查麻黄等其他药物的供应品种及数量情况，对短缺品种要及时登记，随时整理药品，补充所耗品种，以备调剂使用。

## 桂　枝

【来源】本品为樟科植物肉桂 *Cinnamomum cassia* Presl 的干燥嫩枝。

【历史】本品始载于《名医别录》。《本草别说》谓：“仲景《伤寒论》发汗用桂枝。桂枝者，枝条，非身干也。取其轻薄而能发散。今又有一种柳桂，乃桂之嫩小枝条也，尤宜人治上焦药用也。”《本草纲目》曰：“桂枝透达营卫，故能解肌而风邪去，脾主营，肺主卫，甘走脾，辛走肺也。”

【产地】主产于广东、广西及云南等地。

**【金老谈桂枝性状辨别技术】**

1. 形色臭味　本品外表红棕色或紫褐色，有枝痕叶痕芽痕及纵棱线，质脆而硬，易折断，断面不平坦，外有棕色边，中心较深。气清香，味甜，微辛。

2. 优品质量　本品以枝条细嫩均匀、色棕红、香气浓者为优品。

**【金老谈桂枝临床炮制技术】**

1. 炮制分类　临床调剂常用的桂枝炮制品为取原药材，除去杂质，粗细分开，洗净，浸泡 8~12 小时，至约八成透时，取出，闷润 8~12 小时，至内外湿度一致，切薄片，干燥，筛去碎屑。

2. 临床功效　味辛、甘，性温；归心、肺、膀胱经。功能发汗解肌，温通经脉，助阳化气。用于风寒感冒，脘腹冷痛，血虚经闭，关节痹痛，痰饮水肿，心悸奔豚。

**【金老谈桂枝处方审核技术】**

桂枝作为解表药中的常见中药，对桂枝的处方审核技术，要求执业药师收到处方后首先要审核处方的前记、后记等，然后审核处方的用药名称、炮制规格及用药剂量。

在《中华人民共和国药典（2015 年版）》中规定桂枝的用量为 3~10g，属于妊娠慎用药。在处方审核过程中，如有超出范围时，应及时与临床医师进行沟通。处方中，当遇到缺药的情况时，处方审核人员不应随意进行更改或将其划掉，应与临床医师进行沟通，并适当调换。

**【金老谈桂枝处方应付技术】**

首先要确保桂枝的书写应规范整齐。然后是炮制应付，炮制应付首先必须认识到桂枝的炮制品和生品，药效是略有差异的。其处方应付主要如表 2-2 所示。中药调剂人员对桂枝的处方应付必须掌握。

在处方用名时生药写桂枝；用炒药应写炒桂枝；用蜜炙药写蜜炙桂枝、炙桂枝。在用量上，生药 1.5~6g；表寒证用量宜轻，一般 1.5~6g；风寒湿痹证用量宜重，一般 6~10g，或多至 15~20g。炒药用 3~10g，蜜炙药 5~12g。

表 2-2 桂枝处方应付表

| 处方名 | 给付 |
|---|---|
| 桂枝片 | 生桂枝片 |
| 炙桂枝 | 蜜炙桂枝片 |
| 炒桂枝 | 炒桂枝片 |

**【金老谈桂枝发药交代技术】**

在桂枝的发药交代过程中，发药人员的素质和专业知识有重要作用，需要交代桂枝的服药方法以及使用注意与禁忌等方面。

1. 桂枝的服药方法　汤剂分两次服，每日 1 剂，或入丸散。服药时间与次数根据不同的病证治疗。服用桂枝汤这样的发表剂后，应覆盖护理，发汗应微汗，不能大汗淋漓，中病即止。

2. 桂枝的使用注意与禁忌　本品辛温助热，易伤阴动血，凡外感热病、阴虚火旺、血热妄行等证，均当忌用。孕妇及月经过多者慎用。

**【金老谈桂枝临床煎煮技术】**

桂枝最优品煎煮方案为先浸泡药材，以没过药物表面 2cm，浸泡时间 30 分钟为宜，煎煮时间 30 分钟，煎煮温度 120℃，煎煮两次，合并药液，煎煮后药液约 300ml。

**【金老谈桂枝采购管理技术】**

1. 桂枝的采购技术　桂枝应采购于具备《药品经营企业许可证》《营业执照》的药品批发企业。遵循以下原则：

(1) 质量标准：桂枝的质量应符合《中华人民共和国药典（2015 年版）》、局颁药品标准及中药炮制规范的标准要求。桂枝按干燥品计算，含桂皮醛（$C_9H_8O$）不得少于 1.0%。

(2) 等级规格：桂枝商品为统货，不分等级。

2. 桂枝的管理技术　桂枝购进药品到库后，应认真进行验收，并办理入库手续。药剂科各调剂室根据药品使用情况，每周到药库领取药品，临时缺药，应及时补充。制剂室根据配制制剂情况到药库领取制剂原料。临床各科因医疗、科研、教学等需要到药剂科领取药品，需报请相关管理部门批准。各方面领药必须办理相应的药品出库手续。

**【金老谈桂枝贮存养护供应技术】**

桂枝炒制后挥发油含量有所降低，蜜制后略有增加，且贮藏时间越长，含量越低。密度也随贮藏时间的延长而降低，并按生桂枝、蜜制桂枝、炒桂枝的顺序依次减小。但不同贮藏期和炮制方法对桂枝挥发油化学组分基本无质的影响。

桂枝的主要成分为挥发油类，贮藏在阴凉通风处，保持干燥。

桂枝作为一味常用中药，一般以贮存一日半用量为宜。调剂室应派专人逐日检查桂枝等其他药物的供应品种及数量情况，对短缺品种要及时登记，随时整理药品，补充所耗品种，以备调剂使用。

## 紫　苏

**【来源】**本品为唇形科植物紫苏 *Perilla frutescens*（L.）Britt. 的干燥叶。

【历史】本品首载于《名医别录》。《名医别录》云："苏，苏叶下紫色而气甚香。其无紫色，不香似荏者，多野苏，不任用。"苏颂曰："苏，紫苏也。处处有之，以背面皆紫者为佳，夏采茎叶冬采子。"《本草纲目》曰："紫苏、白苏皆以二、三月下种，或宿子在地自生。其茎方，其叶圆而有尖，四围有锯齿……其面背皆白者，即白苏，乃在也（现多不药用）。"

【产地】主产于江苏、浙江、河北等地，多自产自销。以河北安国栽培品种质量最优。

【金老谈紫苏性状辨别技术】

1. 形色臭味　本品叶片多皱缩卷曲、碎破，完整者展平后呈卵圆形，长 4~11cm，宽 2.5~9cm。先端长尖或急尖，基部圆形或宽楔形，边缘具圆锯齿。两面紫色或上表面绿色，下表面紫色，疏生灰白色毛，下表面有许多凹点状的腺鳞。叶柄长 2~7cm，紫色或紫绿色。质脆。带嫩枝者，枝的直径 2~5mm，紫绿色，断面中部有髓。气清香，味微辛。

2. 优品质量　本品以叶面上绿下紫、香气浓者为优品。

【金老谈紫苏临床炮制技术】

1. 炮制分类　临床调剂常用的紫苏叶炮制品为原药材，除去杂质及老梗；或喷淋清水、切碎干燥而成。

2. 临床功效　味辛，性温；归肺、脾经。功能发汗解表，行气宽中。用于风寒感冒，咳嗽呕恶，妊娠呕吐，鱼蟹中毒。

【金老谈紫苏处方审核技术】

紫苏作为解表药中的常见中药，对紫苏的处方审核技术，要求执业药师收到处方后首先要审核处方，包括病人的基本信息，审核处方的用药名称、炮制规格及用药剂量。

在《中华人民共和国药典（2015 年版）》中规定紫苏叶用量为 5~10g，在处方审核过程中，如有超出范围时，应及时与临床医师进行沟通。处方中，当遇到缺药的情况时，处方审核人员不应随意进行更改或将其划掉，应与临床医师进行沟通，并适当调换。

【金老谈紫苏处方应付技术】

首先要确保紫苏的书写应规范整齐。其次要注意处方名为"紫苏"或"苏叶"时，均应给付紫苏叶，与紫苏子和紫苏梗区分开，见表 2-3。

**表 2-3　紫苏处方应付表**

| 处方名 | 给付 |
|---|---|
| 紫苏、苏叶 | 紫苏叶 |

【金老谈紫苏发药交代技术】

在紫苏的发药交代过程中，发药人员的素质和专业知识有重要作用，需要交代紫苏的服药方法以及使用注意与禁忌等方面。

1. 紫苏的服药方法　汤剂分两次服，每日 1 剂。或入丸散。服药时间与次数根据不同的病证治疗。

2. 紫苏的使用注意与禁忌　紫苏辛散耗气，气虚或表虚者不宜用。《伤寒论》对服药饮食禁忌有如下描述："禁生冷、黏滑、肉面、五辛、酒酪、臭恶等物。"

【金老谈紫苏临床煎煮技术】

紫苏的主要成分为挥发油，同时为叶类中药，应后下。煎药前先加水浸泡半小时，没过药物表面 2cm 为宜。在其他药已煎煮 10~15 分钟后，再把紫苏加进去同煎，一起煎 5~15 分钟即可。

**【金老谈紫苏采购管理技术】**

1. 紫苏的采购技术　紫苏应采购于具备《药品经营企业许可证》《营业执照》的药品批发企业。遵循以下原则：

（1）质量标准：紫苏的质量应符合《中华人民共和国药典（2015 年版）》、局颁药品标准及中药炮制规范的标准要求。紫苏含挥发油不得少于 0.40%（ml/g），水分不得过 12.0%。

（2）等级规格：紫苏叶商品一般不分等级，均为统货。

2. 紫苏的管理技术　紫苏购进药品到库后，应认真进行验收，并办理入库手续。药剂科各调剂室根据药品使用情况，每周到药库领取药品，临时缺药，应及时补充。制剂室根据配制制剂情况到药库领取制剂原料。临床各科因医疗、科研、教学等需要到药剂科领取药品，需报请相关管理部门批准。各方面领药必须办理相应的药品出库手续。

**【金老谈紫苏贮存养护供应技术】**

紫苏的主要成分为挥发油类，贮藏在阴凉通风处，保持干燥，经常检查。不宜暴晒，以免芳香气味走失。

紫苏作为一味常用中药，一般以贮存一日半用量为宜。调剂室应派专人逐日检查紫苏等其他药物的供应品种及数量情况，对短缺品种要及时登记，随时整理药品，补充所耗品种，以备调剂使用。

## 生　姜

**【来源】**本品为姜科植物姜 *Zingiber officinale*Rosc. 的新鲜根茎。

**【历史】**本品始载于《名医别录》。《本草图经》曰："生姜，生犍为山谷及荆州、扬州。今处处有之，以汉、温、池州者为良。苗高二、三尺，叶似箭竹而长，两两相对，苗青，根黄，无花实。秋采根，于长流水洗过，日晒为干姜。"

**【产地】**全国大部分地区均产。作为用药，应以四川犍为、沐川，贵州长顺、兴仁产量大、品质优。

**【金老谈生姜性状辨别技术】**

1. 形色臭味　本品成不规则扁平块状，具指状分枝，长 4~18cm，厚 1~3cm。表面黄褐色或灰棕色，有细皱纹或粗糙，有明显的环状节。分支顶端平圆，中部有一凹形茎痕。断面浅黄色，有细小油点，内皮成环纹明显，质坚有粉性，质松的则显粗糙。香气特异，味辛辣。

2. 优品质量　本品以身干、个匀、质坚实、粉性足、气味浓者为优品。

**【金老谈生姜临床炮制技术】**

1. 炮制分类　临床调剂常用的生姜炮制品为原药材，除去须根基及泥沙，切片，生用。

2. 临床功效　味辛，性微温；归肺、脾、胃经。功能解表散寒，温中止呕，温肺止咳。用于脘腹疼痛、呕吐泄泻、肢冷脉微、痰饮咳喘。

**【金老谈生姜处方审核技术】**

生姜作为解表药中的常见中药，对生姜的处方审核技术，要求执业药师收到处方后首先要审核处方的前记、后记等，然后审核处方的用药名称、炮制规格及用药剂量。

在《中华人民共和国药典(2015年版)》中规定生姜的用量为3~10g,在处方审核过程中,如有超出范围时,应及时与临床医师进行沟通。当遇到缺药的情况时,处方审核人员不应随意进行更改或将其划掉,应与临床医师进行沟通,并适当调换。

**【金老谈生姜处方应付技术】**

首先要确保生姜的书写应规范整齐。其次要注意处方名为"生姜"或"生姜片"时,均应给付生姜,见表2-4。

表2-4 生姜处方应付表

| 处方名 | 给付 |
|---|---|
| 生姜、生姜片 | 生姜 |

**【金老谈生姜发药交代技术】**

在生姜的发药交代过程中,发药人员的素质和专业知识有重要作用,需要交代生姜的服药方法以及使用注意与禁忌等方面。

1. 生姜的服药方法　汤剂分两次服,每日1剂。或入丸散。服药时间与次数根据不同的病证治疗。生姜主取其止呕之效,取其汁,若服用量大,难免使得饮邪加重,刺激反射性呕吐,所以应频服,频频服下,持续发挥药效,使胃中寒饮逐渐消散。

2. 生姜的使用注意与禁忌　生姜属于辛温发汗之品,由于其散邪之力强,中病即止,温燥之品易耗伤阴液,过则伤正,故热盛及阴虚内热者忌服。

**【金老谈生姜临床煎煮技术】**

汤剂中主要取新鲜的生姜汁,所以不宜久煎,应后下。在其他药已煎煮10~15分钟后,再把生姜加进去同煎,一起煎5~15分钟即可。煎煮两次,合并药液,煎煮后药液约300ml。或捣汁服。

**【金老谈生姜采购管理技术】**

1. 生姜的采购技术　生姜应采购于具备《药品经营企业许可证》《营业执照》的药品批发企业。遵循以下原则:

(1)质量标准:生姜的质量应符合《中华人民共和国药典(2015年版)》、局颁药品标准及中药炮制规范的标准要求。按干燥品计算,生姜含6-姜辣素($C_{17}H_{26}O_4$)不得少于0.050%。

(2)等级规格:生姜商品规格为统货,不分等级。

2. 生姜的管理技术　生姜购进药品到库后,应认真进行验收,并办理入库手续。药剂科各调剂室根据药品使用情况,每周到药库领取药品,临时缺药,应及时补充。制剂室根据配制制剂情况到药库领取制剂原料。临床各科因医疗、科研、教学等需要到药剂科领取药品,需报请相关管理部门批准。各方面领药必须办理相应的药品出库手续。

**【金老谈生姜贮存养护供应技术】**

生姜不耐低温,在10℃以下易受冷害,受冷害的姜块在温度回升时容易腐烂。生姜最适宜的贮藏温度为16~20℃,温度过高也易腐烂;适宜的相对湿度为90%~95%,空气相对湿度低于90%时,生姜会因失水而干枯萎缩。

生姜应当置阴凉潮湿处,或埋入湿沙内,防冻。

生姜作为一味常用中药,一般以贮存一日半用量为宜。调剂室应派专人逐日检查生姜等其他药物的供应品种及数量情况，对短缺品种要及时登记，随时整理药品，补充所耗品种，以备调剂使用。

## 香　　薷

【来源】本品为唇形科植物石香薷 *Mosla chinensis* Maxim. 或江香薷 *Mosla chinensis* 'jiangxiangru' 的干燥地上部分。前者称青香薷，后者称江香薷。

【历史】本品始载于《名医别录》。陶弘景《本草经集注》云："家家有此，唯供生食，十月中取干之，霍乱煮饮，无不差，作煎，除水肿尤良。"《嘉祐本草》引唐代《四声本草》之言曰："今新定、新安有，石上者被人名石香薷，细而辛更绝佳。"明代《本草品汇精要》则进一步明确其"道地""江西新定、新安者佳"。古代新安在今江西吉安市东南分宜县，说明历史上江西就是香薷的主产地。以往很多资料记载石香薷与江香薷是两个品种。据《中华本草》记载："这是缺乏实地调查所造成的错误。现已明确，海州香薷不属于中药材品种。江香薷应是石香薷的栽培变种。"

【产地】石香薷主产于广西桂林、全县，湖南长沙、湘潭，湖北孝感、黄冈等地（本品以往主销华南）。江香薷主产于江西宜春、分宜、萍乡、铜鼓、贵溪、于都等地，河北安国，河南禹州、长葛亦产。以江西产量大，质量优，为著名的"道地药材"。

【金老谈香薷性状辨别技术】

1. 形色臭味

（1）青香薷：全草长 30~50cm，茎直立，呈四方形或近于圆柱形，直径 1~2mm。茎基部紫红色或棕紫色，上部黄绿色，茎节明显，节间 4~7cm。叶对生，多抽皱或脱落，暗绿色或黄绿色，背面色较浅。叶片披针形，边缘有锯齿，全体密被茸毛及腺点。药材多不带花。质脆易碎。气清香而浓，味微辛而凉。

（2）江香薷：草长 55~66cm，表面黄绿色，质较柔软，边缘有 5~9 个疏浅锯齿。穗状花序顶生或腋生，苞片宽卵形，脱落或残存。花萼宿存，钟状，淡紫红色，或灰绿色，先端五裂。密被茸毛，小坚果 4 枚。香气浓，味辛凉。

2. 优品质量　青香薷以茎基紫红、叶青绿色、香气辛烈者为优品。

【金老谈香薷临床炮制技术】

1. 炮制分类　临床调剂常用的香薷炮制品为原药材，拣净杂质及残根，迅速洗净，稍润，切段片，干燥，筛去碎屑。

2. 临床功效　味辛，性微温；归肺、胃经。功能发汗解表，和中利湿。用于暑湿感冒，恶寒发热，头痛无汗，腹痛泄泻，小便不利。

【金老谈香薷处方审核技术】

香薷作为解表药中的常见中药，对香薷的处方审核技术，要求执业药师收到处方后首先要审核处方的前记、后记等，然后审核处方的用药名称、炮制规格及用药剂量。

在《中华人民共和国药典（2015 年版）》中规定香薷的用量为 3~10g，在处方审核过程中，如有超出范围时，应及时与临床医师进行沟通。处方中，当遇到缺药的情况时，处方审核人员不应随意进行更改或将其划掉，应与临床医师进行沟通，并适当调换。

【金老谈香薷处方应付技术】

首先要确保香薷的书写应规范整齐。其次要注意处方名为“香薷”“江香薷”或“香茹”时，均应给付香薷，见表 2-5。

表 2-5　香薷处方应付表

| 处方名 | 给付 |
| --- | --- |
| 香薷、江香薷、香茹 | 香薷 |

【金老谈香薷发药交代技术】

在香薷的发药交代过程中，发药人员的素质和专业知识有重要作用，需要交代香薷的服药方法以及使用注意与禁忌等方面。

1. 香薷的服药方法　汤剂分两次服，每日 1 剂。或入丸散。服药时间与次数根据不同的病证治疗。

2. 香薷的使用注意与禁忌　香薷为辛温发汗之品，汗多表虚者忌用。

【金老谈香薷临床煎煮技术】

香薷的主要成分为挥发油，同时为叶类中药，应后下。煎药前先加水浸泡半小时，没过药物表面 2cm 为宜。在其他药已煎煮 10~15 分钟后，再把香薷加进去同煎，一起煎 5~15 分钟即可。煎煮两次，合并药液，煎煮后药液约 300ml。当用于利水退肿时须浓煎。

【金老谈香薷采购管理技术】

1. 香薷的采购技术　香薷应采购于具备《药品经营企业许可证》《营业执照》的药品批发企业。遵循以下原则：

（1）质量标准：香薷的质量应符合《中华人民共和国药典（2015 年版）》、局颁药品标准及中药炮制规范的标准要求。水分不得过 12.0%，总灰分不得过 8.0%，含挥发油不得少于 0.60%（ml/g）。按干燥品计算，含麝香草酚（$C_{10}H_{14}O$）和香荆芥酚（$C_{10}H_{14}O$）的总量不得少于 0.16%。

（2）等级规格：香薷的两种商品皆为统货，不分等级。

2. 香薷的管理技术　香薷购进药品到库后，应认真进行验收，并办理入库手续。药剂科各调剂室根据药品使用情况，每周到药库领取药品，临时缺药，应及时补充。制剂室根据配制制剂情况到药库领取制剂原料。临床各科因医疗、科研、教学等需要到药剂科领取药品，需报请相关管理部门批准。各方面领药必须办理相应的药品出库手续。

【金老谈香薷贮存养护供应技术】

香薷的主要成分为挥发油类，贮藏在阴凉通风处，保持干燥，经常检查。不宜暴晒，以免芳香气味走失。

香薷作为一味常用中药，一般以贮存一日半用量为宜。调剂室应派专人，逐日检查香薷等其他药物的供应品种及数量情况，对短缺品种要及时登记，随时整理药品，补充所耗品种，以备调剂使用。

## 荆　芥

【来源】本品为唇形科植物 *Schizonepeta tenuifolia* Briq. 的地上部分。

【历史】《神农本草经》中收载有假苏，列为下品。李时珍曰：“按吴普本草云假苏一名荆芥，叶似落藜而细。”“荆芥原为野生，今为世用……方茎细叶，似独帚叶而狭小，浅黄绿色，八月开小花，作穗成房，房如紫苏房，内有细子如葶苈子状，黄赤色，连穗收采用之。”其上的所述亦似今用之正品荆芥。

【产地】本品野生、栽培均有，野生品主产于河北、山西、内蒙古、甘肃、东北等地。现多栽培，主要栽培地区有河北安国、易县、唐县，江苏江都、扬州、泰兴，浙江萧山、杭州，江西吉安、彭水，以及湖南、湖北等地。其中以安国产量最大，约占全国总产量的 80%。

【金老谈荆芥性状辨别技术】

1. 形色臭味　本品为散碎不规则的小段片。茎呈方形，淡黄绿色或淡紫红色，被短柔毛。叶片羽状分裂，皱缩卷曲，破碎。穗状花序黄绿色或淡棕色。气芳香，味微涩而辛凉。

2. 优品质量　本品以色淡黄绿、穗长而密、香气浓郁者为优品。

【金老谈荆芥临床炮制技术】

1. 炮制分类

（1）荆芥：取原药材，除去杂质及木质茎、残根，粗细分开，迅速洗净，闷润 2~4 小时，至内外湿度一致，切中段，干燥，筛去碎屑。

（2）炒荆芥：去荆芥段，用文火炒至微黄色，取出，摊凉即可。

（3）荆芥炭：取荆芥段，置热锅内，用武火 150~180℃炒至表面焦黑色，内部焦褐色时，喷淋少许清水，熄灭火星，取出，摊凉即可。

2. 临床功效　味辛，性微温；归肺、肝经。功能祛风解表，透疹消疮，炒炭止血。用于感冒发热，头痛，麻疹，风疹，疮疡初起。炒炭治便血，崩漏，产后血晕。

【金老谈荆芥处方审核技术】

荆芥作为解表药中的常见中药，对荆芥的处方审核技术，要求执业药师收到处方后首先要审核处方的前记、后记等，然后审核处方的用药名称、炮制规格及用药剂量。

在《中华人民共和国药典（2015 年版）》中规定荆芥的用量为 5~10g，在处方审核过程中，如有超出范围时，应及时与临床医师进行沟通。处方中，荆芥的常用炮制品有炒荆芥，荆芥炭，当遇到缺药的情况时，处方审核人员不应随意进行更改或将其划掉，应与临床医师进行沟通，并适当调换。

【金老谈荆芥处方应付技术】

首先要确保荆芥的书写应规范整齐。然后是炮制应付，炮制应付首先必须认识到荆芥的炮制品和生品，药效是有差异的。其处方应付主要如表 2-6 所示。中药调剂人员对荆芥的处方应付必须掌握。

表 2-6　荆芥处方应付表

| 处方名 | 给付 |
|---|---|
| 荆芥 | 荆芥 |
| 荆芥穗 | 荆芥穗 |
| 荆芥炒 | 炒荆芥 |
| 荆芥炭 | 荆芥炭 |

**【金老谈荆芥发药交代技术】**

在荆芥的发药交代过程中,发药人员的素质和专业知识有重要作用,需要交代荆芥的服药方法以及使用注意与禁忌等方面。

1. 荆芥的服药方法 汤剂分两次服,每日1剂。或入丸散。服药时间与次数根据不同的病证治疗。发汗透疹消疮宜生用,止血宜炒炭用。

2. 荆芥的使用注意与禁忌 荆芥辛温解表,因此表虚自汗、阴虚头痛忌服。

**【金老谈荆芥临床煎煮技术】**

荆芥的主要成分为挥发油,应后下。煎药前先加水浸泡半小时,没过药物表面2cm为宜。在其他药已煎煮10~15分钟后,再把荆芥加进去同煎,一起煎5~10分钟即可。煎煮两次,合并药液,煎煮后药液约300ml。(且结合临床经验认为荆芥饮片的煎煮时间为5分钟)

**【金老谈荆芥采购管理技术】**

1. 荆芥的采购技术 荆芥应采购于具备《药品经营企业许可证》《营业执照》的药品批发企业。遵循以下原则:

(1)质量标准:荆芥的质量应符合《中华人民共和国药典(2015年版)》局颁药品标准及中药炮制规范的标准要求。水分不得过12.0%,总灰分不得过10.0%,酸不溶性灰分不得过3.0%,含挥发油不得少于0.60%(ml/g)。按干燥品计算,含胡薄荷酮($C_{10}H_{16}O$)不得少于0.020%。

(2)等级规格:荆芥的商品为统货,不分等级。

2. 荆芥的管理技术 荆芥购进药品到库后,应认真进行验收,并办理入库手续。药剂科各调剂室根据药品使用情况,每周到药库领取药品,临时缺药,应及时补充。制剂室根据配制制剂情况到药库领取制剂原料。临床各科因医疗、科研、教学等需要到药剂科领取药品,需报请相关管理部门批准。各方面领药必须办理相应的药品出库手续。

**【金老谈荆芥贮存养护供应技术】**

荆芥的主要成分为挥发油类,贮藏在阴凉通风处,保持干燥,经常检查。不宜暴晒,以免芳香气味走失。

荆芥作为一味常用中药,一般以贮存一日半用量为宜。调剂室应派专人逐日检查荆芥等其他药物的供应品种及数量情况,对短缺品种要及时登记,随时整理药品,补充所耗品种,以备调剂使用。

## 防 风

**【来源】**本品为伞形科多年生草本防风 *Saposhnikovia divaricata*(Turcz.)Schischk. 的干燥根。

**【历史】**本品始载于《神农本草经》,列为中品。梁代《名医别录》记载:"防风生沙苑(今陕西)川泽及邯郸(今河北)、琅琊(今山东)、上蔡(今河南)。"《唐本草》记载:"出齐州龙山最善,淄州、兖州、青州(以上均为山东境内)者亦佳。"《本草纲目》记述:"防者,御也,其功疗风最要,故名。"张元素曰:"防风治风通用,治风去湿仙药也,风能胜湿故尔。"由此可知,本品为治疗外感风寒或风湿之良药。

**【产地】**防风分布很广,主要分布于黑龙江、吉林、辽宁、内蒙古、河北等地。主产于黑龙江安达、大庆、泰来、林甸、肇州、肇东、杜尔伯特，吉林白城、洮南、通榆、乾安，辽宁建昌、建平、朝阳、义县，内蒙古阿荣旗、札鲁特、突泉、赤峰、敖汉旗、翁牛特旗、奈曼旗、卓资、丰镇，河北平泉、青龙、张北、围场、沽源、尚义、张家口、承德等地。东北三省产的防风素有“关防风”“东防风”之称，为著名的“道地药材”，畅销全国及出口，但以黑龙江产量大，质量优品；产于内蒙古、河北的习称“口防风”，质量较逊。

【金老谈防风性状辨别技术】

1. 形色臭味　本品根呈长圆锥形或长圆柱形，稍弯曲。长 15~30cm，直径 0.5~2cm。表面灰棕色，粗糙，有纵皱纹，许多横向皮孔及突起的细根痕。根头部有许多密集的环节，俗称“旗杆顶”或“蚯蚓头”。节上生有棕色或棕褐色粗毛（残存叶基），顶端有残存茎痕。质松脆，体轻，易折断。断面不平坦，皮部呈浅棕色，有裂隙，俗称“菊花心”。木部呈浅黄色，形成层为棕色环（切片后形如鱼眼，又称“鱼眼防风”）。气特异，味微甘。

2. 优品质量　以皮细而紧、条粗壮、整齐、须毛少、质柔软、断面皮部浅棕色、中心浅黄色者为优品。

【金老谈防风临床炮制技术】

1. 炮制分类　临床调剂常用防风的炮制品，取原药材，除去杂质及硬苗，洗净，闷润 2~4 小时，至内外湿度一致，切厚片，干燥，筛去碎屑。

2. 临床功效　辛、甘，温。归膀胱、肝、脾经。功能解表祛风，胜湿止痛，止痉。用于感冒头痛，风湿痹痛，风疹瘙痒，破伤风。

【金老谈防风处方审核技术】

防风作为解表药中的常见中药，对防风的处方审核技术，要求执业药师收到处方后首先要审核处方的前记、后记等，然后审核处方的用药名称、炮制规格及用药剂量。

在《中华人民共和国药典（2015 年版）》中规定防风的用量为 5~10g，在处方审核过程中，如有超出范围时，应及时与临床医师进行沟通。处方中，当遇到缺药的情况时，处方审核人员不应随意进行更改或将其划掉，应与临床医师进行沟通，并适当调换。

【金老谈防风处方应付技术】

确保防风的书写应规范整齐，处方应付见表 2-7。

**表 2-7　防风处方应付表**

| 处方名 | 给付 |
| --- | --- |
| 防风 | 防风 |

【金老谈防风发药交代技术】

在防风的发药交代过程中，发药人员的素质和专业知识有重要作用，需要交代防风的服药方法以及服使用注意与禁忌等方面。

1. 防风的服药方法　汤剂分两次服，每日 1 剂。或入丸散。服药时间与次数根据不同的病证治疗。

2. 防风的使用注意与禁忌　防风辛温解表，因此凡燥热、阴虚血亏、热病动风者慎用或忌用。

**【金老谈防风临床煎煮技术】**

煎药前先加水浸泡半小时，没过药物表面 2cm 为宜。煎煮两次，合并药液，煎煮后药液约 300ml。

**【金老谈防风采购管理技术】**

1. 防风的采购技术　防风应采购于具备《药品经营企业许可证》《营业执照》的药品批发企业。遵循以下原则：

（1）质量标准：防风的质量应符合《中华人民共和国药典（2015 年版）》、局颁药品标准及中药炮制规范的标准要求。水分不得过 10.0%，总灰分不得过 6.5%，酸不溶性灰分不得过 1.5%。按干燥品计算，含升麻素苷（$C_{22}H_{28}O_{11}$）和 5-O- 甲基维斯阿米醇苷（$C_{22}H_{28}O_{10}$）的总量不得少于 0.24%。

（2）等级规格：

一等：干货。根呈圆柱形，表面有皱纹，顶端带有毛须。外皮黄褐色或灰黄色，质松较柔软。断面棕黄色或黄白色，中间淡黄色。味微甜。根长 15cm 以上，芦下直径 0.6cm 以上。无杂质、虫蛀、霉变。

二等：干货。根呈圆柱形，偶有分枝。表面有皱纹，顶端带有毛须。外皮黄褐色或灰黄色，质松较柔软。断面棕黄色或黄白色，中间淡黄色。味微甜。芦下直径 0.4cm 以上。无杂质、虫蛀、霉变。

2. 防风的管理技术　防风购进药品到库后，应认真进行验收，并办理入库手续。药剂科各调剂室根据药品使用情况，每周到药库领取药品，临时缺药，应及时补充。制剂室根据配制制剂情况到药库领取制剂原料。临床各科因医疗、科研、教学等需要到药剂科领取药品，需报请相关管理部门批准。各方面领药必须办理相应的药品出库手续。

**【金老谈防风贮存养护供应技术】**

防风应贮藏于通风、阴凉、干燥处。适宜温度 30℃以下，相对湿度 70%~75%，商品安全水分 11%~14%。防风为常用中药，一般可贮存 2~3 年。

防风作为一味常用中药，一般以贮存一日半用量为宜。调剂室应派专人逐日检查防风等其他药物的供应品种及数量情况，对短缺品种要及时登记，随时整理药品，补充所耗品种，以备调剂使用。

## 羌　活

**【来源】**本品为伞形科植物羌活 *Notoperygiumincisum*Ting *ex* h.T.Chang 或宽叶羌活 *Notoperygium framcjetii* H.deBoiss. 的干燥根茎及根。

**【历史】**本品始载于《神农本草经》独活项下，列为别名。陶弘景始将羌活、独活分开，称："此州郡县并是羌地，羌活形细而多节，软润，气息极猛烈。出益州北部、西川为独活，色微白，形虚大，为用亦相似而小不如。"陶弘景根据药材性状、产地殊异指出羌活、独活是两类药材，与现在的羌活产地为甘肃、青海、四川等省是一致的。

**【产地】**以四川为主产区者为川羌，主产于四川省阿坝藏族、羌族自治州的小金、松潘、黑水、理县、南坪（九寨沟）及绵阳地区的平武。青川、川羌为蚕羌。以西北地区为主产区者为西羌，甘肃以天祝、岷县、临夏、武威、张掖、酒泉、天水等地为主，青海省以海北、黄南、海南、化隆、互助、循化等地为主，西羌中多为大头羌和竹节羌。羌活以四川阿坝藏族自治州、羌族自治州产品为“道地药材”。

**【金老谈羌活性状辨别技术】**

1. 形色臭味

（1）羌活：为圆柱状略弯曲的根茎，长 4~13cm，直径 0.6~2.5cm，顶端具茎痕。表面棕褐色至黑褐色，外皮脱落处呈黄色。节间短，呈紧密隆起的环状，形似蚕，习称“蚕羌”；节延长，形如竹节状，习称“竹节羌”。节上有许多点状或瘤状突起的根痕及棕色破碎鳞片。体轻，质脆，易折断，断面不平坦，有许多裂隙，皮部黄棕色至暗棕色，油润，有棕色油点，木部黄白色，射线明显，髓部黄色至黄棕色。气香，味微苦而辛。

（2）宽叶羌活：为根茎及根。根茎类圆柱形，顶端具茎及叶鞘残基。根茎圆锥形，有纵皱纹及皮孔；表面棕褐色，近根茎处有较密的环纹，长 8~15cm，直径 1~3cm，习称“条羌”。有的根茎粗大，不规则结节状，顶部具数个茎基，根较细，习称“大头羌”。质松脆，易折断，断面略平坦，皮部浅棕色，木部黄白色。气味较淡。

2. 优品质量　本品以条粗长、表面棕褐色、有环节、断面紧密、油点多、气味纯正者为优品。

**【金老谈羌活临床炮制技术】**

1. 炮制分类　临床调剂常用的羌活炮制品为原药材，除去杂质，洗净，闷润 12~24 小时，至内外湿度一致，切厚片，晒干或低温干燥，筛去碎屑。

2. 临床功效　味辛、苦，性温；归膀胱、肾经。功能散寒，祛风，除湿，止痛。用于风寒感冒头痛，风湿痹痛，肩背酸痛。

**【金老谈羌活处方审核技术】**

羌活作为解表药中的常见中药，对其处方审核技术，要求执业药师收到处方后首先要审核处方的前记、后记等，然后审核处方的用药名称、炮制规格及用药剂量。

在《中华人民共和国药典（2015 年版）》中规定羌活的用量为 3~10g，在处方审核过程中，如有超出范围时，应及时与临床医师进行沟通。处方中，当遇到缺药的情况时，处方审核人员不应随意进行更改或将其划掉，应与临床医师进行沟通，并适当调换。

**【金老谈羌活处方应付技术】**

首先要确保羌活的书写应规范整齐。其次要注意处方名为“羌活”“西羌活”或“川羌活”时，均应给付羌活，见表 2-8。

**表 2-8　羌活处方应付表**

| 处方名 | 给付 |
|---|---|
| 羌活、西羌活、川羌活 | 羌活 |

**【金老谈羌活发药交代技术】**

在羌活的发药交代过程中，发药人员的素质和专业知识有重要作用，需要交代羌活的服药方法以及使用注意与禁忌等方面。

1. 羌活的服药方法　汤剂分两次服，每日 1 剂。或入丸散。服药时间与次数根据不同的病证治疗。

2. 羌活的使用注意与禁忌　羌活辛香温燥之性较烈，故阴血亏虚者慎用。用量过多，易致呕吐,脾胃虚弱者不宜服。

**【金老谈羌活临床煎煮技术】**

煎药前先加水浸泡半小时,没过药物表面 2cm 为宜。煎煮两次,合并药液,煎煮后药液约 300ml。

**【金老谈羌活采购管理技术】**

1. 羌活的采购技术　羌活应采购于具备《药品经营企业许可证》《营业执照》的药品批发企业。遵循以下原则:

(1) 质量标准:羌活的质量应符合《中华人民共和国药典(2015 年版)》、局颁药品标准及中药炮制规范的标准要求。总灰分不得过 8.0%,酸不溶性灰分不得过 3.0%,挥发油不得少于 1.4%(ml/g)。按干燥品计算,含羌活醇($C_{21}H_{22}O_5$)和异欧前胡素($C_{16}H_{14}O_4$)的总量不得少于 0.40%。

(2) 等级规格:

1) 川羌规格标准:

一等:(蚕羌)干货。呈圆柱形,全体环节紧密,似蚕状。表面棕黑色,体轻质松脆。断面有紧密的分层,呈棕、紫、黄白色相间的纹理。气清香纯正,味微苦辛。长 3.5cm 以上,顶端直径 1cm 以上。无须根、杂质、虫蛀、霉变。

二等:(条羌)干货。呈长方形,表面棕黑色,多纵纹。体轻质脆。断面有紧密的分层,呈棕紫、黄、白相间的纹理。气清香纯正,味微苦辛长短大小不分,间有破碎。无芦头、杂质、虫蛀、霉变。

2) 西羌规格标准:

一等:(蚕羌)干货。呈圆柱形,全体环节紧密,似蚕状。表面棕黑色,体轻质松脆。断面紧密分层,呈棕紫白色相同的纹理,气微,味微苦辛。无须根、杂质、虫蛀、霉变。

二等:(大头羌)干货。呈瘤状突起,不规则的块状。表面棕黑色,体轻质脆。断面具棕黄色相间的纹理。气浊,味微苦辛。无细须根、杂质、虫蛀、霉变。

三等:(条羌)干货。呈长条形,表面暗棕色,多纵纹,香气较淡,味微辛苦。间有破碎无细须根、杂质、虫蛀、霉变。

2. 羌活的管理技术　羌活购进药品到库后,应认真进行验收,并办理入库手续。药剂科各调剂室根据药品使用情况,每周到药库领取药品,临时缺药,应及时补充。制剂室根据配制制剂情况到药库领取制剂原料。临床各科因医疗、科研、教学等需要到药剂科领取药品,需报请相关管理部门批准。各方面领药必须办理相应的药品出库手续。

**【金老谈羌活贮存养护供应技术】**

羌活应贮存于干燥容器内,密闭,置阴凉干燥处,防蛀。

羌活作为一味常用中药,一般以贮存一日半用量为宜。调剂室应派专人逐日检查羌活等其他药物的供应品种及数量情况,对短缺品种要及时登记,随时整理药品,补充所耗品种,以备调剂使用。

## 藁　本

**【来源】**本品为伞形科植物藁本 *Ligusticum sinense* Oliv. 或辽藁本 *Ligusticum jeholense*

Nakai *et*Kitag. 的干燥根茎及根。

【历史】本品始载于《神农本草经》，列为中品。《桐君药录》说："芎䓖苗似藁本，论说花实皆不同，所生处又异。今东山别有藁本，形气甚似，性长大耳。"《本草图经》云："冀本生崇山谷，今西川、河东、州郡及兖州、杭州有之，叶似白芷，又似芎䓖，但芎䓖似水芹而大，翼本叶细耳。"由上可知，古代药用藁本就有两大类。所谓似芎䓖而产西川的草本，即相当于川藁本（即西芎藁本），而产山东兖州，形气甚似，唯长大者相当于辽藁本。

【产地】

1. 藁本　藁本又称西芎藁本，主产四川绵阳、广元、雅安，陕西安康、汉中，甘肃天水、武都，重庆万州、巫山、巫溪，湖北恩施、巴东、兴山、长阳，湖南茶陵、桂东等地。

2. 辽藁本　辽藁本主产河北平泉、承德、宽城、赤城、丰宁、蔚县；北京密云、怀柔、延庆、昌平、门头沟、房山、平谷，以及辽宁、山西、内蒙古等地。

【金老谈藁本性状辨别技术】

1. 形色臭味　本品根茎呈不规则结节状圆柱形，稍扭曲，有分支，长 3~10cm，直径 1~2cm。表面棕褐色或暗棕色，有纵皱纹，较粗糙，栓皮易脱落。上端残留数个凹陷的圆形茎痕，下端有许多点状突起的根痕和残根。体轻，质硬脆，易折断，断面呈黄色或黄白色，纤维性。气浓香，味辛、苦、微辣。

2. 优品质量　本品均以身干、体长、质坚、香气浓者为优品。

【金老谈藁本临床炮制技术】

1. 炮制分类　临床调剂常用的藁本炮制品为原药材，除去杂质，迅速洗净，闷润 8~12 小时，至内外湿度一致，切厚片，干燥，筛去碎屑。

2. 临床功效　味辛，性温；归膀胱经。功能祛风，散寒，除湿，止痛。用于风寒感冒，巅顶疼痛，风湿肢节痹痛。

【金老谈藁本处方审核技术】

藁本作为解表药中的常见中药，对藁本的处方审核技术，要求执业药师收到处方后首先要审核处方的前记、后记等，然后审核处方的用药名称、炮制规格及用药剂量。

在《中华人民共和国药典（2015 年版）》中规定藁本的用量为 3~10g，在处方审核过程中，如有超出范围时，应及时与临床医师进行沟通。处方中，当遇到缺药的情况时，处方审核人员不应随意进行更改或将其划掉，应与临床医师进行沟通，并适当调换。

【金老谈藁本处方应付技术】

首先要确保藁本的书写应规范整齐。其次要注意处方名为"藁本"或"香藁本"时，均应给付藁本，见表 2-9。

**表 2-9　藁本处方应付表**

| 处方名 | 给付 |
|---|---|
| 藁本、香藁本 | 藁本 |

【金老谈藁本发药交代技术】

在藁本的发药交代过程中，发药人员的素质和专业知识有重要作用，需要交代藁本的服药方法以及使用注意与禁忌等方面。

1. 藁本的服药方法　汤剂分两次服，每日1剂。或入丸散。服药时间与次数根据不同的病证治疗。

2. 藁本的使用注意与禁忌　藁本辛温，血虚头痛及热证均慎用。

**【金老谈藁本临床煎煮技术】**

煎药前先加水浸泡半小时，没过药物表面2cm为宜。煎煮两次，合并药液，煎煮后药液约300ml。

**【金老谈藁本采购管理技术】**

1. 藁本的采购技术　藁本应采购于具备《药品经营企业许可证》《营业执照》的药品批发企业。遵循以下原则：

（1）质量标准：藁本的质量应符合《中华人民共和国药典（2015年版）》、局颁药品标准及中药炮制规范的标准要求。水分不得过10.0%，总灰分不得过10.0%，酸不溶性灰分不得过5.0%。按干燥品计算，含阿魏酸（$C_{10}H_{10}O_4$）不得少于0.050%。

（2）等级规格：藁本商品均为统货，不分等级。

2. 藁本的管理技术　藁本购进药品到库后，应认真进行验收，并办理入库手续。药剂科各调剂室根据药品使用情况，每周到药库领取药品，临时缺药，应及时补充。制剂室根据配制制剂情况到药库领取制剂原料。临床各科因医疗、科研、教学等需要到药剂科领取药品，需报请相关管理部门批准。各方面领药必须办理相应的药品出库手续。

**【金老谈藁本贮存养护供应技术】**

藁本应装箱内加盖，防潮。此药最易生虫，应放硫磺箱内保存。

藁本作为一味常用中药，一般以贮存一日半用量为宜。调剂室应派专人逐日检查藁本等其他药物的供应品种及数量情况，对短缺品种要及时登记，随时整理药品，补充所耗品种，以备调剂使用。

## 白　芷

**【来源】**本品为伞形科多年生草本白芷 *Angelica dahurica*（Fisch.exHoffm.）Benth.ethook f. 或杭白芷 *Angelica dahurica*（Fisch.ex Hoffm.）Benth.ethook.f.var.*formosana*（Boiss.）Shan et Yuan 的干燥根。

**【历史】**本品始载于《神农本草经》，列为中品。梁代《名医别录》云：“白芷生河东川谷下泽，二月、八月采根曝干。”明代《本草纲目》载：“今采根洗刮寸截，以石灰拌匀晒收，为其易蛀并欲色白也。”至今浙江白芷的产地加工仍用石灰拌后晒干。这种加工方法既可防虫蛀，又可保证断面白色。白芷栽培的历史悠久，据《四川遂宁志》记载：“四川白芷栽培始于13世纪。”据清代康熙《仁和县志》（杭州市）记载：“以浙江家种为最早。”由此可知，白芷早已成为栽培品，并以四川、浙江为主产区。

**【产地】**

1. 杭白芷主产于浙江的杭州、临海、余杭、永康、缙云、象山、乐清等地。

2. 川白芷主产于四川的遂宁、达县、安岳、仪陇、渠县、崇庆、射洪等地。

3. 禹白芷主产于河南的禹县、长葛，安徽的亳州、太和等地。

4. 祁白芷主产于河北的安国、定州、深泽、晋县等地。

其他地区也有生产，如山东的富县、定陶，辽宁的盖平，湖南的茶陵、平江，江西的吉安以及贵州、云南等地。其中以浙江杭白芷、四川川白芷质量为优，统称“道地药材”。

**【金老谈白芷性状辨别技术】**

1. 形色臭味　白芷的根圆锥形，长 10~25cm，直径 1.5~5cm，顶端有凹陷的茎痕。表面灰黄色至黄棕色，具纵皱纹及皮孔样横向突起，习称“疙瘩丁”。质坚实，断面灰白色，显粉性，皮部散有多数棕色油点（分泌腔），形成层还原行，木质部约占断面的 1/3，气芳香，味辛、微苦。

杭白芷与白芷相似，主要不同点为横向皮孔样突起四纵行排列，形成层略呈方形，木质部约占断面的 1/2。

2. 优品质量　本品均以条粗壮体重粉性足香气浓郁者为优品。

**【金老谈白芷临床炮制技术】**

1. 炮制分类　临床调剂常用的白芷炮制品，取原药材，除去杂质，大小分开，洗净，浸泡 8~12 小时，至约七成透时，取出，闷润 12~24 小时，至内外湿度一致，切厚片，晒干或低温干燥，筛去碎屑。

2. 临床功效　味辛，性温；归胃、大肠、肺经。功能祛风除湿，通窍止痛，消肿排脓。用于感冒头痛，眉棱骨痛，鼻塞，鼻渊，牙痛，白带，疮疡肿痛。

**【金老谈白芷处方审核技术】**

白芷作为解表药中的常见中药，对白芷的处方审核技术，要求执业药师收到处方后首先要审核处方的前记、后记等，然后审核处方的用药名称、炮制规格及用药剂量。

在《中华人民共和国药典（2015 年版）》中规定白芷的用量为 3~10g，在处方审核过程中，如有超出范围时，应及时与临床医师进行沟通。处方中，当遇到缺药的情况时，处方审核人员不应随意进行更改或将其划掉，应与临床医师进行沟通，并适当调换。

**【金老谈白芷处方应付技术】**

首先要确保白芷的书写应规范整齐。其次要注意处方名为“白芷”或“香白芷”时，均应给付白芷，见表 2-10。

**表 2-10　白芷处方应付表**

| 处方名 | 给付 |
|---|---|
| 白芷、香白芷 | 白芷 |

**【金老谈白芷发药交代技术】**

在白芷的发药交代过程中，发药人员的素质和专业知识有重要作用，需要交代白芷的服药方法以及使用注意与禁忌等方面。

1. 白芷的服药方法　汤剂分两次服，每日 1 剂。或入丸散。服药时间与次数根据不同的病证治疗。

2. 白芷的使用注意与禁忌　白芷辛香温燥，阴虚血热者忌服。

**【金老谈白芷临床煎煮技术】**

煎药前先加水浸泡半小时，没过药物表面 2cm 为宜。煎煮两次，合并药液，煎煮后药液约 300ml。

**【金老谈白芷采购管理技术】**

1. 白芷的采购技术　白芷应采购于具备《药品经营企业许可证》《营业执照》的药品批发企业。遵循以下原则：

（1）质量标准：白芷的质量应符合《中华人民共和国药典（2015 年版）》、局颁药品标准及中药炮制规范的标准要求，水分不得过 14.0%，总灰分不得过 6.0%，本品按干燥品计算，含欧前胡素（$C_{16}H_{14}O_4$）不得少于 0.080%。

（2）等级规格：杭白芷过去分为全面芷、贡芷、芷王、拆庄、老头、魁芷、提芷等等级；川白芷则分为贡芷、全面芷两种。其他禹白芷、祁白芷等均不分等级。

现行国家标准，白芷与杭白芷不分，划为三个等级如下：

一等：干货。呈圆锥形，表面灰白色或黄白色，体坚。断面白色或黄白色，具粉性。有香气，味辛、微苦。1kg/36 支以内。无空心、黑心、芦头、油条、杂质、虫蛀、霉变。

二等：干货。呈圆锥形，表面灰白色或黄白色，体坚。断面白色或黄白色，具粉性。有香气，味辛、微苦。1kg/60 支以内。无空心、黑心、芦头、油条、杂质、虫蛀、毒变。

三等：干货。呈圆锥形，表面灰白色或黄白色，体坚。断面白色或黄白色，具粉性。有香气，味辛、微苦。1kg/60 支以外。顶端直径不得小于 0.7cm。间有白芷尾、黑心、异状油条，但总数不得超过 20%。无杂质、虫蛀、霉变。

2. 白芷的管理技术　白芷购进药品到库后，应认真进行验收，并办理入库手续。药剂科各调剂室根据药品使用情况，每周到药库领取药品，临时缺药，应及时补充。制剂室根据配制制剂情况到药库领取制剂原料。临床各科因医疗、科研、教学等需要到药剂科领取药品，需报请相关管理部门批准。各方面领药必须办理相应的药品出库手续。

**【金老谈白芷贮存养护供应技术】**

白芷用麻袋包装，包件 45kg。应贮存于阴凉干燥处，温度不超过 30℃，相对湿度 70%~75%，商品安全水分 12%~14%。本品因含淀粉及挥发油，极易虫蛀、发霉及变色。

贮藏期间应定期检查，发现虫蛀、霉变可用微火烘烤，并筛除虫尸碎屑，放凉后密封保藏；或用塑料薄膜封垛，充氮降氧养护。若数量较大，可用磷化铝、氯化苦、溴甲烷熏蒸进行抑菌、杀虫。

白芷作为一味常用中药，一般以贮存一日半用量为宜。调剂室应派专人逐日检查白芷等其他药物的供应品种及数量情况，对短缺品种要及时登记，随时整理药品，补充所耗品种，以备调剂使用。

## 细　辛

**【来源】**本品为马兜铃科多年生草本植物北细辛 *Asarum heterotropoides* Fr.Schmidt var. *mandshuricum*（Maxim.）kitag.、汉城细辛 *Asarum sieboldii*Miq.var.*seoulense* Nakai 或华细辛 *Asarum sieboldii*Miq. 的干燥根和根茎。

**【历史】**本品始载于《神农本草经》，列为上品。历代本草均有收录。梁代陶弘景曰："今用东阳临海者，形段乃好，而辛烈不及华阴、高丽者。"明代《本草纲目》在释名项下云："以其根细而味极辛故名。"并也称"华州真细辛。"华州即陕西华阴县一带所产的细辛。东阳、临海所指的是浙江中部所产的土细辛，高丽产品指朝鲜药用的细辛，其种与我国东北所产的辽细辛相同。

**【产地】**

1. 北细辛主产于辽宁新宾、桓仁、宽甸、凤城、丹东，吉林珲春、延吉、汪清、长白、浑江、抚松、靖宇，黑龙江五常、阿城、尚志、延寿、依兰等地。

2. 汉城细辛主要分布辽宁、吉林东部，如辽宁宽城、凤城、桓仁及吉林临江、抚松、靖宇等地。

3. 华细辛主要分布于陕西、河南、湖北、四川等广大山区，如秦岭、大巴山区、伏牛山区、武当山区等。

**【金老谈细辛性状辨别技术】**

1. 形色臭味

(1) 北细辛：常卷曲成团。根茎恒生呈不规则圆柱状，具短分支，长 1~10cm，直径 0.2~0.4cm。表面灰棕色，粗糙，有环形的节，节间长 0.2~0.3cm，分支顶端有碗状的茎痕。根细长，密生节上，长 10~20cm，直径 0.1cm。表面灰黄色，平滑或局纵皱纹，有细跟及细根痕；质脆，易折断，断面平坦，黄白色或白色。气辛香，味辛辣，麻舌。

(2) 汉城细辛：根茎直径 0.1~0.5cm，节间长 0.1~1cm。

(3) 华细辛：根茎长 5~20cm，直径 0.1~0.2cm。节间长 0.2~1cm，气味较弱。

2. 优品质量　本品均以根及根茎细长、气辛香、味辛辣、麻舌者为优品。

**【金老谈细辛临床炮制技术】**

1. 炮制分类　临床调剂常用的细辛炮制品，取原药材，除去杂质，迅速洗净，润约 1 小时，切长段，阴干而成。

2. 临床功效　味辛，性温；归心、肺、肾经。功能祛风散寒，通窍止痛，温肺化饮。用于风寒感冒，头痛牙痛，鼻塞鼻渊，风湿痹痛，痰饮咳喘。

**【金老谈细辛处方审核技术】**

细辛作为解表药中的常见中药，对细辛的处方审核技术，要求执业药师收到处方后首先要审核处方的前记、后记等，然后审核处方的用药名称、炮制规格及用药剂量。细辛反藜芦。

在《中华人民共和国药典(2015 年版)》中规定细辛用量为 1~3g，煎服。入丸散剂，0.5~1g。外用适量。本药属于“十八反”药物，反藜芦。在处方审核过程中，如有超出范围时，应及时与临床医师进行沟通，并双签字。处方中，当遇到缺药的情况时，处方审核人员不应随意进行更改或将其划掉，应与临床医师进行沟通，并适当调换。

**【金老谈细辛处方应付技术】**

首先要确保细辛的书写应规范整齐。其次要注意处方名为“细辛”或“细辛根”时，均应给付细辛，见表 2-11。

**表 2-11　细辛处方应付表**

| 处方名 | 给付 |
| --- | --- |
| 细辛、细辛根 | 细辛 |

【金老谈细辛发药交代技术】

在细辛的发药交代过程中,发药人员的素质和专业知识有重要作用,需要交代细辛的服药方法以及使用注意与禁忌等方面。

1. 细辛的服药方法 汤剂分两次服,每日1剂。服药时间与次数根据不同的病证治疗。

2. 细辛的使用注意与禁忌 细辛温燥,有小毒。故阴虚血热者忌服。气虚多汗、阴虚阳亢或血虚引起的头痛等忌用。反藜芦。细辛用量过大或煎煮时间过短,易引起中毒。中毒症状有头痛、呕吐等;严重者牙关紧闭、抽搐等,最后可因呼吸麻痹而死亡。

【金老谈细辛临床煎煮技术】

煎药前先加水浸泡半小时,没过药物表面2cm为宜。煎煮两次,合并药液,煎煮后药液约300ml。

细辛有小毒,浸泡煎煮时间不宜过短。

【金老谈细辛采购管理技术】

1. 细辛的采购技术 细辛应采购于具备《药品经营企业许可证》《营业执照》的药品批发企业。遵循以下原则:

(1) 质量标准:细辛的质量应符合《中华人民共和国药典(2015年版)》、局颁药品标准及中药炮制规范的标准要求。细辛挥发油不得少于2.0%(ml/g),本品按干燥品计算,含细辛脂素($C_{20}H_{18}O_6$)不得少于0.050%。

(2) 等级规格:

1) 北细辛规格标准:①野生:统货。干货。呈顺长卷曲状,根茎多节,须根细,须毛多,土黄色或灰褐色。叶片心形,先端急尖,小而薄,灰绿色,叶柄细长,花蕾较多,暗紫色。有浓香气,味辛辣。无泥土、杂质、霉变。②家种:统货。干货。呈顺长卷曲状,根茎多节,须根较粗长均匀,须毛少,土黄色或灰褐色。叶片心形,大而厚,黄绿色,叶柄粗短,花蕾较少,暗紫色。有浓香气,味辛辣。无泥土、杂质、霉变。

2) 华细辛规格标准:统货。干货。呈顺长卷曲状,根节细密,须根粗大。叶片心形,先端较尖,较薄,叶柄密生或散生较长的毛。气味均较北细辛弱。无泥土、杂质、霉变。

2. 细辛的管理技术 细辛购进药品到库后,应认真进行验收,并办理入库手续。药剂科各调剂室根据药品使用情况,每周到药库领取药品,临时缺药,应及时补充。制剂室根据配制制剂情况到药库领取制剂原料。临床各科因医疗、科研、教学等需要到药剂科领取药品,需报请相关管理部门批准。各方面领药必须办理相应的药品出库手续。

【金老谈细辛贮存养护技术】

细辛的主要成分为挥发油,因此细辛不仅要用封闭式的包装,而且还要在避光、低温凉爽条件下贮藏。挥发油在见光高温条件下挥发散失较快,低温避光条件下挥发受到抑制。

细辛作为一味常用中药,一般以贮存一日半用量为宜。调剂室应派专人,逐日检查细辛等其他药物的供应品种及数量情况,对短缺品种要及时登记,随时整理药品,补充所耗品种,以备调剂使用。

## 苍 耳 子

【来源】本品为菊科一年生草本苍耳 *Xanthium sibiricum* Patr. 的干燥成熟带总苞的果实。

【历史】本品始载于《神农本草经》,列为中品。《救荒本草》云:"苍耳叶青白,类黏糊菜叶。秋间结实,比桑椹短小而多刺。"从《政和本草》《本草纲目》所附原植物图来看,均与现今所用苍耳特征相符。

【产地】苍耳子来源于野生。在全国各地均有产,以长江以北各地为多。

**【金老谈苍耳子性状辨别技术】**

1. 形色臭味　本品呈纺锤形或卵圆形,两端尖,长 1~1.5cm,直径 4~7mm。表面黄棕色或黄绿色,密生硬钩刺,刺长 1~1.5mm。顶端有两枚较粗的刺,多合并,基部有果柄痕,质坚体轻。横切面中央有纵隔膜,两室,各有一枚瘦果。瘦果扁纺锤形,顶端有一凸起的柱头,果皮薄,灰黑色,具纵纹。种皮膜质,浅灰色,子叶两片,有油性。气微,味微苦。

2. 优品质量　本品均以粒大、饱满、黄绿色者为优品。

**【金老谈苍耳子临床炮制技术】**

1. 炮制分类

(1) 苍耳子:取原药材,除去杂质。

(2) 炒苍耳子:取净苍耳子,置热锅内,用中火炒至表面成焦黄色,有香气溢出时,取出,放凉,碾去刺,筛净。用时捣碎。

2. 临床功效　味辛、苦,性温,有毒;归肺经。功能散风湿,通鼻窍。用于风寒头痛,鼻渊流涕,风疹瘙痒,湿痹拘挛。

**【金老谈苍耳子处方审核技术】**

苍耳子作为解表药中的常见中药,对苍耳子的处方审核技术,要求执业药师收到处方后首先要审核处方的前记、后记等,然后审核处方的用药名称、炮制规格及用药剂量。

在《中华人民共和国药典(2015 年版)》中规定苍耳子用量为 3~10g。外用适量。在处方审核过程中,如有超出范围时,应及时与临床医师进行沟通,并双签字。处方中,苍耳子的常用炮制品有炒苍耳子,当遇到缺药的情况时,处方审核人员不应随意进行更改或将其划掉,应与临床医师进行沟通,并适当调换。

**【金老谈苍耳子处方应付技术】**

首先要确保苍耳子的书写应规范整齐。其次是炮制应付,要注意处方名为"苍耳子"或"苍耳"时,均应给付苍耳子;为"炒苍耳子"时,均应给付炒苍耳子,见表 2-12。

**表 2-12　苍耳子处方应付表**

| 处方名 | 给付 |
|---|---|
| 苍耳子、苍耳 | 苍耳子 |
| 炒苍耳子 | 炒苍耳子 |

**【金老谈苍耳子发药交代技术】**

在苍耳子的发药交代过程中,发药人员的素质和专业知识有重要作用,需要交代苍耳子的服药方法以及使用注意与禁忌等方面。

1. 苍耳子的服药方法　汤剂分两次服,每日 1 剂。或入丸散。服药时间与次数根据不同的病证治疗。

2. 苍耳子的使用注意与禁忌　苍耳子温燥，有小毒。血虚头痛不宜用。过量服用易致中毒。

**【金老谈苍耳子临床煎煮技术】**

煎药前先加水浸泡半小时，没过药物表面2cm为宜。煎煮两次，合并药液，煎煮后药液约300ml。

苍耳子有小毒，浸泡煎煮时间不宜过短。

**【金老谈苍耳子采购管理技术】**

1. 苍耳子的采购技术

苍耳子应采购于具备《药品经营企业许可证》《营业执照》的药品批发企业。遵循以下原则：

（1）质量标准：苍耳子的质量应符合《中华人民共和国药典（2015年版）》、局颁药品标准及中药炮制规范的标准要求。苍耳子水分不得超过12.0%，总灰分不得超过5.0%。

（2）等级规格：苍耳子商品均为统货，不分等级。

2. 苍耳子的管理技术　苍耳子购进药品到库后，应认真进行验收，并办理入库手续。药剂科各调剂室根据药品使用情况，每周到药库领取药品，临时缺药，应及时补充。制剂室根据配制制剂情况到药库领取制剂原料。临床各科因医疗、科研、教学等需要到药剂科领取药品，需报请相关管理部门批准。各方面领药必须办理相应的药品出库手续。

**【金老谈苍耳子贮存养护供应技术】**

苍耳子的应装铁箱内加盖，注意防鼠。

苍耳子作为一味常用中药，一般以贮存一日半用量为宜。调剂室应派专人，逐日检查苍耳子等其他药物的供应品种及数量情况，对短缺品种要及时登记，随时整理药品，补充所耗品种，以备调剂使用。

## 辛　夷

**【来源】**本品为木兰科落叶灌木望春花 *Magnolia bionii*Pamp.、玉兰 *Magnolia denudata* Desr. 或武当玉兰 *Magnolia sprengeri*Pamp. 的干燥花蕾。

**【历史】**本品始载于《神农本草经》，列为木部上品。《名医别录》云："生汉中（今陕西汉中）川谷，九月采实。"《本草经集注》谓："今出丹阳（今江苏南部）近道，形如桃子。"《新修本草》曰："其树大连合抱，高数仞，叶大于柿叶，所在皆有。"《蜀本草》进一步指出："树高数仞，叶似柿叶而狭长，正月、二月花似著毛小桃，色白而带紫，花落而元子，夏抄复著花，如小笔。又有一种三月花开，四月花落。"《本草衍义》云："辛夷有红紫二本，一本如桃花色者，一本紫者，今入药当用紫色者。"

综上所述，古代辛夷来源不止一种，但均为木兰科木兰属植物。其中生汉中，叶似柿叶而狭长，正月、二月开花，花色白带紫的与望春玉兰相符。《蜀本草》所说的另一种三月开花的品种，应为开花稍迟的武当玉兰，陶弘景所说出丹阳一带的当为分布于江南的玉兰。

**【产地】**望春花主产于河南南召县、商县、卢氏，湖北南漳、宜昌、巴东、五峰、鹤峰，陕西、甘肃也产。玉兰主产于安徽安庆、桐城、怀宁，称"安春花"。此外，浙江淳安、江西也产。武当玉兰主产于四川的北川、江油，陕西留坝、安康等地。

【金老谈辛夷性状辨别技术】

1. 形色臭味

（1）望春花：本品呈长卵形，似毛笔头，长 1.2~2.5cm，直径 0.8~1.5cm。基部常具短梗，长约 5cm，梗上有类白色点状皮孔。苞片 2~3 层，每层两片，每层苞片间有小鳞芽，苞片外表面密被灰白色或灰绿色茸毛，内表面类棕色，无毛。花被片九片，类棕色。外轮花被片三片，条形，约为内两轮长的 1/4，呈萼片状。内两轮花被片六片，每轮三片，轮状排列。有许多雄蕊和雌蕊，螺旋状排列。体轻，质脆。气芳香，味辛凉而微苦。

（2）玉兰：玉兰长 1.5~3cm，直径 1~1.5cm。基部枝梗较粗壮，皮孔浅棕色。苞片外表面密被灰白色或灰绿色茸毛。花被片九片，内外轮同形。

（3）武当玉兰：武当玉兰长 2~4cm，直径 1~2cm。基部枝梗较粗壮，皮孔红棕色。苞片外表面密被淡黄色或淡黄绿色茸毛，有的最外层苞片茸毛已脱落而成黑褐色。花被片 1~1.2cm，内外轮无明显差异。

2. 优品质量　本品均以花蕾大、未开放、色黄绿、无枝梗杂质者为优品。

【金老谈辛夷临床炮制技术】

1. 炮制分类　临床调剂常用的辛夷炮制品，为原药材，除去枝梗杂质，临方捣碎使用。

2. 临床功效　味辛，性温；归肺、胃经。功能散风寒，通鼻窍。用于风寒头痛，鼻塞鼻渊，鼻流浊涕。

【金老谈辛夷处方审核技术】

辛夷作为解表药中的常见中药，对辛夷的处方审核技术，要求执业药师收到处方后首先要审核处方的前记、后记等，然后审核处方的用药名称、炮制规格及用药剂量。

在《中华人民共和国药典（2015 年版）》中规定辛夷用量为 3~10g。外用适量。在处方审核过程中，如有超出范围时，应及时与临床医师进行沟通。处方中，当遇到缺药的情况时，处方审核人员不应随意进行更改或将其划掉，应与临床医师进行沟通，并适当调换。

【金老谈辛夷处方应付技术】

首先要确保辛夷的书写应规范整齐。其次要注意处方名为“木笔花”“望春花”或“辛夷”时，均应给付辛夷，见表 2-13。

**表 2-13　辛夷处方应付表**

| 处方名 | 给付 |
|---|---|
| 木笔花、望春花、辛夷 | 辛夷 |

【金老谈辛夷发药交代技术】

在辛夷的发药交代过程中，发药人员的素质和专业知识有重要作用，需要交代辛夷的服药方法以及使用注意与禁忌等方面。

1. 辛夷的服药方法　汤剂分两次服，每日 1 剂。或入丸散。服药时间与次数根据不同的病证治疗。

2. 辛夷的使用注意与禁忌　辛夷辛温，故阴虚火旺者忌服。

**【金老谈辛夷临床煎煮技术】**

辛夷有毛,易刺激咽喉,入汤剂宜用纱布包煎。煎之前先加水浸泡半小时,没过药物表面 2cm 为宜。煎煮两次,合并药液,煎煮后药液约 300ml。同时辛夷含有挥发油,不宜久煎。

**【金老谈辛夷采购管理技术】**

1. 辛夷的采购技术 辛夷应采购于具备《药品经营企业许可证》《营业执照》的药品批发企业。遵循以下原则:

(1)质量标准:辛夷的质量应符合《中华人民共和国药典(2015 年版)》、局颁药品标准及中药炮制规范的标准要求,辛夷水分不得超过 18.0%,含挥发油不得少于 1.0%(ml/g)。按干燥品计算,含木兰脂素($C_{23}H_{28}O_7$)不得少于 0.40%。

(2)等级规格:辛夷花商品不分等级,均为统货,要求货干,花蕾无枝梗,散瓣。

2. 辛夷的管理技术 辛夷购进药品到库后,应认真进行验收,并办理入库手续。药剂科各调剂室根据药品使用情况,每周到药库领取药品,临时缺药,应及时补充。制剂室根据配制制剂情况到药库领取制剂原料。临床各科因医疗、科研、教学等需要到药剂科领取药品,需报请相关管理部门批准。各方面领药必须办理相应的药品出库手续。

**【金老谈辛夷贮存养护供应技术】**

辛夷含挥发油类成分,因此辛夷不仅要用封闭式的包装,而且还要在避光、低温凉爽条件下贮藏。

辛夷作为一味常用中药,一般以贮存一日半用量为宜。调剂室应派专人逐日检查辛夷等其他药物的供应品种及数量情况,对短缺品种要及时登记,随时整理药品,补充所耗品种,以备调剂使用。

## 第二节 发散风热药

### 薄 荷

**【来源】**本品为唇形科植物薄荷 *Mentha haplocalyx* Briq. 的干燥地上部分。

**【历史】**本品始载于《新修本草》。《新修本草》曰:“薄荷茎叶似荏而尖长,根经冬不死,又有蔓生者。”李时珍在《本草纲目》对薄荷的特征、栽培、分布和用途做了详述:“薄荷人多栽莳,二月宿根生苗,清明前后分之。方茎赤色,其叶对生,初时形长而头圆,及长则尖。吴、越、川、湖人多以代茶。苏州所莳者,茎小而气芳,江西者稍粗,川蜀者更粗,入药以苏产为胜。”看来薄荷入药具有悠久的历史,并早以江苏产品质量为优。

**【产地】**本品主产于江苏南通、太仓、海门、东台、淮阴,浙江淳安、开化、余杭、余姚,江西吉安、九江、宜春、安抚、泰和,安徽六安、铜陵、滁州,四川中江、南川,河北安国、博野、深泽等地。其中以安国产量最大,江苏质量最优品,称为“道地药材”。

**【金老谈薄荷性状辨别技术】**

1. 形色臭味 本品茎呈方柱形,有对生分枝,长 15~40cm,直径 2~4mm,表面紫棕色或淡棕色,棱角处有茸毛,节间长 2~5cm,质脆,断面白色,髓部中空。叶对生,有短柄,叶片皱缩,完整的叶片展开后成宽披针形,长椭圆形或卵形,长 2~7cm,宽 1~3cm。上表面深绿色,下表面灰绿色，稀被茸毛，有凹点状腺鳞。揉搓后有特殊清凉香气，味辛凉。

2. 优品质量 本品均以干燥条匀、叶密、香气浓郁者为优品。

**【金老谈薄荷临床炮制技术】**

1. 炮制分类

（1）鲜薄荷：取原药材，除去杂质，洗净。用时剪成段。

（2）薄荷：取原药材，除去杂质及木质茎，迅速洗净，闷润 2~4 小时，切小段，及时低温干燥，筛去碎屑。若为产地段，除去杂质。

2. 临床功效 味辛，性凉；归肝、胃经。功能宣散风热，清头目，透疹。用于风热感冒，风温初起，头痛目赤，喉痹口疮，风疹麻疹，胸胁胀闷。

**【金老谈薄荷处方审核技术】**

薄荷作为解表药中的常见中药，对薄荷的处方审核技术，要求执业药师收到处方后首先要审核处方的前记、后记等，然后审核处方的用药名称、炮制规格及用药剂量。

在《中华人民共和国药典（2015 年版）》中规定薄荷用量为 3~6g。外用适量。在处方审核过程中，如有超出范围时，应及时与临床医师进行沟通。处方中，当遇到缺药的情况时，处方审核人员不应随意进行更改或将其划掉，应与临床医师进行沟通，并适当调换。

**【金老谈薄荷处方应付技术】**

首先要确保薄荷的书写应规范整齐。其次要注意处方名为“苏薄荷”或“薄荷叶”时，均应给付薄荷叶，见表 2-14。

**表 2-14 薄荷处方应付表**

| 处方名 | 给付 |
|---|---|
| 苏薄荷、薄荷叶 | 薄荷叶 |

**【金老谈薄荷发药交代技术】**

在薄荷的发药交代过程中，发药人员的素质和专业知识有重要作用，需要交代薄荷的服药方法以及使用注意与禁忌等方面。

1. 薄荷的服药方法 汤剂分两次服，每日 1 剂。或入丸散。服药时间与次数根据不同的病证治疗。

2. 薄荷的使用注意与禁忌 薄荷，体虚多汗者不宜用，阴虚血燥者慎用。

**【金老谈薄荷临床煎煮技术】**

薄荷的主要成分为挥发油，同时为叶类中药，不宜久煎，入煎剂多后下。在其他药已煎煮 10~15 分钟后，再把薄荷加进去同煎，一起煎 5 分钟即可。

**【金老谈薄荷采购管理技术】**

1. 薄荷的采购技术 薄荷应采购于具备《药品经营企业许可证》《营业执照》的药品批发企业。遵循以下原则：

（1）质量标准：薄荷的质量应符合《中华人民共和国药典（2015 年版）》、局颁药品标准及中药炮制规范的标准要求。薄荷含水分不得超过 15.0%，总灰分不得超过 11.0%，挥发油不得少于 0.80%（ml/g）。

（2）等级规格：薄荷商品除划分头刀薄荷、二刀薄荷外，通常不分等级。

2. 薄荷的管理技术 薄荷购进药品到库后，应认真进行验收，并办理入库手续。药剂科各调剂室根据药品使用情况，每周到药库领取药品，临时缺药，应及时补充。制剂室根据配制制剂情况到药库领取制剂原料。临床各科因医疗、科研、教学等需要到药剂科领取药品，需报请相关管理部门批准。各方面领药必须办理相应的药品出库手续。

**【金老谈薄荷贮存养护供应技术】**

薄荷的主要成分为挥发油类，贮藏在阴凉通风处，保持干燥，经常检查。不宜暴晒，以免芳香气味走失。

薄荷作为一味常用中药，一般以贮存一日半用量为宜。调剂室应派专人逐日检查薄荷等其他药物的供应品种及数量情况，对短缺品种要及时登记，随时整理药品，补充所耗品种，以备调剂使用。

## 牛蒡子

**【来源】**本品为菊科两年生草本牛蒡 *Arctium lappa* L. 的干燥成熟果实。

**【历史】**原名恶实，始载于《名医别录》，列为中品。谓："生鲁山（在河南省）平泽。"《新修本草》注云："其草叶大如芋，子壳似栗状，实细长如茺蔚子。"《本草图经》云："恶实即牛蒡子也。生鲁山平泽，今处处有之。叶如芋而长，实似葡萄核而褐色，外壳如栗球，小而多刺，鼠过之则缀惹不可脱，故谓之鼠黏子。"李时珍曰："其根叶皆可食，人呼为牛菜，术人隐之，呼为大力也。"以上所述之植物形态与今用之牛蒡子一致。

**【产地】**本品野生、栽培均有。野生品分布广泛，主产于东北三省，如吉林桦甸、蛟河、敦化、延吉，辽宁本溪、清原、凤城、桓仁，黑龙江五常、尚志、富锦、阿城，河北易县、涞源、隆化、兴隆、平山、迁安、滦平、蔚县、怀来，北京怀柔、密云、昌平、延庆以及山西、内蒙古、宁夏、甘肃、安徽、浙江等地。野生品以东北三省产量最大，称"关大力"，行销全国并出口。

栽培品主产于四川绵阳、南充，重庆万州、达州（亦有野生）。河北安国、浙江桐乡、嘉兴所产称"杜大力"，主销浙江、江苏两省，其他各地产者多自产自销。

**【金老谈牛蒡子性状辨别技术】**

1. 形色臭味 本品瘦果呈倒卵圆形。两端平截，稍弯曲。长 5~7mm，宽 2~3mm。表面灰褐色，有数条微突起的纵脉，并散有稀疏紫黑色斑点。顶端钝圆稍宽，有一圆环。中间有点状花柱残基。基部略窄，有圆形果柄痕。果皮坚脆，破开后内有子叶两片，淡黄白色，捻之有油渗出。气微，味苦后微辛而稍麻舌。

2. 优品质量 本品均以粒大饱满、灰褐色、无杂质者为优品。

**【金老谈牛蒡子临床炮制技术】**

1. 炮制分类

（1）牛蒡子：取原药材，筛去灰屑及杂质，洗净，干燥。用时捣碎。

（2）炒牛蒡子：取净牛蒡子，置热锅内，用文火炒至略鼓起，有爆裂声，并透出香气时，取出，放凉。用时捣碎。

2. 临床功效 味辛、苦，性寒；归肺、胃经。功能疏散风热，宣肺透疹，解毒利咽。用于风热感冒，咳嗽痰多，麻疹风疹，咽喉肿痛，痄腮丹毒，痈肿疮毒。

【金老谈牛蒡子处方审核技术】

牛蒡子作为解表药中的常见中药，对牛蒡子的处方审核技术，要求执业药师收到处方后首先要审核处方的前记、后记等，然后审核处方的用药名称、炮制规格及用药剂量。

在《中华人民共和国药典（2015 年版）》中规定牛蒡子用量为 6~12g。外用适量。在处方审核过程中，如有超出范围时，应及时与临床医师进行沟通。处方中，应区分牛蒡子和炒牛蒡子。当遇到缺药的情况时，处方审核人员不应随意进行更改或将其划掉，应与临床医师进行沟通，并适当调换。

【金老谈牛蒡子处方应付技术】

首先要确保牛蒡子的书写应规范整齐。其次是炮制应付，要注意处方名为“牛蒡子”或“大力子”时，均应给付牛蒡子；为“炒牛蒡子”时，应给付炒牛蒡子。见表 2-15。

表 2-15 牛蒡子处方应付表

| 处方名 | 给付 |
|---|---|
| 牛蒡子、大力子 | 牛蒡子 |
| 炒牛蒡子 | 炒牛蒡子 |

【金老谈牛蒡子发药交代技术】

在牛蒡子的发药交代过程中，发药人员的素质和专业知识有重要作用，需要交代牛蒡子的服药方法以及使用注意与禁忌等方面。

1. 牛蒡子的服药方法 汤剂分两次服，每日 1 剂。或入丸散。服药时间与次数根据不同的病证治疗。

2. 牛蒡子的使用注意与禁忌 牛蒡子有滑肠通便之弊，脾虚腹泻者慎用。

【金老谈牛蒡子临床煎煮技术】

牛蒡子的种皮较厚，质地坚韧，通过适当粉碎，能增大药材与溶媒的接触面积，对煎煮率有较大影响，有利于活性成分煎出。入汤剂宜捣碎，煎药前先加水浸泡半小时，没过药物表面 2cm 为宜。煎煮两次，合并药液，煎煮后药液约 300ml。

【金老谈牛蒡子采购管理技术】

1. 牛蒡子的采购技术 牛蒡子应采购于具备《药品经营企业许可证》《营业执照》的药品批发企业。遵循以下原则：

（1）质量标准：牛蒡子的质量应符合《中华人民共和国药典（2015 年版）》、局颁药品标准及中药炮制规范的标准要求。牛蒡子水分不得超过 9.0%，总灰分不得超过 7.0%。按干燥品计算，含牛蒡苷（$C_{27}H_{34}O_{11}$）不得少于 5.0%。

（2）等级规格：统货。干货。呈瘦长扁卵形，稍弯曲。表面灰褐色，有数条微凸起的纵脉，散有紫黑色的斑点。外皮坚脆。剥开有黄白色种仁两瓣，有油性。气微，味微苦。颗粒饱满，瘪瘦粒不超过 10%。无杂质、虫蛀、霉变。

2. 牛蒡子的管理技术 牛蒡子购进药品到库后，应认真进行验收，并办理入库手续。药剂科各调剂室根据药品使用情况，每周到药库领取药品，临时缺药，应及时补充。制剂室根据配制制剂情况到药库领取制剂原料。临床各科因医疗、科研、教学等需要到药剂科领取药品，需报请相关管理部门批准。各方面领药必须办理相应的药品出库手续。

【金老谈牛蒡子贮存养护供应技术】

牛蒡子易变色泛油，应贮存于缸、坛、或铁桶内，温度5℃较适宜。

牛蒡子作为一味常用中药，一般以贮存一日半用量为宜。调剂室应派专人逐日检查牛蒡子等其他药物的供应品种及数量情况，对短缺品种要及时登记，随时整理药品，补充所耗品种，以备调剂使用。

## 蝉　蜕

【来源】本品为蝉科昆虫黑蚱 *Cryptoympanapustulata* Fabricius 的若虫羽化时脱落的皮壳。

【历史】本品始载于《名医别录》。《本草纲目》曰："凡用蜕壳，沸汤洗去泥土、翅、足，浆水煮过，晒干用。""蝉，主疗皆一切风热证，古人用身，后人用蜕，大抵治脏腑经络，当用蝉身；治皮肤疮疡风热，当用蝉蜕。"

【产地】主产于山东、河南、河北等地。

【金老谈蝉蜕性状辨别技术】

1. 形色臭味　本品全形似蝉，中空，稍弯曲，长约3.5cm，宽约2cm。表面黄棕色，半透明，有光泽。头部丝状触角1对，多已脱落，复眼一对，横生，略突出，透明。额部先端突出，上唇宽短，下唇延长呈管状。胸部背面呈十字形裂开，裂口向内卷曲，脊背左右具小翅2对；腹面有足3对，被黄棕色细毛，腹部圆而丰满有曲纹，尾部钝尖，由腹部至尾端共9节。体轻，中空，易碎。气微，味淡。

2. 优品质量　本品以体轻、完整、色黄亮者为优品。

【金老谈蝉蜕临床炮制技术】

1. 炮制分类　临床调剂常用的蝉蜕炮制品为原药材，除去杂质，洗净，干燥，加工成碎片。

2. 临床功效　味甘，性寒；归肺、肝经。功能发散风寒，透疹止痒，祛风止痉，退翳明目。用于风热感冒，咽痛，喑哑，麻疹不透，风疹瘙痒，目赤翳障，惊风抽搐，破伤风。

【金老谈蝉蜕处方审核技术】

蝉蜕作为解表药中的常见中药，对蝉蜕的处方审核技术，要求执业药师收到处方后首先要审核处方的前记、后记等，然后审核处方的用药名称、炮制规格及用药剂量。

在《中华人民共和国药典（2015年版）》中规定蝉蜕用量为3~6g，外用适量。本药属于妊娠慎用药。在处方审核过程中，如有超出范围时，应及时与临床医师进行沟通。处方中，当遇到缺药的情况时，处方审核人员不应随意进行更改或将其划掉，应与临床医师进行沟通，并适当调换。

【金老谈蝉蜕处方应付技术】

首先要确保蝉蜕的书写应规范整齐。其次要注意处方名为"蝉蜕"或"蝉壳"时，均应给付蝉蜕。见表2-16。

表2-16　蝉蜕处方应付表

| 处方名 | 给付 |
| --- | --- |
| 蝉蜕、蝉壳 | 蝉蜕 |

**【金老谈蝉蜕发药交代技术】**

在蝉蜕的发药交代过程中，发药人员的素质和专业知识有重要作用，需要交代蝉蜕的服药方法以及使用注意与禁忌等方面。

1. 蝉蜕的服药方法　汤剂分两次服，每日 1 剂。或入丸散。服药时间与次数根据不同的病证治疗。或单味研末冲服。

2. 蝉蜕的使用注意与禁忌　蝉蜕在《名医别录》有“主妇人生子不下”的记载，故孕妇当慎用。

**【金老谈蝉蜕临床煎煮技术】**

蝉蜕应煎服，或单味研末冲服。一般病证用量宜小，止痉则需大量，煎药前先加水浸泡半小时，没过药物表面 2cm 为宜。煎煮两次，合并药液，煎煮后药液约 300ml。

**【金老谈蝉蜕采购管理技术】**

1. 蝉蜕的采购技术　蝉蜕应采购于具备《药品经营企业许可证》《营业执照》的药品批发企业。遵循以下原则：

（1）质量标准：蝉蜕的质量应符合《中华人民共和国药典（2015 年版）》、局颁药品标准及中药炮制规范的标准要求。

（2）等级规格：蝉蜕商品为统货，不分等级。

2. 蝉蜕的管理技术　蝉蜕购进药品到库后，应认真进行验收，并办理入库手续。药剂科各调剂室根据药品使用情况，每周到药库领取药品，临时缺药，应及时补充。制剂室根据配制制剂情况到药库领取制剂原料。临床各科因医疗、科研、教学等需要到药剂科领取药品，需报请相关管理部门批准。各方面领药必须办理相应的药品出库手续。

**【金老谈蝉蜕贮存养护供应技术】**

蝉蜕应置竹篓或其他容器内，置干燥处，防尘，防挤压。

蝉蜕作为一味常用中药，一般以贮存一日半用量为宜。调剂室应派专人逐日检查蝉蜕等其他药物的供应品种及数量情况，对短缺品种要及时登记，随时整理药品，补充所耗品种，以备调剂使用。

## 桑　叶

**【来源】**本品为桑科落叶乔木桑 *Morus alba* L. 的干燥叶。

**【历史】**始载于《神农本草经》，列为中品。李时珍云：“……又十月霜后三分、二分已落时，一分在者，名神仙，即采取……”

**【产地】**全国大部分地区均有分布。以南方养蚕区产量较大，如安徽、江苏、浙江、四川、湖南等省区，主产于浙江湖州、嘉兴，江苏苏州、无锡、丹阳、镇江等地。

**【金老谈桑叶性状辨别技术】**

1. 形色臭味　本品多皱缩、破碎，完整的叶片呈卵形或宽卵形。长 8~15cm，宽 7~13cm。先端渐尖，基部楔形，边缘有锯齿，有时呈不规则的分裂。上表面黄绿色或浅黄棕色，沿叶脉有细小茸毛，下表面色稍浅，叶脉突起呈网状，质脆。气微，味淡、微苦涩。

2. 优品质量　本品均以叶大、叶厚、筋脉突出、黄绿色握之刺手者为优品。

【金老谈桑叶临床炮制技术】

1. 炮制分类 临床调剂常用的桑叶炮制品，取原药材，除去杂质，搓碎，去梗，筛去灰屑。

2. 临床功效 味甘、苦性寒；归肺、肝经。功能疏散风热，清肺润燥，清肝明目。用于风热感冒，肺热燥咳，头晕头痛，目赤昏花。

【金老谈桑叶处方审核技术】

桑叶作为解表药中的常见中药，对桑叶的处方审核技术，要求执业药师收到处方后首先要审核处方的前记、后记等，然后审核处方的用药名称、炮制规格及用药剂量。《中华人民共和国药典（2015年版）》中规定桑叶用量为5~10g。外用适量。在处方审核过程中，如有超出范围时，应及时与临床医师进行沟通。处方中，当遇到缺药的情况时，处方审核人员不应随意进行更改或将其划掉，应与临床医师进行沟通，并适当调换。

【金老谈桑叶处方应付技术】

首先要确保桑叶的书写应规范整齐。其次是炮制应付，要注意处方名为“桑叶”时，应给付蝉蜕；为“蜜炙桑叶”时，应给付蜜炙桑叶。见表2-17。

表2-17 桑叶处方应付表

| 处方名 | 给付 |
|---|---|
| 桑叶 | 桑叶 |
| 蜜炙桑叶 | 蜜炙桑叶 |

【金老谈桑叶发药交代技术】

在桑叶的发药交代过程中，发药人员的素质和专业知识有重要作用，需要交代桑叶的服药方法以及使用注意与禁忌等方面。

1. 桑叶的服药方法 汤剂分两次服，每日1剂。或入丸散。服药时间与次数根据不同的病证治疗。

2. 桑叶的使用注意与禁忌 外感风寒、脾胃虚寒等证不宜用。

【金老谈桑叶临床煎煮技术】

煎药前先加水浸泡半小时，没过药物表面2cm为宜。煎煮两次，合并药液，每次煎煮时间为30分钟。煎煮后药液约300ml。

外用可煎水洗眼。

【金老谈桑叶采购管理技术】

1. 桑叶的采购技术 桑叶应采购于具备《药品经营企业许可证》《营业执照》的药品批发企业。遵循以下原则：

（1）质量标准：桑叶的质量应符合《中华人民共和国药典（2015年版）》、局颁药品标准及中药炮制规范的标准要求。桑叶含水分不得过15.0%，总灰分不得过13.0%，酸不溶性灰分不得过4.5%。按干燥品计算，含芦丁（$C_{27}H_{30}O_{16}$）不得少于0.10%。

（2）等级规格：桑叶商品为统货，不分等级。

2. 桑叶的管理技术 桑叶购进药品到库后，应认真进行验收，并办理入库手续。药剂科各调剂室根据药品使用情况，每周到药库领取药品，临时缺药，应及时补充。制剂室根据配制制剂情况到药库领取制剂原料。临床各科因医疗、科研、教学等需要到药剂科领取药品,需报请相关管理部门批准。各方面领药必须办理相应的药品出库手续。

**【金老谈桑叶贮存养护供应技术】**

桑叶易发霉生虫应放于通风、干燥处经常检查。

桑叶作为一味常用中药,一般以贮存一日半用量为宜。调剂室应派专人逐日检查桑叶等其他药物的供应品种及数量情况,对短缺品种要及时登记,随时整理药品,补充所耗品种,以备调剂使用。

## 菊　花

**【来源】**本品为菊科多年生草本菊 *Chrysanthemum morifolium* Ramat. 的干燥头状花序。

**【历史】**本品始载于《神农本草经》,列为上品。记有:"久服利气血,轻身,耐老,延年。"菊花古代本草就有甘、苦之分,二者效用不同。叶菊花释名"苦薏"。梁代陶弘景谓:"菊花有两种……一种茎青而大,作蒿艾气,味苦不堪食者,名苦薏,非真菊也,花正相似,唯以甘、苦别之。"明代李时珍曰:"苦薏处处原野极多,与菊无异,但叶片薄而多尖,花小而蕊多,如蜂窝状,气味苦,辛烈。"据此,甘、苦菊花应分别入药,不应混淆。

菊花品种繁多,产区广泛,形状有别,颜色有异。有的品种专供药用,如亳菊、怀菊、川菊、祁菊,这些品种统称"药菊"。有的品种多作饮品,少作药品,如杭菊、黄菊、贡菊、滁菊、德菊,这些品种主要是茶叶行经营。

**【产地】**

1. 亳菊花主产于安徽亳州市郊、太和等地。
2. 怀菊花主产于河南博爱、温县、泌阳、修武等地。
3. 川菊花主产于四川中心苍溪、仪陇、南充等地。
4. 祁菊花主产于河北安国、定州、深泽、博野等地。
5. 杭菊花主产于浙江桐乡、海宁、吴兴、湖州等地。
6. 黄菊花主产于海宁。
7. 贡菊花主产于安徽黄山、休宁等地。
8. 滁菊花主产于安徽滁州、全椒。
9. 德菊花主产于浙江德清。

**【金老谈菊花性状辨别技术】**

1. 形色臭味

(1) 亳菊花:亳菊花呈圆筒状或扇形,直径1.5~3cm,离散。总苞碟状,苞片3~4层,花托半球形。外围舌状花数层,直伸,不卷曲,类白色,边缘舌状花稍成淡紫红色,管状花多位于中央,黄色,顶端五齿裂,体轻,质柔润,气清香,味甘,微苦。

(2) 怀菊花:怀菊花花大瓣长,肥厚。花为白色或黄白色,间有浅红色或红棕色。花心细小,浅棕色,质松而柔软,气清香,味淡微苦。

(3) 川菊花:川菊花同怀菊花,但花朵瘦小,色较暗。

(4) 杭菊花:花呈压缩状,朵大瓣宽而疏,呈蝶形或扁球形,直径2.5~4cm,舌状花少,彼此粘连,黄白色;花心较大,黄色,气清香,味甘、微苦。

（5）祁菊花：祁菊花似亳菊花，但花朵较小。

（6）黄菊花：黄菊环似杭菊花，但为深黄色。

（7）贡菊花：贡菊花的花为扁圆形，中厚边薄，花蒂绿色，直径1.5~2.5cm，舌状花白色，斜外，上部反折，边缘稍内卷缩。花心小，淡黄色，质柔软，气清香，味甘、微苦。本品特点为白色、绿蒂、黄心、气清香。

（8）滁菊花：滁菊花为不规则扁球形或不规则球形。直径1.5~2.5cm，白色或灰白色，中心略呈黄色。舌状花瓣常向花心卷曲，香气浓，味甘、微苦。

（9）德菊花：德菊花似滁菊花，但朵小。

2. 优品质量　本品均以身干、花朵整齐、不散瓣、不变色、香气浓者为优品。

**【金老谈菊花临床炮制技术】**

1. 炮制分类　临床调剂常用的菊花炮制品，取原药材，除去杂质及残留的梗、叶，筛去灰屑。

2. 临床功效　味甘、苦，微寒；归肺、肝经。功能散风清热，平肝明目。用于风热感冒，头痛眩晕，目赤肿痛，眼目昏花。

**【金老谈菊花处方审核技术】**

菊花作为解表药中的常见中药，对菊花的处方审核技术，要求执业药师收到处方后首先要审核处方，包括病人的基本信息，审核处方的用药名称、炮制规格及用药剂量。

在《中华人民共和国药典（2015年版）》中规定菊花用量为5~10g。外用适量。在处方审核过程中，如有超出范围时，应及时与临床医师进行沟通。处方中，当遇到缺药的情况时，处方审核人员不应随意进行更改或将其划掉，应与临床医师进行沟通，并适当调换。

**【金老谈菊花处方应付技术】**

首先要确保菊花的书写应规范整齐。其次要注意处方名为“白菊花”或“甘菊花”时，均应给付菊花。见表2-18。

**表2-18　菊花处方应付表**

| 处方名 | 给付 |
|---|---|
| 白菊花、甘菊花 | 菊花 |

**【金老谈菊花发药交代技术】**

在菊花的发药交代过程中，发药人员的素质和专业知识有重要作用，需要交代菊花的服药方法以及使用注意与禁忌等方面。

1. 菊花的服药方法　汤剂分两次服，每日1剂。服药时间与次数根据不同的病证治疗。

2. 菊花的使用注意与禁忌　外感风寒、脾胃虚寒等证不宜用。

**【金老谈菊花临床煎煮技术】**

先加水浸泡半小时，没过药物表面2cm为宜。煎煮两次，合并药液，每次煎煮时间为30分钟。煎煮后药液约300ml。

**【金老谈菊花采购管理技术】**

1. 菊花的采购技术　菊花应采购于具备《药品经营企业许可证》《营业执照》的药品批发企业。

（1）质量标准：菊花的质量应符合《中华人民共和国药典（2015年版）》、局颁药品标准及中药炮制规范的标准要求。菊花含水分不得过15.0%。按干燥品计算，含绿原酸（$C_{16}H_{18}O_9$）不得少于0.20%，含木犀草苷（$C_{21}H_{20}O_{11}$）不得少于0.080%，含3,5-O-双咖啡酰基奎宁酸（$C_{25}H_{24}O_{12}$）不得少于0.70%。

（2）等级规格：

1）亳菊花规格标准：

一等：干货。呈圆珠笔盘或扁扇形，花朵大、瓣密、胞厚、不露心、花瓣长宽，白色，近基部微带红色。体轻，质柔软。气清香，味甘微苦，无散朵、枝叶、杂质、虫蛀、霉变。

二等：干货。呈圆珠笔盘或扁扇形，花朵中个、色微黄，近基部基部微带红色。气芳香，味甘微苦。无散朵、枝叶、杂质、虫蛀、霉变。

三等：干货。呈圆盘形或扁扇形，花朵小，色黄或暗。间有散朵。叶棒不超过5%。无杂质、虫蛀、霉变。

2）滁菊花规格标准：

一等：干货。呈绒球状或圆形（多为头花），朵大色粉白、花心较大、黄色。质柔。气芳香，味甘微苦。不散瓣。无枝叶、杂质、虫蛀、霉变。

二等：干货。呈绒球状或圆形（即二水花），色粉白。朵均匀，不散瓣、无枝叶、杂质、虫蛀、霉变。

三等：干货。呈绒球状，朵小、色次（即尾花）。间有散瓣、并条，无杂质、虫蛀、霉变。

3）贡菊花规格标准：

一等：干货。花头较小，圆形，花瓣密、白色。花蒂绿色，花心小、淡黄色、均匀不散朵，体轻、质柔软。气芳香，味甘微苦。无枝叶、杂质、虫蛀、霉变。

二等：干货。花头较小，圆形色白、花心淡黄色，朵欠均匀，气芳香，味甘微苦。无枝叶、杂质、虫蛀、霉变。

三等：干货。花头小，圆形白色，花心淡黄色，朵不均匀。气芳香，味甘微苦，间有散瓣。无枝叶、杂质、虫蛀、霉变。

4）药菊（怀菊、川菊、资菊）规格标准：

一等：干货。呈圆形盘或扁扇形，朵大、瓣长，肥厚。、花黄白色，间有淡红或棕红色。质松而柔。气芳香，味微苦。无散朵、枝叶、杂质、虫蛀、霉变。

二等：干货。呈圆形或扁扇形，朵较瘦小，色泽较暗。味微苦。间有散朵。无杂质、虫蛀、霉变。

5）杭白菊规格标准：

一等：干货。蒸花呈压缩状，朵大肥厚，玉白色。花心较大、黄色。气清香，味甘微苦。无霜打花、蒲汤花、生花、枝叶、杂质、虫蛀、霉变。

二等：干货。蒸花呈压缩状，花朵小、玉白色、心黄色。气清香，味甘微苦。间有不严重的霜打花和蒲汤花。无枝叶、杂质、虫蛀、霉变。

6）汤菊花规格标准：

一等：干货。蒸花呈压缩状，朵大肥厚，色黄亮。气清香，味甘微苦。无严重的霜打花和蒲汤花、生花、枝叶、杂质、虫蛀、霉变。

二等：干货。蒸花呈压缩状，花朵小、较瘦薄、黄色。气清香，味甘微苦。间有霜打花和蒲汤花。无黑花、枝叶、杂质、虫蛀、霉变。

2. 菊花的管理技术　菊花购进药品到库后，应认真进行验收，并办理入库手续。药剂科各调剂室根据药品使用情况，每周到药库领取药品，临时缺药，应及时补充。制剂室根据配制制剂情况到药库领取制剂原料。临床各科因医疗、科研、教学等需要到药剂科领取药品，需报请相关管理部门批准。各方面领药必须办理相应的药品出库手续。

**【金老谈菊花贮存养护供应技术】**

菊花易发霉生虫，应放于通风、干燥处经常检查。

菊花作为一味常用中药，一般以贮存一日半用量为宜。调剂室应派专人，逐日检查菊花等其他药物的供应品种及数量情况，对短缺品种要及时登记，随时整理药品，补充所耗品种，以备调剂使用。

## 蔓荆子

**【来源】**本品为马鞭草科落叶小灌木单叶蔓荆 *Vitex trifolia* L.var.*simplicifolia* Cham. 或蔓荆 *Vitextrifolia*L. 的干燥成熟果实。

**【历史】**本品始载于《神农本草经》，原名荆实，列为上品。《新修本草》云："蔓荆，苗蔓生，故名蔓荆。生水滨，叶似杏叶而细茎，长丈余，花红白色。"所云即指本品。又云："今人误以小荆为蔓荆，遂将蔓荆子为牡荆子也。"可见，古代蔓荆子与牡荆子两者常混淆。当今药材市场仍有在蔓荆子中掺入牡荆子出售的违法现象。

**【产地】**主产于山东牟平、文登、荣成、蓬莱、威海、福山、乳山、即墨，江西都昌、星子、湖口、鄱阳、新建、永修，浙江青田、乐清、象山，福建莆田、晋江、漳浦。云南临沧以及广东、广西、海南沿海地区也有分布。

**【金老谈蔓荆子性状辨别技术】**

1. 形色臭味　本品呈球形，直径 4~6mm。表面灰黑色或灰褐色，被灰白色粉霜状毛茸，有纵向沟 4 条。顶端微凹，基部有灰白色宿萼及短小果柄。萼长为果实的 1/3~2/3，5 齿裂，其中 2 裂较深，形成两瓣，密被茸毛。体轻，质坚韧，不易破碎，横切面果皮外层呈灰黑色，内层黄白色，两层之间有棕褐色油点排列成环。内分四室，每室有种子一枚。气特异芳香，味淡，味辛。

2. 优品质量　本品均以粒大、饱满、气味浓者为优品。

**【金老谈蔓荆子临床炮制技术】**

1. 炮制分类

（1）蔓荆子：取原药材，除去杂质，晒干即可。

（2）炒蔓荆子：取净蔓荆子，置热锅内，用文火炒至表面色泽加深时，取出，晾凉。

2. 临床功效　味辛、苦，微寒；归膀胱、肝、胃经。功能疏散风热，清利头目。用于风热感冒头痛，齿龈肿痛，目赤多泪，目暗不明，头晕目眩。

**【金老谈蔓荆子处方审核技术】**

蔓荆子作为解表药中的常见中药，对蔓荆子的处方审核技术，要求执业药师收到处方后首先要审核处方的前记、后记等，然后审核处方的用药名称、炮制规格及用药剂量。

在《中华人民共和国药典（2015 年版）》中规定蔓荆子用量为 5~10g。外用适量。在处方审核过程中，如有超出范围时，应及时与临床医师进行沟通。处方中，当遇到缺药的情况时，处方审核人员不应随意进行更改或将其划掉，应与临床医师进行沟通，并适当调换。

**【金老谈蔓荆子处方应付技术】**

首先要确保蔓荆子的书写应规范整齐。其次是炮制应付，要注意处方名为“蔓荆子”时，应给付蔓荆子；为“炒蔓荆子”时，应给付炒蔓荆子。见表 2-19。

表 2-19　蔓荆子处方应付表

| 处方名 | 给付 |
| --- | --- |
| 蔓荆子 | 蔓荆子 |
| 炒蔓荆子 | 炒蔓荆子 |

**【金老谈蔓荆子发药交代技术】**

在蔓荆子的发药交代过程中，发药人员的素质和专业知识有重要作用，需要交代蔓荆子的服药方法以及使用注意与禁忌等方面。

1. 蔓荆子的服药方法　汤剂分两次服，每日 1 剂。或入丸散。服药时间与次数根据不同的病证治疗。

2. 蔓荆子的使用注意与禁忌　脾虚滑肠，气虚便溏者慎用。

**【金老谈蔓荆子临床煎煮技术】**

蔓荆子和炒蔓荆子应煎服。粉碎后入煎比直接入煎，其煎出率高 30%~40%，有利于有效成分的溶出。煎药前先加水浸泡半小时，没过药物表面 2cm 为宜。煎煮两次，合并药液，每次煎煮时间为 30 分钟。煎煮后药液约 300ml。

**【金老谈蔓荆子采购管理技术】**

1. 蔓荆子的采购技术　蔓荆子应采购于具备《药品经营企业许可证》《营业执照》的药品批发企业。遵循以下原则：

（1）质量标准：蔓荆子的质量应符合《中华人民共和国药典（2015 年版）》、局颁药品标准及中药炮制规范的标准要求。蔓荆子药材中，杂质不得超过 2.0%，水分不得过 14.0%，总灰分不得过 7.0%。按干燥品计算，含蔓荆子黄素（$C_{19}H_{18}O_8$）不得少于 0.030%。。

（2）等级规格：蔓荆子商品均为统货，不分等级。

2. 蔓荆子的管理技术　蔓荆子购进药品到库后，应认真进行验收，并办理入库手续。药剂科各调剂室根据药品使用情况，每周到药库领取药品，临时缺药，应及时补充。制剂室根据配制制剂情况到药库领取制剂原料。临床各科因医疗、科研、教学等需要到药剂科领取药品，需报请相关管理部门批准。各方面领药必须办理相应的药品出库手续。

**【金老谈蔓荆子贮存养护供应技术】**

蔓荆子应贮存于缸、坛、或铁桶内，温度 5℃较适宜。

蔓荆子作为一味常用中药，一般以贮存一日半用量为宜。调剂室应派专人逐日检查防蔓荆子等其他药物的供应品种及数量情况，对短缺品种要及时登记，随时整理药品，补充所耗品种，以备调剂使用。

# 柴 胡

【来源】本品为伞形科植物柴胡 *Bupleurum chinese* DC. 和狭叶柴胡 *Bupleurum scorzonerifolium* Willd. 的干燥根。

【历史】本品始载于《神农本草经》,列为上品,原名"茈胡"。至宋代《本草图经》始易其名为"柴胡"。历代本草对柴胡的植物形态多有记述。《本草图经》载:"今关、陕、江湖间,近道皆有之,以银州者为胜。二月生苗,甚香,茎青紫,叶似竹叶,稍紧……七日开黄花……根淡赤色,似前胡而强。其根似芦头,有赤毛如鼠尾,独窠长者好。二月八月采根。"并有附图5幅,以及《本草纲目》的竹叶柴胡图和《植物名实图考》的柴胡图,均为柴胡属植物。根据上述本草记载的产地、分布及植物形态,主要种类应为柴胡和狭叶柴胡。

【产地】

1. 北柴胡　在我国大部分地区均有分布,以河南、河北、内蒙古、山西、黑龙江、吉林、辽宁、山东、陕西、北京、湖北为主要分布区,但以黑龙江、内蒙古、河北产量较大,过去集中在天津出口,香港市场上统称"津柴胡"。

2. 南柴胡　分布于华东、华中、东北、华北等地。主产于河南洛宁、洛阳、栾川、卢氏、西峡、嵩县、灵宝、桐柏,湖北襄阳、孝感、秭归、宜昌、郧西、房县、随州、保康,陕西宁强、勉县、商洛等地。过去集散于武汉,统称"红胡",主销长江流域。新中国成立前北京地区亦有少量应用。

【金老谈柴胡性状辨别技术】

1. 形色臭味

(1)北柴胡:根呈圆锥形,多有分支,根头部膨大,多具残茎基,向下渐细,长6~8cm,直径0.3~0.8cm。表面呈灰黑色或灰棕色,有纵皱纹、支根痕及横向突起的皮孔。质硬而韧,不易折断,断面显纤维性,皮部浅棕色,木部呈黄白色。气微香,味微苦辛。

(2)南柴胡:根呈圆锥形,多不分枝或下部稍有短分枝,长6~15cm,直径0.3~0.8cm。表面呈红棕色或红褐色,有纵皱纹及皮孔,近根头部有许多细而紧密的环纹,顶端通常簇生黑棕色纤维状叶基残留物。质稍软,易折断,断面平坦呈淡棕色,不显纤维状,中间有油点,有显著败油气。味微苦、辛。

2. 优品质量　本品均以身干、条粗长、整齐,无残留茎、叶及须根者为优品。

【金老谈柴胡临床炮制技术】

1. 炮制分类

(1)柴胡:取原药材,除去杂质及残茎,洗净,闷润4~6小时,至内外湿度一致,切厚片或中段,干燥,筛去碎屑。

(2)醋炙柴胡:取柴胡片或段,加米醋拌匀,闷润1~2小时,至醋被吸尽,置热锅内,用文火炒干,取出,晾凉。每100kg柴胡片(段),用米醋20kg。

2. 临床功效　苦,微寒。归肝、胆经。功能和解表里,疏肝升阳。用于感冒发热,寒热往来,胸胁胀痛,月经不调,子宫脱垂,脱肛。

【金老谈柴胡处方审核技术】

柴胡作为解表药中的常见中药,对柴胡的处方审核技术,要求执业药师收到处方后首先要审核处方的前记、后记等,然后审核处方的用药名称、炮制规格及用药剂量。

在《中华人民共和国药典(2015 年版)》中规定柴胡的用量为 3~10g,在处方审核过程中,如有超出范围时,应及时与临床医师进行沟通。处方中,柴胡的常用炮制品有醋炙柴胡,当遇到缺药的情况时,处方审核人员不应随意进行更改或将其划掉,应与临床医师进行沟通,并适当调换。

**【金老谈柴胡处方应付技术】**

首先要确保柴胡的书写应规范整齐。其次是炮制应付,要注意处方名为“柴胡”时,应给付柴胡;为“炙柴胡”或“醋柴胡”时,应给付醋炙柴胡。见表 2-20。

**表 2-20 柴胡的处方的应付表**

| 处方名 | 给付 |
|---|---|
| 柴胡 | 柴胡 |
| 炙柴胡、醋柴胡 | 醋炙柴胡 |

**【金老谈柴胡发药交代技术】**

在柴胡的发药交代过程中,发药人员的素质和专业知识有重要作用,需要交代柴胡的服药方法以及使用注意与禁忌等方面。

1. 柴胡的服药方法　汤剂分两次服,每日 1 剂。或入丸散。服药时间与次数根据不同的病证治疗。

2. 柴胡的使用注意与禁忌　柴胡其性升散,古人有“柴胡劫肝阴”之说,阴虚阳亢,肝风内动,阴虚火旺及气机上逆者忌用或慎用。

**【金老谈柴胡临床煎煮技术】**

柴胡和醋炙柴胡应煎服。煎药前先加水浸泡半小时,没过药物表面 2cm 为宜。煎煮两次,合并药液,每次煎煮时间为 30 分钟,煎煮后药液约 300ml。

**【金老谈柴胡采购管理技术】**

1. 柴胡的采购技术　柴胡应采购于具备《药品经营企业许可证》《营业执照》的药品批发企业。遵循以下原则:

(1)质量标准:柴胡的质量应符合《中华人民共和国药典(2015 年版)》、局颁药品标准及中药炮制规范的标准要求。柴胡药材中,水分不得过 10.0%,总灰分不得过 8.0%,酸不溶性灰分不得过 3.0%,柴胡皂苷 a 和柴胡皂苷 d 不得少于 0.30%。

(2)等级规格:

1)北柴胡规格标准:统货。干货。呈圆锥形,上粗下细,顺直或弯曲,多分枝。头部膨大,呈疙瘩状,残茎不超过 1cm。表面灰褐色或土棕色,有纵皱纹。质硬而韧,断面黄白色,显纤维性。微有香气,味微苦、辛。无须毛、杂质、虫蛀、霉变。

2)南柴胡规格标准:统货。干货。类圆锥形,少有分枝,略弯曲。头部膨大,有残留苗茎。表面土棕色或红褐色,有纵皱纹及须根痕。断面淡棕色。微有香气,味微苦辛。大小不分,残留苗茎不超过 1.5cm。无须根、杂质、虫蛀、霉变。

2. 柴胡的管理技术　柴胡购进药品到库后,应认真进行验收,并办理入库手续。药剂科各调剂室根据药品使用情况,每周到药库领取药品,临时缺药,应及时补充。制剂室根据配制制剂情况到药库领取制剂原料。临床各科因医疗、科研、教学等需要到药剂科领取药品,需报请相关管理部门批准。各方面领药必须办理相应的药品出库手续。

**【金老谈柴胡贮存养护供应技术】**

柴胡应置阴凉干燥处,防霉,防蛀。炮制品贮于干燥容器内,密闭。

柴胡作为一味常用中药,一般以贮存一日半用量为宜。调剂室应派专人逐日检查柴胡等其他药物的供应品种及数量情况,对短缺品种要及时登记,随时整理药品,补充所耗品种,以备调剂使用。

## 升　麻

**【来源】**本品为毛茛科多年生草本大三叶升麻 *Cimicifuga heracleifolia* Kom.、兴安升麻 *Cimicifuga dahurica*(Turcz.)Maxim. 或升麻 *Cimicifuga foetida* L. 的干燥根茎。

**【历史】**本品始载于《神农本草经》,列为上品。《本草经集注》云:"北部间亦有,形又虚大者。"可能指大三叶升麻和兴安升麻而言。

**【产地】**

1. 大三叶升麻主产于东北三省,如辽宁本溪、凤城、铁岭,吉林永吉、桦甸,黑龙江尚志、五常、铁力等地,习称"关升麻"。

2. 兴安升麻主产于河北承德、龙关、赤城、张家口,山西、内蒙古,以及北京怀柔、密云、延庆、平谷、昌平、门头沟、房山,习称"北升麻"。以河北、山西产量大,行销全国并出口。

3. 升麻主产于四川南坪、松潘、都江堰、西昌,青海、陕西、甘肃等地。四川产量大,主销我国西南、西北、中南地区。

**【金老谈升麻性状辨别技术】**

1. 形色臭味　本品根茎呈不规则长形块状,多分枝而弯曲,呈结节状,大小粗细不等,一般长 10~20cm,直径 2~4cm。表面黑褐色,粗糙不平,上面有数个圆形空洞(茎基痕),俗称"窟窿芽根"或"鬼脸升麻"。空洞四周内壁有网状花纹,周围有未去净的细根,质坚刺手。下端凹凸不平,有许多须根痕。体轻,质坚实,不易折断。断面不平坦,有裂隙,纤维性,黄绿色(俗称"绿升麻")或淡黄白色。气微,味微苦而涩。

2. 优品质量　本品均以个大、质坚、外皮黑褐色、断面黄绿色、须根无泥土者为优品。

**【金老谈升麻临床炮制技术】**

1. 炮制分类

(1)升麻:取原药材,除去杂质,洗净,闷润 6~10 小时,至内外湿度一致,切厚片,干燥,筛去碎屑。

(2)升麻炭:取升麻片,置热锅内,用武火 180~220℃炒至表面焦黑色,喷淋清水少许,熄灭火星,取出,晾干。

2. 临床功效　味辛、微甘,微寒;归肺、脾、胃、大肠经。功能发表透疹,清热解毒,升举阳气。用于风热头痛,齿痛口疮,咽喉肿痛,麻疹不透,阳毒发斑,脱肛,子宫脱垂。

**【金老谈升麻处方审核技术】**

升麻作为解表药中的常见中药,对升麻的处方审核技术,要求执业药师收到处方后首先要审核处方的前记、后记等,然后审核处方的用药名称、炮制规格及用药剂量。

在《中华人民共和国药典(2015 年版)》中规定升麻的用量为 3~10g,在处方审核过程中,如有超出范围时,应及时与临床医师进行沟通。处方中,升麻的常用炮制品有升麻炭,当遇到缺药的情况时,处方审核人员不应随意进行更改或将其划掉,应与临床医师进行沟通,并适当调换。

【金老谈升麻处方应付技术】

首先要确保升麻的书写应规范整齐。其次是炮制应付,要注意处方名为“升麻”或“升麻片”时,应给付升麻;为“升麻炭”时,应给付升麻炭。见表 2-21。

表 2-21　升麻处方应付表

| 处方名 | 给付 |
| --- | --- |
| 升麻、升麻片 | 升麻 |
| 升麻炭 | 升麻炭 |

【金老谈升麻发药交代技术】

在升麻的发药交代过程中,发药人员的素质和专业知识有重要作用,需要交代升麻的服药方法以及使用注意与禁忌等方面。

1. 升麻的服药方法　汤剂分两次服,每日 1 剂。或入丸散。服药时间与次数根据不同的病证治疗。

2. 升麻的使用注意与禁忌　麻疹已透,以及阴虚火旺,肝阳上亢,上盛下虚者,均当忌用。

【金老谈升麻临床煎煮技术】

煎药前先加水浸泡半小时,没过药物表面 2cm 为宜。煎煮两次,合并药液,每次煎煮时间为 30 分钟。煎煮后药液约 300ml。

【金老谈升麻采购管理技术】

1. 升麻的采购技术　升麻应采购于具备《药品经营企业许可证》《营业执照》的药品批发企业。遵循以下原则:

(1) 质量标准:升麻的质量应符合《中华人民共和国药典(2015 年版)》、局颁药品标准及中药炮制规范的标准要求。升麻药材中,杂质不得过 5%,水分不得过 13.0%,总灰分不得过 8.0%,酸不溶性灰分不得过 4.0%。按干燥品计算,含异阿魏酸($C_{10}H_{10}O_4$)不得少于 0.10%。

(2) 等级规格:升麻商品为统货,不分等级。

2. 升麻的管理技术　升麻购进药品到库后,应认真进行验收,并办理入库手续。药剂科各调剂室根据药品使用情况,每周到药库领取药品,临时缺药,应及时补充。制剂室根据配制制剂情况到药库领取制剂原料。临床各科因医疗、科研、教学等需要到药剂科领取药品,需报请相关管理部门批准。各方面领药必须办理相应的药品出库手续。

【金老谈升麻贮存养护供应技术】

升麻应置阴凉干燥处,防霉,防蛀。炮制品贮于干燥容器内,密闭。

升麻作为一味常用中药,一般以贮存一日半用量为宜。调剂室应派专人逐日检查防升麻等其他药物的供应品种及数量情况,对短缺品种要及时登记,随时整理药品,补充所耗品种,以备调剂使用。

## 葛　根

【来源】本品为豆科多年生草质藤本植物野葛 *Pueraria lobata*（Willd.）Ohwi 的干燥根。

【历史】本品始载于《神农本草经》，列为中品。李时珍曰："其根外紫内白，长者七八尺。其叶有三尖，如枫叶而长，面青背淡，其花成穗，累累相缀，红紫色。其荚如小黄豆荚，亦有毛。其子绿色，扁扁如盐梅子核，生嚼腥气，八九月采之。"以上记载，与当今所用葛根原植物形态相符。

【产地】野葛在我国分布很广，除新疆、西藏外各地均有野生，但以湖南、河南、广东、浙江、四川等地产量最大。北京山区也产，如密云、怀柔、平谷、昌平、门头沟等地。

**【金老谈葛根性状辨别技术】**

1. 形色臭味　本品呈纵切的长方形厚片或小方块，片长 5~35cm，厚 0.5~1cm。外皮淡棕色，有纵皱纹，粗糙。切面黄白色，纹理不明显。质韧，纤维性强。气微，味微甜。

2. 优品质量　本品均以色白、质坚实、无外皮、粉性足、纤维少者为优品。

**【金老谈葛根临床炮制技术】**

1. 炮制分类　临床调剂常用的葛根炮制品，取原药材，除去杂质，筛去灰屑。

2. 临床功效　味甘、辛，性凉；归脾、胃经。功能解肌退热，生津止渴，升阳止泻。用于外感发热头痛，项背强痛，口渴，消渴，麻疹不透，热痢，泄泻，高血压。

**【金老谈葛根处方审核技术】**

葛根作为解表药中的常见中药，对葛根的处方审核技术，要求执业药师收到处方后首先要审核处方的前记、后记等，然后审核处方的用药名称、炮制规格及用药剂量。

在《中华人民共和国药典（2015 年版）》中规定葛根的用量为 10~15g，在处方审核过程中，如有超出范围时，应及时与临床医师进行沟通。处方中，当遇到缺药的情况时，处方审核人员不应随意进行更改或将其划掉，应与临床医师进行沟通，并适当调换。

**【金老谈葛根处方应付技术】**

首先要确保葛根的书写应规范整齐。其次要注意处方名为"葛根"或"粉葛根"时，应给付葛根。见表 2-22。

**表 2-22　葛根处方应付表**

| 处方名 | 给付 |
|---|---|
| 葛根、粉葛根 | 葛根 |

**【金老谈葛根发药交代技术】**

在葛根的发药交代过程中，发药人员的素质和专业知识有重要作用，需要交代葛根的服药方法以及使用注意与禁忌等方面。

1. 葛根的服药方法　汤剂分两次服，每日 1 剂。或入丸散。服药时间与次数根据不同的病证治疗。

2. 葛根的使用注意与禁忌　退热生津宜生用，升阳止泻宜煨用，生津以鲜葛根为优。

**【金老谈葛根临床煎煮技术】**

煎药前先加水浸泡半小时，没过药物表面 2cm 为宜。煎煮两次，合并药液，每次煎煮时间为 30 分钟。煎煮后药液约 300ml。

**【金老谈葛根采购管理技术】**

1. 葛根的采购技术　葛根应采购于具备《药品经营企业许可证》《营业执照》的药品批发企业。遵循以下原则：

（1）质量标准：葛根的质量应符合《中华人民共和国药典（2015 年版）》、局颁药品标准及中药炮制规范的标准要求。水分不得过 14.0%，总灰分同药材，不得过 7.0%。按干燥品计算，含葛根素（$C_{21}H_{20}O_9$）不得少于 2.4%。

（2）等级规格：

1）野葛：

葛方规格标准：统货。干货。鲜时纵横切成 1cm 的骰形方块。切面粉白色或淡黄色，有粉性，质坚实。气微味甘平。无杂质、虫蛀、霉变。

葛片规格标准：统货。干货。类圆柱形，鲜时横切成 0.6~0.8cm 厚片。表皮多黄白色，切面粉白色或黄白色，具粉性，有较少纤维和环状纹理。质坚实，间有碎破、小片。无杂质、虫蛀、霉变。

2）家葛：

一等：干货。鲜时去皮切去两端后，纵剖两瓣。全体粉白色，断面显环纹，粉性足，纤维很少。气微、味甘。剖瓣长 13~17cm，中部宽 5cm 以上。无杂质、虫蛀、霉变。

二等：干货。鲜时刮去外皮，不剖瓣。表皮黄白色，断面白色，有环纹、纤维多、有粉性。气微、味甘。中部直径 1.5cm 以上，间有断根、碎破、小块。无茎蒂、杂质、虫蛀、霉变。

2. 葛根的管理技术　葛根购进药品到库后，应认真进行验收，并办理入库手续。药剂科各调剂室根据药品使用情况，每周到药库领取药品，临时缺药，应及时补充。制剂室根据配制制剂情况到药库领取制剂原料。临床各科因医疗、科研、教学等需要到药剂科领取药品，需报请相关管理部门批准。各方面领药必须办理相应的药品出库手续。

**【金老谈葛根贮存养护供应技术】**

葛根含淀粉较多，应及时干燥，防止污染，应贮存于通风、干燥、凉爽处防虫蛀。

葛根作为一味常用中药，一般以贮存一日半用量为宜。调剂室应派专人逐日检查葛根等其他药物的供应品种及数量情况，对短缺品种要及时登记，随时整理药品，补充所耗品种，以备调剂使用。

# 第三章 清热药临床调剂

凡以清解里热为主要作用的药物，称为清热药。

本类药物药性寒凉，沉降入里，脾胃虚寒者当慎用。决明子、牡丹皮、天花粉等孕妇慎用。入汤剂时，应用武火和文火交叉煎煮，使有效成分充分煎出。某些药物在煎煮时，需特殊处理，以提高有效成分煎出量。如石膏宜打碎先煎。本类药为寒凉药物，宜热服，但注意应中病即止。

## 第一节 清热泻火药

### 石 膏

【**来源**】本品为硫酸盐类矿物硬石膏族石膏，主含含水硫酸钙（$CaSO_4 \cdot 2H_2O$）。

【**历史**】本品始载于《神农本草经》，列为中品。《名医别录》曰："细理白泽者良，黄者令人淋。生齐山山谷及齐庐山，鲁蒙山，采无时。"陶弘景云："二郡之山，即青州、徐州也。今出钱塘县，皆在地中。"苏颂曰："石膏今汾、孟、耀州、兴元府亦有之，生于山石上，色至莹白，与方解石肌理形段刚柔绝相类。"李时珍认为，历史上石膏名称种类繁杂，可归类为软石膏、硬石膏两种。"软石膏……白者洁净，细纹短密如束针，正如凝成白蜡状，松软易碎，烧之即白烂如粉。"综上所述，现在药用的石膏与李时珍所云软石膏相一致。

【**产地**】湖北应城石膏最为有名，为道地药材。安徽、河南、陕西、西藏也产。

**【金老谈石膏性状辨别技术】**

1. 形色臭味　本品呈纤维状的集合体，呈长块状、板块状或不规则块状。白色、灰白色或淡黄色，有的半透明。体重，质软，纵断面具绢丝样光泽。气微，味淡。

2. 优品质量　本品均以块大色白、质松、纤维状、无杂石者为优品。

**【金老谈石膏临床炮制技术】**

1. 炮制分类

（1）生石膏：取原药材，除去杂石，加工成碎块。

（2）煅石膏：取净石膏块，置锻炉或适宜容器内，煅至酥松，取出，放凉，碾碎。

2. 临床功效　甘、辛，大寒。归肺、胃经。功能清热泻火，除烦止渴。用于外感热病，高热烦渴，肺热喘咳，胃火亢盛，头痛，牙痛。

**【金老谈石膏处方审核技术】**

石膏作为清热药中的常见中药，对石膏的处方审核技术，要求执业药师收到处方后首先要审核处方的前记、后记等，然后审核处方的用药名称、炮制规格及用药剂量。

在《中华人民共和国药典（2015年版）》中规定石膏的用量为15~60g，在处方审核过程中，如有超出范围时，应及时与临床医师进行沟通。处方中，应区分生石膏和煅石膏。当遇到缺药的情况时，处方审核人员不应随意进行更改或将其划掉，应与临床医师进行沟通，并适当调换。

**【金老谈石膏处方应付技术】**

首先要确保石膏的书写应规范整齐。其次是炮制应付，要注意处方名为“生石膏”时，应给付生石膏；为“熟石膏”或“煅石膏”时，应给付煅石膏。见表3-1。

**表3-1　石膏处方应付表**

| 处方名 | 给付 |
|---|---|
| 生石膏 | 生石膏 |
| 熟石膏、煅石膏 | 煅石膏 |

**【金老谈石膏发药交代技术】**

在石膏的发药交代过程中，发药人员的素质和专业知识有重要作用，需要交代石膏的服药方法以及使用注意与禁忌等方面。

1. 石膏的服药方法　汤剂分两次服，每日1剂。或入丸散。服药时间与次数根据不同的病证治疗。煅石膏适量外用，研末撒敷患处。

2. 石膏的使用注意与禁忌　石膏性寒质润，有滑肠作用，故脾虚便溏者不宜用。

**【金老谈石膏临床煎煮技术】**

石膏质地坚硬、致密，有效成分不易溶出，应打碎单独先煎20分钟后再纳入其他诸药同煎。

**【金老谈石膏采购管理技术】**

1. 石膏的采购技术　石膏应采购于具备《药品经营企业许可证》《营业执照》的药品批发企业。遵循以下原则：

（1）质量标准：石膏的质量应符合《中华人民共和国药典（2015年版）》、局颁药品标准及中药炮制规范的标准要求。石膏按干燥品计算，含水硫酸钙（$CaSO_4 \cdot 2H_2O$）不得少于95.0%。

（2）等级规格：石膏商品为统货，不分等级。

2. 石膏的管理技术　石膏购进药品到库后，应认真进行验收，并办理入库手续。药剂科各调剂室根据药品使用情况，每周到药库领取药品，临时缺药，应及时补充。制剂室根据配制制剂情况到药库领取制剂原料。临床各科因医疗、科研、教学等需要到药剂科领取药品，需报请相关管理部门批准。各方面领药必须办理相应的药品出库手续。

【金老谈石膏贮存养护供应技术】

石膏经加工炮制后，放凉，贮存于坛、瓷瓶内，密封。

石膏作为一味常用中药，一般以贮存一日用量为宜。调剂室应派专人逐日检查石膏等其他药物的供应品种及数量情况，对短缺品种要及时登记，随时整理药品，补充所耗品种，以备调剂使用。

## 知　母

【来源】本品为百合科植物知母 *Anemarrhena asphodeloides*Bge. 的干燥根茎。

【历史】本品始载于《神农本草经》，列为中品。《名医别录》载："知母生向内（今河北、山西一带）川谷，二月、八月采根曝干。"《本草纲目》记载："宿根之旁，初生子根，状如蚳虻之状，故谓之蚳母，讹为知母。"

【产地】知母分布于河北、山西、内蒙古、陕西、宁夏、甘肃、山东、黑龙江、辽宁等地。主产于河北易县、涞源、涞水、涿鹿、蔚县、张北、龙关、赤诚、承德，北京门头沟、房山、昌平、延庆、怀柔、密云、平谷，山西繁峙、代县、晋城、和顺、阳曲，内蒙古乌兰察布、赤峰、扎鲁特旗、翁牛特旗。此外，黑龙江齐齐哈尔、吉林白城、辽宁朝阳地区也有部分出产。以河北、山西产量大，又以河北易县产品质量为优，习称"西陵知母"，为传统"道地药材"，行销全国及出口。

【金老谈知母性状辨别技术】

1. 形色臭味　本品呈长条状，微弯曲，略扁，偶有分枝，长 3~15cm，直径 0.8~1.5cm，一端有浅黄色的茎叶残痕。表面黄棕色至棕色，上面有一凹沟，具紧密排列的环状节，节上密生黄棕色的残存叶基，由两侧向根茎上方生长；下面隆起而略皱缩，并有凹陷或突起的点状根痕。质硬，易折断，断面黄白色。气微，味微甜、略苦，嚼之带黏性。

2. 优品质量　本品均以条肥大、质硬、断面黄白色者为优品。

【金老谈知母临床炮制技术】

1. 炮制分类

（1）知母：取原药材，除去杂质，洗净，闷润 6~14 小时，至内外湿度一致，稍晾（2~3 小时），切薄片，干燥，筛去碎屑。

（2）盐知母：取知母片，置热锅内，用文火微炒至变色时，喷洒盐水，不断翻动，炒干，取出放凉。每 100kg 知母片，用食盐 2kg。

2. 临床功效　味苦、甘，性寒；归肺、胃、肾经。功能清热泻火，滋阴润燥。用于外感热病，高热烦渴，肺热燥咳，骨蒸潮热，内热消渴，肠燥便秘。

【金老谈知母处方审核技术】

知母作为清热药中的常见中药，对知母的处方审核技术，要求执业药师收到处方后首先要审核处方的前记、后记等，然后审核处方的用药名称、炮制规格及用药剂量。

在《中华人民共和国药典（2015 年版）》中规定知母的用量为 6~12g，在处方审核过程中，如有超出范围时，应及时与临床医师进行沟通。处方中，应区分知母和盐知母。当遇到缺药的情况时，处方审核人员不应随意进行更改或将其划掉，应与临床医师进行沟通，并适当调换。

【金老谈知母处方应付技术】

首先要确保知母的书写应规范整齐。其次是炮制应付，要注意处方名为“知母”时，应给付知母；为“炒知母”或“盐知母”时，应给付盐知母。见表 3-2。

表 3-2　知母处方应付表

| 处方名 | 给付 |
| --- | --- |
| 知母 | 知母 |
| 炒知母、盐知母 | 盐知母 |

【金老谈知母发药交代技术】

在知母的发药交代过程中，发药人员的素质和专业知识有重要作用，需要交代知母的服药方法以及使用注意与禁忌等方面。

1. 知母的服药方法　汤剂分两次服，每日 1 剂。或入丸散。服药时间与次数根据不同的病证治疗。

2. 知母的使用注意与禁忌　知母性寒质润，有滑肠作用，故脾虚便溏者不宜用。

【金老谈知母临床煎煮技术】

煎药前先加水浸泡半小时，没过药物表面 2cm 为宜。煎煮两次，合并药液，每次煎煮时间为 30 分钟。煎煮后药液约 300ml。

【金老谈知母采购管理技术】

1. 知母的采购技术　知母应采购于具备《药品经营企业许可证》《营业执照》的药品批发企业。遵循以下原则：

（1）质量标准：知母的质量应符合《中华人民共和国药典（2015 年版）》、局颁药品标准及中药炮制规范的标准要求。知母中，酸不溶性灰分不得过 2.0%，含芒果苷（$C_{19}H_{18}O_{11}$）不得少于 0.50%，含知母皂苷 BⅡ（$C_{45}H_{76}O_{19}$）不得少于 3.0%。盐知母中，酸不溶性灰分不得过 2.0%，含芒果苷（$C_{19}H_{18}O_{11}$）不得少于 0.40%，含知母皂苷 BⅡ（$C_{45}H_{76}O_{19}$）不得少于 2.0%。

（2）等级规格：

1）毛知母规格标准：统货。干货。呈扁圆形，略弯曲，偶有分枝，体表上面有一凹沟具环状节。节上密生黄棕色或棕色毛，下面有须根痕，一端有浅黄色叶痕（俗称金包头）。质坚实而柔润，断面黄白色，略显颗粒状。气特异，味微甘略苦。长 6cm 以上。无杂质、虫蛀、霉变。

2）知母肉规格标准：统货。干货。呈扁圆条形，去净外皮。表面黄白色或棕黄色，质坚。断面淡黄色，颗粒状。气特异，味微甘略苦。长短不分，扁宽 0.5cm 以上。无烂头、杂质、虫蛀、霉变。

2. 知母的管理技术　知母购进药品到库后，应认真进行验收，并办理入库手续。药剂科各调剂室根据药品使用情况，每周到药库领取药品，临时缺药，应及时补充。制剂室根据配制制剂情况到药库领取制剂原料。临床各科因医疗、科研、教学等需要到药剂科领取药品，需报请相关管理部门批准。各方面领药必须办理相应的药品出库手续。

【金老谈知母贮存养护供应技术】

知母应置通风干燥处。因易发霉，应避免吸潮，贮藏中还应注意鼠害。知母含黏液质，极易吸潮，一经受潮极易发生霉变，若在3~4月和8~9月时各取出晒一次，可防止受潮变质发霉。知母与细辛同贮，可防止虫蛀。

知母作为一味常用中药，一般以贮存一日半用量为宜。调剂室应派专人逐日检查防知母等其他药物的供应品种及数量情况，对短缺品种要及时登记，随时整理药品，补充所耗品种，以备调剂使用。

## 芦 根

**【来源】**本品为禾本科植物芦苇 *Phragmites communis* Trin. 的新鲜或干燥根茎。

**【历史】**本品始载于《神农本草经》。《本草蒙筌》曰："州渚多生，秋冬才取。掘土择甘美者有效，露出及浮水者损人。"《证类本草》引《本草图经》曰："芦根，旧不载所出州土，今在处有之，生下湿陂泽中。其状都似竹而叶抱茎生，无枝。花白作穗，若茅花。根亦若竹根而节疏。二月、八月采，日干。用之当极取水底甘辛者，其露出及浮水中者，并不堪用。"

**【产地】**我国各地均有分布。

**【金老谈芦根性状辨别技术】**

1. 形色臭味

（1）鲜芦根：呈长圆柱形，有的略扁，长短不一，直径1~2cm。表面黄白色，有光泽，外皮疏松可剥离，节呈环状，有残根和芽痕。体轻，质韧，不易折断。切断面黄白色，中空，壁厚1~2mm，有小孔排列成环。气微，味甘。

（2）芦根：呈扁圆柱形。节处较硬，节间有纵皱纹。

2. 优品质量　本品均以条粗壮、黄白色、有光泽、无须根、质嫩者为优品。

**【金老谈芦根临床炮制技术】**

1. 炮制分类

（1）鲜芦根：取鲜芦根，洗净，除去残茎、须根及膜状叶。用时切成段。

（2）芦根：取原药材，除去杂质，洗净，闷润4~8小时，至内外湿度一致，切长段，干燥，筛去碎屑。

2. 临床功效　味甘，性寒；归肺、胃经。功能清热泻火，生津止渴，除烦，止呕，利尿。用于热病烦渴，肺热咳嗽，肺痈吐脓，胃热呕哕，热淋涩痛。

**【金老谈芦根处方审核技术】**

芦根作为清热药中的常见中药，对芦根的处方审核技术，要求执业药师收到处方后首先要审核处方的前记、后记等，然后审核处方的用药名称、炮制规格及用药剂量。

在《中华人民共和国药典（2015年版）》中规定芦根的用量为15~30g。在处方审核过程中，如有超出范围时，应及时与临床医师进行沟通。处方中，应区分芦根和鲜芦根。当遇到缺药的情况时，处方审核人员不应随意进行更改或将其划掉，应与临床医师进行沟通，并适当调换。

**【金老谈芦根处方应付技术】**

首先要确保芦根的书写应规范整齐。其次要注意处方名为"芦根"时，应给付芦根；为"鲜芦根"时，应给付鲜芦根。见表3-3。

表 3-3　芦根处方应付表

| 处方名 | 给付 |
| --- | --- |
| 芦根 | 芦根 |
| 鲜芦根 | 鲜芦根 |

**【金老谈芦根发药交代技术】**

在芦根的发药交代过程中，发药人员的素质和专业知识有重要作用，需要交代芦根的服药方法以及使用注意与禁忌等方面。

1. 芦根的服药方法　汤剂分两次服，每日 1 剂。服药时间与次数根据不同的病证治疗。

2. 芦根的使用注意与禁忌　脾胃虚寒者忌服。

**【金老谈芦根临床煎煮技术】**

煎药前先加水浸泡半小时，没过药物表面 2cm 为宜。煎煮两次，合并药液，每次煎煮时间为 30 分钟。煎煮后药液约 300ml。鲜品用量加倍，或捣汁用。

**【金老谈芦根采购管理技术】**

1. 芦根的采购技术　芦根应采购于具备《药品经营企业许可证》《营业执照》的药品批发企业。遵循以下原则：

（1）质量标准：芦根的质量应符合《中华人民共和国药典（2015 年版）》、局颁药品标准及中药炮制规范的标准要求。芦根中，水分不得过 12.0%，总灰分不得过 11.0%，酸不溶性灰分不得过 8.0%。

（2）等级规格：芦根商品均为统货，不分等级。

2. 芦根的管理技术　芦根购进药品到库后，应认真进行验收，并办理入库手续。药剂科各调剂室根据药品使用情况，每周到药库领取药品，临时缺药，应及时补充。制剂室根据配制制剂情况到药库领取制剂原料。临床各科因医疗、科研、教学等需要到药剂科领取药品，需报请相关管理部门批准。各方面领药必须办理相应的药品出库手续。

**【金老谈芦根贮存养护供应技术】**

干芦根置干燥处；鲜芦根埋于湿沙中。

芦根作为一味常用中药，一般以贮存一日半用量为宜。调剂室应派专人逐日检查防芦根等其他药物的供应品种及数量情况，对短缺品种要及时登记，随时整理药品，补充所耗品种，以备调剂使用。

## 天　花　粉

**【来源】**本品为葫芦科植物栝楼 *Trichosanthes kirilowii* Maxim. 或双边栝楼 *Trichosanthes rosthornii*Harms 的干燥根。

**【历史】**天花粉之名始见于宋代《本草图经》。明代《本草纲目》在栝楼项下云："其根直下生，年久者，长数尺，秋后掘者，结实有粉。"

**【产地】**本品以家种为主。主产于河南安阳、南乐、济源、孟县，河北安国、安平、定州，山东济南、高密、潍坊，江苏南通、泰兴、盐城，山西运城等地。以河南安阳产量大，质量优，素有

"安阳花粉"之称，为著名的"道地药材"。河北安国自20世纪70年代以来，家种天花粉发展很快，目前已成为家种天花粉主要产区。其次，江苏盐城天花粉栽培面积也很大，并提供了大量商品。

**【金老谈天花粉性状辨别技术】**

1. 形色臭味　本品呈不规则圆柱形、纺锤形或瓣块状，长8~16cm，直径1.5~5.5cm。表面黄白色或淡棕黄色，有纵皱纹、细根痕及略凹陷的横长皮孔，有的有黄棕色外皮残留。质坚实，断面白色或淡黄色，富粉性，横切面可见黄色木质部，略呈放射状排列，纵切面可见黄色条纹状木质部。气微，味微苦。

2. 优品质量　本品均以香气浓郁者为优品。

**【金老谈天花粉临床炮制技术】**

1. 炮制分类　临床调剂常用的天花粉炮制品，取原药材，除去杂质，大小分开，洗净，浸泡6~12小时，至约七成透时，取出，闷润12~24小时，至内外湿度一致，切厚片，干燥，筛去碎屑。

2. 临床功效　味甘、微苦，微寒；归肺、胃经。功能清热泻火，生津止渴，消肿排脓。用于热病烦渴，肺热燥咳，内热消渴，疮疡肿毒。

**【金老谈天花粉处方审核技术】**

天花粉作为清热药中的常见中药，对天花粉的处方审核技术，要求执业药师收到处方后首先要审核处方的前记、后记等，然后审核处方的用药名称、炮制规格及用药剂量。

在《中华人民共和国药典(2015年版)》中规定天花粉的用量为10~15g，属于妊娠慎用药，同时本药属于"十八反"药物，不宜与川乌、制川乌、草乌、制草乌、附子同用。在处方审核过程中，如有超出范围时，应及时与临床医师进行沟通，并签字。处方中，当遇到缺药的情况时，处方审核人员不应随意进行更改或将其划掉，应与临床医师进行沟通，并适当调换。

**【金老谈天花粉处方应付技术】**

首先要确保天花粉的书写应规范整齐。其次要注意处方名为"天花粉""栝楼根"或"花粉"时，均应给付天花粉。见表3-4。

**表3-4　天花粉处方应付表**

| 处方名 | 给付 |
|---|---|
| 天花粉、栝楼根、花粉 | 天花粉 |

**【金老谈天花粉发药交代技术】**

在天花粉的发药交代过程中，发药人员的素质和专业知识有重要作用，需要交代天花粉的服药方法以及服使用注意与禁忌等方面。

1. 天花粉的服药方法　汤剂分两次服，每日1剂。或入丸散。服药时间与次数根据不同的病证治疗。

2. 天花粉的使用注意与禁忌　孕妇慎用；不宜与川乌、制川乌、草乌、制草乌、附子同用。

**【金老谈天花粉临床煎煮技术】**

煎药前先加水浸泡半小时，没过药物表面2cm为宜。煎煮两次，合并药液，每次煎煮时间为30分钟。煎煮后药液约300ml。

**【金老谈天花粉采购管理技术】**

1. 天花粉的采购技术 天花粉应采购于具备《药品经营企业许可证》《营业执照》的药品批发企业。遵循以下原则:

(1) 质量标准天花粉的质量应符合《中华人民共和国药典(20105 年版)》、局颁药品标准及中药炮制规范的标准要求。天花粉中,水分不得过 15.0%,总灰分不得过 5.0%。

(2) 等级规格:

一等:干货。呈类圆柱形、纺锤形或纵切两瓣。长 15cm 以上,中部直径 3.5cm 以上。刮去外皮,条均匀。表面白色或黄白色,光洁。质坚实,体重。断面白色,粉性足。味淡、微苦。无黄筋、粗皮、抽沟;无糠心、杂质、虫蛀、霉变。

二等:干货。呈类圆柱形、纺锤形或纵切两瓣。长 15cm 以上,中部直径 2.5cm 以上。刮去外皮,条均匀。表面白色或黄白色,光洁。质坚实,体重。断面白色,粉性足。味淡、微苦。无黄筋、粗皮、抽沟;无糠心、杂质、虫蛀、霉变。

三等:干货。呈类圆柱形、纺锤形或纵切成两瓣,扭曲不直。去净外皮及须根,表面粉白色、淡黄白色或灰白色,有纵皱纹。断面灰白色,有粉性,少有筋脉。气弱,味微苦。中部直径不小于 1cm。无糠心、杂质、虫蛀、霉变。

2. 天花粉的管理技术 天花粉购进药品到库后,应认真进行验收,并办理入库手续。药剂科各调剂室根据药品使用情况,每周到药库领取药品,临时缺药,应及时补充。制剂室根据配制制剂情况到药库领取制剂原料。临床各科因医疗、科研、教学等需要到药剂科领取药品,需报请相关管理部门批准。各方面领药必须办理相应的药品出库手续。

**【金老谈天花粉贮存养护供应技术】**

天花粉置干通风、干燥、凉爽处,防蛀。

天花粉作为一味常用中药,一般以贮存一日半用量为宜。调剂室应派专人逐日检查天花粉等其他药物的供应品种及数量情况,对短缺品种要及时登记,随时整理药品,补充所耗品种,以备调剂使用。

## 淡 竹 叶

**【来源】**本品为禾本科植物淡竹叶 *Lophatherum gracile* Brongn. 的干燥茎叶。

**【历史】**本品载于《本草纲目》。李时珍谓:"春生苗,高数寸,细茎绿叶,俨如竹米落地所生细竹之茎叶。其根一窠数十须,须上结子(块根),与麦门冬一样,但坚硬尔。叶去烦热,利小便,根能堕胎催生。"

**【产地】**淡竹叶商品均来源于野生资源。主要分布于华东、华南、中南及西南地区。主产于浙江余姚、奉化、临海、杭州、兰溪、长兴、宁波,江苏苏州、震泽,安徽霍山,湖南黔阳、邵阳、衡阳,四川温江、雅安、乐山、洪雅,湖北孝感,广东清远、从化、阳山、增城,江西萍乡、武宁、修水、瑞昌等地。以浙江杭州一带所产茎叶长,色绿,无根"杭竹叶"为优,江苏产者茎叶短,而且带根,名"苏竹叶"质次。

**【金老谈淡竹叶性状辨别技术】**

1. 形色臭味 本品长 25~75cm。茎呈圆柱形,有节,表面淡黄绿色,断面中空。叶鞘开裂。叶片披针形,有的皱缩卷曲,长 5~20cm,宽 1~3.5cm;表面浅绿色或黄绿色。叶脉平行,具横行小脉，形成长方形的网格状，下表面尤为明显。体轻，质柔韧。气微，味淡。

2. 优品质量　本品均以色绿、完整、无枝梗者为优品。

**【金老谈淡竹叶临床炮制技术】**

1. 炮制分类　临床调剂常用的淡竹叶炮制品，取原药材，除去杂质，迅速洗净，稍晾，切长段，干燥。

2. 临床功效　味甘、淡，性寒；归心、胃、小肠经。功能清热泻火，除烦止渴，利尿通淋。用于热病烦渴，小便短赤涩痛，口舌生疮。

**【金老谈淡竹叶处方审核技术】**

淡竹叶作为清热药中的常见中药，对淡竹叶的处方审核技术，要求执业药师收到处方后首先要审核处方的前记、后记等，然后审核处方的用药名称、炮制规格及用药剂量。

在《中华人民共和国药典（2015年版）》中规定淡竹叶的用量为6~10g，在处方审核过程中，如有超出范围时，应及时与临床医师进行沟通。处方中，当遇到缺药的情况时，处方审核人员不应随意进行更改或将其划掉，应与临床医师进行沟通，并适当调换。

**【金老谈淡竹叶处方应付技术】**

首先要确保淡竹叶的书写应规范整齐。其次要注意处方名为“碎骨子”“山鸡米”或“淡竹叶”时，均应给付淡竹叶。见表3-5。

**表3-5　淡竹叶处方应付表**

| 处方名 | 给付 |
| --- | --- |
| 碎骨子、山鸡米、淡竹叶 | 淡竹叶 |

**【金老谈淡竹叶发药交代技术】**

在淡竹叶的发药交代过程中，发药人员的素质和专业知识有重要作用，需要交代淡竹叶的服药方法以及使用注意与禁忌等方面。

1. 淡竹叶的服药方法　汤剂分两次服，每日1剂。或入丸散。服药时间与次数根据不同的病证治疗。

2. 淡竹叶的使用注意与禁忌　阴虚火旺，骨蒸潮热者忌用。

**【金老谈淡竹叶临床煎煮技术】**

煎药前先加水浸泡半小时，没过药物表面2cm为宜。煎煮两次，合并药液，每次煎煮时间为30分钟。煎煮后药液约300ml。

**【金老谈淡竹叶采购管理技术】**

1. 淡竹叶的采购技术　淡竹叶应采购于具备《药品经营企业许可证》《营业执照》的药品批发企业。遵循以下原则：

（1）质量标准：淡竹叶的质量应符合《中华人民共和国药典（2015年版）》、局颁药品标准及中药炮制规范的标准要求。淡竹叶中，水分不得过13.0%，总灰分不得过11.0%。

（2）等级规格：

一等：干货。呈类圆柱形、纺锤形或纵切两瓣。长15cm以上，中部直径3.5cm以上。刮去外皮，条均匀，表面白色或黄白色，光洁，质坚实，体重。断面白色，粉性足，味淡微苦，无黄筋、粗皮、抽沟；无、糠心、杂质、虫蛀、霉变。

二等：干货。呈类圆柱形、纺锤形或纵切两瓣，长 15cm 以上，中部直径 2.5cm 以上。刮去外皮，条均匀，表面白色或黄白色，光洁，质坚实、体重，断面白色，粉性足，味淡微苦。无黄筋、粗皮、抽沟；无糠心、杂质、虫蛀、霉变。

三等：干货。呈类圆柱形、纺锤形或纵切成两瓣或扭曲不直。去净外皮及须根，表面粉白色，淡黄白色或灰白色，有纵皱纹，断面灰白色有粉性，少有筋脉，气弱味微苦，中部直径不小 1cm。无糠心、杂质、虫蛀、霉变。

2. 淡竹叶的管理技术　淡竹叶购进药品到库后，应认真进行验收，并办理入库手续。药剂科各调剂室根据药品使用情况，每周到药库领取药品，临时缺药，应及时补充。制剂室根据配制制剂情况到药库领取制剂原料。临床各科因医疗、科研、教学等需要到药剂科领取药品，需报请相关管理部门批准。各方面领药必须办理相应的药品出库手续。

**【金老谈淡竹叶贮存养护供应技术】**

淡竹叶易发霉生虫，应放于通风、干燥处经常检查。

淡竹叶作为一味常用中药，一般以贮存一日半用量为宜。调剂室应派专人逐日检查淡竹叶等其他药物的供应品种及数量情况，对短缺品种要及时登记，随时整理药品，补充所耗品种，以备调剂使用。

## 莲　子　心

**【来源】**本品为睡莲科植物莲 *Nelumbo nucifera* Gaertn. 的成熟种子中的干燥幼叶及胚根。

**【历史】**本品始载于《神农本草经》。

**【产地】**主产于湖南、湖北、江西、福建、江苏、浙江等地。

**【金老谈莲子心性状辨别技术】**

1. 形色臭味　本品略呈细圆柱形，长 1~1.4cm，直径约 0.2cm。幼叶绿色，一长一短，卷成箭形，先端向下反折，两幼叶间可见细小胚芽。胚根圆柱形，长约 3mm，黄白色。质脆，易折断，断面有数个小孔。气微，味苦。

2. 优品质量　本品均以个大、色青绿、未经煮者为优品。

**【金老谈莲子心临床炮制技术】**

1. 炮制分类　临床调剂常用的莲子心炮制品，取莲子，剥开，取出绿色胚芽，晒干用。

2. 临床功效　味苦，性寒。归心、肾经。功能清心安神，交通心肾，涩精止血。用于热入心包，神昏谵语，心肾不交，失眠遗精，血热吐血。

**【金老谈莲子心处方审核技术】**

莲子心作为清热药中的常见中药，对莲子心的处方审核技术，要求执业药师收到处方后首先要审核处方的前记、后记等，然后审核处方的用药名称、炮制规格及用药剂量。

在《中华人民共和国药典（2015 年版）》中规定莲子心的用量为 2~5g，在处方审核过程中，如有超出范围时，应及时与临床医师进行沟通。处方中，当遇到缺药的情况时，处方审核人员不应随意进行更改或将其划掉，应与临床医师进行沟通，并适当调换。

**【金老谈莲子心处方应付技术】**

首先要确保莲子心的书写应规范整齐。其次要注意处方名为“苦薏”“莲薏”或“莲子心”时，均应给付莲子心。见表 3-6。

表 3-6 莲子心处方应付表

| 处方名 | 给付 |
| --- | --- |
| 苦薏、莲薏、莲子心 | 莲子心 |

**【金老谈莲子心发药交代技术】**

在莲子心的发药交代过程中，发药人员的素质和专业知识有重要作用，需要交代莲子心的服药方法以及使用注意与禁忌等方面。

1. 莲子心的服药方法 汤剂分两次服，每日 1 剂。或入丸散。服药时间与次数根据不同的病证治疗

2. 莲子心的使用注意与禁忌 气虚便溏者不宜用。

**【金老谈莲子心临床煎煮技术】**

煎药前先加水浸泡半小时，没过药物表面 2cm 为宜。煎煮两次，合并药液，每次煎煮时间为 30 分钟。煎煮后药液约 300ml。

**【金老谈莲子心采购管理技术】**

1. 莲子心的采购技术 莲子心应采购于具备《药品经营企业许可证》《营业执照》的药品批发企业。遵循以下原则：

（1）质量标准：莲子心的质量应符合《中华人民共和国药典（2015 年版）》、局颁药品标准及中药炮制规范的标准要求。莲子心中，水分不得过 12.0%，总灰分不得过 5.0%。按干燥品计算，含莲心碱（$C_{37}H_{42}N_2O_6$）不得少于 0.20%。

（2）等级规格：莲子心商品均为统货，不分等级。

2. 莲子心的管理技术 莲子心购进药品到库后，应认真进行验收，并办理入库手续。药剂科各调剂室根据药品使用情况，每周到药库领取药品，临时缺药，应及时补充。制剂室根据配制制剂情况到药库领取制剂原料。临床各科因医疗、科研、教学等需要到药剂科领取药品，需报请相关管理部门批准。各方面领药必须办理相应的药品出库手续。

**【金老谈莲子心贮存养护供应技术】**

莲子心易发霉生虫应放于通风、干燥处经常检查。

莲子心作为一味常用中药，一般以贮存一日半用量为宜。调剂室应派专人逐日检查防莲子心等其他药物的供应品种及数量情况，对短缺品种要及时登记，随时整理药品，补充所耗品种，以备调剂使用。

## 栀 子

**【来源】**本品为茜草科植物栀子 *Gardenia jasminoides* Ellis 的干燥成熟果实。

**【历史】**本品始载于《神农本草经》，列为中品。宋代《本草图经》云："入药者山栀子，方书所谓越桃也，皮薄而圆小，刻房七棱至九棱者为佳。其大而长者，乃做染色，又谓之伏尸卮，入药无力。"这里记载的其大而长者，原植物所指为水栀子，不入药。

**【产地】**栀子主要分布长江以南，各省均有野生，现家种、野生均有，以家种产量大。家种主要有湖南益阳、攸县、衡阳、华容，江西车城、宜春、临川、乐安，四川宜宾、泸县，湖北咸

宁、公安、长阳，浙江平阳、温岭，广西、贵州亦有产。

【金老谈栀子性状辨别技术】

1. 形色臭味　本品呈长卵圆形或椭圆形，长1.5~3.5cm，直径1~1.5cm。表面红黄色或棕红色，具6条翅状纵棱，棱间常有1条明显的纵脉纹，并有分枝。顶端残存萼片，基部稍尖，有残留果梗。果皮薄而脆，略有光泽；内表面色较浅，有光泽，具2~3条隆起的假隔膜。种子多数，扁卵圆形，集结成团，深红色或红黄色，表面密具细小疣状突起。气微，味微酸而苦。

2. 优品质量　本品均以皮薄、饱满、色红黄者为优品。

【金老谈栀子临床炮制技术】

1. 炮制分类

(1) 生栀子：筛去灰屑，拣去杂质，碾碎过筛；或剪去两端。

(2) 栀子仁：取净栀子，用剪刀从中间对剖开，剥去外皮取仁。

(3) 栀子皮：即生栀子剥下的外果皮。

(4) 炒栀子：取碾碎的栀子，置热锅内，用文火90~120℃炒至表面金黄色，喷淋鲜姜汁适量，炒干，取出，晾凉。每100kg净栀子，用鲜姜10kg。

(5) 焦栀子：取碾碎的栀子，置锅内用武火炒至焦糊色，取出，放凉。

(6) 栀子炭：取碾碎的栀子，置锅内用武火炒至黑褐色，但须存性，取出，放凉。

2. 临床功效　味苦，性寒；归心、肺、三焦经。功能泻火除烦，清热利湿，凉血解毒；外用消肿止痛。用于热病心烦，湿热黄疸，淋证涩痛，血热吐衄，目赤肿痛，火毒疮疡，外治扭挫伤痛。

【金老谈栀子处方审核技术】

栀子作为清热药中的常见中药，对栀子的处方审核技术，要求执业药师收到处方后首先要审核处方的前记、后记等，然后审核处方的用药名称、炮制规格及用药剂量。

在《中华人民共和国药典(2015年版)》中规定栀子的用量为6~10g，在处方审核过程中，如有超出范围时，应及时与临床医师进行沟通。处方中，应区分栀子、炒栀子、焦栀子和栀子炭。当遇到缺药的情况时，处方审核人员不应随意进行更改或将其划掉，应与临床医师进行沟通，并适当调换。

【金老谈栀子处方应付技术】

首先要确保栀子的书写应规范整齐。其次是炮制应付，要注意处方名为“黄栀子”“山栀”或“栀子”时，均应给付栀子；处方名为“炒栀子”时，应给付炒栀子；处方名为“焦栀子”时，应给付焦栀子；处方名为“栀子炭”时，应给付栀子炭。见表3-7。

表3-7　栀子处方应付表

| 处方名 | 给付 |
|---|---|
| 黄栀子、山栀、栀子 | 栀子 |
| 炒栀子 | 炒栀子 |
| 焦栀子 | 焦栀子 |
| 栀子炭 | 栀子炭 |

【金老谈栀子发药交代技术】

在栀子的发药交代过程中，发药人员的素质和专业知识有重要作用，需要交代栀子的服药方法以及使用注意与禁忌等方面。

1. 栀子的服药方法　汤剂分两次服，每日1剂。或入丸散。服药时间与次数根据不同的病证治疗。外用生品适量，研末调敷

2. 栀子的使用注意与禁忌　栀子苦寒伤胃，脾虚便溏者不宜用。

【金老谈栀子临床煎煮技术】

煎药前先加水浸泡半小时，没过药物表面2cm为宜。煎煮两次，合并药液，每次煎煮时间为30分钟。煎煮后药液约300ml。

【金老谈栀子采购管理技术】

1. 栀子的采购技术　栀子应采购于具备《药品经营企业许可证》《营业执照》的药品批发企业。遵循以下原则：

（1）质量标准：栀子的质量应符合《中华人民共和国药典（2015年版）》、局颁药品标准及中药炮制规范的标准要求。栀子中，水分不得过8.5%，总灰分不得过6.0%。栀子按干燥品计算，含栀子苷（$C_{17}H_{24}O_{10}$）不得少于1.8%。

（2）等级规格：

一等：干货。呈长圆形或椭圆形，饱满。表面橙红色、红黄色、淡红色、淡黄色。具有纵棱，顶端有宿存萼片。皮薄革质，略有光泽。破开后种子聚集成团状，短红色、紫红色或淡红色、棕黄色。气微，味微酸而苦。无黑果、杂质、虫蛀、霉变。

二等：干货。呈长圆形或圆形，较瘦小。表面橙黄色、暗紫色或带青色具有纵棱，顶端有宿存萼片。皮薄革质。破开后，种子聚集成团状，棕红色、红黄色、暗棕色、棕褐色。气微，味微酸而苦。间有怪形果或破碎。无黑果、杂质、虫蛀、霉变。

2. 栀子的管理技术　栀子购进药品到库后，应认真进行验收，并办理入库手续。药剂科各调剂室根据药品使用情况，每周到药库领取药品，临时缺药，应及时补充。制剂室根据配制制剂情况到药库领取制剂原料。临床各科因医疗、科研、教学等需要到药剂科领取药品，需报请相关管理部门批准。各方面领药必须办理相应的药品出库手续。

【金老谈栀子贮存养护供应技术】

栀子应贮存于缸、坛、或铁桶内。温度5℃较适宜。易经常检查。

栀子作为一味常用中药，一般以贮存一日半用量为宜。调剂室应派专人逐日检查栀子等其他药物的供应品种及数量情况，对短缺品种要及时登记，随时整理药品，补充所耗品种，以备调剂使用。

## 夏枯草

【来源】本品为唇形科植物夏枯草 *Prunella vulgaris* L. 的干燥果穗。

【历史】本品始载于《神农本草经》，列为下品。因“此草夏至后即枯”故名。《唐本草》载：“此草生平泽，叶似旋覆，首春即生，四月穗出，其花紫白，似丹参花。五月便枯，处处有之。”李时珍说：“原野间甚多，苗高一二尺许，其茎微方，叶对节生，似旋覆叶而长大，有细齿，背白多纹，茎端作穗，长一二寸，穗中开淡紫色小花，一穗有细子四粒。”以上记述与现今全国

大多数地区用的夏枯草品种相符。

【产地】主产于江苏南京、溧水、溧阳、高淳、句容、苏州、镇江，安徽滁州、全椒、安庆、铜陵、池州，浙江金华、湖州、嘉兴、台州、杭州等地。此外，湖北、湖南、四川等省均有产。一般认为南京地区所产的穗长、柄短、棕红色质量较佳。

**【金老谈夏枯草性状辨别技术】**

1. 形色臭味　本品呈圆柱形，略扁，长 1.5~8cm，直径 0.8~1.5cm；淡棕色至棕红色。全穗由数轮至 10 数轮宿萼与苞片组成，每轮有对生苞片 2 片，呈扇形，先端尖尾状，脉纹明显，外表面有白毛。每一苞片内有花 3 朵，花冠多已脱落，宿萼二唇形，内有小坚果 4 枚，卵圆形，棕色，尖端有白色突起。体轻。气微，味淡。

2. 优品质量　本品均以色紫褐、穗大者为优品。

**【金老谈夏枯草临床炮制技术】**

1. 炮制分类　临床调剂常用的夏枯草炮制品，取原药材，除去杂质，晒干，筛去灰屑。

2. 临床功效　味辛、苦，性寒；归肝、胆经。功能清肝泻火，明目，散结消肿。用于目赤肿痛，目珠夜痛，头痛眩晕，瘰疬，瘿瘤，乳痈，乳癖，乳房胀痛。

**【金老谈夏枯草处方审核技术】**

夏枯草作为清热药中的常见中药，对夏枯草的处方审核技术，要求执业药师收到处方后首先要审核处方的前记、后记等，然后审核处方的用药名称、炮制规格及用药剂量。

在《中华人民共和国药典（2015 年版）》中规定夏枯草的用量为 9~15g，在处方审核过程中，如有超出范围时，应及时与临床医师进行沟通。处方中，当遇到缺药的情况时，处方审核人员不应随意进行更改或将其划掉，应与临床医师进行沟通，并适当调换。

**【金老谈夏枯草处方应付技术】**

首先要确保夏枯草的书写应规范整齐。其次要注意处方名为“夏枯草”“铁色草”“乃东”或“燕面”时，均应给付夏枯草。见表 3-8。

**表 3-8　夏枯草处方应付表**

| 处方名 | 给付 |
|---|---|
| 夏枯草、铁色草、乃东、燕面 | 夏枯草 |

**【金老谈夏枯草发药交代技术】**

在夏枯草的发药交代过程中，发药人员的素质和专业知识有重要作用，需要交代夏枯草的服药方法以及使用注意与禁忌等方面。

1. 夏枯草的服药方法　汤剂分两次服，每日 1 剂。或入丸散。服药时间与次数根据不同的病证治疗。

2. 夏枯草的使用注意与禁忌　脾胃虚弱者慎用。

**【金老谈夏枯草临床煎煮技术】**

煎药前先加水浸泡半小时，没过药物表面 2cm 为宜。煎煮两次，合并药液，每次煎煮时间为 30 分钟。煎煮后药液约 300ml。

**【金老谈夏枯草采购管理技术】**

1. 夏枯草的采购技术　夏枯草应采购于具备《药品经营企业许可证》《营业执照》的药

品批发企业。遵循以下原则：

（1）质量标准：夏枯草的质量应符合《中华人民共和国药典（2015 年版）》、局颁药品标准及中药炮制规范的标准要求。夏枯草中，水分不得过 14.0%，总灰分不得过 12.0%。酸不溶性灰分不得过 4.0%。夏枯草按干燥品计算，含迷迭香酸（$C_{18}H_{16}O_8$）不得少于 0.20%。

（2）等级规格：夏枯草商品均为统货，不分等级。

2. 夏枯草的管理技术　夏枯草购进药品到库后，应认真进行验收，并办理入库手续。药剂科各调剂室根据药品使用情况，每周到药库领取药品，临时缺药，应及时补充。制剂室根据配制制剂情况到药库领取制剂原料。临床各科因医疗、科研、教学等需要到药剂科领取药品，需报请相关管理部门批准。各方面领药必须办理相应的药品出库手续。

**【金老谈夏枯草贮存养护供应技术】**

夏枯草易发霉生虫应放于通风、干燥处，经常检查。

夏枯草作为一味常用中药，一般以贮存一日半用量为宜。调剂室应派专人，逐日检查防夏枯草等其他药物的供应品种及数量情况，对短缺品种要及时登记，随时整理药品，补充所耗品种，以备调剂使用。

## 决　明　子

**【来源】**本品为豆科植物决明 *Cassia obtusifolia* L. 或小决明 *Cassia tora* L. 的干燥成熟种子。秋季采收成熟果实，晒干，打下种子，除去杂质。

**【历史】**本品始载于《神农本草经》，列为上品。《名医别录》载："决明生龙门川泽，十月十日采，阴干百日。"陶弘景谓："龙门在长安北，今处处有之，形似马蹄，呼之为马蹄决明，用之当捣碎。"苏颂称："今处处人家园圃所莳，夏初生苗，高三四尺许。根带紫色，叶似苜蓿而大，七月开黄花结角。其子如青绿豆而锐，十月采之。"上述记载与今用之决明子植物形态基本一致。

**【产地】**决明和小决明在全国大部分地区均有分布，主产于安徽蚌埠、亳州、芜湖、安庆、合肥，四川温江、金堂、什邡，广东清远、高要、德庆，浙江宽桥，河北安国，湖北襄樊等地。

**【金老谈决明子性状辨别技术】**

1. 形色臭味

（1）决明：本品略呈菱方形或短圆柱形，两端平行倾斜，长 3~7mm，宽 2~4mm。表面绿棕色或暗棕色，平滑有光泽。一端较平坦，另端斜尖，背腹面各有 1 条突起的棱线，棱线两侧各有 1 条斜向对称而色较浅的线形凹纹。质坚硬，不易破碎。种皮薄，子叶 2，黄色，呈"S"形折曲并重叠。气微，味微苦。

（2）小决明：呈短圆柱形，较小，长 3~5mm，宽 2~3mm。表面棱线两侧各有 1 片宽广的浅黄棕色带。

2. 优品质量　本品均以颗粒饱满、色绿棕者为优品。

**【金老谈决明子临床炮制技术】**

1. 炮制分类

（1）决明子：取原药材，除去杂质，洗净，干燥。用时捣碎。

（2）炒决明子：取净决明子，置热锅中，用文火炒至表面微鼓起，内部黄色，并逸出香气时，取出，晾凉。用时捣碎。

2. 临床功效　味甘、苦、咸，微寒；归肝、大肠经。功能清热明目，润肠通便。用于目赤涩痛，羞明多泪，头痛眩晕，目暗不明，大便秘结。

【金老谈决明子处方审核技术】

决明子作为清热药中的常见中药，对决明子的处方审核技术，要求执业药师收到处方后首先要审核处方的前记、后记等，然后审核处方的用药名称、炮制规格及用药剂量。

在《中华人民共和国药典（2015年版）》中规定决明子的用量为9~15g，属于妊娠忌用药。在处方审核过程中，如有超出范围时，应及时与临床医师进行沟通。处方中，应区分决明子和炒决明子。当遇到缺药的情况时，处方审核人员不应随意进行更改或将其划掉，应与临床医师进行沟通，并适当调换。

【金老谈决明子处方应付技术】

首先要确保决明子的书写应规范整齐。其次是炮制应付，要注意处方名为“决明”“草决明”或“马蹄决明”时，均应给付决明子；处方名为“炒决明子”时，应给付炒决明子。见表3-9。

表3-9　决明子处方应付表

| 处方名 | 给付 |
| --- | --- |
| 决明、草决明、马蹄决明 | 决明子 |
| 炒决明子 | 炒决明子 |

【金老谈决明子发药交代技术】

在决明子的发药交代过程中，发药人员的素质和专业知识有重要作用，需要交代决明子的服药方法以及使用注意与禁忌等方面。

1. 决明子的服药方法　汤剂分两次服，每日1剂。服药时间与次数根据不同的病证治疗。

2. 决明子的使用注意与禁忌　孕妇忌服，脾胃虚寒、气血不足者不宜服用。

【金老谈决明子临床煎煮技术】

煎汤打碎、研末。煎药前先加水浸泡半小时，没过药物表面2cm为宜。煎煮两次，合并药液，每次煎煮时间为30分钟。煎煮后药液约300ml。

【金老谈决明子采购管理技术】

1. 决明子的采购技术　决明子应采购于具备《药品经营企业许可证》《营业执照》的药品批发企业。遵循以下原则：

（1）质量标准：决明子的质量应符合《中华人民共和国药典（2015年版）》、局颁药品标准及中药炮制规范的标准要求。决明子中，水分不得过12.0%，总灰分不得过6.0%。本品每1000g含黄曲霉毒素$B_1$不得过5μg，含黄曲霉毒素$G_2$、黄曲霉毒素$G_1$、黄曲霉毒素$B_2$和黄曲霉毒素$B_1$总量不得过10μg。决明子按干燥品计算，含大黄酚（$C_{15}H_{10}O_4$）不得少于0.20%，含橙黄决明素（$C_{17}H_{14}O_7$）不得少于0.080%。

（2）等级规格：决明子商品均为统货，不分等级。

2. 决明子的管理技术　决明子购进药品到库后，应认真进行验收，并办理入库手续。药剂科各调剂室根据药品使用情况，每周到药库领取药品，临时缺药，应及时补充。制剂室根据配制制剂情况到药库领取制剂原料。临床各科因医疗、科研、教学等需要到药剂科领取药品，需报请相关管理部门批准。各方面领药必须办理相应的药品出库手续。

【金老谈决明子贮存养护供应技术】

决明子易发霉生虫，应放于通风、干燥处，经常检查。

决明子作为一味常用中药，一般以贮存一日半用量为宜。调剂室应派专人逐日检查防决明子等其他药物的供应品种及数量情况，对短缺品种要及时登记，随时整理药品，补充所耗品种，以备调剂使用。

## 第二节 清热燥湿药

### 黄 芩

【来源】本品为唇形科植物黄芩 *Scutellaria baicalensis* Georgi 的干燥根。

【历史】本品始载于《神农本草经》，列为中品。宋代苏颂《本草图经》云："今川蜀、河东、陕西近郡皆有之，苗长尺余，茎干粗如箸，叶从地四面作丛生，类紫草，高一尺许，亦有独茎者，叶细长青色，两两相对，六月开紫花，根如知母粗细，长四五寸，二月、八月采根曝干。"以上所述植物形态与今所用的黄芩基本一致。明代《本草纲目》谓："宿芩乃旧根，多中空，外黄内黑，即今所谓片芩……子芩乃新根，多内实，即今所谓条芩，或云西芩多中空而色黔，北芩多内实而色黄。"所云药材性状与今用黄芩完全相同。

【产地】主产河北承德、围场、丰宁、赤城、隆化、青龙、滦平、涞源、阜平、涞水、易县、平泉、沽源等地，北京房山、门头沟、延庆、昌平、怀柔、密云、平谷，山西五台、忻州、寿阳、和顺、娄烦、交城、广灵、左权、阳曲、榆次、夏县、离石、灵丘等地，内蒙古赤峰、扎兰屯、扎鲁特旗、翁牛特旗、巴林左旗、达拉特旗、阿荣旗、丰镇、武川、卓资等地，河南灵宝、卢氏、林县、洛宁、嵩县，山东莒县、沂南、沂水、平邑、苍山，甘肃陇西、漳县等地。此外，东北三省、宁夏、陕西等省均有分布。其中以山西产量大，以河北质量佳，尤其承德（旧称"热河"）产者质量优，习称"热河枝芩"，为驰名的"道地药材"，畅销全国和出口。北京市北部山区与承德地区土地接壤，山脉相连，土壤、气候基本相同，所以北京地区的怀柔、延庆、密云、平谷、昌平、门头沟等地所产的黄芩也非常著名，质量优良，产量颇丰。新中国成立前北京曾有专门经营地产山货药材商人，如刘德馨、刘子元、徐子荣等，他们在山区设厂收购药材，并加工、分档，除销售国内，也供出口。新中国成立后，随着中医药事业的发展，中药用量猛增，黄芩仅靠野生品远不能满足药用需求，为此自 20 世纪 80 年代进行引种成功。现全国很多地区都有种植，如山东莒县、莒南、沂南、沂水、费县，河北承德、安国，北京门头沟、怀柔、密云、昌平，内蒙古赤峰、敖汗旗，陕西商洛、商南，甘肃陇西、漳县，安徽亳州，山西等地。

【金老谈黄芩性状辨别技术】

1. 形色臭味 本品呈圆锥形，扭曲，长 8~25cm，直径 1~3cm。表面棕黄色或深黄色，有稀疏的疣状细根痕，上部较粗糙，有扭曲的纵皱纹或不规则的网纹，下部有顺纹和细皱纹。质硬而脆，易折断，断面黄色，中心红棕色；老根中心呈枯朽状或中空，暗棕色或棕黑色。气微，味苦。

栽培品较细长，多有分枝。表面浅黄棕色，外皮紧贴，纵皱纹较细腻。断面黄色或浅黄色，略呈角质样。味微苦。

2. 优品质量　本品均以条长、质坚实、色黄者为优品。

**【金老谈黄芩临床炮制技术】**

1. 炮制分类

（1）黄芩片：取原药材，除去杂质，置沸水中煮10~20分钟或置适宜容器内蒸制20分钟，取出，闷润1~3小时至透，切薄片，干燥。

（2）酒黄芩：取黄芩片，加黄酒拌匀，闷润1~2小时，至酒被洗尽后，置热锅内，用文火炒干，取出，晾凉。每100kg黄芩片，用黄酒15kg。

（3）黄芩炭：取黄芩片，置热锅内，用武火150~180℃炒至表面焦黑色，喷淋清水少许，熄灭火星，取出，晾干。

2. 临床功效　味苦，性寒；归肺、胆、脾、大肠、小肠经。功能清热燥湿，泻火解毒，止血，安胎。用于湿温、暑湿，胸闷呕恶，湿热痞满，泻痢，黄疸，肺热咳嗽，高热烦渴，血热吐衄，痈肿疮毒，胎动不安。

**【金老谈黄芩处方审核技术】**

黄芩作为清热药中的常见中药，对黄芩的处方审核技术，要求执业药师收到处方后首先要审核处方的前记、后记等，然后审核处方的用药名称、炮制规格及用药剂量。

在《中华人民共和国药典（2015年版）》中规定黄芩的用量为3~10g，在处方审核过程中，如有超出范围时，应及时与临床医师进行沟通。处方中，应区分黄芩、酒黄芩和黄芩炭。当遇到缺药的情况时，处方审核人员不应随意进行更改或将其划掉，应与临床医师进行沟通，并适当调换。

**【金老谈黄芩处方应付技术】**

首先要确保黄芩的书写应规范整齐。其次是炮制应付，要注意处方名为"黄芩茶""黄花黄芩"或"大黄芩"时，均应给付黄芩；处方名为"酒黄芩"时，应给付酒黄芩；处方名为"黄芩炭"时，应给付黄芩炭。见表3-10。

**表3-10　黄芩处方应付表**

| 处方名 | 给付 |
|---|---|
| 黄芩茶、黄花黄芩、大黄芩 | 黄芩片 |
| 酒黄芩 | 酒黄芩 |
| 黄芩炭 | 黄芩炭 |

**【金老谈黄芩发药交代技术】**

在黄芩的发药交代过程中，发药人员的素质和专业知识有重要作用，需要交代黄芩的服药方法以及使用注意与禁忌等方面。

1. 黄芩的服药方法　汤剂分两次服，每日1剂。或入丸散。服药时间与次数根据不同的病证治疗。

2. 黄芩的使用注意与禁忌　黄芩苦寒伤胃，脾胃虚寒者不宜使用。

**【金老谈黄芩临床煎煮技术】**

煎药前先加水浸泡半小时，没过药物表面2cm为宜。煎煮两次，合并药液，每次煎煮时间为 30 分钟。煎煮后药液约 300ml。

**【金老谈黄芩采购管理技术】**

1. 黄芩的采购技术　黄芩应采购于具备《药品经营企业许可证》《营业执照》的药品批发企业。遵循以下原则：

(1) 质量标准：黄芩的质量应符合《中华人民共和国药典(2015 年版)》、局颁药品标准及中药炮制规范的标准要求。黄芩中，水分不得过 12.0%，总灰分不得过 6.0%，含黄芩苷($C_{21}H_{18}O_{11}$)均不得少于 9.0%。

(2) 等级规格：

1) 条芩规格标准：

一等：干货。呈圆锥形，上部皮较粗糙，有明显的网纹及扭曲的纵皱。下部皮细有顺纹或皱纹。表面黄色或黄棕色。质坚脆。断面深黄色，上端中央有黄绿色或棕褐色的枯心。气微、味苦。条长 10cm 以上，中部直径 1cm 以上。去净粗皮。无杂质、虫蛀、霉变。

二等：干货。呈圆锥形，上部皮较粗糙，有明显的网纹及扭曲的纵皱，下部皮细有顺纹。表面黄色或黄棕色。质坚脆。断面深黄色，上端中央有黄绿色或棕褪色的枯心。气微、味苦。条长 4cm 以上，中部直径 1cm 以下，但又大于 0.4cm。去净粗皮。无杂质、虫蛀、霉变。

2) 枯碎芩规格标准：干货。即老根多中空的枯芩和块片碎芩，破断尾芩。表面黄或淡黄色。质坚脆。断面黄色。气微、味苦。无粗皮、茎芦、碎渣、杂质、虫蛀、霉变。

2. 黄芩的管理技术　黄芩购进药品到库后，应认真进行验收，并办理入库手续。药剂科各调剂室根据药品使用情况，每周到药库领取药品，临时缺药，应及时补充。制剂室根据配制制剂情况到药库领取制剂原料。临床各科因医疗、科研、教学等需要到药剂科领取药品，需报请相关管理部门批准。各方面领药必须办理相应的药品出库手续。

**【金老谈黄芩贮存养护供应技术】**

黄芩易发霉生虫，应放于通风、干燥处。经常检查。酒黄芩应贮存于密闭容器中，置阴凉处保存。

黄芩作为一味常用中药，一般以贮存一日半用量为宜。调剂室应派专人逐日检查黄芩等其他药物的供应品种及数量情况，对短缺品种要及时登记，随时整理药品，补充所耗品种，以备调剂使用。

## 黄　连

**【来源】**本品为毛茛科植物黄连 *Coptis chinensis* Franch.、三角叶黄连 *Coptis deltoidea* C.Y.Cheng et Hsiao 或云连 *Coptis teeta* Wall. 的干燥根茎。以上三种分别习称“味连”“雅连”“云连”。

**【历史】**本品始载于《神农本草经》，列为上品。梁代《名医别录》云：“黄连生巫阳(今重庆市巫山县)、川谷及蜀郡(今四川省雅安境内)、太山。二月、八月采。”可见自古以来即以四川为主产地。唐代《新修本草》载：“蜀道者粗大节平，味极浓苦，疗渴为最，江东者节如连珠，疗痢大善。”明代李时珍云：“其根连珠而色黄，故名。”又说：“今虽吴、蜀皆有，惟以雅州、眉州者为良。药物之兴废不同如此，大抵有两种，一种根粗而有珠，如鹰鸡爪形而坚实，色深黄；一种无珠多毛而中虚，黄色稍淡，各有所宜。”前者系指“味连”，后者系指“雅连”而言。

明代《滇南本草》记载："滇连，一名云连，人多不识，生陲山，形似车前，小细子，黄色根连结成条。此黄连功胜川连百倍，气味苦寒。无毒。"此即今之"云连"。

【产地】

1. 味连　主产重庆市石柱、巫溪、城口、丰都、南川、武隆，四川彭州，湖北利川、恩施、建始、宣恩、来凤、巴东、竹溪、房县、神农架，陕西填平、平利、岚皋，湖南桑植、龙山等地。以重庆的石柱、湖北利川产量最大，素有"黄连之乡"之称。在石柱县主产于黄水镇（旧称"黄水坝"），多由土家族人栽种。该镇人多以此为生。该处所产黄连均由该县长江南岸"西界坨镇"装船输出。

2. 雅连　主产于四川峨眉、洪雅、马边、金洞口、雅安、雷波，峨眉、洪雅被誉为"雅连之乡"。

3. 云连　分布于云南西北部横断山脉的德钦、福贡、贡山、维西、香格里拉（中甸）、西藏察隅等地。

【金老谈黄连性状辨别技术】

1. 形色臭味

（1）味连：多集聚成簇，常弯曲，形如鸡爪，单枝根茎长 3~6cm，直径 0.3~0.8cm。表面灰黄色或黄褐色，粗糙，有不规则结节状隆起、须根及须根残基，有的节间表面平滑如茎秆，习称"过桥"。上部多残留褐色鳞叶，顶端常留有残余的茎或叶柄。质硬，断面不整齐，皮部橙红色或暗棕色，木部鲜黄色或橙黄色，呈放射状排列，髓部有的中空。气微，味极苦。

（2）雅连：多为单枝，略呈圆柱形，微弯曲，长 4~8cm，直径 0.5~1cm。"过桥"较长。顶端有少许残茎。

（3）云连：弯曲呈钩状，多为单枝，较细小。

2. 优品质量　本品均以干燥、条细、节多、须根少，色黄者为优品。

【金老谈黄连临床炮制技术】

1. 炮制分类

（1）黄连：取原药材，除去须根及杂质，掰成枝；或迅速洗净，闷润 2~6 小时，至内外湿度一致，切薄片，干燥，筛去碎屑。

（2）酒黄连：取净黄连，用黄酒拌匀，闷润 1~2 小时，至黄酒被吸尽，置锅内用，文火炒干，取出，晾凉。每 100kg 黄连，用黄酒 12.5kg。

（3）姜黄连：取净黄连，加姜汁拌匀，闷润 1~2 小时，至姜汁被吸尽，置锅内用，文火炒干，取出，晾凉。每 100kg 黄连，用生姜 12.5kg 或干姜 4kg。

（4）萸黄连：取黄连片，加入吴茱萸汁，闷润 1~2 小时，至吴茱萸汁被吸尽，置锅内用，文火炒干，取出，晾凉。每 100kg 黄连，用吴茱萸 10kg。

2. 临床功效　味苦，性寒；归心、脾、胃、肝、胆、大肠经。功能清热燥湿，泻火解毒。用于湿热痞满，呕吐吞酸，泻痢，黄疸，高热神昏，心火亢盛，心烦不寐，心悸不宁，血热吐衄，目赤，牙痛，消渴，痈肿疔疮；外治湿疹，湿疮，耳道流脓。酒黄连善清上焦火热，用于目赤，口疮。姜黄连清胃和胃止呕，用于寒热互结，湿热中阻，痞满呕吐。萸黄连舒肝和胃止呕，用于肝胃不和，呕吐吞酸。

【金老谈黄连处方审核技术】

黄连作为清热药中的常见中药，对黄连的处方审核技术，要求执业药师收到处方后首先要审核处方的前记、后记等，然后审核处方的用药名称、炮制规格及用药剂量。

在《中华人民共和国药典（2015 年版）》中规定黄连的用量为 2~5g，在处方审核过程中，如有超出范围时，应及时与临床医师进行沟通。处方中，应区分黄连、酒黄连和姜黄连、萸黄连。当遇到缺药的情况时，处方审核人员不应随意进行更改或将其划掉，应与临床医师进行沟通，并适当调换。

**【金老谈黄连处方应付技术】**

首先要确保黄连的书写应规范整齐。其次是炮制应付，要注意处方名为“黄连”或“川连”时，均应给付黄连；处方名为“酒黄连”时，应给付酒黄连；处方名为“姜黄连”时，应给付姜黄连；处方名为“萸黄连”时，应给付萸黄连。见表 3-11。

**表 3-11 黄连处方应付表**

| 处方名 | 给付 |
|---|---|
| 黄连、川连 | 黄连 |
| 酒黄连 | 酒黄连 |
| 姜黄连 | 姜黄连 |
| 萸黄连 | 萸黄连 |

**【金老谈黄连发药交代技术】**

在黄连的发药交代过程中，发药人员的素质和专业知识有重要作用，需要交代黄连的服药方法以及使用注意与禁忌等方面。

1. 黄连的服药方法 汤剂分两次服，每日 1 剂。或入丸散。服药时间与次数根据不同的病证治疗。外用适量。

2. 黄连的使用注意与禁忌 黄连大苦大寒，过服久服易伤脾胃，脾胃虚寒或脾虚泄泻者忌用。

**【金老谈黄连临床煎煮技术】**

煎药前先加水浸泡半小时，没过药物表面 2cm 为宜。煎煮两次合并药液，每次煎煮时间为 30 分钟。煎煮后药液约 300ml。

**【金老谈黄连采购管理技术】**

1. 黄连的采购技术 黄连应采购于具备《药品经营企业许可证》《营业执照》的药品批发企业。遵循以下原则：

（1）质量标准：黄连的质量应符合《中华人民共和国药典（2015 年版）》、局颁药品标准及中药炮制规范的标准要求。黄连中，水分不得过 14.0%，总灰分不得过 5%。以盐酸小檗碱计，含小檗碱（$C_{20}H_{17}NO_4$）不得少于 5.5%，含表小檗碱（$C_{20}H_{17}NO_4$）不得少于 0.80%，含黄连碱（$C_{19}H_{13}NO_4$）不得少于 1.6%，含巴马汀（$C_{21}H_{21}NO_4$）的总量不得少于 1.5%。

（2）等级规格：

1）味连规格标准

一等：干货。多聚成簇，分枝多弯曲，形如鸡爪或单支，肥壮坚实、间有过桥，长不超过 2cm。表面黄褐色，簇面无毛须。断面金黄色或黄色。味极苦。无不到 1.5cm 的碎节、残茎、焦枯、杂质、霉变。

二等：干货。多聚成簇，分枝多弯曲，形如鸡爪或单支，条较一等瘦小，有过桥。表面黄褐色，簇面无毛须。断面金黄色或黄色。味极苦，间有碎节，碎渣、焦枯、无残茎、骠质、霉变。

2）雅连规格标准

一等：干货。单枝，呈圆柱形，略弯曲，条肥状，过桥注，长不超过2.5cm。质坚硬。表面黄褐色，断面金黄色。味极苦。无碎节、毛须、焦枯、杂质、霉变。

二等：干货。单枝，呈圆柱形，略弯曲，条较一等瘦小，过桥较多，质坚硬，表面钠褐色。断面金黄色，味极苦，间有碎节、毛须、焦枯。无杂质、霉变。

3）云连规格标准

一等：干货。单枝，呈圆柱形，略弯曲，顶端微有褐绿色鳞片、叶残留。条粗壮、质坚实，直径0.3cm以上。表面黄棕色，断面金黄色，味极苦。无毛须、过桥、杂质、霉变。

二等：干货。单枝，呈圆柱形，微弯曲。条较瘦小，间有过桥。表面深黄色，极苦。无毛须、杂质、霉变。

2. 黄连的管理技术　黄连购进药品到库后，应认真进行验收，并办理入库手续。药剂科各调剂室根据药品使用情况，每周到药库领取药品，临时缺药，应及时补充。制剂室根据配制制剂情况到药库领取制剂原料。临床各科因医疗、科研、教学等需要到药剂科领取药品，需报请相关管理部门批准。各方面领药必须办理相应的药品出库手续。

**【金老谈黄连贮存养护供应技术】**

黄连应放于通风、干燥处。

黄连作为一味常用中药，一般以贮存一日半用量为宜。调剂室应派专人逐日检查黄连等其他药物的供应品种及数量情况，对短缺品种要及时登记，随时整理药品，补充所耗品种，以备调剂使用。

## 黄　　柏

**【来源】**本品为芸香科植物黄皮树 *Phellodendron chinense*Schneid. 的干燥树皮。习称“川黄柏”。

**【历史】**本品始载于《神农本草经》，原名“檗木”，列为上品。梁代《名医别录》云：“生汉中山谷及永昌。”《本草经集注》云：“今出邵陵者，轻薄色深为胜，出东山者，厚而色浅。”《蜀本草图经》云：“黄檗树高数丈，叶似吴茱萸，亦如紫椿，皮黄，其根如松下茯苓。今所在有，本出房（今湖北房县）、商（今陕西商洛）、合（今四川合川）等小川山谷，皮紧，厚二三分，鲜黄者上，二月、五月采皮，日干。”宋代《本草图经》说：“今处处有之，以蜀中者佳。”以上诸家所说，论述了黄柏的产地、分布、生长环境及质量问题，均可认为与今用之川黄柏相符。

**【产地】**主产于重庆市巫溪、城口、武隆、秀山，四川都江堪、叙永、马边、广元、青川、平武，贵州湄潭、剑河、务川、印江、赫章、镇远，陕西紫阳、镇巴，湖北鹤峰、神农架、巴东、利川等地。

**【金老谈黄柏性状辨别技术】**

1. 形色臭味　本品呈板片状或浅槽状，长宽不一，厚1~6mm。外表面黄褐色或黄棕色，平坦或具纵沟纹，有的可见皮孔痕及残存的灰褐色粗皮；内表面暗黄色或淡棕色，具细密的纵棱纹。体轻，质硬，断面纤维性，呈裂片状分层，深黄色。气微，味极苦，嚼之有黏性。

2. 优品质量　本品均以皮厚、断面色黄者为优品。

【金老谈黄柏临床炮制技术】

1. 炮制分类

（1）黄柏：取原药材，拣去杂质，洗净，闷润 3~5 小时，切 3~5mm 丝，晒干或低温干燥，筛去碎屑。

（2）黄柏炭：取黄柏片，置热锅内，用武火 180~220℃炒至表面焦黑色（但须存性），内部黑褐色，喷淋清水少许，熄灭火星，取出，晾干。

（3）盐黄柏：取黄柏片，用盐水喷洒，拌匀，闷润 1~2 小时，至盐水被吸尽，置热锅内，用文火炒至表面颜色变深，取出，晾凉。每 100kg 黄柏片，用食盐 2kg，加适量开水溶化澄清。

2. 临床功效　味苦，性寒；归肾、膀胱经。功能清热燥湿，泻火除蒸，解毒疗疮。用于湿热泻痢，黄疸尿赤，带下阴痒，热淋涩痛，脚气痿躄，骨蒸劳热，盗汗，遗精，疮疡肿毒，湿疹湿疮。盐黄柏滋阴降火，用于阴虚火旺，盗汗骨蒸。

【金老谈黄柏处方审核技术】

黄柏作为清热药中的常见中药，对黄柏的处方审核技术，要求执业药师收到处方后首先要审核处方的前记、后记等，然后审核处方的用药名称、炮制规格及用药剂量。

在《中华人民共和国药典（2015 年版）》中规定黄柏的用量为 3~12g，在处方审核过程中，如有超出范围时，应及时与临床医师进行沟通。处方中，应区分黄柏、酒黄柏和黄柏炭。当遇到缺药的情况时，处方审核人员不应随意进行更改或将其划掉，应与临床医师进行沟通，并适当调换。

【金老谈黄柏处方应付技术】

首先要确保黄连的书写应规范整齐。其次是炮制应付，要注意处方名为“黄檗”“元柏”“檗木”或“黄柏”时，均应给付黄柏；处方名为“黄柏炭”时，应给付黄柏炭；处方名为“酒黄柏”时，应给付酒黄柏。见表 3-12。

**表 3-12　黄柏处方应付表**

| 处方名 | 给付 |
|---|---|
| 黄檗、元柏、檗木、黄柏 | 黄柏 |
| 黄柏炭 | 黄柏炭 |
| 酒黄柏 | 酒黄柏 |

【金老谈黄柏发药交代技术】

在黄柏的发药交代过程中，发药人员的素质和专业知识有重要作用，需要交代黄柏的服药方法以及使用注意与禁忌等方面。

1. 黄柏的服药方法　汤剂分两次服，每日 1 剂。或入丸散。服药时间与次数根据不同的病证治疗。外用适量。

2. 黄柏的使用注意与禁忌　黄柏苦寒，故脾虚泄泻，胃弱食少者忌服。

【金老谈黄柏临床煎煮技术】

煎药前先加水浸泡半小时，没过药物表面 2cm 为宜。煎煮两次，合并药液，每次煎煮时间为 30 分钟。煎煮后药液约 300ml。

**【金老谈黄柏采购管理技术】**

1. 黄柏的采购技术　黄柏应采购于具备《药品经营企业许可证》《营业执照》的药品批发企业。遵循以下原则：

（1）质量标准：黄柏的质量应符合《中华人民共和国药典（2015 年版）》、局颁药品标准及中药炮制规范的标准要求。黄柏中，水分不得过 12.0%，总灰分不得过 8.0%。按干燥品计算，含小檗碱以盐酸小檗碱（$C_{20}H_{17}NO_4 \cdot HCl$）计，不得少于 3.0%。含黄柏碱以盐酸黄柏碱（$C_{20}H_{23}NO_4 \cdot HCl$）计，不得少于 0.34%。

（2）等级规格：

1）川黄柏规格标准

一等：干货。呈平板状，去净粗栓皮，表面黄褐色或黄棕色，内面暗黄或淡棕色。体轻，质较坚硬，断面鲜黄色。味极苦。长 40cm 以上，宽 15cm 以上，无枝皮、粗栓皮、杂质、虫蛀、霉变。

二等：干货。树皮呈板片状或卷筒状，表面黄褐色或黄棕色，内表面暗黄色或黄棕色。体轻，质较坚，硬断面鲜黄色。味极苦。长宽大小不分，厚度不得薄于 0.2cm。间有枝皮，无粗栓皮、杂质、虫蛀、霉变。

2）关黄柏规格标准：干货。树皮呈片状，表面灰黄色或淡黄棕色，内表面淡黄色或黄棕色。体轻、质较坚硬。断面鲜黄、黄绿或淡黄色、味极苦。无粗栓皮及死树的松泡皮，无杂质、虫蛀、霉变。

2. 黄柏的管理技术　黄柏购进药品到库后，应认真进行验收，并办理入库手续。药剂科各调剂室根据药品使用情况，每周到药库领取药品，临时缺药，应及时补充。制剂室根据配制制剂情况到药库领取制剂原料。临床各科因医疗、科研、教学等需要到药剂科领取药品，需报请相关管理部门批准。各方面领药必须办理相应的药品出库手续。

**【金老谈黄柏贮存养护供应技术】**

黄柏应置通风干燥处，防潮。

黄柏作为一味常用中药，一般以贮存一日半用量为宜。调剂室应派专人逐日检查黄柏等其他药物的供应品种及数量情况，对短缺品种要及时登记，随时整理药品，补充所耗品种，以备调剂使用。

## 龙　　胆

**【来源】**本品为龙胆科植物条叶龙胆 *Gentiana manshurica*Kitag.、龙胆 *Gentiana scabra*Bge.、三花龙胆 *Gentiana triflora* Pall. 或坚龙胆 *Gentiana rigescens* Franch. 的干燥根和根茎。前三种习称“龙胆”，后一种习称“坚龙胆”。

**【历史】**本品始载于《神农本草经》，列为上品。南北朝陶弘景著《本草经集注》云：“今出近道，以吴兴（今浙江）者为胜，根状似牛膝，味甚苦，故以胆为名。”宋代《本草图经》又载：“宿根黄白色，下抽根十余本，类牛膝。直上生苗，高尺余，四月生叶似柳叶而细，茎如小竹枝，七月开花，如牵牛花，作铃铎形，青碧色。”以上记载与条叶龙胆基本一致。清代《植物名实图考》收载有“滇龙胆”，根据描述及一种附图特征来看，与今用之坚龙胆相符。

**【产地】**条叶龙胆、龙胆和三花龙胆主要分布于黑龙江、吉林、辽宁、内蒙古、浙江、江苏、江西等地，以黑龙江、吉林、辽宁、内蒙古产量大，质量优。如黑龙江的杜蒙、富裕、齐齐哈尔、海林、穆棱、东宁、泰来，吉林的长白、桦甸、江清、珲春、永吉，辽宁的宽甸、凤城、桓仁、新宾，内蒙古的阿荣旗、扎兰屯、牙克石等地均产。

坚龙胆主产于云南保山、大理、楚雄、昭通、曲靖，贵州遵义、正安、习水、凯里，四川木里、布拖、冕宁、喜德等地。

**【金老谈龙胆性状辨别技术】**

1. 形色臭味

（1）龙胆：根茎呈不规则的块状，长 1~3cm，直径 0.3~1cm；表面暗灰棕色或深棕色，上端有茎痕或残留茎基，周围和下端着生多数细长的根。根圆柱形，略扭曲，长 10~20cm，直径 0.2~0.5cm；表面淡黄色或黄棕色，上部多有显著的横皱纹，下部较细，有纵皱纹及支根痕。质脆，易折断，断面略平坦，皮部黄白色或淡黄棕色，木部色较浅，呈点状环列。气微，味甚苦。

（2）坚龙胆：表面无横皱纹，外皮膜质，易脱落，木部黄白色，易与皮部分离。

2. 优品质量　本品均以条粗长、色黄或色棕黄者为优品。

**【金老谈龙胆临床炮制技术】**

1. 炮制分类

（1）龙胆：取原药材，除去杂质及残茎，洗净，闷润 8~12 小时，至内外湿度一致，切小段，干燥，筛去碎屑。

（2）龙胆炭：取龙胆片或段，置炒制容器内，用武火 150~180℃炒至表面焦黑色，内部黑褐色，喷淋清水少许，熄灭火星，取出放凉。

2. 临床功效　味苦，性寒；归肝、胆经。功能清热燥湿，泻肝胆火。用于湿热黄疸，阴肿阴痒，带下，湿疹瘙痒，肝火目赤，耳鸣耳聋，胁痛口苦，强中，惊风抽搐。

**【金老谈龙胆处方审核技术】**

龙胆作为清热药中的常见中药，对龙胆的处方审核技术，要求执业药师收到处方后首先要审核处方的前记、后记等，然后审核处方的用药名称、炮制规格及用药剂量。

在《中华人民共和国药典（2015 年版）》中规定龙胆的用量为 3~6g，在处方审核过程中，如有超出范围时，应及时与临床医师进行沟通，并双签字。处方中，应区分龙胆和龙胆炭。当遇到缺药的情况时，处方审核人员不应随意进行更改或将其划掉，应与临床医师进行沟通，并适当调换。

**【金老谈龙胆处方应付技术】**

首先要确保龙胆的书写应规范整齐。其次是炮制应付，要注意处方名为“龙胆”“苦地胆”“地胆头”或“磨地胆”时，均应给付龙胆；处方名为“龙胆炭”时，应给付龙胆炭。见表 3-13。

**表 3-13　龙胆处方应付表**

| 处方名 | 给付 |
| --- | --- |
| 龙胆、苦地胆、地胆头、磨地胆 | 龙胆 |
| 龙胆炭 | 龙胆炭 |

**【金老谈龙胆发药交代技术】**

在龙胆的发药交代过程中,发药人员的素质和专业知识有重要作用,需要交代龙胆的服药方法以及使用注意与禁忌等方面。

1. 龙胆的服药方法　汤剂分两次服,每日 1 剂。或入丸散。服药时间与次数根据不同的病证治疗。

2. 龙胆的使用注意与禁忌　龙胆苦寒,故脾胃虚弱作泄及无湿热实火者忌服,勿空腹服用。

**【金老谈龙胆临床煎煮技术】**

煎药前先加水浸泡半小时,没过药物表面 2cm 为宜。煎煮两次,合并药液,每次煎煮时间为 30 分钟。煎煮后药液约 300ml。

**【金老谈龙胆采购管理技术】**

1. 龙胆的采购技术　龙胆应采购于具备《药品经营企业许可证》《营业执照》的药品批发企业。遵循以下原则:

(1)质量标准:龙胆的质量应符合《中华人民共和国药典(2015 年版)》、局颁药品标准及中药炮制规范的标准要求。龙胆中,水分不得过 9.0%,总灰分不得过 7.0%,酸不溶性灰分不得过 3.0%。按干燥品计算,含龙胆苦苷($C_{16}H_{20}O_9$)不得少于 3.0%;坚龙胆含龙胆苦苷($C_{16}H_{20}O_9$)不得少于 1.5%。

(2)等级规格:

1)山龙胆规格标准:统货。干货。呈不规则块状,顶端有突起的茎基,下端生着多数细长根。表面淡黄色或黄棕色,上部有细横纹。质脆易折断。断面淡黄色,显筋脉花点,味极苦。长短大小不分。无茎叶、杂质、霉变。

2)坚龙胆规格标准:统货。干货。呈不规则的结节状,顶端有木质茎杆,下端生着苦干条根,粗细不一。表面棕红色,多纵皱纹。质坚脆,角质样,折断面中央有黄色木心。味极苦。无茎叶、杂质、霉变。

2. 龙胆的管理技术　龙胆购进药品到库后,应认真进行验收,并办理入库手续。药剂科各调剂室根据药品使用情况,每周到药库领取药品,临时缺药,应及时补充。制剂室根据配制制剂情况到药库领取制剂原料。临床各科因医疗、科研、教学等需要到药剂科领取药品,需报请相关管理部门批准。各方面领药必须办理相应的药品出库手续。

**【金老谈龙胆贮存养护供应技术】**

龙胆应置通风干燥处,防潮。

龙胆作为一味常用中药,一般以贮存一日半用量为宜。调剂室应派专人逐日检查龙胆等其他药物的供应品种及数量情况,对短缺品种要及时登记,随时整理药品,补充所耗品种,以备调剂使用。

## 苦　参

**【来源】**本品为豆科植物苦参 *Sophora flavescens* Ait. 的干燥根。

**【历史】**苦参始载于《神农本草经》,列为中品。《名医别录》载:"……叶极似槐树,花黄色,子作荚,根味至苦恶。"《本草图经》载:"苦参生海南(今河南汝山)山谷及田野,今近道处处皆有之。其根黄色，长五七寸许，两指粗细，三五茎并生，苗高三四尺以来。叶碎，青色，极似槐叶，春生冬凋。其花黄白色，七月结实如小豆子。”《本草纲目》则更为全面地说明了苦参名称的由来，谓：“苦似味名，参以功名，槐似叶形名也。”又谓：“七八月结角如萝卜子，角内有二三粒，如小豆而坚。”上述植物形态与现在苦参形态相近。

【产地】主产于我国南北各省区。

**【金老谈苦参性状辨别技术】**

1. 形色臭味　本品呈长圆柱形，下部常有分枝，长 10~30cm，直径 1~6.5cm。表面灰棕色或棕黄色，具纵皱纹和横长皮孔样突起，外皮薄，多破裂反卷，易剥落，剥落处显黄色，光滑。质硬，不易折断，断面纤维性；切片厚 3~6mm；切面黄白色，具放射状纹理和裂隙，有的具异型维管束呈同心性环列或不规则散在。气微，味极苦。

2. 优品质量　本品均以条匀、断面黄白、味极苦者为优品。

**【金老谈苦参临床炮制技术】**

1. 炮制分类　临床调剂常用的苦参炮制品，取原药材，除去杂质，筛去灰屑。

2. 临床功效　味苦，性寒；归心、肝、胃、大肠、膀胱经。功能清热燥湿，杀虫，利尿。用于热痢，便血，黄疸尿闭，赤白带下，阴肿阴痒，湿疹，湿疮，皮肤瘙痒，疥癣麻风，外治滴虫性阴道炎。

**【金老谈苦参处方审核技术】**

苦参作为清热药中的常见中药，对苦参的处方审核技术，要求执业药师收到处方后首先要审核处方的前记、后记等，然后审核处方的用药名称、炮制规格及用药剂量。

在《中华人民共和国药典（2015 年版）》中规定苦参的用量为 4.5~9g。苦参属于“十八反”药物，反藜芦。在处方审核过程中，如有超出范围时，应及时与临床医师进行沟通，并双签字。处方中，当遇到缺药的情况时，处方审核人员不应随意进行更改或将其划掉，应与临床医师进行沟通，并适当调换。

**【金老谈苦参处方应付技术】**

首先要确保苦参的书写应规范整齐。其次是炮制应付，要注意处方名为“地槐”“山槐”或“苦参”时，均应给付苦参。见表 3-14。

**表 3-14　苦参处方应付表**

| 处方名 | 给付 |
|---|---|
| 地槐、山槐、苦参 | 苦参 |

**【金老谈苦参发药交代技术】**

在苦参的发药交代过程中，发药人员的素质和专业知识有重要作用，需要交代苦参的服药方法以及使用注意与禁忌等方面。

1. 苦参的服药方法　汤剂分两次服，每日 1 剂。或入丸散。服药时间与次数根据不同的病证治疗。外用适量，煎汤洗患处。

2. 苦参的使用注意与禁忌　苦参苦寒，故脾胃虚寒者忌服；不宜与藜芦、贝母、漏芦、菟丝子同用。

**【金老谈苦参临床煎煮技术】**

煎药前先加水浸泡半小时，没过药物表面2cm为宜。煎煮两次，合并药液，每次煎煮时间为30分钟。煎煮后药液约300ml。

**【金老谈苦参采购管理技术】**

1. 苦参的采购技术　苦参应采购于具备《药品经营企业许可证》《营业执照》的药品批发企业。遵循以下原则：

（1）质量标准：苦参的质量应符合《中华人民共和国药典（2015年版）》、局颁药品标准及中药炮制规范的标准要求。苦参中，水分不得过11.0%，总灰分不得过8.0%。含苦参碱（$C_{15}H_{24}N_2O$）和氧化苦参碱（$C_{15}H_{24}N_2O_2$）的总量不得少于1.0%。

（2）等级规格：苦参商品均为统货，不分等级。

2. 苦参的管理技术　苦参购进药品到库后，应认真进行验收，并办理入库手续。药剂科各调剂室根据药品使用情况，每周到药库领取药品，临时缺药，应及时补充。制剂室根据配制制剂情况到药库领取制剂原料。临床各科因医疗、科研、教学等需要到药剂科领取药品，需报请相关管理部门批准。各方面领药必须办理相应的药品出库手续。

**【金老谈苦参贮存养护供应技术】**

苦参应置通风干燥处，防潮。

苦参作为一味常用中药，一般以贮存一日半用量为宜。调剂室应派专人，逐日检查防苦参等其他药物的供应品种及数量情况，对短缺品种要及时登记，随时整理药品，补充所耗品种，以备调剂使用。

## 第三节　清热解毒药

### 金　银　花

**【来源】**本品为忍冬科植物忍冬 *Lonicera japonica* Thunb. 的干燥花蕾或带初开的花。

**【历史】**本品以忍冬之名，始载于南北朝时期的《名医别录》。明代《本草纲目》记载："忍冬在处有之，附树延蔓，茎微紫色，对节生叶。叶似薜荔而青，有涩毛，三、四月开花，长寸许，一蒂两花二瓣，一大一小，如半边状，长蕊。花初开者，蕊瓣俱色白，经二、三日则色变黄，新旧相参，黄白相映，俗呼金银花。气甚芬芳，四月采花，阴干。"又曰："忍冬，茎叶及花，功用皆同。"清代吴其睿云："吴中暑月，以花入茶饮之，茶肆以新贩到金银花为贵，皆中州产也。"山东《费县志》记载："金银花从前间有之，不过采以代茶，至嘉庆（1796~1820年）初，商旅贩往他处，辄获厚利，不数年山角水湄栽至几遍。"民国八年（1919年），《密县志》记载："金银花出口换银八万两。"由此可见，金银花最早作为代茶的高贵饮品均来自河南、山东的栽培品，并早有出口历史。金银花作为药物应用于临床，始于清代，由于本品具有清热解毒、宣散风热之功效，用于温病发热，风热感冒，热毒血痢，痈肿疔毒（包括现代医学的多种传染性和感染性疾病），故为当今的常用药。

**【产地】**主产于河南、山东的金银花均为栽培品。以河南黄河以南嵩山山区五指岭周围的密县（今新密市）、荥阳、巩县（今巩汉市）、登封等地产者质量最优，称"密银花"或"南银花”，为著名的“道地药材”，但产量较少；以山东沂蒙山区平邑为中心的费县、苍山、蒙阴、富南、沂水、日照、邹县、滕州等地产者，称“济银花”或“东银花”，品质略逊，但产量大，为金银花商品主要来源。当今河南新乡地区沿黄河以北的原阳、封丘、延津等地（地址平原）亦大量栽培金银花，并产量甚丰，统称“南银花”，但花蕾质软、香气淡，较密银花稍差。近年来，河北邢台地区巨鹿县在平原土地上大面积栽种金银花，且产量很大，现已形成河南、山东、河北金银花三大产区。

**【金老谈金银花性状辨别技术】**

1. 形色臭味　本品呈棒状，上粗下细，略弯曲，长 2~3cm，上部直径约 3mm，下部直径约 1.5mm。表面黄白色或绿白色（贮久色渐深），密被短柔毛。偶见叶状苞片。花萼绿色，先端 5 裂，裂片有毛，长约 2mm。开放者花冠筒状，先端二唇形；雄蕊 5 个，附于筒壁，黄色；雌蕊 1 个，子房无毛。气清香，味淡，微苦。

2. 优品质量　以花蕾多、完整、色淡、气清香者为优品。

**【金老谈金银花临床炮制技术】**

1. 炮制分类　临床调剂常用的金银花炮制品，取原药材，除去杂质及残留的梗、叶，筛去灰屑。

2. 临床功效　味甘，性寒；归肺、心、胃经。功能清热解毒，疏散风热。用于痈肿疔疮，外感风热，温病初起，热毒血痢。金银花生品清热解毒之力较强。炒炭后寒性减弱，并具涩性，有止血作用。

**【金老谈金银花处方审核技术】**

金银花作为清热药中的常见中药，对金银花的处方审核技术，要求执业药师收到处方后首先要审核处方的前记、后记等，然后审核处方的用药名称、炮制规格及用药剂量。

在《中华人民共和国药典（2015 年版）》中规定金银花的用量为 6~15g，在处方审核过程中，如有超出范围时，应及时与临床医师进行沟通。处方中，当遇到缺药的情况时，处方审核人员不应随意进行更改或将其划掉，应与临床医师进行沟通，并适当调换。

**【金老谈金银花处方应付技术】**

首先要确保金银花的书写应规范整齐。其次要注意处方名为“金银花”“二花”或“银花”时，均应给付金银花。见表 3-15。

**表 3-15　金银花处方应付表**

| 处方名 | 给付 |
| --- | --- |
| 金银花、二花、银花 | 金银花 |

**【金老谈金银花发药交代技术】**

在金银花的发药交代过程中，发药人员的素质和专业知识有重要作用，需要交代金银花的服药方法以及使用注意与禁忌等方面。

1. 金银花的服药方法　汤剂分两次服，每日 1 剂。或入丸散。服药时间与次数根据不同的病证治疗。外用适量，煎汤洗患处。疏散风热、清泄里热以生品为优品；炒炭宜用于热毒血痢；露剂多用于暑热烦渴。

2. 金银花的使用注意与禁忌　金银花性寒，故脾胃虚寒及气虚疮疡脓清者忌用。

**【金老谈金银花临床煎煮技术】**

煎药前先加水浸泡半小时，没过药物表面2cm为宜。煎煮两次，合并药液，每次煎煮时间为30分钟。煎煮后药液约300ml。

**【金老谈金银花采购管理技术】**

1. 金银花的采购技术　金银花应采购于具备《药品经营企业许可证》《营业执照》的药品批发企业。遵循以下原则：

（1）质量标准：金银花的质量应符合《中华人民共和国药典（2015年版）》、局颁药品标准及中药炮制规范的标准要求。金银花中，水分不得过12.0%，总灰分不得过10.0%。酸不溶性灰分不得过3.0%。按干燥品计算，含绿原酸（$C_{16}H_{18}O_9$）不得少于1.5%。含木犀草苷（$C_{21}H_{20}O_{11}$）不得少于0.050%。

（2）等级规格：

1）密银花规格标准：

一等：干货。花蕾呈棒状，上粗下细，略弯曲。表面绿白色，花冠厚质稍硬，握之有顶手感。气清香，味甘微苦。无开放花朵，破裂花蕾及黄条不超过5%。无黑条、黑头、枝叶、杂质、虫蛀、霉变。

二等：干货。花蕾呈棒状，上粗下细，略弯曲。表面绿白色，花冠厚质硬，握之有顶手感。气清香，味甘微苦。开放花朵不超过5%，黑头，破裂花蕾及黄条不超过10%。无黑条、枝叶、杂质、虫蛀、霉变。

三等：干货。花蕾呈棒状，上粗下细，略弯曲。表面绿白色，花冠厚质硬，握之有顶手感。气清香，味甘微苦。开放花朵、黑条、不超过30%。无枝叶、杂质、虫蛀、霉变。

四等：干货。花蕾或开放花朵兼有。色泽不分。枝叶不超过3%。无杂质、虫蛀、霉变。

2）东银花规格标准：

一等：干货。花蕾呈棒状、肥壮、上粗下细，略弯曲。表面黄、白、青色。气清香、味甘微苦。开放花朵不超过5%。无嫩蕾、黑头、枝叶、杂质、虫蛀、霉变。

二等：干货。花蕾呈棒状，花蕾较瘦，上粗下细，略弯曲。表面黄、白、青色。气清香，味甘微苦。开放花朵不超过15%，黑头不超过3%。无枝叶、杂质、虫蛀、霉变。

三等：干货。花蕾呈棒状，上粗下细，略弯曲。花蕾瘦小。外表黄、白、青色。气清香，味甘微苦。开放花朵不超过25%，黑头不超过15%，枝叶不超过1%。无杂质、虫蛀、霉变。

四等：干货。花蕾或开放的花朵兼有。色泽不分，枝叶不超过3%。无杂质、虫蛀、霉变。

3）山银花规格标准：

一等：干货。花蕾呈棒状，上粗下细，略弯曲，花蕾长瘦。表面黄白色或青白色。气清香，味淡微苦。开放花朵不超过20%。无梗叶、杂质、虫蛀、霉变。

二等：干货。花蕾或开放的花朵兼有。色泽不分。枝叶不超过10%。无杂质、虫蛀、霉变。

2. 金银花的管理技术　金银花购进药品到库后，应认真进行验收，并办理入库手续。药剂科各调剂室根据药品使用情况，每周到药库领取药品，临时缺药，应及时补充。制剂室根据配制制剂情况到药库领取制剂原料。临床各科因医疗、科研、教学等需要到药剂科领取药品，需报请相关管理部门批准。各方面领药必须办理相应的药品出库手续。

【金老谈金银花贮存养护供应技术】

金银花很容易发生虫蛀和霉变，如果不能及时出售，宜存放在阴凉干燥的库房里，室温一般不宜超过30℃。数量少者，应存放在大缸内。缸的底部放少量石灰，上面盖塑料布防潮。

在贮藏过程中，如出现潮湿或发霉时，可采取阴干或晾晒的办法，也可以用文火缓缓烘焙，切忌曝晒，以防变色。晾晒后烘烤干燥后，要待其回软后才能进行包装，否则，花朵容易破碎，影响等级和质量；如果金银花生虫，数量少的可用硫磺熏，数量多的可以用磷化铝熏，时间一般一天左右，过期则影响花朵色泽，降低价值。

金银花作为一味常用中药，一般以贮存一日半用量为宜。调剂室应派专人逐日检查金银花等其他药物的供应品种及数量情况，对短缺品种要及时登记，随时整理药品，补充所耗品种，以备调剂使用。

## 连　翘

【来源】本品为木犀科植物连翘 *Forsythia suspense*(Thunb.) Vahl 的干燥果实。

【历史】本品始载于《神农本草经》，列为下品。宋代《本草图经》云："连翘盖有两种，一种似椿实之未开者，壳小坚而外完，无附萼。剖之则中解，气甚芳馥，其实才干，振之皆落，不著茎也。"《本草衍义》载："连翘亦不至翘出众草，下湿地亦无，太山山谷间甚多，今只用其子，折之，其间片片相比如翘，应以此得名尔。"此两段论述及《植物名实图考》之附图，与今用之连翘吻合。

【产地】主产于山西陵川、沁水、安泽、晋城、沁源、古县、吉县、夏县、浮山县，河南卢氏、灵宝、渑池、陕县、洛宁、嵩县、修武、西峡、栾川、南召，陕西黄龙、韩城、商南、丹凤等地。以山西产量最大，质量亦好，称为"道地药材"。

【金老谈连翘性状辨别技术】

1. 形色臭味　本品呈长卵形至卵形，稍扁，长1.5~2.5cm，直径0.5~1.3cm。表面有不规则的纵皱纹及多数突起的小斑点，两面各有1条明显的纵沟。顶端锐尖，基部有小果梗或已脱落。青翘多不开裂，表面绿褐色，突起的灰白色小斑点较少；质硬；种子多数，黄绿色，细长，一侧有翅。老翘自顶端开裂或裂成两瓣，表面黄棕色或红棕色，内表面多为浅黄棕色，平滑，具一纵隔；质脆；种子棕色，多已脱落。气微香，味苦。

2. 优品质量　"青翘"以身干、完整、色较绿、不开裂者为优品；"老翘"以身干、色黄、瓣大、壳厚者为优品。

【金老谈连翘临床炮制技术】

1. 炮制分类　临床调剂常用的连翘炮制品，取原药材，除去杂质及枝梗，筛去脱落的种子及灰屑。

2. 临床功效　味苦，性微寒；归肺、心、小肠经。功能清热解毒，消肿散结，疏散风热。用于痈肿疮毒、瘰疬痰核，风热外感、温病初起，热淋涩痛。

【金老谈连翘处方审核技术】

连翘作为清热药中的常见中药，对连翘的处方审核技术，要求执业药师收到处方后首先要审核处方的前记、后记等，然后审核处方的用药名称、炮制规格及用药剂量。

在《中华人民共和国药典(2015年版)》中规定连翘的用量为6~15g,在处方审核过程中,如有超出范围时,应及时与临床医师进行沟通。处方中,当遇到缺药的情况时,处方审核人员不应随意进行更改或将其划掉,应与临床医师进行沟通,并适当调换。

【金老谈连翘处方应付技术】

首先要确保连翘的书写应规范整齐。其次要注意处方名为"一串金"或"连翘"时,均应给付连翘。见表3-16。

表3-16　连翘处方应付表

| 处方名 | 给付 |
|---|---|
| 一串金、连翘 | 连翘 |

【金老谈连翘发药交代技术】

在连翘的发药交代过程中,发药人员的素质和专业知识有重要作用,需要交代连翘的服药方法以及使用注意与禁忌等方面。

1. 连翘的服药方法　汤剂分两次服,每日1剂。或入丸散。服药时间与次数根据不同的病证治疗。

2. 连翘的使用注意与禁忌　连翘性寒,故脾胃虚寒及气虚脓清者不宜用。

【金老谈连翘临床煎煮技术】

煎药前先加水浸泡半小时,没过药物表面2cm为宜。煎煮两次,合并药液,每次煎煮时间为30分钟。煎煮后药液约300ml。

【金老谈连翘采购管理技术】

1. 连翘的采购技术　连翘应采购于具备《药品经营企业许可证》《营业执照》的药品批发企业。遵循以下原则:

(1)质量标准:连翘的质量应符合《中华人民共和国药典(2015年版)》、局颁药品标准及中药炮制规范的标准要求。青翘中的杂质不得过3%;老翘不得过9%。连翘的水分不得过10.0%,总灰分不得过4.0%。按干燥品计算,含连翘苷($C_{27}H_{34}O_{17}$)不得少于0.15%。含连翘酯苷A($C_{29}H_{36}O_{15}$)不得少于0.25%。

(2)等级规格:

1)老翘规格标准:统货。干货。呈长卵形或卵形,两端狭尖,多分裂为两瓣。表面有一条明显的纵沟和不规则的纵皱纹及凸起小斑点,间有残留果柄表面棕黄色,内面浅黄棕色,平滑,内有纵隔。质坚脆。种子多已脱落。气微香,味苦。无枝梗、种子、杂质、霉变。

2)青翘规格标准:统货。干货。呈狭卵形至卵形,两端狭长,多不开裂。表面青绿色,绿褐色,有两条纵沟。质坚硬。气芳香、味苦。间有残留果柄。无枝叶及枯翘,杂质、霉变。

2. 连翘的管理技术　连翘购进药品到库后,应认真进行验收,并办理入库手续。药剂科各调剂室根据药品使用情况,每周到药库领取药品,临时缺药,应及时补充。制剂室根据配制制剂情况到药库领取制剂原料。临床各科因医疗、科研、教学等需要到药剂科领取药品,需报请相关管理部门批准。各方面领药必须办理相应的药品出库手续。

【金老谈连翘贮存养护供应技术】

连翘易保管,少有虫蛀,受潮易发霉,因此应注意库内干燥。

连翘作为一味常用中药，一般以贮存一日半用量为宜。调剂室应派专人逐日检查连翘等其他药物的供应品种及数量情况，对短缺品种要及时登记，随时整理药品，补充所耗品种，以备调剂使用。

## 大 青 叶

**【来源】**本品为十字花科植物菘蓝 *Isatis indigotica* Fort. 的干燥叶。

**【历史】**本品首见于《名医别录》。

**【产地】**本品主要来源于人工栽培，全国大部分地区均有分布。主产于安徽太和、临泉、怀远、界首、利辛、亳州、涡阳、阜南、阜阳、蒙城，河北定县、安国、安平、元氏、新乐、望都、晋县、赵县、无极、灵寿、高邑、藁城、万金，江苏宿迁、泰县、如皋、海门，河南郸城，山西榆次、清徐等地。以河北所产质量好，安徽产量大。

**【金老谈大青叶性状辨别技术】**

1. 形色臭味　本品多皱缩卷曲，有的破碎。完整叶片展平后呈长椭圆形至长圆状倒披针形，长 5~20cm，宽 2~6cm；上表面暗灰绿色，有的可见色较深稍突起的小点；先端钝圆，全缘或微波状，基部狭窄下延至叶柄呈翼状；叶柄长 4~10cm，淡棕黄色。质脆。气微，味微酸、苦、涩。

2. 优品质量　以完整、无柄、色暗灰绿色者为优品。

**【金老谈大青叶临床炮制技术】**

1. 炮制分类　临床调剂常用的大青叶炮制品，取原药材，除去杂质，迅速洗净，稍晾，切 2~4cm 的段，干燥，筛去碎屑。

2. 临床功效　味苦，性寒；归心、胃经。功能清热解毒，凉血消斑。用于热入营血、温毒发斑，喉痹口疮、痄腮丹毒。

**【金老谈大青叶处方审核技术】**

大青叶作为清热药中的常见中药，对大青叶的处方审核技术，要求执业药师收到处方后首先要审核处方的前记、后记等，然后审核处方的用药名称、炮制规格及用药剂量。

在《中华人民共和国药典（2015 年版）》中规定大青叶的用量为 9~15g，在处方审核过程中，如有超出范围时，应及时与临床医师进行沟通。处方中，当遇到缺药的情况时，处方审核人员不应随意进行更改或将其划掉，应与临床医师进行沟通，并适当调换。

**【金老谈大青叶处方应付技术】**

要确保大青叶的书写应规范整齐。

表 3-17　大青叶处方应付表

| 处方名 | 给付 |
| --- | --- |
| 大青叶 | 大青叶 |

**【金老谈大青叶发药交代技术】**

在大青叶的发药交代过程中，发药人员的素质和专业知识有重要作用，需要交代大青叶的服药方法以及使用注意与禁忌等方面。

1. 大青叶的服药方法 汤剂分两次服，每日 1 剂。或入丸散。服药时间与次数根据不同的病证治疗。

2. 大青叶的使用注意与禁忌 大青叶苦寒，故脾胃虚寒者忌用。

**【金老谈大青叶临床煎煮技术】**

煎药前先加水浸泡半小时，没过药物表面 2cm 为宜。煎煮两次，合并药液，每次煎煮时间为 30 分钟。煎煮后药液约 300ml。

**【金老谈大青叶采购管理技术】**

1. 大青叶的采购技术 大青叶应采购于具备《药品经营企业许可证》《营业执照》的药品批发企业。遵循以下原则：

（1）质量标准：大青叶的质量应符合《中华人民共和国药典（2015 年版）》、局颁药品标准及中药炮制规范的标准要求。大青叶的水分不得过 13.0%。按干燥品计算，含靛玉红（$C_{16}H_{10}N_2O_2$）不得少于 0.020%。

（2）等级规格大青叶商品不分等级，均为统货。

2. 大青叶的管理技术 大青叶购进药品到库后，应认真进行验收，并办理入库手续。药剂科各调剂室根据药品使用情况，每周到药库领取药品，临时缺药，应及时补充。制剂室根据配制制剂情况到药库领取制剂原料。临床各科因医疗、科研、教学等需要到药剂科领取药品，需报请相关管理部门批准。各方面领药必须办理相应的药品出库手续。

**【金老谈大青叶贮存养护供应技术】**

大青叶置通风干燥处，防霉。

大青叶作为一味常用中药，一般以贮存一日半用量为宜。调剂室应派专人，逐日检查大青叶等其他药物的供应品种及数量情况，对短缺品种要及时登记，随时整理药品，补充所耗品种，以备调剂使用。

## 板 蓝 根

**【来源】**本品为十字花科植物菘蓝 *Isatis indigotica* Fort. 的干燥根。

**【历史】**本品在《神农本草经》载有“蓝实”。梁代陶弘景《本草经集注》“蓝实”条下注云：“此（蓝）即今染襟碧所用者，以尖叶者为胜。”唐代《新修本草》指出蓝的原植物有三种：“陶所引乃是菘蓝，其汁抨为靛者。”“菘蓝为淀，唯堪染青。”明代《本草纲目》记载蓝凡五种，其中有“菘蓝，叶如白菘”，所说应是十字花科植物。古本草中载“蓝”的原植物除菘蓝外，还有数种，如《本草纲目》提及的五种“蓝”中有一种“叶如苦荬，即郭璞所谓大叶冬蓝，俗中所谓板蓝根者”当为爵床科植物马蓝。现在我国南方一些地区仍以马蓝的根作为板蓝根入药。

**【产地】**板蓝根在新中国成立前用量不大，只有少数地区种植，如江苏的如泉、南通，安徽的亳州、太和，河北安国、定县、安平等地。由于本品具有清热解毒、凉血利咽的功效，善治温病发热、发斑、风热感冒、咽喉肿痛等症，现代临床研究尚具有抗菌、抗病毒的作用，可预防和治疗流行性感冒、流行性脑膜炎、乙型脑炎、肺炎、腮腺炎等病证，为此新研制的中成药很多品种都配有板蓝根，如风热感冒颗粒、感冒退热颗粒、板蓝根颗粒、抗病毒颗粒、清热解毒口服液、利肝隆片、肝炎康复丸等 40 余种中成药中均用此药，所以板蓝根的用量逐年上升，已形成当今的热门药材。原有的产量已不能满足要求，因此，在原产地扩大种植的基础上又扩展到陕西彬县、岐山，湖北浠水、罗田、黄冈，内蒙古赤峰等地。目前种植面积最大的应属甘肃张掖地区，以民乐为中心的各县，种植约4万亩。其次是黑龙江以大庆为中心的安达、肇州、肇源、青桐、泰来等地，种植约为3万亩。

**【金老谈板蓝根性状辨别技术】**

1. 形色臭味　本品呈圆柱形，稍扭曲，长10~20cm，直径0.5~1cm。表面淡灰黄色或淡棕黄色，有纵皱纹、横长皮孔样突起及支根痕。根头略膨大，可见暗绿色或暗棕色轮状排列的叶柄残基和密集的疣状突起。体实，质略软。断面皮部黄白色，木部黄色。气微、味微甜后苦涩。

2. 优品质量　以条长、粗大、体实者为优品。

**【金老谈板蓝根临床炮制技术】**

1. 炮制分类　临床调剂常用的板蓝根炮制品，取原药材，除去杂质，洗净，闷润12~24小时，至内外湿度一致，切厚片，干燥，筛去碎屑。

2. 临床功效　味苦，性寒；归心、胃经。功能清热解毒，凉血，利咽。用于外感发热、温病初起、咽喉肿痛，温毒发斑、痄腮、丹毒、痈肿疮毒。

**【金老谈板蓝根处方审核技术】**

板蓝根作为清热药中的常见中药，对板蓝根的处方审核技术，要求执业药师收到处方后首先要审核处方的前记、后记等，然后审核处方的用药名称、炮制规格及用药剂量。

在《中华人民共和国药典（2015年版）》中规定板蓝根的用量为9~15g，在处方审核过程中，如有超出范围时，应及时与临床医师进行沟通。处方中，当遇到缺药的情况时，处方审核人员不应随意进行更改或将其划掉，应与临床医师进行沟通，并适当调换。

**【金老谈板蓝根处方应付技术】**

首先要确保板蓝根的书写应规范整齐。其次要注意处方名为“靛青根”“蓝靛根”或“大青根”时，均应给付板蓝根。见表3-18。

**表3-18　板蓝根处方应付表**

| 处方名 | 给付 |
|---|---|
| 靛青根、蓝靛根、大青根 | 板蓝根 |

**【金老谈板蓝根发药交代技术】**

在板蓝根的发药交代过程中，发药人员的素质和专业知识有重要作用，需要交代板蓝根的服药方法以及使用注意与禁忌等方面。

1. 板蓝根的服药方法　汤剂分两次服，每日1剂。或入丸散。服药时间与次数根据不同的病证治疗。

2. 板蓝根的使用注意与禁忌　板蓝根苦寒，故体虚而无实火热毒者忌服，脾胃虚寒者慎用。

**【金老谈板蓝根临床煎煮技术】**

煎药前先加水浸泡半小时，没过药物表面2cm为宜。煎煮两次，合并药液，每次煎煮时间为30分钟。煎煮后药液约300ml。

【金老谈板蓝根采购管理技术】

1. 板蓝根的采购技术　板蓝根应采购于具备《药品经营企业许可证》《营业执照》的药品批发企业。遵循以下原则：

（1）质量标准：板蓝根的质量应符合《中华人民共和国药典（2015 年版）》、局颁药品标准及中药炮制规范的标准要求。板蓝根的水分不得过 15.0%，总灰分不得过 9.0%，酸不溶性成分 2.0%。按干燥品计算，含（*R*，*S*）-告依春（$C_5H_7NOS$）不得少于 0.020%。

（2）等级规格：

一等：干货。呈圆柱形，头部略大，中间凹陷，边有柄痕，偶有分枝。质实而脆。表面灰黄色或淡棕色。有纵皱纹。断面外部黄白色，中心黄色。气微，味微甜后苦涩。长 17cm 以上，芦下 2cm 外直径 1cm 以上。无苗茎、须根、杂质、虫蛀、霉变。

二等：干货。呈圆柱形，头部略大，中间凹陷。边有柄痕。偶有分枝。质实而脆。表面灰黄色或淡棕色，有纵皱纹。断面外部黄白色，中心黄色。气微，味微甜后苦涩。芦下直径 0.5cm 以上。无苗茎、须根、杂质、虫蛀、霉变。

2. 板蓝根的管理技术　板蓝根购进药品到库后，应认真进行验收，并办理入库手续。药剂科各调剂室根据药品使用情况，每周到药库领取药品，临时缺药，应及时补充。制剂室根据配制制剂情况到药库领取制剂原料。临床各科因医疗、科研、教学等需要到药剂科领取药品，需报请相关管理部门批准。各方面领药必须办理相应的药品出库手续。

【金老谈板蓝根贮存养护供应技术】

板蓝根置干燥处，防霉，防蛀。

板蓝根作为一味常用中药，一般以贮存一日半用量为宜。调剂室应派专人逐日检查防板蓝根等其他药物的供应品种及数量情况，对短缺品种要及时登记，随时整理药品，补充所耗品种，以备调剂使用。

## 青　黛

【来源】本品为爵床科植物马蓝 *Baphicacanthuscusia*（Nees）Bremek.、蓼科植物蓼蓝 *Polygonum tinctorium* Ait. 或十字花科植物菘蓝 *Isatis indigotica* Fort. 的叶或茎叶经加工制得的干燥粉末、团块或颗粒。

【历史】本品始载于《药性论》。《本草新编》曰：“青黛，即靛之干者。”《本草求真》曰：“青黛，系蓝靛浮沫。搅澄。掠出取干而成。味咸性寒，色青。”

【产地】主产于福建、广东、江苏、河北、云南等地，以福建仙游产品质量最佳，称“建青黛”，属于“道地药材”。

【金老谈青黛性状辨别技术】

1. 形色臭味　本品为深蓝色粉末，体轻，易飞扬；或呈不规则多孔性的团块，用手搓捻即成细末。微有草腥气，味淡。

2. 优品质量　以蓝色均匀，体轻能浮于水面，火烧时产生紫红色烟雾时间长者为优品。

【金老谈青黛临床炮制技术】

1. 炮制分类　临床调剂常用的青黛炮制品，原品入药，不另加工。

2. 临床功效　咸,寒。归肝、肺经。功能清热解毒,凉血消斑,清肝泻火,定惊。用于温毒发斑、血热吐衄,咽痛口疮、火毒疮疡,咳嗽胸痛、痰中带血,暑热惊痫、惊风抽搐。

【金老谈青黛处方审核技术】

青黛作为清热药中的常见中药,对青黛的处方审核技术,要求执业药师收到处方后首先要审核处方的前记、后记等,然后审核处方的用药名称、炮制规格及用药剂量。

在《中华人民共和国药典(2015 年版)》中规定青黛的用量为 1~3g,在处方审核过程中,如有超出范围时,应及时与临床医师进行沟通。处方中,当遇到缺药的情况时,处方审核人员不应随意进行更改或将其划掉,应与临床医师进行沟通,并适当调换。

【金老谈青黛处方应付技术】

要确保青黛的书写应规范整齐。

表 3-19　青黛处方应付表

| 处方名 | 给付 |
| --- | --- |
| 青黛 | 青黛 |

【金老谈青黛发药交代技术】

在青黛的发药交代过程中,发药人员的素质和专业知识有重要作用,需要交代青黛的服药方法以及使用注意与禁忌等方面。

1. 青黛的服药方法　本品难溶于水,一般作散剂冲服,或入丸剂服用。外用适量。

2. 青黛的使用注意与禁忌　青黛咸寒,胃寒者慎用。

【金老谈青黛临床煎煮技术】

一般作散剂冲服,或入丸剂服用。

【金老谈青黛采购管理技术】

1. 青黛的采购技术　青黛应采购于具备《药品经营企业许可证》《营业执照》的药品批发企业。遵循以下原则:

(1) 质量标准:青黛的质量应符合《中华人民共和国药典(2015 年版)》、局颁药品标准及中药炮制规范的标准要求,水分不得过 7.0%。本品按干燥品计算,含靛蓝($C_{16}H_{10}N_2O_2$)不得少于 2.0%,含靛玉红($C_{16}H_{10}N_2O_2$)不得少于 0.13%。

(2) 等级规格:青黛的商品为统货,不分等级。

2. 青黛的管理技术　青黛购进药品到库后,应认真进行验收,并办理入库手续。药剂科各调剂室根据药品使用情况,每周到药库领取药品,临时缺药,应及时补充。制剂室根据配制制剂情况到药库领取制剂原料。临床各科因医疗、科研、教学等需要到药剂科领取药品,需报请相关管理部门批准。各方面领药必须办理相应的药品出库手续。

【金老谈青黛贮存养护供应技术】

放置干燥阴凉处密闭保存。注意防潮、防尘,不可高温,否则熔化变色。

青黛作为一味常用中药,一般以贮存一日半用量为宜。调剂室应派专人,逐日检查青黛等其他药物的供应品种及数量情况,对短缺品种要及时登记,随时整理药品,补充所耗品种,以备调剂使用。

# 蒲　公　英

【来源】本品为菊科植物蒲公英 *Taraxacum mongolicum* Hand.-Mazz.、碱地蒲公英 *T. sinicum*Kitag. 或同属数种植物的干燥全草。

【历史】本品始载于《新修本草》。《滇南本草》曰："蒲公英，一名黄花绿叶草……形似车前草之叶，微瘦小细长，独苗，开黄花，叶上微有白毛。"《本草备要》曰："叶如莴苣，花如单瓣菊花，四时有花，花罢飞絮，断之茎中有白汁。"以上描述与今药用蒲公英相符。

【产地】全国各地均有分布。

**【金老谈蒲公英性状辨别技术】**

1. 形色臭味　本品呈皱缩卷曲的团块。根呈圆锥形，多弯曲，长 3~7cm；表面棕褐色，根头部有棕褐色或黄白色的茸毛，有的已脱落。叶基生，多皱缩破碎，完整叶片呈倒披针形，绿褐色或暗灰色，先端尖或钝，边缘浅裂或羽状分裂，基部下延呈柄状，下表面主脉明显。花茎 1 至数条，每条顶生头状花序，总苞片多层，内面一层较长，花冠黄褐色或淡黄白色。有的可见多数具白色冠毛的长椭圆形瘦果。气微，味微苦。

2. 优品质量　以叶多、色绿、根长者为优品。

**【金老谈蒲公英临床炮制技术】**

1. 炮制分类　临床调剂常用的蒲公英炮制品，取原药材，除去杂质，迅速洗净，闷润 2~4 小时，至内外湿度一致，切中段，干燥，筛去碎屑。

2. 临床功效　味苦、甘，性寒；归肝、胃经。功能清热解毒，消肿散结，利湿通淋。用于痈肿疔毒、乳痈内痈，热淋涩痛、湿热黄疸。

**【金老谈蒲公英处方审核技术】**

蒲公英作为清热药中的常见中药，对蒲公英的处方审核技术，要求执业药师收到处方后首先要审核处方的前记、后记等，然后审核处方的用药名称、炮制规格及用药剂量。

在《中华人民共和国药典（2015 年版）》中规定蒲公英的用量为 10~15g，在处方审核过程中，如有超出范围时，应及时与临床医师进行沟通。处方中，当遇到缺药的情况时，处方审核人员不应随意进行更改或将其划掉，应与临床医师进行沟通，并适当调换。

**【金老谈蒲公英处方应付技术】**

要确保蒲公英的书写应规范整齐。

**表 3-20　蒲公英处方应付表**

| 处方名 | 给付 |
|---|---|
| 蒲公英 | 蒲公英 |

**【金老谈蒲公英发药交代技术】**

在蒲公英的发药交代过程中，发药人员的素质和专业知识有重要作用，需要交代蒲公英的服药方法以及使用注意与禁忌等方面。

1. 蒲公英的服药方法　汤剂分两次服，每日 1 剂。或入丸散。服药时间与次数根据不同的病证治疗。外用鲜品适量，捣敷或煎汤熏洗患处。

2. 蒲公英的使用注意与禁忌 蒲公英用量过大可致缓泻。

【金老谈蒲公英临床煎煮技术】

煎药前先加水浸泡半小时,没过药物表面2cm为宜。煎煮两次,合并药液,每次煎煮时间为30分钟。煎煮后药液约300ml。

【金老谈蒲公英采购管理技术】

1. 蒲公英的采购技术 蒲公英应采购于具备《药品经营企业许可证》《营业执照》的药品批发企业。遵循以下原则:

(1) 质量标准:蒲公英的质量应符合《中华人民共和国药典(2015年版)》、局颁药品标准及中药炮制规范的标准要求。水分不得过13.0%。本品按干燥品计算,含咖啡酸($C_9H_8O_4$)不得少于0.020%。酸不溶性灰分不得过9.0%。

(2) 等级规格:蒲公英商品为统货,不分等级。

2. 蒲公英的管理技术 蒲公英购进药品到库后,应认真进行验收,并办理入库手续。药剂科各调剂室根据药品使用情况,每周到药库领取药品,临时缺药,应及时补充。制剂室根据配制制剂情况到药库领取制剂原料。临床各科因医疗、科研、教学等需要到药剂科领取药品,需报请相关管理部门批准。各方面领药必须办理相应的药品出库手续。

【金老谈蒲公英贮存养护供应技术】

置通风干燥处,防潮,防蛀。

蒲公英作为一味常用中药,一般以贮存一日半用量为宜。调剂室应派专人逐日检查蒲公英等其他药物的供应品种及数量情况,对短缺品种要及时登记,随时整理药品,补充所耗品种,以备调剂使用。

## 野菊花

【来源】本品为菊科植物野菊 *Chrysanthemum indicum* L. 的干燥头状花序。

【历史】本品始载于《本草正》。《本草求真》曰:"一名苦薏。为外科痈肿药也。其味辛而且苦。"

【产地】全国各地均有分布,主产于江苏、四川、安徽、广东、山东等地。

【金老谈野菊花性状辨别技术】

1. 形色臭味 本品呈类球形,直径0.3~1cm,棕黄色。总苞由4~5层苞片组成,外层苞片卵形或条形,外表面中部灰绿色或淡棕色,通常被有白毛,边缘膜质;内层苞片长椭圆形,膜质,外表面无毛。总苞基部有的残留总花梗。舌状花1轮,黄色至棕黄色,皱缩卷曲;管状花多数,深黄色。体轻。气芳香,味苦。

2. 优品质量 本品均以色黄无梗、完整、气香、花未全开者为优品。

【金老谈野菊花临床炮制技术】

1. 炮制分类 临床调剂常用的野菊花炮制品,取原药材,除去杂质及梗、叶,筛去灰屑。

2. 临床功效 味苦、辛,性微寒;归肝、心经。功能清热解毒,疏风平肝。用于痈疽疔疖、咽喉肿痛,目赤肿痛、头痛眩晕。

【金老谈野菊花处方审核技术】

野菊花作为清热药中的常见中药,对野菊花的处方审核技术,要求执业药师收到处方后首先要审核处方的前记、后记等，然后审核处方的用药名称、炮制规格及用药剂量。

在《中华人民共和国药典（2015年版）》中规定野菊花的用量为9~15g，在处方审核过程中，如有超出范围时，应及时与临床医师进行沟通。处方中，当遇到缺药的情况时，处方审核人员不应随意进行更改或将其划掉，应与临床医师进行沟通，并适当调换。

**【金老谈野菊花处方应付技术】**

首先要确保野菊花的书写应规范整齐。其次要注意处方名为"野黄菊花""苦薏"或"野菊花"时，均应给付野菊花。见表3-21。

**表3-21　野菊花处方应付表**

| 处方名 | 给付 |
| --- | --- |
| 野黄菊花、苦薏、野菊花 | 野菊花 |

**【金老谈野菊花发药交代技术】**

在野菊花的发药交代过程中，发药人员的素质和专业知识有重要作用，需要交代野菊花的服药方法以及使用注意与禁忌等方面。

1. 野菊花的服药方法　汤剂分两次服，每日1剂。或入丸散。服药时间与次数根据不同的病证治疗。外用适量，煎汤外洗或制膏外涂。

2. 野菊花的使用注意与禁忌　体质虚寒者慎用。

**【金老谈野菊花临床煎煮技术】**

煎药前先加水浸泡半小时，没过药物表面2cm为宜。煎煮两次，合并药液，每次煎煮时间为30分钟。煎煮后药液约300ml。

**【金老谈野菊花采购管理技术】**

1. 野菊花的采购技术　野菊花应采购于具备《药品经营企业许可证》《营业执照》的药品批发企业。遵循以下原则：

（1）质量标准：野菊花的质量应符合《中华人民共和国药典（2010版）》局颁药品标准及中药炮制规范的标准要求。水分不得过14.0%，总灰分不得过9.0%，酸不溶性灰分不得过2.0%。本品按干燥品计算，含蒙花苷（$C_{28}H_{32}O_{14}$）不得少于0.80%。

（2）等级规格：野菊花为统货，不分等级。

2. 野菊花的管理技术　野菊花购进药品到库后，应认真进行验收，并办理入库手续。药剂科各调剂室根据药品使用情况，每周到药库领取药品，临时缺药，应及时补充。制剂室根据配制制剂情况到药库领取制剂原料。临床各科因医疗、科研、教学等需要到药剂科领取药品，需报请相关管理部门批准。各方面领药必须办理相应的药品出库手续。

**【金老谈野菊花贮存养护供应技术】**

置阴凉干燥处，密闭保存，防霉，防蛀。

野菊花作为一味常用中药，一般以贮存一日半用量为宜。调剂室应派专人逐日检查野菊花等其他药物的供应品种及数量情况，对短缺品种要及时登记，随时整理药品，补充所耗品种，以备调剂使用。

## 鱼 腥 草

【来源】本品为三白草科植物蕺菜 *Houttuynia cordata* Thunb. 的新鲜全草或干燥地上部分。

【历史】本品始载于《名医别录》。自《本草经集注》以后，诸家本草多载其能作食用。《新修本草》云："叶似荞麦，肥地亦能蔓生，茎紫赤色，多生湿地、山谷阴处。山南江左人好生食之。"《蜀本草》云："茎叶俱紫，赤英，有臭气。"《本草纲目》云："鱼腥草即紫蕺。叶似荇，其状三角，一边红，一边青，可以养猪。"由此可知，这是一种集药物、野菜和饲料于一身的植物。

【产地】主产于我国东南、中南、华南、西南地区，如浙江、江苏、安徽、湖南、湖北、四川、河南、广东、广西、贵州、云南、陕西均有分布。

**【金老谈鱼腥草性状辨别技术】**

1. 形色臭味

（1）鲜鱼腥草：茎呈圆柱形，长 20~45cm，直径 0.25~0.45cm；上部绿色或紫红色，下部白色，节明显，下部节上生有须根，无毛或被疏毛，叶互生，叶片心形，长 3~10cm，宽 3~11cm，先端渐尖，全缘，上表面绿色，密生腺点，下表面紫红色，叶柄细长，基部与托叶合生成鞘状。穗状花序顶生。有鱼腥气，味微涩。

（2）干鱼腥草：茎呈扁圆柱，扭曲，表面棕黄色，具纵棱数条；质脆，易折断。叶片卷曲皱缩，展平后呈心形，上表面暗绿色至暗棕色，下表面灰绿色或灰棕色，穗状花序顶生，黄棕色。搓破有鱼腥气，味微涩。

2. 优品质量　以叶多、色绿、有花穗、鱼腥气浓者为优品。

**【金老谈鱼腥草临床炮制技术】**

1. 炮制分类　临床调剂常用的鱼腥草炮制品，取原药材，拣净杂质，迅速洗净，稍晾，切中段，干燥，筛去灰屑。

2. 临床功效　味辛，性微寒；归肺经。功能清热解毒，消痈排脓，利尿通淋。用于肺痈吐脓、肺热咳嗽，热毒疮痈，湿热淋证。

**【金老谈鱼腥草处方审核技术】**

鱼腥草作为清热药中的常见中药，对鱼腥草的处方审核技术，要求执业药师收到处方后首先要审核处方，包括病人的基本信息，审核处方的用药名称、炮制规格及用药剂量。

在《中华人民共和国药典（2015 年版）》中规定鱼腥草的用量为 15~25g，在处方审核过程中，如有超出范围时，应及时与临床医师进行沟通。处方中，当遇到缺药的情况时，处方审核人员不应随意进行更改或将其划掉，应与临床医师进行沟通，并适当调换。

**【金老谈鱼腥草处方应付技术】**

首先要确保鱼腥草的书写应规范整齐。其次要注意处方名为"折耳根""臭菜""侧耳根"或"鱼腥草"时，均应给付鱼腥草。见表 3-22。

**表 3-22　鱼腥草处方应付表**

| 处方名 | 给付 |
|---|---|
| 折耳根、臭菜、侧耳根、鱼腥草 | 鱼腥草 |

【金老谈鱼腥草发药交代技术】

在鱼腥草的发药交代过程中，发药人员的素质和专业知识有重要作用，需要交代鱼腥草的煎煮方法，服药方法以及使用注意与禁忌等方面。

1. 鱼腥草的服药方法　汤剂分两次服，每日 1 剂。或入丸散。服药时间与次数根据不同的病证治疗。鲜品用量加倍，水煎或捣汁服。外用适量，捣敷或煎汤熏洗患处。

2. 鱼腥草的使用注意与禁忌　虚寒证及阴证疮疡忌服。

【金老谈鱼腥草临床煎煮技术】

鱼腥草含挥发油，不宜久煎；煎药前先加水浸泡半小时，没过药物表面 2cm 为宜。煎煮两次，合并药液，每次煎煮时间为 30 分钟。煎煮后药液约 300ml。

【金老谈鱼腥草采购管理技术】

1. 鱼腥草的采购技术　鱼腥草应采购于具备《药品经营企业许可证》《营业执照》的药品批发企业。遵循以下原则：

（1）质量标准：鱼腥草的质量应符合《中华人民共和国药典（2015 年版）》、局颁药品标准及中药炮制规范的标准要求。水分（干鱼腥草）不得过 15.0%，酸不溶性灰分（干鱼腥草）不得过 2.5%。

（2）等级规格：鱼腥草商品为统货，不分等级。

2. 鱼腥草的管理技术　鱼腥草购进药品到库后，应认真进行验收，并办理入库手续。药剂科各调剂室根据药品使用情况，每周到药库领取药品，临时缺药，应及时补充。制剂室根据配制制剂情况到药库领取制剂原料。临床各科因医疗、科研、教学等需要到药剂科领取药品，需报请相关管理部门批准。各方面领药必须办理相应的药品出库手续。

【金老谈鱼腥草贮存养护供应技术】

置干燥通风处。

鱼腥草作为一味常用中药，一般以贮存一日半用量为宜。调剂室应派专人逐日检查防鱼腥草等其他药物的供应品种及数量情况，对短缺品种要及时登记，随时整理药品，补充所耗品种，以备调剂使用。

## 金荞麦

【来源】本品为蓼科植物金荞麦 *Fagopyrum dibotrys*（D.Don）Hara 的干燥根茎。

【历史】本品始载于《新修本草》。

【产地】产于陕西、江苏、江西、浙江、湖南、河南、湖北、广西、广东、四川、云南等地。

【金老谈金荞麦性状辨别技术】

1. 形色臭味　本品呈不规则团块或圆柱状，常具瘤状分枝，顶端有的有茎残基，长 3~15cm，直径约 1~4cm，表面棕褐色，有横向环节和纵皱纹，密布点状皮孔，并有凹陷的圆形根痕及残存须根。质坚硬，不易折断，断面淡黄白色或淡棕红色，有放射纹理，中央髓部色较深。气微，味微涩。

2. 优品质量　以个大、质坚硬者为优品。

【金老谈金荞麦临床炮制技术】

1. 炮制分类　临床调剂常用的金荞麦炮制品，取原药材，除去杂质，筛去灰屑。

2. 临床功效　微辛、涩，凉。归肺经。功能清热解毒，排脓祛瘀。用于肺痈，肺热咳嗽，瘰疬疮疖，咽喉肿痛。

【金老谈金荞麦处方审核技术】

金荞麦作为清热药中的常见中药，对金荞麦的处方审核技术，要求执业药师收到处方后首先要审核处方的前记、后记等，然后审核处方的用药名称、炮制规格及用药剂量。

在《中华人民共和国药典（2015年版）》中规定金荞麦的用量为15~45g，在处方审核过程中，如有超出范围时，应及时与临床医师进行沟通。处方中，当遇到缺药的情况时，处方审核人员不应随意进行更改或将其划掉，应与临床医师进行沟通，并适当调换。

【金老谈金荞麦处方应付技术】

首先要确保金荞麦的书写应规范整齐。其次要注意处方名为“苦荞麦”“野桥荞麦”或“金荞麦”时，均应给付金荞麦。见表3-23。

表3-23　金荞麦处方应付表

| 处方名 | 给付 |
|---|---|
| 苦荞麦、野桥荞麦、金荞麦 | 金荞麦 |

【金老谈金荞麦发药交代技术】

在金荞麦的发药交代过程中，发药人员的素质和专业知识有重要作用，需要交代金荞麦的服药方法以及使用注意与禁忌等方面。

1. 金荞麦的服药方法　汤剂分两次服，每日1剂。或入丸散。服药时间与次数根据不同的病证治疗。煎服，15~45g。亦可用水或黄酒隔水密闭炖服。

2. 金荞麦的使用注意与禁忌　脾胃虚寒者慎用。

【金老谈金荞麦临床煎煮技术】

金荞麦用水或黄酒隔水密闭炖服。煎药前先加水浸泡半小时，没过药物表面2cm为宜。煎煮两次，合并药液，每次煎煮时间为30分钟。煎煮后药液约300ml。

【金老谈金荞麦采购管理技术】

1. 金荞麦的采购技术　金荞麦应采购于具备《药品经营企业许可证》《营业执照》的药品批发企业。遵循以下原则：

（1）质量标准：金荞麦的质量应符合《中华人民共和国药典（2015年版）》、局颁药品标准及中药炮制规范的标准要求。水分不得过15.0%，总灰分不得过5.0%。本品按干燥品计算，含表儿茶素（$C_{15}H_{14}O_6$）不得少于0.030%。

（2）等级规格：金荞麦商品为统货，不分等级。

2. 金荞麦的管理技术　金荞麦购进药品到库后，应认真进行验收，并办理入库手续。药剂科各调剂室根据药品使用情况，每周到药库领取药品，临时缺药，应及时补充。制剂室根据配制制剂情况到药库领取制剂原料。临床各科因医疗、科研、教学等需要到药剂科领取药品，需报请相关管理部门批准。各方面领药必须办理相应的药品出库手续。

【金老谈金荞麦贮存养护供应技术】

置干燥处，防霉，防蛀。

金荞麦作为一味常用中药，一般以贮存一日半用量为宜。调剂室应派专人逐日检查防金荞麦等其他药物的供应品种及数量情况，对短缺品种要及时登记，随时整理药品，补充所耗品种，以备调剂使用。

## 穿　心　莲

**【来源】**本品为爵床科植物穿心莲 *Andrographis paniculata*（Burm.F.）Nees 的干燥地上部分。

**【历史】**本品始载于《岭南采药录》。

**【产地】**主产于广东、广西、福建，现云南、四川、江西、江苏、浙江、上海、山东、北京等地均有栽培。

**【金老谈穿心莲性状辨别技术】**

1. 形色臭味　本品茎呈方柱形，多分枝，长 50~70cm，节稍膨大；质脆，易折断。单叶对生皱缩，短柄或近无柄；纸质，易碎，完整者展开后呈披针形或卵状披针形，长 3~12cm，宽 2~5cm，先端渐尖，基部楔形下延，全缘或波状，上表面绿色，下表面灰绿色，两面光滑。气微，味极苦。

2. 优品质量　以色绿、叶多者为优品。

**【金老谈穿心莲临床炮制技术】**

1. 炮制分类　临床调剂常用的穿心莲炮制品，取原药材，除去杂质，喷淋清水，闷润 2~4 小时，至内外湿度一致，切中段，干燥，筛去碎屑。

2. 临床功效　味苦，性寒；归心、肺、大肠、膀胱经。功能清热解毒，凉血，消肿，燥湿。用于外感风热、温病初起，肺热咳喘、肺痈吐脓、咽喉肿痛，湿热泻痢、热淋涩痛、温疹瘙痒，痈肿疮毒、蛇虫咬伤。

**【金老谈穿心莲处方审核技术】**

穿心莲作为清热药中的常见中药，对穿心莲的处方审核技术，要求执业药师收到处方后首先要审核处方的前记、后记等，然后审核处方的用药名称、炮制规格及用药剂量。

在《中华人民共和国药典（2015 年版）》中规定穿心莲的用量为 6~9g，在处方审核过程中，如有超出范围时，应及时与临床医师进行沟通。处方中，当遇到缺药的情况时，处方审核人员不应随意进行更改或将其划掉，应与临床医师进行沟通，并适当调换。

**【金老谈穿心莲处方应付技术】**

首先要确保穿心莲的书写应规范整齐。其次要注意处方名为“一见喜”“斩蛇剑”“苦草”或“穿心莲”时，均应给付穿心莲。见表 3-24。

**表 3-24　穿心莲处方应付表**

| 处方名 | 给付 |
|---|---|
| 一见喜、斩蛇剑、苦草、穿心莲 | 穿心莲 |

**【金老谈穿心莲发药交代技术】**

在穿心莲的发药交代过程中，发药人员的素质和专业知识有重要作用，需要交代穿心莲的服药方法以及使用注意与禁忌等方面。

1. 穿心莲的服药方法 煎剂易致呕吐，故多用丸、散、片剂。外用适量。

2. 穿心莲的使用注意与禁忌 穿心莲苦寒，不宜多服久服；脾胃虚寒者不宜用。

**【金老谈穿心莲采购管理技术】**

1. 穿心莲的采购技术 穿心莲应采购于具备《药品经营企业许可证》《营业执照》的药品批发企业。遵循以下原则：

（1）质量标准：穿心莲的质量应符合《中华人民共和国药典（2015年版）》、局颁药品标准及中药炮制规范的标准要求。本品按干燥品计算，含穿心莲内酯（$C_{20}H_{30}O_5$）和脱水穿心莲内酯（$C_{20}H_{28}O_4$）的总量不得少于0.80%。

（2）等级规格：穿心莲商品为统货，不分等级。

2. 穿心莲的管理技术 穿心莲购进药品到库后，应认真进行验收，并办理入库手续。药剂科各调剂室根据药品使用情况，每周到药库领取药品，临时缺药，应及时补充。制剂室根据配制制剂情况到药库领取制剂原料。临床各科因医疗、科研、教学等需要到药剂科领取药品，需报请相关管理部门批准。各方面领药必须办理相应的药品出库手续。

**【金老谈穿心莲贮存养护供应技术】**

置干燥处，防潮。

穿心莲作为一味常用中药，一般以贮存一日半用量为宜。调剂室应派专人逐日检查防穿心莲等其他药物的供应品种及数量情况，对短缺品种要及时登记，随时整理药品，补充所耗品种，以备调剂使用。

## 白花蛇舌草

**【来源】**本品为茜草科植物白花蛇舌草 *Oldenlandia diffusa*（Willd.）Roxb. 的干燥全草。

**【历史】**本品始载于《广西中药志》。

**【产地】**产于福建、广西、广东、云南、浙江、江苏、安徽等省区。

**【金老谈白花蛇舌草性状辨别技术】**

1. 形色臭味 本品全草缠绕交错成团状，有分枝，长10~20cm。主根单一，直径0.2~0.4cm；须根纤细。茎圆柱形而略扁，具纵棱，基部多分枝，表面灰绿色、灰褐色或灰棕色，粗糙。质脆，易折断，断面中央有白色髓或中空。叶对生，多破碎。完整叶片展平后呈条状或条状披针形，长1~3.5cm，宽0.2~0.4cm，顶端渐尖。无柄。花白色，单生或双生于叶腋，具短柄，长约2mm。叶腋常见蒴果留存，果柄长0.2~1.2cm；蒴果扁球形，直径0.2~0.3cm，两侧各有一条纵沟，顶端可见1~4枚齿状突起。气微，味微苦。

2. 优品质量 本品均以茎叶完整、色灰绿、带果实、无杂质者为优品。

**【金老谈白花蛇舌草临床炮制技术】**

1. 炮制分类 临床调剂常用的白花蛇舌草炮制品，取原药材，除去杂质，洗净，稍晾，切中段，干燥，筛去灰屑。

2. 临床功效 味微苦、甘，性寒；归胃、大肠、小肠经。功能清热解毒，利湿通淋。用于痈肿疮毒、咽喉肿痛、毒蛇咬伤，热淋涩痛。

**【金老谈白花蛇舌草处方审核技术】**

白花蛇舌草作为清热药中的常见中药，对白花蛇舌草的处方审核技术，要求执业药师收到处方后首先要审核处方的前记、后记等，然后审核处方的用药名称、炮制规格及用药剂量。

在《中华人民共和国药典(2015年版)》中规定白花蛇舌草的用量为10~30g，在处方审核过程中，如有超出范围时，应及时与临床医师进行沟通。处方中，当遇到缺药的情况时，处方审核人员不应随意进行更改或将其划掉，应与临床医师进行沟通，并适当调换。

**【金老谈白花蛇舌草处方应付技术】**

首先要确保白花蛇舌草的书写应规范整齐。其次要注意处方名为“蛇舌草”“羊须草”或“白花蛇舌草”时，均应给付白花蛇舌草。见表3-25。

**表3-25 白花蛇舌草处方应付表**

| 处方名 | 给付 |
|---|---|
| 蛇舌草、羊须草、白花蛇舌草 | 白花蛇舌草 |

**【金老谈白花蛇舌草发药交代技术】**

在白花蛇舌草的发药交代过程中，发药人员的素质和专业知识有重要作用，需要交代白花蛇舌草的服药方法以及使用注意与禁忌等方面。

1. 白花蛇舌草的服药方法　汤剂分两次服，每日1剂。或入丸散。服药时间与次数根据不同的病证治疗。

2. 白花蛇舌草的使用注意与禁忌　本品苦寒，阴疽及脾胃虚寒者忌用。

**【金老谈白花蛇舌草临床煎煮技术】**

煎药前先加水浸泡半小时，没过药物表面2cm为宜。煎煮两次，合并药液，每次煎煮时间为30分钟。煎煮后药液约300ml。

**【金老谈白花蛇舌草采购管理技术】**

1. 白花蛇舌草的采购技术　白花蛇舌草应采购于具备《药品经营企业许可证》《营业执照》的药品批发企业。

2. 白花蛇舌草的管理技术　白花蛇舌草购进药品到库后，应认真进行验收，并办理入库手续。药剂科各调剂室根据药品使用情况，每周到药库领取药品，临时缺药，应及时补充。制剂室根据配制制剂情况到药库领取制剂原料。临床各科因医疗、科研、教学等需要到药剂科领取药品，需报请相关管理部门批准。各方面领药必须办理相应的药品出库手续。

**【金老谈白花蛇舌草贮存养护供应技术】**

置干燥处，防潮。

白花蛇舌草作为一味常用中药，一般以贮存一日半用量为宜。调剂室应派专人逐日检查防白花蛇舌草等其他药物的供应品种及数量情况，对短缺品种要及时登记，随时整理药品，补充所耗品种，以备调剂使用。

## 土 茯 苓

**【来源】**本品为百合科植物光叶菝葜 *Smilax glabra* Roxb. 的干燥根茎。

**【历史】**本品始载于《滇南本草》。陶弘景云：“南人又呼平泽中有一种藤，叶如菝葜，根作块有节，似菝葜而色赤，根形似薯蓣，谓为禹余粮。言昔禹行山乏食，采此以充粮，而弃其余。此云白余粮也。生池泽。”李时珍说：“土茯苓，楚、蜀山中箐甚多。蔓生如莼，茎有细点。其叶不对，状颇类大竹叶而质厚滑，如瑞香叶而长五六寸。其根状如菝葜而圆，其大如鸡鸭子，连缀而生，远者离尺许，近或数寸，其肉软，可生啖，有赤白两种，入药白者良。”

**【产地】**我国南方多有生产，主产于广东、湖南、湖北、浙江、安徽、四川等省。

**【金老谈土茯苓性状辨别技术】**

1. 形色臭味　本品略呈圆柱形，稍扁或不规则条块，有结节状隆起，具短分枝；长5~22cm，直径2~5cm。表面黄棕色或灰褐色，凹凸不平，有坚硬的须根残基。分枝顶端有圆形芽痕，有的外皮显不规则裂纹，并有残留的鳞叶。质坚硬。切片呈长圆形或不规则块片，厚1~5mm，边缘不整齐；切面类白色至淡红棕色，粉性，可见点状维管束及多数小亮星；质略韧，折断时有粉尘飞扬。以水湿润后有黏滑感。气微，味微甘、涩。

2. 优品质量　以粉性大、纤维少、断面淡红棕色者为优品。

**【金老谈土茯苓临床炮制技术】**

1. 炮制分类　临床调剂常用的土茯苓炮制品，取原药材，除去杂质。

2. 临床功效　味甘、淡，性平；归肝、胃经。功能解毒，除湿，通利关节。用于杨梅毒疮、肢体拘挛，淋浊带下、湿疹瘙痒，痈肿疮毒。

**【金老谈土茯苓处方审核技术】**

土茯苓作为清热药中的常见中药，对土茯苓的处方审核技术，要求执业药师收到处方后首先要审核处方的前记、后记等，然后审核处方的用药名称、炮制规格及用药剂量。

在《中华人民共和国药典(2015年版)》中规定土茯苓的用量为15~60g，在处方审核过程中，如有超出范围时，应及时与临床医师进行沟通。处方中，当遇到缺药的情况时，处方审核人员不应随意进行更改或将其划掉，应与临床医师进行沟通，并适当调换。

**【金老谈土茯苓处方应付技术】**

首先要确保土茯苓的书写应规范整齐。其次要注意处方名为“禹余粮”“刺猪苓”或“土茯苓”时，均应给付土茯苓。见表3-26。

**表3-26　土茯苓处方应付表**

| 处方名 | 给付 |
|---|---|
| 禹余粮、刺猪苓、土茯苓 | 土茯苓 |

**【金老谈土茯苓发药交代技术】**

在土茯苓的发药交代过程中，发药人员的素质和专业知识有重要作用，需要交代土茯苓的服药方法以及使用注意与禁忌等方面。

1. 土茯苓的服药方法　汤剂分两次服，每日1剂。或入丸散。服药时间与次数根据不同的病证治疗。土茯苓外用适量。

2. 土茯苓的使用注意与禁忌　肝肾阴虚者慎服。服药时忌茶。

**【金老谈土茯苓临床煎煮技术】**

煎药前先加水浸泡半小时，没过药物表面2cm为宜。煎煮两次，合并药液，每次煎煮时间为30分钟。煎煮后药液约300ml。

**【金老谈土茯苓采购管理技术】**

1. 土茯苓的采购技术　土茯苓应采购于具备《药品经营企业许可证》《营业执照》的药品批发企业。遵循以下原则：

（1）质量标准：土茯苓的质量应符合《中华人民共和国药典（2015年版）》、局颁药品标准及中药炮制规范的标准要求。水分不得过15.0%，总灰分不得过5.0%。本品按干燥品计算，含落新妇苷（$C_{21}H_{22}O_{11}$）不得少于0.45%。

（2）等级规格：土茯苓商品均为统货，不分等级。

2. 土茯苓的管理技术　土茯苓购进药品到库后，应认真进行验收，并办理入库手续。药剂科各调剂室根据药品使用情况，每周到药库领取药品，临时缺药，应及时补充。制剂室根据配制制剂情况到药库领取制剂原料。临床各科因医疗、科研、教学等需要到药剂科领取药品，需报请相关管理部门批准。各方面领药必须办理相应的药品出库手续。

**【金老谈土茯苓贮存养护供应技术】**

置通风干燥处。

土茯苓作为一味常用中药，一般以贮存一日半用量为宜。调剂室应派专人逐日检查土茯苓等其他药物的供应品种及数量情况，对短缺品种要及时登记，随时整理药品，补充所耗品种，以备调剂使用。

## 白　蔹

**【来源】**本品为葡萄科植物白蔹 *Ampelopsis japonica*（Thunb.）Makino 的干燥块根。

**【历史】**本品始载于《神农本草经》，《本草蒙筌》曰："随处蔓生，深林犹盛。根如鸡鸭卵，三五同窠。采待中秋时，黑皮洗净。破片以竹穿日曝，入药与白芨并行。"《新修本草》曰："生衡山山谷。二月、八月采根，曝干。"

**【产地】**产于华北、东北及中南各省区，广西、广东也有生产。

**【金老谈白蔹性状辨别技术】**

1. 形色臭味　本品纵瓣呈长圆形或近纺锤形，长4~10cm，直径1~2cm。外皮红棕或红褐色，有纵皱纹、细横纹及横长皮孔。栓皮易层层脱落，脱落处呈淡红棕色。斜片呈卵圆形，长2.5~5cm，宽2~3cm。切面类白色或淡红棕色，可见放射状纹理，周边较厚，微翘。两侧各有一条形成层线纹。体轻，质硬脆，粉性。气微，味甘。

2. 优品质量　以肥大、断面粉红色、粉性足者为优品。

**【金老谈白蔹临床炮制技术】**

1. 炮制分类　临床调剂常用的白蔹炮制品，取原药材，除去杂质，洗净，闷润4~8小时，至内外湿度一致，切厚片，干燥，筛去碎屑。

2. 临床功效　味苦、辛，性微寒；归心、胃经。功能清热解毒，消痈散结，敛疮生肌。用于疮痈肿毒、瘰疬痰核，水火烫伤、手足皲裂。

**【金老谈白蔹处方审核技术】**

白蔹作为清热药中的常见中药，对白蔹的处方审核技术，要求执业药师收到处方后首先要审核处方的前记、后记等，然后审核处方的用药名称、炮制规格及用药剂量。

在《中华人民共和国药典(2015年版)》中规定白蔹的用量为5~10g,本药属于"十八反"药物,不宜与川乌、制川乌、草乌、制草乌、附子同用。在处方审核过程中,如有超出范围时,应及时与临床医师进行沟通,并双签字。处方中,当遇到缺药的情况时,处方审核人员不应随意进行更改或将其划掉,应与临床医师进行沟通,并适当调换。

**【金老谈白蔹处方应付技术】**

首先要确保白蔹的书写应规范整齐。其次要注意处方名为"山地瓜""野红薯"或"白蔹"时,均应给付白蔹。见表3-27。

**表3-27 白蔹处方应付表**

| 处方名 | 给付 |
|---|---|
| 山地瓜、野红薯、白蔹 | 白蔹 |

**【金老谈白蔹发药交代技术】**

在白蔹的发药交代过程中,发药人员的素质和专业知识有重要作用,需要交代白蔹的服药方法以及使用注意与禁忌等方面。

1. 白蔹的服药方法 汤剂分两次服,每日1剂。或入丸散。服药时间与次数根据不同的病证治疗。煎服,4.5~9g。外用适量,煎汤外洗或研成极细粉末敷于患处。

2. 白蔹的使用注意与禁忌 白蔹性寒,脾胃虚寒者不宜服。不宜与川乌、制川乌、草乌、制草乌、附子同用。

**【金老谈白蔹临床煎煮技术】**

煎药前先加水浸泡半小时,没过药物表面2cm为宜。煎煮两次,合并药液,每次煎煮时间为30分钟。煎煮后药液约300ml。

**【金老谈白蔹采购管理技术】**

1. 白蔹的采购技术 白蔹应采购于具备《药品经营企业许可证》《营业执照》的药品批发企业。遵循以下原则:

(1) 质量标准:白蔹的质量应符合《中华人民共和国药典(2015年版)》、局颁药品标准及中药炮制规范的标准要求。杂质不得过3%,水分不得过15.0%,总灰分不得过12.0%,酸不溶性灰分不得过3.0%。

(2) 等级规格:白蔹商品有个子货和瓣子货之分。多不分等级,均为统货。

2. 白蔹的管理技术 白蔹购进药品到库后,应认真进行验收,并办理入库手续。药剂科各调剂室根据药品使用情况,每周到药库领取药品,临时缺药,应及时补充。制剂室根据配制制剂情况到药库领取制剂原料。临床各科因医疗、科研、教学等需要到药剂科领取药品,需报请相关管理部门批准。各方面领药必须办理相应的药品出库手续。

**【金老谈白蔹贮存养护供应技术】**

置通风干燥处,防蛀。

白蔹作为一味常用中药,一般以贮存一日半用量为宜。调剂室应派专人逐日检查白蔹等其他药物的供应品种及数量情况,对短缺品种要及时登记,随时整理药品,补充所耗品种,以备调剂使用。

# 白　头　翁

【来源】本品为毛茛科植物白头翁 *Pulsatilla chinensis*（Bge.）Regel 的干燥根。

【历史】本品始载于《神农本草经》，列为下品。《名医别录》曰："白头翁生高山山谷及田野，四月来。"《新修本草》云："其叶似芍药而大，抽一茎，茎头一花，紫色，似木槿花。实大者如鸡子，白毛寸余，皆披下，似纛头，正似白头老翁，故名焉。"根据形态描述，与今用之正品白头翁相符合。

【产地】主产我国华北和东北地区，如河北、山西、内蒙古、辽宁、吉林、黑龙江，北京地区也大量出产，如怀柔、密云、平谷、延庆、昌平、门头沟、房山、海淀等地。此外，山东、山西、宁夏等地亦有少量出产。

【金老谈白头翁性状辨别技术】

1. 形色臭味　本品呈类圆柱形或圆锥形，稍扭曲，长 6~20cm，直径 0.5~2cm。表面黄棕色或棕褐色。具纵皱纹或纵沟，外皮易脱落，露出黄色木部。有的可见网状裂纹或裂隙。近根头处常有朽状凹洞。根头部稍膨大，有白色绒毛。有的可见鞘状叶柄残基，质硬脆，断面皮部黄白色或淡黄棕色，木部淡黄色。气微、味微苦涩。

2. 优品质量　以条粗长、质坚实者为优品。

【金老谈白头翁临床炮制技术】

1. 炮制分类　临床调剂常用的白头翁炮制品，取原药材，除去杂质，浸泡 0.5~1 小时，取出，闷润 8~12 小时，至内外湿度一致，切厚片，干燥，筛去碎屑。

2. 临床功效　味苦，性寒；归胃、大肠经。功能清热解毒，凉血止痢。用于热毒血痢，疮痈肿毒。

【金老谈白头翁处方审核技术】

白头翁作为清热药中的常见中药，对白头翁的处方审核技术，要求执业药师收到处方后首先要审核处方的前记、后记等，然后审核处方的用药名称、炮制规格及用药剂量。

在《中华人民共和国药典（2015 年版）》中规定白头翁的用量为 9~15g，在处方审核过程中，如有超出范围时，应及时与临床医师进行沟通。处方中，当遇到缺药的情况时，处方审核人员不应随意进行更改或将其划掉，应与临床医师进行沟通，并适当调换。

【金老谈白头翁处方应付技术】

首先要确保白头翁的书写应规范整齐。其次要注意处方名为"老公花""毛姑朵花"或"白头翁"时，均应给付白头翁。见表 3-28。

表 3-28　白头翁处方应付表

| 处方名 | 给付 |
| --- | --- |
| 老公花、毛姑朵花、白头翁 | 白头翁 |

【金老谈白头翁发药交代技术】

在白头翁的发药交代过程中，发药人员的素质和专业知识有重要作用，需要交代白头翁的服药方法以及使用注意与禁忌等方面。

1. 白头翁的服药方法　汤剂分两次服，每日1剂。服药时间与次数根据不同的病证治疗。煎服，9~15g，鲜品15~30g。外用适量。或入丸散。

2. 白头翁的使用注意与禁忌　白头翁性寒，虚寒泻痢忌服。

**【金老谈白头翁临床煎煮技术】**

煎药前先加水浸泡半小时，没过药物表面2cm为宜。煎煮两次，合并药液，每次煎煮时间为30分钟。煎煮后药液约300ml。

**【金老谈白头翁采购管理技术】**

1. 白头翁的采购技术　白头翁应采购于具备《药品经营企业许可证》《营业执照》的药品批发企业。遵循以下原则：

(1) 质量标准：白头翁的质量应符合《中华人民共和国药典(2015年版)》、局颁药品标准及中药炮制规范的标准要求。水分不得过13.0%，总灰分不得过11.0%，酸不溶性灰分不得过6.0%。本品按干燥品计算，含白头翁皂苷$B_4$($C_{59}H_{96}O_{26}$)不得少于4.6%。

(2) 等级规格：白头翁商品均为统货，不分等级。

2. 白头翁的管理技术　白头翁购进药品到库后，应认真进行验收，并办理入库手续。药剂科各调剂室根据药品使用情况，每周到药库领取药品，临时缺药，应及时补充。制剂室根据配制制剂情况到药库领取制剂原料。临床各科因医疗、科研、教学等需要到药剂科领取药品，需报请相关管理部门批准。各方面领药必须办理相应的药品出库手续。

**【金老谈白头翁贮存养护供应技术】**

置通风干燥处。

白头翁作为一味常用中药，一般以贮存一日半用量为宜。调剂室应派专人逐日检查白头翁等其他药物的供应品种及数量情况，对短缺品种要及时登记，随时整理药品，补充所耗品种，以备调剂使用。

## 射　干

**【来源】**本品为鸢尾科植物射干 *Belamcanda chinensis*(L.)DC. 的干燥根茎。

**【历史】**本品始载于《神农本草经》，列为下品。《本草拾遗》谓："射干、鸢尾，按此二物相似，人多不分。射干即人间所种为花卉，亦名凤翼，叶如鸟翅，秋生红花赤点。鸢尾亦人家多种，苗低下于射干，如鸢尾，秋夏生紫碧花者是也。"《本草纲目》云："射干即今扁竹也，今人所种，多是紫花者，呼为紫蝴蝶。"从历代本草所述，花色红黄的即指射干，而色紫碧的即指鸢尾，与今所用药物相等。

**【产地】**本品原为野生，现多有栽培。野生主产于湖北黄冈、蕲春、孝感、麻城、罗田、英山、襄阳，江苏江宁、江浦，河南南阳、方城、信阳，安徽六安、岳西。此外，湖南、浙江、陕西等亦产。以河南产量大，湖北产量优，故有"汉射干"之称。

**【金老谈射干性状辨别技术】**

1. 形色臭味　本品呈不规则结节状，长3~10cm，直径1~2cm。表面黄褐色、棕褐色或黑褐色，皱缩，有排列较密的环纹。上面有数个圆盘状凹陷的茎痕，偶有茎基残存；下面有残留的细根及根痕。质硬，难折断，断面黄色，颗粒性。气微，味苦、微辛。

2. 优品质量　以粗壮、无须根、质硬、断面色黄者为优品。

【金老谈射干临床炮制技术】

1. 炮制分类　临床调剂常用的射干炮制品，取原药材，除去杂质，洗净，浸泡 8~12 小时，至约七成透时，取出，闷润 24~32 小时，至内外湿度一致，切薄片，干燥，筛去碎屑。

2. 临床功效　味苦，性寒；归肺经。功能清热解毒，消痰，利咽。用于咽喉肿痛，痰盛咳喘。

【金老谈射干处方审核技术】

射干作为清热药中的常见中药，对射干的处方审核技术，要求执业药师收到处方后首先要审核处方的前记、后记等，然后审核处方的用药名称、炮制规格及用药剂量。

在《中华人民共和国药典(2015 年版)》中规定射干的用量为 3~10g，本药孕妇忌用或慎用。在处方审核过程中，如有超出范围时，应及时与临床医师进行沟通。处方中，当遇到缺药的情况时，处方审核人员不应随意进行更改或将其划掉，应与临床医师进行沟通，并适当调换。

【金老谈射干处方应付技术】

首先要确保射干的书写应规范整齐。其次要注意处方名为“乌扇”“乌蒲”“黄远”或“射干”时，均应给付射干。见表 3-29。

表 3-29　射干处方应付表

| 处方名 | 给付 |
|---|---|
| 乌扇、乌蒲、黄远、射干 | 射干 |

【金老谈射干发药交代技术】

在射干的发药交代过程中，发药人员的素质和专业知识有重要作用，需要交代射干的服药方法以及使用注意与禁忌等方面。

1. 射干的服药方法　汤剂分两次服，每日 1 剂。或入丸散。服药时间与次数根据不同的病证治疗。外用适量。

2. 射干的使用注意与禁忌　射干苦寒，脾虚便溏者不宜使用。孕妇忌用或慎用。

【金老谈射干临床煎煮技术】

煎药前先加水浸泡半小时，没过药物表面 2cm 为宜。煎煮两次，合并药液，每次煎煮时间为 30 分钟。煎煮后药液约 300ml。

【金老谈射干采购管理技术】

1. 射干的采购技术　射干应采购于具备《药品经营企业许可证》《营业执照》的药品批发企业。遵循以下原则：

(1) 质量标准：射干的质量应符合《中华人民共和国药典(2015 年版)》、局颁药品标准及中药炮制规范的标准要求。水分不得过 10.0%，总灰分不得过 7.0%。本品按干燥品计算，含次野鸢尾黄素($C_{20}H_{18}O_8$)不得少于 0.10%。

(2) 等级规格：射干商品为统货，不分等级。

2. 射干的管理技术　射干购进药品到库后，应认真进行验收，并办理入库手续。药剂科各调剂室根据药品使用情况，每周到药库领取药品，临时缺药，应及时补充。制剂室根据配制制剂情况到药库领取制剂原料。临床各科因医疗、科研、教学等需要到药剂科领取药品，需报请相关管理部门批准。各方面领药必须办理相应的药品出库手续。

**【金老谈射干贮存养护供应技术】**

置通风干燥处。

射干作为一味常用中药，一般以贮存一日半用量为宜。调剂室应派专人逐日检查射干等其他药物的供应品种及数量情况，对短缺品种要及时登记，随时整理药品，补充所耗品种，以备调剂使用。

## 山　豆　根

**【来源】**本品为豆科植物越南槐 *Sophora tonkinensis* Gapnep. 的干燥根及根茎。本品又名广豆根。

**【历史】**本品始载于宋代《开宝本草》。《本草图经》载："山豆根生剑南（今四川）山谷，今广西亦有，以忠、万州（忠州今广西南宁，万州今四川）者为佳。苗蔓如豆，根以此为名，叶青经冬不凋，八月采根用。广南者如小槐，高尺余。"以上所述的"广南者如小槐，高尺余"，所指可能就是现今作山豆根用的越南槐的根及根茎。

**【产地】**主产于广西百色、田阳、凌乐、大新、龙津等地。此外，广东、云南、贵州、江西也有分布。

**【金老谈山豆根性状辨别技术】**

1. 形色臭味　本品根茎呈不规则结节状，顶端常残留茎基，其下着生根数条。根呈长圆柱形，常有分枝，长短不等，直径 0.7~1.5cm。表面棕色至棕褐色，有不规则的纵皱纹及横长皮孔样突起。质坚硬，难折断，断面皮部浅棕色，木部淡黄色。有豆腥气，味极苦。

2. 优品质量　以条粗、外色棕褐、质坚、味苦者为优品。

**【金老谈山豆根临床炮制技术】**

1. 炮制分类　临床调剂常用的山豆根炮制品，取原药材，除去杂质及残茎，大小分开，洗净，浸泡 8~12 小时，至约七成透时，取出，闷润 8~12 小时，至内外湿度一致，切厚片，干燥，筛去碎屑。若为产地片，除去杂质。

2. 临床功效　味苦，性寒；归肺、胃经。功能清热解毒，利咽消肿。用于咽喉肿痛，牙龈肿痛。

**【金老谈山豆根处方审核技术】**

山豆根作为清热药中的常见中药，对山豆根的处方审核技术，要求执业药师收到处方后首先要审核处方，包括病人的基本信息，审核处方的用药名称、炮制规格及用药剂量。

在《中华人民共和国药典（2015 年版）》中规定山豆根的用量为 3~6g，在处方审核过程中，如有超出范围时，应及时与临床医师进行沟通。处方中，当遇到缺药的情况时，处方审核人员不应随意进行更改或将其划掉，应与临床医师进行沟通，并适当调换。

**【金老谈山豆根处方应付技术】**

首先要确保射干的书写应规范整齐。其次要注意处方名为"豆根""山豆根"或"广豆根"时，均应给付山豆根。见表 3-30。

表 3-30　山豆根处方应付表

| 处方名 | 给付 |
|---|---|
| 豆根、山豆根、广豆根 | 山豆根 |

**【金老谈山豆根发药交代技术】**

在山豆根的发药交代过程中，发药人员的素质和专业知识有重要作用，需要交代山豆根的服药方法以及使用注意与禁忌等方面。

1. 山豆根的服药方法　汤剂分两次服，每日 1 剂。或入丸散。服药时间与次数根据不同的病证治疗。

2. 山豆根的使用注意与禁忌　山豆根有毒，过量服用易引起呕吐、腹泻、胸闷、心悸等，故用量不宜过大。脾胃虚寒者慎用。

**【金老谈山豆根临床煎煮技术】**

煎药前先加水浸泡半小时，没过药物表面 2cm 为宜。煎煮两次，合并药液，每次煎煮时间为 30 分钟。煎煮后药液约 300ml。

**【金老谈山豆根采购管理技术】**

1. 山豆根的采购技术　山豆根应采购于具备《药品经营企业许可证》《营业执照》的药品批发企业。遵循以下原则：

（1）质量标准：山豆根的质量应符合《中华人民共和国药典（2015 年版）》、局颁药品标准及中药炮制规范的标准要求。水分不得过 10.0%，总灰分不得过 6.0%。本品按干燥品计算，含苦参碱（$C_{15}H_{24}N_2O$）和氧化苦参碱（$C_{15}H_{24}N_2O_2$）的总量不得少于 0.60%。

（2）等级规格：山豆根商品均为统货，不分等级。

2. 山豆根的管理技术　山豆根购进药品到库后，应认真进行验收，并办理入库手续。药剂科各调剂室根据药品使用情况，每周到药库领取药品，临时缺药，应及时补充。制剂室根据配制制剂情况到药库领取制剂原料。临床各科因医疗、科研、教学等需要到药剂科领取药品，需报请相关管理部门批准。各方面领药必须办理相应的药品出库手续。

**【金老谈山豆根贮存养护供应技术】**

置通风干燥处，防虫。

山豆根作为一味常用中药，一般以贮存一日半用量为宜。调剂室应派专人逐日检查白山豆根等其他药物的供应品种及数量情况，对短缺品种要及时登记，随时整理药品，补充所耗品种，以备调剂使用。

## 第四节　清热凉血药

### 生　地　黄

**【来源】**本品为玄参科植物地黄 *Rehmannia glutinosa*Libosch. 的新鲜或干燥块根。

**【历史】**本品始载于《神农本草经》，列为上品，原名干地黄。载有“填精髓，长肌肉，久服轻身不老"之功效。明代《本草蒙筌》记载:"地黄江浙种者,受南方阳气,质虽光润而力微。怀庆生者秉北方纯阴,皮有疙瘩而力大。"李时珍亦云:"今人唯以怀庆地黄为上。"清代《本草从新》云:"地黄以怀庆肥大而短、糯体细皮、菊花心者良。"清代《本草问答》说:"河南居王下之中,名产地黄,人见地黄色黑,而不知其未经蒸晒。其色本黄,河南地厚水浮,得中央湿土之气而生,内含润泽。"从上述历代医药学家所论述,再结合当今产品质量实际情况,都证明了河南所产的地黄是名副其实的"道地药材"。由于功效卓著,适应疾病较为广泛,常于补益类、妇科类、清热类等汤剂配方和中成药制剂中大量应用,所以地黄是一种大宗常用药材。

**【产地】**主产于河南、河北、内蒙古及东北地区。

**【金老谈生地黄性状辨别技术】**

1. 形色臭味

(1)鲜地黄:呈纺锤形或条状,长 8~24cm,直径 2~9cm。外皮薄,表面浅红黄色,具弯曲的纵皱纹、芽痕、横长皮孔样突起及不规则疤痕。肉质,易断,断面皮部淡黄白色,可见橘红色油点,木部黄白色,导管呈放射状排列。气微,味微甜、微苦。

(2)生地黄:多呈不规则的团块状或长圆形,中间膨大,两端稍细,有的细小,长条状,稍扁而扭曲,长 6~12cm,直径 2~6cm。表面棕黑色或棕灰色,极皱缩,具不规则的横曲纹。体重,质较软而韧,不易折断,断面棕黑色或乌黑色,有光泽,具黏性。气微,味微甜。

2. 优品质量　本品均以块根肥大、味甜者为优品。

**【金老谈生地黄临床炮制技术】**

1. 炮制分类

(1)生地黄:取原药材,除去杂质,大小分开,洗净,闷润 8~12 小时,至内外湿度一致,切厚片,干燥,筛去碎屑。

(2)鲜地黄:取鲜药材,洗净泥土,除去须根,用时切厚片或绞汁。

(3)生地炭:取生地片,大小分开,置热锅中,用武火 180~220℃炒至鼓起,表面焦黑色,内部黑褐色,喷淋清水少许,熄灭火星,取出,晾干。

2. 临床功效　味甘,性寒;归心、肝、肾经。功能清热凉血,养阴生津。用于热入营血,温毒发斑,吐血衄血,热病伤阴,舌绛烦渴,津伤便秘,阴虚发热,骨蒸劳热,内热消渴。

**【金老谈生地黄处方审核技术】**

地黄作为清热药中的常见中药,对地黄的处方审核技术,要求执业药师收到处方后首先要审核处方的前记、后记等,然后审核处方的用药名称、炮制规格及用药剂量。

在《中华人民共和国药典(2015 年版)》中规定鲜地黄的用量为 12~30g,生地黄的用量为 10~15g。在处方审核过程中,如有超出范围时,应及时与临床医师进行沟通。处方中,应区分生地黄,鲜地黄和生地炭,当遇到缺药的情况时,处方审核人员不应随意进行更改或将其划掉,应与临床医师进行沟通,并适当调换。

**【金老谈生地黄处方应付技术】**

首先要确保地黄的书写应规范整齐。其次是炮制应付,要注意处方名为"生地黄"时,应给付生地黄;处方名为"鲜地黄"时,应给付鲜地黄;处方名为"生地炭"时,应给付生地炭。见表 3-31。

表 3-31　地黄处方应付表

| 处方名 | 给付 |
| --- | --- |
| 生地黄 | 生地黄 |
| 鲜地黄 | 鲜地黄 |
| 生地炭 | 生地炭 |

**【金老谈生地黄发药交代技术】**

在地黄的发药交代过程中,发药人员的素质和专业知识有重要作用,需要交代地黄的服药方法以及使用注意与禁忌等方面。

1. 地黄的服药方法　汤剂分两次服,每日 1 剂。或入丸散。服药时间与次数根据不同的病证治疗。

2. 地黄的使用注意与禁忌　脾虚湿滞,腹满便溏者不宜使用。

**【金老谈生地黄临床煎煮技术】**

煎药前先加水浸泡半小时,没过药物表面 2cm 为宜。煎煮两次,合并药液,每次煎煮时间为 30 分钟。煎煮后药液约 300ml。

**【金老谈生地黄采购管理技术】**

1. 地黄的采购技术　地黄应采购于具备《药品经营企业许可证》《营业执照》的药品批发企业。遵循以下原则:

(1) 质量标准:生地黄的质量应符合《中华人民共和国药典(2015 年版)》、局颁药品标准及中药炮制规范的标准要求。生地黄水分不得过 15.0%,总灰分不得过 8.0%,酸不溶性灰分不得过 3.0%。本品按干燥品计算,含梓醇($C_{15}H_{22}O_{10}$)不得少于 0.20%,含毛蕊花糖苷($C_{29}H_{36}O_{15}$)不得少于 0.020%。

(2) 等级规格:

一等:干货。呈纺锤形或条形圆根,体重质柔润。表面灰白色或灰褐色。断面黑褐色或黄褐色,具有油性。味微甜。每公斤 16 支以内。无芦头、老母、生心、焦枯、杂质、虫蛀、霉变。

二等:干货。呈纺锤形或条形圆根,体重质柔润。表面灰白色或灰褐色。断面黑褐色或黄褐色,具有油性。味微甜。每公斤 32 支以内。无芦头、老母、生心、焦枯、杂质、虫蛀、霉变。

三等:干货。呈纺锤形或条形圆根,体重质柔润。表面灰白色或灰褐色。断面黑褐色或黄褐色,具有油性。味微甜。每公斤 60 支以内。无芦头、老母、生心、焦枯、杂质、虫蛀、霉变。

四等:干货。呈纺锤形或条形圆根,体重质柔润。表面灰白色或灰褐色。断面黑褐色或黄褐色,具有油性。味微甜。每公斤 100 支以内。无芦头、老母、生心、焦枯、虫蛀、霉变。

五等:干货。呈纺锤形或条形圆根,体质柔润。表面灰白色或灰褐色。断面黑褐色或黄褐色,具有油性。味微甜。但油性少,支根瘦小。每公斤 100 支以上,最小货直径 1cm 以上。无芦头、老母、生心、焦枯、杂质、虫蛀、霉变。

2. 地黄的管理技术　地黄购进药品到库后,应认真进行验收,并办理入库手续。药剂科各调剂室根据药品使用情况，每周到药库领取药品，临时缺药，应及时补充。制剂室根据配制制剂情况到药库领取制剂原料。临床各科因医疗、科研、教学等需要到药剂科领取药品，需报请相关管理部门批准。各方面领药必须办理相应的药品出库手续。

**【金老谈生地黄贮存养护供应技术】**

鲜地黄埋在沙土中，防冻；生地黄置于通风干燥处，防霉，防蛀。

生地黄作为一味常用中药，一般以贮存一日半用量为宜。调剂室应派专人逐日检查生地黄等其他药物的供应品种及数量情况，对短缺品种要及时登记，随时整理药品，补充所耗品种，以备调剂使用。

## 玄 参

**【来源】**本品为玄参科植物玄参 *Scrophularia ningpoensis*Hemsl. 的干燥根。

**【历史】**本品始载于《神农本草经》，列为中品，历代本草均有收载。梁代《本草经集注》云："根甚黑。"宋代《开宝本草》曰："玄参茎方大，高四五尺，茎色赤而有细毛，叶如掌大而尖长。根生青白，干即紫黑。"明代李时珍释其名曰："玄，黑色也。"并引陶弘景谓："其茎微似人参，故得参名。"显然，因其根色黑而形如参，故名。历代本草的描述与现今广泛使用的玄参相同。近代《药物出产辨》载："玄参产浙江杭州府"。这说明浙江所产的玄参属"道地药材"。

**【产地】**玄参分布地区甚广，主产于浙江盘安、东阳、仙居、临海、缙云、永康、桐乡，四川北川、重庆、南川、秀山、西阳、巫山，湖南怀化、桑植、龙山，湖北恩施、建始、巴东、竹溪，陕西镇坪、平利，河北、山东亦产。产量最大的应属浙江和四川，但以浙江质量为优。

**【金老谈玄参性状辨别技术】**

1. 形色臭味　本品呈类圆柱形，中间略粗或上粗下细，有的微弯曲，长 6~20cm，直径 1~3cm。表面灰黄色或灰褐色，有不规则的纵沟、横长皮孔样突起和稀疏的横裂纹和须根痕。质坚实，不易折断，断面黑色，微有光泽。气特异似焦糖，味甘、微苦。

2. 优品质量　本品均以条粗壮、质坚实、断面色黑者为优品。

**【金老谈玄参临床炮制技术】**

1. 炮制分类　临床调剂常用的玄参炮制品，取原药材，除去残留根茎和杂质，大小分开，洗净，浸泡 1~2 小时，取出，闷润 12~24 小时，至内外湿度一致，切厚片，干燥，筛去碎屑。

2. 临床功效　味甘、苦、咸，性微寒；归肺、胃、肾经。功能清热凉血，滋阴降火，解毒散结。用于热入营血，温毒发斑，热病伤阴，舌绛烦渴，津伤便秘，骨蒸劳嗽，目赤，咽痛，白喉，瘰疬，痈肿疮毒。

**【金老谈玄参处方审核技术】**

玄参作为清热药中的常见中药，对玄参的处方审核技术，要求执业药师收到处方后首先要审核处方的前记、后记等，然后审核处方的用药名称、炮制规格及用药剂量。

在《中华人民共和国药典（2015 年版）》中规定玄参的用量为 9~15g，本药属于"十八反"药物，反藜芦。在处方审核过程中，如有超出范围时，应及时与临床医师进行沟通，并签字。处方中，当遇到缺药的情况时，处方审核人员不应随意进行更改或将其划掉，应与临床医师进行沟通，并适当调换。

**【金老谈玄参处方应付技术】**

首先要确保玄参的书写应规范整齐。其次要注意处方名为“元参”“玄参”或“黑参”时，均应给付玄参。见表3-32。

**表3-32 玄参处方应付表**

| 处方名 | 给付 |
| --- | --- |
| 元参、玄参、黑参 | 玄参 |

**【金老谈玄参发药交代技术】**

在玄参的发药交代过程中，发药人员的素质和专业知识有重要作用，需要交代玄参的服药方法以及使用注意与禁忌等方面。

1. 玄参的服药方法　汤剂分两次服，每日1剂。或入丸散。服药时间与次数根据不同的病证治疗。

2. 玄参的使用注意与禁忌　玄参苦寒，脾胃虚寒，食少便溏者不宜服用。反藜芦。

**【金老谈玄参临床煎煮技术】**

煎药前先加水浸泡半小时，没过药物表面2cm为宜。煎煮两次，合并药液，每次煎煮时间为30分钟。煎煮后药液约300ml。

**【金老谈玄参采购管理技术】**

1. 玄参的采购技术　玄参应采购于具备《药品经营企业许可证》《营业执照》的药品批发企业。遵循以下原则：

（1）质量标准：玄参的质量应符合《中华人民共和国药典（2015年版）》、局颁药品标准及中药炮制规范的标准要求。水分不得过16.0%，总灰分不得过5.0%，酸不溶性灰分不得过2.0%。本品按干燥品计算，含哈巴苷（$C_{15}H_{24}O_{10}$）和哈巴俄苷（$C_{24}H_{30}O_{11}$）的总量不得少于0.45%。

（2）等级规格：

一等：干货。呈类纺锤形或长条形。表面灰褐色，有纵纹及抽沟。质坚韧。断面黑褐色或黄褐色。味甘微苦咸。每公斤36支以内，支头均匀。无芦头、空泡、杂质、虫蛀、霉变。

二等：干货。呈类纺锤形或长条形。表面灰褐色，有纵纹及抽沟。质坚韧。断面黑褐色或黄褐色。味甘微苦咸。每公斤72支以内。无芦头、空泡、杂质、虫蛀、霉变。

三等：干货。呈类纺锤形或长条形。表面灰褐色，有纵纹及抽沟。质坚韧。断面黑褐色或黄褐色。味甘微苦咸。每公斤72支以上，个头最小在5g以上。间有破块。无芦头、杂质、虫蛀、霉变。

2. 玄参的管理技术　玄参购进药品到库后，应认真进行验收，并办理入库手续。药剂科各调剂室根据药品使用情况，每周到药库领取药品，临时缺药，应及时补充。制剂室根据配制制剂情况到药库领取制剂原料。临床各科因医疗、科研、教学等需要到药剂科领取药品，需报请相关管理部门批准。各方面领药必须办理相应的药品出库手续。

**【金老谈玄参贮存养护供应技术】**

放置干燥处，防潮。

玄参作为一味常用中药，一般以贮存一日半用量为宜。调剂室应派专人逐日检查玄参等其他药物的供应品种及数量情况，对短缺品种要及时登记，随时整理药品，补充所耗品种，以备调剂使用。

## 牡丹皮

**【来源】**本品为毛茛科植物牡丹 *Paeonia suffruticosa* Andr. 的干燥根皮。

**【历史】**本品始载于《神农本草经》，列为中品。历代本草均有收载。梁代《名医别录》记载："牡丹生巴郡山谷及汉中，二、八月采根阴干。"又说："色赤者为好，用之去心。"宋代寇宗奭《本草衍义》谓："惟山中单叶花红者，根皮入药为佳。市人或以枝梗皮充之，尤谬。"明代李时珍《本草纲目》云："唯取红白单瓣者入药。其千叶异品，皆人巧所致，气味不纯，不可用。"当初的药用牡丹皮大许多为野生品。随着牡丹皮药用量扩大，野生采挖已不能满足供应，明末崇祯年间（1628~1644 年），安徽铜陵县即进行栽培；清代同治年间（1862~1872 年），牡丹皮紧俏，"凤丹市价之昂，竟至万斤稻谷易其担。"清末至民国初年，牡丹皮生产扩大到南陵，已具相当规模。铜陵、南陵二县药农都以此为生。

**【产地】**家种牡丹皮主产于安徽铜陵、南陵、青阳、泾县、繁昌，其中以铜陵（凤凰山、东山）产品质量最优，南陵（西山）的产品质量亦不错，均为"道地药材"。铜陵、南陵两县以往药农为生产的牡丹皮销售都建立交易场地，如凤凰山的金山场，西山的瑞瑶场，以便药农与客商看货议价。其他如四川的灌县（今都江堰）、邻水，重庆市的垫江、长寿、梁平，湖南的邵东、邵阳、祁东等，都是历史上牡丹皮的主要产地。上述产品都冠以产地之名，如产于安徽铜陵的名"凤凰丹"，产于重庆和四川的名"川丹皮"，产于湖南的名"湖丹皮"。新中国成立后牡丹皮产地发展很快，如安徽亳州、山东菏泽、河南洛阳、陕西商洛以及山西、浙江等均有栽培。尤其是近年来亳州牡丹皮种植面积很大，在亳州市郊的十九里镇、沙土镇、大杨镇、五马镇，涡阳县的周营、陶庙等产量甚丰，形成牡丹皮的主要产地。

此外，还有地方习用品，如矮牡丹，分布于山西、陕西、甘肃；粉牡丹分布于四川、陕西一带；黄牡丹分布于四川、云南、西藏；川牡丹分布于四川，均为野生。

**【金老谈牡丹皮性状辨别技术】**

1. 形色臭味

（1）连丹皮：呈筒状或半筒状，有纵剖开的裂缝，略向内卷曲或张开，长 5~20cm，直径 0.5~1.2cm，厚 0.1~0.4cm。外表面灰褐色或黄褐色，有多数横长皮孔样突起和细根痕，栓皮脱落处粉红色；内表面淡灰黄色或浅棕色，有明显的细纵纹，常见发亮的结晶。质硬而脆，易折断，断面较平坦，淡粉红色，粉性。气芳香，味微苦而涩。

（2）刮丹皮：外表面有刮刀削痕，外表面红棕色或淡灰黄色，有时可见灰褐色斑点状残存外皮。

2. 优品质量　本品均以条粗长、皮厚、粉性足、香气浓、结晶状物多者为优品。

**【金老谈牡丹皮临床炮制技术】**

1. 炮制分类　临床调剂常用的牡丹皮炮制品，取原药材，除去残留木心，迅速洗净，闷润 1~2 小时，至内外湿度一致，切薄片，晒干或低温干燥，筛去碎屑。

2. 临床功效　味苦、辛，性微寒；归心、肝、肾经。功能清热凉血，活血化瘀。用于热入营血，温毒发斑，吐血衄血，夜热早凉，无汗骨蒸，经闭痛经，跌扑伤痛，痈肿疮毒。

**【金老谈牡丹皮处方审核技术】**

牡丹皮作为清热药中的常见中药，对牡丹皮的处方审核技术，要求执业药师收到处方后首先要审核处方的前记、后记等，然后审核处方的用药名称、炮制规格及用药剂量。

在《中华人民共和国药典（2015年版）》中规定牡丹皮的用量为6~12g，孕妇慎用。在处方审核过程中，如有超出范围时，应及时与临床医师进行沟通。处方中，当遇到缺药的情况时，处方审核人员不应随意进行更改或将其划掉，应与临床医师进行沟通，并适当调换。

**【金老谈牡丹皮处方应付技术】**

首先要确保牡丹皮的书写应规范整齐。其次要注意处方名为“牡丹根皮”“丹皮”或“丹根”时，均应给付牡丹皮。见表3-33。

**表3-33 牡丹皮处方应付表**

| 处方名 | 给付 |
|---|---|
| 牡丹根皮、丹皮、丹根 | 牡丹皮 |

**【金老谈牡丹皮发药交代技术】**

在牡丹皮的发药交代过程中，发药人员的素质和专业知识有重要作用，需要交代牡丹皮的服药方法以及使用注意与禁忌等方面。

1. 牡丹皮的服药方法　汤剂分两次服，每日1剂。或入丸散。服药时间与次数根据不同的病证治疗。

2. 牡丹皮的使用注意与禁忌　孕妇慎用。

**【金老谈牡丹皮临床煎煮技术】**

煎药前先加水浸泡半小时，没过药物表面2cm为宜。煎煮两次，合并药液，每次煎煮时间为30分钟。煎煮后药液约300ml。

**【金老谈牡丹皮采购管理技术】**

1. 牡丹皮的采购技术　牡丹皮应采购于具备《药品经营企业许可证》《营业执照》的药品批发企业。遵循以下原则：

（1）质量标准：牡丹皮的质量应符合《中华人民共和国药典（2015年版）》、局颁药品标准及中药炮制规范的标准要求。水分不得过13.0%，总灰分不得过5.0%。本品按干燥品计算，含丹皮酚（$C_9H_{10}O_3$）不得少于1.2%。

（2）等级规格：

1）凤丹规格标准：

一等：干货。呈圆筒状，条均匀微弯，两端剪平，纵形缝口紧闭，皮细肉厚。表面褐色，质硬而脆。断面粉白色，粉质足，有亮银星，香气浓，味微苦涩。长6cm以上，中部围粗2.5cm以上。无木心、青丹、杂质、霉变。

二等：干货。呈圆筒状，条均匀微弯，两端剪平，纵形缝口紧闭，皮细肉厚，表面褐色，质硬而脆。断面粉白色，粉质足，有亮银星，香气浓，味微苦涩。长5cm以上，中部围粗1.8cm以上。无木心、青丹、杂质、霉变。

三等：干货。呈圆筒状，条均匀微弯，两端剪平。纵形缝口紧闭，皮细肉厚，表面褐色，质硬而脆，断面粉白色，粉质足，有亮银星。香气浓，味微苦涩。长4cm以上，中部围粗1cm以上。无木心、杂质、霉变。

四等：统货。干货。凡不合一、二、三等的细条及断支碎片，均属此等。但是小围粗不低于0.6cm，无木心、碎末、杂质、霉变。

2）连丹规格标准：

一等：干货。呈圆筒状，条均匀。稍弯曲，表面灰褐或棕褐色，栓皮脱落处呈粉棕色。质硬而脆，断面粉白或淡褐色，有粉性、有香气，味微苦涩。长6cm以上，中部围粗2.5cm以上，碎节不超过5%。去净木心。无杂质、霉变。

二等：干货。呈圆筒状，条均匀。稍弯曲，表面灰褐或棕褐色，栓皮脱落处呈粉棕色，质硬而脆。断面粉白或淡褐色，有粉性。有香气、味微苦涩。长5cm以上。中部围粗1.8cm以上，碎节不超过5%。无青丹、木心、杂质、霉变。

三等：干货。呈圆筒状，条均匀。稍弯曲，表面灰褐或棕褐色，栓皮脱落处呈粉棕色，质硬而脆。断面粉白或淡褐色，有粉性。有香气、味微苦涩。长4cm以上。中部围粗1cm以上，碎节不超过5%。无青丹、木心、杂质、碎末、杂质、霉变。

四等：干货。凡不合一、二、三等的细条，及断支碎片均属此等。但最小围粗不低于0.6cm，无木心、碎末、杂质、霉变。

3）刮丹规格标准：

一等：干货。呈圆筒状，条均匀，刮去外皮。表面粉红色，在节疤，皮孔根痕处，偶有未去净的栓皮，形成棕褐色的花斑。质坚硬，断面粉白色，有粉性。气香浓，味微苦涩，长6cm以上，中部围粗2.4cm以上。皮刮净，色粉红，碎节不超5%。无木心、杂质、霉变。

二等：干货。呈圆筒状，条均匀，刮去外皮。表面粉红色，在节疤、皮孔根痕处，偶有未去净栓皮。形成棕褐色的花斑。质坚硬。断面粉白色。有粉性。香气浓，味微苦涩。长5cm以上，中部围粗1.7cm以上，皮刮净，色粉红，碎节不超过5%。无木心、杂质、霉变。

三等：干货。呈圆筒状，条均匀，刮去外皮。表面粉红色，在节疤、皮孔根痕处，偶有未去净的栓皮，形成棕褐色的花斑。质坚硬。断面粉白色，有粉性。香气浓，味微苦涩。长4cm以上，中部围粗0.9cm以上。皮刮净，色粉红，碎节不超过5%。无木心、杂质、霉变。

四等：干货。凡不合一、二、三等长度的断支碎片均匀属此等。无木心、碎末、杂质、霉变。

2. 牡丹皮的管理技术　牡丹皮购进药品到库后，应认真进行验收，并办理入库手续。药剂科各调剂室根据药品使用情况，每周到药库领取药品，临时缺药，应及时补充。制剂室根据配制制剂情况到药库领取制剂原料。临床各科因医疗、科研、教学等需要到药剂科领取药品，需报请相关管理部门批准。各方面领药必须办理相应的药品出库手续。

**【金老谈牡丹皮贮存养护供应技术】**

置于阴凉干燥处，防生霉、变色、走失气味。其本身固有之香气可防虫。

牡丹皮作为一味常用中药，一般以贮存一日半用量为宜。调剂室应派专人逐日检查白牡丹皮等其他药物的供应品种及数量情况，对短缺品种要及时登记，随时整理药品，补充所耗品种，以备调剂使用。

# 赤　芍

**【来源】**本品为毛茛科植物芍药 *Paeonia lactiflora* Pall. 或川赤芍 *Paeonia veitchii* Lynch 的干燥根。

**【历史】**本品始载于《神农本草经》，列为中品，原名芍药。赤白之分始自梁代《本草经集注》。宋代，本草别说》载："《本经》芍药生丘陵，今世多用人家种植者，乃欲其花叶肥大，必加粪壤，每岁八九月取根分削，因利以为药。"汉代所用的芍药，尚无赤白之分，亦无如此加工记载，后来张仲景在《伤寒论》所用的芍药皆为赤芍。明代《本草化义》云："赤芍，味苦能泻，带酸入肝，专泻肝火……较白芍苦重，但能泻而无补。"《本草正》谓："芍药，白者味甘补性多；赤者，味苦泻性多。"成无己《注释伤寒论》云："白补而赤泻，白收而赤散。"上述所云赤芍的功效与当今临床应用相符，即白芍功能：柔肝止痛，养血敛阴；赤芍功能：清热凉血，活血祛瘀。

按现代植物学白芍与赤芍的区别主要分为家种与野生以及是否经过去皮、水煮等加工过程。若加工去皮、水煮为白芍，野生晒干者为赤芍。但在临床应用中仍根据历代医家的用药经验将白芍与赤芍分别入药。

**【产地】**商品中分为赤芍和川赤芍两种。

1. 赤芍主产内蒙古锡林郭勒盟的多伦（旧称"喇嘛庙"）、大仆寺旗、镶黄旗；赤峰市（旧称"哈达"）的敖汗旗、翁牛特旗；呼伦贝尔盟的扎兰电、牙克石、阿荣族、阿伦春旗；兴安盟的突泉、乌兰浩特；河北的丰宁、赤城、围场（旧称"锥子山"）、崇礼、沽源、张北、兴隆、平泉（旧称"八沟"）；以及山西、黑龙江、吉林、辽宁等省。

2. 川赤芍主产四川阿坝、色达、马尔康、黑水、红原、茂县、北川、平武、炉霍、金川、天全、汶川，以及云南、青海、甘肃等省。

赤芍以内蒙古多伦野生品为佳。其以根条粗长、质松、具有"糟皮粉渣"的特点，为著名的道地药材"多伦赤芍"，销于全国大部分地区及出口。

**【金老谈赤芍性状辨别技术】**

1. 形色臭味　本品呈圆柱形，稍弯曲，长 5~40cm，直径 0.5~3cm。表面棕褐色，粗糙，有纵沟和皱纹，并有须根痕和横长的皮孔样突起，有的外皮易脱落。质硬而脆，易折断，断面粉白色或粉红色，皮部窄，木部放射状纹理明显，有的有裂隙。气微香，味微苦、酸涩。

2. 优品质量　本品均以根条粗长、质松者为优品。

**【金老谈赤芍临床炮制技术】**

1. 炮制分类　临床调剂常用的赤芍炮制品，取原药材，除去杂质，分开大小，洗净，浸泡 6~8 小时，至约七成透时，取出，闷润 12~24 小时，至内外湿度一致，切厚片，干燥，筛去碎屑。

2. 临床功效　味苦，性微寒；归肝经。功能清热凉血，散瘀止痛。用于热入营血，温毒发斑，吐血衄血，目赤肿痛，肝郁胁痛，经闭痛经，癥瘕腹痛，跌扑损伤，痈肿疮疡。

**【金老谈赤芍处方审核技术】**

赤芍作为清热药中的常见中药，对赤芍的处方审核技术，要求执业药师收到处方后首先要审核处方的前记、后记等，然后审核处方的用药名称、炮制规格及用药剂量。

在《中华人民共和国药典（2015 年版）》中规定赤芍的用量为 6~12g，本药属于"十八反"

药物,反藜芦。在处方审核过程中,如有超出范围时,应及时与临床医师进行沟通,并双签字。处方中,当遇到缺药的情况时,处方审核人员不应随意进行更改或将其划掉,应与临床医师进行沟通,并适当调换。

**【金老谈赤芍处方应付技术】**

确保赤芍的书写应规范整齐。

表 3-34 赤芍处方应付表

| 处方名 | 给付 |
|---|---|
| 赤芍 | 赤芍 |

**【金老谈赤芍发药交代技术】**

在赤芍的发药交代过程中,发药人员的素质和专业知识有重要作用,需要交代赤芍的服药方法以及使用注意与禁忌等方面。

1. 赤芍的服药方法 汤剂分两次服,每日 1 剂。或入丸散。服药时间与次数根据不同的病证治疗。

2. 赤芍的使用注意与禁忌 赤芍不宜与藜芦同用。

**【金老谈赤芍临床煎煮技术】**

煎药前先加水浸泡半小时,没过药物表面 2cm 为宜。煎煮两次,合并药液,每次煎煮时间为 30 分钟。煎煮后药液约 300ml。

**【金老谈赤芍采购管理技术】**

1. 赤芍的采购技术 赤芍应采购于具备《药品经营企业许可证》《营业执照》的药品批发企业。遵循以下原则:

(1)质量标准:赤芍的质量应符合《中华人民共和国药典(2015 年版)》、局颁药品标准及中药炮制规范的标准要求。含芍药苷($C_{23}H_{28}O_{11}$)不得少于 1.5%。

(2)等级规格:

一等:干货。呈圆柱形,稍弯曲,外表有纵沟或皱纹,皮较粗糙。表面暗棕色或紫褐色。体轻质脆。断面粉白色或粉红色,中间有放射性状纹理,粉性足。气特异,味微苦酸。长 16cm 以上,两端粗细较匀。中部直径 1.2cm 以上。无疙瘩头、空心、须根、杂质、霉变。

二等:干货。呈圆柱形,稍弯曲,外表有纵沟或皱纹,皮较粗糙。表面暗棕色或紫褐色。体轻质脆。断面粉白色或粉红色,中间有放射性状纹理,粉性足。气特异,味微苦酸。长 15.9cm 以下,两端粗细较匀。中部直径 0.5cm 以上。无疙瘩头、空心、须根、杂质、霉变。

2. 赤芍的管理技术 赤芍购进药品到库后,应认真进行验收,并办理入库手续。药剂科各调剂室根据药品使用情况,每周到药库领取药品,临时缺药,应及时补充。制剂室根据配制制剂情况到药库领取制剂原料。临床各科因医疗、科研、教学等需要到药剂科领取药品,需报请相关管理部门批准。各方面领药必须办理相应的药品出库手续。

**【金老谈赤芍贮存养护供应技术】**

置通风干燥处,防蛀,防霉。

赤芍作为一味常用中药,一般以贮存一日半用量为宜。调剂室应派专人逐日检查赤芍等其他药物的供应品种及数量情况,对短缺品种要及时登记,随时整理药品,补充所耗品种,以备调剂使用。

## 紫 草

【来源】本品为紫草科植物新疆紫草 *Arnebia euchroma*(Royle)Johnst. 或内蒙紫草 *Arnebia guttata* Bunge 的干燥根。

【历史】本品始载于《神农本草经》,列为中品。陶弘景曰:"今出襄阳,多从南阳、新野来,彼人种之,即是今染紫者。"李时珍曰:"此草花紫根紫,可以染紫,故名。"

【产地】新疆紫草主产新疆昭苏、温泉、乌恰、木垒、阿克苏、博乐、伊宁。内蒙紫草主产于内蒙古阿拉普右旗、乌拉特后旗、额尔古纳等地。此外,近年来从新疆边贸进口有巴基斯坦、吉尔吉斯斯坦的紫草,亦属软紫草。

【金老谈紫草性状辨别技术】

1. 形色臭味

(1)新疆紫草(软紫草):呈不规则的长圆柱形,多扭曲,长 7~20cm,直径 1~2.5cm。表面紫红色或紫褐色,皮部疏松,呈条形片状,常 10 余层重叠,易剥落。顶端有的可见分歧的茎残基。体轻,质松软,易折断,断面不整齐,木部较小,黄白色或黄色。气特异,味微苦、涩。

(2)内蒙紫草:呈圆锥形或圆柱形,扭曲,长 6~20cm,直径 0.5~4cm。根头部略粗大,顶端有残茎 1 或多个,被短硬毛。表面紫红色或暗紫色,皮部略薄,常数层相叠,易剥离。质硬而脆,易折断,断面较整齐,皮部紫红色,木部较小,黄白色。气特异,味涩。

2. 优品质量 本品均以条粗长、肥大、色紫、皮厚、木心小者为优品。

【金老谈紫草临床炮制技术】

1. 炮制分类

(1)新疆紫草:取原药材,除去杂质,切长段。

(2)内蒙紫草:取原药材,除去杂质,洗净,闷润 1~2 小时,至内外湿度一致,切薄片,干燥。

2. 临床功效 味甘、咸,性寒;归心、肝经。功能清热凉血,活血解毒,透疹消斑。用于血热毒盛,斑疹紫黑,麻疹不透,疮疡,湿疹,水火烫伤。

【金老谈紫草处方审核技术】

紫草作为清热药中的常见中药,对紫草的处方审核技术,要求执业药师收到处方后首先要审核处方的前记、后记等,然后审核处方的用药名称、炮制规格及用药剂量。

在《中华人民共和国药典(2015 年版)》中规定紫草的用量为 5~10g,在处方审核过程中,如有超出范围时,应及时与临床医师进行沟通。处方中,当遇到缺药的情况时,处方审核人员不应随意进行更改或将其划掉,应与临床医师进行沟通,并适当调换。

【金老谈紫草处方应付技术】

首先要确保紫草的书写应规范整齐。其次要注意处方名为"紫丹""紫芙""地血"或"紫草"时,均应给付紫草。见表 3-35。

表 3-35 紫草处方应付表

| 处方名 | 给付 |
| --- | --- |
| 紫丹、紫芙、地血、紫草 | 紫草 |

【金老谈紫草发药交代技术】

在紫草的发药交代过程中,发药人员的素质和专业知识有重要作用,需要交代紫草的服药方法以及使用注意与禁忌等方面。

1. 紫草的服药方法 汤剂分两次服,每日 1 剂。或入丸散。服药时间与次数根据不同的病证治疗。煎服,5~10g。外用适量,熬膏或用植物油浸泡涂擦。

2. 紫草的使用注意与禁忌 紫草咸寒,胃肠虚弱、大便滑泄者慎服。

【金老谈紫草临床煎煮技术】

煎药前先加水浸泡半小时,没过药物表面 2cm 为宜。煎煮两次,合并药液,每次煎煮时间为 30 分钟。煎煮后药液约 300ml。

【金老谈紫草采购管理技术】

1. 紫草的采购技术 紫草应采购于具备《药品经营企业许可证》《营业执照》的药品批发企业。遵循以下原则:

(1)质量标准:紫草的质量应符合《中华人民共和国药典(2015 年版)》、局颁药品标准及中药炮制规范的标准要求。水分不得过 15.0%,本品含羟基萘醌总色素以左旋紫草素($C_{16}H_{16}O_5$)计,不得少于 0.80%。本品按干燥品计算,含 $\beta,\beta'$-二甲基丙烯酰阿卡宁($C_{21}H_{22}O_6$)不得少于 0.30%。

(2)等级规格:紫草商品均为统货,不分等级。

2. 紫草的管理技术 紫草购进药品到库后,应认真进行验收,并办理入库手续。药剂科各调剂室根据药品使用情况,每周到药库领取药品,临时缺药,应及时补充。制剂室根据配制制剂情况到药库领取制剂原料。临床各科因医疗、科研、教学等需要到药剂科领取药品,需报请相关管理部门批准。各方面领药必须办理相应的药品出库手续。

【金老谈紫草贮存养护供应技术】

置干燥处。

紫草作为一味常用中药,一般以贮存一日半用量为宜。调剂室应派专人逐日检查紫草等其他药物的供应品种及数量情况,对短缺品种要及时登记,随时整理药品,补充所耗品种,以备调剂使用。

## 第五节 清虚热药

### 青 蒿

【来源】本品为菊科植物黄花蒿 *Artemisia annua* L. 的干燥地上部分。

【历史】本品始载于《神农本草经》。《滇南本草》曰:“形似蒿。开黄花,生子如粟米大。”《本草崇原》:“处处有之,春生苗叶极细可食。至夏高四五尺,秋后开细淡黄花颇香,结实如麻子。凡蒿叶皆淡青,此蒿独深青,如松桧之色,深秋余蒿并黄,此蒿犹青,其气芬芳,其根白色,春夏用苗叶,秋冬用子根。”

【产地】主产于吉林、辽宁、河北(南部)、陕西(南部)、山东、江苏、安徽、浙江、江西、福建、河南、湖北、湖南、广东、广西、四川(东部)、贵州、云南等省区。

【金老谈青蒿性状辨别技术】

1. 形色臭味　本品茎呈圆柱形，上部多分枝，长 30~80cm，直径 0.2~0.6cm；表面黄绿色或棕黄色，具纵棱线；质略硬，易折断，断面中部有髓。叶互生，暗绿色或棕绿色，卷缩易碎，完整者展平后为三回羽状深裂，裂片和小裂片矩圆形或长椭圆形，两面被短毛。气香特异，味微苦。

2. 优品质量　本品均以色绿、叶多、香气浓者为优品。

【金老谈青蒿临床炮制技术】

1. 炮制分类　临床调剂常用的青蒿炮制品，取原药材，除去杂质。

2. 临床功效　味苦、辛，性寒；归肝、胆经。功能清虚热，除骨蒸，解暑热，截疟，退黄。用于温邪伤阴，夜热早凉，阴虚发热，骨蒸劳热，暑邪发热，疟疾寒热，湿热黄疸。

【金老谈青蒿处方审核技术】

青蒿作为清虚热药中的常见中药，对青蒿的处方审核技术，要求执业药师收到处方后首先要审核处方的前记、后记等，然后审核处方的用药名称、炮制规格及用药剂量。

在《中华人民共和国药典（2015 年版）》中规定青蒿的用量为 6~12g，在处方审核过程中，如有超出范围时，应及时与临床医师进行沟通。处方中，当遇到缺药的情况时，处方审核人员不应随意进行更改或将其划掉，应与临床医师进行沟通，并适当调换。

【金老谈青蒿处方应付技术】

首先要确保青蒿的书写应规范整齐。其次要注意处方名为“香蒿”或“青蒿”时，均应给付青蒿。见表 3-36。

**表 3-36　青蒿处方应付表**

| 处方名 | 给付 |
| --- | --- |
| 香蒿、青蒿 | 青蒿 |

【金老谈青蒿发药交代技术】

在青蒿的发药交代过程中，发药人员的素质和专业知识有重要作用，需要交代青蒿的服药方法以及使用注意与禁忌等方面。

1. 青蒿的服药方法　汤剂分两次服，每日 1 剂。或入丸散。服药时间与次数根据不同的病证治疗。

2. 青蒿的使用注意与禁忌　脾胃虚弱，肠滑泄泻者忌服。

【金老谈青蒿临床煎煮技术】

不宜久煎，应后下。在其他药已煎煮 10~15 分钟后，再把青蒿加进去同煎，一起煎 5~15 分钟即可。

【金老谈青蒿采购管理技术】

1. 青蒿的采购技术　青蒿应采购于具备《药品经营企业许可证》《营业执照》的药品批发企业。遵循以下原则：

（1）质量标准：青蒿的质量应符合《中华人民共和国药典（2015 年版）》、局颁药品标准及中药炮制规范的标准要求。水分不得过 14.0%，总灰分不得过 8.0%。

（2）等级规格：青蒿的商品为统货，不分等级。

2. 青蒿的管理技术　青蒿购进药品到库后，应认真进行验收，并办理入库手续。药剂科各调剂室根据药品使用情况，每周到药库领取药品，临时缺药，应及时补充。制剂室根据配制制剂情况到药库领取制剂原料。临床各科因医疗、科研、教学等需要到药剂科领取药品，需报请相关管理部门批准。各方面领药必须办理相应的药品出库手续。

**【金老谈青蒿贮存养护供应技术】**

置阴凉干燥处。

青蒿作为一味常用中药，一般以贮存一日半用量为宜。调剂室应派专人逐日检查青蒿等其他药物的供应品种及数量情况，对短缺品种要及时登记，随时整理药品，补充所耗品种，以备调剂使用。

## 白　薇

**【来源】**本品为萝藦科植物白薇 *Cynanchum atratum* Bge. 或蔓生白薇 *Cynanchum versicolor* Bge. 的干燥根和根茎。

**【历史】**本品始载于《神农本草经》，列为中品。原名白微，至《大观本草》始有白薇之名。《本草图经》云："今陕西诸郡及舒、滁、润、辽州亦有之。"说明野生白薇产地很多。

**【产地】**

1. 白薇主产于安徽、湖北、辽宁、黑龙江、吉林、陕西、河北、山东、江苏等地。北京地区见于密云雾灵山、门头沟百花山、怀柔喇叭沟门、延庆海陀山、海淀金山等。

2. 蔓生白薇主产于辽宁、向北、河南、安徽、江苏、吉林、黑龙江等地。北京地区见于昌平十三陵、黑山寨、下口，延庆千家店、永宁，怀柔长哨营，房山十渡、百里峡等。

**【金老谈白薇性状辨别技术】**

1. 形色臭味　本品根茎粗短，有结节，多弯曲。上面有圆形的茎痕，下面及两侧簇生多数细长的根，根长 10~25cm，直径 0.1~0.2cm。表面棕黄色。质脆，易折断，断面皮部黄白色，木部黄色。气微，味微苦。

2. 优品质量　本品均以根色黄棕、粗壮、条匀、断面白色实心者为优品。

**【金老谈白薇临床炮制技术】**

1. 炮制分类　临床调剂常用的白薇炮制品，取原药材，除去杂质，洗净，闷润 4~6 小时，至内外湿度一致，切中段，干燥，筛去碎屑。

2. 临床功效　味苦、咸，性寒；归胃、肝、肾经。功能清热凉血，利尿通淋，解毒疗疮。用于温邪伤营发热，阴虚发热，骨蒸劳热，产后血虚发热，热淋，血淋，痈疽肿毒。

**【金老谈白薇处方审核技术】**

白薇作为清虚热药中的常见中药，对白薇的处方审核技术，要求执业药师收到处方后首先要审核处方的前记、后记等，然后审核处方的用药名称、炮制规格及用药剂量。

在《中华人民共和国药典（2015 年版）》中规定白薇的用量为 5~10g，在处方审核过程中，如有超出范围时，应及时与临床医师进行沟通。处方中，当遇到缺药的情况时，处方审核人员不应随意进行更改或将其划掉，应与临床医师进行沟通，并适当调换。

**【金老谈白薇处方应付技术】**

首先要确保白薇的书写应规范整齐。其次要注意处方名为"百荡草""白龙须"或"白薇”时,均应给付白薇。见表 3-37。

表 3-37　白薇处方应付表

| 处方名 | 给付 |
| --- | --- |
| 百荡草、白龙须、白薇 | 白薇 |

**【金老谈白薇发药交代技术】**

在白薇的发药交代过程中,发药人员的素质和专业知识有重要作用,需要交代白薇的服药方法以及使用注意与禁忌等方面。

1. 白薇的服药方法　汤剂分两次服,每日 1 剂。或入丸散。服药时间与次数根据不同的病证治疗。

2. 白薇的使用注意与禁忌　白薇苦寒,脾胃虚寒者忌服。

**【金老谈白薇临床煎煮技术】**

煎药前先加水浸泡半小时,没过药物表面 2cm 为宜。煎煮两次,合并药液,每次煎煮时间为 30 分钟。煎煮后药液约 300ml。

**【金老谈白薇采购管理技术】**

1. 白薇的采购技术　白薇应采购于具备《药品经营企业许可证》《营业执照》的药品批发企业。遵循以下原则:

(1) 质量标准:白薇的质量应符合《中华人民共和国药典(2015 年版)》、局颁药品标准及中药炮制规范的标准要求。白薇杂质不得过 4%,水分不得过 11.0%,总灰分不得过 13.0%,酸不溶性灰分不得过 4.0%。

(2) 等级规格:白薇商品均为统货,不分等级。

2. 白薇的管理技术　白薇购进药品到库后,应认真进行验收,并办理入库手续。药剂科各调剂室根据药品使用情况,每周到药库领取药品,临时缺药,应及时补充。制剂室根据配制制剂情况到药库领取制剂原料。临床各科因医疗、科研、教学等需要到药剂科领取药品,需报请相关管理部门批准。各方面领药必须办理相应的药品出库手续。

**【金老谈白薇贮存养护供应技术】**

置干燥通风处。

白薇作为一味常用中药,一般以贮存一日半用量为宜。调剂室应派专人逐日检查白薇等其他药物的供应品种及数量情况,对短缺品种要及时登记,随时整理药品,补充所耗品种,以备调剂使用。

## 地　骨　皮

**【来源】**本品为茄科植物枸杞 *Lycium chinense* Mill. 或宁夏枸杞 *Lycium barbarum* L. 的干燥根皮。

**【历史】**本品始载于《神农本草经》,列为上品。苏颂《本草图经》载:“今处处有之,春生苗,叶如石榴叶而软薄堪食,俗呼为甜菜。其茎干高三五尺,作丛,六月、七月生小红紫花,随便结红实,形微长如枣核,其根名地骨。”《本草纲目》木部载:“古者枸杞、地骨取常山者为上，其他丘陵阪岸者皆可用……”《植物名实图考》卷三十三木类所载枸杞，除了引用“本经上品，根名地骨皮”外，并附有植物形态图。综合以上所述，与现代所用地骨皮的原植物枸杞特征相符。

**【产地】**全国大部分地区均有野生。主产于河北、山西、内蒙古、宁夏、河南、甘肃、山东、东北、江苏、浙江等地，以山西、内蒙古、河南产量大，以江苏、浙江质量好，习称“南地骨皮”，除内销外还大量出口。

**【金老谈地骨皮性状辨别技术】**

1. 形色臭味　本品呈筒状或槽状，长3~10cm，宽0.5~1.5cm，厚0.1~0.3cm。外表面灰黄色至棕黄色，粗糙，有不规则纵裂纹，易成鳞片状剥落。内表面黄白色至灰黄色，较平坦，有细纵纹。体轻，质脆，易折断，断面不平坦，外层黄棕色，内层灰白色。气微，味微甘而后苦。

2. 优品质量　本品均以块大、肉厚、无木心与杂质者为优品。

**【金老谈地骨皮临床炮制技术】**

1. 炮制分类　临床调剂常用的地骨皮炮制品，取原药材，除去杂质及木心，洗净，晒干或低温干燥。

2. 临床功效　味甘，性寒；归肺、肝、肾经。功能凉血除蒸，清肺降火。用于阴虚潮热，骨蒸盗汗，肺热咳嗽，咯血，衄血，内热消渴。

**【金老谈地骨皮处方审核技术】**

地骨皮作为清虚热药中的常见中药，对地骨皮的处方审核技术，要求执业药师收到处方后首先要审核处方的前记、后记等，然后审核处方的用药名称、炮制规格及用药剂量。

在《中华人民共和国药典(2015年版)》中规定地骨皮的用量为9~15g，在处方审核过程中，如有超出范围时，应及时与临床医师进行沟通。处方中，当遇到缺药的情况时，处方审核人员不应随意进行更改或将其划掉，应与临床医师进行沟通，并适当调换。

**【金老谈地骨皮处方应付技术】**

首先要确保地骨皮的书写应规范整齐。其次要注意处方名为“地骨”“地辅”“地节”或“地骨皮”时，均应给付地骨皮。见表3-38。

**表3-38　地骨皮处方应付表**

| 处方名 | 给付 |
|---|---|
| 地骨、地辅、地节、地骨皮 | 地骨皮 |

**【金老谈地骨皮发药交代技术】**

在地骨皮的发药交代过程中，发药人员的素质和专业知识有重要作用，需要交代地骨皮的服药方法以及使用注意与禁忌等方面。

1. 地骨皮的服药方法　汤剂分两次服，每日1剂。或入丸散。服药时间与次数根据不同的病证治疗。

2. 地骨皮的使用注意与禁忌　地骨皮苦寒，脾胃虚寒者忌服。

**【金老谈地骨皮临床煎煮技术】**

煎药前先加水浸泡半小时，没过药物表面2cm为宜。煎煮两次，合并药液，每次煎煮时间为30分钟。煎煮后药液约300ml。

**【金老谈地骨皮采购管理技术】**

1. 地骨皮的采购技术　地骨皮应采购于具备《药品经营企业许可证》《营业执照》的药品批发企业。遵循以下原则：

（1）质量标准：地骨皮的质量应符合《中华人民共和国药典（2015 年版）》、局颁药品标准及中药炮制规范的标准要求。水分不得过 11.0%，总灰分不得过 11.0%，酸不溶性灰分不得过 3.0%。

（2）等级规格：地骨皮商品均为统货，不分等级。

2. 地骨皮的管理技术　地骨皮购进药品到库后，应认真进行验收，并办理入库手续。药剂科各调剂室根据药品使用情况，每周到药库领取药品，临时缺药，应及时补充。制剂室根据配制制剂情况到药库领取制剂原料。临床各科因医疗、科研、教学等需要到药剂科领取药品，需报请相关管理部门批准。各方面领药必须办理相应的药品出库手续。

**【金老谈地骨皮贮存养护供应技术】**

放置通风干燥处，防生霉、变色。

地骨皮作为一味常用中药，一般以贮存一日半用量为宜。调剂室应派专人逐日检查地骨皮等其他药物的供应品种及数量情况，对短缺品种要及时登记，随时整理药品，补充所耗品种，以备调剂使用。

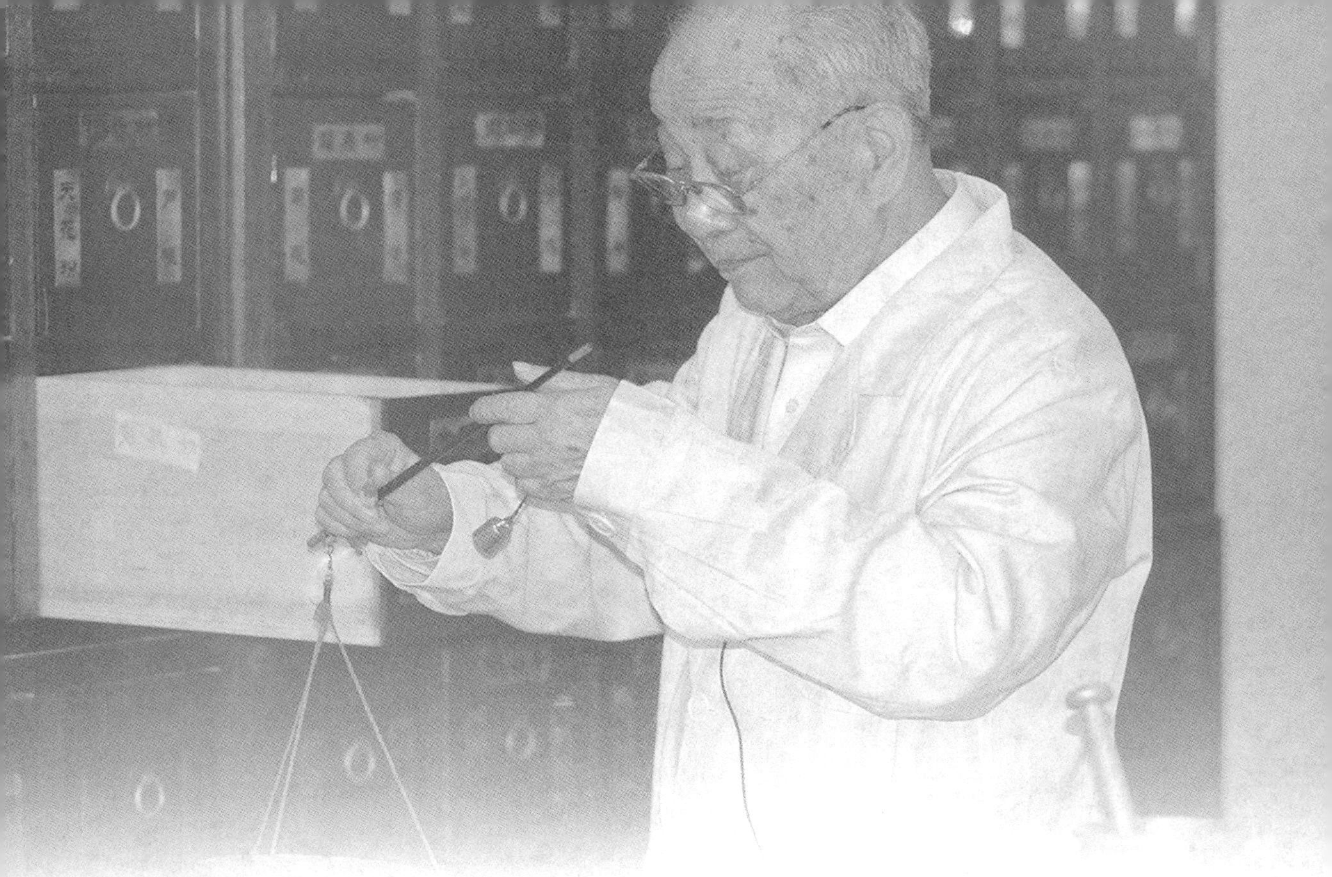

# 调配

是中药调剂工作中的核心环节。调配工作的质量，直接影响患者的医疗和身心健康。因此，配方工作人员要有高度的职业道德和责任感。调配处方时，思想要集中，严肃认真，按医师用药意图，一丝不苟地进行调配。

# 第四章 泻下药临床调剂

凡能引起腹泻或滑利大肠使大便排出的药物，即称泻下药。

本类药为沉降之品，尤其攻下药和峻下逐水药，多作用迅猛，或有毒性，脾胃虚寒、年老体虚者及孕妇当慎用或忌用。因此在处方审核阶段，要严格审查用量，符合药典用量。煎药时，应用文火和武火交叉煎煮，使有效成分煎出。峻下逐水药多不宜入煎剂，内服应入丸、散剂。本类药最好空腹服用，中病即止。

## 第一节 攻 下 药

### 大 黄

**【来源】**本品为蓼科植物掌叶大黄 *Rheum palmatum* L.、唐古特大黄 *Rheum tanguticum* Maxim.ex Balf 或药用大黄 *Rheum officinale* Baill. 的干燥根及根茎。

**【历史】**本品始载于《神农本草经》，列为下品。《吴普本草》云："生蜀郡北部或陇西(今四川北部、甘肃西部)。"《名医别录》亦谓："生河西山谷及陇西(今甘肃)。"可见自古大黄就以甘肃、四川北部为主要产地。《本草图经》曰："大黄正月内生青叶，似蓖麻，大者如扇，根如芋，大者如碗，长一、二尺，旁生细根如牛蒡，小者亦如芋，四月开黄花，亦有青红似荞麦花者。茎青紫色，形如竹。"所述者叶似蓖麻、根如芋、开黄花的特征，与药用大黄相符，而开青红似荞麦花的特点，与掌叶大黄和唐古特大黄相符。

**【产地】**大黄分布地区很广，根据植物属种可分如下几种：

1. 掌叶大黄　掌叶大黄主产于甘肃岷县、文县、礼县、宕昌、武郡、临夏、武威；青海同仁、同德、贵德，西藏昌都、那曲地区，以及四川阿坝、甘孜自治州。

2. 唐古特大黄　唐古特大黄又称"鸡爪大黄"，主产于青海玉树地区的治多、称多、杂多、囊谦，果洛地区的达日、班玛、久治、同仁、同德，以及祁连山北麓。

3. 药用大黄　药用大黄又称"南大黄""川大黄"。"南大黄"主产于重庆万州、巫溪、城口、南川，陕西镇坪、镇巴、城固，湖北鄂西地区及贵州、云南等地。

**【金老谈大黄性状辨别技术】**

1. 形色臭味 本品呈类圆柱形、圆锥形、卵圆形或不规则块状，长 3~17cm，直径 3~10cm。除尽外皮者表面黄棕色至红棕色，有的可见类白色网状纹理及星点（异型维管束）散在，残留的外皮棕褐色，多具绳孔及粗皱纹。质坚实，有的中心稍松软，断面淡红棕色或黄棕色，显颗粒性；根茎髓部宽广，有星点环列或散在；根木部发达，具放射状纹理，形成层环明显，无星点。气清香，味苦而微涩，嚼之粘牙，有沙粒感。

2. 优品质量 本品以个大、质坚实、气清香、味苦而微涩者为优品。

**【金老谈大黄临床炮制技术】**

1. 炮制分类

（1）生大黄：取原药材，除去杂质，大小分开，洗净，浸泡 1~4 小时，取出，闷润 12~24 小时，至内外湿度一致；或投入浸润罐，加水适量，浸润 30~60 分钟，至内无干心，取出，晾至内外软硬适宜时，切厚片或小块，干燥，筛去碎屑。

（2）酒大黄：取大黄片或块，用黄酒拌匀，闷 1~2 小时，至黄酒被吸尽，置热锅内，用文火炒干，取出，晾凉。大黄片或块每 100kg，用黄酒 10kg。

（3）熟大黄：取大黄片或块，用黄酒拌匀，闷 1~2 小时，至酒被吸尽，装入炖药罐内或适宜容器内，密闭，至表面呈黑褐色，内部黄褐色，取出，晾干。大黄片或块每 100kg，用黄酒 30kg。

（4）大黄炭：取大黄片或块，大小分开，置热锅内，用武火 180~220℃炒至外表呈焦黑色，内部焦褐色，喷淋清水少许，熄灭火星，取出，晾干。

2. 临床功效 味苦，性寒；归脾、胃、大肠、肝、心经。功能泻下攻积，清热泻火，凉血解毒，逐瘀通经，利湿退黄。用于实热积滞便秘，血热吐衄，目赤咽肿，痈肿疔疮，肠痈腹痛，瘀血经闭，产后瘀阻，跌打损伤，湿热痢疾，黄疸尿赤，淋证，水肿；外治烧烫伤。酒大黄善清上焦血分热毒，用于目赤咽肿、齿龈肿痛。熟大黄泻下力缓、泻火解毒，用于火毒疮疡。大黄炭凉血化瘀止血，用于血热有瘀出血症。

**【金老谈大黄处方审核技术】**

大黄作为泻下药中的常见中药，对大黄的处方审核技术，要求执业药师收到处方后首先要审核处方的前记、后记等，然后审核处方的用药名称、炮制规格及用药剂量。

在《中华人民共和国药典（2015 年版）》中规定大黄的用量为 3~15g，本药属于妊娠忌用药。在处方审核过程中，如有超出范围时，应及时与临床医师进行沟通。处方中，应区分生大黄、酒大黄、熟大黄和大黄炭，当遇到缺药的情况时，处方审核人员不应随意进行更改或将其划掉，应与临床医师进行沟通，并适当调换。

**【金老谈大黄处方应付技术】**

首先要确保大黄的书写应规范整齐。其次是炮制应付，要注意处方名为“生大黄”或“大黄”时，均应给付生大黄；处方名为“酒大黄”或“酒军”时，均应给付酒大黄；处方名为“熟大黄”时，应给付熟大黄；处方名为“大黄炭”时，应给付大黄炭。见表 4-1。

**【金老谈大黄发药交代技术】**

在大黄的发药交代过程中，发药人员的素质和专业知识有重要作用，需要交代大黄的服药方法以及使用注意与禁忌等方面。

表 4-1　大黄处方应付表

| 处方名 | 给付 |
| --- | --- |
| 生大黄、大黄 | 生大黄 |
| 酒大黄、酒军 | 酒大黄 |
| 熟大黄 | 熟大黄 |
| 大黄炭 | 大黄炭 |

1. 大黄的服药方法　汤剂分两次服，每日 1 剂。服药时间与次数根据不同的病证治疗。煎服，3~15g；外用适量。生大黄泻下力较强，泻下通便宜生用，宜后下，或用开水泡服，久煎则泻下力减弱，酒大黄泻下力较弱，活血作用较强，用于瘀血证及不宜峻下者；大黄炭则多用于出血证。

2. 大黄的使用注意与禁忌　大黄苦寒沉降，脾胃虚弱者慎用；妇女妊娠、月经期、哺乳期忌服。

**【金老谈大黄临床煎煮技术】**

生大黄泻下力较强，泻下通便宜生用，宜后下，或用开水泡服，久煎则泻下力减弱。在其他药已煎煮 10~15 分钟后，再把大黄加进去同煎，一起煎 5~15 分钟即可。

**【金老谈大黄采购管理技术】**

1. 大黄的采购技术　大黄应采购于具备《药品经营企业许可证》《营业执照》的药品批发企业。遵循以下原则：

（1）质量标准：大黄的质量应符合《中华人民共和国药典（2015 年版）》、局颁药品标准及中药炮制规范的标准要求。本品在 105℃干燥 6 小时，减失重量不得过 15.0%，总灰分不得过 10.0%。按干燥品计算，含芦荟大黄素（$C_{15}H_{10}O_5$）、大黄酸（$C_{15}H_8O_6$）、大黄素（$C_{15}H_{10}O_5$）、大黄酚（$C_{15}H_{10}O_4$）和大黄素甲醚（$C_{16}H_{12}O_5$）的总量不得少于 1.5%。

（2）等级规格：

1）西大黄

规格标准：

一等：干货。去净粗皮，纵切成瓣。表面黄棕色，体重质坚，断面淡红棕色或黄棕色，具放射状纹理及明显环纹，红肉白筋。髓部有星点环列或散在颗粒。气清香，味苦微涩。每公斤 8 个以内，糠心不超过 15%。无杂质、虫蛀、霉变。

二等：干货。去净粗皮，纵切成瓣。表面黄棕色，体重质坚，断面淡红棕色或黄棕色，具放射状纹理及明显环纹，红肉白筋。髓部有星点环列或散在颗粒。气清香，味苦微涩。每公斤 12 个以内，糠心不超过 15%。无杂质、虫蛀、霉变。

三等：干货。去净粗皮，纵切成瓣。表面黄棕色，体重质坚，断面淡红棕色或黄棕色，具放射状纹理及明显环纹，红肉白筋。髓部有星点环列或散在颗粒。气清香，味苦微涩。每公斤 18 个以内，糠心不超过 15%。无杂质、虫蛀、霉变。

2）雅黄规格标准

一等：干货。切成不规则块状，似马蹄形，去净粗皮，表面黄色或棕褐色，体重质坚，断面黄色或棕褐色。气微香，味苦，每支 150g 至 250g。无枯糠、焦糊、水根、杂质、虫蛀、霉变。

二等：干货。切成不规则块状，似马蹄形，去净粗皮，表面黄褐色。体较轻泡，质松，断面黄褐色。气微香，味苦。每支 100g 至 200g。无枯糠、焦糊、水根、虫蛀、杂质、霉变。

三等：干货。切成不规则块状，似马蹄形，未去粗皮，表面黄褐色，体质轻泡。质松，断面黄褐色。气微香，味较淡，大小不分。间有直径 3.5cm 以上的根黄。无枯糠、焦糊、杂质、虫蛀、霉变。

3）南大黄规格标准

一等：干货。横切成段，去净粗皮，表面黄褐色，体结实，断面黄色或绿色。气微香，味涩而苦，长 7cm 以上，直径 5cm 以上。无枯糠、糊黑、水根、杂质、虫蛀、霉变。

二等：干货。根茎横切成段，去净粗皮，表面黄褐色，体质轻松。断面黄色或绿色。气微香，味涩而苦。大小不分，间有水根，最小头直径不低于 1.2cm，无枯糠、糊黑、杂质、虫蛀、霉变。

2. 大黄的管理技术　大黄购进药品到库后，应认真进行验收，并办理入库手续。药剂科各调剂室根据药品使用情况，每周到药库领取药品，临时缺药，应及时补充。制剂室根据配制制剂情况到药库领取制剂原料。临床各科因医疗、科研、教学等需要到药剂科领取药品，需报请相关管理部门批准。各方面领药必须办理相应的药品出库手续。

**【金老谈大黄贮存养护供应技术】**

置通风干燥处，防蛀。

大黄作为一味常用中药，一般以贮存一日半用量为宜。调剂室应派专人逐日检查大黄等其他药物的供应品种及数量情况，对短缺品种要及时登记，随时整理药品，补充所耗品种，以备调剂使用。

## 芒　硝

**【来源】**本品为硫酸盐类芒硝族矿物芒硝，经加工精制而成的结晶体。主含含水硫酸钠（$Na_2SO_4 \cdot 10H_2O$）。

**【历史】**本品首载于《名医别录》。《新修本草》曰："旧出宁州，黄白粒大，味极辛、苦。顷来宁州道断都绝。今医家多用煮练作者，色全白，粒细，而味不甚烈。"后有《证类本草》《本草纲目》等重要医药学典籍都有对芒硝药用的记载，由此可见芒硝在我国药用历史的悠久。

**【产地】**主产于河北、山东、河南、江苏、山西等盐场附近。

**【金老谈芒硝性状辨别技术】**

1. 形色臭味　呈棱柱状，长方形或不规则的结晶，两端不整齐，大小不一。无色透明，有玻璃样光泽，质脆易碎，条痕白色，断口贝壳状。气微，味苦、咸。

2. 优品质量　本品以无色、透明、呈结晶状者为优品。

**【金老谈芒硝临床炮制技术】**

1. 炮制分类　临床调剂常用的芒硝炮制品，取适量鲜萝卜，洗净，切成片，置锅中，加适量水煮 30~60 分钟，取出，弃渣，投入适量天然芒硝（朴硝）共煮，至全部溶化，取出过滤或澄清以后取出上清液，放冷。待结晶大部析出，取出置避风处适当干燥即得。其结晶母液经浓缩后可继续析出结晶，直至不再析出结晶为止。

2. 临床功效　性寒，味咸、苦；归胃、大肠经。功能泻下，软坚，清热。用于实热积滞，大便燥结；口疮，咽痛，目赤及疮疡肿毒。本品外敷尚可回乳。

**【金老谈芒硝处方审核技术】**

芒硝作为泻下药中的常见中药，对芒硝的处方审核技术，要求执业药师收到处方后首先要审核处方，包括病人的基本信息，审核处方的用药名称、炮制规格及用药剂量。

在《中华人民共和国药典（2015年版）》中规定芒硝的用量为6~12g，本药属于妊娠忌用药，同时属于“十九畏”，畏三棱。在处方审核过程中，如有超出范围时，应及时与临床医师进行沟通，并双签字。处方中，当遇到缺药的情况时，处方审核人员不应随意进行更改或将其划掉，应与临床医师进行沟通，并适当调换。

**【金老谈芒硝处方应付技术】**

确保芒硝的书写应规范整齐。见表4-2。

**表4-2　芒硝处方应付表**

| 处方名 | 给付 |
|---|---|
| 芒硝 | 芒硝 |

**【金老谈芒硝发药交代技术】**

在芒硝的发药交代过程中，发药人员的素质和专业知识有重要作用，需要交代芒硝的服药方法以及使用注意与禁忌等方面。

1. 芒硝的服药方法　内服，6~12g，冲入药汁内或开水溶化服。或入丸散。外用适量。

2. 芒硝的使用注意与禁忌　芒硝苦寒，孕妇及哺乳期妇女忌服，不宜与三棱同用。

**【金老谈芒硝临床煎煮技术】**

芒硝一般不入煎剂，待汤剂煎得后，溶入汤液中服用。外用适量。

**【金老谈芒硝采购管理技术】**

1. 芒硝的采购技术　芒硝应采购于具备《药品经营企业许可证》《营业执照》的药品批发企业。遵循以下原则：

（1）质量标准：芒硝的质量应符合《中华人民共和国药典（2015年版）》、局颁药品标准及中药炮制规范的标准要求。按干燥品计算，含硫酸钠（$Na_2SO_4$）不得少于99.0%。

（2）等级规格：芒硝商品均为统货，不分等级。

2. 芒硝的管理技术　芒硝购进药品到库后，应认真进行验收，并办理入库手续。药剂科各调剂室根据药品使用情况，每周到药库领取药品，临时缺药，应及时补充。制剂室根据配制制剂情况到药库领取制剂原料。临床各科因医疗、科研、教学等需要到药剂科领取药品，需报请相关管理部门批准。各方面领药必须办理相应的药品出库手续。

**【金老谈芒硝贮存养护供应技术】**

密闭，在30℃以下保存，防风化。

芒硝作为一味常用中药，一般以贮存一日半用量为宜。调剂室应派专人逐日检查芒硝等其他药物的供应品种及数量情况，对短缺品种要及时登记，随时整理药品，补充所耗品种，以备调剂使用。

# 第二节　润　下　药

## 火　麻　仁

【来源】本品为桑科植物大麻 *Cannabis sativa* L. 的干燥成熟果实。

【历史】本品始载于《神农本草经》。《本草害利》谓："七月七日采，良。九月采入土者损人，极难去壳。裹沸汤中待冷，悬井中一夜，晒干就新瓦上，去壳用。"

【产地】主产于黑龙江、辽宁、吉林、四川、甘肃、云南、江苏、浙江等地。

【金老谈火麻仁性状辨别技术】

1. 形色臭味　本品呈卵圆形，长 4~5.5mm，直径 2.5~4mm。表面灰绿色或灰黄色，有微细的白色或棕色网纹，两边有棱，顶端略尖，基部有 1 圆形果梗痕。果皮薄而脆，易破碎。种皮绿色，子叶 2 片，乳白色，富油性。气微，味淡。

2. 优品质量　本品以色黄、无皮壳、饱满者为优品。

【金老谈火麻仁临床炮制技术】

1. 炮制分类　临床调剂常用的火麻仁炮制品，取原药材，除去杂质及果壳。

2. 临床功效　味甘，性平；归脾、胃、大肠经。功能润肠通便。用于血虚津亏，肠燥便秘。

【金老谈火麻仁处方审核技术】

火麻仁作为泻下药中的常见中药，对火麻仁的处方审核技术，要求执业药师收到处方后首先要审核处方的前记、后记等，然后审核处方的用药名称、炮制规格及用药剂量。

在《中华人民共和国药典（2015 年版）》中规定火麻仁的用量为 10~15g，属于妊娠慎用药。在处方审核过程中，如有超出范围时，应及时与临床医师进行沟通。处方中，当遇到缺药的情况时，处方审核人员不应随意进行更改或将其划掉，应与临床医师进行沟通，并适当调换。

【金老谈火麻仁处方应付技术】

首先要确保火麻仁的书写应规范整齐。其次要注意处方名为"大麻仁""火麻"或"线麻子"时，均应给付火麻仁。见表 4-3。

表 4-3　火麻仁处方应付表

| 处方名 | 给付 |
| --- | --- |
| 大麻仁、火麻、线麻子 | 火麻仁 |

【金老谈火麻仁发药交代技术】

在火麻仁的发药交代过程中，发药人员的素质和专业知识有重要作用，需要交代火麻仁的服药方法以及使用注意与禁忌等方面。

1. 火麻仁的服药方法　汤剂分两次服，每日 1 剂。或入丸散。服药时间与次数根据不同的病证治疗。

2. 火麻仁的使用注意与禁忌　孕妇慎用。

**【金老谈火麻仁临床煎煮技术】**

火麻仁煎服，打碎入煎，先加水浸泡半小时，没过药物表面 2cm 为宜。煎煮两次，合并药液，每次煎煮时间为 30 分钟，煎煮后药液约 300ml。

**【金老谈火麻仁采购管理技术】**

1. 火麻仁的采购技术　火麻仁应采购于具备《药品经营企业许可证》《营业执照》的药品批发企业。遵循以下原则：

（1）质量标准：火麻仁的质量应符合《中华人民共和国药典（2015 年版）》、局颁药品标准及中药炮制规范的标准要求。

（2）等级规格：火麻仁商品通常为统货，不分等级。

2. 火麻仁的管理技术　火麻仁购进药品到库后，应认真进行验收，并办理入库手续。药剂科各调剂室根据药品使用情况，每周到药库领取药品，临时缺药，应及时补充。制剂室根据配制制剂情况到药库领取制剂原料。临床各科因医疗、科研、教学等需要到药剂科领取药品，需报请相关管理部门批准。各方面领药必须办理相应的药品出库手续。

**【金老谈火麻仁贮存养护供应技术】**

置阴凉干燥处，防热，防蛀。

火麻仁作为一味常用中药，一般以贮存一日半用量为宜。调剂室应派专人逐日检查火麻仁等其他药物的供应品种及数量情况，对短缺品种要及时登记，随时整理药品，补充所耗品种，以备调剂使用。

## 郁　李　仁

**【来源】**本品为蔷薇科植物欧李 *Prunus humilis* Bge.、郁李 *Prunus japonica* Thunb. 或长柄扁桃 *Prunus pedunculata* Maxim. 的干燥成熟种子。前二种习称"小李仁"，后一种习称"大李仁"。

**【历史】**本品始载于《神农本草经》，列为下品。《本草蒙筌》谓："山谷丘陵，每多种植。六月采实，碎核取仁。"《本草图经》记载："生高山川谷及丘陵上，今处处有之。木高五、六尺，枝条、花叶，皆若李，惟子小若樱桃，赤色，而味甘、酸，核随子熟，六月采根并实，取核中仁用。"以上描述与本品相符。

**【产地】**主产于黑龙江、吉林、辽宁、内蒙古、河北、山东。

**【金老谈郁李仁性状辨别技术】**

1. 形色臭味

（1）小李仁：呈卵形，长 5~8mm，直径 3~5mm。表面黄白色或浅棕色，一端尖，另端钝圆。尖端一侧有线形种脐，圆端中央有深色合点，自合点处向上具多条纵向维管束脉纹。种皮薄，子叶 2，乳白色，富油性。气微，味微苦。

（2）大李仁：长 6~10mm，直径 5~7mm，表面黄棕色。

2. 优品质量　本品以粒饱满、完整、色黄白者为优品。

**【金老谈郁李仁临床炮制技术】**

1. 炮制分类　临床调剂常用的郁李仁炮制品，取原药材，除去杂质。用时捣碎。

2. 临床功效　味辛、苦、甘，性平；归脾、大肠、小肠经。功能润肠通便，下气利水。用于津枯肠燥，食积气滞，腹胀便秘，水肿，脚气，小便不利。

**【金老谈郁李仁处方审核技术】**

郁李仁作为泻下药中的常见中药，对郁李仁的处方审核技术，要求执业药师收到处方后首先要审核处方的前记、后记等，然后审核处方的用药名称、炮制规格及用药剂量。

在《中华人民共和国药典（2015 年版）》中规定郁李仁的用量为 6~10g，属于妊娠慎用药。在处方审核过程中，如有超出范围时，应及时与临床医师进行沟通。处方中，当遇到缺药的情况时，处方审核人员不应随意进行更改或将其划掉，应与临床医师进行沟通，并适当调换。

**【金老谈郁李仁处方应付技术】**

首先要确保郁李仁的书写应规范整齐。其次要注意处方名为“郁子”或“郁李仁”时，均应给付郁李仁。见表 4-4。

**表 4-4　郁李仁处方应付表**

| 处方名 | 给付 |
|---|---|
| 郁子、郁李仁 | 郁李仁 |

**【金老谈郁李仁发药交代技术】**

在郁李仁的发药交代过程中，发药人员的素质和专业知识有重要作用，需要交代郁李仁的服药方法以及使用注意与禁忌等方面。

1. 郁李仁的服药方法　汤剂分两次服，每日 1 剂。或入丸散。服药时间与次数根据不同的病证治疗。

2. 郁李仁的使用注意与禁忌　孕妇慎用。

**【金老谈郁李仁临床煎煮技术】**

郁李仁煎服，打碎入煎，先加水浸泡半小时，没过药物表面 2cm 为宜。煎煮两次，合并药液，每次煎煮时间为 30 分钟。煎煮后药液约 300ml。

**【金老谈郁李仁采购管理技术】**

1. 郁李仁的采购技术　郁李仁应采购于具备《药品经营企业许可证》《营业执照》的药品批发企业。遵循以下原则：

（1）质量标准：郁李仁的质量应符合《中华人民共和国药典（2015 年版）》、局颁药品标准及中药炮制规范的标准要求。水分不得过 6.0%，酸值不得过 10.0，羰基值不得过 3.0，过氧化值不得过 0.050。本品按干燥品计算，含苦杏仁（$C_{20}H_{27}NO_{11}$）不得少于 2.0%。

（2）等级规格：

小李核：统货。干货。长卵形，表面棕黄色，成实饱满。不成核不超过 10%。无残肉、杂质，不霉变。味微苦。

小李仁：统货。干货。长卵形，表面黄白色或黄棕色，断面白色富油性，破碎仁不超过 10%，不泛油、虫蛀。无核皮，不霉变。味微苦。

大李核：统货。干货。核表面土黄色或棕黄色，成实饱满，不成核不超过 10%，无杂质、残肉不霉变。味微苦。

大李仁：统货。干货。种仁卵圆形，表面黄色或黄棕色，断面白色，破碎仁不超过 10%，无核皮、虫蛀，不霉变。味微苦。

2. 郁李仁的管理技术　郁李仁购进药品到库后，应认真进行验收，并办理入库手续。药剂科各调剂室根据药品使用情况，每周到药库领取药品，临时缺药，应及时补充。制剂室根据配制制剂情况到药库领取制剂原料。临床各科因医疗、科研、教学等需要到药剂科领取药品，需报请相关管理部门批准。各方面领药必须办理相应的药品出库手续。

**【金老谈郁李仁贮存养护供应技术】**

置阴凉干燥处，防蛀。

郁李仁作为一味常用中药，一般以贮存一日半用量为宜。调剂室应派专人逐日检查郁李仁等其他药物的供应品种及数量情况，对短缺品种要及时登记，随时整理药品，补充所耗品种，以备调剂使用。

## 第三节　峻下逐水药

### 甘　遂

**【来源】**本品为大戟科植物甘遂 *Euphorbia kansui* T.N.Liou exT.P.Wang 的干燥块根。

**【历史】**本品始载于《神农本草经》，列为下品。《本草蒙筌》曰："多产京西川谷，二月采根阴干。状若连珠，使宜瓜蒂。"《本草图经》亦谓："生中山川谷，今陕西、江东亦有之，或云京西出者最佳，汴沧吴者为次。苗似泽漆，茎短小，而叶有汁；根皮赤，肉白，作连珠，又似和皮甘草。" 以上描述与本品相符。

**【产地】**主要分布于陕西、河南、山西。主产于陕西潼关、华阴、渭南、临潼；山西临汾、平陆；河南陕县、洛宁、嵩县、登封等地。甘肃、湖北等地亦产。

**【金老谈甘遂性状辨别技术】**

1. 形色臭味　本品呈椭圆形、长圆柱形或连珠形，长 1~5cm，直径 0.5~2.5cm。表面类白色或黄白色，凹陷处有棕色外皮残留。质脆，易折断，断面粉性，白色，木部微显放射状纹理；长圆柱状者纤维性较强。气微，味微甘而辣。

2. 优品质量　本品以肥大、类白色、粉性足者为优品。

**【金老谈甘遂临床炮制技术】**

1. 炮制分类

（1）甘遂：取原药材，拣去杂质，用水漂净，捞出，晒干。

（2）醋甘遂：取净甘遂，加米醋和水适量，拌匀，浸泡约 4 小时，置热锅内煎煮，不断翻动，至米醋被洗尽时，取出，晾干。每甘遂 100kg，用米醋 30kg。

2. 临床功效　味苦，性寒，有毒；归肺、肾、大肠经。功能泻水逐饮，消肿散结。用于水肿胀满，胸腹积水，痰饮积聚，气逆咳喘，二便不利，风痰癫痫，痈肿疮毒。

**【金老谈甘遂处方审核技术】**

甘遂作为泻下药中的常见中药，对甘遂的处方审核技术，要求执业药师收到处方后首先要审核处方的前记、后记等，然后审核处方的用药名称、炮制规格及用药剂量。

在《中华人民共和国药典（2015 年版）》中规定甘遂的用量为 0.5~1.5g，本药属于妊娠忌用药,且是“十八反”药物,反甘草。在处方审核过程中,如有超出范围时,应及时与临床医师进行沟通,并双签字。处方中,当遇到缺药的情况时,处方审核人员不应随意进行更改或将其划掉,应与临床医师进行沟通,并适当调换。

**【金老谈甘遂处方应付技术】**

首先要确保郁李仁的书写应规范整齐。其次要注意炮制应付,处方名为“主田”“重泽”或“甘遂”时,均应给付甘遂;处方名为“醋甘遂”时,应给付醋甘遂。见表4-5。

表4-5　甘遂处方应付表

| 处方名 | 给付 |
| --- | --- |
| 主田、重泽、甘遂 | 甘遂 |
| 醋甘遂 | 醋甘遂 |

**【金老谈甘遂发药交代技术】**

在甘遂的发药交代过程中,发药人员的素质和专业知识有重要作用,需要交代甘遂的服药方法以及使用注意与禁忌等方面。

1. 甘遂的服药方法　炮制后多入丸散用,每次0.5~1.5g。外用适量,生用。

2. 甘遂的使用注意与禁忌　孕妇禁用;不宜与甘草同用。

**【金老谈甘遂采购管理技术】**

1. 甘遂的采购技术　甘遂应采购于具备《药品经营企业许可证》《营业执照》的药品批发企业。遵循以下原则:

(1)质量标准:甘遂的质量应符合《中华人民共和国药典(2015年版)》、局颁药品标准及中药炮制规范的标准要求。水分不得过12.0%,总灰分不得过3.0%。本品按干燥品计算,含大戟二烯醇($C_{30}H_{50}O$)不得少于0.12%。

(2)等级规格:甘遂商品过去分有甘遂王、提甘遂、统甘遂等规格,现均为统货,不分等级。

2. 甘遂的管理技术　甘遂购进药品到库后,应认真进行验收,并办理入库手续。药剂科各调剂室根据药品使用情况,每周到药库领取药品,临时缺药,应及时补充。制剂室根据配制制剂情况到药库领取制剂原料。临床各科因医疗、科研、教学等需要到药剂科领取药品,需报请相关管理部门批准。各方面领药必须办理相应的药品出库手续。

**【金老谈甘遂贮存养护供应技术】**

置通风干燥处,防蛀。

甘遂作为一味常用中药,一般以贮存一日半用量为宜。生甘遂应放在毒麻药专柜存放,购进时就必须严格检查(品种、质量、数量等)验收,准确无误后及时标明标志,及时登记入库。调剂室应派专人逐日检查甘遂等其他药物的供应品种及数量情况,对短缺品种要及时登记,随时整理药品,补充所耗品种,以备调剂使用。

## 京 大 戟

**【来源】**本品为大戟科植物大戟 *Euphorbia pekinensis* Rupr. 的干燥根。

【历史】本品始载于《神农本草经》，列为下品。《名医别录》云："生常山，十二月采根，阴干。"《蜀本草》载："苗似甘遂，高大，叶有白汁，花黄，根似细苦参，皮黄黑，肉黄白。五月采苗，二月、八月采根用。"《本草图经》曰："春生红芽，渐长作丛，高一尺以来；叶似初生杨柳，小团；三月、四月开黄紫花，团圆似杏花，又似芫荑；根似细苦参。皮黄黑，肉黄白色，秋冬采根阴干。"《本草纲目》云："大戟生平泽甚多。直茎，高二三尺，中空，折之有白浆，叶长狭如柳叶而不团，其梢叶密攒而上。"以上所述均与本种相符。

另外，还有一种茜草科植物红大戟的干燥块根，又名红芽大戟。它与大戟科植物京大戟来源不同，性状有别，效用有异。故《中华人民共和国药典(2015 年版)》将二药分别收载，避免混用。

【产地】京大戟主产江苏南京、扬州、邳州等地。山西、河北、甘肃、四川也有分布。

【金老谈京大戟性状辨别技术】

1. 形色臭味　本品呈不整齐的长圆锥形，略弯曲，常有分枝，长 10~20cm，直径 1.5~4cm。表面灰棕色或棕褐色，粗糙，有纵皱纹、横向皮孔样突起及支根痕。顶端略膨大，有多数茎基及芽痕。质坚硬，不易折断，断面类白色或淡黄色，纤维性。气微，味微苦涩。

2. 优品质量　本品以根条均匀，肥嫩、质软无须者为优品。

【金老谈京大戟临床炮制技术】

1. 炮制分类

(1) 京大戟：取净京大戟，洗净，闷润 4~8 小时，至内外湿度一致，切厚片，干燥，筛去碎屑。

(2) 醋京大戟：取净京大戟，加米醋和适量水拌匀，闷润 1~2 小时，置热锅内，用文火加热，煮至醋吸尽，取出，干燥。每 100kg 京大戟，用醋 30kg。

2. 临床功效　苦，寒；有毒。归肺、脾、肾经。功能泻水逐饮，消肿散结。用于水肿胀满，胸腹积水，痰饮积聚，气逆咳喘，二便不利，痈肿疮毒，瘰疬痰核。

【金老谈京大戟处方审核技术】

京大戟作为泻下药中的常见中药，对京大戟的处方审核技术，要求执业药师收到处方后首先要审核处方的前记、后记等，然后审核处方的用药名称、炮制规格及用药剂量。

在《中华人民共和国药典(2015 年版)》中规定京大戟的用量为 1.5~3g，本药属于妊娠忌用药，且是"十八反"药物，反甘草。在处方审核过程中，如有超出范围时，应及时与临床医师进行沟通，并双签字。处方中，应区分京大戟和醋京大戟。当遇到缺药的情况时，处方审核人员不应随意进行更改或将其划掉，应与临床医师进行沟通，并适当调换。

【金老谈京大戟处方应付技术】

首先要确保京大戟的书写应规范整齐。其次要注意炮制应付，处方名为"京大戟"时，应给付京大戟；处方名为"醋京大戟"时，应给付醋京大戟。见表 4-6。

**表 4-6　京大戟处方应付表**

| 处方名 | 给付 |
|---|---|
| 京大戟 | 京大戟 |
| 醋京大戟 | 醋京大戟 |

【金老谈京大戟发药交代技术】

在京大戟的发药交代过程中，发药人员的素质和专业知识有重要作用，需要交代京大戟的服药方法以及使用注意与禁忌等方面。

1. 京大戟的服药方法　汤剂分两次服，每日1剂。服药时间与次数根据不同的病证治疗。煎服，1.5~3g。入丸散服，每次1g；内服醋制用。外用适量，生用。

2. 京大戟的使用注意与禁忌　孕妇禁用；不宜与甘草同用。

【金老谈京大戟临床煎煮技术】

煎药前先加水浸泡半小时，没过药物表面2cm为宜。煎煮两次，合并药液，每次煎煮时间为30分钟。煎煮后药液约300ml。

【金老谈京大戟采购管理技术】

1. 京大戟的采购技术　京大戟应采购于具备《药品经营企业许可证》《营业执照》的药品批发企业。遵循以下原则：

（1）质量标准：京大戟的质量应符合《中华人民共和国药典（2015年版）》、局颁药品标准及中药炮制规范的标准要求。

（2）等级规格：京大戟的商品为统货，不分等级。

2. 京大戟的管理技术　京大戟购进药品到库后，应认真进行验收，并办理入库手续。药剂科各调剂室根据药品使用情况，每周到药库领取药品，临时缺药，应及时补充。制剂室根据配制制剂情况到药库领取制剂原料。临床各科因医疗、科研、教学等需要到药剂科领取药品，需报请相关管理部门批准。各方面领药必须办理相应的药品出库手续。

【金老谈京大戟贮存养护供应技术】

置干燥处，防蛀。

京大戟作为一味常用中药，一般以贮存一日半用量为宜。京大戟要按规定妥善保管，切忌混淆或失盗，避免造成不良后果。调剂室应派专人逐日检查京大戟等其他药物的供应品种及数量情况，对短缺品种要及时登记，随时整理药品，补充所耗品种，以备调剂使用。

## 芫　花

【来源】本品为瑞香科植物芫花 *Daphne genkwa*Sieb.et Zucc. 的干燥花蕾。

【历史】本品始载于《神农本草经》。《本草图经》曰："生淮源川谷，今在处有之。宿根旧枝茎紫，长一、二尺。根入土深三、五寸，白色，似榆根；春生苗叶，小而尖，似杨柳枝叶；二月开紫花，颇似紫荆而作穗，又似藤花而细。三月三日采，阴干。其花须未成蕊，蒂细小，未生叶时收之。叶生花落，即不堪用。"《本草蒙筌》亦谓："川谷甚多，远近俱有。茎紫花白，一二尺长。密开花盈旧枝茎，如紫梢作穗；未出叶采嫩苞蕊，向晴日曝干。花落叶生，不堪用也。"以上描述与本品相符。

【产地】主产于华东及河北、陕西、河南、湖北、湖南、四川、贵州等地。

【金老谈芫花性状辨别技术】

1. 形色臭味　本品常3~7朵簇生于短花轴上，基部有苞片1~2片，多脱落为单朵。单朵呈棒槌状，多弯曲，长1~1.7cm，直径约1.5mm；花被筒表面淡紫色或灰绿色，密被短柔毛，先端4裂，裂片淡紫色或黄棕色。质软。气微，味甘、微辛。

2. 优品质量　本品以花淡紫色或灰紫色、无杂质者为优品。

**【金老谈芫花临床炮制技术】**

1. 炮制分类

（1）芫花：取原药材，拣净杂质，筛去泥土。

（2）醋芫花：取净芫花，加醋拌匀，润透，置热锅内，用文火炒至醋吸尽，呈微黄色，取出，晾干。每芫花 100kg，用醋 30kg。

2. 临床功效　味苦、辛，性温，有毒；归肺、脾、肾经。功能泻水逐饮，外用杀虫疗疮。用于水肿胀满，胸腹积水，痰饮积聚，气逆咳喘，二便不利；外治疥癣秃疮，痈肿，冻疮。

**【金老谈芫花处方审核技术】**

芫花作为泻下药中的常见中药，对芫花的处方审核技术，要求执业药师收到处方后首先要审核处方的前记、后记等，然后审核处方的用药名称、炮制规格及用药剂量。

在《中华人民共和国药典（2015 年版）》中规定芫花的用量为 1.5~3g，本药属于妊娠忌用药，且是“十八反”药物，反甘草。在处方审核过程中，如有超出范围时，应及时与临床医师进行沟通，并双签字。处方中，应区分芫花和醋芫花。当遇到缺药的情况时，处方审核人员不应随意进行更改或将其划掉，应与临床医师进行沟通，并适当调换。

**【金老谈芫花处方应付技术】**

首先要确保芫花的书写应规范整齐。其次要注意炮制应付，处方名为“南芫花”或“芫花”时，应给付芫花；处方名为“醋芫花”时，应给付醋芫花。见表 4-7。

**表 4-7　芫花处方应付表**

| 处方名 | 给付 |
| --- | --- |
| 南芫花、芫花 | 芫花 |
| 醋芫花 | 醋芫花 |

**【金老谈芫花发药交代技术】**

在芫花的发药交代过程中，发药人员的素质和专业知识有重要作用，需要交代芫花的服药方法以及使用注意与禁忌等方面。

1. 芫花的服药方法　汤剂分两次服，每日 1 剂。服药时间与次数根据不同的病证治疗。煎服，1.5~3g。醋芫花研末吞服，一次 0.6~0.9g，一日 1 次。外用适量。

2. 芫花的使用注意与禁忌　孕妇禁用；不宜与甘草同用。

**【金老谈芫花临床煎煮技术】**

煎药前先加水浸泡半小时，没过药物表面 2cm 为宜。煎煮两次，合并药液，每次煎煮时间为 30 分钟。煎煮后药液约 300ml。

**【金老谈芫花采购管理技术】**

1. 芫花的采购技术　芫花应采购于具备《药品经营企业许可证》《营业执照》的药品批发企业。遵循以下原则：

（1）质量标准：芫花的质量应符合《中华人民共和国药典（2015 年版）》、局颁药品标准及中药炮制规范的标准要求。本品按干燥品计算，含芫花素（$C_{16}H_{12}O_5$）不得少于 0.20%。

（2）等级规格：芫花商品为统货，不分等级。

2. 芫花的管理技术　芫花购进药品到库后，应认真进行验收，并办理入库手续。药剂科各调剂室根据药品使用情况，每周到药库领取药品，临时缺药，应及时补充。制剂室根据配制制剂情况到药库领取制剂原料。临床各科因医疗、科研、教学等需要到药剂科领取药品，需报请相关管理部门批准。各方面领药必须办理相应的药品出库手续。

**【金老谈芫花贮存养护供应技术】**

置通风干燥处，防霉，防蛀。

芫花作为一味常用中药，一般以贮存一日半用量为宜。芫花要按规定妥善保管，切忌混淆或失盗，避免造成不良后果。调剂室应派专人逐日检查芫花等其他药物的供应品种及数量情况，对短缺品种要及时登记，随时整理药品，补充所耗品种，以备调剂使用。

# 第五章 祛风湿药临床调剂

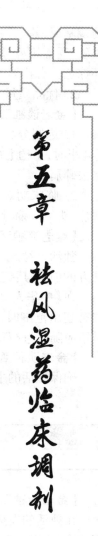

凡能祛风除湿，主要适用于痹证的药物，称为祛风湿药。本类药物分别具有祛风、散寒、除湿、清热、通络、止痛等作用，部分药还有补肝肾、强筋骨的功效，在临床应用时可根据痹证的症状，选择应用。一般祛风湿药，大都辛散温燥，能伤阴耗血，故阴亏血虚者当谨慎使用。

祛风湿药的煎药火候应用文火和武火交叉煎煮，使有效成分充分煎出。汤剂一般需煎煮 2 次。从煎沸时算起，头煎煎药时间为 20~25 分钟，二煎煎药时间为 15~20 分钟。本章的川乌为有毒饮片，需先煎 1~2 小时，达到降低毒性或消除毒性的目的。马钱子有大毒，在审方时应注意其用量。蕲蛇为贵重中药，宜研成粉末用药液冲服，避免有效成分被其他药渣吸收而影响药效。另外，要注意药物的使用注意与禁忌。

## 独　活

**【来源】**为伞形科植物重齿毛当归 *Angelica pubescens* Maxim. f.*biserrata* Shan et Yuan 的干燥根。

**【历史】**独活始载于《神农本草经》，列为上品，但其将独活、羌活并称。云："一名羌活，一名羌青，一名护羌使者。"陶弘景云："羌活形细而多节软润，气息极猛烈。出益州北部、西川为强活，色微白，形虚大，为用亦相似而小不如，其一茎直上，不为风摇，故名独活。"以后诸家本草，众说纷纭，分合不一。李时珍曰："独活、羌活乃一类二种，以他地者为独活，西羌者为羌活。"可见李时珍把羌活和独活相混。《品汇精要》载："本羌独不分，混而为一，然其形色、功用不同，表里行经亦异，故分为二则，各适其用也。"《植物名实图考》绘有牛尾独活图，与现时云南、贵州和四川等地区用的牛尾独活基本相同。可见，独活自古以来就有多种，大部分是伞形科植物，少数为五加科植物。

**【产地】**主产于四川的重庆、奉节、巫山、巫溪、灌县等地，湖北巴东、长阳、鹤峰、五峰、兴山、神农架、房山、竹山、竹溪等地，陕西安康市。此外，甘肃顺县、天水等地也有栽培。产量大，品质优，销全国，并出口，称为"道地药材"。

**【金老谈独活性状辨别技术】**

1. 形色臭味　本品根略呈圆柱形，下部 2~3 分枝或更多，长 10~30cm。根头部膨大，圆锥状，多横皱纹，直径 1.5~3cm，顶端有茎、叶的残基或凹陷。表面灰褐色或棕褐色，具纵皱纹，有横长皮孔样突起及稍突起的细根痕。质较硬，受潮则变软，断面皮部灰白色，有多数散在的棕色油室，木部灰黄色至黄棕色，形成层环棕色。有特异香气，味苦、辛、微麻舌。

2. 优品质量　本品以条粗壮、油润、香气浓者为优品。

**【金老谈独活临床炮制技术】**

1. 炮制分类　临床调剂常用的独活炮制品，取原药材，除去杂质，大小分开，洗净，浸泡2~4小时，至约七成透时，取出，闷润12~18小时，至内外湿度一致，切薄片，晒干或低温干燥，筛去碎屑。

2. 临床功效　味辛、苦，性温；归肾、膀胱经。功能祛风湿，止痹痛，解表。用于风寒湿痹痛；头风头痛，风寒表证及表证夹湿。

**【金老谈独活处方审核技术】**

独活是祛风湿药的常见中药。对其进行处方审核，要求执业药师收到处方后，首先审核处方的前记、后记等，然后审核处方的用药名称、炮制规格及用药剂量。

在《中华人民共和国药典（2015年版）》中规定独活的用量为3~10g，在处方审核过程中，如有超出范围时，应及时与临床医师进行沟通。处方中，当遇到缺药的情况时，处方审核人员不应随意进行更改或将其划掉，应与临床医师进行沟通，并适当调换。

**【金老谈独活处方应付技术】**

确保独活的书写应规范整齐。见表5-1。

**表5-1　独活处方应付表**

| 处方名 | 给付 |
|---|---|
| 独活 | 独活 |

**【金老谈独活发药交代技术】**

在独活的发药交代过程中，发药人员的素质和专业知识有重要作用，需要交代独活的服药方法、使用注意与禁忌等方面。

1. 独活的服药方法　汤剂分两次服，每日1剂。或入丸散。服药时间与次数根据不同的病证治疗。

2. 独活的使用注意与禁忌　为辛散温燥之品，凡非风寒湿邪而气血不足之证忌用。

**【金老谈独活临床煎煮技术】**

独活先加水浸泡半小时，没过药物表面2cm为宜。煎煮两次，合并药液，每次煎煮时间为30分钟。煎煮后药液约300ml。

**【金老谈独活采购管理技术】**

1. 独活的采购技术　独活应采购于具备《药品经营企业许可证》《营业执照》的药品批发企业。遵循以下原则：

（1）质量标准：独活的质量应符合《中华人民共和国药典（2015年版）》、局颁药品标准及中药炮制规范的标准要求。水分不得过10.0%，总灰分不得过8.0%，酸不溶性灰分不得过3.0%。本品按干燥品计算，含蛇床子素（$C_{15}H_{16}O_3$）不得少于0.50%，含二氢欧山芹醇当归酸酯（$C_{19}H_{20}O_5$）不得少于0.080%。

(2) 等级规格:独活商品均为统货,不分等级。干货。表面灰褐或棕褐色,质润而较硬,断面质白或灰棕色。有油室、气芳香、味苦而辛辣,无芦头、根须、杂质、虫蛀、霉变。

2. 独活的管理技术 独活购进药品到库后,应认真进行验收,并办理入库手续。药剂科各调剂室根据药品使用情况,每周到药库领取药品,临时缺药,应及时补充。制剂室根据配制制剂情况到药库领取制剂原料。临床各科因医疗、科研、教学等需要到药剂科领取药品,需报请相关管理部门批准。各方面领药必须办理相应的药品出库手续。

**【金老谈独活贮存养护供应技术】**

独活受潮后易生霉,若雨淋水湿,颜色易发黑。应贮存于阴凉干燥处,防霉、防蛀。

独活作为一味常用中药,一般以贮存一日半用量为宜。调剂室应派专人逐日检查独活等其他药物的供应品种及数量情况,对短缺品种要及时登记,随时整理药品,补充所耗品种,以备调剂使用。

## 防 己

**【来源】**为防己科植物粉防己 *Stephania tetrandra*S.Moore 的新干燥根。

**【历史】**本品始于《神农本草经》云:"一名解离,生川谷。"吴普曰:"木防己,一名解离,一名解燕……如艿,茎蔓延,如艽,白根外黄似桔梗,内黑又如车辐解。"由此可见我国最早使用的防己,又名木防己,一名解离,产汉中,用根,具有内黑如车辐解的特征。据此可推断,此为马兜铃科植物异叶马兜铃 Ari.stolochiaheterophylia 的根,非指防己科植物汉防己而言。马兜铃科的木防己因含马兜铃酸(有毒)而严禁使用。现代大量使用的是防己科植物粉防己。本品在历代本草中虽没有明确记载,但从梁代陶弘景的《本草经集注》记载:"今出宜州、建平,大而青白色,虚软者好。"这里都未提"内黑又如车辐解"。应当不是马兜铃科植物,而是指防己科植物。明代《本草品汇精要》谓:"防己以根大而有粉者为好。"南北朝的《雷公炮炙论》曰:"凡使,勿使木条……要心花纹黄色者。"这可能是指防己科植物粉防己而言。

**【产地】**防己主产浙江常山、兰溪、武义、孝丰、建德、淳安、义乌、东阳、天台;江西瑞昌、修水、都昌、湖口、永修、德安;安徽的安庆地区和徽州地区,以及湖北、湖南等地。

**【金老谈防己性状辨别技术】**

1. 形色臭味 本品呈不规则圆柱形、半圆柱形或块状,多弯曲,长 5~10cm,直径 1~5cm。表面淡灰黄色,在弯曲处常有深陷横沟而成结节状的瘤块样。体重,质坚实,断面平坦,灰白色,富粉性,有排列较稀疏的放射状纹理。气微,味苦。

2. 优品质量 本品以质坚实、粉性足、去净外皮者为优品。

**【金老谈防己临床炮制技术】**

1. 炮制分类 临床调剂常用的独活炮制品,取原药材,除去杂质,大小分开,洗净,浸泡 8~12 小时,至约七成透时,取出,闷润 12~18 小时,至内外湿度一致,切厚片,晒干或低温干燥,筛去碎屑。

2. 临床功效 味苦、辛,性寒;归膀胱、肾、脾经。功能祛风湿,止痛,利水消肿。用于风湿痹证;水肿,小便不利,脚气肿痛。

【金老谈防己处方审核技术】

防己是祛风湿药的常见中药。对其进行处方审核，要求执业药师收到处方后，首先审核处方的前记、后记等，然后审核处方的用药名称、炮制规格及用药剂量。

在《中华人民共和国药典（2015年版）》中规定防己的用量为5~10g，在处方审核过程中，如有超出范围时，应及时与临床医师进行沟通。处方中，当遇到缺药的情况时，处方审核人员不应随意进行更改或将其划掉，应与临床医师进行沟通，并适当调换。

【金老谈防己处方应付技术】

确保防己的书写应规范整齐。见表5-2。

表5-2　防己处方应付表

| 处方名 | 给付 |
|---|---|
| 防己 | 防己 |

【金老谈防己发药交代技术】

在防己的发药交代过程中，发药人员的素质和专业知识有重要作用，需要交代防己的服药方法、使用注意与禁忌等方面。

1. 防己的服药方法　汤剂分两次服，每日1剂。或入丸散。服药时间与次数根据不同的病证治疗。煎服，5~10g，祛风止痛宜木防己；利水退肿宜汉防己。

2. 防己的使用注意与禁忌　阴虚体弱、脾胃虚汗者慎用。木防己不宜大量或长期服用，肾病患者忌服。

【金老谈防己临床煎煮技术】

防己先加水浸泡半小时，没过药物表面2cm为宜。煎煮两次，合并药液，每次煎煮时间为30分钟。煎煮后药液约300ml。

【金老谈防己采购管理技术】

1. 防己的采购技术　防己应采购于具备《药品经营企业许可证》《营业执照》的药品批发企业。遵循以下原则：

（1）质量标准：防己的质量应符合《中华人民共和国药典（2015年版）》、局颁药品标准及中药炮制规范的标准要求。水分不得过12.0%，总灰分不得过4.0%。本品按干燥品计算，含粉防己碱（$C_{38}H_{42}N_2O_6$）和防己诺林碱（$C_{37}H_{40}N_2O_6$）的总量不得少于1.6%。

（2）等级规格：商品均为统货，不分等级。

2. 防己的管理技术　防己购进药品到库后，应认真进行验收，并办理入库手续。药剂科各调剂室根据药品使用情况，每周到药库领取药品，临时缺药，应及时补充。制剂室根据配制制剂情况到药库领取制剂原料。临床各科因医疗、科研、教学等需要到药剂科领取药品，需报请相关管理部门批准。各方面领药必须办理相应的药品出库手续。

【金老谈防己贮存养护供应技术】

防己置干燥处，防虫蛀。

防己作为一味常用中药，一般以贮存一日半用量为宜。调剂室应派专人逐日检查防己等其他药物的供应品种及数量情况，对短缺品种要及时登记，随时整理药品，补充所耗品种，以备调剂使用。

# 川 乌

【来源】为毛茛科植物乌头 *Aconitum carmichaeli* Debx. 的干燥母根(主根)。

【历史】本品产江左、山南等处者,乃《本经》所列乌头,今人谓之草乌头者是也。乌头有两种,出彰明者即川乌头。春末生子,故曰春采为乌头,冬则生子已成,故曰冬采为附子。其天雄、乌喙、侧子,皆是生子多者,因象命名。川乌头与草乌头,在明代以前多统称为乌头,至《本草纲目》始明确区分。

【产地】主要分布于四川、陕西;其他省区亦有分布,但量小。乌头传统产区主要为四川江油及陕西城固、勉县。新中国成立后四川安县、布拖、美姑、城口;陕西南郑、汉中、兴平、户县;河北晋县、元氏;湖北竹山、竹溪;云南丽江、巍山;山东菏泽、潍坊等地亦产。

【金老谈川乌性状辨别技术】

1. 形色臭味　本品呈不规则的圆锥形,稍弯曲,顶端常有残茎,中部多向一侧膨大,长2~7.5cm,直径1.2~2.5cm。表面棕褐色或灰棕色,皱缩,有小瘤状侧根及子根脱离后的痕迹。质坚实,断面类白色或浅灰黄色,形成层环纹呈多角形。气微,味辛辣、麻舌。

2. 优品质量　本品药材以个匀、肥大、无须根、坚实无空心者为优品,饮片以厚薄均匀、粉质洁白者为优品。

【金老谈川乌临床炮制技术】

1. 炮制分类

(1)生川乌:取原药材,拣净杂质,洗净灰屑,晒干。

(2)制川乌:取净川乌,大小分开,用水浸泡至内无干心,取出,加水煮沸4~6小时,或蒸6~8小时,至取个大及实心者切开无白心,口尝微有麻舌感时,取出晾至六成干,切厚片,干燥,筛去碎屑即得。

2. 临床功效　味辛、苦,性热;归心、脾、肝、肾经。功能祛风除湿,散寒止痛。用于风寒湿痛,拘急疼痛;风湿诸痛。

【金老谈川乌处方审核技术】

川乌是祛风湿药的常见中药。对其进行处方审核,要求执业药师收到处方后,首先审核处方的前记、后记等,然后审核处方的用药名称、炮制规格及用药剂量。

在《中华人民共和国药典(2015年版)》中规定川乌炮制后的用量为1.5~3g,川乌属于“十八反”药物,反半夏、瓜蒌、川贝母、浙贝母、白及、白蔹。孕妇禁用。在处方审核过程中,如有超出范围时,应及时与临床医师进行沟通,并双签字。处方中,应区分川乌和制川乌,当遇到缺药的情况时,处方审核人员不应随意进行更改或将其划掉,应与临床医师进行沟通,并适当调换。

【金老谈川乌处方应付技术】

首先要确保川乌的书写应规范整齐。其次要注意炮制应付,处方名为“鹅儿花”“铁花”或“川乌”时,应给付川乌;处方名为“制川乌”时,应给付制川乌。见表5-3。

【金老谈川乌发药交代技术】

在川乌的发药交代过程中,发药人员的素质和专业知识有重要作用,需要交代川乌的服药方法、使用注意与禁忌等方面。

表 5-3 川乌处方应付表

| 处方名 | 给付 |
| --- | --- |
| 鹅儿花、铁花、川乌 | 川乌 |
| 制川乌 | 制川乌 |

1. 川乌的服药方法 汤剂分两次服，每日 1 剂。服药时间与次数根据不同的病证治疗。煎服，3~15g。入散剂或酒剂服，1~2g。入汤剂应先煎 1~2 小时。外用适量。一般用炮制品，生品内服宜慎。

2. 川乌的使用注意与禁忌 川乌有大毒，不宜久服，孕妇忌用。生品一般只供外用。反半夏、瓜蒌、川贝母、浙贝母、白及、白蔹。

**【金老谈川乌临床煎煮技术】**

川乌加水浸泡半小时，没过药物表面 2cm 为宜。先煎 1~2 小时，煎煮两次，合并药液。煎煮后药液约 300ml。一般炮制后用。

**【金老谈川乌采购管理技术】**

1. 川乌的采购技术 川乌应采购于具备《药品经营企业许可证》《营业执照》的药品批发企业。遵循以下原则：

（1）质量标准：川乌的质量应符合《中华人民共和国药典（2015 年版）》、局颁药品标准及中药炮制规范的标准要求。水分不得过 12.0%，总灰分不得过 9.0%，酸不溶性灰分不得过 2.0%。本品按干燥品计算，含乌头碱（$C_{34}H_{47}NO_{11}$），次乌头碱（$C_{33}H_{45}NO_{10}$）和新乌头碱（$C_{33}H_{45}NO_{11}$）的总量应为 0.050%~0.17%。

（2）等级规格：川乌商品有个子货与川乌片之分。二者均为统货，不分等级。

2. 川乌的管理技术 川乌购进药品到库后，应认真进行验收，并办理入库手续。药剂科各调剂室根据药品使用情况，每周到药库领取药品，临时缺药，应及时补充。制剂室根据配制制剂情况到药库领取制剂原料。临床各科因医疗、科研、教学等需要到药剂科领取药品，需报请相关管理部门批准。各方面领药必须办理相应的药品出库手续。

**【金老谈川乌贮存养护供应技术】**

川乌应置通风干燥处，防蛀。

川乌作为一味常用中药，一般以贮存一日半用量为宜。生川乌有毒，加工时须注意，特别是泡过块根的老水，不要服用。生川乌应放在毒麻药专柜存放，购进时就必须严格检查（品种、质量、数量等）验收，准确无误后及时标明标志，及时登记入库。调剂室应派专人逐日检查川乌等其他药物的供应品种及数量情况，对短缺品种要及时登记，随时整理药品，补充所耗品种，以备调剂使用。

## 马钱子

**【来源】**为马钱科植物马钱 *Strychnos nux-vomica* L. 的干燥成熟种子。

**【历史】**本品以番木鳖之名始载于《本草纲目》。李时珍释其名曰："状如马之连钱，故名马钱。"并云："生回回国，今西土耳州诸处皆有之。蔓生，夏开黄花，七八月结实如栝楼，生青熟赤，亦如木鳖。其核小于木鳖而色白。”李时珍所言“蔓生，夏开黄花，七八月结实如栝楼”等特征与葫芦科植物木鳖子相似，但所言“其核小于木鳖而色白”这一特征却与马钱子相符。可见当时李时珍未能在形态上将木鳖子与马钱子区别开来。《本草纲目》记载：“以豆腐制过用之良。”“或云能毒至死。”由此说明，我国在明代已知马钱子有毒性。

【产地】本品主要为进口商品，主产东印度，分布于斯里兰卡、泰国、越南、柬埔寨、缅甸、印度尼西亚、菲律宾等国。

**【金老谈马钱子性状辨别技术】**

1. 形色臭味　本品呈纽扣状圆板形，常一面隆起，一面稍凹下，直径 1.5~3cm，厚 0.3~0.6cm。表面密被灰棕或灰绿色绢状茸毛，自中间向四周呈辐射状排列，有丝样光泽。边缘稍隆起，较厚，有突起的珠孔，底面中心有突起的圆点状种脐。质坚硬，平行剖面可见淡黄白色胚乳，角质状，子叶心形，叶脉 5~7 条。气微，味极苦。

2. 优品质量　本品以个大、饱满、灰棕微带绿色、有细密毛茸者为优品。

**【金老谈马钱子临床炮制技术】**

1. 炮制分类

（1）马钱子：取原药材，除去杂质。

（2）砂炒马钱子：将砂置热锅内，用武火加热至灵活状态时，投入大小一致的马钱子，不断翻动，至外皮呈灰褐色，内部鼓起小泡时，取出，筛去砂，放凉，除去绒毛。

2. 临床功效　味苦、性温，有大毒；归肝、脾经。功能通络止痛，散结消肿。用于风湿痹痛，跌打肿痛；痈疽肿痛。此外，近年以其试治各种癌症，取得一定疗效。

**【金老谈马钱子处方审核技术】**

马钱子是祛风湿药的常见中药。对其进行处方审核，要求执业药师收到处方后，首先审核处方的前记、后记等，然后审核处方的用药名称、炮制规格及用药剂量。

在《中华人民共和国药典（2015 年版）》中规定马钱子的用量为 0.3~0.6g，属于妊娠忌用药。因马钱子为有毒药物，故必须持有正式医师处方和医疗主管部门证明文件才可调配（并将处方保持三年），不可草率从事，以防发生事故。在处方审核过程中，如有超出范围时，应及时与临床医师进行沟通，并双签字。处方中，应区分马钱子和炒马钱子，当遇到缺药的情况时，处方审核人员不应随意进行更改或将其划掉，应与临床医师进行沟通，并适当调换。

**【金老谈马钱子处方应付技术】**

首先要确保马钱子的书写应规范整齐。其次要注意炮制应付，处方名为“番木鳖”或“马钱子”时，均应给付马钱子；处方名为“炒马钱子”时，应给付炒马钱子。见表 5-4。

**表 5-4　马钱子处方应付表**

| 处方名 | 给付 |
|---|---|
| 番木鳖、马钱子 | 马钱子 |
| 炒马钱子 | 炒马钱子 |

**【金老谈马钱子发药交代技术】**

在马钱子的发药交代过程中，发药人员的素质和专业知识有重要作用，需要交代马钱子的服药方法、使用注意与禁忌等方面。

1. 马钱子的服药方法　入丸散服，0.3~0.6g。外用适量，研末调涂。

2. 马钱子的使用注意与禁忌　马钱子辛温燥烈毒大，服用过量可引起肢体颤动、惊厥、呼吸困难，甚至昏迷等中毒症状。故内服须严格控制用量与炮制方法。孕妇禁服。

**【金老谈马钱子临床煎煮技术】**

马钱子不入煎剂。炮制后入丸散用。

**【金老谈马钱子采购管理技术】**

1. 马钱子的采购技术　马钱子应采购于具备《药品经营企业许可证》《营业执照》的药品批发企业。遵循以下原则：

(1) 质量标准：马钱子的质量应符合《中华人民共和国药典（2015 年版）》、局颁药品标准及中药炮制规范的标准要求。水分不得过 13.0%，总灰分不得过 2.0%。按干燥品计算，含士的宁（$C_{21}H_{22}N_2O_2$）应为 1.20%~2.20%，马钱子碱（$C_{28}H_{26}N_2O_4$）不得少于 0.80%。

(2) 等级规格：马钱子两种商品均为统货，不分等级。

2. 马钱子的管理技术　马钱子购进药品到库后，应认真进行验收，并办理入库手续。药剂科各调剂室根据药品使用情况，每周到药库领取药品，临时缺药，应及时补充。制剂室根据配制制剂情况到药库领取制剂原料。临床各科因医疗、科研、教学等需要到药剂科领取药品，需报请相关管理部门批准。各方面领药必须办理相应的药品出库手续。

**【金老谈马钱子贮存养护供应技术】**

马钱子应按毒性中药材管理，置干燥处。

马钱子作为一味常用中药，一般以贮存一日半用量为宜。生马钱子应放在毒麻药专柜存放，购进时就必须严格检查（品种、质量、数量等）验收，准确无误后及时标明标志，及时登记入库。调剂室应派专人逐日检查马钱子等其他药物的供应品种及数量情况，对短缺品种要及时登记，随时整理药品，补充所耗品种，以备调剂使用。

## 威　灵　仙

**【来源】**本品为毛茛科植物威灵仙 *Clematis chinensis* Osbeck、棉团铁线莲 *Clematis hexapetala* Pall. 或东北铁线莲 *Clematis manshuria*Rupr. 的干燥根和根茎。

**【历史】**威灵仙之名，始见于南北时期的《集验方》，其后《唐本图经》收载此药。毛茛科铁线莲属植物是历史上使用最早的威灵仙，李时珍在《本草纲目》中云："其根每年旁引，年深转茂，一根丛须数百条，长者二尺许。初时黄黑色，干则深黑，俗称铁脚威灵仙以此。别有数种，根须一样，但色或黄或白，皆不可用。"其所述与铁线属的植物特征吻合。所以《中华人民共和国药典（2015 年版）》收载的毛茛科植物铁线莲属三种植物威灵仙的根及根茎是正确的。华北、西北地区用的威灵仙为百合科植物短梗菝葜及鞘柄菝葜的根及根茎，称"铁丝威灵仙"。

**【产地】**威灵仙商品主要来源于野生资源。其中威灵仙主要分布于江苏、安徽、浙江等省；棉团铁线莲主要分布于东北及华北地区；东北铁线莲主要分布于东北地区。威灵仙主产于安徽滁县、蚌埠、浙江温州、临海、金华；江苏镇江、淮阴等地。

**【金老谈威灵仙性状辨别技术】**

1. 形色臭味

（1）威灵仙根茎根茎呈柱状，长 1.5~10cm，直径 0.3~1.5cm；表面淡棕黄色；顶端残留茎基；质较坚韧，断面纤维性；下侧着生多数细根。根呈细长圆柱形，稍弯曲，长 7~15cm，直径 0.1~0.3cm；表面黑褐色，有细纵纹，有的皮部脱落，露出黄白色木部；质硬脆，易折断，断面皮部较广，木部淡黄色，略呈方形，皮部与木部间常有裂隙。气微，味淡。

（2）棉团铁线莲根茎根茎呈短柱状，长 1~4cm，直径 0.5~1cm。根长 4~20cm，直径 0.1~0.2cm；表面棕褐色至棕黑色；断面木部圆形。味咸。

（3）东北铁线莲根茎根茎呈柱状，长 1~11cm，直径 0.5~2.5cm。根较密集，长 5~23cm，直径 0.1~0.4cm；表面棕黑色；断面木部近圆形。味辛辣。

2. 优品质量　本品以条长、皮黑肉白或黄白、质坚实者为优品。

**【金老谈威灵仙临床炮制技术】**

1. 炮制分类　临床调剂常用的威灵仙炮制品，取原药材，除去杂质，大小分开，洗净，浸泡 2~4 小时，至约七成透时，取出，闷润 8~12 小时，至内外湿度一致，切厚片，晒干或低温干燥，筛去碎屑。

2. 临床功效　味辛、咸，性温；归膀胱经。功能祛风湿，通经络。用于风湿痹痛，肢体麻木，筋脉拘挛，屈伸不利。

**【金老谈威灵仙处方审核技术】**

威灵仙为祛风湿药的常见中药。对其进行处方审核，要求执业药师收到处方后，首先审核处方的前记、后记等，然后审核处方的用药名称、炮制规格及用药剂量。

在《中华人民共和国药典（2015 年版）》中规定威灵仙的用量为 6~10g，在处方审核过程中，如有超出范围时，应及时与临床医师进行沟通。处方中，当遇到缺药的情况时，处方审核人员不应随意进行更改或将其划掉，应与临床医师进行沟通，并适当调换。

**【金老谈威灵仙处方应付技术】**

首先要确保威灵仙的书写应规范整齐。其次要注意处方名为“铁角威灵仙”或“威灵仙”时，均应给付威灵仙。见表 5-5。

**表 5-5　威灵仙处方应付表**

| 处方名 | 给付 |
| --- | --- |
| 铁角威灵仙、威灵仙 | 威灵仙 |

**【金老谈威灵仙发药交代技术】**

在威灵仙的发药交代过程中，发药人员的素质和专业知识有重要作用，需要交代威灵仙的服药方法、使用注意与禁忌等方面。

1. 威灵仙的服药方法　汤剂分两次服，每日 1 剂。或入丸散。服药时间与次数根据不同的病证治疗。

2. 威灵仙的使用注意与禁忌　本品能损真气，气弱者不宜服。忌茶、面汤。

**【金老谈威灵仙临床煎煮技术】**

威灵仙先加水浸泡半小时，没过药物表面 2cm 为宜。煎煮两次，合并药液，每次煎煮时间为 30 分钟。煎煮后药液约 300ml。

**【金老谈威灵仙采购管理技术】**

1. 威灵仙的采购技术　威灵仙应采购于具备《药品经营企业许可证》《营业执照》的药品批发企业。遵循以下原则：

（1）质量标准：威灵仙的质量应符合《中华人民共和国药典（2015 年版）》、局颁药品标准及中药炮制规范的标准要求。水分不得过 15.0%，总灰分不得过 10.0%，酸不溶性灰分不得过 4.0%。本品按干燥计算，含齐墩果酸（$C_{30}H_{48}O_3$）和常春藤皂苷元（$C_{30}H_{48}O_4$）各不得少于 0.30%。

（2）等级规格：威灵仙商品均为统货，不分等级。

2. 威灵仙的管理技术　威灵仙购进药品到库后，应认真进行验收，并办理入库手续。药剂科各调剂室根据药品使用情况，每周到药库领取药品，临时缺药，应及时补充。制剂室根据配制制剂情况到药库领取制剂原料。临床各科因医疗、科研、教学等需要到药剂科领取药品，需报请相关管理部门批准。各方面领药必须办理相应的药品出库手续。

**【金老谈威灵仙贮存养护供应技术】**

威灵仙置干燥处。

威灵仙作为一味常用中药，一般以贮存一日半用量为宜。调剂室应派专人逐日检查威灵仙等其他药物的供应品种及数量情况，对短缺品种要及时登记，随时整理药品，补充所耗品种，以备调剂使用。

## 秦　艽

**【来源】**为龙胆科植物秦艽 *Gentiana macrophylla* Pall.、麻花秦艽 *Gentiana straminea* Maxim.、粗茎秦艽 *Gentianacrassicaulis Duthie* ex Burk. 或小秦艽 *Gentiana dahurica* Fisch. 的干燥根。

**【历史】**本品始载于《神农本草经》，列为中品。陶弘景曰："今为甘松、龙洞、蚕陵，以根作罗纹相交长大黄白色者为佳。"李时珍称："秦艽出秦中，以根作罗纹交纠者佳，故名秦艽。"

**【产地】**秦艽、麻花秦艽、粗茎秦艽主要分布予四川西北部，青海南部，甘肃、陕西南部；小秦艽主要分布于内蒙古东南部，河北北部，北京山区，山西、宁夏、甘肃、四川北部均有出产。近年来，秦艽和粗茎秦艽产量较少，药材市场已少见，现在多为麻花秦艽和小秦艽供应市场。

**【金老谈秦艽性状辨别技术】**

1. 形色臭味

（1）秦艽：呈类圆柱形，上粗下细，扭曲不直，长 10~30cm，直径 1~3cm。表面黄棕色或灰黄色，有纵向或扭曲的纵皱纹，顶端有残存茎基及纤维状叶鞘。质硬而脆，易折断，断面略显油性，皮部黄色或棕黄色，木部黄色。气特异，味苦、微涩。

（2）麻花秦艽：呈类圆锥形，多由数个小根纠聚而膨大，直径可达 7cm。表面棕褐色，粗糙，有裂隙呈网状孔纹。质松脆，易折断，断面多呈枯朽状。

（3）小秦艽：呈类圆锥形或类圆柱形，长 8~15cm，直径 0.2~1cm。表面棕黄色。主根通常 1 个，残存的茎基有纤维状叶鞘，下部多分枝。断面黄白色。

(4) 粗茎秦艽根多为独根，稍粗大，不分支，很少相互缠绕。根头部有淡黄色叶柄残基及纤维状的叶基维光束。表面黄棕色或暗棕色，外皮松泡，有纵向扭曲皱纹。臭味同上。

2. 优品质量　本品以条粗、质坚实、体重、色棕黄、气浓者为优品。

**【金老谈秦艽临床炮制技术】**

1. 炮制分类　临床调剂常用的秦艽炮制品，取原药材，除去杂质，大小分开，洗净，闷润1~2小时，至内外湿度一致，切中段，晒干或低温干燥，筛去碎屑。

2. 临床功效　味苦、辛，性平；归胃、肝、胆经。功能祛风湿，舒筋络，退虚热，清湿热。用于风湿痹痛，筋脉拘挛，手足不遂；骨蒸潮热，小儿疳热；湿热黄疸。

**【金老谈秦艽处方审核技术】**

秦艽是祛风湿药的常见中药。对其进行处方审核，要求执业药师收到处方后，首先审核处方的前记、后记等，然后审核处方的用药名称、炮制规格及用药剂量。

在《中华人民共和国药典(2015年版)》中规定秦艽的用量为3~10g，在处方审核过程中，如有超出范围时，应及时与临床医师进行沟通。处方中，当遇到缺药的情况时，处方审核人员不应随意进行更改或将其划掉，应与临床医师进行沟通，并适当调换。

**【金老谈秦艽处方应付技术】**

确保秦艽的书写应规范整齐。见表5-6。

**表5-6　秦艽处方应付表**

| 处方名 | 给付 |
|---|---|
| 秦艽 | 秦艽 |

**【金老谈秦艽发药交代技术】**

在秦艽的发药交代过程中，发药人员的素质和专业知识有重要作用，需要交代秦艽的服药方法、使用注意与禁忌等方面。

1. 秦艽的服药方法　汤剂分两次服，每日1剂。或入丸散。服药时间与次数根据不同的病证治疗。

2. 秦艽的使用注意与禁忌　气血亏虚，身疼发痛，或虚寒疼痛及尿清便溏者忌用。

**【金老谈秦艽临床煎煮技术】**

秦艽先加水浸泡半小时，没过药物表面2cm为宜。煎煮两次，合并药液，每次煎煮时间为30分钟。煎煮后药液约300ml。不宜久煎。

**【金老谈秦艽采购管理技术】**

1. 秦艽的采购技术　秦艽应采购于具备《药品经营企业许可证》《营业执照》的药品批发企业。遵循以下原则：

(1) 质量标准：秦艽的质量应符合《中华人民共和国药典(2015年版)》、局颁药品标准及中药炮制规范的标准要求。水分不得过9.0%，总灰分不得过8.0%，酸不溶性灰分不得过3.0%。本品按干燥品计算，含龙胆苦苷($C_{16}H_{20}O_9$)和马钱苷酸($C_{16}H_{24}O_{10}$)的总量不得少于2.5%。

(2) 等级规格：

1) 大秦艽：

一等：干货。呈圆锥形或圆柱形，有纵向皱纹，主根粗大似鸡腿、萝卜或牛尾状。表面灰黄色或黄棕色。质坚而硬。断面棕红色或棕黄色，中心上黄色。气特殊，味苦涩。芦下直径1.2cm以上。无芦头、须根、杂质、虫蛀、霉变。

二等：干货。呈圆锥形或圆柱形，有纵向皱纹，主根粗大似鸡腿、萝卜或牛尾状。表面灰黄色或黄棕色。质坚而脆。断面棕红色或棕黄色，中心土黄色。气特殊，味苦涩。芦下直径1.2cm以下。最小不小于0.6cm。无芦头、须根、杂质、虫蛀、霉变。

2）麻花秦艽：统货。干货。常由数支小根聚集交错缠绕成发辫状或麻花状，全体有显著的向左扭曲的纵皱纹。表面棕褐色或黄褐色，粗糙，有裂隙，显网状纹。体轻而疏松。断面常有腐朽的空心。气特殊，味苦涩。大小不分，但芦下直径不小于0.3cm。无芦头、须根、杂质、虫蛀、霉变。

3）小秦艽：

一等：干货。呈圆锥形或圆柱形。常有数支分根纠合在一起，扭曲，有纵向皱纹。表面黄色或黄白色。体轻而疏松。断面黄白色或黄棕色。气特殊，味苦。长20cm以上，芦下直径1cm以上。无残茎、杂质、虫蛀、霉变。

二等：干货。呈圆锥形或圆柱形。有分支，常数支分根纠合在一起，扭曲，有纵向皱纹。表面黄色或黄白色。体轻而质疏松。断面黄白色或黄棕色。气特殊，味苦。长短大小不分，芦下最小直径不小于0.3cm。无残茎、屑渣、杂质、虫蛀、霉变。

2. 秦艽的管理技术　秦艽购进药品到库后，应认真进行验收，并办理入库手续。药剂科各调剂室根据药品使用情况，每周到药库领取药品，临时缺药，应及时补充。制剂室根据配制制剂情况到药库领取制剂原料。临床各科因医疗、科研、教学等需要到药剂科领取药品，需报请相关管理部门批准。各方面领药必须办理相应的药品出库手续。

**【金老谈秦艽贮存养护供应技术】**

秦艽置通风干燥处。

秦艽作为一味常用中药，一般以贮存一日半用量为宜。调剂室应派专人逐日检查秦艽等其他药物的供应品种及数量情况，对短缺品种要及时登记，随时整理药品，补充所耗品种，以备调剂使用。

## 络　石　藤

**【来源】**本品为夹竹桃科植物络石 *Trachelospermum jasminoides*（Lindl.）Lem. 的干燥带叶藤茎。

**【历史】**本品载入《本草纲目》："络石，气味平和，其功主筋骨关节风热痈肿，变白耐老，即医家鲜知用者，岂以其近贱而忽之耶。服之当浸酒耳。"

**【产地】**络石藤商品均来源于野生资源。主要分布于华东、中南、华南地区。主产于江苏徐州、南京、镇江地区各县；安徽芜湖；湖北孝感；山东青岛郊区等地。此外，广东、广西等地亦产。

**【金老谈络石藤性状辨别技术】**

1. 形色臭味　本品茎呈圆柱形，弯曲，多分枝，长短不一，直径1~5mm；表面红褐色，有点状皮孔和不定根；质硬，断面淡黄白色，常中空。叶对生，有短柄；展平后叶片呈椭圆形或卵状披针形，长 1~8cm，宽 0.7~3.5cm；全缘，略反卷，上表面暗绿色或棕绿色，下表面色较淡；革质。气微，味微苦。

2. 优品质量　本品以叶多、色绿者为优品。

**【金老谈络石藤临床炮制技术】**

1. 炮制分类　临床调剂常用的络石藤炮制品，取原药材，除去杂质，筛去灰屑。

2. 临床功效　味苦，微寒；归心、肝、肾经。功能祛风通络，凉血消肿。用于风湿热痹，筋脉拘挛，腰膝酸痛，喉痹，痈肿，跌扑损伤。

**【金老谈络石藤处方审核技术】**

络石藤作为祛风湿药中的常见中药，对络石藤的处方审核技术，要求执业药师收到处方后，首先审核处方的前记、后记等，然后审核处方的用药名称、炮制规格及用药剂量。

在《中华人民共和国药典（2015 年版）》中规定络石藤的用量为 6~12g，在处方审核过程中，如有超出范围时，应及时与临床医师进行沟通。处方中，当遇到缺药的情况时，处方审核人员不应随意进行更改或将其划掉，应与临床医师进行沟通，并适当调换。

**【金老谈络石藤处方应付技术】**

首先要确保络石藤的书写应规范整齐。其次要注意处方名为“云丹”“石磋”或“络石藤”时，均应给付络石藤。见表 5-7。

**表 5-7　络石藤处方应付表**

| 处方名 | 给付 |
| --- | --- |
| 云丹、石磋、络石藤 | 络石藤 |

**【金老谈络石藤发药交代技术】**

在络石藤的发药交代过程中，发药人员的素质和专业知识有重要作用，需要交代络石藤的服药方法、使用注意与禁忌等方面。

1. 络石藤的服药方法　汤剂分两次服，每日 1 剂。或入丸散。服药时间与次数根据不同的病证治疗。

2. 络石藤的使用注意与禁忌　阳虚畏寒、便溏者忌服。

**【金老谈络石藤临床煎煮技术】**

络石藤浸泡半小时，没过药物表面 2cm 为宜。煎煮两次，合并药液，每次煎煮时间为 30 分钟。煎煮后药液约 300ml。煎服，外用适量，鲜品研敷。

**【金老谈络石藤采购管理技术】**

1. 络石藤的采购技术　络石藤应采购于具备《药品经营企业许可证》《营业执照》的药品批发企业。遵循以下原则：

（1）质量标准：络石藤的质量应符合《中华人民共和国药典（2015 年版）》、局颁药品标准及中药炮制规范的标准要求。水分不得过 8.0%，总灰分不得过 11.0%，酸不溶性灰分不得过 4.5%。本品按干燥计算，含络石苷（$C_{27}H_{34}O_{12}$）不得少于 0.45%。

（2）等级规格：络石藤商品不分等级，均为统货。

2. 络石藤的管理技术　络石藤购进药品到库后，应认真进行验收，并办理入库手续。药剂科各调剂室根据药品使用情况，每周到药库领取药品，临时缺药，应及时补充。制剂室根据配制制剂情况到药库领取制剂原料。临床各科因医疗、科研、教学等需要到药剂科领取药品,需报请相关管理部门批准。各方面领药必须办理相应的药品出库手续。

**【金老谈络石藤贮存养护供应技术】**

络石藤置干燥处。

络石藤作为一味常用中药,一般以贮存一日半用量为宜。调剂室应派专人逐日检查络石藤等其他药物的供应品种及数量情况,对短缺品种要及时登记,随时整理药品,补充所耗品种,以备调剂使用。

## 木　瓜

**【来源】**本品为蔷薇科植物贴梗海棠 *Chaenomeles speciosa*(Sweet)Nakai 的干燥近成熟果实。

**【历史】**本品始载于《名医别录》,原名木瓜实。《本草图经》谓:"今处处有之,而宣城者为佳。木状若奈,花生于春末而深红色。其实大者如瓜,小者如拳。"据此描述,与今宣城产的宣木瓜(皱皮木瓜)一致。《本草图经》还说:"又有一种樝,木、叶、花、实酷似木瓜,陶云大而黄,可进酒去痰是也。欲辨之,看蒂间,另有重蒂如乳者为木瓜,无此者为榠樝也。"这里的榠樝即药材中的光皮木瓜。宣木瓜自宋代(公元420年)就已作为贡品供给朝廷皇族享用,并历代沿袭,至明代嘉庆年间,据《宁国府志》记载:"宣城县岁贡木瓜上等一千个。"

**【产地】**主产于安徽宣城、宁国、广德,浙江淳安、开化,湖北长阳、资丘、巴东、五峰、鹤峰,四川江津,重庆泰江、铜梁,湖南桑植、慈科。云南、贵州也有少量出产。以安徽"宣木瓜"、浙江"淳木瓜"、湖北"资丘木瓜"品质最佳。

**【金老谈木瓜性状辨别技术】**

1. 形色臭味　本品长圆形,多纵剖成两半,长4~9cm,宽2~5cm,厚1~2.5cm。外表面紫红色或红棕色,有不规则的深皱纹;剖面边缘向内卷曲,果肉红棕色,中心部分凹陷,棕黄色;种子扁长三角形,多脱落。质坚硬。气微清香,味酸。

2. 优品质量　本品以外皮皱缩、质坚实、味酸者为优品。

**【金老谈木瓜临床炮制技术】**

1. 炮制分类　临床调剂常用的木瓜炮制品,取原药材,除去杂质,浸泡2~3小时,置适宜容器内,蒸软后,切薄片,干燥。

2. 临床功效　酸,温;归肝、脾经。功能舒筋活络,和胃化湿。用于湿痹拘挛,腰膝关节酸重疼痛,暑湿吐泻,转筋挛痛,脚气水肿。

**【金老谈木瓜处方审核技术】**

木瓜是祛风湿药的常见中药。对其进行处方审核,要求执业药师收到处方后,首先审核处方的前记、后记等,然后审核处方的用药名称、炮制规格及用药剂量。

在《中华人民共和国药典(2015年版)》中规定木瓜的用量为6~9g,在处方审核过程中,如有超出范围时,应及时与临床医师进行沟通。处方中,当遇到缺药的情况时,处方审核人员不应随意进行更改或将其划掉,应与临床医师进行沟通,并适当调换。

**【金老谈木瓜处方应付技术】**

首先要确保木瓜的书写应规范整齐。其次要注意处方名为"木瓜"或"乳瓜"时,均应给付木瓜。见表 5-8。

**表 5-8　木瓜处方应付表**

| 处方名 | 给付 |
|---|---|
| 木瓜、乳瓜 | 木瓜 |

**【金老谈木瓜发药交代技术】**

在木瓜的发药交代过程中，发药人员的素质和专业知识有重要作用，需要交代木瓜服药方法、使用注意与禁忌等方面。

1. 木瓜的服药方法　汤剂分两次服，每日 1 剂。或入丸散。服药时间与次数根据不同的病证治疗。

2. 木瓜的使用注意与禁忌　湿热偏盛，小便淋闭者慎服。不可多服。

**【金老谈木瓜临床煎煮技术】**

木瓜先加水浸泡半小时，没过药物表面 2cm 为宜。煎煮两次，合并药液，每次煎煮时间为 30 分钟。煎煮后药液约 300ml。

**【金老谈木瓜采购管理技术】**

1. 木瓜的采购技术　木瓜应采购于具备《药品经营企业许可证》《营业执照》的药品批发企业。遵循以下原则：

（1）质量标准：木瓜的质量应符合《中华人民共和国药典（2015 年版）》、局颁药品标准及中药炮制规范的标准要求。水分不得过 15.0%，总灰分不得过 5.0%。本品按干燥品计算，含齐墩果酸（$C_{30}H_{48}O_3$）和熊果酸（$C_{30}H_{48}O_3$）的总量不得少于 0.50%。

（2）等级规格：木瓜商品不分等级，均为统货，要求干货。纵剖成半圆形。表面紫红色或棕红色，皱缩。切面边缘向内卷曲，中心凹陷，紫褐色或淡棕色，有种于脱落。质坚硬，肉厚。味酸而涩。无光皮、焦枯、杂质、虫蛀、霉变。

2. 木瓜的管理技术　木瓜购进药品到库后，应认真进行验收，并办理入库手续。药剂科各调剂室根据药品使用情况，每周到药库领取药品，临时缺药，应及时补充。制剂室根据配制制剂情况到药库领取制剂原料。临床各科因医疗、科研、教学等需要到药剂科领取药品，需报请相关管理部门批准。各方面领药必须办理相应的药品出库手续。

**【金老谈木瓜贮存养护供应技术】**

木瓜置阴凉干燥处，防潮，防蛀。

木瓜作为一味常用中药，一般以贮存一日半用量为宜。调剂室应派专人逐日检查木瓜等其他药物的供应品种及数量情况，对短缺品种要及时登记，随时整理药品，补充所耗品种，以备调剂使用。

## 蕲　　蛇

**【来源】**本品为蝰科动物五步蛇 *Agkistrodon acutus*（Güenther）的干燥体。

**【历史】**蕲蛇始载于唐《药性论》，原名白花蛇，历代本草多有记载。据《本草纲目》载马志曰："白花蛇生南地，及蜀郡诸山中。"苏颂谓："今黔中及蕲州、邓州皆有之，其纹作方胜白花。"《本草纲目》李时珍曰："白花蛇，湖蜀皆有，今唯以蕲蛇擅名……其蛇龙头虎口，黑质白花，胁有二十四个方胜纹，腹有念珠斑，口有四长牙，尾上有一佛指甲，长一、二分，肠形如连珠。"表明古代所用的白花蛇与现今《中华人民共和国药典（2015年年版）》规定的蕲蛇特征相符。

**【产地】**主产于江西、浙江、福建。广西、湖南、广东等地也产。

**【金老谈蕲蛇性状辨别技术】**

1. 形色臭味　本品卷呈圆盘状，盘径17~34cm，体长可达2m。头在中间稍向上，呈三角形而扁平，吻端向上，习称"翘鼻头"。上腭有管状毒牙，中空尖锐。背部两侧各有黑褐色与浅棕色组成的"V"形斑纹17~25个，其"V"形的两上端在背中线上相接，习称"方胜纹"，有的左右不相接，呈交错排列。腹部撑开或不撑开，灰白色，鳞片较大，有黑色类圆形的斑点，习称"连珠斑"；腹内壁黄白色，脊椎骨的棘突较高，呈刀片状上突，前后椎体下突基本同形，多为弯刀状，向后倾斜，尖端明显超过椎体后隆面。尾部骤细，末端有三角形深灰色的角质鳞片1枚。气腥，味微咸。

2. 优品质量　本品以条大、头尾齐全、花纹斑块明显者为优品。

**【金老谈蕲蛇临床炮制技术】**

1. 炮制分类

（1）蕲蛇：取原药材，除去杂质，去头，洗净，闷润1~2小时，切15~30mm的段，干燥。

（2）酒蕲蛇：取蕲蛇段，加酒拌匀，闷润2~4小时，置锅内用文火炒干，取出，放凉。每蕲蛇100kg，用黄酒20kg。

2. 临床功效　甘、咸，温；有毒；归肝经。功能祛风，通络，止痉。用于风湿顽痹，麻木拘挛，中风口眼㖞斜，半身不遂，抽搐痉挛，破伤风，麻风，疥癣。

**【金老谈蕲蛇处方审核技术】**

蕲蛇是祛风湿药的常见中药。对其进行处方审核，要求执业药师收到处方后，首先审核处方的前记、后记等，然后审核处方的用药名称、炮制规格及用药剂量。

在《中华人民共和国药典（2015年版）》中规定蕲蛇的用量为3~9g，研末吞服，一次1~1.5g，一日2~3次。在处方审核过程中，如有超出范围时，应及时与临床医师进行沟通，并双签字。处方中，应区分蕲蛇和酒蕲蛇。当遇到缺药的情况时，处方审核人员不应随意进行更改或将其划掉，应与临床医师进行沟通，并适当调换。

**【金老谈蕲蛇处方应付技术】**

首先要确保蕲蛇的书写应规范整齐。其次要注意炮制应付，处方名为"大白花蛇"或"蕲蛇"时，均应给付蕲蛇；处方名为"酒蕲蛇"时，应给付酒蕲蛇。见表5-9。

**表5-9　蕲蛇处方应付表**

| 处方名 | 给付 |
| --- | --- |
| 大白花蛇、蕲蛇 | 蕲蛇 |
| 酒蕲蛇 | 酒蕲蛇 |

**【金老谈蕲蛇发药交代技术】**

在蕲蛇的发药交代过程中，发药人员的素质和专业知识有重要作用，需要交代蕲蛇的服药方法、使用注意与禁忌等方面。

1. 蕲蛇的服药方法　汤剂分两次服，每日 1 剂。服药时间与次数根据不同的病证治疗。

2. 蕲蛇的使用注意与禁忌　血虚生风者忌用。

**【金老谈蕲蛇临床煎煮技术】**

蕲蛇先加水浸泡半小时，没过药物表面 2cm 为宜。煎煮两次，合并药液，每次煎煮时间为 30 分钟。煎煮后药液约 300ml。

**【金老谈蕲蛇采购管理技术】**

1. 蕲蛇的采购技术　蕲蛇应采购于具备《药品经营企业许可证》《营业执照》的药品批发企业。遵循以下原则：

（1）质量标准：蕲蛇的质量应符合《中华人民共和国药典（2015 年版）》、局颁药品标准及中药炮制规范的标准要求。

（2）等级规格：以头尾齐全、条大、腹腔内壁洁净、花纹明显者为优品。

2. 蕲蛇的管理技术　蕲蛇购进药品到库后，应认真进行验收，并办理入库手续。药剂科各调剂室根据药品使用情况，每周到药库领取药品，临时缺药，应及时补充。制剂室根据配制制剂情况到药库领取制剂原料。临床各科因医疗、科研、教学等需要到药剂科领取药品，需报请相关管理部门批准。各方面领药必须办理相应的药品出库手续。

**【金老谈蕲蛇贮存养护供应技术】**

蕲蛇置干燥处，防霉，防蛀。

蕲蛇作为一味常用中药，一般以贮存一日半用量为宜。调剂室应派专人逐日检查蕲蛇等其他药物的供应品种及数量情况，对短缺品种要及时登记，随时整理药品，补充所耗品种，以备调剂使用。

## 穿　山　龙

**【来源】**本品为薯蓣科植物穿龙薯蓣 *Diosocorea nipponica* Makino 的干燥根茎。

**【历史】**本品出自《东北药植志》。

**【产地】**主产于辽宁、吉林、黑龙江、河北、内蒙古、山西、陕西、湖南等地。

**【金老谈穿山龙性状辨别技术】**

1. 形色臭味　根茎呈类圆柱形，稍弯曲，长 15~20cm，直径 1.0~1.5cm。表面黄白色或棕黄色，有不规则纵沟、刺状残根及偏于一侧的突起茎痕。质坚硬，断面平坦，白色或黄白色，散有淡棕色维管束小点。气微，味苦涩。

2. 优品质量　本品以条粗、质坚实、断面色白者为优品。

**【金老谈穿山龙临床炮制技术】**

1. 炮制分类　临床调剂常用的穿山龙炮制品，取原药材除去杂质，大小分开，洗净，浸泡 8~12 小时，至约七成透时，取出，闷润 12~18 小时，至内外湿度一致，切薄片，晒干或低温干燥，筛去碎屑。

2. 临床功效　甘、苦，温；归肝、肾、肺经。功能祛风除湿，舒筋通络，活血止痛，止咳平喘。用于风湿痹病，关节肿胀，疼痛麻木，跌扑损伤，闪腰岔气，咳嗽气喘。

【金老谈穿山龙处方审核技术】

穿山龙是祛风湿常见中药。对其进行处方审核，要求执业药师收到处方后，首先审核处方的前记、后记等，然后审核处方的用药名称、炮制规格及用药剂量。

在《中华人民共和国药典（2015年版）》中规定穿山龙的用量为9~15g，在处方审核过程中，如有超出范围时，应及时与临床医师进行沟通。处方中，当遇到缺药的情况时，处方审核人员不应随意进行更改或将其划掉，应与临床医师进行沟通，并适当调换。

【金老谈穿山龙处方应付技术】

首先要确保穿山龙的书写应规范整齐。其次要注意处方名为“穿龙薯蓣”“野山药”或“穿山龙”时，均应给付穿山龙。见表5-10。

表5-10　穿山龙处方应付表

| 处方名 | 给付 |
|---|---|
| 穿龙薯蓣、野山药、穿山龙 | 穿山龙 |

【金老谈穿山龙发药交代技术】

在穿山龙的发药交代过程中，发药人员的素质和专业知识有重要作用，需要交代穿山龙的服药方法、使用注意与禁忌等方面。

1. 穿山龙的服药方法　汤剂分两次服，每日1剂。或入丸散。服药时间与次数根据不同的病证治疗。

2. 穿山龙的使用注意与禁忌　孕妇及月经过多者慎用。

【金老谈穿山龙临床煎煮技术】

穿山龙先加水浸泡半小时，没过药物表面2cm为宜。煎煮两次，合并药液，每次煎煮时间为30分钟。煎煮后药液约300ml。粉碎加工时，注意防护，以免发生过敏反应。

【金老谈穿山龙采购管理技术】

1. 穿山龙的采购技术　穿山龙应采购于具备《药品经营企业许可证》《营业执照》的药品批发企业。遵循以下原则：

（1）质量标准：穿山龙的质量应符合《中华人民共和国药典（2015年版）》、局颁药品标准及中药炮制规范的标准要求。水分不得过12.0%，总灰分不得过5.0%。本品按干燥品计算，含薯蓣皂苷（$C_{45}H_{72}O_{16}$）不得少于1.3%。

（2）等级规格：穿山龙属于大众药材，以条粗、质坚实、断面色白者为优品。

2. 穿山龙的管理技术　穿山龙购进药品到库后，应认真进行验收，并办理入库手续。药剂科各调剂室根据药品使用情况，每周到药库领取药品，临时缺药，应及时补充。制剂室根据配制制剂情况到药库领取制剂原料。临床各科因医疗、科研、教学等需要到药剂科领取药品，需报请相关管理部门批准。各方面领药必须办理相应的药品出库手续。

【金老谈穿山龙贮存养护供应技术】

穿山龙置于干燥处。

穿山龙作为一味常用中药，一般以贮存一日半用量为宜。调剂室应派专人逐日检查穿山龙等其他药物的供应品种及数量情况，对短缺品种要及时登记，随时整理药品，补充所耗品种，以备调剂使用。

# 五 加 皮

【来源】为五加科植物细柱五加 *Acanthopanax gracilistylus* W.W.Smith 的干燥根皮。

【历史】始载于《神农本草经》,列为上品。历代本草均有记载,又名五茄,尚有五花、木骨、追风使、刺通、自刺等异名。《名医别录》曰:"五叶者良,生汉中及冤句,五月、七月采茎,十月采根,阴干。"《本草图经》云:"今江淮、湖南州郡皆有之。春生苗,茎叶俱青,作丛。赤茎又似藤蔓,高三、五尺,上有黑刺,叶生五叉,作簇者良。四叶、三叶者最多,为次。每一叶下生一刺。三、四月开白花,结细青子,至六月渐黑色。根若荆根,皮黑黄,肉白,骨坚硬。"

【产地】主产于湖北武汉、孝感、黄冈、鄂州,河南信阳、罗山、光山、嵩县、栾川,安徽、浙江、四川等地也产。

【金老谈五加皮性状辨别技术】

1. 形色臭味　本品呈不规则卷筒状,长 5~15cm,直径 0.4~1.4cm,厚约 0.2cm。外表面灰褐色,有稍扭曲的纵皱纹和横长皮孔样斑痕;内表面淡黄色或灰黄色,有细纵纹。体轻,质脆,易折断,断面不整齐,灰白色。气微香,味微辣而苦。

2. 优品质量　本品以肉厚、气香、断面色灰白者为优品。

【金老谈五加皮临床炮制技术】

1. 炮制分类　临床调剂常用的五加皮炮制品,取原药材,除去杂质,大小分开,洗净,闷润 8~12 小时,至内外湿度一致,切厚片,干燥,筛去碎屑。

2. 临床功效　味辛、苦,性温;归肝、肾经。功能祛风湿,强筋骨,利尿。用于风湿痹病,筋骨痿软、小儿行迟,体虚乏力,水肿,脚气。

【金老谈五加皮处方审核技术】

五加皮是祛风湿药的常见中药。对其进行处方审核,要求执业药师收到处方后,首先审核处方的前记、后记等,然后审核处方的用药名称、炮制规格及用药剂量。

在《中华人民共和国药典(2015 年版)》中规定五加皮的用量为 5~10g,在处方审核过程中,如有超出范围时,应及时与临床医师进行沟通。处方中,当遇到缺药的情况时,处方审核人员不应随意进行更改或将其划掉,应与临床医师进行沟通,并适当调换。

【金老谈五加皮处方应付技术】

首先要确保五加皮的书写应规范整齐。其次要注意处方名为"五谷皮"或"五加皮"时,均应给付五加皮。见表 5-11。

表 5-11　五加皮处方应付表

| 处方名 | 给付 |
|---|---|
| 五谷皮、五加皮 | 五加皮 |

【金老谈五加皮发药交代技术】

在五加皮的发药交代过程中,发药人员的素质和专业知识有重要作用,需要交代五加皮的服药方法、使用注意与禁忌等方面。

1. 五加皮的服药方法　汤剂分两次服,每日 1 剂。或入丸散。服药时间与次数根据不同的病证治疗。

2. 五加皮的使用注意与禁忌　五加皮辛温，阴虚火热、舌干口苦者忌服。

**【金老谈五加皮临床煎煮技术】**

五加皮先加水浸泡半小时，没过药物表面 2cm 为宜。煎煮两次合并药液，每次煎煮时间为 30 分钟。煎煮后药液约 300ml。煎服，或酒浸、入丸散服。

**【金老谈五加皮采购管理技术】**

1. 五加皮的采购技术　五加皮应采购于具备《药品经营企业许可证》《营业执照》的药品批发企业。遵循以下原则：

（1）质量标准：五加皮的质量应符合《中华人民共和国药典（2015 年版）》、局颁药品标准及中药炮制规范的标准要求。水分不得过 12.0%，总灰分不得过 7.0%，酸不溶性灰分不得过 1.0%。

（2）等级规格：五加皮商品均为统货，不分等级。

2. 五加皮的管理技术　五加皮购进药品到库后，应认真进行验收，并办理入库手续。药剂科各调剂室根据药品使用情况，每周到药库领取药品，临时缺药，应及时补充。制剂室根据配制制剂情况到药库领取制剂原料。临床各科因医疗、科研、教学等需要到药剂科领取药品，需报请相关管理部门批准。各方面领药必须办理相应的药品出库手续。

**【金老谈五加皮贮存养护供应技术】**

五加皮置通风干燥处。

五加皮作为一味常用中药，一般以贮存一日半用量为宜。调剂室应派专人逐日检查五加皮等其他药物的供应品种及数量情况，对短缺品种要及时登记，随时整理药品，补充所耗品种，以备调剂使用。

## 香加皮

**【来源】**为萝藦科植物杠柳 *Periploca sepium*Bge. 的干燥根皮。

**【历史】**多年来一直被当作五加皮入药，称北五加皮，在早期本草中均未见到此名。直至《救荒本草》中才收载，云："木羊角科又名羊桃科，一名小桃花，生荒野中。紫茎，叶似初生桃叶，光俊，色微带黄，枝间开红白花，结角似虹豆角，甚细而尖，每两角并生一处，味微酸苦。"根据对木羊角科的原植物描述、图形、植物分布地区、性质及别名等方面考证，认为《救荒本草》中的木羊角科就是今日香加皮的原植物杠柳。《证类本草》载："今江淮所生，乃为真者，类地骨，清脆芳香是也。"此盖为萝藦科植物杠柳之根皮。

**【产地】**主产于河北、山西、河南、陕西、山东等地。主销北方各省，并出口。

**【金老谈香加皮性状辨别技术】**

1. 形色臭味　本品呈卷筒状或槽状，少数呈不规则的块片状，长 3~10cm，直径 1~2cm，厚 0.2~0.4cm。外表面灰棕色或黄棕色，栓皮松软常呈鳞片状，易剥落。内表面淡黄色或淡黄棕色，较平滑，有细纵纹。体轻，质脆，易折断，断面不整齐，黄白色。有特异香气，味苦。

2. 优品质量　一般以块大、皮厚、香气浓者为优品。

**【金老谈香加皮临床炮制技术】**

1. 炮制分类　临床调剂常用的香加皮炮制品，取原药材，刮去粗皮，洗净，闷润 8~12 小时，至内外湿度一致，切厚片，干燥，筛去碎屑。

2. 临床功效　味辛、苦，性温；归肝、肾、心经。功能利水消肿，祛风湿，强筋骨。用于水肿、小便不利；风湿痹痛；肝肾不足，筋骨痿软无力。

【金老谈香加皮处方审核技术】

香加皮作为利水渗湿药中的常见中药，对香加皮的处方审核技术，要求执业药师收到处方后，首先审核处方的前记、后记等，然后审核处方的用药名称、炮制规格及用药剂量。

在《中华人民共和国药典(2015年版)》中规定香加皮的用量为3~6g，在处方审核过程中，如有超出范围时，应及时与临床医师进行沟通，并双签字。处方中，当遇到缺药的情况时，处方审核人员不应随意进行更改或将其划掉，应与临床医师进行沟通，并适当调换。

【金老谈香加皮处方应付技术】

首先要确保香加皮的书写应规范整齐。其次要注意处方名为“香加皮”或“杠柳”时，均应给付香加皮。见表5-12。

表5-12　香加皮处方应付表

| 处方名 | 给付 |
|---|---|
| 香加皮、杠柳 | 香加皮 |

【金老谈香加皮发药交代技术】

在香加皮的发药交代过程中，发药人员的素质和专业知识有重要作用，需要交代香加皮的服药方法、使用注意与禁忌等方面。

1. 香加皮的服药方法　汤剂分两次服，每日1剂。或入丸散。服药时间与次数根据不同的病证治疗。

2. 香加皮的使用注意与禁忌　香加皮有毒，服用不宜过量。中毒可见恶心、呕吐和腹泻。大剂量时可出现全身震颤，甚则死亡。

【金老谈香加皮临床煎煮技术】

香加皮先加水浸泡半小时，没过药物表面2cm为宜。煎煮两次，合并药液，每次煎煮时间为30分钟。煎煮后药液约300ml。

【金老谈香加皮采购管理技术】

1. 香加皮的采购技术　香加皮应采购于具备《药品经营企业许可证》《营业执照》的药品批发企业。遵循以下原则：

质量标准：香加皮的质量应符合《中华人民共和国药典(2015年版)》、局颁药品标准及中药炮制规范的标准要求。水分不得过13.0%，总灰分不得过10.0%，酸不溶性灰分不得过4.0%。本品于60℃干燥4小时，含4-甲氧基水杨醛($C_8H_8O_3$)不得少于0.20%。

2. 香加皮的管理技术　香加皮购进药品到库后，应认真进行验收，并办理入库手续。药剂科各调剂室根据药品使用情况，每周到药库领取药品，临时缺药，应及时补充。制剂室根据配制制剂情况到药库领取制剂原料。临床各科因医疗、科研、教学等需要到药剂科领取药品，需报请相关管理部门批准。各方面领药必须办理相应的药品出库手续。

【金老谈香加皮贮存养护供应技术】

香加皮置阴凉干燥处。

香加皮作为一味常用中药，一般以贮存一日半用量为宜。调剂室应派专人逐日检查香加皮等其他药物的供应品种及数量情况，对短缺品种要及时登记，随时整理药品，补充所耗品种，以备调剂使用。

## 桑寄生

【来源】本品为桑寄生科植物桑寄生 *Taxillus chinensis*（DC.）Danser 的干燥带叶茎枝。

【历史】本品始载于《神农本草经》，名桑上寄生，列为上品。《新修本草》载："此多生槲、榉、柳、水杨、枫等树上，子黄，大如小枣子。惟虢州有桑上者，子汁甚黏，核大似小豆：叶元阴阳，如细柳叶而厚；晚茎粗短。江南人相承用为续断，殊不相关。且寄生实九月始熟而黄。"《蜀本草》云："按诸树多有寄生，茎叶并相似。"又云："叶如橘而厚软，茎如槐而肥脆，今处处有。方家唯须桑上者，然非自采即难以别，可断茎而视之，以色深黄者为验。"《本草图经》云："叶似龙胆而厚阔，茎短似鸡脚，作树形。三月、四月花，黄赤色，六月、七月结子黄绿色，如小豆，以汁稠黏者良也。"综上所述，古代所用的桑寄生，系来源于桑寄生科不同属的数种植物，除现作桑寄生入药的钝果寄生属（Taxillus）、梨果寄生属（Scurrula）外，尚包括槲寄生属（Viscum）植物。上述叶如桶而厚软，茎如槐而肥脆者与桑寄生相似；叶似龙胆而厚阔，茎短似鸡脚，作树形者与槲寄生相似。

【产地】

桑寄生主产于广东三水、南海、顺德、中山，广西容县、苍梧；云南、贵州也产。

【金老谈桑寄生性状辨别技术】

1. 形色臭味　本品茎枝呈圆柱形，长 3~4cm，直径 0.2~1cm；表面红褐色或灰褐色，具细纵纹，并有多数细小突起的棕色皮孔，嫩枝有的可见棕褐色茸毛；质坚硬，断面不整齐，皮部红棕色，木部色较浅。叶多卷曲，具短柄；叶片展平后呈卵形或椭圆形，长 3~8cm，宽 2~5cm；表面黄褐色。幼叶被细茸毛，先端钝圆，基部圆形或宽楔形，全缘；革质。气微，味涩。

2. 优品质量　本品以枝细嫩、色红褐、叶多者为优品。

【金老谈桑寄生临床炮制技术】

1. 炮制分类　临床调剂常用的桑寄生炮制品，取原药材，除去杂质，大小分开，将叶另放。取茎、枝，洗净，浸泡 6~12 小时，取出，闷润 12~24 小时，至内外湿度一致，切长片。再取叶，洗净，稍闷润，切长段。将茎、枝、叶混合均匀，干燥，筛去碎屑。

2. 临床功效　苦、甘，平；归肝、肾经。功能祛风湿，补肝肾，强筋骨，安胎元。用于风湿痹痛，腰膝酸软，筋骨无力，崩漏经多，妊娠漏血，胎动不安，头晕目眩。

【金老谈桑寄生处方审核技术】

桑寄生是祛风湿药的常见中药。对其进行处方审核，要求执业药师收到处方后，首先审核处方的前记、后记等，然后审核处方的用药名称、炮制规格及用药剂量。

在《中华人民共和国药典（2015 年版）》中规定桑寄生的用量为 9~15g，在处方审核过程中，如有超出范围时，应及时与临床医师进行沟通，并双签字。处方中，当遇到缺药的情况时，处方审核人员不应随意进行更改或将其划掉，应与临床医师进行沟通，并适当调换。

【金老谈桑寄生处方应付技术】

首先要确保桑寄生的书写应规范整齐。其次要注意处方名为“广寄生”或“桑寄生”时，均应给付桑寄生。见表 5-13。

表 5-13　桑寄生处方应付表

| 处方名 | 给付 |
| --- | --- |
| 广寄生、桑寄生 | 桑寄生 |

【金老谈桑寄生发药交代技术】

在桑寄生的发药交代过程中，发药人员的素质和专业知识有重要作用，需要交代桑寄生的服药方法。

桑寄生的服药方法汤剂分两次服，每日 1 剂。或入丸散。服药时间与次数根据不同的病证治疗。

【金老谈桑寄生临床煎煮技术】

桑寄生先加水浸泡半小时，没过药物表面 2cm 为宜。煎煮两次，合并药液，每次煎煮时间为 30 分钟。煎煮后药液约 300ml。

【金老谈桑寄生采购管理技术】

1. 桑寄生的采购技术　桑寄生应采购于具备《药品经营企业许可证》《营业执照》的药品批发企业。遵循以下原则：

质量标准：桑寄生的质量应符合《中华人民共和国药典（2015 年版）》、局颁药品标准及中药炮制规范的标准要求。杂质不得过 2.0%，总水分不得过 12.0%，总灰分不得过 9.0%。本品按干燥品计算，含紫丁香苷（$C_{17}H_{24}O_9$）不得少于 0.040%。

2. 桑寄生的管理技术　桑寄生购进药品到库后，应认真进行验收，并办理入库手续。药剂科各调剂室根据药品使用情况，每周到药库领取药品，临时缺药，应及时补充。制剂室根据配制制剂情况到药库领取制剂原料。临床各科因医疗、科研、教学等需要到药剂科领取药品，需报请相关管理部门批准。各方面领药必须办理相应的药品出库手续。

【金老谈桑寄生贮存养护供应技术】

桑寄生置干燥处，防蛀。

桑寄生作为一味常用中药，一般以贮存一日半用量为宜。调剂室应派专人逐日检查桑寄生等其他药物的供应品种及数量情况，对短缺品种要及时登记，随时整理药品，补充所耗品种，以备调剂使用。

## 狗　脊

【来源】本品为蚌壳蕨科植物金毛狗脊 *Cibotium barometz*（L.）J.Sm. 的干燥根茎。

【历史】本品始载于《神农本草经》，列为中品。《本草图经》云：“今太行山（今山西、向南交界）、淄（今山东淄州县）、温（今浙江永嘉县）、眉（今四川眉山县）亦有。根黑色，长三四寸，两指许大，苗尖，细碎，青色，高一尺以来，无花。其茎叶似贯众而细，其根长而多歧，似狗脊骨，故以名之。其肉青绿，春秋采根曝干用，今方亦用金毛者。”古代所用狗脊有根黑色和被金毛者两种，其中金毛者特征与本品一致。

**【产地】**主产于福建、湖北、湖南、江西、广东、广西、四川等省区。

**【金老谈狗脊性状辨别技术】**

1. 形色臭味　本品呈不规则的长块状，长 10~30cm，直径 2~10cm。表面深棕色，残留金黄色绒毛；上面有数个红棕色的木质叶柄，下面残存黑色细根。质坚硬，不易折断。无臭，味淡、微涩。生狗脊片呈不规则长条形或圆形，长 5~20cm，直径 2~10cm，厚 1.5~5mm；切面浅棕色，较平滑，近边缘 1~4mm 处有 1 条棕黄色隆起的木质部环纹或条纹，边缘不整齐，偶有金黄色绒毛残留；质脆，易折断，有粉性。熟狗脊片呈黑棕色，质坚硬。

2. 优品质量　本品以肥大、质坚实无空心、外表略有金黄色茸毛者为优品。

**【金老谈狗脊临床炮制技术】**

1. 炮制分类

(1) 狗脊：取原药材，除去杂质，未切片者，洗净，润透，切厚片，干燥。

(2) 烫狗脊：取生狗脊片，用砂烫至鼓起，放凉后除去残存绒毛。

2. 临床功效　苦、甘，温；归肝、肾经。功能祛风湿，补肝肾，强腰膝。用于风湿痹痛，腰膝酸软，下肢无力。

**【金老谈狗脊处方审核技术】**

狗脊作为祛风湿药中的常见中药，对狗脊的处方审核技术，要求执业药师收到处方后，首先审核处方的前记、后记等，然后审核处方的用药名称、炮制规格及用药剂量。

在《中华人民共和国药典（2015 年版）》中规定狗脊的用量为 6~12g，在处方审核过程中，如有超出范围时，应及时与临床医师进行沟通，并双签字。处方中，当遇到缺药的情况时，处方审核人员不应随意进行更改或将其划掉，应与临床医师进行沟通，并适当调换。

**【金老谈狗脊处方应付技术】**

首先要确保狗脊的书写应规范整齐。其次要注意炮制应付，处方名为“金狗脊”或“狗脊”时，均应给付狗脊；处方名为“熟狗脊”时，应给付熟狗脊。见表 5-14。

**表 5-14　狗脊处方应付表**

| 处方名 | 给付 |
|---|---|
| 金狗脊、狗脊 | 狗脊 |
| 熟狗脊 | 熟狗脊 |

**【金老谈狗脊发药交代技术】**

在狗脊的发药交代过程中，发药人员的素质和专业知识有重要作用，需要交代狗脊的服药方法、使用注意与禁忌等方面。

1. 狗脊的服药方法　汤剂分两次服，每日 1 剂。或入丸散。服药时间与次数根据不同的病证治疗。

2. 狗脊的使用注意与禁忌　因有温补固摄作用，所以肾虚有热、小便不利或短涩黄赤、口苦舌干者均忌服。

**【金老谈狗脊临床煎煮技术】**

狗脊先加水浸泡半小时，没过药物表面2cm为宜。煎煮两次，合并药液，每次煎煮时间为30分钟。煎煮后药液约300ml。

**【金老谈狗脊采购管理技术】**

1. 狗脊的采购技术　狗脊应采购于具备《药品经营企业许可证》《营业执照》的药品批发企业。遵循以下原则：

质量标准：狗脊的质量应符合《中华人民共和国药典（2015年版）》、局颁药品标准及中药炮制规范的标准要求。水分不得过13.0%，总灰分不得过3.0%。本品按干燥品计算，含原儿茶酸（$C_7H_6O_4$）不得少于0.020%。

2. 狗脊的管理技术　狗脊购进药品到库后，应认真进行验收，并办理入库手续。药剂科各调剂室根据药品使用情况，每周到药库领取药品，临时缺药，应及时补充。制剂室根据配制制剂情况到药库领取制剂原料。临床各科因医疗、科研、教学等需要到药剂科领取药品，需报请相关管理部门批准。各方面领药必须办理相应的药品出库手续。

**【金老谈狗脊贮存养护供应技术】**

狗脊置干燥处，防霉。

狗脊作为一味常用中药，一般以贮存一日半用量为宜。调剂室应派专人逐日检查狗脊等其他药物的供应品种及数量情况，对短缺品种要及时登记，随时整理药品，补充所耗品种，以备调剂使用。

## 千　年　健

**【来源】**本品为天南星科植物千年健 *Homalomena occulta*（Lour.）Schott 的干燥根茎。

**【历史】**本品出自《本草纲目拾遗》。《本草正义》记载："今恒用之于宣通经络，祛风逐痹，颇有应验。盖气味皆厚，亦辛温走窜之作用也。"《纲目拾遗》："壮筋骨，浸酒；止胃痛，酒磨服。"

**【产地】**千年健为常用南药之一，商品来源主要为野生，主要分布于云南、广西、贵州、广东等省区。主产于云南勐腊、景洪、勐海、河口、屏边、江城、金平、富宁、麻栗坡、马关；广西百色、龙州、凭祥、宁明、那坡、防城、武鸣，乐业、金秀、邕宁、崇左、西林、宾阳，上林、隆安；贵州安龙、开阳、纳雍；广东阳春、阳江、信宜；海南保亭、屯昌；四川苍溪等地。另外，缅甸、越南、印度等国亦产，我国常大量进口。

**【金老谈千年健性状辨别技术】**

1. 形色臭味　本品呈圆柱形，稍弯曲，有的略扁，长15~40cm，直径0.8~1.5cm。表面黄棕色或红棕色，粗糙，可见多数扭曲的纵沟纹、圆形根痕及黄色针状纤维束。质硬而脆，断面红褐色，黄色针状纤维束多而明显，相对另一断面呈多数针眼状小孔及有少数黄色针状纤维束，可见深褐色具光泽的油点。气香，味辛、微苦。

2. 优品质量　本品以色红棕、质坚实、香气浓者为优品。

**【金老谈千年健临床炮制技术】**

1. 炮制分类　临床调剂常用的千年健炮制品，取原药材，除去杂质，大小分开，洗净，浸泡6~8小时，至约七成透时，取出，闷润8~10小时，至内外湿度一致，切厚片，晒干或低温干燥,筛去碎屑。

2. 临床功效　苦、辛,温;归肝、肾经。功能祛风湿,壮筋骨。用于风寒湿痹,腰膝冷痛,拘挛麻木,筋骨痿软。

【金老谈千年健处方审核技术】

千年健是祛风湿药的常见中药。对其进行处方审核,要求执业药师收到处方后,首先审核处方的前记、后记等,然后审核处方的用药名称、炮制规格及用药剂量。

在《中华人民共和国药典(2015年版)》中规定千年健的用量为5~10g,在处方审核过程中,如有超出范围时,应及时与临床医师进行沟通。处方中,当遇到缺药的情况时,处方审核人员不应随意进行更改或将其划掉,应与临床医师进行沟通,并适当调换。

【金老谈千年健处方应付技术】

首先要确保千年健的书写应规范整齐。其次要注意处方名为"一包针""千颗针"或"千年健"时,均应给付千年健。见表5-15。

表5-15　千年健处方应付表

| 处方名 | 给付 |
| --- | --- |
| 一包针、千颗针、千年健 | 千年健 |

【金老谈千年健发药交代技术】

在千年健的发药交代过程中,发药人员的素质和专业知识有重要作用,需要交代千年健的服药方法、使用注意与禁忌等方面。

1. 千年健的服药方法　汤剂分两次服,每日1剂。或入丸散。服药时间与次数根据不同的病证治疗。

2. 千年健的使用注意与禁忌　阴虚火旺,舌干口苦者忌服。

【金老谈千年健临床煎煮技术】

千年健先加水浸泡半小时,没过药物表面2cm为宜。煎煮两次,合并药液,每次煎煮时间为30分钟。煎煮后药液约300ml。

【金老谈千年健采购管理技术】

1. 千年健的采购技术　千年健应采购于具备《药品经营企业许可证》《营业执照》的药品批发企业。遵循以下原则:

(1)质量标准:千年健的质量应符合《中华人民共和国药典(2015年版)》、局颁药品标准及中药炮制规范的标准要求。水分不得过13.0%,总灰分不得过7.0%。本品按干燥品计算,含芳樟醇($C_{10}H_{18}O$)不得少于0.20%。

(2)等级规格:千年健商品不分等级,均为统货。干货,呈圆柱形。表面黄棕色或红棕色,粗糙。体坚实,断面红棕色,树脂样。气香浓,味辛辣,微苦。根条均匀,长15~40cm,直径0.8~2cm。无茎叶、外皮、须根、泥土、虫蛀、霉变。

2. 千年健的管理技术　千年健购进药品到库后,应认真进行验收,并办理入库手续。药剂科各调剂室根据药品使用情况,每周到药库领取药品,临时缺药,应及时补充。制剂室根据配制制剂情况到药库领取制剂原料。临床各科因医疗、科研、教学等需要到药剂科领取药品,需报请相关管理部门批准。各方面领药必须办理相应的药品出库手续。

**【金老谈千年健贮存养护供应技术】**

千年健置阴凉干燥处。

千年健作为一味常用中药，一般以贮存一日半用量为宜。调剂室应派专人逐日检查千年健等其他药物的供应品种及数量情况，对短缺品种要及时登记，随时整理药品，补充所耗品种，以备调剂使用。

## 鹿 衔 草

**【来源】**本品为鹿蹄草科植物鹿蹄草 *Pyrola calliantha* H.Andres 或普通鹿蹄草 *Pyrola decorata* H.Andres 的干燥全草。

**【产地】**鹿衔草商品来源均为野生。主产于浙江、安徽、陕西等省。

**【金老谈鹿衔草性状辨别技术】**

1. 形色臭味　本品根茎细长。茎圆柱形或具纵棱，长 10~30cm。叶基生，长卵圆形或近圆形，长 2~8cm，暗绿色或紫褐色，先端圆或稍尖，全缘或有稀疏的小锯齿，边缘略反卷，上表面有时沿脉具白色的斑纹，下表面有时具白粉。总状花序有花 4~10 余朵；花半下垂，萼片 5，舌形或卵状长圆形；花瓣 5，早落，雄蕊 10，花药基部有小角，顶孔开裂；花柱外露，有环状突起的柱头盘。蒴果扁球形，直径 7~10mm，5 纵裂，裂瓣边缘有蛛丝状毛。气微，味淡、微苦。

2. 优品质量　本品以紫红色或紫褐色、无杂质者为优品。

**【金老谈鹿衔草临床炮制技术】**

1. 炮制分类　临床调剂常用的鹿衔草炮制品，取原药材，除去杂质，洗净，切长片，干燥，筛去碎屑。

2. 临床功效　甘、苦，温；归肝、肾经。功能祛风湿，强筋骨，止血，止咳。用于风湿痹痛，肾虚腰痛，腰膝无力，月经过多，久咳劳嗽。

**【金老谈鹿衔草处方审核技术】**

鹿衔草是祛风湿药的常见中药。对其进行处方审核，要求执业药师收到处方后，首先审核处方的前记、后记等，然后审核处方的用药名称、炮制规格及用药剂量。

在《中华人民共和国药典（2015 年版）》中规定鹿衔草的用量为 9~15g，在处方审核过程中，如有超出范围时，应及时与临床医师进行沟通。处方中，当遇到缺药的情况时，处方审核人员不应随意进行更改或将其划掉，应与临床医师进行沟通，并适当调换。

**【金老谈鹿衔草处方应付技术】**

首先要确保鹿衔草的书写应规范整齐。其次要注意处方名为“鹿含草”或“鹿衔草”时，均应给付鹿衔草。见表 5-16。

**表 5-16　鹿衔草处方应付表**

| 处方名 | 给付 |
|---|---|
| 鹿含草、鹿衔草 | 鹿衔草 |

**【金老谈鹿衔草发药交代技术】**

在鹿衔草的发药交代过程中，发药人员的素质和专业知识有重要作用，需要交代鹿衔草的服药方法、使用注意与禁忌等方面。

1. 鹿衔草的服药方法　汤剂分两次服，每日 1 剂。或入丸散。服药时间与次数根据不同的病证治疗。

2. 鹿衔草的使用注意与禁忌　少吃辛辣或者刺激性食物。

**【金老谈鹿衔草临床煎煮技术】**

鹿衔草先加水浸泡半小时，没过药物表面 2cm 为宜。煎煮两次，合并药液，每次煎煮时间为 30 分钟。煎煮后药液约 300ml。

**【金老谈鹿衔草采购管理技术】**

1. 鹿衔草的采购技术　鹿衔草应采购于具备《药品经营企业许可证》《营业执照》的药品批发企业。遵循以下原则：

（1）质量标准：鹿衔草的质量应符合《中华人民共和国药典（2015 年版）》、局颁药品标准及中药炮制规范的标准要求。水分不得过 13.0%，总灰分不得过 7.0%。本品按干燥品计算，含水晶兰苷（$C_{16}H_{22}O_{11}$）不得少于 0.10%。

（2）等级规格：鹿衔草商品均为统货，不分等级。

2. 鹿衔草的管理技术　鹿衔草购进药品到库后，应认真进行验收，并办理入库手续。药剂科各调剂室根据药品使用情况，每周到药库领取药品，临时缺药，应及时补充。制剂室根据配制制剂情况到药库领取制剂原料。临床各科因医疗、科研、教学等需要到药剂科领取药品，需报请相关管理部门批准。各方面领药必须办理相应的药品出库手续。

**【金老谈鹿衔草贮存养护供应技术】**

鹿衔草置干燥处，防潮。

鹿衔草作为一味常用中药，一般以贮存一日半用量为宜。调剂室应派专人逐日检查鹿衔草等其他药物的供应品种及数量情况，对短缺品种要及时登记，随时整理药品，补充所耗品种，以备调剂使用。

# 第六章 化湿药临床调剂

凡气味芳香，性偏温燥，具有化湿运脾作用的药物，称为化湿药。本类药多辛香温燥，主入脾、胃经，性质温燥，具有宣化湿浊、疏畅气机、健脾醒胃等作用。适用于湿浊内阻、脾为湿困、运化失常所致的病症。

化湿药的煎药火候应用文火和武火交叉煎煮，使有效成分充分煎出。汤剂一般需煎煮2次。从煎沸时算起，头煎煎药时间为10~15分钟，二煎煎药时间为5~10分钟。化湿药物多含挥发油成分而气味芳香，煎煮过久可降低或丧失疗效，故不宜久煎，有的则应后下，如砂仁。

## 广 藿 香

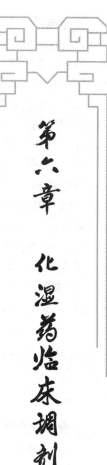

**【来源】** 为唇形科植物广藿香 *Pogostemon cablin*（Blanco）Benth. 的干燥地上部分。

**【历史】** 藿香始载于《异物志》。杨孚云："藿香，交趾有之。"本草的记载始见于宋《嘉祐本草》及《本草图经》。《本草纲目》谓："霍香方茎有节中虚，叶微似茄叶……"从产地、性状及栽培方法上均较清楚地说明当时的藿香与现在的商品广藿香相符，而不是我国南北靠种子繁殖的土藿香。

**【产地】** 原产菲律宾、马来西亚等东南亚国家。据说由南洋华侨传入我国广州，初种扩向海南宝岗一带，后移至石牌、东面、棠下，为广东省著名的十大"道地药材"之一。主产广州市郊石牌、棠下、花县、清远、肇庆、高要、湛江、吴川、徐闻、海康、廉江，海南的万宁、屯昌、琼山等地。以广州市郊石牌、棠下的产品质量最优，可惜种植藿香基地大部分被市区扩建所占用，故产量甚少。肇庆、高要藿香品质尚好，与石牌藿香接近。

**【金老谈广藿香性状辨别技术】**

1. 形色臭味　本品茎略呈方柱形，多分枝，枝条稍曲折，长30~60cm，直径0.2~0.7cm；表面被柔毛；质脆，易折断，断面中部有髓；老茎类圆柱形，直径1~1.2cm，被灰褐色栓皮。叶对生，皱缩成团，展平后叶片呈卵形或椭圆形，长4~9cm，宽3~7cm；两面均被灰白色绒毛；先端短尖或钝圆，基部楔形或钝圆，边缘具大小不规则的钝齿；叶柄细，长2~5cm，被柔毛。气香特异，味微苦。

2. 优品质量　本品以茎叶粗壮、不带须根、香气浓厚者为优品。

**【金老谈广藿香临床炮制技术】**

1. 炮制分类　临床调剂常用的广藿香炮制品，取原药材，除去杂质，先抖下叶，筛去泥土，另放；取茎，粗细分开，洗净，浸泡 2~4 小时，至约七成透时，取出，闷润 4~8 小时，至内外湿度一致，切小段，低温干燥，再与叶混匀。

2. 临床功效　味辛，性微温；归脾、胃、肺经。功能化湿，解暑，止呕。用于湿滞中焦证；暑湿证及湿温证初起；呕吐。此外，本品还可用治表证夹湿之证等。

**【金老谈广藿香处方审核技术】**

广藿香作为化湿药中的常见中药，对广藿香的处方审核技术，要求执业药师收到处方后，首先审核处方的前记、后记等，然后审核处方的用药名称、炮制规格及用药剂量。

在《中华人民共和国药典（2015 年版）》中规定广藿香的用量为 3~10g，在处方审核过程中，如有超出范围时，应及时与临床医师进行沟通。处方中，当遇到缺药的情况时，处方审核人员不应随意进行更改或将其划掉，应与临床医师进行沟通，并适当调换。

**【金老谈广藿香处方应付技术】**

首先要确保广藿香的书写应规范整齐。其次要注意处方名为“广藿香”或“藿香”时，均应给付广藿香。见表 6-1。

**表 6-1　广藿香处方应付表**

| 处方名 | 给付 |
|---|---|
| 广藿香、藿香 | 广藿香 |

**【金老谈广藿香发药交代技术】**

在广藿香的发药交代过程中，发药人员的素质和专业知识有重要作用，需要交代广藿香的服药方法以及使用注意与禁忌等方面。

1. 广藿香的服药方法　煎服，3~10g。鲜品加倍。或入丸散。藿香叶偏于发表，藿香梗偏于和中。鲜藿香解暑之力较强，夏季泡汤代茶，可作清暑饮料。

2. 广藿香的使用注意与禁忌　本品为辛散温化之品，阴虚火旺，舌绛光滑者不宜应用。

**【金老谈广藿香临床煎煮技术】**

广藿香不宜久煎，应后下。在其他药已煎煮 10~15 分钟后，再把广藿香加进去同煎，一起煎 5~15 分钟即可。煎煮两次，合并药液，煎煮后药液约 300ml。

**【金老谈广藿香采购管理技术】**

1. 广藿香的采购技术　广藿香应采购于具备《药品经营企业许可证》《营业执照》的药品批发企业。遵循以下原则：

（1）质量标准：广藿香的质量应符合《中华人民共和国药典（2015 年版）》、局颁药品标准及中药炮制规范的标准要求。水分不得过 14.0%，总灰分不得过 11.0%，杂质不得过 2.0%，酸不溶灰分不得过 4.0%。叶不得少于 20.0%。本品按干燥品计算，含百秋李醇（$C_{15}H_{426}O$）不得少于 0.10%。

（2）等级规格：过去广藿香多由广州药商专营，有“泰昌行”“昌利成”“合记详”等字号，以“泰昌行”质佳。现则按产地分类商品。

1）现行国家标准为：

石牌香:统货。干货。除净根。枝叶相连。老茎多呈圆形,茎节较密;嫩茎略呈方形,密被毛茸。断面白色,髓心较小,叶面灰黄色,叶背灰绿色。气纯香,味微苦面凉。散叶不超过10%。无死香、杂质、虫蛀、霉变。

高要香:统货。干货。全草除净根。枝叶相连。枝干较细茎节较密;嫩茎方形,密被毛茸。断面白色髓心较大。叶片灰绿色。气清香,味微苦而凉。散叶不超过15%。无死香、杂质、虫蛀、霉变。

海南香:统货。干货。全草除净根。枝叶相连。枝于粗大近方形,具稀毛茸。断面白色髓心大,叶片灰绿色,较厚。气香浓,味微苦而凉。散叶不超过20%。无死香、杂质、虫蛀、霉变。

2）广东省地方标准为:

石牌藿香:统货。干货。全株带叶。除净根,枝叶相连,叶面灰黄色,叶背灰绿色,抓头扎小把。气纯香。散叶不超过10%。无死香,无冻坏香,无杂质,无霉变。

高要藿香:统货。干货。全株带叶。除净根,枝叶相连,叶片灰绿色或灰褐色,气清香。散叶不得超过15%。无死香,无杂质,无霉变。

湛江藿香:统货。干货。全株带叶。除净根,枝叶相连,叶片灰绿色,香气浓。散叶不超过20%。无死香,无杂质,无霉变。

海南藿香:统货。干货。全株带叶。除净根,叶片灰绿色,气香浓。散叶不超过20%。无死香,无杂质,无霉变。

2. 广藿香的管理技术　广藿香购进药品到库后,应认真进行验收,并办理入库手续。药剂科各调剂室根据药品使用情况,每周到药库领取药品,临时缺药,应及时补充。制剂室根据配制制剂情况到药库领取制剂原料。临床各科因医疗、科研、教学等需要到药剂科领取药品,需报请相关管理部门批准。各方面领药必须办理相应的药品出库手续。

**【金老谈广藿香贮存养护供应技术】**

广藿香置阴凉干燥处,防潮。

广藿香作为一味常用中药,一般以贮存一日半用量为宜。调剂室应派专人逐日检查广藿香等其他药物的供应品种及数量情况,对短缺品种要及时登记,随时整理药品,补充所耗品种,以备调剂使用。

## 佩　兰

**【来源】**本品为菊科植物佩兰 *Eupatorium fortunei* Turcz. 的干燥地上部分。

**【历史】**佩兰之名见于《本草从新》。从现代用药品种来看,颇与古本草之"兰草"相符。兰草列于《神农本草经》中品。古时佩兰、泽兰常相混淆。在植物描述方面,苏恭曰:"兰即兰泽香也,圆茎紫萼,八月花白,俗名兰香,煮以洗浴,生溪涧水旁,人间亦多种之,以饰庭池。"李时珍曰:"兰草,泽兰一类二种也,俱生水旁下湿处,二月宿根生苗呈丛,紫茎素枝,赤节绿叶,叶对节生,有细齿,但以茎圆节长,而叶光有歧者为兰草;茎微方,节短而叶有毛者为泽兰。"从中可以明显区分出兰草与泽兰实为两物,按以上本草描述,兰草即为佩兰。《植物名实图考》之附图也是佩兰。

**【产地】**全国大部分地区均有分布,主产于江苏南京、苏州、海门、镇江;河北保定、沧州;

山东章乐、在平、历城、蒙阳。以江苏产量大。此外,安徽、河南、陕西、浙江等地均产。

【金老谈佩兰性状辨别技术】

1. 形色臭味 本品茎呈圆柱形,长30~100cm,直径0.2~0.5cm;表面黄棕色或黄绿色,有的带紫色,有明显的节和纵棱线;质脆,断面髓部白色或中空。叶对生,有柄,叶片多皱缩、破碎,绿褐色;完整叶片3裂或不分裂,分裂者中间裂片较大,展平后呈披针形或长圆状披针形,基部狭窄,边缘有锯齿;不分裂者展平后呈卵圆形、卵状披针形或椭圆形。气芳香,味微苦。

2. 优品质量 本品以厚嫩、叶多、色绿、香气浓郁者为优品。

【金老谈佩兰临床炮制技术】

1. 炮制分类

(1)鲜佩兰:取原药材,除去杂质,洗净,用时剪成段。

(2)佩兰:取原药材,除去杂质,迅速洗净,闷润4~8小时,至内外湿度一致,切中段,干燥。

2. 临床功效 辛,平;归脾、胃、肺经。功能芳香化湿,醒脾开胃,发表解暑。用于湿浊中阻,脘痞呕恶,口中甜腻,口臭,多涎,暑湿表证,湿温初起,发热倦怠,胸闷不舒。

【金老谈佩兰处方审核技术】

佩兰作为化湿药中的常见中药,对佩兰的处方审核技术,要求执业药师收到处方后,首先审核处方的前记、后记等,然后审核处方的用药名称、炮制规格及用药剂量。

在《中华人民共和国药典(2015年版)》中规定佩兰的用量为3~10g,在处方审核过程中,如有超出范围时,应及时与临床医师进行沟通。处方中,当遇到缺药的情况时,处方审核人员不应随意进行更改或将其划掉,应与临床医师进行沟通,并适当调换。

【金老谈佩兰处方应付技术】

首先要确保佩兰的书写应规范整齐。其次要注意处方名为“佩兰”或“水香”时,均应给付佩兰;处方名为“鲜佩兰”时,应给付鲜佩兰。见表6-2。

表6-2 佩兰处方应付表

| 处方名 | 给付 |
| --- | --- |
| 佩兰、水香 | 佩兰 |
| 鲜佩兰 | 鲜佩兰 |

【金老谈佩兰发药交代技术】

在佩兰的发药交代过程中,发药人员的素质和专业知识有重要作用,需要交代佩兰的服药方法、使用注意与禁忌等方面。

1. 佩兰的服药方法 汤剂分两次服,每日1剂。或入丸散。服药时间与次数根据不同的病证治疗。

2. 佩兰的使用注意与禁忌 阴虚火旺者忌用。

【金老谈佩兰临床煎煮技术】

佩兰先加水浸泡半小时,没过药物表面2cm为宜。煎煮两次,合并药液,每次煎煮时间为30分钟。煎煮后药液约300ml。

【金老谈佩兰贮存养护管理技术】

1. 佩兰的采购技术　佩兰应采购于具备《药品经营企业许可证》《营业执照》的药品批发企业。遵循以下原则：

（1）质量标准：佩兰的质量应符合《中华人民共和国药典（2015年版）》、局颁药品标准及中药炮制规范的标准要求。水分不得过11.0%，总灰分不得过11.0%，酸不溶性灰分不得过2.0%。

（2）等级规格：佩兰商品均为统货，不分等级。

2. 佩兰的管理技术　佩兰购进药品到库后，应认真进行验收，并办理入库手续。药剂科各调剂室根据药品使用情况，每周到药库领取药品，临时缺药，应及时补充。制剂室根据配制制剂情况到药库领取制剂原料。临床各科因医疗、科研、教学等需要到药剂科领取药品，需报请相关管理部门批准。各方面领药必须办理相应的药品出库手续。

【金老谈佩兰贮存养护供应技术】

佩兰置阴凉干燥处，防止香气散失，防热，防生虫。

佩兰作为一味常用中药，一般以贮存一日半用量为宜。调剂室应派专人逐日检查佩兰等其他药物的供应品种及数量情况，对短缺品种要及时登记，随时整理药品，补充所耗品种，以备调剂使用。

## 苍　术

【来源】为菊科植物茅苍术 *Atracylodeslancea*（Thunb.）DC. 或北苍术 *Atracylodeschinensia*（DC.）Koidz. 的干燥根茎。

【历史】本品始载于《神农本草经》，列为上品。原名"术"，而不分白术和苍术。至梁代，陶弘景提及术有白术及赤术（即苍术）两种。据《本草逢原》载："《本经》未分苍、白。而仲祖（即仲景）《伤寒论》方中皆用白术，《金匮要略》方中又用赤术，至《别录》则分为二。""须知赤白之分，始载于仲祖，非弘景始分之也。"宋代《本草衍义》中正式出现苍术之名。《本草图经》云："术今处处有之，以嵩山、茅山者为佳。"

【产地】

1. 茅苍术主产江苏句容（茅山）、镇江、溧水，湖北襄阳、南槽，河南桐柏、唐河等地；浙江、安徽、江西亦产。以河南桐柏、安徽太平、江苏句容（茅山地区）所产质量最佳，但产量少。湖北产量大，但较江苏产品个大质松，多集散在汉口，故称"汉苍术"。

2. 北苍术主产河北、山西、陕西等省。此外，内蒙古、辽宁、吉林、黑龙江、山东、甘肃等省亦产。北京地区所辖山区产量甚丰，如平谷、密云、怀柔、延庆、昌平、门头沟、房山等均产，且加工稍细，畅销全国，为苍术中的主流品种。

【金老谈苍术性状辨别技术】

1. 形色臭味

（1）茅苍术：呈不规则连珠状或结节状圆柱形，略弯曲，偶有分枝，长3~10cm，直径1~2cm。表面灰棕色，有皱纹、横曲纹及残留须根，顶端具茎痕或残留茎基。质坚实，断面黄白色或灰白色，散有多数橙黄色或棕红色油室，暴露稍久，可析出白色细针状结晶。气香特异，味微甘、辛、苦。

（2）北苍术：呈疙瘩块状或结节状圆柱形，长4~9cm，直径1~4cm。表面黑棕色，除去外皮者黄棕色。质较疏松，断面散有黄棕色油室。香气较淡，味辛、苦。

2. 优品质量　本品以个大、质坚实、断面朱砂点多、香气浓者为优品。

【金老谈苍术临床炮制技术】

1. 炮制分类

（1）苍术：取原药材，除去杂质，大小分开，洗净，浸泡1~2小时，至约七成透时，取出，闷润8~12小时，至内外湿度一致，切厚片，干燥，筛去碎屑。

（2）麸炒苍术：先将锅烧热，撒入麦麸，用中火加热，待冒烟时投入苍术片，不断翻动，炒至深黄色时取出，筛去麦麸，放凉。苍术片每100kg，用麦麸10kg。

2. 临床功效　味辛、苦，性温；归脾、胃经。功能燥湿健脾，祛风湿，发表。用于湿滞中焦证；风湿痹痛；外感表证夹湿之证。此外，本品尚能明目，用治夜盲症及眼目昏涩（如角膜软化症），可单用，或与羊肝、猪肝蒸煮同食。

【金老谈苍术处方审核技术】

苍术作为化湿药中的常见中药，对苍术的处方审核技术，要求执业药师收到处方后，首先审核处方的前记、后记等，然后审核处方的用药名称、炮制规格及用药剂量。

在《中华人民共和国药典（2015年版）》中规定苍术的用量为3~9g，在处方审核过程中，如有超出范围时，应及时与临床医师进行沟通。处方中，当遇到缺药的情况时，处方审核人员不应随意进行更改或将其划掉，应与临床医师进行沟通，并适当调换。

【金老谈苍术处方应付技术】

首先要确保苍术的书写应规范整齐。其次要注意炮制应付，处方名为“苍术”时，应给付苍术；处方名为“炒苍术”时，应给付炒苍术。见表6-3。

表6-3　苍术处方应付表

| 处方名 | 给付 |
|---|---|
| 苍术 | 苍术 |
| 炒苍术 | 炒苍术 |

【金老谈苍术发药交代技术】

在苍术的发药交代过程中，发药人员的素质和专业知识有重要作用，需要交代苍术的服药方法、使用注意与禁忌等方面。

1. 苍术的服药方法　汤剂分两次服，每日1剂。或入丸散。服药时间与次数根据不同的病证治疗。生品燥性强，炒用燥性稍减。

2. 苍术的使用注意与禁忌　本品苦温燥烈，故阴虚内热或气虚多汗者忌用。

【金老谈苍术临床煎煮技术】

苍术先加水浸泡半小时，没过药物表面2cm为宜。煎煮两次，合并药液，每次煎煮时间为30分钟。煎煮后药液约300ml。

【金老谈苍术采购管理技术】

1. 苍术的采购技术　苍术应采购于具备《药品经营企业许可证》《营业执照》的药品批发企业。遵循以下原则：

质量标准：苍术的质量应符合《中华人民共和国药典（2015年版）》、局颁药品标准及中药炮制规范的标准要求。水分不得过13.0%，总灰分不得过7.0%。

2. 苍术的管理技术　苍术购进药品到库后，应认真进行验收，并办理入库手续。药剂科各调剂室根据药品使用情况，每周到药库领取药品，临时缺药，应及时补充。制剂室根据配制制剂情况到药库领取制剂原料。临床各科因医疗、科研、教学等需要到药剂科领取药品，需报请相关管理部门批准。各方面领药必须办理相应的药品出库手续。

**【金老谈苍术贮存养护供应技术】**

苍术置阴凉干燥处。

苍术作为一味常用中药，一般以贮存一日半用量为宜。调剂室应派专人逐日检查苍术等其他药物的供应品种及数量情况，对短缺品种要及时登记，随时整理药品，补充所耗品种，以备调剂使用。

## 厚　朴

**【来源】**为木兰科植物厚朴 *Magnolia officinalis*Rehd.et Wils. 及凹叶厚朴 *Magnolia officinalis*Rehd.et Wils.var.*biloba*Rehd.et Wils. 的干燥干皮、枝皮和根皮。

**【历史】**本品始载于《神农本草经》，列为中品。陶弘景云："出建平、宣都（今四川东部、湖北西部），极厚、肉紫色为好。"与现在四川、湖北生产的厚朴紫色而油润是一致的，是厚朴的正品。《本草图经》云："叶如槲叶。""红花而青实。"其特征似为武当玉兰。从历代本草描述来看，可知古代的原植物除厚朴外，尚有同科其他植物的树皮也作厚朴药用。

**【产地】**根据来源和产地不同，商品分为"川厚朴"与"温厚朴"两大类：

1. 川厚朴（原植物为厚朴）主产于重庆市开县、城口、巫山、巫溪、万源、通江、石柱、酉阳、黔江，四川通江、都江堰，湖北恩施、鹤峰、宣恩、巴东、建始、来凤、神农架、秭归、兴山、利川，贵州开阳、遵义、桐梓，湖南安化、慈利，以及陕西、广西等地，产品统称为"川厚朴"。以湖北恩施地区产量较大，质量亦佳，称为"道地药材"。近年来，在恩施市郊以新塘乡为中心建立了2000亩生产基地，以生产小凸尖型优质厚朴为主。

2. 温厚朴主产浙江温州地区龙泉、景宁、云和、松阳、庆元，福建浦城、福安、尤溪、政和、松溪、建瓯。此外，江西潜山、岳西亦有少量出产，但以浙江温州地区龙泉的八都镇、大门店所产品质量佳，且产量亦大。

**【金老谈厚朴性状辨别技术】**

1. 形色臭味

（1）干皮：呈卷筒状或双卷筒状，长30~35cm，厚0.2~0.7cm，习称"筒朴"；近根部的干皮一端展开如喇叭口，长13~25cm，厚0.3~0.8cm，习称"靴筒朴"。外表面灰棕色或灰褐色，粗糙，有时呈鳞片状，较易剥落，有明显椭圆形皮孔和纵皱纹，刮去粗皮者显黄棕色。内表面紫棕色或深紫褐色，较平滑，具细密纵纹，划之显油痕。质坚硬，不易折断，断面颗粒性，外层灰棕色，内层紫褐色或棕色，有油性，有的可见多数小亮星。气香，味辛辣、微苦。

（2）根皮（根朴）：呈单筒状或不规则块片；有的弯曲似鸡肠，习称"鸡肠朴"。质硬，较易折断，断面纤维性。

（3）枝皮（枝朴）：呈单筒状，长10~20cm，厚0.1~0.2cm。质脆，易折断，断面纤维性。

2. 优品质量　本品以皮厚、油性足、内表面紫棕而有发亮结晶状物、香气浓者为优品。

【金老谈厚朴临床炮制技术】

1. 炮制分类

（1）厚朴：取原药材，刮去粗皮，洗净，润透，切丝，干燥，筛去碎屑。

（2）姜厚朴：取厚朴丝，加姜汁拌匀，闷润，待姜汁被吸尽后置炒制容器内，用文火加热炒干，取出晾凉。或者取生姜切片，加水煮汤，另取刮净粗皮的药材，扎成捆，置姜汤中，反复浇淋，并用微火加热共煮，至姜液被吸尽时取出，切丝，干燥。筛去碎屑。

2. 临床功效　味苦、辛，性温；归脾、胃、肺、大肠经。功能燥湿，行气，消积，平喘。用于湿阻中焦证；肠胃积滞，痰饮喘咳。

【金老谈厚朴处方审核技术】

厚朴作为化湿药中的常见中药，对厚朴的处方审核技术，要求执业药师收到处方后，首先审核处方的前记、后记等，然后审核处方的用药名称、炮制规格及用药剂量。

在《中华人民共和国药典（2015 年版）》中规定厚朴的用量为 3~10g，在处方审核过程中，如有超出范围时，应及时与临床医师进行沟通。处方中，当遇到缺药的情况时，处方审核人员不应随意进行更改或将其划掉，应与临床医师进行沟通，并适当调换。

【金老谈厚朴处方应付技术】

首先要确保厚朴的书写应规范整齐。其次要注意炮制应付，处方名为“厚朴”时，应给付厚朴；处方名为“姜厚朴”时，应给付姜厚朴。见表 6-4。

表 6-4　厚朴处方应付表

| 处方名 | 给付 |
|---|---|
| 厚朴 | 厚朴 |
| 姜厚朴 | 姜厚朴 |

【金老谈厚朴发药交代技术】

在厚朴的发药交代过程中，发药人员的素质和专业知识有重要作用，需要交代厚朴的服药方法以及使用注意与禁忌等方面。

1. 厚朴的服药方法　汤剂分两次服，每日 1 剂。或入丸散。服药时间与次数根据不同的病证治疗。

2. 厚朴的使用注意与禁忌　体虚及孕妇慎用。

【金老谈厚朴临床煎煮技术】

厚朴先加水浸泡半小时，没过药物表面 2cm 为宜。煎煮两次，合并药液，每次煎煮时间为 30 分钟。煎煮后药液约 300ml。

【金老谈厚朴采购管理技术】

1. 厚朴的采购技术　厚朴应采购于具备《药品经营企业许可证》《营业执照》的药品批发企业。遵循以下原则：

（1）质量标准：厚朴的质量应符合《中华人民共和国药典（2015 年版）》、局颁药品标准及中药炮制规范的标准要求。水分不得过 15.0%，总灰分不得过 7.0%，酸不溶性灰分不得过 3.0%。本品按干燥品计算，含厚朴酚（$C_{18}H_{18}O_2$）的量不得少于 2.0%。

（2）等级规格：过去，川朴、温朴各地划分不一，规格品种繁多，温朴有朴根、耳朴、双卷、单卷、坪朴、尺二筒、五寸筒，五寸建卷等；朴根又有面、王、顶、上、中、筋六等；尺二朴有刮皮、连皮两种，川朴亦有多种划分。

现行厚朴国家标准如下：

1）温朴（筒朴）：

一等：干货。卷成单筒或双筒，两端平齐。表面灰棕色或灰褐色，有纵皱纹，内面深紫色或紫棕色，平滑。质坚硬。断面外侧灰棕色，内侧紫棕色。颗粒状。气香、味苦辛。筒长40cm，重800g以上。无青苔、杂质、霉变。

二等：干货。筒长40cm，重500g以上。无青苔、杂质、霉变。余同一等。

三等：干货。卷成单筒或双筒，两端平齐。表面灰棕色或灰褐色，有纵皱纹，内面紫棕色，平滑。质坚硬。断面紫棕色。气香，味苦辛。筒长40cm，重200g以上。无青苔、杂质、霉变。

四等：干货。凡不合以上规格者以及有碎片、枝朴，不分长短大小，均属此等。无青苔、杂质、霉变。

2）川朴（筒朴）：

一等：干货。卷成单筒或双筒状，两端平齐。表面黄棕色，有细密纵纹，内面紫棕色，平滑，划之显油痕。断面外侧黄棕色，内面紫棕色。显油润，纤维少。气香，味苦辛。筒长40cm，不超过43cm，重500g以上。无青苔、杂质、霉变。

二等：干货。卷成单筒或双筒状，两端切平。表面黄棕色，有细密纵纹，内面紫棕色，平滑，划之显油痕。断面外侧黄棕色，内面紫棕色。显油润，具纤维性。气香，味苦辛。筒长40cm，不超过43cm，重200g以上。无青苔、杂质、霉变。

三等：干货。卷成筒状或不规则的块片。表面黄棕色，有细密的纵皱纹，内面紫棕色，平滑，划之略显油痕。断面显油润，具纤维性。气香，味苦辛。筒长40cm，重不小于100g。无青苔，杂质、霉变。

四等：干货。凡不符合以上规格者，以及有碎片、枝朴，不分长短大小，均属此等，无青苔、杂质、霉变。

3）蔸朴：

一等：干货。为靠近根部的干皮和根皮，似靴形。上端呈筒形，表面粗糙，灰棕色或灰褐色，内面深紫色。下端呈喇叭口状，显油润。断面紫棕色颗粒状，纤维性不明显。气香，味苦辛。块长70cm以上，重12 000g以上。无青苔、杂质、霉变。

二等：干货。为靠近根部的干应和根皮，似靴形。上端呈单卷筒形，表面粗糙，灰棕色或灰褐色，内面深紫色。下端呈喇叭口状，显油润。断面紫棕色，纤维性不明显。气香，味苦辛。块长70cm以上，重2000g以下。无青苔、杂质、霉变。

三等：干货。为靠近根部的干皮和根皮，似靴形。上端呈单卷筒形，表面粗糙，灰棕色或灰褐色。内面深紫色。下端呈喇叭口状，显油润。断面紫棕色，纤维很少。气香，味苦辛。块长70cm，重500g以下。无青苔、杂质、霉变。

4）耳朴：统货。干货。为靠近根部地干皮，呈块片状或半卷形，多似耳状。表面灰棕色或灰褐色，内面淡紫色。断面紫棕色，显油润，纤维性少。气香，味苦辛。大小不一。无青苔、泥土、杂质。

5）根朴：

一等：干货。呈卷筒状长条。表面土黄色或灰褐色，内面深紫色。质韧。断面油润。气香，味苦辛。条长 70cm，重 400g 以上。无木心、须根、杂质、霉变。

二等：干货。呈卷筒状或长条状，形弯曲似盘肠。表面上黄色或灰褐色，内面紫色。质韧。断面略显油润。气香，味苦辛。长短不分，每枝 400g 以下。无木心、须根、泥土。

2. 厚朴的管理技术　厚朴购进药品到库后，应认真进行验收，并办理入库手续。药剂科各调剂室根据药品使用情况，每周到药库领取药品，临时缺药，应及时补充。制剂室根据配制制剂情况到药库领取制剂原料。临床各科因医疗、科研、教学等需要到药剂科领取药品，需报请相关管理部门批准。各方面领药必须办理相应的药品出库手续。

**【金老谈厚朴贮存养护供应技术】**

厚朴置阴凉干燥处。

厚朴作为一味常用中药，一般以贮存一日半用量为宜。调剂室应派专人逐日检查厚朴等其他药物的供应品种及数量情况，对短缺品种要及时登记，随时整理药品，补充所耗品种，以备调剂使用。

## 砂　仁

**【来源】**为姜科植物阳春砂 *Amomum villosum* Lour.、绿壳砂 *Amomum villosum* Lour.var. *xanthioides* T.L.Wu et Senjen 或海南砂 *Amomum longiligulare* T.L.Wu 的干燥成熟果实。

**【历史】**本品原名"缩砂密"，始载于唐·甄权《药性本草》。以后诸本草亦有记述。李珣《海药本草》谓："缩砂密生西海及西域诸国，多从安东道来。"宋《本草图经》云："缩砂密生南地，今惟岭南山泽间有之，苗茎似高良姜，高三四尺，叶青，长八九寸，阔半寸已来，三月、四月开花在根下，五六月成实，五七十枚作一穗，状似益智。皮紧厚而皱如栗纹，外有刺黄赤色，皮间细子一团，八漏可四十余粒，如黍米大，微黑色，七八月采。"宋代《证类本草》附有新州（今广东新兴县）缩砂密图，与上述一致。说明古代之缩砂密系姜科砂仁属植物。今药用砂仁有国产和进口两类，均为姜科砂仁属植物成熟的干燥果实，前者以阳春砂为主，后者多系缩砂密，其品质以阳春砂仁最佳。

**【产地】**

1. 阳春砂仁主产于广东阳春、阳江、高州、信宜、罗定、恩平、云浮、封开、新丰顺、佛冈等地。其中以阳春县蟠龙金花坑产品质最优，为久负盛名的道地药材，但产量甚少，不敷应用，现高州、信宜产量较大，质量亦佳。广西东兴、龙津、宁明、龙州等地亦有栽培。

2. 绿壳砂仁主产于云南西双版纳、景洪、思茅、临沧、勐腊、勐海、红河。此外德宏州的璐西、瑞丽已有引种。

3. 海南砂仁主产于海南澄迈、三亚、儋县，广西情白、陆川，本品野生、家种均有。

4. 进口砂仁主产于越南、泰国、缅甸、印尼。

**【金老谈砂仁性状辨别技术】**

1. 形色臭味

（1）阳春砂、绿壳砂：呈椭圆形或卵圆形，有不明显的三棱，长 1.5~2cm，直径 1~1.5cm。表面棕褐色，密生刺状突起，顶端有花被残基，基部常有果梗。果皮薄而软。种子集结成团，具三钝棱，中有白色隔膜，将种子团分成3瓣，每瓣有种子5~26粒。种子为不规则多面体，直径2~3mm；表面棕红色或暗褐色，有细皱纹，外被淡棕色膜质假种皮；质硬，胚乳灰白色。气芳香而浓烈，味辛凉、微苦。

（2）海南砂：呈长椭圆形或卵圆形，有明显的三棱，长1.5~2cm，直径0.8~1.2cm。表面被片状、分枝的软刺，基部具果梗痕。果皮厚而硬。种子团较小，每瓣有种子3~24粒；种子直径1.5~2mm。气味稍淡。

2. 优品质量　本品以果实均匀、果皮紧贴种子团、种子团饱满棕褐色、有油润性、香气浓、味辛凉浓厚者为优品。

**【金老谈砂仁临床炮制技术】**

1. 炮制分类

（1）砂仁：取原药材，除去杂质，用时捣碎。

（2）盐砂仁：取净砂仁，加盐水拌匀，稍闷，待盐水被吸尽后置炒制容器内，用文火加热炒干，取出晾凉。砂仁每100kg，用食盐2kg。

2. 临床功效　味辛，性温；归脾、胃经。功能化湿开胃，温脾止泻，理气安胎。用于湿阻中焦，脾胃气滞证；脾胃虚寒吐泻；妊娠气滞恶阻及胎动不安。

**【金老谈砂仁处方审核技术】**

砂仁作为化湿药中的常见中药，对砂仁的处方审核技术，要求执业药师收到处方后，首先审核处方的前记、后记等，然后审核处方的用药名称、炮制规格及用药剂量。

在《中华人民共和国药典（2015年版）》中规定砂仁的用量为3~6g，在处方审核过程中，如有超出范围时，应及时与临床医师进行沟通。处方中，当遇到缺药的情况时，处方审核人员不应随意进行更改或将其划掉，应与临床医师进行沟通，并适当调换。

**【金老谈砂仁处方应付技术】**

首先要确保砂仁的书写应规范整齐。其次要注意炮制应付，处方名为“砂仁”时，应给付砂仁；处方名为“盐砂仁”时，应给付盐砂仁。见表6-5。

**表6-5　砂仁处方应付表**

| 处方名 | 给付 |
|---|---|
| 砂仁 | 砂仁 |
| 盐砂仁 | 盐砂仁 |

**【金老谈砂仁发药交代技术】**

在砂仁的发药交代过程中，发药人员的素质和专业知识有重要作用，需要交代砂仁的服药方法、使用注意与禁忌等方面。

1. 砂仁的服药方法　汤剂分两次服，每日1剂。或入丸散。服药时间与次数根据不同的病证治疗。

2. 砂仁的使用注意与禁忌　本品辛散温燥，阴虚火旺者不宜服用。

**【金老谈砂仁临床煎煮技术】**

砂仁不宜久煎，应后下。在其他药已煎煮10~15分钟后，再把砂仁加进去同煎，一起煎5~15分钟即可。煎煮两次，合并药液，煎煮后药液约300ml。

**【金老谈砂仁采购管理技术】**

1. 砂仁的采购技术 砂仁应采购于具备《药品经营企业许可证》《营业执照》的药品批发企业。遵循以下原则：

（1）质量标准：砂仁的质量应符合《中华人民共和国药典（2015年版）》、局颁药品标准及中药炮制规范的标准要求。水分不得过15.0%。本品按干燥品计算，含乙酸龙脑酯（$C_{12}H_{20}O_2$）不得少于0.90%。

（2）等级规格：现行砂仁规格等级如下：

1）阳春砂：统货。干货。呈椭圆形或卵圆形，有不明显的三棱。表面红棕色或棕褐色，密生刺状突起，种子成团。具白色隔膜，分成三室，籽粒饱满，棕褐色。有细皱纹。气芳香浓厚，味辛凉微苦。果柄不超过2cm。间有瘦瘪果。无果枝、杂质、霉变。

2）绿壳砂：统货。干货。呈棱状长圆形，果皮表面淡红棕色或棕褐色，有小柔刺，体质轻泡。种子团较小，间有瘦瘪果。无果枝、杂质、霉变。

3）海南砂：统货。干货。呈三棱状的长圆形。表面棕褐色。有多数小柔刺。体质沉重。种子分三室集结成团，籽粒饱满，种子呈多角形，灰褐色，气芳香。味辛凉而辣。无空壳、果柄、杂质、霉变。

4）净砂：

一等：干货。为除去果皮的的种子团，呈钝三棱状的椭圆形或卵圆形，分成三瓣，每瓣约有种子十数粒，子粒饱满。表面灰褐色，破开后，内部灰白色。味辛凉微辣。种子团完整。每50g150粒以内。无糖子、果壳、杂质、霉变。

二等：干货。形状气味与一等相同，唯种子团较小而瘪瘦。每50g150粒以上，间有糖子。无果壳、杂质、霉变。

5）砂壳：统货。干货。为砂仁剥下的果皮。呈瓢形或压缩成片状，表面红棕色、棕褐色或绿褐色，有许多短柔刺；内表面光洁，色泽较淡。气微、味淡。无杂质、霉变。

2. 砂仁的管理技术 砂仁购进药品到库后，应认真进行验收，并办理入库手续。药剂科各调剂室根据药品使用情况，每周到药库领取药品，临时缺药，应及时补充。制剂室根据配制制剂情况到药库领取制剂原料。临床各科因医疗、科研、教学等需要到药剂科领取药品，需报请相关管理部门批准。各方面领药必须办理相应的药品出库手续。

**【金老谈砂仁贮存养护供应技术】**

砂仁置阴凉干燥处。

砂仁作为一味常用中药，一般以贮存一日半用量为宜。调剂室应派专人逐日检查砂仁等其他药物的供应品种及数量情况，对短缺品种要及时登记，随时整理药品，补充所耗品种，以备调剂使用。

# 第七章 利水渗湿药临床调剂

凡能渗利水湿，通利小便的药物，称为渗湿利尿药。渗湿利尿药一般性味多甘淡，适用于小便不利、水肿、淋浊、黄疸、水泻、带下、湿疮、痰饮等水湿内盛之病证。本类药易耗伤津液，阴亏津伤者慎用。

利水渗湿药的煎药火候应用文火和武火交叉煎煮，使有效成分充分煎出。汤剂一般需煎煮2次。从煎沸时算起，头煎煎药时间为20~25分钟，二煎煎药时间为10~15分钟。滑石用块者宜打碎先煎，滑石粉、车前子、海金沙宜包煎。薏苡仁生用利水清热，炒用健脾止泻。金钱草治热毒疮痈或毒蛇咬伤，可取鲜品捣汁服或以渣外敷。

## 第一节 利水消肿药

本类药味多甘淡平或微寒，多入膀胱、脾及小肠经，具有利水消肿、健脾等作用，适用于水湿内停之水肿、小便不利，以及泄泻、痰饮等证。

### 茯 苓

**【来源】**为多孔菌科真菌茯苓 *Poria cocos*(Schw.)Wolf. 的干燥菌核。

**【历史】**本品始载于《神农本草经》，列为上品。以后历代本草均有记述。梁代《本草经集注》云："茯苓今出郁州（今江苏省灌云县）……彼土人乃假斫松作之，形多小，虚赤不佳。"宋代《本草图经》载有："今东人采之法：山中古松久为人斩伐者，其枯折搓篝，枝叶不复上生者，谓之茯苓拨。见之即于四面丈余地内，以铁头锥剌地。如有茯苓，则锥固不可拔，于是掘土取之。其拨大者，茯苓亦大，皆自作块，不附着根上。其抱根而轻虚者为茯神。"南宋周密《癸辛杂识》载有："近世村民乃择其小者，以大松根破而系于其中，而紧束之，使脂掺入于内，然后择其地之沃者，坎而瘗之，三年乃取，则成大苓矣。"这是最早记载的人工栽培茯苓方法。明代《本草纲目》始有茯苓皮、茯苓木的药用记载。清代《滇海虞衡志》载："茯苓天下无不推云南，曰云苓……往往有一枚重二、三十斤者，亦不之异，惟以轻重为准。"当时云南茯苓每年择两个重10多斤大苓向朝廷进贡，颇受赞赏。

【产地】主产于湖北、安徽、河南、云南、贵州、四川等地。有野生与栽培2种。栽培品产量较大，以安徽为多，故有“安苓”之称；野生品以云南为著，称“云苓”。习惯认为云苓质优品。

**【金老谈茯苓性状辨别技术】**

1. 形色臭味

（1）茯苓个：呈类球形、椭圆形、扁圆形或不规则团块，大小不一。外皮薄而粗糙，棕褐色至黑褐色，有明显的皱缩纹理。体重，质坚实，断面颗粒性，有的具裂隙，外层淡棕色，内部白色，少数淡红色，有的中间抱有松根。气微，味淡，嚼之黏牙。

（2）茯苓块：为去皮后切制的茯苓，呈立方块状或方块状厚片，大小不一。白色、淡红色或淡棕色。

（3）茯苓片：为去皮后切制的茯苓，呈不规则厚片，厚薄不一。白色、淡红色或淡棕色。

2. 优品质量　体重坚实、外皮呈褐色而略带光泽、皱纹深、断面白色细腻、黏牙力强者为优品。

**【金老谈茯苓临床炮制技术】**

1. 炮制分类　临床调剂常用的茯苓炮制品，取原药材，除去杂质，筛去碎屑。

2. 临床功效　味甘、淡，性平；归心、脾、肾经。功能利水渗湿，健脾安神。用于水肿、小便不利；脾虚诸证；心悸、失眠。

**【金老谈茯苓处方审核技术】**

茯苓是利水渗湿药的常见中药。对其进行处方审核，要求执业药师收到处方后，首先审核处方的前记、后记等，然后审核处方的用药名称、炮制规格及用药剂量。

在《中华人民共和国药典（2015年版）》中规定茯苓的用量为10~15g，在处方审核过程中，如有超出范围时，应及时与临床医师进行沟通。处方中，当遇到缺药的情况时，处方审核人员不应随意进行更改或将其划掉，应与临床医师进行沟通，并适当调换。

**【金老谈茯苓处方应付技术】**

首先要确保茯苓的书写应规范整齐。其次要注意处方名为“云苓”“松苓”或“茯苓”时，均应给付茯苓；处方名为“茯苓皮”时，应给付茯苓皮。见表7-1。

**表7-1　茯苓处方应付表**

| 处方名 | 给付 |
|---|---|
| 云苓、松苓、茯苓 | 茯苓 |
| 茯苓皮 | 茯苓皮 |

**【金老谈茯苓发药交代技术】**

在茯苓的发药交代过程中，发药人员的素质和专业知识有重要作用，需要交代茯苓的服药方法、使用注意与禁忌等方面。

1. 茯苓的服药方法　汤剂分两次服，每日1剂。或入丸散。服药时间与次数根据不同的病证治疗。

2. 茯苓的使用注意与禁忌　阴虚而无湿热、虚寒滑精、气虚下陷者慎服。

【金老谈茯苓临床煎煮技术】

茯苓先加水浸泡半小时，没过药物表面2cm为宜。煎煮两次，合并药液，每次煎煮时间为30分钟。煎煮后药液约300ml。

【金老谈茯苓采购管理技术】

1. 茯苓的采购技术　茯苓应采购于具备《药品经营企业许可证》《营业执照》的药品批发企业。遵循以下原则：

质量标准：茯苓的质量应符合《中华人民共和国药典（2015年版）》、局颁药品标准及中药炮制规范的标准要求。水分不得过18.0%，总灰分不得过2.0%。

2. 茯苓的管理技术　茯苓购进药品到库后，应认真进行验收，并办理入库手续。药剂科各调剂室根据药品使用情况，每周到药库领取药品，临时缺药，应及时补充。制剂室根据配制制剂情况到药库领取制剂原料。临床各科因医疗、科研、教学等需要到药剂科领取药品，需报请相关管理部门批准。各方面领药必须办理相应的药品出库手续。

【金老谈茯苓贮存养护供应技术】

茯苓置干燥处，防潮。

茯苓作为一味常用中药，一般以贮存一日半用量为宜。调剂室应派专人逐日检查茯苓等其他药物的供应品种及数量情况，对短缺品种要及时登记，随时整理药品，补充所耗品种，以备调剂使用。

## 猪　苓

【来源】本品为多孔菌科真菌猪苓 *Polyporus umbellatus*（Pers.）Fries 的干燥菌核。

【历史】本品始载于《神农本草经》，列为中品。《本草经集注》云："枫树苓，其皮去黑作块，似猪屎，故以名之，肉白而实者佳，用之削去黑皮乃称之。"《药材出产辨》云："以陕西兴安县、江中府为佳。"

【产地】主产于河北赞皇、平山、武安、涉县、阜平、涞源、赤城、蔚县、崇礼、围场、平泉；山西阳曲、文水、交城、沁水、武乡、黎城、介休、灵石、岢岚、五台、应县、霍县、兴县、汾阳、岚县、左权、代县、盂县、吉县、和顺；内蒙古宁城、克什克滕旗、喀喇沁旗；吉林辉南、集安、通化、柳河、长白、抚松、靖宇、延吉、汪清、敦化、龙井、桦甸；黑龙江双鸭山、穆棱、黑河、铁力、宁安；湖南浏阳、平江；四川灌县、北川、旺苍、洪雅、峨边、屏山、荥经、理县、金川、沐川、天全、茂汶、小金、美姑、平武、南坪、马边；贵州遵义、习水、德江、印江、赫章、威宁；陕西周至、宝鸡、太白、凤县、宁陕；青海湟中、互助、循化、贵德、兴海；宁夏泾源、隆德。

【金老谈猪苓性状辨别技术】

1. 形色臭味　本品呈条形、类圆形或扁块状，有的有分枝，长5~25cm，直径2~6cm。表面黑色、灰黑色或棕黑色，皱缩或有瘤状突起。体轻，质硬，断面类白色或黄白色，略呈颗粒状。气微，味淡。

2. 优品质量　本品以表面乌黑，块大体实者为优品。

【金老谈猪苓临床炮制技术】

1. 炮制分类　临床调剂常用的猪苓炮制品，取原药材，除去杂质，大小分开，洗净，浸泡16~20小时，取出，闷润8~12小时，至内外湿度一致，切厚片，干燥，筛去碎屑。

2. 临床功效 甘、淡，平；归肾、膀胱经。功能利水渗湿。用于小便不利，水肿，泄泻，淋浊，带下。

【金老谈猪苓处方审核技术】

猪苓是利水渗湿药的常见中药。对其进行处方审核，要求执业药师收到处方后，首先审核处方的前记、后记等，然后审核处方的用药名称、炮制规格及用药剂量。

在《中华人民共和国药典（2015年版）》中规定猪苓的用量为6~12g，在处方审核过程中，如有超出范围时，应及时与临床医师进行沟通。处方中，当遇到缺药的情况时，处方审核人员不应随意进行更改或将其划掉，应与临床医师进行沟通，并适当调换。

【金老谈猪苓处方应付技术】

首先要确保猪苓的书写应规范整齐。其次要注意处方名为“猪茯苓”或“猪苓”时，均应给付猪苓。见表7-2。

表7-2 猪苓处方应付表

| 处方名 | 给付 |
|---|---|
| 猪茯苓、猪苓 | 猪苓 |

【金老谈猪苓发药交代技术】

在猪苓的发药交代过程中，发药人员的素质和专业知识有重要作用，需要交代猪苓的服药方法、使用注意与禁忌等方面。

1. 猪苓的服药方法 汤剂分两次服，每日1剂。或入丸散。服药时间与次数根据不同的病证治疗。

2. 猪苓的使用注意与禁忌 无水湿者忌服。

【金老谈猪苓临床煎煮技术】

猪苓先加水浸泡半小时，没过药物表面2cm为宜。煎煮两次，合并药液，每次煎煮时间为30分钟。煎煮后药液约300ml。

【金老谈猪苓采购管理技术】

1. 猪苓的采购技术 猪苓应采购于具备《药品经营企业许可证》《营业执照》的药品批发企业。遵循以下原则：

质量标准：猪苓的质量应符合《中华人民共和国药典（2015年版）》、局颁药品标准及中药炮制规范的标准要求。水分不得过14.0%，总灰分不得过12.0%，酸不溶性灰分不得过5.0%。本品按干燥品计算，含麦角甾醇（$C_{28}H_{44}O$）不得少于0.070%。

2. 猪苓的管理技术 猪苓购进药品到库后，应认真进行验收，并办理入库手续。药剂科各调剂室根据药品使用情况，每周到药库领取药品，临时缺药，应及时补充。制剂室根据配制制剂情况到药库领取制剂原料。临床各科因医疗、科研、教学等需要到药剂科领取药品，需报请相关管理部门批准。各方面领药必须办理相应的药品出库手续。

【金老谈猪苓贮存养护供应技术】

猪苓置通风干燥处。

猪苓作为一味常用中药，一般以贮存一日半用量为宜。调剂室应派专人逐日检查猪苓等其他药物的供应品种及数量情况，对短缺品种要及时登记，随时整理药品，补充所耗品种，以备调剂使用。

## 泽 泻

【来源】为泽泻科植物泽泻 *Alisma orientalis*（Sam.）Juzep. 的干燥块茎。

【历史】本品始载于《神农本草经》，列为上品。历代本草多有记载。明代李时珍云：“去水曰泻，如浑水之泻也。”故名泽泻。

【产地】泽泻以产地区分可分为建泽泻（包括江西泽泻）与川泽泻两大类。品质以建泽泻较优，称为“道地药材”；产量以川泽泻较多。

1. 建浑泻产于福建浦城之石陂、建阳之水吉、建瓯之吉阳、顺昌之洋口等地。

2. 川浑泻产于四川都江堰、新都、蒲江、彭州、眉山、乐山等地；以都江堰的中兴场、石羊场质量为优。此外，广东东莞、海丰、电白、徐闻、港江；广西贵港、北流等地也有少量出产。

【金老谈泽泻性状辨别技术】

1. 形色臭味　本品呈类球形、椭圆形或卵圆形，长 2~7cm，直径 2~6cm。表面黄白色或淡黄棕色，有不规则的横向环状浅沟纹和多数细小突起的须根痕，底部有的有瘤状芽痕。质坚实，断面黄白色，粉性，有多数细孔。气微，味微苦。

2. 优品质量　本品以个大、质坚实、色黄白、粉性足者为优品。

【金老谈泽泻临床炮制技术】

1. 炮制分类

（1）泽泻取原药材，除去杂质，大小分开，洗净，浸泡 6~8 小时，至约七成透时，取出，闷润 12~24 小时，至内外湿度一致，切厚片，干燥，筛去碎屑。

（2）盐泽泻取净泽泻片，用盐水拌匀，闷润 1~2 小时，待盐水被吸尽后，置炒至容器内，用文火加热，炒至微黄色，取出晾凉。筛去碎屑。泽泻片每 100kg，用食盐 2kg。

2. 临床功效　味甘、淡，性寒；归肾、膀胱经。功能利水渗湿，泄热。用于水肿、小便不利，痰饮，泄泻；湿热带下，淋浊。此外，在滋阴药中常加本品，以泄相火而保真阴。治肾阴不足，相火偏亢之遗精盗汗、耳鸣腰酸，常与熟地黄、山茱萸、山药等同用，如六味地黄丸。

【金老谈泽泻处方审核技术】

泽泻作为利水渗湿药中的常见中药，对泽泻的处方审核技术，要求执业药师收到处方后，首先审核处方的前记、后记等，然后审核处方的用药名称、炮制规格及用药剂量。

在《中华人民共和国药典（2015 年版）》中规定泽泻的用量为 6~10g，在处方审核过程中，如有超出范围时，应及时与临床医师进行沟通。处方中，当遇到缺药的情况时，处方审核人员不应随意进行更改或将其划掉，应与临床医师进行沟通，并适当调换。

【金老谈泽泻处方应付技术】

首先要确保泽泻的书写应规范整齐。其次要注意炮制应付，处方名为“泽泻”时，应给付泽泻；处方名为“盐泽泻”时，应给付盐泽泻。见表 7-3。

【金老谈泽泻发药交代技术】

在泽泻的发药交代过程中，发药人员的素质和专业知识有重要作用，需要交代泽泻的服药方法以及使用注意与禁忌等方面。

表 7-3　泽泻处方应付表

| 处方名 | 给付 |
| --- | --- |
| 泽泻 | 泽泻 |
| 盐泽泻 | 盐泽泻 |

1. 泽泻的服药方法　汤剂分两次服，每日 1 剂。或入丸散。服药时间与次数根据不同的病证治疗。

2. 泽泻的使用注意与禁忌　肾虚精滑者慎用。

**【金老谈泽泻临床煎煮技术】**

泽泻先加水浸泡半小时，没过药物表面 2cm 为宜。煎煮两次，合并药液，每次煎煮时间为 30 分钟。煎煮后药液约 300ml。

**【金老谈泽泻采购管理技术】**

1. 泽泻的采购技术　泽泻应采购于具备《药品经营企业许可证》《营业执照》的药品批发企业。遵循以下原则：

（1）质量标准：泽泻的质量应符合《中华人民共和国药典（2015 年版）》、局颁药品标准及中药炮制规范的标准要求。水分不得过 14.0%，总灰分不得过 5.0%。本品按干燥品计算，含 23- 乙醇泽泻醇 B（$C_{32}H_{50}O_5$）不得少于 0.050%。

（2）等级规格：过去泽泻划分规格亦较多，有双鹅泻、鹅蛋泻、天秃泻、小圆泻、双天泻、单天泻、钮子泻、双花泻等各种名称，又有以每 500g 只数划分为 8、10、12、14、16、20、24、28、32、40 只等，现行标准为：

1）建泽泻：

一等：干货。呈椭圆形，撞净外皮及须根。表面黄白色，有细小突起的须根痕。质坚硬。断面浅黄白色、细腻有粉性。味甘、微苦。每1000g 32个以内。无双花、焦枯、杂质、虫蛀、霉变。

二等：干货。呈椭圆形或卵圆形，撞净外皮及须根。表面灰白色，有细小突起的须根痕。质坚硬。断面黄白色、细腻有粉性。味甘、微苦。每 1000g 56 个以内。无双花、焦枯、杂质、虫蛀、霉变。

三等：干货。呈类球形，撞净外皮及须根。表面黄白色，有细小突起的须根痕。质坚硬。断面淡黄白色或灰白色、细腻有粉性。味甘、微苦。每 1000g 56 个以上，最小直径不小于 2.5cm。间有双花、轻微焦枯，但不超过 10%。无杂质、虫蛀、霉变。

2）川泽泻：

一等：干货。呈卵圆形，去净粗皮及须根，底部有瘤状小疙瘩。表面灰黄色。质坚硬。断面淡黄白色。味甘、微苦。每 1000g 50 个以内。无枯焦、碎块、杂质、虫蛀、霉变。

二等：干货。呈卵圆形，去净粗皮及须根，底部有瘤状小疙瘩。表面灰黄色。质坚硬。断面淡黄白色。味甘、微苦。每 1000g50 个以上，最小直径不小于 2cm。间有小量焦枯、碎块，但不超过 10%。无杂质、虫蛀、霉变。

2. 泽泻的管理技术　泽泻购进药品到库后，应认真进行验收，并办理入库手续。药剂科各调剂室根据药品使用情况，每周到药库领取药品，临时缺药，应及时补充。制剂室根据配制制剂情况到药库领取制剂原料。临床各科因医疗、科研、教学等需要到药剂科领取药品，需报请相关管理部门批准。各方面领药必须办理相应的药品出库手续。

**【金老谈泽泻贮存养护供应技术】**

泽泻置干燥处，防虫蛀。

泽泻作为一味常用中药，一般以贮存一日半用量为宜。调剂室应派专人逐日检查泽泻等其他药物的供应品种及数量情况，对短缺品种要及时登记，随时整理药品，补充所耗品种，以备调剂使用。

## 薏苡仁

**【来源】**为泽禾本科多年生草本薏苡 *Coix lacryma-jobi* L.var.*mayuen*（Roman.）Stapf 的干燥成熟种仁。

**【历史】**本品始载于《神农本草经》，列为上品。历代本草均有收载。陶弘景说："近道处处多有，人家种之。"李时珍云："薏苡人多种之，二三月宿根自生，叶如初生芭茅，五六月抽茎开花结实，有两种：一种黏牙者，尖而壳薄，即薏苡也，其米白色如糯米，可作粥饭及磨面食，亦可同米酿酒。"其述即指本品而言。

**【产地】**薏苡仁商品均来源于栽培品。全国大部分地区均有出产。主要分布于福建、浙江、河北、辽宁、江苏等省区。以福建浦城产者名"浦薏米"；何北安国（祁州）产者名"祁慧米"；辽宁产者名"关薏米"，最为著名。

**【金老谈薏苡仁性状辨别技术】**

1. 形色臭味　本品呈宽卵形或长椭圆形，长 4~8mm，宽 3~6mm。表面乳白色，光滑，偶有残存的黄褐色种皮；一端钝圆，另端较宽而微凹，有 1 淡棕色点状种脐；背面圆凸，腹面有 1 条较宽而深的纵沟。质坚实，断面白色，粉性。气微，味微甜。

2. 优品质量　本品以粒大、饱满、色白者为优品。

**【金老谈薏苡仁临床炮制技术】**

1. 炮制分类

（1）薏苡仁：取原药材，除去皮壳及杂质，筛去碎屑鼓起，取出晾凉。

（2）麸炒薏苡仁：将麸皮撒入热锅内，用中火加热，待冒浓烟时投入净薏苡仁，用火 110~140℃炒至表面黄色，微鼓起，取出，筛去麸皮，晾凉。薏苡仁每 100kg，用麦麸 10kg。

2. 临床功效　味甘、淡，性微寒；归脾、胃、肺经。功能利水渗湿，健脾止泻，清热排脓，除痹。用于水肿、小便不利；脾虚泄泻；肺痈，肠痈；湿痹筋脉拘挛。

**【金老谈薏苡仁处方审核技术】**

薏苡仁作为利水渗湿药中的常见中药，对薏苡仁的处方审核技术，要求执业药师收到处方后，首先审核处方的前记、后记等，然后审核处方的用药名称、炮制规格及用药剂量。

在《中华人民共和国药典（2015 年版）》中规定薏苡仁的用量为 9~30g，属于妊娠慎用药。在处方审核过程中，如有超出范围时，应及时与临床医师进行沟通。处方中，应区分薏苡仁和炒薏苡仁。当遇到缺药的情况时，处方审核人员不应随意进行更改或将其划掉，应与临床医师进行沟通，并适当调换。

**【金老谈薏苡仁处方应付技术】**

首先要确保薏苡仁的书写应规范整齐。其次要注意炮制应付，处方名为"薏苡仁""薏仁”或“苡米”时，均应给付薏苡仁；处方名为“炒薏苡仁”时，应给付炒薏苡仁。见表 7-4。

表 7-4 薏苡仁处方应付表

| 处方名 | 给付 |
| --- | --- |
| 薏苡仁、薏仁、苡米 | 薏苡仁 |
| 炒薏苡仁 | 炒薏苡仁 |

【金老谈薏苡仁发药交代技术】

在薏苡仁的发药交代过程中，发药人员的素质和专业知识有重要作用，需要交代薏苡仁的服药方法、使用注意与禁忌等方面。

1. 薏苡仁的服药方法 煎服，9~30g。或入丸散。清热利湿宜生用，健脾止泻宜炒用。本品力缓，用量宜大。除入汤剂、丸散剂外，亦可作粥食用，为食疗优品。

2. 薏苡仁的使用注意与禁忌 本品力缓，宜多服久服；大便燥结及孕妇慎服。

【金老谈薏苡仁临床煎煮技术】

薏苡仁先加水浸泡半小时，没过药物表面 2cm 为宜。煎煮两次，合并药液，每次煎煮时间为 30 分钟。煎煮后药液约 300ml。

【金老谈薏苡仁采购管理技术】

1. 薏苡仁的采购技术 薏苡仁应采购于具备《药品经营企业许可证》《营业执照》的药品批发企业。遵循以下原则：

（1）质量标准：薏苡仁的质量应符合《中华人民共和国药典（2015 年版）》、局颁药品标准及中药炮制规范的标准要求。水分不得过 15.0%，总灰分不得过 3.0%，杂质不得过 2.0%。本品每 1000g 含黄曲霉毒素 $B_1$ 不得过 5μg，含黄曲霉毒素 $G_2$、黄曲霉毒素 $G_1$、黄曲霉毒素 $B_2$ 和黄曲霉毒素 $B_1$ 总量不得过 10μg。本品按干燥品计算，含甘油三油酸酯（$C_{57}H_{104}O_5$），不得少于 0.50%。

（2）等级规格：薏仁商品不分等级，均为统货。

2. 薏苡仁的管理技术 薏苡仁购进药品到库后，应认真进行验收，并办理入库手续。药剂科各调剂室根据药品使用情况，每周到药库领取药品，临时缺药，应及时补充。制剂室根据配制制剂情况到药库领取制剂原料。临床各科因医疗、科研、教学等需要到药剂科领取药品，需报请相关管理部门批准。各方面领药必须办理相应的药品出库手续。

【金老谈薏苡仁贮存养护供应技术】

薏苡仁置通风干燥处，防蛀。

薏苡仁作为一味常用中药，一般以贮存一日半用量为宜。调剂室应派专人逐日检查薏苡仁等其他药物的供应品种及数量情况，对短缺品种要及时登记，随时整理药品，补充所耗品种，以备调剂使用。

## 第二节 利尿通淋药

本类药味多苦寒，或甘淡而寒。苦能降泄，寒能清热，善走下焦，具有利尿通淋、清热等作用，主要适用于小便短赤，热淋，血淋，石淋及膏淋等证。

# 车 前 子

【来源】为车前科植物车前 *Plantago asiatica* L. 或平车前 *Plantago depressa* Willd. 的干燥成熟种子。

【历史】车前子在《神农本草经》列为上品。《本草图经》载："车前子生真定平泽（今河北省正定县）丘陵道路中，今江湖、淮甸、近京北地处处有之。春初生苗，叶布地如匙面，累年者长及尺余。中抽数茎，作长穗如鼠尾。花甚细密，青色微赤。结实如葶苈，赤黑色，五月五日采，阴干。今人五月采苗，七月、八月采实。人家园圃中或种之，蜀中（四川）尤尚。"以上本草描述符合现今用的车前子。

【产地】大粒车前子既有野生又有栽培，主产于江西新干、吉水、吉安、泰和、樟树等，以新干产量最大。此外，河南、东北、华北、西南及华东等地亦产，多为野生。小粒车前子多为野生，主产于河北、辽宁、山西、四川等地。此外，黑龙江、内蒙古、吉林、青海、山东等地亦产。

【金老谈车前子性状辨别技术】

1. 形色臭味　本品呈椭圆形、不规则长圆形或三角状长圆形，略扁，长约 2mm，宽约 1mm。表面黄棕色至黑褐色，有细皱纹，一面有灰白色凹点状种脐。质硬。气微，味淡。

2. 优品质量　本品均以粒大、均匀饱满、色棕红者为优品。

【金老谈车前子临床炮制技术】

1. 炮制分类

（1）车前子：取原药材，除去杂质，筛去碎屑。

（2）盐车前子：取净车前子，置炒制容器内，用文火加热，炒至略有爆鸣声时，喷淋盐水，炒干，取出晾凉。车前子每 100kg，用食盐 2kg。

2. 临床功效　味甘，性寒；归肾、肝、肺经。功能利尿通淋，渗湿止泻，清肝明目，清肺化痰。用于热淋，水肿、小便不利；暑湿泄泻；目赤肿痛，目暗昏花；热痰咳嗽。

【金老谈车前子处方审核技术】

车前子作为利水渗湿药中的常见中药，对车前子的处方审核技术，要求执业药师收到处方后，首先审核处方的前记、后记等，然后审核处方的用药名称、炮制规格及用药剂量。

在《中华人民共和国药典（2015 年版）》中规定车前子的用量为 9~15g，在处方审核过程中，如有超出范围时，应及时与临床医师进行沟通。处方中，应区分车前子和盐车前子。当遇到缺药的情况时，处方审核人员不应随意进行更改或将其划掉，应与临床医师进行沟通，并适当调换。

【金老谈车前子处方应付技术】

首先要确保车前子的书写应规范整齐。其次要注意炮制应付，处方名为"车轮菜"或"车前子"时，均应给付车前子；处方名为"盐车前子"时，应给付盐车前子。见表 7-5。

**表 7-5　车前子处方应付表**

| 处方名 | 给付 |
|---|---|
| 车轮菜、车前子 | 车前子 |
| 盐车前子 | 盐车前子 |

【金老谈车前子发药交代技术】

在车前子的发药交代过程中，发药人员的素质和专业知识有重要作用，需要交代车前子的服药方法以及使用注意与禁忌等方面。

1. 车前子的服药方法 汤剂分两次服，每日 1 剂。或入丸散。服药时间与次数根据不同的病证治疗。

2. 车前子的使用注意与禁忌 无湿热者及孕妇忌用。

【金老谈车前子临床煎煮技术】

车前子宜布包煎。先加水浸泡半小时，没过药物表面 2cm 为宜。煎煮两次，合并药液，每次煎煮时间为 30 分钟。煎煮后药液约 300ml。

【金老谈车前子采购管理技术】

1. 车前子的采购技术 车前子应采购于具备《药品经营企业许可证》《营业执照》的药品批发企业。遵循以下原则：

（1）质量标准：车前子的质量应符合《中华人民共和国药典（2015 年版）》、局颁药品标准及中药炮制规范的标准要求。水分不得过 12.0%，总灰分不得过 6.0%，酸不溶性灰分不得过 2.0%。本品按干燥品计算，含京尼平苷酸（$C_{16}H_{22}O_{10}$）不得少于 0.50%，毛蕊花糖苷（$C_{29}H_{36}O_{15}$）不得少于 0.40%。

（2）等级规格：车前子商品均为统货，不分等级。

2. 车前子的管理技术 车前子购进药品到库后，应认真进行验收，并办理入库手续。药剂科各调剂室根据药品使用情况，每周到药库领取药品，临时缺药，应及时补充。制剂室根据配制制剂情况到药库领取制剂原料。临床各科因医疗、科研、教学等需要到药剂科领取药品，需报请相关管理部门批准。各方面领药必须办理相应的药品出库手续。

【金老谈车前子贮存养护供应技术】

车前子置通风干燥处，防蛀。

车前子作为一味常用中药，一般以贮存一日半用量为宜。调剂室应派专人逐日检查车前子等其他药物的供应品种及数量情况，对短缺品种要及时登记，随时整理药品，补充所耗品种，以备调剂使用。

## 滑 石

【来源】本品为硅酸盐类矿物滑石族滑石，主含含水硅酸镁[$Mg_3(Si_4O_{10})(OH)_2$]。

【历史】滑石始载于《神农本草经》，列为上品。苏敬曰："此石所在皆有，岭南始安出者（今广西桂林），白如凝脂，极软滑……"苏颂曰："今道、永、莱、濠州皆有之……而今医家所用白色者，自南方来。"可以认为，古代所用滑石与今药用的滑石一致。

【产地】主产于山东、江苏、陕西、山西、辽宁等地。

【金老谈滑石性状辨别技术】

1. 形色臭味 本品多为块状集合体。呈不规则的块状。白色、黄白色或淡蓝灰色，有蜡样光泽。质软，细腻，手摸有滑润感，无吸湿性。置水中不崩散。气微，味淡。

2. 优品质量 一般以色白、滑润者为优品。

**【金老谈滑石临床炮制技术】**

1. 炮制分类

（1）滑石：取原药材，除去杂石，洗净，干燥，捣碎。

（2）滑石粉：取净滑石，砸碎，碾成细粉。或取滑石粗粉，加水少量，碾磨至细，再加适量清水搅拌，倾出上层混悬，下沉部分再按上法反复操作数次，合并混悬液，静置沉淀，倾去上清液，将沉淀物晒干后再研细粉。

2. 临床功效　味甘、淡，性寒；归膀胱、胃经。功能利尿通淋，清热解暑，祛湿敛疮。用于热淋，石淋；暑湿烦渴、湿温初起。

**【金老谈滑石处方审核技术】**

滑石作为利水渗湿药中的常见中药，对滑石的处方审核技术，要求执业药师收到处方后，首先审核处方的前记、后记等，然后审核处方的用药名称、炮制规格及用药剂量。

在《中华人民共和国药典（2015 年版）》中规定滑石的用量为 10~20g，在处方审核过程中，如有超出范围时，应及时与临床医师进行沟通。处方中，应区分滑石和滑石粉。当遇到缺药的情况时，处方审核人员不应随意进行更改或将其划掉，应与临床医师进行沟通，并适当调换。

**【金老谈滑石处方应付技术】**

首先要确保滑石的书写应规范整齐。其次要注意处方名为“冷石”“番石”或“滑石”时，均应给付滑石；处方名为“滑石粉”时，应给付滑石粉。见表 7-6。

**表 7-6　滑石处方应付表**

| 处方名 | 给付 |
|---|---|
| 冷石、番石、滑石 | 滑石 |
| 滑石粉 | 滑石粉 |

**【金老谈滑石发药交代技术】**

在滑石的发药交代过程中，发药人员的素质和专业知识有重要作用，需要交代滑石的服药方法以及使用注意与禁忌等方面。

1. 滑石的服药方法　汤剂分两次服，每日 1 剂。或入丸散。服药时间与次数根据不同的病证治疗。

2. 滑石的使用注意与禁忌　脾虚气弱，精滑及热病津伤者忌服。

**【金老谈滑石临床煎煮技术】**

滑石块者打碎先煎，细粉者布包煎。先加水浸泡半小时，没过药物表面 2cm 为宜。煎煮两次，合并药液，每次煎煮时间为 30 分钟。煎煮后药液约 300ml。

**【金老谈滑石采购管理技术】**

1. 滑石的采购技术　滑石应采购于具备《药品经营企业许可证》《营业执照》的药品批发企业。遵循以下原则：

（1）质量标准：滑石的质量应符合《中华人民共和国药典（2015 年版）》、局颁药品标准及中药炮制规范的标准要求。

（2）等级规格：滑石属于大众药材，以整洁、色白、润滑、无杂石者为优品。

2. 滑石的管理技术　滑石购进药品到库后，应认真进行验收，并办理入库手续。药剂科各调剂室根据药品使用情况，每周到药库领取药品，临时缺药，应及时补充。制剂室根据配制制剂情况到药库领取制剂原料。临床各科因医疗、科研、教学等需要到药剂科领取药品，需报请相关管理部门批准。各方面领药必须办理相应的药品出库手续。

**【金老谈滑石贮存养护供应技术】**

滑石置干燥处。

滑石作为一味常用中药，一般以贮存一日半用量为宜。调剂室应派专，逐日检查滑石等其他药物的供应品种及数量情况，对短缺品种要及时登记，随时整理药品，补充所耗品种，以备调剂使用。

## 通　草

**【来源】**本品为五加科植物通脱木 *Tetrapanaxpapyrifer*（Hook.）K.Koch 的干燥茎髓。

**【历史】**通草之名见于《神农本草经》，但实为木通。以通脱木为通草，始载于唐朝《本草拾遗》，曰："通脱木，生山侧，叶似革麻，心中有瓢，轻白可爱，女工取以饰物……今俗以名通草。"《本草纲目》曰："于今之通草，乃古之通脱木也。"

**【产地】**主产于贵州、云南、四川、湖南、湖北、广西等地。

**【金老谈通草性状辨别技术】**

1. 形色臭味　本品呈圆柱形，长 20~40cm，直径 1~2.5cm。表面白色或淡黄色，有浅纵沟纹。体轻，质松软，稍有弹性，易折断，断面平坦，显银白色光泽，中部有直径 0.3~1.5cm 的空心或半透明的薄膜，纵剖面呈梯状排列，实心者少见。气微，味淡。

2. 优品质量　本品以条粗壮、色洁白、有弹性、空心有隔膜者为优品。

**【金老谈通草临床炮制技术】**

1. 炮制分类　临床调剂常用的通草炮制品，取原药材，除去杂质，切厚片。

2. 临床功效　甘、淡，微寒；归肺、胃经。功能清热利尿，通气下乳。用于湿热淋证，水肿尿少，乳汁不下。

**【金老谈通草处方审核技术】**

通草作为利水渗湿药中的常见中药，对通草的处方审核技术，要求执业药师收到处方后，首先审核处方的前记、后记等，然后审核处方的用药名称、炮制规格及用药剂量。

在《中华人民共和国药典（2015 年版）》中规定通草的用量为 3~5g，属于妊娠慎用药。在处方审核过程中，如有超出范围时，应及时与临床医师进行沟通。处方中，当遇到缺药的情况时，处方审核人员不应随意进行更改或将其划掉，应与临床医师进行沟通，并适当调换。

**【金老谈通草处方应付技术】**

首先要确保通草的书写应规范整齐。其次要注意处方名为"寇脱""离南"或"通草"时，均应给付通草。见表 7-7。

**【金老谈通草发药交代技术】**

在通草的发药交代过程中，发药人员的素质和专业知识有重要作用，需要交代通草的服药方法以及使用注意与禁忌等方面。

表 7-7　通草处方应付表

| 处方名 | 给付 |
| --- | --- |
| 寇脱、离南、通草 | 通草 |

1. 通草的服药方法　汤剂分两次服，每日 1 剂。或入丸散。服药时间与次数根据不同的病证治疗。

2. 通草的使用注意与禁忌　通草孕妇慎用。

**【金老谈通草临床煎煮技术】**

通草先加水浸泡半小时，没过药物表面 2cm 为宜。煎煮两次，合并药液，每次煎煮时间为 30 分钟。煎煮后药液约 300ml。

**【金老谈通草采购管理技术】**

1. 通草的采购技术　通草应采购于具备《药品经营企业许可证》《营业执照》的药品批发企业。遵循以下原则：

（1）质量标准：通草的质量应符合《中华人民共和国药典（2015 年版）》、局颁药品标准及中药炮制规范的标准要求。水分不得过 16.0%，总灰分不得过 8.0%。

（2）等级规格：几种通草商品均为统货，不分等级。

2. 通草的管理技术　通草购进药品到库后，应认真进行验收，并办理入库手续。药剂科各调剂室根据药品使用情况，每周到药库领取药品，临时缺药，应及时补充。制剂室根据配制制剂情况到药库领取制剂原料。临床各科因医疗、科研、教学等需要到药剂科领取药品，需报请相关管理部门批准。各方面领药必须办理相应的药品出库手续。

**【金老谈通草贮存养护供应技术】**

通草置干燥处。

通草作为一味常用中药，一般以贮存一日半用量为宜。调剂室应派专人逐日检查通草等其他药物的供应品种及数量情况，对短缺品种要及时登记，随时整理药品，补充所耗品种，以备调剂使用。

## 海　金　沙

**【来源】**本品为海金沙科植物海金沙 *Lygodium japonicum*（Thunb.）Sw. 的干燥成熟孢子。

**【历史】**出自《嘉祐本草》。《本草经疏》记载："海金沙，甘寒淡渗之药，故主通利小肠，得牙硝、栀子，皆咸寒苦寒之极，又得蓬砂之季，所以能治伤寒热狂大热，当利小便，此釜底抽薪之义也。淡能利窍，故治热淋、血淋、膏淋等病。"《本草纲目》记载："治湿热肿满，小便热淋、膏淋、血淋、石淋，茎痛，解热毒气。"

**【产地】**主产于江苏、浙江、安徽南部、福建、台湾、广东、香港、广西、湖南、贵州、四川、云南、陕西南部。

**【金老谈海金沙性状辨别技术】**

1. 形色臭味　本品呈粉末状，棕黄色或浅棕黄色。体轻，手捻有光滑感，置手中易由指缝滑落。气微，味淡。

2. 优品质量　本品以色棕黄、体轻、手捻光滑者为优品。

【金老谈海金沙临床炮制技术】

1. 炮制分类　临床调剂常用的海金沙炮制品，取原药材，除去杂质。

2. 临床功效　甘、咸，寒；归膀胱、小肠经。功能清利湿热，通淋止痛。用于热淋，石淋，血淋，膏淋，尿道涩痛。

【金老谈海金沙处方审核技术】

海金沙作为利水渗湿药中的常见中药，对海金沙的处方审核技术，要求执业药师收到处方后，首先审核处方的前记、后记等，然后审核处方的用药名称、炮制规格及用药剂量。

在《中华人民共和国药典（2015年版）》中规定海金沙的用量为6~15g，在处方审核过程中，如有超出范围时，应及时与临床医师进行沟通。处方中，当遇到缺药的情况时，处方审核人员不应随意进行更改或将其划掉，应与临床医师进行沟通，并适当调换。

【金老谈海金沙处方应付技术】

首先要确保海金沙的书写应规范整齐。其次要注意处方名为“金砂截”“罗网藤”或“海金沙”时，均应给付海金沙。见表7-8。

表7-8　海金沙处方应付表

| 处方名 | 给付 |
|---|---|
| 金砂截、罗网藤、海金沙 | 海金沙 |

【金老谈海金沙发药交代技术】

在海金沙的发药交代过程中，发药人员的素质和专业知识有重要作用，需要交代海金沙的服药方法、使用注意与禁忌等方面。

1. 海金沙的服药方法　汤剂分两次服，每日1剂。服药时间与次数根据不同的病证治疗。

2. 海金沙的使用注意与禁忌　肾阴虚者慎用。

【金老谈海金沙临床煎煮技术】

海金沙布包煎。先加水浸泡半小时，没过药物表面2cm为宜。煎煮两次，合并药液，每次煎煮时间为30分钟。煎煮后药液约300ml。

【金老谈海金沙采购管理技术】

1. 海金沙的采购技术　海金沙应采购于具备《药品经营企业许可证》《营业执照》的药品批发企业。遵循以下原则：

质量标准：海金沙的质量应符合《中华人民共和国药典（2015年版）》、局颁药品标准及中药炮制规范的标准要求。总灰分不得过16.0%。

2. 海金沙的管理技术　海金沙购进药品到库后，应认真进行验收，并办理入库手续。药剂科各调剂室根据药品使用情况，每周到药库领取药品，临时缺药，应及时补充。制剂室根据配制制剂情况到药库领取制剂原料。临床各科因医疗、科研、教学等需要到药剂科领取药品，需报请相关管理部门批准。各方面领药必须办理相应的药品出库手续。

【金老谈海金沙贮存养护供应技术】

海金沙置干燥处。

海金沙作为一味常用中药，一般以贮存一日半用量为宜。调剂室应派专人逐日检查海金沙等其他药物的供应品种及数量情况，对短缺品种要及时登记，随时整理药品，补充所耗品种，以备调剂使用。

## 石　韦

**【来源】**本品为水龙骨科植物庐山石韦 *Pyrrosia sheareri*（Bak.）Ching、石韦 *Pyrrosia lingua*（Thunb.）Farwell 或有柄石韦 *Pyrrosia petiolosa*（Christ）Ching 的干燥叶。

**【历史】**本品始载于《神农本草经》，列为中品。《本草经集注》云："蔓延石上，生叶如皮，故名石韦。今处处有，以不闻水声、人声者为佳，出建平者叶长大而厚。"《本草图经》谓："叶如柳，背有毛，而斑点如皮。"《本草纲目》载于草部石草类，云："多生阴崖险罅处。其叶长者近尺，阔寸余，柔韧如皮，背有黄毛，亦有金星者，名金星草，叶凌冬不凋。" 历代本草对石韦多有记载，但均指石韦属多种植物而言。其中作为药用主要指庐山石韦、石韦和有柄石韦三种。

**【产地】**庐山石韦和石韦主产于浙江天合、临海、杭州、兰溪；湖北孝感、恩施；河南嵩县、洛宁、栾川、卢氏；江苏宜兴、震泽、苏州。有柄石韦主要分布东北、华北；北京山区也有分布，如密云的雾灵山、延庆的海坨山、怀柔的喇叭沟门、门头沟的百花山等。这三种石韦在陕西、四川、湖南、贵州、云南亦有分布。

**【金老谈石韦性状辨别技术】**

1. 形色臭味

（1）庐山石韦：叶片略皱缩，展平后呈披针形，长 10~25cm，宽 3~5cm。先端渐尖，基部耳状偏斜，全缘，边缘常向内卷曲；上表面黄绿色或灰绿色，散布有黑色圆形小凹点；下表面密生红棕色星状毛，有的侧脉间布满棕色圆点状的孢子囊群。叶柄具四棱，长 10~20cm，直径 1.5~3mm，略扭曲，有纵槽。叶片革质。气微，味微涩苦。

（2）石韦：叶片披针形或长圆披针形，长 8~12cm，宽 1~3cm。基部楔形，对称。孢子囊群在侧脉间，排列紧密而整齐。叶柄长 5~10cm，直径约 1.5mm。

（3）有柄石韦：叶片多卷曲呈筒状，展平后呈长圆形或卵状长圆形，长 3~8cm，宽 1~2.5cm。基部楔形，对称；下表面侧脉不明显，布满孢子囊群。叶柄长 3~12cm，直径约 1mm。

2. 优品质量　本品以叶厚、完整者为优品。

**【金老谈石韦临床炮制技术】**

1. 炮制分类　临床调剂常用的石韦炮制品，取原药材，除去杂质，去毛，洗净，闷润 1~2 小时，切宽丝，干燥，筛去碎屑。

2. 临床功效　甘、苦，微寒；归肺、膀胱经。功能利尿通淋，清肺止咳，凉血止血。用于热淋，血淋，石淋，小便不通，淋沥涩痛，肺热喘咳，吐血，衄血，尿血，崩漏。

**【金老谈石韦处方审核技术】**

石韦作为利水渗湿药中的常见中药，对石韦的处方审核技术，要求执业药师收到处方后，首先审核处方的前记、后记等，然后审核处方的用药名称、炮制规格及用药剂量。

在《中华人民共和国药典（2015 年版）》中规定石韦的用量为 6~12g，在处方审核过程中，如有超出范围时，应及时与临床医师进行沟通。处方中，当遇到缺药的情况时，处方审核人员不应随意进行更改或将其划掉，应与临床医师进行沟通，并适当调换。

**【金老谈石韦处方应付技术】**

首先要确保石韦的书写应规范整齐。其次要注意处方名为“石韦”“石皮”或“石苇”时，均应给付石韦。见表 7-9。

表 7-9　石韦处方应付表

| 处方名 | 给付 |
|---|---|
| 石韦、石皮、石苇 | 石韦 |

**【金老谈石韦发药交代技术】**

在石韦的发药交代过程中，发药人员的素质和专业知识有重要作用，需要交代石韦的服药方法以及使用注意与禁忌等方面。

1. 石韦的服药方法　汤剂分两次服，每日 1 剂。或入丸散。服药时间与次数根据不同的病证治疗。

2. 石韦的使用注意与禁忌　阴虚及无湿热者忌服。

**【金老谈石韦临床煎煮技术】**

石韦先加水浸泡半小时，没过药物表面 2cm 为宜。煎煮两次，合并药液，每次煎煮时间为 30 分钟。煎煮后药液约 300ml。

**【金老谈石韦采购管理技术】**

1. 石韦的采购技术　石韦应采购于具备《药品经营企业许可证》《营业执照》的药品批发企业。遵循以下原则：

（1）质量标准：石韦的质量应符合《中华人民共和国药典（2015 年版）》、局颁药品标准及中药炮制规范的标准要求。水分不得过 13.0%，总灰分不得过 7.0%，杂质不得过 3.0%。本品按干燥品计算，含绿原酸（$C_{16}H_{18}O_9$）不得少于 0.20%。

（2）等级规格：石韦商品有大叶石韦、小叶石韦及石韦之分。并无详细等级划分，均为统货，不分等级。

2. 石韦的管理技术　石韦购进药品到库后，应认真进行验收，并办理入库手续。药剂科各调剂室根据药品使用情况，每周到药库领取药品，临时缺药，应及时补充。制剂室根据配制制剂情况到药库领取制剂原料。临床各科因医疗、科研、教学等需要到药剂科领取药品，需报请相关管理部门批准。各方面领药必须办理相应的药品出库手续。

**【金老谈石韦贮存养护供应技术】**

石韦置通风干燥处。

石韦作为一味常用中药，一般以贮存一日半用量为宜。调剂室应派专人逐日检查石韦等其他药物的供应品种及数量情况，对短缺品种要及时登记，随时整理药品，补充所耗品种，以备调剂使用。

## 第三节　利湿退黄药

本类药味多苦寒，主入脾、胃、肝、胆经，苦寒能清泄湿热，具有利湿退黄、清热解毒等作用，用于湿热黄疸、目黄身黄、小便黄赤，以及湿疮、痈肿疮毒等证。

## 茵　陈

【来源】本品为菊科植物茵陈蒿 *Artemisia capillaries*Thunb. 或滨蒿 *Artemisia scoparia* Waldst.et Kit. 的干燥地上部分。

【历史】始载于《神农本草经》,《吴普》曰:“因尘,神农岐伯雷公苦无毒,黄帝辛无毒,生田中,叶如蓝,十一月采”。

【产地】茵陈蒿主产于陕西、山西、安徽等省。滨蒿主产于东北地区及河北、山东等省,以陕西所产质者最优品,习称“西茵陈”。

**【金老谈茵陈性状辨别技术】**

1. 形色臭味

(1)绵茵陈:多卷曲成团状,灰白色或灰绿色,全体密被白色茸毛,绵软如绒。茎细小,长 1.5~2.5cm,直径 0.1~0.2cm,除去表面白色茸毛后可见明显纵纹;质脆,易折断。叶具柄;展平后叶片呈一至三回羽状分裂,叶片长 1~3cm,宽约 1cm;小裂片卵形或稍呈倒披针形、条形,先端锐尖。气清香,味微苦。

(2)花茵陈:茎呈圆柱形,多分枝,长 30~100cm,直径 2~8mm;表面淡紫色或紫色,有纵条纹,被短柔毛;体轻,质脆,断面类白色。叶密集,或多脱落;下部叶二至三回羽状深裂,裂片条形或细条形,两面密被白色柔毛;茎生叶一至二回羽状全裂,基部抱茎,裂片细丝状。头状花序卵形,多数集成圆锥状,长 1.2~1.5mm,直径 1~1.2mm,有短梗;总苞片 3~4 层,卵形,苞片 3 裂;外层雌花 6~10 个,可多达 15 个,内层两性花 2~10 个。瘦果长圆形,黄棕色。气芳香,味微苦。

2. 优品质量　一般以质嫩、绵软、色灰白、香气浓为优品。

**【金老谈茵陈临床炮制技术】**

1. 炮制分类　临床调剂常用的茵陈炮制品,取原药材,除去残根和杂质,干燥,搓碎或切碎。绵茵陈筛去灰屑。

2. 临床功效　味苦,性寒;归脾、胃、肝、胆经。功能清利湿热,利胆退黄。用于黄疸,湿温,湿疮,湿疹。

**【金老谈茵陈处方审核技术】**

茵陈作为利水渗湿药中的常见中药,对茵陈的处方审核技术,要求执业药师收到处方后,首先审核处方的前记、后记等,然后审核处方的用药名称、炮制规格及用药剂量。

在《中华人民共和国药典(2015 年版)》中规定茵陈的用量为 6~15g,在处方审核过程中,如有超出范围时,应及时与临床医师进行沟通。处方中,当遇到缺药的情况时,处方审核人员不应随意进行更改或将其划掉,应与临床医师进行沟通,并适当调换。

**【金老谈茵陈处方应付技术】**

首先要确保茵陈的书写应规范整齐。其次要注意处方名为“茵陈蒿”或“茵陈”时,均应给付茵陈。见表 7-10。

**【金老谈茵陈发药交代技术】**

在茵陈的发药交代过程中,发药人员的素质和专业知识有重要作用,需要交代茵陈的服药方法以及使用注意与禁忌等方面。

表 7-10　茵陈处方应付表

| 处方名 | 给付 |
| --- | --- |
| 茵陈蒿、茵陈 | 茵陈 |

1. 茵陈的服药方法　汤剂分两次服，每日 1 剂。或入丸散。服药时间与次数根据不同的病证治疗。

2. 茵陈的使用注意与禁忌　血虚萎黄者慎用。

**【金老谈茵陈临床煎煮技术】**

茵陈先加水浸泡半小时，没过药物表面 2cm 为宜。煎煮两次，合并药液，每次煎煮时间为 30 分钟。煎煮后药液约 300ml。

**【金老谈茵陈采购管理技术】**

1. 茵陈的采购技术　茵陈应采购于具备《药品经营企业许可证》《营业执照》的药品批发企业。遵循以下原则：

质量标准：茵陈的质量应符合《中华人民共和国药典（2015 年版）》、局颁药品标准及中药炮制规范的标准要求。水分不得过 12.0%。本品按干燥品计算，含滨蒿内酯（$C_{11}H_{10}O_4$）不得少于 0.20%。

2. 茵陈的管理技术　茵陈购进药品到库后，应认真进行验收，并办理入库手续。药剂科各调剂室根据药品使用情况，每周到药库领取药品，临时缺药，应及时补充。制剂室根据配制制剂情况到药库领取制剂原料。临床各科因医疗、科研、教学等需要到药剂科领取药品，需报请相关管理部门批准。各方面领药必须办理相应的药品出库手续。

**【金老谈茵陈贮存养护供应技术】**

茵陈置阴凉干燥处，防潮。

茵陈作为一味常用中药，一般以贮存一日半用量为宜。调剂室应派专人逐日检查茵陈等其他药物的供应品种及数量情况，对短缺品种要及时登记，随时整理药品，补充所耗品种，以备调剂使用。

## 金　钱　草

**【来源】**本品为报春花科植物过路黄 *Lysimachia christinae* Hance 的新鲜或干燥全草。

**【历史】**本品首载于《百草镜》，名“神仙对坐草”，云：“此草清明时发苗，高尺许，生山湿阴处。叶似鹅肠草，对节，立夏时开小花，三月采，过时无。”《纲目拾遗》中亦载有“神仙对坐草”，曰：“一名蜈蚣草。山中道旁皆有之，蔓生，两叶相对，青圆似佛耳草，夏开小黄花，每节间有二朵，故名。”《植物名实图考》所载“过路黄”之二，曰：“过路黄，江西坡塍多有之。铺地拖蔓，叶如豆叶，对生附茎。叶间春开五尖瓣黄花，绿跗尖长，与叶并茁。”

**【产地】**主产于四川及长江流域各省区，四川宜宾、乐山、内江、南充，陕西汉中、安康等地区，柯南南阳地区，湖北襄樊地区，江苏、浙江、安徽、江西、湖北等均有分布。

**【金老谈金钱草性状辨别技术】**

1. 形色臭味　本品常缠结成团，无毛或被疏柔毛。茎扭曲，表面棕色或暗棕红色，有纵纹，下部茎节上有时具须根，断面实心。叶对生，多皱缩，展平后呈宽卵形或心形，长 1~4cm，宽 1~5cm，基部微凹，全缘；上表面灰绿色或棕褐色，下表面色较浅，主脉明显突起，用水浸后，对光透视可见黑色或褐色条纹；叶柄长 1~4cm。有的带花，花黄色，单生叶腋，具长梗。蒴果球形。气微，味淡。

2. 优品质量　一般以色绿、叶完整、气清香者为优品。

**【金老谈金钱草临床炮制技术】**

1. 炮制分类　临床调剂常用的金钱草炮制品，取原药材，除去杂质，迅速洗净，稍润，切中段，干燥，筛去碎屑。

2. 临床功效　味甘、淡，性微寒；归肝、胆、肾、膀胱经。功能除湿退黄，利尿通淋，解毒消肿。用于湿热黄疸；石淋，热淋；痈肿，恶疮肿毒，毒蛇咬伤。此外，本品鲜品捣汁涂患处，用治烧伤，烫伤。现代还常用本品治疗胆结石。

**【金老谈金钱草处方审核技术】**

金钱草作为利水渗湿药中的常见中药，对金钱草的处方审核技术，要求执业药师收到处方后，首先审核处方的前记、后记等，然后审核处方的用药名称、炮制规格及用药剂量。

在《中华人民共和国药典（2015 年版）》中规定金钱草的用量为 15~60g，在处方审核过程中，如有超出范围时，应及时与临床医师进行沟通。处方中，当遇到缺药的情况时，处方审核人员不应随意进行更改或将其划掉，应与临床医师进行沟通，并适当调换。

**【金老谈金钱草处方应付技术】**

首先要确保金钱草的书写应规范整齐。其次要注意处方名为“过路黄”或“金钱草”时，均应给付金钱草。见表 7-11。

**表 7-11　金钱草处方应付表**

| 处方名 | 给付 |
| --- | --- |
| 过路黄、金钱草 | 金钱草 |

**【金老谈金钱草发药交代技术】**

在金钱草的发药交代过程中，发药人员的素质和专业知识有重要作用，需要交代金钱草的服药方法以及使用注意与禁忌等方面。

1. 金钱草的服药方法　汤剂分两次服，每日 1 剂。或入丸散。服药时间与次数根据不同的病证治疗。

2. 金钱草的使用注意与禁忌　皮肤过敏者，当慎用鲜品煎水熏洗。

**【金老谈金钱草临床煎煮技术】**

金钱草先加水浸泡半小时，没过药物表面 2cm 为宜。煎煮两次，合并药液，每次煎煮时间为 30 分钟。煎煮后药液约 300ml。

**【金老谈金钱草采购管理技术】**

1. 金钱草的采购技术　金钱草应采购于具备《药品经营企业许可证》《营业执照》的药品批发企业。遵循以下原则：

（1）质量标准：金钱草的质量应符合《中华人民共和国药典（2015 年版）》、局颁药品标准及中药炮制规范的标准要求。水分不得过 13.0%，总灰分不得过 13.0%，酸不溶性灰分不得过 5.0%,杂质不得过 8%。本品按干燥品计算,含槲皮素($C_{15}H_{10}O_7$)和山奈素($C_{15}H_{10}O_6$)的总量不得少于 0.10%。

(2) 等级规格:金钱草商品均为统货,不分等级。

2. 金钱草的管理技术　金钱草购进药品到库后,应认真进行验收,并办理入库手续。药剂科各调剂室根据药品使用情况,每周到药库领取药品,临时缺药,应及时补充。制剂室根据配制制剂情况到药库领取制剂原料。临床各科因医疗、科研、教学等需要到药剂科领取药品,需报请相关管理部门批准。各方面领药必须办理相应的药品出库手续。

**【金老谈金钱草贮存养护供应技术】**

金钱草置干燥处。

金钱草作为一味常用中药,一般以贮存一日半用量为宜。调剂室应派专人逐日检查金钱草等其他药物的供应品种及数量情况,对短缺品种要及时登记,随时整理药品,补充所耗品种,以备调剂使用。

## 虎　杖

**【来源】**本品为蓼科植物虎杖 *Polygonum cuspidatum*Sieb.et Zucc. 的干燥根茎及根。

**【历史】**出自《名医别录》。《本草纲目》曰:"虎杖,杖言其茎,虎言其斑也。或云一名杜牛膝者,非也。一种斑杖似蒻头者,与此同名异物。"

**【产地】**虎杖商品均来源于野生资源。主产于江苏、浙江、安徽、广东、广西、四川、贵州等省区。

**【金老谈虎杖状辨别技术】**

1. 形色臭味　本品多为圆柱形短段或不规则厚片,长 1~7cm,直径 0.5~2.5cm。外皮棕褐色,有纵皱纹和须根痕,切面皮部较薄,木部宽广,棕黄色,射线放射状,皮部与木部较易分离。根茎髓中有隔或呈空洞状。质坚硬。气微,味微苦、涩。

2. 优品质量　一般以粗壮、坚实、断面色黄者为优品。

**【金老谈虎杖临床炮制技术】**

1. 炮制分类　临床调剂常用的虎杖炮制品,取原药材,除去杂质,筛去灰屑。

2. 临床功效　味苦,性微寒;归肝、胆、肺经。功能利胆退黄,清热解毒,活血祛瘀,祛痰止咳。用于湿热黄疸淋浊,带下;痈疮肿毒、烧烫伤、毒蛇咬伤;血瘀经闭、痛经、跌打损伤、癥瘕;肺热咳嗽。此外,本品还有泻下通便作用,可用于热结便秘。

**【金老谈虎杖处方审核技术】**

虎杖作为利水渗湿药中的常见中药,对虎杖的处方审核技术,要求执业药师收到处方后,首先审核处方的前记、后记等,然后审核处方的用药名称、炮制规格及用药剂量。

在《中华人民共和国药典(2015 年版)》中规定虎杖的用量为 9~15g,属于妊娠慎用药。在处方审核过程中,如有超出范围时,应及时与临床医师进行沟通。处方中,当遇到缺药的情况时,处方审核人员不应随意进行更改或将其划掉,应与临床医师进行沟通,并适当调换。

**【金老谈虎杖处方应付技术】**

首先要确保虎杖的书写应规范整齐。其次要注意处方名为"活血龙""大活血"或"虎杖"时,均应给付虎杖。见表 7-12。

表 7-12　虎杖处方应付表

| 处方名 | 给付 |
| --- | --- |
| 活血龙、大活血、虎杖 | 虎杖 |

【金老谈虎杖发药交代技术】

在虎杖的发药交代过程中，发药人员的素质和专业知识有重要作用，需要交代虎杖的服药方法以及使用注意与禁忌等方面。

1. 虎杖的服药方法　汤剂分两次服，每日 1 剂。或入丸散。服药时间与次数根据不同的病证治疗。

2. 虎杖的使用注意与禁忌　孕妇忌服。

【金老谈虎杖临床煎煮技术】

虎杖先加水浸泡半小时，没过药物表面 2cm 为宜。煎煮两次，合并药液，每次煎煮时间为 30 分钟。煎煮后药液约 300ml。

【金老谈虎杖采购管理技术】

1. 虎杖的采购技术　虎杖应采购于具备《药品经营企业许可证》《营业执照》的药品批发企业。遵循以下原则：

（1）质量标准：虎杖的质量应符合《中华人民共和国药典（2015 年版）》局颁药品标准及中药炮制规范的标准要求。水分不得过 12.0%，总灰分不得过 5.0%，酸不溶性灰分不得过 1.0%。本品按干燥品计算，含虎杖苷（$C_{20}H_{22}O_8$）不得少于 0.15%。

（2）等级规格：虎杖商品不分等级，均为统货。

2. 虎杖的管理技术　虎杖购进药品到库后，应认真进行验收，并办理入库手续。药剂科各调剂室根据药品使用情况，每周到药库领取药品，临时缺药，应及时补充。制剂室根据配制制剂情况到药库领取制剂原料。临床各科因医疗、科研、教学等需要到药剂科领取药品，需报请相关管理部门批准。各方面领药必须办理相应的药品出库手续。

【金老谈虎杖贮存养护供应技术】

虎杖置干燥处，防霉，防蛀。

虎杖作为一味常用中药，一般以贮存一日半用量为宜。调剂室应派专人逐日检查虎杖等其他药物的供应品种及数量情况，对短缺品种要及时登记，随时整理药品，补充所耗品种，以备调剂使用。

# 第八章 温里药临床调剂

凡具有温性或热性，能消除里寒证为主要作用的药物称为温里药，又称祛寒药。多具辛味，以入心、脾、肾三经为主，具有温里、散寒、回阳、救逆、温经、止痛等作用，归纳起来，主要为温中散寒和温肾回阳两个方面。温里药性味辛温燥烈，易于耗伤阴血，故对阴亏、血虚患者，均应慎用或忌用。

温里药的煎药火候应用文火和武火交叉煎煮，使有效成分充分煎出。汤剂一般需煎煮 2 次。从煎沸时算起，头煎煎药时间为 20~25 分钟，二煎煎药时间为 15~20 分钟。附子有毒，宜先煎 1~2 小时，至口尝无麻辣感为度。吴茱萸辛热燥烈有小毒。肉桂芳香含挥发油，煎服宜后下或焗服。附子不宜与半夏、瓜蒌、天花粉、川贝母、浙贝母、白蔹、白及等同用。肉桂畏赤石脂，善入血分，易伤阴动血，血热妄行者忌用。

## 附 子

**【来源】**本品为毛茛科植物乌头 *Aconitum carmichaeli*Debx. 的子根的加工品。

**【历史】**本品始载于《神农本草经》，列为下品，载有附子、乌头、天雄三条并列。唐代《蜀本草》云："似乌鸟头为乌头，两歧者为乌喙，细长三四寸为天雄，旁生如芋名附子，连生者为侧子，五物同出而异名。"当今药材商品与临床应用，只有附子和乌头（即川乌），至于天雄，有名无实（即大个附子）。

**【产地】**主要分布于四川和陕西；河北、江苏、浙江、安徽、山东、河南、湖北、湖南、云南、甘肃等亦有分布及种植。附子传统产区主要为四川江油及陕西城固、勉县。新中国成立后发展的新产区有四川安县、布拖、美姑、城口；陕西南郑、汉中、兴平、户县；河北晋县、元氏；湖北竹山、竹溪；云南丽江、巍山；山东菏泽、潍坊等。以四川江油、陕西城固种植历史悠久，产量大，质量好，销全国并出口。陕西兴平是附子种苗生产基地。

**【金老谈附子性状辨别技术】**

1. 形色臭味

（1）盐附子：呈圆锥形，长 4~7cm，直径 3~5cm。表面灰黑色，被盐霜，顶端有凹陷的芽痕，周围有瘤状突起的支根或支根痕。体重，横切面灰褐色，可见充满盐霜的小空隙及多角形形成层环纹，环纹内侧导管束排列不整齐。气微，味咸而麻，刺舌。

（2）黑顺片：为纵切片，上宽下窄，长 1.7~5cm，宽 0.9~3cm，厚 0.2~0.5cm。外皮黑褐色，切面暗黄色，油润具光泽，半透明状，并有纵向导管束。质硬而脆，断面角质样。气微，味淡。

（3）白附片：为纵切片，无外皮，黄白色，半透明，厚约 0.3cm。

2. 优品质量

（1）盐附子：以个大、体重、色灰黑、表面起霜盐者为优品。

（2）黑顺片：以身干、片大、均匀、皮黑褐色、切面油润有光泽者为优品。

（3）白附片：以身干、片大、均匀、色黄白、半透明者为优品。

**【金老谈附子临床炮制技术】**

1. 炮制分类　临床调剂常用的附片炮制品，取黑顺片、白附片，直接入药。

2. 临床功效　辛、甘，大热；有毒；归心、肾、脾经。功能回阳救逆，补火助阳，散寒止痛。用于阴盛格阳，大汗亡阳，吐泻厥逆，肢冷脉微，心腹冷痛，冷痢，脚气水肿，风寒湿痹，阳痿，宫冷，虚寒吐泻，阴寒水肿，阳虚外感，阴疽疮疡以及一切沉寒痼冷之疾。

**【金老谈附子处方审核技术】**

附子作为温里药中的常见中药，对附子的处方审核技术，要求执业药师收到处方后，首先审核处方的前记、后记等，然后审核处方的用药名称、炮制规格及用药剂量。

在《中华人民共和国药典（2015 年版）》中规定附子的用量为 3~15g，在处方审核过程中，如有超出范围时，应及时与临床医师进行沟通，并双签字。处方中，当遇到缺药的情况时，处方审核人员不应随意进行更改或将其划掉，应与临床医师进行沟通，并适当调换。

**【金老谈附子处方应付技术】**

首先要确保附子的书写应规范整齐。其次要注意炮制应付，处方名为“黑顺片”，应给付黑附片；处方名为“白附片”时，应给付白附片。见表 8-1。

**表 8-1　附子处方应付表**

| 处方名 | 给付 |
|---|---|
| 黑顺片 | 黑附片 |
| 白附片 | 白附片 |

**【金老谈附子发药交代技术】**

在附子的发药交代过程中，发药人员的素质和专业知识有重要作用，需要交代附子的服药方法、使用注意与禁忌等方面。

1. 附子的服药方法　汤剂分两次服，每日 1 剂。或入丸散。服药时间与次数根据不同的病证治疗。

2. 附子的使用注意与禁忌　阴虚阳亢及孕妇忌用。反半夏、瓜蒌、天花粉、贝母、白蔹、白及。需要根据自己的详细情况用药，若内服过量，或炮制、煎煮方法不当，可引起中毒。附子含有毒性成分乌头碱，主要对心肌、迷走神经、末梢神经有兴奋麻痹作用，中毒症状如舌尖麻木、肢体麻木，有蚁走感，头晕、视物模糊，恶心，呕吐等，严重者可危及生命。

**【金老谈附子临床煎煮技术】**

附子先加水浸泡半小时，没过药物表面 2cm 为宜。煎煮两次，合并药液，每次煎煮时间为30分钟。煎煮后药液约300ml。宜先煎30~60分钟，以减弱其毒性。

**【金老谈附子采购管理技术】**

1. 附子的采购技术　附子应采购于具备《药品经营企业许可证》《营业执照》的药品批发企业。遵循以下原则：

（1）质量标准：附子的质量应符合《中华人民共和国药典（2015年版）》、局颁药品标准及中药炮制规范的标准要求。水分不得过15.0%。本品含双酯型生物碱以新乌头碱（$C_{33}H_{45}NO_{11}$）、次乌头碱（$C_{33}H_{45}NO_{10}$）和乌头碱（$C_{34}H_{47}NO_{11}$）的总量计不得过0.020%。

（2）等级规格：

1）盐附子：盐附子以个大、体重、色灰黑、表面起盐霜者为优品。

2）黑顺片：黑顺片以身干、片大、均匀、皮黑褐色、切面油润有光泽者为优品。

3）白附片：白附片以身干、片大、均匀、色黄白、半透明者为优品。

2. 附子的管理技术　附子购进药品到库后，应认真进行验收，并办理入库手续。药剂科各调剂室根据药品使用情况，每周到药库领取药品，临时缺药，应及时补充。制剂室根据配制制剂情况到药库领取制剂原料。临床各科因医疗、科研、教学等需要到药剂科领取药品，需报请相关管理部门批准。各方面领药必须办理相应的药品出库手续。

**【金老谈附子贮存养护供应技术】**

盐附子密闭，置阴凉干燥处；黑顺片及白附片置干燥处，防潮。

附子作为一味常用中药，一般以贮存一日半用量为宜。生附子应放在毒麻药专柜存放，购进时就必须严格检查（品种、质量、数量等）验收，准确无误后及时标明标志，及时登记入库。调剂室应派专人逐日检查附子等其他药物的供应品种及数量情况，对短缺品种要及时登记，随时整理药品，补充所耗品种，以备调剂使用。

## 肉　桂

**【来源】**本品为樟科植物肉桂 *Cinnamomum cassia* Presl 的干燥树皮。

**【历史】**本品始载于《神农本草经》，列为上品，并分为牡桂、筒桂两条。《新修本草》载："桂有两种，挂皮稍有不同，若筒桂老皮坚极无肉，全不堪用；其小枝薄卷及二、三重者，或名筒桂，其牡桂嫩枝皮，亦名肉桂，亦名桂枝。"《本草拾遗》记载："牡桂，叶长如枇杷叶，坚硬有毛及锯齿，其花白色，皮多脂。筒桂叶如柿叶，而尖狭光滑……其花有黄有白，其皮薄而卷。"综上所述，牡桂、筒桂为同一物，因其皮之老嫩、薄厚、味之浓淡不同而引出不同名称。

**【产地】**肉桂原产于越南，故有"交趾肉桂"之称。后逐渐向北移植，目前我国广西东南部及广东西南部的沟漏山、十万大山及云浮山脉间的广大山区都有桂树栽培。主产于广西防城、平南、容县、桂平、藤县、岑溪、钦州、博白、陆川、北流、苍梧，广东信宜、高安、德庆、罗定等地。广西栽培历史悠久，产量约占全国的90%。

**【金老谈肉桂性状辨别技术】**

1. 形色臭味

（1）企边桂：呈长片状槽状形，左右两边向内卷曲，卷边呈半筒形，槽的中心略凸起，外皮下凹，长43cm左右，宽4~6cm，外皮棕灰白色或棕褐色，两端各有5mm削去栓皮的斜面呈棕色。全体有不规则的横生皮孔和多数微突起的小瘤点。偶有略突起的横纹及灰绿色花纹

（苔藓类植物着生后留下的痕迹，俗称彩皮）。内表面暗红棕色或棕色，光洁，用指甲刮划时可见深棕色油纹。气芳香浓烈，味甜辣。

（2）板桂：呈板片状，两边稍向内弯曲，长43cm，宽13~15cm，厚0.6cm，外皮粗糙，灰褐色；内皮暗紫色，断面油层棕褐色，外层棕红色，一般油少渣多。香气及甜辣味较淡。

（3）油桂：呈半边竹筒状槽形，两端略呈斜面，长43cm，外表呈灰棕色或棕褐色，常有灰绿色花斑（彩皮），内表皮暗棕色，质硬而脆，断面内层油层集中分明，稍有光泽，黑色或棕褐色，外层紫红色。气味浓烈，味甜辛。

（4）桂通：呈双圆筒形或圆筒形，长35cm，厚0.1~0.3cm，外表灰棕色，有细皱纹及小裂，皮孔椭圆形，偶有凸起横纹及灰色花纹。内表皮暗棕色。质硬而脆，断面紫红色或棕红色。气香，味甜辣。又名"桂皮""桂尔通"。

（5）桂心：形态与桂通相同，只是外表的栓皮层已被刮除干净，内外皮均呈棕黄色。

（6）桂碎：小而不规则，片块状或短卷筒状，外皮灰棕色，断面和内皮呈棕色或棕褐色。气香，味甜辣。

另外，肉桂商品中有将不能制成企边桂或板桂的老桂皮制成桂楠，多呈不规则块片状，大小不一，厚约0.4~0.8cm，皮较厚而粗糙，略扭曲，油少，嚼之渣多。味微辛辣。

进口肉桂常称为安南肉桂，国产肉桂常称为西玉桂，故分别有安企边桂、安板桂、安桂楠；西企边桂、西板桂、西桂楠之称。进口肉桂与国产肉桂性状主要区别为：进口肉桂通常较相应国产肉桂皮厚，香气浓；进口肉桂内表面颜色较深，呈棕色至棕褐色（国产肉桂呈棕红或紫红色）且具细密纵纹，光滑（国产肉桂则不平坦）；进口肉桂通常栓皮比相应国产肉桂薄，且"彩皮"明显；进口肉桂断面白细胞环带不及国产肉桂明显，且味甜明显。

进口肉桂中，又有高山肉桂、低山肉桂之分；据说高山肉桂系野生品，低山肉桂系栽培品，二者区别如下：

高山肉桂：外皮表面细皱，"彩皮"明显，皮厚，体重，断面白细胞环带不明显，内表面细致光润。含油量高，香气浓，辛味淡而甜味厚。最优品者习称"绿水清化肉桂"，用开水冲泡，其水清而带绿色（有人认为绿水系加工而成）。

低山肉桂：外表粗糙，皮薄，体较轻，断面石细胞环带较明显，内表面略粗糙。含挥发油量较少，香气差，甜味淡，辛味较浓。

2. 优品质量　本品均以皮厚、体重、表面细致、含油量高、香气浓、甜味重而味辛者为优品。

**【金老谈肉桂临床炮制技术】**

1. 炮制分类　临床调剂常用的肉桂炮制品，取原药材，除去杂质及粗皮，加工成块。

2. 临床功效　辛、甘，热；归肾、脾、心、肝经。功能补火助阳，引火归源，散寒止痛，活血通经。功能用于阳痿、宫冷、心腹冷痛、虚寒吐泻、经闭、痛经、温经通脉。

**【金老谈肉桂处方审核技术】**

肉桂作为温里药中的常见中药，对肉桂的处方审核技术，要求执业药师收到处方后，首先审核处方的前记、后记等，然后审核处方的用药名称、炮制规格及用药剂量。

在《中华人民共和国药典（2015年版）》中规定肉桂的用量为1~5g，不宜与赤石脂同用。在处方审核过程中，如有超出范围时，应及时与临床医师进行沟通，并双签字。处方中，当遇到缺药的情况时，处方审核人员不应随意进行更改或将其划掉，应与临床医师进行沟通，并适当调换。

【金老谈肉桂处方应付技术】

首先要确保肉桂的书写应规范整齐。其次要注意处方名为"玉桂"或"肉桂"时，应给付肉桂。见表 8-2。

表 8-2　肉桂处方应付表

| 处方名 | 给付 |
|---|---|
| 玉桂、肉桂 | 肉桂 |

【金老谈肉桂发药交代技术】

在肉桂的发药交代过程中，发药人员的素质和专业知识有重要作用，需要交代肉桂的服药方法、使用注意与禁忌等方面。

1. 肉桂的服药方法　汤剂分两次服，每日 1 剂。或入丸散。服药时间与次数根据不同的病证治疗。研末冲服，每次 1~2g。

2. 肉桂的使用注意与禁忌　本品能助阳动血，故凡阳盛阴虚，一切血证及孕妇均当忌用。

【金老谈肉桂临床煎煮技术】

肉桂不宜久煎，应后下。在其他药已煎煮 10~15 分钟后，再把肉桂加进去同煎，一起煎 5~15 分钟即可。煎煮两次，合并药液，煎煮后药液约 300ml。

【金老谈肉桂采购管理技术】

1. 肉桂的采购技术　肉桂应采购于具备《药品经营企业许可证》《营业执照》的药品批发企业。遵循以下原则：

（1）质量标准：肉桂的质量应符合《中华人民共和国药典（2015 年版）》、局颁药品标准及中药炮制规范的标准要求。水分不得过 15.0%，总灰分不得过 5.0%。本品按干燥品计算，含桂皮醛（$C_9H_8O$）不得少于 1.5%。

（2）等级规格：肉桂商品规格较复杂，且无全国统一规定，除上述进口国产及几种常见商品划分外，现各地标准不一。

2. 肉桂的管理技术　肉桂购进药品到库后，应认真进行验收，并办理入库手续。药剂科各调剂室根据药品使用情况，每周到药库领取药品，临时缺药，应及时补充。制剂室根据配制制剂情况到药库领取制剂原料。临床各科因医疗、科研、教学等需要到药剂科领取药品，需报请相关管理部门批准。各方面领药必须办理相应的药品出库手续。

【金老谈肉桂贮存养护供应技术】

肉桂置阴凉干燥处，防走油、发汗。

肉桂作为一味常用中药，一般以贮存一日半用量为宜。调剂室应派专人逐日检查肉桂等其他药物的供应品种及数量情况，对短缺品种要及时登记，随时整理药品，补充所耗品种，以备调剂使用。

## 干　姜

【来源】本品为姜科植物姜 *Zingiber officinale*Rosc. 的干燥根茎。

【历史】始载于《神农本草经》。案《说文》云："姜，御湿之菜也。"《广雅》云："葰廉姜也。"《吕氏春秋·本味篇》云："和之美者，阳朴之姜，高诱注，阳朴地名在蜀郡，司马相如上林赋，有茈姜云云。"

【产地】干姜商品来源于人工栽培，分布于全国大部分地区，主要分布于四川、贵州、广东、广西、云南、福建、浙江、陕西、江西等省区。主产于四川犍为、沐川；贵州长顺、兴仁等地。以四川犍为所产，量大质优，为道地药材，习称"犍干姜"。

**【金老谈干姜性状辨别技术】**

1. 形色臭味

（1）干姜：本品根茎呈不规则块状，略扁，具指状分枝，长3~7cm，厚1~2cm。表面灰棕色或浅黄棕色，粗糙，具纵皱纹及明显的环节。分枝处常有鳞叶残存，分枝顶端有茎痕或芽。质坚实，断面黄白色或灰白色，粉性和颗粒性，有一明显圆环（内皮层），筋脉点（维管束）及黄色油点散在。气香，特异，味辛辣。

（2）干姜片：本品呈不规则纵切片或斜切片，具指状分枝，长1~6cm，宽1~2cm，厚0.2~0.4cm。外皮灰黄色或浅黄棕色，粗糙，具纵皱纹及明显的环节。切面灰黄色或灰白色，略显粉性，可见较多的纵向纤维，有的呈毛状。质坚实，断面纤维性。气香、特异，味辛辣。

2. 优品质量　本品均以质坚实、断面色黄白、粉性足、气味浓者为优品。

**【金老谈干姜临床炮制技术】**

1. 炮制分类

（1）干姜：取原药材，除去杂质，闷润2~4小时，至内外湿度一致，切厚片，晒干或低温干燥，筛去碎屑。若为产地片，除去杂质。

（2）炮姜：取河砂，置热锅内，用武火180~220℃炒至灵活状态，加入大小分开的干姜片，不断翻动，烫至表面鼓起，筛去河砂，晾凉。

（3）姜炭：取干姜块，置热锅内，用武火180~220℃炒至鼓起，表面黑色，内部棕褐色，喷淋清水少许，熄灭火星，取出，晾干。

2. 临床功效　辛，热；归脾、胃、心、肺经。功能温中散寒，回阳通脉，温肺化饮。用于脘腹冷痛，呕吐泄泻，肢冷脉微，痰饮喘咳。

**【金老谈干姜处方审核技术】**

干姜作为温里药中的常见中药，对干姜的处方审核技术，要求执业药师收到处方后，首先审核处方的前记、后记等，然后审核处方的用药名称、炮制规格及用药剂量。

在《中华人民共和国药典（2015年版）》中规定干姜的用量为3~10g，在处方审核过程中，如有超出范围时，应及时与临床医师进行沟通。处方中，当遇到缺药的情况时，处方审核人员不应随意进行更改或将其划掉，应与临床医师进行沟通，并适当调换。

**【金老谈干姜处方应付技术】**

首先要确保干姜的书写应规范整齐。其次要注意炮制应付，处方名为"白姜""均姜"或"干姜"时，均应给付干姜；处方名为"炮姜"时，应给付炮姜；处方名为"姜炭"时，应给付姜炭。见表8-3。

**【金老谈干姜发药交代技术】**

在干姜的发药交代过程中，发药人员的素质和专业知识有重要作用，需要交代干姜的服药方法以及使用注意与禁忌等方面。

**表 8-3　干姜处方应付表**

| 处方名 | 给付 |
|---|---|
| 白姜、均姜、干姜 | 干姜 |
| 炮姜 | 炮姜 |
| 姜炭 | 姜炭 |

1. 干姜的服药方法　汤剂分两次服，每日 1 剂。或入丸散。服药时间与次数根据不同的病证治疗。

2. 干姜的使用注意与禁忌　阴虚有热者及孕妇均忌用。

**【金老谈干姜临床煎煮技术】**

干姜先加水浸泡半小时，没过药物表面 2cm 为宜。煎煮两次，合并药液，每次煎煮时间为 30 分钟。煎煮后药液约 300ml。

**【金老谈干姜采购管理技术】**

1. 干姜的采购技术　干姜应采购于具备《药品经营企业许可证》《营业执照》的药品批发企业。遵循以下原则：

（1）质量标准：干姜的质量应符合《中华人民共和国药典（2015 年版）》、局颁药品标准及中药炮制规范的标准要求。本品含水分不得过 19.0%，总灰分不得过 6.0%，含挥发油不得少于 0.8%（ml/g）。

（2）等级规格：干姜商品均为统货，不分等级。

2. 干姜的管理技术　干姜购进药品到库后，应认真进行验收，并办理入库手续。药剂科各调剂室根据药品使用情况，每周到药库领取药品，临时缺药，应及时补充。制剂室根据配制制剂情况到药库领取制剂原料。临床各科因医疗、科研、教学等需要到药剂科领取药品，需报请相关管理部门批准。各方面领药必须办理相应的药品出库手续。

**【金老谈干姜贮存养护供应技术】**

干姜置阴凉干燥处，防蛀。

干姜作为一味常用中药，一般以贮存一日半用量为宜。调剂室应派专人逐日检查干姜等其他药物的供应品种及数量情况，对短缺品种要及时登记，随时整理药品，补充所耗品种，以备调剂使用。

## 吴茱萸

**【来源】**本品为芸香科植物吴茱萸 *Evodia rutaecarpa*（Juss.）Benth.、石虎 *Evodia rutaecarpa*（Juss.）Benth.var.*officinalis*（Dode）Huang 或疏毛吴茱萸 *Evodia rutaecarpa*（Juss.）Benth.var.*bodinieri*（Dode）Huang 的干燥近成熟果实。

**【历史】**吴茱萸始载于《神农本草经》，列为中品。《名医别录》谓："吴茱萸生上谷、川谷及冤句九月九日采，阴干。陈久者良。"陈藏器说："茱萸南北总有，入药以吴地者为好，所以有吴之名也。"苏颂说："今处处有之，江浙、蜀汉尤多，木高丈余，皮青绿色，叶似椿而阔厚，紫色，三月开红紫细花，七月、八月结实似椒子，嫩时微黄，至熟则深紫，或云颗粒紧小，经久色青绿者是吴茱萸，颗粒大，经久色黄黑者是食茱萸。”李时珍曰：“茱萸枝柔而肥，叶长而皱，其实结于梢头，垒垒成簇而无核，与椒不同，一种粒大，一种粒小，小者入药为胜。”由以上产地和记述来看，与现今所用吴茱萸及其几个变种基本相似。所指粒大的原植物可能是吴茱萸，粒小的原植物可能是石虎。惟“三月开红海紫细花”与实际不符，可能系将幼果误认为花所致。

【产地】吴茱萸商品主要来源于栽培品，亦有少量来源于野生资源。吴茱萸在我国主要分布于贵州、四川、云南、湖北、湖南、浙江、福建。石虎主要分布于贵州、四川、湖北、湖南、浙江、江西及广西。疏毛吴茱萸主要分布于贵州、江西、湖南、广东及广西。以贵州、湖南所产量大质优，为道地药材。

**【金老谈吴茱萸性状辨别技术】**

1. 形色臭味　本品呈球形或略呈五角状扁球形，直径 2~5mm。表面暗黄绿色至褐色，粗糙，有多数点状突起或凹下的油点。上端有五角形状的裂隙，基部残留被有黄色茸毛的果梗。横切面可见子房 5 室，每室有淡黄色种子 1~2 粒。气芳香浓郁，味辛辣而苦。

2. 优品质量　本品均以饱满、色绿、香气浓烈者为优品。

**【金老谈吴茱萸临床炮制技术】**

1. 炮制分类

（1）吴茱萸：即原药材，除去杂质，洗净，干燥。

（2）制吴茱萸：取甘草捣碎，加适量水，煎汤，去渣，加入净吴茱萸，煮至汤被吸尽，取出，干燥。每 100kg 吴茱萸段，用甘草片 6kg。

2. 临床功效　辛、苦，热；有小毒；归肝、脾、胃、肾经。功能散寒止痛，降逆止呕，助阳止泻。用于厥阴头痛，寒疝腹痛，寒湿脚气，痛经，经行腹痛，脘腹胀痛，呕吐吞酸，五更泄泻，外治口疮；高血压。

**【金老谈吴茱萸处方审核技术】**

吴茱萸作为温里药中的常见中药，对吴茱萸的处方审核技术，要求执业药师收到处方后，首先审核处方的前记、后记等，然后审核处方的用药名称、炮制规格及用药剂量。

在《中华人民共和国药典（2015 年版）》中规定吴茱萸的用量为 2~5g，在处方审核过程中，如有超出范围时，应及时与临床医师进行沟通，并双签字。处方中，当遇到缺药的情况时，处方审核人员不应随意进行更改或将其划掉，应与临床医师进行沟通，并适当调换。

**【金老谈吴茱萸处方应付技术】**

首先要确保吴茱萸的书写应规范整齐。其次要注意炮制应付，处方名为“吴茱萸”时，应给付吴茱萸；处方名为“制吴茱萸”时，应给付制吴茱萸。见表 8-4。

**表 8-4　吴茱萸处方应付表**

| 处方名 | 给付 |
|---|---|
| 吴茱萸 | 吴茱萸 |
| 制吴茱萸 | 制吴茱萸 |

**【金老谈吴茱萸发药交代技术】**

在吴茱萸的发药交代过程中，发药人员的素质和专业知识有重要作用，需要交代吴茱萸的服药方法以及使用注意与禁忌等方面。

1. 吴茱萸的服药方法　汤剂分两次服，每日1剂。或入丸散。服药时间与次数根据不同的病证治疗。

2. 吴茱萸的使用注意与禁忌　本品辛热燥烈，能损气动火，故阴虚有热者不宜服。

**【金老谈吴茱萸临床煎煮技术】**

吴茱萸先加水浸泡半小时，没过药物表面2cm为宜。煎煮两次，合并药液，每次煎煮时间为30分钟。煎煮后药液约300ml。

**【金老谈吴茱萸采购管理技术】**

1. 吴茱萸的采购技术　吴茱萸应采购于具备《药品经营企业许可证》《营业执照》的药品批发企业。遵循以下原则：

（1）质量标准：吴茱萸的质量应符合《中华人民共和国药典（2015年版）》、局颁药品标准及中药炮制规范的标准要求。水分不得过15.0%，总灰分不得过10.0%，杂质不得过7%。本品按干燥品计算，含吴茱萸碱（$C_{19}H_{17}N_3O$）和吴茱萸次碱（$C_{18}H_{13}N_3O$）的总量不得少于0.15%，柠檬苦素（$C_{26}H_{30}O_8$）不得少于1.0%。

（2）等级规格：现行吴茱萸规格标准为：

1）大粒：统货。干货。呈五棱扁球形。表面黑褐色，粗糙，有瘤状突起或凹陷的油点。顶点具五瓣，多裂口。气芳香浓郁，味辛辣。无枝梗、无杂质、无霉变。

2）小粒：统货。干货。果实呈圆球形，裂瓣不明显，多闭口，饱满。表面绿色或灰绿色。香气较淡，味辛辣。无枝梗、无杂质、无霉变。

2. 吴茱萸的管理技术　吴茱萸购进药品到库后，应认真进行验收，并办理入库手续。药剂科各调剂室根据药品使用情况，每周到药库领取药品，临时缺药，应及时补充。制剂室根据配制制剂情况到药库领取制剂原料。临床各科因医疗、科研、教学等需要到药剂科领取药品，需报请相关管理部门批准。各方面领药必须办理相应的药品出库手续。

**【金老谈吴茱萸贮存养护供应技术】**

吴茱萸置阴凉干燥处。

吴茱萸作为一味常用中药，一般以贮存一日半用量为宜。调剂室应派专人逐日检查吴茱萸等其他药物的供应品种及数量情况，对短缺品种要及时登记，随时整理药品，补充所耗品种，以备调剂使用。

## 小 茴 香

**【来源】**本品为伞形科植物茴香 *Foeniculumvulgare* Mill. 的干燥成熟果实。

**【历史】**《新修本草》名蘹香子，云："叶似老胡荽极细，茎粗，高五六尺，丛生。"《本草图经》云："七月生花，头如伞盖，黄色，结实如麦而小，青色。"《本草蒙筌》云："小茴香，家园栽种，类蛇床子，色褐轻虚。"其后《本草纲目》亦有"茴香宿根，深冬生苗作丛，肥茎丝叶"等记载。

**【产地】**小茴香商品多来源于栽培品。茴香主要分布于东北、华北，西北及西南地区。主产于山西长治、清徐、晋城、高平、平定、朔县、怀仁、太原、榆次、阳泉；内蒙古托克托旗、敖汉旗、杭棉后旗；陕西旬邑、榆宁、安康、汉阴；甘肃甘谷、岷县、庆阳、固原；四川中江、渠县、仪陇、云阳、万县；吉林大安、乾安、怀德；辽宁朝阳、彰武、昌图；黑龙江泰来、安达等地。

【金老谈小茴香性状辨别技术】

1. 形色臭味　本品全株具特殊香辛味，表面有白粉。叶羽状分裂，裂片线形。夏季开黄色花，复伞形花序。果椭圆形，黄绿色。性喜温暖，适于砂壤土生长；忌在黏土及过湿之地栽种。春秋均可播种或春季分株繁殖。果实为双悬果，呈圆柱形，有的稍弯曲，两端略尖，长4~8mm，直径1.5~2.5mm。表面黄绿或淡黄色，顶端残留有黄棕色突起的柱基，基部有时有细小的果梗。分果呈长椭圆形，背面有纵棱5条，接合面平坦而较宽。横切面略呈五边形，背面的四边约等长。有特异香气，味微甜、辛。

2. 优品质量　本品均以颗粒均匀、质地饱满、色泽黄绿、芳香浓郁、无柄梗者为优品。

【金老谈小茴香临床炮制技术】

1. 炮制分类

（1）小茴香：取原药材，除去杂质及果梗。筛去灰屑。

（2）盐小茴香：取净茴香，加盐水拌匀，闷润1~2小时，至盐水被吸尽后，置热锅内，用文火炒干，并有香气逸出时，取出，晾凉。每100kg净小茴香，用食盐3kg。

2. 临床功效　味辛，性温；入肾、膀胱、胃经。功能散寒止痛，理气和中。用于中焦有寒，食欲减退，恶心呕吐，腹部冷痛；疝气疼痛，睾丸肿痛；脾胃气滞，脘腹胀满作痛。

【金老谈小茴香处方审核技术】

小茴香作为温里药中的常见中药，对小茴香的处方审核技术，要求执业药师收到处方后，首先审核处方的前记、后记等，然后审核处方的用药名称、炮制规格及用药剂量。

在《中华人民共和国药典（2015年版）》中规定小茴香的用量为3~6g，在处方审核过程中，如有超出范围时，应及时与临床医师进行沟通。处方中，当遇到缺药的情况时，处方审核人员不应随意进行更改或将其划掉，应与临床医师进行沟通，并适当调换。

【金老谈小茴香处方应付技术】

首先要确保小茴香的书写应规范整齐。其次要注意炮制应付，处方名为"小茴香""小茴"或"茴香"时，均应给付小茴香；处方名为"盐茴香"时，应给付盐茴香。见表8-5。

表8-5　小茴香处方应付表

| 处方名 | 给付 |
|---|---|
| 小茴香、小茴、茴香 | 小茴香 |
| 盐茴香 | 盐茴香 |

【金老谈小茴香发药交代技术】

在小茴香的发药交代过程中，发药人员的素质和专业知识有重要作用，需要交代小茴香的服药方法以及使用注意与禁忌等方面。

1. 小茴香的服药方法　汤剂分两次服，每日1剂。或入丸散。服药时间与次数根据不同的病证治疗。

2. 小茴香的使用注意与禁忌　小茴香不宜多用，久服。阴虚有热者忌用。

【金老谈小茴香临床煎煮技术】

小茴香先加水浸泡半小时，没过药物表面2cm为宜。煎煮两次，合并药液，每次煎煮时间为30分钟。煎煮后药液约300ml。

**【金老谈小茴香采购管理技术】**

1. 小茴香的采购技术　小茴香应采购于具备《药品经营企业许可证》《营业执照》的药品批发企业。遵循以下原则：

（1）质量标准：小茴香的质量应符合《中华人民共和国药典（2015 年版）》、局颁药品标准及中药炮制规范的标准要求。总灰分不得过 10.0%，杂质不得过 4.0%。本品含反式茴香脑（$C_{10}H_{12}O$）不得少于 1.4%。

（2）等级规格：小茴香商品均为统货，不分等级。

2. 小茴香的管理技术　小茴香购进药品到库后，应认真进行验收，并办理入库手续。药剂科各调剂室根据药品使用情况，每周到药库领取药品，临时缺药，应及时补充。制剂室根据配制制剂情况到药库领取制剂原料。临床各科因医疗、科研、教学等需要到药剂科领取药品，需报请相关管理部门批准。各方面领药必须办理相应的药品出库手续。

**【金老谈小茴香贮存养护供应技术】**

小茴香置阴凉干燥处。

小茴香作为一味常用中药，一般以贮存一日半用量为宜。调剂室应派专人逐日检查小茴香等其他药物的供应品种及数量情况，对短缺品种要及时登记，随时整理药品，补充所耗品种，以备调剂使用。

## 花　椒

**【来源】**本品为芸香科植物青椒 *Zanthoxylum schinifolium*Sieb.et Zucc. 或花椒 *Zanthoxylum bungeanum* Maxim. 的干燥成熟果皮。

**【历史】**出自《日用本草》。《子计然》曰："蜀椒，出武都，赤色者善。秦椒，出陇西天水，细者善。"陶弘景曰："秦椒今从西来，形似椒而大，色黄黑，味亦颇有椒气，或呼为大椒。蜀椒，出蜀郡北部，人家种之，皮肉厚，腹里白，气味浓。凡用椒皆火微熬之，令汗出，谓为汗椒，令有势力。椒目冷利去水，别入药，不得相杂。"

**【产地】**花椒商品来源于野生、栽培者均有。青椒主要分布于辽宁，河北、安徽等省。主产于辽宁海城、凤城、岫岩、安东、庄河、绥中、本溪。花椒主要分布于四川，云南、河南、山西、陕西、甘肃等省区。主产于四川雅安、汉源、越隽、冕宁、雷波、乐山、马边、仁寿、茂县、叙永、巫山；云南昭通；甘肃文县、天水、武部：河南辉县、林县、鹤壁、盂县、嵩县、伊川；河北涉县、武安；山西平顺、黎城、盂县；陕西安康、洋县、凤县等地。

**【金老谈花椒性状辨别技术】**

1. 形色臭味

（1）青椒：多为 2~3 个上部离生的小蓇葖果，集生于小果梗上，蓇葖果球形，沿腹缝线开裂，直径 3~4mm。外表面灰绿色或暗绿色，散有多数油点及细密的网状隆起皱纹；内表面类白色，光滑。内果皮常由基部与外果皮分离。残存种子呈卵形，长 3~4mm，直径 2~3mm，表面黑色，有光泽。气香，味微甜而辛。

（2）花椒：蓇葖果多单生，直径 4~5mm。略呈球状，裂开为两瓣。外表面紫红色或棕红色，散有多数疣状突起的油点，直径 0.5~1mm，对光观察半透明；内表面淡黄色。香气浓，味麻辣而持久。

2. 优品质量　本品均以色光泽、香气浓郁者为优品。

【金老谈花椒临床炮制技术】

1. 炮制分类　临床调剂常用的花椒炮制品，取原药材，除去椒目（另作药用）、果柄及杂质。

2. 临床功效　辛，热；归脾、胃、肾经。功能温中散寒、除湿止痛。用于脾胃寒症，湿疹瘙痒，阴痒，蛔虫腹痛。

【金老谈花椒处方审核技术】

花椒作为温里药中的常见中药，对花椒的处方审核技术，要求执业药师收到处方后，首先审核处方的前记、后记等，然后审核处方的用药名称、炮制规格及用药剂量。

在《中华人民共和国药典（2015 年版）》中规定花椒的用量为 3~6g，在处方审核过程中，如有超出范围时，应及时与临床医师进行沟通。处方中，当遇到缺药的情况时，处方审核人员不应随意进行更改或将其划掉，应与临床医师进行沟通，并适当调换。

【金老谈花椒处方应付技术】

首先要确保花椒的书写应规范整齐。其次要注意处方名为“花椒”或“川椒”时，均应给付花椒。见表 8-6。

表 8-6　花椒处方应付表

| 处方名 | 给付 |
|---|---|
| 花椒、川椒 | 花椒 |

【金老谈花椒发药交代技术】

在花椒的发药交代过程中，发药人员的素质和专业知识有重要作用，需要交代花椒的服药方法以及使用注意与禁忌等方面。

1. 花椒的服药方法　汤剂分两次服，每日 1 剂。或入丸散。服药时间与次数根据不同的病证治疗。

2. 花椒的使用注意与禁忌　阴虚有火者忌服。

【金老谈花椒临床煎煮技术】

花椒先加水浸泡半小时，没过药物表面 2cm 为宜。煎煮两次，合并药液，每次煎煮时间为 30 分钟。煎煮后药液约 300ml。

【金老谈花椒采购管理技术】

1. 花椒的采购技术　花椒应采购于具备《药品经营企业许可证》《营业执照》的药品批发企业。遵循以下原则：

（1）质量标准：花椒的质量应符合《中华人民共和国药典（2015 年版）》、局颁药品标准及中药炮制规范的标准要求。本品含挥发油不得少于 1.5%（ml/g）。

（2）等级规格：两种花椒商品都不分等级，均为统货。

2. 花椒的管理技术　花椒购进药品到库后，应认真进行验收，并办理入库手续。药剂科各调剂室根据药品使用情况，每周到药库领取药品，临时缺药，应及时补充。制剂室根据配制制剂情况到药库领取制剂原料。临床各科因医疗、科研、教学等需要到药剂科领取药品，需报请相关管理部门批准。各方面领药必须办理相应的药品出库手续。

【金老谈花椒贮存养护供应技术】

花椒置通风干燥处。

花椒作为一味常用中药，一般以贮存一日半用量为宜。调剂室应派专人逐日检查花椒等其他药物的供应品种及数量情况，对短缺品种要及时登记，随时整理药品，补充所耗品种，以备调剂使用。

## 高 良 姜

【来源】本品为姜科植物高良姜 *Alpinia officinarum* Hance 的干燥根茎。

【历史】本品始载于《名医别录》，列为中品。云："出高良郡（即今天广东茂名一带），故名。"《本草图经》载："春生茎叶如姜苗而大，高一、二尺许，花红紫色如山姜。"《南越笔记》亦有记载："高良姜出于高凉，故名。"据《中国百越民族史学》考证：古代高凉地区即现今广东省高州、电白、吴川、茂名、用春、阳江、恩平等地，说明高良姜自古以来以广东产者著称，是广东省十大"道地药材"之一。

【产地】主产于广东雷州半岛的徐闻、海康。此外，惠阳地区，海南省陵水、屯昌、儋县，广西博白、上思等地亦产。

【金老谈高良姜性状辨别技术】

1. 形色臭味　本品呈圆柱形，多弯曲，有分枝，长 5~9cm，直径 1~1.5cm。表面棕红色至暗褐色，有细密的纵皱纹及灰棕色的波状环节，节间长 0.2~1cm，一面有圆形的根痕。质坚韧，不易折断，断面灰棕色或红棕色，纤维性，中柱约占 1/3。气香，味辛辣。

2. 优品质量　本品均以分枝少、色红棕、香气浓、味辣者为优品。

【金老谈高良姜临床炮制技术】

1. 炮制分类　临床调剂常用的高良姜炮制品，取原药材，除去杂质，大小分开，洗净，浸泡 8~12 小时，至约七成透时，取出，闷润 12~24 小时，至内外湿度一致，切薄片，晒干或低温干燥，筛去碎屑。

2. 临床功效　辛，热；归脾、胃经。散寒止痛，温中止呕。用于脘腹冷痛，胃寒呕吐，嗳气吞酸。

【金老谈高良姜处方审核技术】

高良姜作为温里药中的常见中药，对高良姜的处方审核技术，要求执业药师收到处方后，首先审核处方的前记、后记等，然后审核处方的用药名称、炮制规格及用药剂量。

在《中华人民共和国药典（2015 年版）》中规定高良姜的用量为 3~6g，在处方审核过程中，如有超出范围时，应及时与临床医师进行沟通。处方中，当遇到缺药的情况时，处方审核人员不应随意进行更改或将其划掉，应与临床医师进行沟通，并适当调换。

【金老谈高良姜处方应付技术】

首先要确保高良姜的书写应规范整齐。其次要注意处方名为"小良姜""高凉姜""良姜"或"高良姜"时，均应给付高良姜。见表 8-7。

【金老谈高良姜发药交代技术】

在高良姜的发药交代过程中，发药人员的素质和专业知识有重要作用，需要交代高良姜的服药方法以及使用注意与禁忌等方面。

表 8-7　高良姜处方应付表

| 处方名 | 给付 |
| --- | --- |
| 小良姜、高凉姜、良姜、高良姜 | 高良姜 |

1. 高良姜的服药方法　汤剂分两次服，每日 1 剂。或入丸散。服药时间与次数根据不同的病证治疗。

2. 高良姜的使用注意与禁忌　本品辛热燥散，易伤阴助火，故肝胃火郁之胃痛、呕吐等忌用。

**【金老谈高良姜临床煎煮技术】**

高良姜先加水浸泡半小时，没过药物表面 2cm 为宜。煎煮两次，合并药液，每次煎煮时间为 30 分钟。煎煮后药液约 300ml。

**【金老谈高良姜采购管理技术】**

1. 高良姜的采购技术　高良姜应采购于具备《药品经营企业许可证》《营业执照》的药品批发企业。遵循以下原则：

（1）质量标准：高良姜的质量应符合《中华人民共和国药典（2015 年版）》、局颁药品标准及中药炮制规范的标准要求。水分不得过 16.0%，总灰分不得过 4.0%。本品按干燥品计算，含高良姜素（$C_{15}H_{10}O_5$）不得少于 0.70%。

（2）等级规格：高良姜主产地（广东省）划分标准为：

一等：干货。除净苗茎须根，红棕色，肥壮结实，气味香辣，长 2.4~4cm 以内，中部围径 3cm 以上，横枝不超过 2 条。无死姜、虫蛀、霉变。

二等：干货。中部围径要求 1.5cm 以上，余同于一等。

2. 高良姜的管理技术　高良姜购进药品到库后，应认真进行验收，并办理入库手续。药剂科各调剂室根据药品使用情况，每周到药库领取药品，临时缺药，应及时补充。制剂室根据配制制剂情况到药库领取制剂原料。临床各科因医疗、科研、教学等需要到药剂科领取药品，需报请相关管理部门批准。各方面领药必须办理相应的药品出库手续。

**【金老谈高良姜贮存养护供应技术】**

高良姜置阴凉干燥处，防霉。

高良姜作为一味常用中药，一般以贮存一日半用量为宜。调剂室应派专人逐日检查高良姜等其他药物的供应品种及数量情况，对短缺品种要及时登记，随时整理药品，补充所耗品种，以备调剂使用。

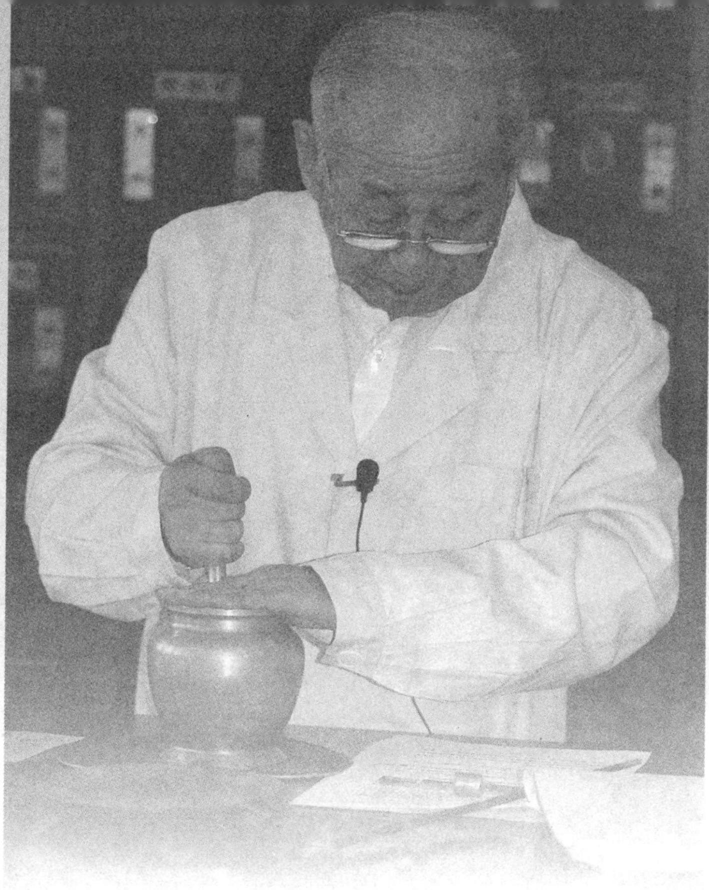

# 捣药

种子果实、坚硬的根及根茎类、含油脂类、贵重细料或有效成分易挥发的药物，一般均应在调配时临时用铜缸捣碎用。

# 第九章 理气药临床调剂

凡能调理气分，疏畅气机，消除气滞的药物，称为理气药。理气药大多辛温芳香，味辛、苦；多归肝、脾、肺、胃经。具有行气消胀、解郁止痛、降逆止呕、顺气宽胸、止呃平喘等作用。本类药物易于耗气伤液，故气虚液亏的病人不宜多用。

本类药物中行气力强之品，易伤胎气，孕妇慎用；大多含挥发油成分，不宜久煎，以免影响药效。沉香为贵重中药，应研末用药液冲服。

## 陈 皮

**【来源】**本品为芸香科植物橘 *Citrus reticulata* Blanco 及其栽培变种的干燥成熟果皮。

**【历史】**陈皮始载于《神农本草经》，原名“橘柚”，又名“橘皮”。《名医别录》云：“橘柚生江南及山南山谷。”宋代《本草图经》云：“今江浙、荆襄、湖岭皆有之。”明代《本草品汇精要》云：“道地广东。”陈仁山《药物出产辨》云：“产广东新会为最。”

**【产地】**陈皮商品主要来源于栽培品。主要分布于华东、华中、华南及西南地区，主产于广东新会、广州市郊、四会、江门；四川江津、重庆、合川、江北、涪陵、綦江、简阳；福建闽侯、漳州；浙江黄岩、温州、台州、衢县；江西南丰、樟树等地。以广东新会、江门一带所产“广陈皮”为地道。

**【金老谈陈皮性状辨别技术】**

1. 形色臭味

（1）陈皮：常剥成数瓣，基部相连，有的呈不规则的片状，厚1~4mm。外表面橙红色或红棕色，有细皱纹及凹下的点状油室；内表面浅黄白色，粗糙，附黄白色或黄棕色筋络状维管束。质稍硬而脆。气香，味辛、苦。

（2）广陈皮：常3瓣相连，形状整齐，厚度均匀，约1mm。点状油室较大，对光照视，透明清晰。质较柔软。

2. 优品质量　广陈皮以外表面紫红色或深红色、“大棕眼”明显、对光视之半透明、香气浓郁者为优品。陈皮以外表面深红色鲜艳，气香者为优品。

**【金老谈陈皮临床炮制技术】**

1. 炮制分类

（1）陈皮：取原药材，除去杂质，迅速洗净，闷润4~8小时，至内外湿度一致，切窄丝，阴干或低温干燥，筛去碎屑。

（2）广陈皮：取原药材，除去杂质，加工成块。

（3）陈皮炭：取陈皮丝，置热锅内，用武火 150~180℃炒至表面黑褐色，喷淋清水少许，熄灭火星，取出，晾干。

2. 临床功效　味辛、苦，性温；归脾、胃、肺经。功能理气开胃，燥湿化痰。用于脘腹胀满，食少吐泻，咳嗽痰多。

**【金老谈陈皮处方审核技术】**

陈皮作为理气药中的常见中药，对陈皮的处方审核技术，要求执业药师收到处方后，首先审核处方的前记、后记等，然后审核处方的用药名称、炮制规格及用药剂量。

在《中华人民共和国药典（2015 年版）》中规定陈皮的用量为 3~10g，在处方审核过程中，如有超出范围时，应及时与临床医师进行沟通。处方中，当遇到缺药的情况时，处方审核人员不应随意进行更改或将其划掉，应与临床医师进行沟通，并适当调换。

**【金老谈陈皮处方应付技术】**

首先要确保陈皮的书写应规范整齐。其次要注意炮制应付，处方名为“橘皮”“红皮”“黄橘皮”或“柑皮”时，均应给付陈皮；处方名为“陈皮炭”时，应给付陈皮炭。见表 9-1。

**表 9-1　陈皮处方应付表**

| 处方名 | 给付 |
| --- | --- |
| 橘皮、红皮、黄橘皮、柑皮 | 陈皮 |
| 陈皮炭 | 陈皮炭 |

**【金老谈陈皮发药交代技术】**

在陈皮的发药交代过程中，发药人员的素质和专业知识有重要作用，需要交代陈皮的服药方法以及使用注意与禁忌等方面。

1. 陈皮的服药方法　汤剂分两次服，每日 1 剂。或入丸散。服药时间与次数根据不同的病证治疗。

2. 陈皮的使用注意与禁忌　气虚体燥、阴虚燥咳、吐血及内有实热者慎服。

**【金老谈陈皮临床煎煮技术】**

陈皮先加水浸泡半小时，没过药物表面 2cm 为宜。煎煮两次，合并药液，每次煎煮时间为 30 分钟。煎煮后药液约 300ml。

**【金老谈陈皮采购管理技术】**

1. 陈皮的采购技术　陈皮应采购于具备《药品经营企业许可证》《营业执照》的药品批发企业。遵循以下原则：

（1）质量标准：陈皮的质量应符合《中华人民共和国药典（2015 年版）》、局颁药品标准及中药炮制规范的标准要求。水分不得过 13.0%。本品每 1000g 含黄曲霉毒素 $B_1$ 不得过 5μg，含黄曲霉毒素 $G_2$、黄曲霉毒素 $G_1$、黄曲霉毒素 $B_2$ 和黄曲霉毒素 $B_1$ 总量不得过 10μg。本品按干燥品计算，含橙皮苷（$C_{28}H_{34}O_{15}$）不得少于 3.5%。

（2）等级规格：

1）广陈皮：

特级（即旧之“罔州皮”）：系农历冬至前上市之柑果，个大，果皮红色，果皮厚，片张大，果皮外表朱红色，内面洁白。每个果皮重10~15g。

一级（即旧之“头红皮”）：系农历10月底至11月上旬上市的柑果，果皮外表全红，张大，皮厚。

二级（即旧之“极红皮”）：果皮红色黄少（自三级中挑出）。

三级（即旧之“苏红皮”）：系农历10月中、下旬上市柑果，果皮红黄兼有，果皮比四、五级厚。

四级（即旧之“二红皮”）：自五级中挑出黄多绿少之果皮。

五级（即旧之“拣红皮”）：系农历9月底，10月初上市柑果。果皮黄绿各半，果皮薄。

六级（即旧之“旱水皮”）：系农历9月上旬首次上市之柑果，果皮绿多黄少，果皮很薄。

2）陈皮：

一等：干货。剖成3~4瓣。裂片多向外反卷。表面橙红色或棕红色，显皱缩，有无数大而凹入的油室。内面白色，略呈海绵状。质柔，片张较厚，断面不齐。气清香浓郁，味微辛，不甚苦。无杂质、虫蛀、霉变、病斑。

二等：干货。剖成3~4瓣和不规则的片张。裂片多向外反卷。表面橙红色或红棕色，有无数大而凹入的油室。内表面白色，较光洁。质较韧，皮张较薄，余与一等同。

三等：干货。剖成3~4瓣，裂片多向外反卷，皮薄而片小。表面红色或带有青色，有无数凹入的油室。内表面类白色，质坚而脆，余与一等同。

3）出口规格要求：基本与一等果皮标准同。

2. 陈皮的管理技术　陈皮购进药品到库后，应认真进行验收，并办理入库手续。药剂科各调剂室根据药品使用情况，每周到药库领取药品，临时缺药，应及时补充。制剂室根据配制制剂情况到药库领取制剂原料。临床各科因医疗、科研、教学等需要到药剂科领取药品，需报请相关管理部门批准。各方面领药必须办理相应的药品出库手续。

**【金老谈陈皮贮存养护供应技术】**

陈皮置阴凉干燥处，防霉，防蛀。

陈皮作为一味常用中药，一般以贮存一日半用量为宜。调剂室应派专人逐日检查陈皮等其他药物的供应品种及数量情况，对短缺品种要及时登记，随时整理药品，补充所耗品种，以备调剂使用。

## 青　　皮

**【来源】**本品为芸香科植物橘 *Citrus reticulata* Blanco 及其栽培变种的干燥幼果或未成熟果实的果皮。

**【历史】**出自《珍珠囊》。《本草纲目》曰：“青橘皮，其色青气烈，味苦而辛，治之以醋，所谓肝欲散，急食辛以散之，以酸泄之，以苦降之也。陈皮浮而升，入脾肺气分，青皮沉而降，入肝胆气分，一体二用，物理自然也。”

**【产地】**主产于四川、湖南、江西、浙江、福建、广东、广西等南方产橘区。

**【金老谈青皮性状辨别技术】**

1. 形色臭味

（1）四花青皮：果皮剖成4裂片，裂片长椭圆形，长4~6cm，厚0.1~0.2cm。外表面深灰色或黑绿色，密生多数油室；内表面类由色或黄白色，粗糙，附黄白色或黄棕色小筋络。质稍硬，易折断，断面外缘有油室1~2列。气香，味苦、辛。

（2）个青皮：呈类球形，直径0.5~2cm。表面灰绿色或黑绿色，微粗糙，有细密凹下的油室，顶端有稍突起的柱基，基部有圆形果梗痕。质硬，断面果皮黄白色或淡黄棕色，厚0.1~0.2cm，外缘有油室1~2列。瓤囊8~10瓣，淡棕色。气清香，味酸、苦、辛。

2. 优品质量　本品均以个匀、质硬、体重、肉厚、瓤小、香气浓者为优品。

**【金老谈青皮临床炮制技术】**

1. 炮制分类

（1）青皮：取原药材，除去杂质，洗净，浸泡4~6小时，取出，闷润8~12小时，至内外湿度一致，切厚片，干燥，筛去碎屑。

（2）醋青皮：取青皮片，加米醋拌匀，闷润1~2小时，至醋被吸尽，置热锅内，用文火炒至表面淡黄棕色，取出，晾凉。每100kg轻皮片，用米醋15kg。

2. 临床功效　味苦、辛，性温；归肝、胆、胃经。疏肝破气，消积化滞。用于胸肋胀痛，乳痈，疝痛，食积气滞。

**【金老谈青皮处方审核技术】**

青皮作为理气药中的常见中药，对青皮的处方审核技术，要求执业药师收到处方后，首先审核处方的前记、后记等，然后审核处方的用药名称、炮制规格及用药剂量。

在《中华人民共和国药典（2015年版）》中规定青皮的用量为3~10g，在处方审核过程中，如有超出范围时，应及时与临床医师进行沟通。处方中，当遇到缺药的情况时，处方审核人员不应随意进行更改或将其划掉，应与临床医师进行沟通，并适当调换。

**【金老谈青皮处方应付技术】**

首先要确保青皮的书写应规范整齐。其次要注意炮制应付，处方名为“青皮”或“小青皮”时，均应给付青皮；处方名为“醋青皮”时，应给付醋青皮。见表9-2。

**表9-2　青皮处方应付表**

| 处方名 | 给付 |
|---|---|
| 青皮、小青皮 | 青皮 |
| 醋青皮 | 醋青皮 |

**【金老谈青皮发药交代技术】**

在青皮的发药交代过程中，发药人员的素质和专业知识有重要作用，需要交代青皮的服药方法以及使用注意与禁忌等方面。

1. 青皮的服药方法　汤剂分两次服，每日1剂。或入丸散。服药时间与次数根据不同的病证治疗。醋炒止痛力强。

2. 青皮的使用注意与禁忌　其性峻烈，能损真气元，气虚者慎用。

【金老谈青皮临床煎煮技术】

青皮先加水浸泡半小时，没过药物表面 2cm 为宜。煎煮两次，合并药液，每次煎煮时间为 30 分钟。煎煮后药液约 300ml。

【金老谈青皮采购管理技术】

1. 青皮的采购技术　青皮应采购于具备《药品经营企业许可证》《营业执照》的药品批发企业。遵循以下原则：

（1）质量标准：青皮的质量应符合《中华人民共和国药典（2015 年版）》、局颁药品标准及中药炮制规范的标准要求。本品含橙皮苷（$C_{28}H_{34}O_{15}$）不得少于 5.0%。

（2）等级规格：青皮商品规格除按"四化青皮""个青皮"划分外，过去常按产地划分（见上项）规格，在不同产地商品中又有等级划分，如浙青皮中有青皮头、提青、中青、小青皮之分；潮青皮有正潮匀、一潮匀、三潮匀等。现各地规格等级划分亦有不同。主产地之一广东标准为：

1）四花青皮：干货。除净果肉，果皮四裂，向内卷台，外表面青黑色。身结、质脆。无虫蛀。

2）混合青皮：统货。干货。除净果肉，果皮不规则片状，外表面青黑色或青黄色，内面白色，身结。无蛀虫、霉变。

3）小青皮（个青皮）：统货。干货。原个幼柑，外皮青色或青褐色，最大中部围径不超过 8mm，最小不小于 3cm。无虫蛀、霉变。

2. 青皮的管理技术　青皮购进药品到库后，应认真进行验收，并办理入库手续。药剂科各调剂室根据药品使用情况，每周到药库领取药品，临时缺药，应及时补充。制剂室根据配制制剂情况到药库领取制剂原料。临床各科因医疗、科研、教学等需要到药剂科领取药品，需报请相关管理部门批准。各方面领药必须办理相应的药品出库手续。

【金老谈青皮贮存养护供应技术】

青皮置阴凉干燥处。

青皮作为一味常用中药，一般以贮存一日半用量为宜。调剂室应派专人逐日检查青皮等其他药物的供应品种及数量情况，对短缺品种要及时登记，随时整理药品，补充所耗品种，以备调剂使用。

## 枳　　实

【来源】本品为芸香科植物酸橙 *Citrus aurantium* L. 及其栽培变种或甜橙 *Citrus sinensis* Osbeck 的干燥幼果。

【历史】本品始载于唐代甄权的《药性论》。宋代《本草图经》云："今医家多以皮厚而小者为枳实，完大者为壳，皆以翻肚如盆口唇状。"《本草衍文》曰："枳实、枳壳一物也，小则其性酷而速，大则其性平而缓。"明代《本草纲目》将枳实、枳壳合并于"枳"条下，云："枳实、枳壳气味、功用俱同，上世亦无分别。魏晋以来，始分实、壳之用。"综上所述，历代本草均以为枳实、枳壳为同一来源，以果实大小及成熟程度来区分，其原植物主要为酸橙，与今药用情况相同。

【产地】主产于主产于四川、江西、福建等地。

【金老谈枳实性状辨别技术】

1. 形色臭味

（1）酸橙枳实：果实呈半球形、球形或卵圆形，直径 0.5~2.5cm。外表面黑绿色或暗棕绿色，具颗粒状突起和皱纹。顶部有明显的花柱基痕，基部有花盘残留或果梗脱落痕。切面光滑而稍隆起，灰白色，厚 3~7mm，边缘散有 1~2 列凹陷油点，瓤囊 7~12 瓣，中心有棕褐色的囊，呈车轮纹。质坚硬。气清香，味苦、微酸。

（2）甜橙枳实：外皮黑褐色，较平滑，具微小颗粒状突起。切面类白色，厚 2~4mm，瓤囊 8~11 瓣。味酸、苦。

2. 优品质量　本品均以外果皮绿褐色、果肉厚、白色、瓤小、质坚实、香气浓者为优品。

【金老谈枳实临床炮制技术】

1. 炮制分类

（1）枳实：取原药材，除去杂质。

（2）麸炒枳实：取麸皮，撒匀于热锅内，待烟冒出时，加入枳实片，迅速翻动，用火 110~140℃炒至表面深黄色，取出，筛去麸皮，晾凉。每 100kg 枳实片，用麸皮 10kg。

（3）烫枳实：取河砂，置热锅内，用武火 180~220℃炒至灵活状态，加入净枳实，烫至表面鼓起，稍有裂隙时，取出，筛去河砂，晾凉。

2. 临床功效　苦、辛，微寒；归脾、胃、大肠经。功能破气消积，化痰除痞。用于积滞内停，痞满胀痛，大便秘结，泻痢后重，结胸，胃下垂，子宫脱垂，脱肛。

【金老谈枳实处方审核技术】

枳实作为理气药中的常见中药，对枳实的处方审核技术，要求执业药师收到处方后，首先审核处方的前记、后记等，然后审核处方的用药名称、炮制规格及用药剂量。

在《中华人民共和国药典（2015 年版）》中规定枳实的用量为 3~10g，属于妊娠慎用药。在处方审核过程中，如有超出范围时，应及时与临床医师进行沟通。处方中，当遇到缺药的情况时，处方审核人员不应随意进行更改或将其划掉，应与临床医师进行沟通，并适当调换。

【金老谈枳实处方应付技术】

首先要确保枳实的书写应规范整齐。其次要注意炮制应付，处方名为“枳实”时，应给付枳实；处方名为“炒枳实”时，应给付炒枳实；处方名为“烫枳实”时，应给付烫枳实。见表 9-3。

表 9-3　枳实处方应付表

| 处方名 | 给付 |
| --- | --- |
| 枳实 | 枳实 |
| 炒枳实 | 炒枳实 |
| 烫枳实 | 烫枳实 |

【金老谈枳实发药交代技术】

在枳实的发药交代过程中，发药人员的素质和专业知识有重要作用，需要交代枳实的服药方法以及使用注意与禁忌等方面。

1. 枳实的服药方法 汤剂分两次服，每日1剂。或入丸散。服药时间与次数根据不同的病证治疗。大剂量可用至30g。炒后性较平和。

2. 枳实的使用注意与禁忌 脾胃虚弱及孕妇慎用。

**【金老谈枳实临床煎煮技术】**

枳实先加水浸泡半小时，没过药物表面2cm为宜。煎煮两次，合并药液，每次煎煮时间为30分钟。煎煮后药液约300ml。

**【金老谈枳实采购管理技术】**

1. 枳实的采购技术 枳实应采购于具备《药品经营企业许可证》《营业执照》的药品批发企业。遵循以下原则：

（1）质量标准：枳实的质量应符合《中华人民共和国药典（2015年版）》、局颁药品标准及中药炮制规范的标准要求。水分不得过15.0%，总灰分不得过7.0%。本品按干燥品计算，含辛弗林（$C_9H_{13}NO_2$）不得少于0.30%。

（2）等级规格：川枳实过去规格分有面枳实、统枳实、小枳实3种。面枳实要求个形均匀，直径约2~2.5cm，皮青肉白，肉厚挺凸，质坚结。小枳实则为小个开边或原粒。统货则大小不均匀。现行标准为：

一等：干货。幼果横切两瓣，呈扁圆片形，隆起，表面青黑色或黑褐色，有颗粒状突起和皱纹。切面果肉黄白色。肉厚瓤小，质坚硬。气清香，味苦微酸。直径1.5~2.5cm。无杂质、虫蛀、霉变。

二等：干货。幼果横切两瓣，呈扁圆形，表面青黑色或黑褐色。行颗粒状突起和皱纹。切面隆起，果肉黄白色，肉厚瓤小，质坚硬。气清香。味苦微酸。直径1.5cm以下。间有未切的个子，但不得超过30%。无杂质、虫蛀、霉变。

2. 枳实的管理技术 枳实购进药品到库后，应认真进行验收，并办理入库手续。药剂科各调剂室根据药品使用情况，每周到药库领取药品，临时缺药，应及时补充。制剂室根据配制制剂情况到药库领取制剂原料。临床各科因医疗、科研、教学等需要到药剂科领取药品，需报请相关管理部门批准。各方面领药必须办理相应的药品出库手续。

**【金老谈枳实贮存养护供应技术】**

枳实置阴凉干燥处，防蛀。

枳实作为一味常用中药，一般以贮存一日半用量为宜。调剂室应派专人逐日检查枳实等其他药物的供应品种及数量情况，对短缺品种要及时登记，随时整理药品，补充所耗品种，以备调剂使用。

## 木 香

**【来源】**本品为菊科植物木香 *Aucklandia lappa* Decne. 的干燥根。

**【历史】**本品始载于《神农本草经》，列为上品。梁代《名医别录》又称“蜜香”“青木香”。唐代《新修本草》云：“此有二种，当以昆仑来者为佳，西胡来者不善。”宋代《本草图经》曰：“今唯广州舶上有来者，他无所出。”又曰：“以形如枯骨，味苦黏牙者为良。”明代《本草纲目》亦云：“南香诸国皆有。”由此可知，古代药用的优质木香，均系指进口木香而言，并且均从广州进口，故称“广木香”。盖因木香原产印度，与我国喜马拉雅山、昆仑山相接壤，故自然环境与我国云南西北部相接近，所以将木香引种于云南是合适的。1935年，云南鹤庆籍华侨张茂名由印度携回木香种子，在丽江纳西族自治县的鲁甸乡、榕丰乡引种成功，称为云木香。现云木香我国已大量生产，满足药用，其质量与进口水香相媲美，故已不进口。

【产地】主产云南丽江地区纳西族自治县的鲁甸乡、榕丰乡和安乐等乡，维西、福贡、中甸、宁蒗、鹤庆、永胜亦产，近年来，引种到重庆市的万州地区，四川的绵阳地区，湖北的恩施地区及湖南、贵州、陕西、甘肃等许多地区生产，以云南丽江地区气候、土壤等自然条件适合云木香生长，故产品根条肥壮，油性大，香气浓郁为优。其他如湖北、重庆、甘肃、陕西产品根条细瘦，油性小，香气淡，质量较逊。

**【金老谈木香性状辨别技术】**

1. 形色臭味　根圆柱形、平圆柱形，长5~10cm，直径0.5~5cm。表面黄棕色、灰褐色或棕褐色，栓皮大多已除去，有明纵沟及侧根痕，有时可见网状纹理。质坚硬，难折断，断面稍平坦，灰黄色、灰褐色或棕褐色，散有深褐色油室小点，形成层环棕色，有放射状纹理，老根中央多枯朽。气香特异，味微苦。

2. 优品质量　本品均以条匀、质坚实、色棕黄、香气浓郁者为优品。

**【金老谈木香临床炮制技术】**

1. 炮制分类

(1) 木香片：取原药材，除去杂质，大小分开，洗净，浸泡约2小时，取出，闷润6~8小时，至内外湿度一致，切厚片，干燥，筛去碎屑。若为产地片，除去杂质。

(2) 煨木香：取未干的木香片，放在铁丝匾中，用一层草纸，一层木香片，间隔平铺数层，置炉火旁或烘干室内，烘至木香中所含的挥发油渗透至纸上，取出，晾凉。

2. 临床功效　辛、苦，温；归脾、胃、大肠、胆经。功能理气调中，燥湿化痰。用于肝郁气滞诸痛证，月经不调诸症。

**【金老谈木香处方审核技术】**

木香作为理气药中的常见中药，对木香的处方审核技术，要求执业药师收到处方后，首先审核处方的前记、后记等，然后审核处方的用药名称、炮制规格及用药剂量。

在《中华人民共和国药典(2015年版)》中规定木香的用量为3~6g，在处方审核过程中，如有超出范围时，应及时与临床医师进行沟通。处方中，当遇到缺药的情况时，处方审核人员不应随意进行更改或将其划掉，应与临床医师进行沟通，并适当调换。

**【金老谈木香处方应付技术】**

首先要确保木香的书写应规范整齐。其次要注意炮制应付，处方名为“木香”时，应给付木香；处方名为“煨木香”时，应给付煨木香。见表9-4。

**表9-4　木香处方应付表**

| 处方名 | 给付 |
| --- | --- |
| 木香 | 木香 |
| 煨木香 | 煨木香 |

**【金老谈木香发药交代技术】**

在木香的发药交代过程中，发药人员的素质和专业知识有重要作用，需要交代木香的服药方法以及使用注意与禁忌等方面。

1. 木香的服药方法　汤剂分两次服，每日1剂。或入丸散。服药时间与次数根据不同的病证治疗。生用行气力强；煨用行气力缓而多用于止泻。

2. 木香的使用注意与禁忌　脾胃虚弱及孕妇慎用。

**【金老谈木香临床煎煮技术】**

木香先加水浸泡半小时，没过药物表面2cm为宜。煎煮两次，合并药液，每次煎煮时间为30分钟。煎煮后药液约300ml。

**【金老谈木香采购管理技术】**

1. 木香的采购技术　木香应采购于具备《药品经营企业许可证》《营业执照》的药品批发企业。遵循以下原则：

（1）质量标准：木香的质量应符合《中华人民共和国药典（2015年版）》、局颁药品标准及中药炮制规范的标准要求。总灰分不得过4.0%。本品按干燥品计算，含木香烃内酯（$C_{15}H_{20}O_2$）和去氢木香内酯（$C_{15}H_{18}O_2$）的总量不得少于1.8%。

（2）等级规格：

1）木香：过去，广木香曾细分为老原香、老拣香（粗条上档）、老统香（拣去上档者）、木香角、木香屑、行统香（幼条货）等。新木香（印木香）又分为印原香、印拣香、印统香等。现因主流商品为云木香（过去只分为分拣和统货二种），国家现行等级标准划分如下：

一等：干货。呈圆柱形或半圆柱形。表面棕黄色或灰棕色。体实。断面黄棕色或黄绿色，具油性。气香浓。味苦而辣。根条均匀，长8~12cm，最细的一端直径在2cm以上。不空、不泡、不朽。无芦头、根尾、焦枯、油条、杂质、虫蛀、霉变。

二等：干货。呈不规则的条状或块状。长3~19cm，最细的一端直径在0.8cm以上。间有根头根尾、碎节、碎块。无须根、枯焦、杂质、虫蛀、霉变。余同一等。

2）川木香：均为统货，不分等级。要求条粗，质硬，香气浓者为上。

2. 木香的管理技术　木香购进药品到库后，应认真进行验收，并办理入库手续。药剂科各调剂室根据药品使用情况，每周到药库领取药品，临时缺药，应及时补充。制剂室根据配制制剂情况到药库领取制剂原料。临床各科因医疗、科研、教学等需要到药剂科领取药品，需报请相关管理部门批准。各方面领药必须办理相应的药品出库手续。

**【金老谈木香贮存养护供应技术】**

木香置干燥处。

木香作为一味常用中药，一般以贮存一日半用量为宜。调剂室应派专人逐日检查木香等其他药物的供应品种及数量情况，对短缺品种要及时登记，随时整理药品，补充所耗品种，以备调剂使用。

## 香　附

**【来源】**本品为莎草科植物莎草 *Cyperus rotundus* L. 的干燥根茎。

**【历史】**《名医别录》载有莎草、香附子，谓："莎草生田野，二月、八月采。"苏恭谓："此草根名香附子，一名雀头香，所在有之，茎叶都似三棱，合和香用之。"李时珍谓："莎叶如老韭叶而硬，光泽有剑脊棱，五、六月中抽一茎三棱中空，茎端复出数叶，开青花成穗如黍，中有细子，其根有须，须下结子一、二枚，转相延生，子上有细黑毛，大者如羊枣而两头尖，采得燎去毛，曝干货之。”历代本草记载，与现今所用的原植物是一致的。

【产地】主产于辽宁、河北、山东、山西、江苏、安徽、浙江、江西、福建、台湾、湖北、湖南、广东、广西、陕西、甘肃、四川、贵州、云南等省区。其中山东产者称“东香附”，浙江产者称“南香附”，品质较好。

**【金老谈香附性状辨别技术】**

1. 形色臭味　本品根茎多呈纺锤形，或略弯曲，长 2~3.5cm，直径 0.5~1cm。表面棕褐色或黑褐色，有不规则纵皱纹，并有明显而略隆重起的环节 6~10 个，节间长 2~6mm，节上有众多朝向一方的棕色毛须，并残留根痕；去净毛须的较光滑，有细密的纵脊纹。质坚硬，蒸煮者断面角质样，棕黄色或棕红色，生晒者断面粉性，类白色；内皮层环明显，中柱色较深，维管束点清晰可见。气香，味微苦。

2. 优品质量　本品均以个大、质坚实、红棕色、香气浓者为优品。

**【金老谈香附临床炮制技术】**

1. 炮制分类

(1) 生香附：取原药材，除去杂质，碾成碎粒，簸去细毛及细末。

(2) 醋香附：取净香附粒，加米醋拌匀，闷润 1~2 小时，至醋被吸尽，置热锅内，用文火炒至表面棕褐色，取出，晾凉。每 100kg 香附粒，用米醋 20kg。

2. 临床功效　辛、微苦、微甘，平；归肝、三焦经。功能理气解郁，调经止痛。用于肝郁气滞，胸、胁、脘腹胀痛，消化不良，胸脘痞闷，寒疝腹痛，乳房胀痛，月经不调，经闭痛经。

**【金老谈香附处方审核技术】**

香附作为理气药中的常见中药，对香附的处方审核技术，要求执业药师收到处方后，首先审核处方的前记、后记等，然后审核处方的用药名称、炮制规格及用药剂量。

在《中华人民共和国药典(2015 年版)》中规定香附的用量为 6~10g，在处方审核过程中，如有超出范围时，应及时与临床医师进行沟通。处方中，当遇到缺药的情况时，处方审核人员不应随意进行更改或将其划掉，应与临床医师进行沟通，并适当调换。

**【金老谈香附处方应付技术】**

首先要确保香附的书写应规范整齐。其次要注意炮制应付，处方名为“香附”时，应给付香附；处方名为“醋香附”时，应给付醋香附。见表 9-5。

**表 9-5　香附处方应付表**

| 处方名 | 给付 |
|---|---|
| 香附 | 香附 |
| 醋香附 | 醋香附 |

**【金老谈香附发药交代技术】**

在香附的发药交代过程中，发药人员的素质和专业知识有重要作用，需要交代香附的服药方法、使用注意与禁忌等方面。

1. 香附的服药方法　汤剂分两次服，每日 1 剂。或入丸散。服药时间与次数根据不同的病证治疗。

2. 香附的使用注意与禁忌 气虚无滞、阴虚血热者忌用。

**【金老谈香附临床煎煮技术】**

香附先加水浸泡半小时，没过药物表面 2cm 为宜。煎煮两次，合并药液，每次煎煮时间为 30 分钟。煎煮后药液约 300ml。

**【金老谈香附采购管理技术】**

1. 香附的采购技术 香附应采购于具备《药品经营企业许可证》《营业执照》的药品批发企业。遵循以下原则：

（1）质量标准：香附的质量应符合《中华人民共和国药典（2015 年版）》、局颁药品标准及中药炮制规范的标准要求。水分不得过 13.0%，总灰分不得过 4.0%。本品含挥发油不得少于 1.0%（ml/g）。

（2）等级规格：过去香附除分光香附、毛香附外，光香附还按每 37.5g 粒数分为 24 粒、32 粒、40 粒、44 粒几等。现行国家标准中光香附标准为：干货。呈纺锤形，有的略弯曲。去净毛须，表面棕褐色，具光泽，有纵皱纹，通常有数个隆起的环节及残留根痕。质坚硬，粉性足。断面淡褐色、灰白色或棕黄色。气芳香，味微苦。大小不分，无杂质、虫蛀、霉变。

2. 香附的管理技术 香附购进药品到库后，应认真进行验收，并办理入库手续。药剂科各调剂室根据药品使用情况，每周到药库领取药品，临时缺药，应及时补充。制剂室根据配制制剂情况到药库领取制剂原料。临床各科因医疗、科研、教学等需要到药剂科领取药品，需报请相关管理部门批准。各方面领药必须办理相应的药品出库手续。

**【金老谈香附贮存养护供应技术】**

香附置阴凉干燥处，防蛀。

香附作为一味常用中药，一般以贮存一日半用量为宜。调剂室应派专人逐日检查香附等其他药物的供应品种及数量情况，对短缺品种要及时登记，随时整理药品，补充所耗品种，以备调剂使用。

## 乌 药

**【来源】**本品为樟科植物乌药 *Lindera aggregata*（Sims）Kosterm. 的干燥块根。

**【历史】**本品始载于宋代《开宝本草》。《本草因经》曰：“今台州、雷州、衢州亦有之，以天台者为胜，木似茶檟，高五六尺。叶微圆而尖，作三椏，面青背白，五月开细花，黄白色；六月结实。如山芍药而有极粗大者，又似钓棒根。”明代《本草纲目》云：“吴、楚山中极多，人以为薪，根、叶皆有香气。”

**【产地】**主产于我国浙江、江西、福建、安徽、湖南、广东、广西、陕西、台湾等省区。越南、菲律宾也有分布。习惯以浙江天台所产者品质最优品，故称“天台乌药”或“台乌药”。

**【金老谈乌药性状辨别技术】**

1. 形色臭味 本品多呈纺锤状，略弯曲，有的中部收缩成连珠状，长 6~15cm，直径 1~3cm。表面黄棕色或黄褐色，有纵皱纹及稀疏的细根痕。质坚硬。切片厚 0.2~2mm，切面黄白色或淡黄棕色，射线放射状，可见年轮环纹，中心颜色较深。气香，味微苦、辛，有清凉感。

2. 优品质量 本品均以个大、肥壮、质嫩、折断面香气浓郁者为优品。

【金老谈乌药临床炮制技术】

1. 炮制分类　临床调剂常用的乌药炮制品，取原药材，除去杂质，筛去碎屑。

2. 临床功效　辛，温；归肺、脾、肾、膀胱经。功能行气止痛，温肾散寒。用于寒凝气滞之胸腹诸痛证，尿频，遗尿。

【金老谈乌药处方审核技术】

乌药作为理气药中的常见中药，对乌药的处方审核技术，要求执业药师收到处方后，首先审核处方的前记、后记等，然后审核处方的用药名称、炮制规格及用药剂量。

在《中华人民共和国药典（2015 年版）》中规定乌药的用量为 6~10g，在处方审核过程中，如有超出范围时，应及时与临床医师进行沟通。处方中，当遇到缺药的情况时，处方审核人员不应随意进行更改或将其划掉，应与临床医师进行沟通，并适当调换。

【金老谈乌药处方应付技术】

首先要确保乌药的书写应规范整齐。其次要注意处方名为“天台乌药”或“乌药”时，均应给付乌药。见表 9-6。

表 9-6　乌药处方应付表

| 处方名 | 给付 |
|---|---|
| 天台乌药、乌药 | 乌药 |

【金老谈乌药发药交代技术】

在乌药的发药交代过程中，发药人员的素质和专业知识有重要作用，需要交代乌药的服药方法以及使用注意与禁忌等方面。

1. 乌药的服药方法　汤剂分两次服，每日 1 剂。或入丸散。服药时间与次数根据不同的病证治疗。

2. 乌药的使用注意与禁忌　气虚及内热证患者禁服。

【金老谈乌药临床煎煮技术】

乌药先加水浸泡半小时，没过药物表面 2cm 为宜。煎煮两次，合并药液，每次煎煮时间为 30 分钟。煎煮后药液约 300ml。

【金老谈乌药采购管理技术】

1. 乌药的采购技术　乌药应采购于具备《药品经营企业许可证》《营业执照》的药品批发企业。遵循以下原则：

（1）质量标准：乌药的质量应符合《中华人民共和国药典（2015 年版）》、局颁药品标准及中药炮制规范的标准要求。水分不得过 11.0%，总灰分不得过 4.0%，酸不溶性灰分不得过 2.0%。本品按干燥品计算，含乌药醚内酯（$C_{15}H_{16}O_4$）不得少于 0.030%。

（2）等级规格：乌药个、乌药片均为统货，不分等级。

2. 乌药的管理技术　乌药购进药品到库后，应认真进行验收，并办理入库手续。药剂科各调剂室根据药品使用情况，每周到药库领取药品，临时缺药，应及时补充。制剂室根据配制制剂情况到药库领取制剂原料。临床各科因医疗、科研、教学等需要到药剂科领取药品，需报请相关管理部门批准。各方面领药必须办理相应的药品出库手续。

**【金老谈乌药贮存养护供应技术】**

乌药置阴凉干燥处。

乌药作为一味常用中药，一般以贮存一日半用量为宜。调剂室应派专人逐日检查乌药等其他药物的供应品种及数量情况，对短缺品种要及时登记，随时整理药品，补充所耗品种，以备调剂使用。

## 沉 香

**【来源】**本品为瑞香科常绿乔木白木香 *Aquilaria sinensis*（Lour.）Gilg 含有树脂的木材。

**【历史】**本品始载于《名医别录》，列为上品。历代本草多有记载。如唐代《海药本草》云："沉香按正经生南海山谷。"宋代《本草图经》补充了产地，说"旧不著所出州土，今唯海南诸国及交、广、崖州有之。"综上所述可知，古代之沉香出自我国广东、海南琼崖及东南亚各国。就其形态而言，原植物与国产之白木香和进口沉香相吻合。

**【产地】**国产沉香（白木香）主产于海南、广东、广西等地，进口沉香主产于印度、印度尼西亚、越南、马来西亚、柬埔寨等国。

沉香在新中国成立前多为进口。近年来，我国以同属植物白木香进行栽培（国产沉香）发展很快。2006 年广东茂名地区电白县观珠镇锦盖山栽培沉香专业户，栽培沉香近万亩，约有 200 万株，名"沉香山"。经考察，本品确实为瑞香科植物白木香，有些树龄很长，已提供沉香商品供应市场。

**【金老谈沉香性状辨别技术】**

1. 形色臭味

（1）进口沉香：为植物沉香的含有树脂的木材，多呈圆柱状或不规则棒状、片状、盔帽状，刀劈加工而成，外形极不规则，长 7~20cm，直径 1.5~6cm。表面褐色，常有黑色与黄色交错的纹理，平滑光润。质坚实，沉重，难折断，用刀劈开，破开面呈灰褐色。能沉于水或半沉半浮。有特殊香气，味苦。燃烧时有油渗出，香气浓烈。主产印度、马来西亚等地。

（2）国产沉香：又名海南沉香。为植物白木香的含有树脂的木材，多呈不规则块状或片状，长 3~15cm，直径 3~6cm。表面凹凸不平，有加工的刀痕。可见黑褐色的含树脂部分与黄色的木部相间，形成斑纹，其孔洞及凹窝的表面呈朽木状。质较轻，折断面刺状，棕色。大多不能沉水。有特殊香气，味苦，燃烧时有油渗出，发浓烟，香气浓烈。主产广东海南岛，广西亦产。沉香中油性足、体质重而性糯者，经精选加工后即为伽南香。

2. 优品质量　本品均以质坚沉重、香浓油足、色紫黑者为优品。

**【金老谈沉香临床炮制技术】**

1. 炮制分类　临床调剂常用的沉香炮制品，取原药材，除去枯朽白木，刷净，再加工成小碎段。

2. 临床功效　辛、苦，温；归脾、胃、肾、肺经。功能降气温中，暖肾纳气。用于治气逆喘息，呕吐呃逆，脘腹胀痛，腰膝虚冷，大肠虚秘，小便气淋，男子精冷。

**【金老谈沉香处方审核技术】**

沉香作为理气药中的常见中药，对沉香的处方审核技术，要求执业药师收到处方后，首先审核处方的前记、后记等，然后审核处方的用药名称、炮制规格及用药剂量。

在《中华人民共和国药典(2015年版)》中规定沉香的用量为1~5g,在处方审核过程中,如有超出范围时,应及时与临床医师进行沟通。处方中,当遇到缺药的情况时,处方审核人员不应随意进行更改或将其划掉,应与临床医师进行沟通,并适当调换。

**【金老谈沉香处方应付技术】**

首先要确保沉香的书写应规范整齐。其次要注意处方名为"沉香"或"沉香木"时,均应给付沉香。见表9-7。

**表9-7　沉香处方应付表**

| 处方名 | 给付 |
|---|---|
| 沉香、沉香木 | 沉香 |

**【金老谈沉香发药交代技术】**

在沉香的发药交代过程中,发药人员的素质和专业知识有重要作用,需要交代沉香的服药方法、使用注意与禁忌等方面。

1. 沉香的服药方法　汤剂分两次服,每日1剂。或入丸散。服药时间与次数根据不同的病证治疗。

2. 沉香的使用注意与禁忌　气虚下陷,阴虚火旺者忌用。

**【金老谈沉香临床煎煮技术】**

沉香不宜久煎,应后下。多磨汁冲服,或入丸散剂。

**【金老谈沉香采购管理技术】**

1. 沉香的采购技术　沉香应采购于具备《药品经营企业许可证》《营业执照》的药品批发企业。遵循以下原则:

(1)质量标准:沉香的质量应符合《中华人民共和国药典(2015年版)》、局颁药品标准及中药炮制规范的标准要求。本品按干燥品计算,含沉香四醇($C_{17}H_{18}O_6$)不得少于0.10%。

(2)等级规格:沉香商品过去划分极为复杂,根据取材的质量及形状又分为多种规格;如大节,中节、小节,皆为3~20cm长之段,大盔、中盔、小盔、形状似武士的盔帽。修制裁下的角称"沉香角"。其边缘的杂质木称"毛香"。外部黑褐色,内心质松软多黄色,香味较淡者称"速香"或"泡速香"。

1)主产地广东省将国产沉香划分为:

一等:干货。不规则块状,挖净轻浮枯木,油色黑润,身重结实,黑色油格占整块80%以上。燃之有油渗出,香气浓烈,无杂质,无霉变。

二等:干货。黑色油格占整块60%以上,余同一等。

三等:干货。黑色油格占整块40%以上,余同一等。

四等:干货。黑色油格占整块25%以上,余同一等。

2)进口沉香曾划分为四等:

一号香:质沉重,香浓油足,味苦。

二号香:质坚实,香浓油足,味苦。

三号香:质较松,香味亦佳,味苦。

四号香：质松浮，香味淡薄，味苦淡。

2. 沉香的管理技术　沉香购进药品到库后，应认真进行验收，并办理入库手续。药剂科各调剂室根据药品使用情况，每周到药库领取药品，临时缺药，应及时补充。制剂室根据配制制剂情况到药库领取制剂原料。临床各科因医疗、科研、教学等需要到药剂科领取药品，需报请相关管理部门批准。各方面领药必须办理相应的药品出库手续。

**【金老谈沉香贮存养护供应技术】**

沉香密封贮藏。

沉香作为一味常用中药，一般以贮存一日半用量为宜。调剂室应派专人逐日检查沉香等其他药物的供应品种及数量情况，对短缺品种要及时登记，随时整理药品，补充所耗品种，以备调剂使用。

## 檀　香

**【来源】**本品为檀香科植物檀香 *Santalum album* L. 树干的干燥心材。

**【历史】**本品始载于《本草拾遗》，云："白檀，树如檀，出海南。"《本草图经》曰："有数种，黄、白、紫之异，今人盛用之。"《本草纲目》引《大明一统志》云："檀香出广东、云南及占城、真腊、爪哇、渤泥、暹罗、三佛齐、回回等国。今岭南诸地皆有之。树、叶皆似荔枝，皮青色而滑泽。"叶廷硅《名香谱》云："皮实而色黄者，为黄檀，皮洁而色白者，为白檀，皮腐而色紫者，为紫檀。其木并坚重清香，而以白檀尤良。"现时所用檀香均系进口，其产地与古代本草记载基本相符。

**【产地】**主产于印度东部、泰国、印尼、马来西亚、东南亚、澳大利亚、斐济等湿热地区。我国台湾、海南、云南南部有栽培。其中又以产自印度的老山檀为上乘之品。印度檀香木的特点是其色白偏黄，油质大，散发的香味恒久。而澳大利亚、印尼等地所产檀香其质地、色泽、香度均有逊色，称为"柔佛巴鲁檀"。

**【金老谈檀香性状辨别技术】**

1. 形色臭味

（1）檀香：本品为长短不一的圆柱形木段，有的略弯曲，一般长约 1m，直径 10~30cm。外表面灰黄色或黄褐色，光滑细腻，有的具疤节或纵裂，横截面呈棕黄色，显油迹；棕色年轮明显或不明显，纵向劈开纹理顺直。质坚实，不易折断。气清香，燃烧时香气更浓；味淡，嚼之微有辛辣感。

（2）老山檀：也称白皮老山香或印度香，产于印度，一般条形大、直，材表光滑、致密，香气醇正，是檀香木中之极品。

（3）新山檀：一般产于澳大利亚，条形较细，香气较弱。

（4）雪梨檀：多呈棒状，表面黄白色，光滑，质亦细密坚实，气香较淡。

2. 优品质量　以体重质坚、显油迹、香气浓郁而持久、烧之气香者为佳。

**【金老谈檀香临床炮制技术】**

1. 炮制分类　临床调剂常用的檀香炮制品，取原药材，除去杂质，刨成薄片；或锯成长约 3cm 的小段，再加工成小碎段。

2. 临床功效　辛，温；归脾、胃、肺经。功能理气调中，散寒止痛。用于寒凝气滞，胸痛，腹痛，胃痛食少；冠心病，心绞痛。

**【金老谈檀香处方审核技术】**

檀香作为理气药中的常见中药，对檀香的处方审核技术，要求执业药师收到处方后，首先审核处方的前记、后记等，然后审核处方的用药名称、炮制规格及用药剂量。

在《中华人民共和国药典（2015年版）》中规定檀香的用量为2~5g，在处方审核过程中，如有超出范围时，应及时与临床医师进行沟通。处方中，当遇到缺药的情况时，处方审核人员不应随意进行更改或将其划掉，应与临床医师进行沟通，并适当调换。

**【金老谈檀香处方应付技术】**

首先要确保檀香的书写应规范整齐。其次要注意处方名为“白檀”“白檀木”或“檀香”时，均应给付檀香。见表9-8。

表9-8　檀香处方应付表

| 处方名 | 给付 |
|---|---|
| 白檀、白檀木、檀香 | 檀香 |

**【金老谈檀香发药交代技术】**

在檀香的发药交代过程中，发药人员的素质和专业知识有重要作用，需要交代檀香的服药方法以及使用注意与禁忌等方面。

1. 檀香的服药方法　汤剂分两次服，每日1剂。或入丸散。服药时间与次数根据不同的病证治疗。

2. 檀香的使用注意与禁忌　阴虚火旺、气热吐衄者慎用。

**【金老谈檀香临床煎煮技术】**

檀香不宜久煎，应后下。在其他药已煎煮10~15分钟后，再把檀香加进去同煎，一起煎5~15分钟即可。煎煮两次合并药液，煎煮后药液约300ml。

**【金老谈檀香采购管理技术】**

1. 檀香的采购技术　檀香应采购于具备《药品经营企业许可证》《营业执照》的药品批发企业。遵循以下原则：

（1）质量标准：檀香的质量应符合《中华人民共和国药典（2015年版）》、局颁药品标准及中药炮制规范的标准要求。水分不得过12.0%，本品含挥发油不得少于3.0%（g/ml）。

（2）等级规格：

1）檀香：本品为长短不一的圆柱形木段，有的略弯曲，一般长50~100cm，直径10~30cm。外表面灰黄色或黄褐色，光滑细腻，有的具疤节或裂隙，横截面呈棕黄色，显油迹；棕色年轮明显或不明显，纵面劈开纹理顺直。质坚实，不易折断。气清香，燃烧时香气更浓。味淡，嚼之微有辛辣感。

2）老山檀：多呈圆柱形或稍扁，表面暗淡黄色或黄棕色，气香浓烈。质优。

3）雪梨檀：多呈棒状，表面黄白色，光滑，质亦细密坚实，气香较淡。

4）新山檀：又称“西香”，多弯曲，直径10~15cm。表面不光滑，黄色且较重，并有疤节和裂隙，香气较弱，略带酸味。质次。

2. 檀香的管理技术　檀香购进药品到库后，应认真进行验收，并办理入库手续。药剂科各调剂室根据药品使用情况，每周到药库领取药品，临时缺药，应及时补充。制剂室根据配制制剂情况到药库领取制剂原料。临床各科因医疗、科研、教学等需要到药剂科领取药品，需报请相关管理部门批准。各方面领药必须办理相应的药品出库手续。

**【金老谈檀香贮存养护供应技术】**

檀香置阴凉干燥处。

檀香作为一味常用中药，一般以贮存一日半用量为宜。调剂室应派专人逐日检查檀香等其他药物的供应品种及数量情况，对短缺品种要及时登记，随时整理药品，补充所耗品种，以备调剂使用。

## 川　楝　子

**【来源】**本品为楝科落叶乔木川楝 *Meliatoosendan*Sieb.et Zucc. 的干燥成熟果实。

**【历史】**本品原名“楝实”，首载于《神农本草经》，列为下品，不分川楝、苦楝。《本草图经》曰：“楝实，即金铃子也，生荆山山谷，今处处有之，以蜀川者为佳。木高丈余，叶密如槐而长，三、四月开花，红紫色，芳香满庭间。实如弹丸，生青熟黄。”李时珍曰：“其子如小铃，熟则黄色，故名金铃，象形也。”从《本草纲目》所附楝图，小叶亦全缘，此特征与川楝相似。《植物名实图考》楝图，小叶有明显锯齿，此特征与苦楝相似。可见，古代所谓楝包括川楝、苦楝两种。实际川楝与苦楝为同科同属不同种的植物。其果实的性状、成分、药效亦略有不同，应分别入药，不宜相混。

**【产地】**主产于四川绵阳、乐山、南充、温江：重庆地区的万州、涪陵、长寿、城口、璧山、巫山、巫溪、奉节；贵州务川、湄潭、凤冈、遵义。此外，湖南、湖北、云南等地亦产。

**【金老谈川楝子性状辨别技术】**

1. 形色臭味　干燥果实呈球形或椭圆形，长径 2~3.2cm，短径 1.5~2.3cm。表面金黄色或黄棕色，微有光泽，具深棕色或黄棕色圆点，微有凹陷或皱缩。一端凹陷，有果柄脱落痕迹，另一端较平，有一棕色点状蒂痕。果皮革质，与果肉间常有空隙。果肉厚，浅黄色，质松软。果核球形或卵圆形，两端平截，土黄色，表面具 6~8 条纵棱，内分 6~8 室，含黑棕色长圆形种子 6~8 枚。种仁乳白色，有油性。气特异，味酸而苦。

2. 优品质量　本品均以表面金黄色、肉黄白色、厚而松软者为优品。

**【金老谈川楝子临床炮制技术】**

1. 炮制分类　临床调剂常用的川楝子炮制品，取原药材，除去杂质，加工成碎块，筛去碎屑。

2. 临床功效　苦，寒；有小毒；归肝、胃、小肠、膀胱经。功能舒肝行气止痛，驱虫。用于胸胁、脘腹胀痛，疝痛，虫积腹痛。

**【金老谈川楝子处方审核技术】**

川楝子作为理气药中的常见中药，对川楝子的处方审核技术，要求执业药师收到处方后，首先审核处方的前记、后记等，然后审核处方的用药名称、炮制规格及用药剂量。

在《中华人民共和国药典（2015 年版）》中规定川楝子的用量为 5~10g，在处方审核过程中，如有超出范围时，应及时与临床医师进行沟通，并双签字。处方中，当遇到缺药的情况时，处方审核人员不应随意进行更改或将其划掉，应与临床医师进行沟通，并适当调换。

【金老谈川楝子处方应付技术】

首先要确保川楝子的书写应规范整齐。其次要注意处方名为“苦楝子”“川楝树子”或“川楝子”时，均应给付川楝子。见表9-9。

表9-9　川楝子处方应付表

| 处方名 | 给付 |
|---|---|
| 苦楝子、川楝树子、川楝子 | 川楝子 |

【金老谈川楝子发药交代技术】

在川楝子的发药交代过程中，发药人员的素质和专业知识有重要作用，需要交代川楝子的服药方法以及使用注意与禁忌等方面。

1. 川楝子的服药方法　汤剂分两次服，每日1剂。或入丸散。服药时间与次数根据不同的病证治疗。外用适量。炒用寒性降低。

2. 川楝子的使用注意与禁忌　川楝子苦寒有毒，脾胃虚寒者不宜用，亦不宜过量或持续服用。

【金老谈川楝子临床煎煮技术】

川楝子先加水浸泡半小时，没过药物表面2cm为宜。煎煮两次，合并药液，每次煎煮时间为30分钟。煎煮后药液约300ml。外用适量，研末调涂。

【金老谈川楝子采购管理技术】

1. 川楝子的采购技术　川楝子应采购于具备《药品经营企业许可证》《营业执照》的药品批发企业。遵循以下原则：

（1）质量标准：川楝子的质量应符合《中华人民共和国药典（2015年版）》、局颁药品标准及中药炮制规范的标准要求。水分不得过12.0%，总灰分不得过5.0%。本品按干燥品计算，含川楝素（$C_{30}H_{38}O_{11}$）应为0.060%~0.20%。

（2）等级规格：川楝子商品通常不分等级，均为统货。

2. 川楝子的管理技术　川楝子购进药品到库后，应认真进行验收，并办理入库手续。药剂科各调剂室根据药品使用情况，每周到药库领取药品，临时缺药，应及时补充。制剂室根据配制制剂情况到药库领取制剂原料。临床各科因医疗、科研、教学等需要到药剂科领取药品，需报请相关管理部门批准。各方面领药必须办理相应的药品出库手续。

【金老谈川楝子贮存养护供应技术】

川楝子置通风干燥处，防蛀。

川楝子作为一味常用中药，一般以贮存一日半用量为宜。调剂室应派专人逐日检查川楝子等其他药物的供应品种及数量情况，对短缺品种要及时登记，随时整理药品，补充所耗品种，以备调剂使用。

## 薤　白

【来源】本品为百合科植物小根蒜 *Allium macrostemon* Bge. 或薤 *Allium chinensis* G.Don 的干燥鳞茎。

【历史】出自《本草图经》。《本草纲目》曰："薤，八月栽根，正月分莳，宜肥壤。数枝一本，则茂而根大。叶状似韭，韭叶中实而扁，有剑脊；薤叶中空，似细葱叶而有棱，气亦如葱。二月开细花，紫白色，根如小蒜，一本数颗，相依而生。五月叶青则掘之，否则肉不满也。"

【产地】主产于东北、河北、江苏、湖北等地。

**【金老谈薤白性状辨别技术】**

1. 形色臭味

（1）小根蒜：呈不规则卵圆形，高0.5~1.5cm，直径0.5~1.8cm。表面黄白色或淡黄棕色，皱缩，半透明，有类白色膜质鳞片包被，底部有突起的鳞茎盘。质硬，角质样。有蒜臭，味微辣。

（2）薤：呈略扁的长卵形，高1~3cm，直径0.3~1.2cm。表面淡黄棕色或棕褐色，具浅纵皱纹。质较软，断面可见鳞叶2~3层。嚼之黏牙。

2. 优品质量　本品均以个大、饱满、质坚、黄白色、半透明者为优品。

**【金老谈薤白临床炮制技术】**

1. 炮制分类　临床调剂常用的薤白炮制品，取原药材，除去杂质及须根、皮膜，簸筛去须毛。

2. 临床功效　辛、苦，性温；归肺、心、胃、大肠经。功能通阳散结，行气导滞。用于胸痹心痛彻背，胸脘痞闷，咳喘痰多，脘腹疼痛，泄痢后重，白带，疮疖痈肿。

**【金老谈薤白处方审核技术】**

薤白作为理气药中的常见中药，对薤白的处方审核技术，要求执业药师收到处方后，首先审核处方的前记、后记等，然后审核处方的用药名称、炮制规格及用药剂量。

在《中华人民共和国药典（2015年版）》中规定薤白的用量为5~10g，在处方审核过程中，如有超出范围时，应及时与临床医师进行沟通。处方中，当遇到缺药的情况时，处方审核人员不应随意进行更改或将其划掉，应与临床医师进行沟通，并适当调换。

**【金老谈薤白处方应付技术】**

首先要确保薤白的书写应规范整齐。其次要注意处方名为"薤根""野蒜""小独蒜"或"薤白"时，均应给付薤白。见表9-10。

**表9-10　薤白处方应付表**

| 处方名 | 给付 |
|---|---|
| 薤根、野蒜、小独蒜、薤白 | 薤白 |

**【金老谈薤白发药交代技术】**

在薤白的发药交代过程中，发药人员的素质和专业知识有重要作用，需要交代薤白的服药方法、使用注意与禁忌等方面。

1. 薤白的服药方法　汤剂分两次服，每日1剂。或入丸散。服药时间与次数根据不同的病证治疗。

2. 薤白的使用注意与禁忌　气虚无滞者及胃弱纳呆、不耐蒜味者不宜用。

**【金老谈薤白临床煎煮技术】**

薤白先加水浸泡半小时，没过药物表面2cm为宜。煎煮两次合并药液，每次煎煮时间为

30分钟。煎煮后药液约300ml。

【金老谈薤白采购管理技术】

1. 薤白的采购技术 薤白应采购于具备《药品经营企业许可证》《营业执照》的药品批发企业。遵循以下原则：

(1) 质量标准：薤白的质量应符合《中华人民共和国药典(2015年版)》、局颁药品标准及中药炮制规范的标准要求。水分不得过10.0%，总灰分不得过5.0%。

(2) 等级规格：薤白均为统货，不分等级。

2. 薤白的管理技术 薤白购进药品到库后，应认真进行验收，并办理入库手续。药剂科各调剂室根据药品使用情况，每周到药库领取药品，临时缺药，应及时补充。制剂室根据配制制剂情况到药库领取制剂原料。临床各科因医疗、科研、教学等需要到药剂科领取药品，需报请相关管理部门批准。各方面领药必须办理相应的药品出库手续。

【金老谈薤白贮存养护供应技术】

薤白置干燥处，防蛀。

薤白作为一味常用中药，一般以贮存一日半用量为宜。调剂室应派专人逐日检查薤白等其他药物的供应品种及数量情况，对短缺品种要及时登记，随时整理药品，补充所耗品种，以备调剂使用。

## 大腹皮

【来源】本品为棕榈科植物槟榔 *Areca catechu* L. 的干燥果皮。

【历史】首载于侯宁极《药谱》。《药性类明》："大腹皮，丹溪常用之以治肺气喘促，及水肿药中又多用之，盖亦取其泄肺，以杀水之源也。"

【产地】主产于广东、海南、云南、台湾、广西、福建。

【金老谈大腹皮性状辨别技术】

1. 形色臭味 本品略呈椭圆形或长卵形瓢状，长4~7cm，宽2~3.5cm，厚0.2~0.5cm。外果皮深棕色至近黑色，具不规则的纵皱纹及隆起的横纹，顶端有花柱残痕，基部有果梗及残存萼片。内果皮凹陷，褐色或深棕色、光滑呈硬壳状。体轻，质硬，纵向撕裂后可见中果皮纤维。气微，味微涩。

2. 优品质量 本品均以色黄白、质柔韧、无杂质者为优品。

【金老谈大腹皮临床炮制技术】

1. 炮制分类 临床调剂常用的大腹皮炮制品，取原药材，除去杂质，加工至松散状，筛去碎屑。

2. 临床功效 辛，微温；归脾、胃、大肠、小肠经。功能行气导滞，行水消肿。用于湿阻气滞，胸腹胀闷，大便不爽，水肿，脚气，小便不利。

【金老谈大腹皮处方审核技术】

大腹皮作为理气药中的常见中药，对大腹皮的处方审核技术，要求执业药师收到处方后，首先审核处方的前记、后记等，然后审核处方的用药名称、炮制规格及用药剂量。

在《中华人民共和国药典(2015年版)》中规定大腹皮的用量为5~10g，在处方审核过程中，如有超出范围时，应及时与临床医师进行沟通。处方中，当遇到缺药的情况时，处方审核人员不应随意进行更改或将其划掉,应与临床医师进行沟通,并适当调换。

**【金老谈大腹皮处方应付技术】**

首先要确保大腹皮的书写应规范整齐。其次要注意处方名为“槟榔皮”或“大腹皮”时,均应给付大腹皮。见表9-11。

**表9-11　大腹皮处方应付表**

| 处方名 | 给付 |
| --- | --- |
| 槟榔皮、大腹皮 | 大腹皮 |

**【金老谈大腹皮发药交代技术】**

在大腹皮的发药交代过程中,发药人员的素质和专业知识有重要作用,需要交代大腹皮的服药方法、使用注意与禁忌等方面。

1. 大腹皮的服药方法　汤剂分两次服,每日1剂。或入丸散。服药时间与次数根据不同的病证治疗。

2. 大腹皮的使用注意与禁忌　气虚体弱者慎服。

**【金老谈大腹皮临床煎煮技术】**

大腹皮先加水浸泡半小时,没过药物表面2cm为宜。煎煮两次,合并药液,每次煎煮时间为30分钟。煎煮后药液约300ml。

**【金老谈大腹皮采购管理技术】**

1. 大腹皮的采购技术　大腹皮应采购于具备《药品经营企业许可证》《营业执照》的药品批发企业。遵循以下原则:

质量标准:大腹皮的质量应符合《中华人民共和国药典(2015年版)》、局颁药品标准及中药炮制规范的标准要求。水分不得过12.0%。

2. 大腹皮的管理技术　大腹皮购进药品到库后,应认真进行验收,并办理入库手续。药剂科各调剂室根据药品使用情况,每周到药库领取药品,临时缺药,应及时补充。制剂室根据配制制剂情况到药库领取制剂原料。临床各科因医疗、科研、教学等需要到药剂科领取药品,需报请相关管理部门批准。各方面领药必须办理相应的药品出库手续。

**【金老谈大腹皮贮存养护供应技术】**

大腹皮置干燥处。

大腹皮作为一味常用中药,一般以贮存一日半用量为宜。调剂室应派专人逐日检查大腹皮等其他药物的供应品种及数量情况,对短缺品种要及时登记,随时整理药品,补充所耗品种,以备调剂使用。

# 第十章 消食药临床调剂

凡能健脾开胃以促进饮食积滞消化的药物，称为消食药。消食药大都性味甘平或甘温，归脾胃经。消食药具有健运脾胃，消食除胀和中的功效。所以，凡由宿食不消所引起的脘腹胀闷、嗳气吞酸、恶心呕吐、大便失常，以及脾胃虚弱，消化不良等症，均宜使用本类药物治疗。

消食药的煎药火候应用文火和武火交叉煎煮，使有效成分充分煎出。汤剂一般需煎煮2次。从煎沸时算起，头煎煎药时间为20~25分钟，二煎煎药时间为10~15分钟。凡授乳妇女应用消食药须忌用麦芽。

## 山　楂

**【来源】**本品为蔷薇科植物山里红 *Crataegus pinnatifida* Bge.var. *major* N.E.Br. 或山楂 *Crataegus pinnatifida* Bge. 的干燥成熟果实。

**【历史】**山楂之名始见于《本草衍文补遗》。《新修本草》载有赤爪木，云："小树生高五六尺，叶似香菜，子似虎掌爪，大如小林檎，赤色。出山南申州、安州、随州。出山南中（今河南信阳）、安（今湖北安陆）、随（今湖北随州）等州。"《本草纲目》云："其类有二种，皆生山中：一种小者，山人呼为棠梂子、茅楂、猴楂，可入药用。树高数尺，叶有五尖，桠间有刺。三月开五出小白花，实有赤、黄二色。肥者如小林檎，小者如指头，九月乃熟。一种大者树高丈余，山人呼为羊机子。花叶皆同，但实稍大而黄绿，皮涩肉虚为异尔。"上述形态特征与今用之多种山楂属植物一致。

**【产地】**

1. 北山楂分布于河南、河北、山东、辽宁、山西等地。如河南林县、辉县、新乡；河北兴隆、保定、唐山、沧州；山东青州、潍坊、泰安、临朐、沂水、安丘、莱芜；辽宁鞍山、营口；北京密云、怀柔等地。其中以山东青州产品片薄，精白色，皮红肉厚，质量为佳，习称青州石板山楂片，为优品。山东临朐、沂水；河南林县产量大，品质也佳。山楂除部分药用外，大多作为副食果品应用。

2. 南山楂主产于湖北、江西、安徽、江苏、浙江等省，四川、云南亦产。

**【金老谈山楂性状辨别技术】**

1. 形色臭味　本品为圆形片，皱缩不平，直径1~2.5cm，厚0.2~

0.4cm。外皮红色，具皱纹，有灰白色小斑点。果肉深黄色至浅棕色。中部横切片具5粒浅黄色果核。但核多脱落而中空。有的片上可见短而细的果梗或花等残迹。气微清香，味酸、微甜。

2. 优品质量　本品均以果大、肉厚、核少、皮红者为优品。

**【金老谈山楂临床炮制技术】**

1. 炮制分类

（1）山楂：取原药材，除去杂质及脱落的核。

（2）炒山楂：取净山楂，置热锅内，用文火炒至颜色加深，取出，晾凉。

（3）焦山楂：取净山楂，置热锅内，用中火炒至外表焦褐色，内部焦黄色，喷淋清水少许，熄灭火星，取出，晾凉。

2. 临床功效　酸、甘，微温；入脾、胃、肝经。功能消食化积，行气散瘀。用于肉积痰饮、痞满吞酸、泻痢肠风、腰痛疝气、产后儿枕痛、恶露不尽、小儿乳食停滞等。

**【金老谈山楂处方审核技术】**

山楂作为消食药中的常见中药，对山楂的处方审核技术，要求执业药师收到处方后，首先审核处方的前记、后记等，然后审核处方的用药名称、炮制规格及用药剂量。

在《中华人民共和国药典（2015年版）》中规定山楂的用量为9~12g，在处方审核过程中，如有超出范围时，应及时与临床医师进行沟通。处方中，当遇到缺药的情况时，处方审核人员不应随意进行更改或将其划掉，应与临床医师进行沟通，并适当调换。

**【金老谈山楂处方应付技术】**

首先要确保山楂的书写应规范整齐。其次要注意炮制应付，处方名为"山楂""山查"或"山楂片"时，均应给付山楂；处方名为"炒山楂"时，应给付炒山楂；处方名为"焦山楂"时，应给付焦山楂。见表10-1。

**表10-1　山楂处方应付表**

| 处方名 | 给付 |
|---|---|
| 山楂、山查、山楂片 | 山楂 |
| 炒山楂 | 炒山楂 |
| 焦山楂 | 焦山楂 |

**【金老谈山楂发药交代技术】**

在山楂的发药交代过程中，发药人员的素质和专业知识有重要作用，需要交代山楂的服药方法、使用注意与禁忌等方面。

1. 山楂的服药方法　汤剂分两次服，每日1剂。或入丸散。服药时间与次数根据不同的病证治疗。

2. 山楂的使用注意与禁忌　脾胃虚弱者慎服，孕妇忌用。

**【金老谈山楂临床煎煮技术】**

山楂先加水浸泡半小时，没过药物表面2cm为宜。煎煮两次，合并药液，每次煎煮时间为30分钟。煎煮后药液约300ml。

【金老谈山楂采购管理技术】

1. 山楂的采购技术　山楂应采购于具备《药品经营企业许可证》《营业执照》的药品批发企业。遵循以下原则：

质量标准：山楂的质量应符合《中华人民共和国药典（2015年版）》、局颁药品标准及中药炮制规范的标准要求。水分不得过12.0%，总灰分不得过3.0%。本品按干燥品计算，含有机酸以枸橼酸（$C_6H_8O_7$）计，不得少于5.0%。

2. 山楂的管理技术　山楂购进药品到库后，应认真进行验收，并办理入库手续。药剂科各调剂室根据药品使用情况，每周到药库领取药品，临时缺药，应及时补充。制剂室根据配制制剂情况到药库领取制剂原料。临床各科因医疗、科研、教学等需要到药剂科领取药品，需报请相关管理部门批准。各方面领药必须办理相应的药品出库手续。

【金老谈山楂贮存养护供应技术】

山楂置通风干燥处，防蛀。

山楂作为一味常用中药，一般以贮存一日半用量为宜。调剂室应派专人逐日检查山楂等其他药物的供应品种及数量情况，对短缺品种要及时登记，随时整理药品，补充所耗品种，以备调剂使用。

## 麦　芽

【来源】本品为禾本科植物大麦 *Hordeum vulgare* L. 的成熟果实经发芽干燥的炮制加工品。

【历史】出自《本草纲目》。《别录》曰："麦蘖附见穬麦下，而大麦下无之，则作蘖当以穬为良也。今人通用，不复分别矣。"

【产地】我国各地均产。

【金老谈麦芽性状辨别技术】

1. 形色臭味　本品呈梭形，长8~12mm，直径3~4mm。表面淡黄色，背面为外稃包围，具5脉，先端长芒已断落；腹面为内稃包围。除去内外稃后，腹面有1条纵沟；基部胚根处生出幼芽及须根，幼芽长披针状条形，长约0.5cm。须根数条，纤细而弯曲。质硬，断面白色，粉性。气微，味微甘。

2. 优品质量　本品均质硬，断面白色，粉性足者为优品。

【金老谈麦芽临床炮制技术】

1. 炮制分类

（1）麦芽：取原药材，除去杂质。

（2）炒麦芽：取净麦芽，置热锅内，用文火炒至表面棕黄色，微鼓起时，取出，晾凉。

（3）焦麦芽：取净麦芽，置热锅内，用文火90~120℃炒至表面焦褐色，取出，晾凉。

2. 临床功效　甘，平；归脾、胃经、肝经。功能行气消食，健脾开胃，退乳消胀。用于食积不消，脘腹胀痛，脾虚食少，乳汗郁积，乳房胀痛，妇女断乳。（麦芽：长于健胃，通乳，用于脾虚食少，消化不良，乳房胀满，乳汁郁积；炒麦芽：偏于行气消食，回乳，用于脾运不健，便溏日久，妇女欲断乳汁；焦麦芽：专于消食导滞，用于食积吞酸，脘腹闷胀。）

【金老谈麦芽处方审核技术】

麦芽作为消食药中的常见中药，对麦芽的处方审核技术，要求执业药师收到处方后，首先审核处方的前记、后记等，然后审核处方的用药名称、炮制规格及用药剂量。

在《中华人民共和国药典（2015年版）》中规定麦芽的用量为10~15g，回乳炒用60g。在处方审核过程中，如有超出范围时，应及时与临床医师进行沟通。处方中，当遇到缺药的情况时，处方审核人员不应随意进行更改或将其划掉，应与临床医师进行沟通，并适当调换。

【金老谈麦芽处方应付技术】

首先要确保麦芽的书写应规范整齐。其次要注意炮制应付，处方名为“麦芽”时，应给付麦芽；处方名为“炒麦芽”时，应给付炒麦芽；处方名为“焦麦芽”时，应给付焦麦芽。见表10-2。

表10-2　麦芽处方应付表

| 处方名 | 给付 |
| --- | --- |
| 麦芽 | 麦芽 |
| 炒麦芽 | 炒麦芽 |
| 焦麦芽 | 焦麦芽 |

【金老谈麦芽发药交代技术】

在麦芽的发药交代过程中，发药人员的素质和专业知识有重要作用，需要交代麦芽的服药方法、使用注意与禁忌等方面。

1. 麦芽的服药方法　汤剂分两次服，每日1剂。或入丸散。服药时间与次数根据不同的病证治疗。

2. 麦芽的使用注意与禁忌　授乳妇女不宜使用。

【金老谈麦芽临床煎煮技术】

麦芽先加水浸泡半小时，没过药物表面2cm为宜。煎煮两次，合并药液，每次煎煮时间为30分钟。煎煮后药液约300ml。

【金老谈麦芽采购管理技术】

1. 麦芽的采购技术　麦芽应采购于具备《药品经营企业许可证》《营业执照》的药品批发企业。遵循以下原则：

（1）质量标准：麦芽的质量应符合《中华人民共和国药典（2015年版）》、局颁药品标准及中药炮制规范的标准要求。水分不得过13.0%，总灰分不得过5.0%，出芽率不得少于85%。本品每1000g含黄曲霉毒素$B_1$不得过5μg，含黄曲霉毒素$G_2$、黄曲霉毒素$G_1$、黄曲霉毒素$B_2$和黄曲霉毒素$B_1$总量不得过10μg。

（2）等级规格：麦芽均为统货，不分等级。

2. 麦芽的管理技术　麦芽购进药品到库后，应认真进行验收，并办理入库手续。药剂科各调剂室根据药品使用情况，每周到药库领取药品，临时缺药，应及时补充。制剂室根据配制制剂情况到药库领取制剂原料。临床各科因医疗、科研、教学等需要到药剂科领取药品，需报请相关管理部门批准。各方面领药必须办理相应的药品出库手续。

【金老谈麦芽贮存养护供应技术】

麦芽置通风干燥处，防蛀。

麦芽作为一味常用中药，一般以贮存一日半用量为宜。调剂室应派专人逐日检查麦芽等其他药物的供应品种及数量情况，对短缺品种要及时登记，随时整理药品，补充所耗品种，以备调剂使用。

## 谷 芽

【来源】本品为禾本科植物粟 *Setaria italica*（L.）Beauv. 的成熟果实经发芽干燥的炮制加工品。

【历史】出自《本草纲目》。

【产地】全国多数地方均可生产，主产南方各省区。

【金老谈谷芽性状辨别技术】

1. 形色臭味　本品呈类圆球形，直径约 2mm，顶端钝圆，基部略尖。外壳为革质的稃片，淡黄色，具点状皱纹，下端有初生的细须根，长约 3~6mm，剥去稃片，内含淡黄色或黄白色颖果（小米）1 粒。气微，味微甘。

2. 优品质量　本品均以质坚实，断面白色，粉性足者为优品。

【金老谈谷芽临床炮制技术】

1. 炮制分类

（1）谷芽：取原药材，除去杂质。

（2）炒谷芽：取净谷芽，置热锅内，用文火炒至表面深黄色，微鼓起时，取出，晾凉。

（3）焦谷芽：取净谷芽，置热锅内，用武火 150~180℃炒至表面焦黄色，鼓起时，喷淋清水少许，熄灭火星，取出，晾干。

2. 临床功效　甘、温；归脾、胃经。功能消食和中，健脾开胃。用于食积不消，腹胀口臭，脾胃虚弱，不饥食少。炒谷芽偏于消食，用于不饥食少。焦谷芽善化积滞，用于积滞不消。

【金老谈谷芽处方审核技术】

谷芽作为消食药中的常见中药，对谷芽的处方审核技术，要求执业药师收到处方后，首先审核处方的前记、后记等，然后审核处方的用药名称、炮制规格及用药剂量。

在《中华人民共和国药典（2015 年版）》中规定谷芽的用量为 9~15g，在处方审核过程中，如有超出范围时，应及时与临床医师进行沟通。处方中，当遇到缺药的情况时，处方审核人员不应随意进行更改或将其划掉，应与临床医师进行沟通，并适当调换。

【金老谈谷芽处方应付技术】

首先要确保谷芽的书写应规范整齐。其次要注意炮制应付，处方名为“谷芽”时，应给付谷芽；处方名为“炒谷芽”时，应给付炒谷芽；处方名为“焦谷芽”时，应给付焦谷芽。见表 10-3。

【金老谈谷芽发药交代技术】

在谷芽的发药交代过程中，发药人员的素质和专业知识有重要作用，需要交代谷芽的服药方法以及使用注意与禁忌等方面。

1. 谷芽的服药方法　汤剂分两次服，每日 1 剂。或入丸散。服药时间与次数根据不同的病证治疗。生用长于祛痰；炒用长于消食除胀。

表 10-3　谷芽处方应付表

| 处方名 | 给付 |
|---|---|
| 谷芽 | 谷芽 |
| 炒谷芽 | 炒谷芽 |
| 焦谷芽 | 焦谷芽 |

2. 谷芽的使用注意与禁忌　气虚及无食积、痰滞者慎用；脾虚而无食积者，不宜与人参同用，以免降低人参补气效力。

**【金老谈谷芽临床煎煮技术】**

谷芽先加水浸泡半小时，没过药物表面 2cm 为宜。煎煮两次，合并药液，每次煎煮时间为 30 分钟。煎煮后药液约 300ml。

**【金老谈谷芽采购管理技术】**

1. 谷芽的采购技术　谷芽应采购于具备《药品经营企业许可证》《营业执照》的药品批发企业。遵循以下原则：

质量标准：谷芽的质量应符合《中华人民共和国药典（2015 年版）》、局颁药品标准及中药炮制规范的标准要求。水分不得过 14.0%，总灰分不得过 5.0%，酸不溶性灰分不得过 3.0%。

2. 谷芽的管理技术　谷芽购进药品到库后，应认真进行验收，并办理入库手续。药剂科各调剂室根据药品使用情况，每周到药库领取药品，临时缺药，应及时补充。制剂室根据配制制剂情况到药库领取制剂原料。临床各科因医疗、科研、教学等需要到药剂科领取药品，需报请相关管理部门批准。各方面领药必须办理相应的药品出库手续。

**【金老谈谷芽贮存养护供应技术】**

谷芽置通风干燥处，防蛀。

谷芽作为一味常用中药，一般以贮存一日半用量为宜。调剂室应派专人逐日检查谷芽等其他药物的供应品种及数量情况，对短缺品种要及时登记，随时整理药品，补充所耗品种，以备调剂使用。

# 第十一章 驱虫药临床调剂

凡能驱虫或杀灭人体寄生虫的药物，称为驱虫药。本类药物中，部分药物具有毒副作用，在应用时应当注意用量，以免损伤正气。

驱虫药一般在空腹时服药为宜，以便药力充分作用于虫体，从而奏效更为迅捷。对于作用较强，可能引起副作用的药物，则宜在临睡前服用。根据各种驱虫药的特性，妥善掌握用量与用法；其中药性峻烈或有毒之品，体弱、孕妇应慎用。雷丸为贵重中药，宜研成粉末用药液冲服。

## 使君子

**【来源】**本品为使君子科植物使君子 *Quisqualis indica* L. 的干燥成熟果实。

**【历史】**使君子始载于《南方草木状》，原名留求子，云："形如栀子，棱瓣深而两头尖，似诃梨勒而轻，及半黄已熟，中有肉白色，甘如枣，核大。治婴孺之疾。南海交趾俱有之。"《开宝本草》始名使君子。《本草图经》云："使君子生交、广等州，今岭南州郡皆有之。生山野中及水岸。其叶青，如两指头长二寸，其茎作藤如手指，三月生花淡红色，久乃深红，有五瓣，七八月结子，如拇指，长一寸许，大类栀子而有五棱，其壳青黑色，内有仁白色，七月采实。"

**【产地】**使君子商品多来源于栽培，使君子植物多分布于四川、广东、广西、福建、江西等地。主产于四川合川、铜梁、合江、江安、泸县、犍为、古宋、古蔺、叙永、宜宾、乐山、井研；福建邵武、福清、莆田，广东连县、罗定、信宜、阳春、新会、东莞；广西南宁、龙津、百色，桂林等地，以福建所产"使君子"最优。

**【金老谈使君子性状辨别技术】**

1. 形色臭味　本品呈椭圆形或卵圆形，具 5 条纵棱，偶有 4~9 棱，长 2.5~4cm，直径约 2cm。表面黑褐色至紫黑色，平滑，微具光泽。顶端狭尖，基部钝圆，有明显圆形的果梗痕。质坚硬，横切面多呈五角星形，棱角处壳较厚，中间呈类圆形空腔。种子长椭圆形或纺锤形，长约 2cm，直径约 1cm；表面棕褐色或黑褐色，有多数纵皱纹；种皮薄，易剥离；子叶 2，黄白色，有油性，断面有裂隙。气微香，味微甜。

2. 优品质量　使君子商品以个大，外壳紫黑色有光泽、内仁饱满、色黄白者为佳。

【金老谈使君子临床炮制技术】

1. 炮制分类

（1）使君子:除去杂质。用时捣碎。

（2）使君子仁:取净使君子,除去外壳。

（3）炒使君子仁:取使君子仁,照清炒法炒至有香气。

2. 临床功效　味甘,性温;归脾、胃经。功能杀虫消积。用于蛔虫病,蛲虫病,虫积腹痛,小儿疳积。

【金老谈使君子处方审核技术】

使君子作为驱虫药中的常见中药,对使君子的处方审核技术,要求执业药师收到处方后,首先审核处方的前记、后记等,然后审核处方的用药名称、炮制规格及用药剂量。

在《中华人民共和国药典(2015年版)》中规定使君子的用量为9~12g,在处方审核过程中,如有超出范围时,应及时与临床医师进行沟通。处方中,当遇到缺药的情况时,处方审核人员不应随意进行更改或将其划掉,应与临床医师进行沟通,并适当调换。

【金老谈使君子处方应付技术】

首先要确保使君子的书写应规范整齐。其次要注意炮制应付,处方名为“使君子”时,应给付使君子;处方名为“使君子仁”时,应给付使君子仁;处方名为“炒使君子仁”时,应给付炒使君子仁。见表11-1。

表11-1　使君子处方应付表

| 处方名 | 给付 |
|---|---|
| 使君子 | 使君子 |
| 使君子仁 | 使君子仁 |
| 炒使君子仁 | 炒使君子仁 |

【金老谈使君子发药交代技术】

在使君子的发药交代过程中,发药人员的素质和专业知识有重要作用,需要交代使君子的服药方法以及使用注意与禁忌等方面。

1. 使君子的服药方法　使君子9~12g,捣碎入煎剂;使君子仁6~9g,多入丸散或单用,作1~2次分服。小儿每岁1~1.5粒,炒香嚼服,1日总量不超过20粒。

2. 使君子的使用注意与禁忌

（1）本品大量服用可致呃逆、眩晕、呕吐等反应,故不宜超量服。

（2）若与热茶同服,亦可引起呃逆,故服药时忌饮茶。

【金老谈使君子临床煎煮技术】

使君子捣碎入煎剂,先加水浸泡半小时,没过药物表面2cm为宜。煎煮两次,合并药液,每次煎煮时间为30分钟。煎煮后药液约300ml。使君子仁多入丸散或单用。

【金老谈使君子采购管理技术】

1. 使君子的采购技术　使君子应采购于具备《药品经营企业许可证》《营业执照》的药品批发企业。遵循以下原则:

（1）质量标准：使君子的质量应符合《中华人民共和国药典（2015 年版）》、局颁药品标准及中药炮制规范的标准要求。本品每 1000g 含黄曲霉毒素 $B_1$ 不得过 5μg，含黄曲霉毒素 $G_2$、黄曲霉毒素 $G_1$、黄曲霉毒素 $B_2$ 和黄曲霉毒素 $B_1$ 总量不得过 10μg。本品种子含胡芦巴碱（$C_7H_7NO_2$）不得少于 0.20%。

（2）等级规格：使君子商品多分为带壳使君子及使君子仁两种，二者均为统货，不分等级。要求带壳使君子统货中瘪仁、油仁不超过 20%；使君子仁中瘪仁、油仁不超过 15%。

2. 使君子的管理技术　使君子购进药品到库后，应认真进行验收，并办理入库手续。药剂科各调剂室根据药品使用情况，每周到药库领取药品，临时缺药，应及时补充。制剂室根据配制制剂情况到药库领取制剂原料。临床各科因医疗、科研、教学等需要到药剂科领取药品，需报请相关管理部门批准。各方面领药必须办理相应的药品出库手续。

**【金老谈使君子贮存养护供应技术】**

使君子置通风干燥处，防霉，防蛀。

使君子作为一味常用中药，一般以贮存一日半用量为宜。调剂室应派专人逐日检查使君子等其他药物的供应品种及数量情况，对短缺品种要及时登记，随时整理药品，补充所耗品种，以备调剂使用。

## 苦 楝 皮

**【来源】**本品为楝科植物川楝 *Melia toosendan*Sieb.et Zuec. 或楝 *Meliaazedarach* L. 的干燥树皮和根皮。

**【历史】**《新修本草》曰：“此有两种，有雄有雌。雄者根赤无子有毒，服之多使人吐不能止，时有至死者。雌者根白有子微毒，用当取雌者。”

**【产地】**苦楝皮野生栽培均有。川楝主要分布于四川云南、贵州、甘肃、湖南、湖北、河南等省，楝树主要分布于山西、甘肃、山东、江苏、浙江、湖南、广东、广西，云南，湖北、贵州等省区。苦楝皮主产于四川达县、巴县；湖北恩施、宜昌、孝感；安徽芜湖、蚌埠、六安；江苏南京；河南新乡；贵州安顺、平坝、镇宁等地。

**【金老谈苦楝皮性状辨别技术】**

1. 形色臭味　本品呈不规则板片状、槽状或半卷筒状，长宽不一，厚 2~6mm。外表面灰棕色或灰褐色，粗糙，有交织的纵皱纹和点状灰棕色皮孔，除去粗皮者淡黄色；内表面类白色或淡黄色。质韧，不易折断，断面纤维性，呈层片状，易剥离。气微，味苦。

2. 优品质量　干皮以皮细、可见多数皮孔的幼嫩树皮为佳。根皮以皮厚、去栓皮者为佳。

**【金老谈苦楝皮临床炮制技术】**

1. 炮制分类　除去杂质、粗皮，洗净，润透，切丝，干燥。

2. 临床功效　味苦，性寒，有毒；归脾、胃经。功能杀虫，疗癣。用于蛔虫病，蛲虫病，虫积腹痛；外治疥癣瘙痒。

**【金老谈苦楝皮处方审核技术】**

苦楝皮作为驱虫药中的常见中药，对苦楝皮的处方审核技术，要求执业药师收到处方后，首先审核处方的前记、后记等，然后审核处方的用药名称、炮制规格及用药剂量。

在《中华人民共和国药典(2015年版)》中规定苦楝皮的用量为3~6g,属于妊娠慎用药。在处方审核过程中,如有超出范围时,应及时与临床医师进行沟通,并双签字。处方中,当遇到缺药的情况时,处方审核人员不应随意进行更改或将其划掉,应与临床医师进行沟通,并适当调换。

**【金老谈苦楝皮处方应付技术】**

确保苦楝皮的书写应规范整齐。见表11-2。

**表11-2 苦楝皮处方应付表**

| 处方名 | 给付 |
| --- | --- |
| 苦楝皮 | 苦楝皮 |

**【金老谈苦楝皮发药交代技术】**

在苦楝皮的发药交代过程中,发药人员的素质和专业知识有重要作用,需要交代苦楝皮的服药方法以及使用注意与禁忌等方面。

1. 苦楝皮的服药方法 煎服,3~10g。驱绦虫、姜片虫30~60g。或入丸散。生用力优,炒用力缓;鲜者优于陈久者。外用适量,研末,用猪脂调敷患处。

2. 苦楝皮的使用注意与禁忌

(1) 脾虚便溏或气虚下陷者忌用;孕妇慎用。

(2) 苦楝皮有毒,不宜持续和过量服用。

**【金老谈苦楝皮临床煎煮技术】**

苦楝皮先加水浸泡半小时,没过药物表面2cm为宜。煎煮两次;合并药液,每次煎煮时间为30分钟。煎煮后药液约300ml。外用适量,研末,用猪脂调敷患处。

**【金老谈苦楝皮采购管理技术】**

1. 苦楝皮的采购技术 苦楝皮应采购于具备《药品经营企业许可证》《营业执照》的药品批发企业。遵循以下原则:

(1) 质量标准:苦楝皮的质量应符合《中华人民共和国药典(2015年版)》、局颁药品标准及中药炮制规范的标准要求。水分不得过12.0%,总灰分不得过10.0%。本品按干燥品计算,含川楝素($C_{30}H_{38}O_{11}$)应为0.010%~0.2%。

(2) 等级规格:干皮、根皮两种商品均为统货,不分等级。

2. 苦楝皮的管理技术 苦楝皮购进药品到库后,应认真进行验收,并办理入库手续。药剂科各调剂室根据药品使用情况,每周到药库领取药品,临时缺药,应及时补充。制剂室根据配制制剂情况到药库领取制剂原料。临床各科因医疗、科研、教学等需要到药剂科领取药品,需报请相关管理部门批准。各方面领药必须办理相应的药品出库手续。

**【金老谈苦楝皮贮存养护供应技术】**

苦楝皮置通风干燥处,防潮。

苦楝皮作为一味常用中药,一般以贮存一日半用量为宜。调剂室应派专人逐日检查苦楝皮等其他药物的供应品种及数量情况,对短缺品种要及时登记,随时整理药品,补充所耗品种,以备调剂使用。

## 贯　众

【来源】本品为鳞毛蕨科植物粗茎鳞毛蕨 *Dryopteris crassirhizoma* Nakai 的带叶柄残基的干燥根茎。

【历史】本品始载于《神农本草经》。《名医》曰："一名伯萍，一名药藻，此谓草鸱头，生元山及冤句，少室山，二月八月，采根阴干。"《本草图经》曰："生玄山山谷及冤句少室山，今陕西、河东州郡及荆、襄间多有之。而少有花者，春生，苗赤；叶大如蕨，茎秆三棱，叶绿色似小鸡翎，又名凤尾草；根紫黑色，形如大瓜，下有黑须毛，又似老鸱。"

【产地】主产于黑龙江、吉林、辽宁三省山区，习称"东北贯众"或"绵马贯众"。

**【金老谈贯众性状辨别技术】**

1. 形色臭味　本品呈长倒卵形，略弯曲，上端钝圆或截形，下端较尖，有的纵剖为两半，长 7~20cm，直径 4~8cm，表面黄棕色至黑褐色，密被排列整齐的叶柄残基及鳞片，并有弯曲的须根。叶柄残基呈扁圆形，长 3~5cm，直径 0.5~1.0cm；表面有纵棱线，质硬而脆，断面略平坦，棕色，有黄白色维管束 5~13 个，环列；每个叶柄残基的外侧常有 3 条须根，鳞片条状披针形，全缘，常脱落。质坚硬，断面略平坦，深绿色至棕色，有黄白色维管束 5~13 个，环列，其外散有较多的叶迹维管束。气特异，味初淡而微涩，后渐苦、辛。

2. 优品质量　以个大、实，叶柄断面棕绿色者为优品。

**【金老谈贯众临床炮制技术】**

1. 炮制分类

（1）贯众：取原药材，除去杂质，洗净，润透，切厚片或小块，干燥，筛去碎屑。

（2）贯众炭：取贯众块，大小分开，分别置炒制容器内，用武火加热，炒至表面焦黑色，内部焦褐色，喷淋少许清水，灭尽火星，取出晾干，筛去碎屑。

2. 临床功效　味苦，性微寒，有小毒；归肝、脾经。功能清热解毒，凉血止血，杀虫。用于风热感冒、温毒发斑，血热出血，虫疾。贯众生品长于驱虫，清热解毒。炒炭后寒性减弱，长于止血。

**【金老谈贯众处方审核技术】**

贯众作为驱虫药中的常见中药，对贯众的处方审核技术，要求执业药师收到处方后首先要审核处方的前记、后记等，然后审核处方的用药名称、炮制规格及用药剂量。

在《中华人民共和国药典（2015 年版）》中规定贯众的用量为 4.5~9g，在处方审核过程中，如有超出范围时，应及时与临床医师进行沟通，并双签字。处方中，应区分贯众和贯众炭。当遇到缺药的情况时，处方审核人员不应随意进行更改或将其划掉，应与临床医师进行沟通，并适当调换。

**【金老谈贯众处方应付技术】**

首先要确保贯众的书写应规范整齐。其次是炮制应付，要注意处方名为"贯众"或"贯仲"时，均应给付贯众；处方名为"贯众炭"时，应给付贯众炭。见表 11-3。

**【金老谈贯众发药交代技术】**

在贯众的发药交代过程中，发药人员的素质和专业知识有重要作用，需要交代贯众的服药方法以及使用注意与禁忌等方面。

表 11-3　贯众处方应付表

| 处方名 | 给付 |
| --- | --- |
| 贯众、贯仲 | 贯众 |
| 贯众炭 | 贯众炭 |

1. 贯众的服药方法　汤剂分两次服，每日 1 剂。或入丸散。服药时间与次数根据不同的病证治疗。杀虫及清热解毒宜生用；止血炒炭用。外用适量。

2. 贯众的使用注意与禁忌　贯众有小毒，用量不宜过大。服用本品时忌油腻。脾胃虚寒者及孕妇慎用。

**【金老谈贯众临床煎煮技术】**

煎药前先加水浸泡半小时，没过药物表面 2cm 为宜。煎煮两次，合并药液，每次煎煮时间为 30 分钟。煎煮后药液约 300ml。

**【金老谈贯众采购管理技术】**

1. 贯众的采购技术　贯众应采购于具备《药品经营企业许可证》《营业执照》的药品批发企业。遵循以下原则：

（1）质量标准：贯众的质量应符合《中华人民共和国药典（2015 年版）》、局颁药品标准及中药炮制规范的标准要求。水分不得过 12.0%，总灰分不得过 7.0%，酸不溶性成分不得过 3.0%。

（2）等级规格：贯众商品为统货，不分等级。

2. 贯众的管理技术　贯众购进药品到库后，应认真进行验收，并办理入库手续。药剂科各调剂室根据药品使用情况，每周到药库领取药品，临时缺药，应及时补充。制剂室根据配制制剂情况到药库领取制剂原料。临床各科因医疗、科研、教学等需要到药剂科领取药品，需报请相关管理部门批准。各方面领药必须办理相应的药品出库手续。

**【金老谈贯众贮存养护供应技术】**

贯众应装箱内加盖，防潮，防灰尘。

贯众作为一味常用中药，一般以贮存一日半用量为宜。调剂室应派专人，逐日检查贯众等其他药物的供应品种及数量情况，对短缺品种要及时登记，随时整理药品，补充所耗品种，以备调剂使用。

# 第十二章　止血药临床调剂

凡以制止人体内外出血为主要作用的药物，统称止血药。本类药物分别具有收涩止血、化瘀止血、凉血止血、温经止血等不同作用，主要用于血热妄行、阴虚阳亢、瘀血阻滞、血不归经及气不摄血等引起的咯血、吐血、衄血、便血、尿血、崩漏下血以及创伤出血等多种出血症。

止血药用量各自不同，有需炒炭者（艾叶），有不需炒者（三七），有主要用于汤剂者（蒲黄），有直接研粉吞服者（白芨），有需用量较大者（仙鹤草），当各随药性用之。三七为贵重中药，宜研成粉末用药液冲服。

## 第一节　凉血止血药

本类药物性属寒凉，味多甘苦，善入血分而清泄血分之热，具有凉血止血之功，主要用于血热妄行引起的各种出血病证。

### 大　蓟

**【来源】**本品为菊科植物蓟 *Cirsium japonicum* Fisch.exDC. 的干燥地上部分。

**【历史】**出自《滇南本草》，曰："大蓟，高尺余，二月生苗，开红、蓝花，有刺。处处有之，俗呼为青刺蓟。"

**【产地】**大蓟商品来源均为野生，主产安徽、山东、江苏等省。

**【金老谈大蓟性状辨别技术】**

1. 形色臭味　本品地上部分呈圆柱形，基部直径可达 1.2cm。表面褐棕色或绿褐色，有数条纵棱，被丝状毛；断面灰白色，髓部疏松或中空。叶皱缩，多破碎，绿褐色，完整叶片展平后呈倒披针形或倒卵状椭圆形，羽状深裂，边缘具有不等长针刺；上表面灰绿色或黄棕色，下表面色较浅，两面均具灰白色丝状毛。头状花序顶生，球形或椭圆形，总苞黄褐色，羽状冠毛灰白色。气微，味淡。

2. 优品质量　本品均以色灰绿、叶多者为优品。

**【金老谈大蓟临床炮制技术】**

1. 炮制分类

（1）大蓟：取原药材，除去杂质，洗净，润软，切段，干燥。

（2）大蓟炭：取大蓟段或根片，置热锅内，用武火 150~180℃炒至表面焦黑色，内部棕褐色，喷淋清水少许，熄灭火星，取出，晾凉。

2. 临床功效　甘、苦，凉；归心、肝经。功能凉血止血，散瘀解毒消痈。用于吐血，衄血，尿血，血淋，血崩，带下，肠风，肠痈，痈疡肿毒，疔疮。

**【金老谈大蓟处方审核技术】**

大蓟作为止血药中的常见中药，对大蓟的处方审核技术，要求执业药师收到处方后，首先审核处方的前记、后记等，然后审核处方的用药名称、炮制规格及用药剂量。

在《中华人民共和国药典（2015年版）》中规定大蓟的用量为9~15g，在处方审核过程中，如有超出范围时，应及时与临床医师进行沟通。处方中，当遇到缺药的情况时，处方审核人员不应随意进行更改或将其划掉，应与临床医师进行沟通，并适当调换。

**【金老谈大蓟处方应付技术】**

首先要确保大蓟的书写应规范整齐。其次要注意炮制应付，处方名为“马蓟”“虎蓟”“刺蓟”或“大蓟”时，应给付大蓟；处方名为“大蓟炭”时，应给付大蓟炭。见表12-1。

**表12-1　大蓟处方应付表**

| 处方名 | 给付 |
|---|---|
| 马蓟、虎蓟、刺蓟、大蓟 | 大蓟 |
| 大蓟炭 | 大蓟炭 |

**【金老谈大蓟发药交代技术】**

在大蓟的发药交代过程中，发药人员的素质和专业知识有重要作用，需要交代大蓟的服药方法、使用注意与禁忌等方面。

1. 大蓟的服药方法　汤剂分两次服，每日1剂。或入丸散。服药时间与次数根据不同的病证治疗。鲜品可用至30~60g。外用适量，捣敷患处。

2. 大蓟的使用注意与禁忌　脾胃虚寒而无瘀滞者忌服。

**【金老谈大蓟临床煎煮技术】**

大蓟的先加水浸泡半小时，没过药物表面2cm为宜。煎煮两次，合并药液，每次煎煮时间为30分钟。煎煮后药液约300ml。

**【金老谈大蓟采购管理技术】**

1. 大蓟的采购技术　大蓟应采购于具备《药品经营企业许可证》《营业执照》的药品批发企业。遵循以下原则：

（1）质量标准：大蓟的质量应符合《中华人民共和国药典（2015年版）》、局颁药品标准及中药炮制规范的标准要求。水分不得过13.0%，酸不溶性灰分不得过3.0%，杂质不得过2%。本品按干燥品计算，含柳穿鱼叶苷（$C_{28}H_{34}O_{15}$）不得少于0.20%。

（2）等级规格：大蓟商品不分等级，均为统货。分大蓟草和大蓟根两种；大蓟根多销于南方各省，北方各省多用全草。

2. 大蓟的管理技术　大蓟购进药品到库后，应认真进行验收，并办理入库手续。药剂科各调剂室根据药品使用情况，每周到药库领取药品，临时缺药，应及时补充。制剂室根据配制制剂情况到药库领取制剂原料。临床各科因医疗、科研、教学等需要到药剂科领取药品，需报请相关管理部门批准。各方面领药必须办理相应的药品出库手续。

【金老谈大蓟贮存养护供应技术】

大蓟置通风干燥处。

大蓟作为一味常用中药，一般以贮存一日半用量为宜。调剂室应派专人逐日检查大蓟等其他药物的供应品种及数量情况，对短缺品种要及时登记，随时整理药品，补充所耗品种，以备调剂使用。

## 小 蓟

【来源】本品为菊科植物刺儿菜 *Cirsium setosum*（Willd.）MB. 的干燥地上部分。

【历史】出自《本草经集注》。《医学衷中参西录》曰："小蓟，山东俗名萋萋菜，萋字当为蓟字之转音，奉天俗名枪刀菜，因其多刺如枪刀也。其根与茎皆可用，而根之性尤良。剖取鲜者捣烂，取其自然汁开水服之。若以入煎剂不可久煎，宜保其新鲜之性，约煎四、五沸即取汤饮之。又其茎中生虫即结成疙瘩，状如小枣，其凉血之力尤胜。若取其鲜者十余枚捣烂，开水冲服，以治吐血、衄血之因热者尤效。用时宜取其生农田间嫩而白者。"

【产地】主产于我国大部分地区，中欧、东欧、俄罗斯东部、日本、朝鲜等地区亦有分布。

【金老谈小蓟性状辨别技术】

1. 形色臭味 本品茎呈圆柱形，有的上部分枝，长 5~30cm，直径 0.2~0.5cm；表面灰绿色或带紫色，具纵棱及白色柔毛；质脆，易折断，断面中空。叶互生，无柄或有短柄；叶片皱缩或破碎，完整者展平后呈长椭圆形或长圆状披针形，长 3~12cm，宽 0.5~3cm；全缘或微齿裂至羽状深裂，齿尖具针刺；上表面绿褐色，下表面灰绿色，两面均具白色柔毛。头状花序单个或数个顶生；总苞钟状，苞片 5~8 层，黄绿色；花紫红色。气微，味微苦。

2. 优品质量 本品均以色绿、叶多者为优品。

【金老谈小蓟临床炮制技术】

1. 炮制分类

（1）小蓟：取原药材，除去杂质，喷淋清水，闷润 1~2 小时，至内外湿度一致，切中段，干燥，筛去碎屑。

（2）小蓟炭：取净小蓟，置热锅内，用武火 150~180℃炒至表面黑褐色，喷淋清水少许，熄灭火星，取出，晾干。

2. 临床功效 甘、苦，凉；归心、肝经。功能凉血止血，祛瘀消肿。用于衄血，吐血，尿血，便血，崩漏下血，外伤出血，痈肿疮毒。

【金老谈小蓟处方审核技术】

小蓟作为止血药中的常见中药，对小蓟的处方审核技术，要求执业药师收到处方后，首先审核处方的前记、后记等，然后审核处方的用药名称、炮制规格及用药剂量。

在《中华人民共和国药典（2015 年版）》中规定小蓟的用量为 5~12g，在处方审核过程中，如有超出范围时，应及时与临床医师进行沟通。处方中，当遇到缺药的情况时，处方审核人员不应随意进行更改或将其划掉，应与临床医师进行沟通，并适当调换。

【金老谈小蓟处方应付技术】

首先要确保小蓟的书写应规范整齐。其次要注意炮制应付，处方名为"刺蓟菜""刺儿菜"或"小蓟"时，应给付小蓟；处方名为"小蓟炭"时，应给付小蓟炭。见表 12-2。

表 12-2　小蓟处方应付表

| 处方名 | 给付 |
|---|---|
| 刺蓟菜、刺儿菜、小蓟 | 小蓟 |
| 小蓟炭 | 小蓟炭 |

**【金老谈小蓟发药交代技术】**

在小蓟的发药交代过程中，发药人员的素质和专业知识有重要作用，需要交代小蓟的服药方法、使用注意与禁忌等方面。

1. 小蓟的服药方法　汤剂分两次服，每日 1 剂。或入丸散。服药时间与次数根据不同的病证治疗。鲜品可用至 30~60g。外用适量，捣敷患处。

2. 小蓟的使用注意与禁忌　脾胃虚寒而无瘀滞者忌服。

**【金老谈小蓟临床煎煮技术】**

小蓟先加水浸泡半小时，没过药物表面 2cm 为宜。煎煮两次合并药液，每次煎煮时间为 30 分钟。煎煮后药液约 300ml。

**【金老谈小蓟采购管理技术】**

1. 小蓟的采购技术　小蓟应采购于具备《药品经营企业许可证》《营业执照》的药品批发企业。遵循以下原则：

（1）质量标准：小蓟的质量应符合《中华人民共和国药典（2015 年版）》、局颁药品标准及中药炮制规范的标准要求。水分不得过 12.0%，酸不溶性灰分不得过 10.0%，杂质不得过 2%。本品按干燥品计算，含蒙花苷（$C_{28}H_{32}O_{14}$）不得少于 0.70%。

（2）等级规格：小蓟商品不分等级，均为统货。

2. 小蓟的管理技术　小蓟购进药品到库后，应认真进行验收，并办理入库手续。药剂科各调剂室根据药品使用情况，每周到药库领取药品，临时缺药，应及时补充。制剂室根据配制制剂情况到药库领取制剂原料。临床各科因医疗、科研、教学等需要到药剂科领取药品，需报请相关管理部门批准。各方面领药必须办理相应的药品出库手续。

**【金老谈小蓟贮存养护供应技术】**

小蓟置通风干燥处。

小蓟作为一味常用中药，一般以贮存一日半用量为宜。调剂室应派专人逐日检查小蓟等其他药物的供应品种及数量情况，对短缺品种要及时登记，随时整理药品，补充所耗品种，以备调剂使用。

## 地　榆

**【来源】**本品为蔷薇科植物地榆 *Sanguisorba officinalis* L. 或长叶地榆 *Sanguisorba officinalis* L.var.*longifolia*（Bert.）Yü etLi 的干燥根。

**【历史】**出自《神农本草经》。《本草纲目》曰："地榆，除下焦热，治大小便血证。止血，取上截切片炒用，其梢则能行血，不可不知。"杨士瀛云："诸疮痛者加地榆，痒者加黄芩。"

**【产地】**主产于黑龙江、吉林、辽宁、内蒙古、河北、山西、陕西、甘肃、青海、新疆、山东、河南、江西、江苏、浙江、安徽、湖南、湖北、广西、四川、贵州、云南、西藏等地。

**【金老谈地榆性状辨别技术】**

1. 形色臭味

（1）地榆：本品呈不规则纺锤形或圆柱形，略扭曲状弯曲，长 5~25cm，直径 0.5~2cm。有时可见侧生支根或支根痕。表面灰褐色至暗棕色，粗糙，有纵纹。质硬，断面较平坦，粉红色或淡黄色，木部略呈放射状排列。气微，味微苦涩。

（2）长叶地榆：本品呈圆柱形，常弯曲，长 15~26cm，直径 0.5~2cm。有时支根较多，表面红棕色或棕紫色，有细纵纹。质较坚韧，断面黄棕色或红棕色，皮部有多数黄白色或黄棕色绵状纤维。木部淡黄色，不呈放射状排列。气弱，味微苦、涩。

2. 优品质量 本品均以条粗、质坚、断面粉红色者为优品。

**【金老谈地榆临床炮制技术】**

1. 炮制分类

（1）地榆：取原药材，除去杂质及残茎，大小分开，洗净，浸泡 3~6 小时，至约六成透时，取出，闷润 10~16 小时，至内外湿度一致，切厚片，干燥，筛去碎屑。若为产地片，除去杂质。

（2）地榆炭：取地榆片置锅内，用武火 150~180℃炒至表面呈焦黑色，内部棕褐色，喷淋清水少许，熄灭火星，取出，晾干。

2. 临床功效 苦、酸，微寒；归肝、胃、大肠经。功能凉血止血，解毒敛疮。用于吐血，咯血，衄血，尿血，便血，痔血，血痢，崩漏，赤白带下，疮痈肿痛，湿疹，阴痒，水火烫伤，蛇虫咬伤。

**【金老谈地榆处方审核技术】**

地榆作为止血药中的常见中药，对地榆的处方审核技术，要求执业药师收到处方后，首先审核处方的前记、后记等，然后审核处方的用药名称、炮制规格及用药剂量。

在《中华人民共和国药典（2015 年版）》中规定地榆的用量为 9~15g，在处方审核过程中，如有超出范围时，应及时与临床医师进行沟通。处方中，当遇到缺药的情况时，处方审核人员不应随意进行更改或将其划掉，应与临床医师进行沟通，并适当调换。

**【金老谈地榆处方应付技术】**

首先要确保地榆的书写应规范整齐。其次要注意炮制应付，处方名为“地榆”“山地瓜”“猪人参”或“血箭草”时，均应给付地榆；处方名为“地榆炭”时，应给付地榆炭。见表 12-3。

**表 12-3 地榆处方应付表**

| 处方名 | 给付 |
| --- | --- |
| 地榆、山地瓜、猪人参、血箭草 | 地榆 |
| 地榆炭 | 地榆炭 |

**【金老谈地榆发药交代技术】**

在地榆的发药交代过程中，发药人员的素质和专业知识有重要作用，需要交代地榆的服药方法、使用注意与禁忌等方面。

1. 地榆的服药方法 汤剂分两次服，每日 1 剂。或入丸散。服药时间与次数根据不同的病证治疗。

2. 地榆的使用注意与禁忌　大面积烧伤，不宜外涂，以防鞣质被大量吸收而引起中毒性肝炎。

**【金老谈地榆临床煎煮技术】**

地榆先加水浸泡半小时，没过药物表面 2cm 为宜。煎煮两次合并药液，每次煎煮时间为 30 分钟。煎煮后药液约 300ml。外用适量，研末涂敷患处。

**【金老谈地榆采购管理技术】**

1. 地榆的采购技术　地榆应采购于具备《药品经营企业许可证》《营业执照》的药品批发企业。遵循以下原则：

（1）质量标准：地榆的质量应符合《中华人民共和国药典（2015 年版）》、局颁药品标准及中药炮制规范的标准要求。水分不得过 14.0%，总灰分不得过 10.0%，酸不溶性灰分不得过 2.0%。本品按干燥品计算，含没食子酸（$C_7H_6O_5$）不得少于 1.0%。

（2）等级规格：地榆商品均为统货，不分等级。

2. 地榆的管理技术　地榆购进药品到库后，应认真进行验收，并办理入库手续。药剂科各调剂室根据药品使用情况，每周到药库领取药品，临时缺药，应及时补充。制剂室根据配制制剂情况到药库领取制剂原料。临床各科因医疗、科研、教学等需要到药剂科领取药品，需报请相关管理部门批准。各方面领药必须办理相应的药品出库手续。

**【金老谈地榆贮存养护供应技术】**

地榆置通风干燥处，防蛀。

地榆作为一味常用中药，一般以贮存一日半用量为宜。调剂室应派专人逐日检查地榆等其他药物的供应品种及数量情况，对短缺品种要及时登记，随时整理药品，补充所耗品种，以备调剂使用。

## 槐　花

**【来源】**本品为豆科植物槐 *Sophora japonica* L. 的干燥花及花蕾。

**【历史】**本品始载于《神农本草经》，列为上品，名槐实。《日华子本草》等诸家本草另立"槐花"条。李时珍曰："其花未开时状如米粒，炒后煎水染黄甚鲜。其实作荚连珠，中有黑子，以子连多者为好。"以上所述槐的特征与今用之品种相一致。

**【产地】**主产于辽宁、河北、河南、山东等地。

**【金老谈槐花性状辨别技术】**

1. 形色臭味

（1）槐花：皱缩而卷曲，花瓣多散落。完整者花萼钟状，黄绿色，先端 5 浅裂；花瓣 5，黄色或黄白色，1 片较大，近圆形，先端微凹，其余 4 片长圆形。雄蕊 10，其中 9 个基部连合，花丝细长。雌蕊圆柱形，弯曲。体轻。气微，味微苦。

（2）槐米：呈卵形或椭圆形，长 2~6mm，直径约 2mm。花萼下部有数条纵纹。萼的上方为黄白色未开放的花瓣。花梗细小。体轻，手捻即碎。气微，味微苦涩。

2. 优品质量　本品均以个大、紧缩、色黄绿者为优品。

【金老谈槐花临床炮制技术】

1. 炮制分类

（1）槐花：取原药材，除去杂质，筛去碎屑。

（2）炒槐花：取净槐花，置热锅内，用文火 80~100℃炒至表面深黄色，取出，晾凉。

（3）槐花炭：取净槐花，置热锅内，用文火 90~120℃炒至表面焦褐色，喷洒少许清水，熄灭火星，取出，晾干。

2. 临床功效　味苦，性微寒；归肝、大肠经。功能凉血止血，清肝明目。用于便血，痔血，血痢，崩漏，吐血，衄血，肝热目赤，头痛眩晕。

【金老谈槐花处方审核技术】

槐花作为止血药中的常见中药，对槐花的处方审核技术，要求执业药师收到处方后，首先审核处方的前记、后记等，然后审核处方的用药名称、炮制规格及用药剂量。

在《中华人民共和国药典（2015 年版）》中规定槐花的用量为 5~10g，在处方审核过程中，如有超出范围时，应及时与临床医师进行沟通。处方中，当遇到缺药的情况时，处方审核人员不应随意进行更改或将其划掉，应与临床医师进行沟通，并适当调换。

【金老谈槐花处方应付技术】

首先要确保槐花的书写应规范整齐。其次要注意炮制应付，处方名为“槐花”时，应给付槐花；处方名为“炒槐花”时，应给付炒槐花；处方名为“槐花炭”时，应给付槐花炭。见表 12-4。

表 12-4　槐花处方应付表

| 处方名 | 给付 |
|---|---|
| 槐花 | 槐花 |
| 炒槐花 | 炒槐花 |
| 槐花炭 | 槐花炭 |

【金老谈槐花发药交代技术】

在槐花的发药交代过程中，发药人员的素质和专业知识有重要作用，需要交代槐花的服药方法以及使用注意与禁忌等方面。

1. 槐花的服药方法　汤剂分两次服，每日 1 剂。或入丸散。服药时间与次数根据不同的病证治疗。凉血止血宜炒用，清肝泻火宜生用。

2. 槐花的使用注意与禁忌　脾胃虚寒者慎服。

【金老谈槐花临床煎煮技术】

槐花先加水浸泡半小时，没过药物表面 2cm 为宜。煎煮两次，合并药液，每次煎煮时间为 30 分钟。煎煮后药液约 300ml。

【金老谈槐花采购管理技术】

1. 槐花的采购技术　槐花应采购于具备《药品经营企业许可证》《营业执照》的药品批发企业。遵循以下原则：

（1）质量标准：槐花的质量应符合《中华人民共和国药典（2015 年版）》、局颁药品标准及中药炮制规范的标准要求。水分不得过 11.0%；总灰分：槐花不得过 14.0%，槐米不得过

9.0%；酸不溶性灰分：槐花不得过8.0%，槐米不得过9.0%。本品按干燥品计算，含总黄酮以芦丁（$C_{27}H_{30}O_{16}$）计，槐花不得少于8.0%，槐米不得少于20.0%；含芦丁（$C_{27}H_{30}O_{16}$）槐花不得少于6.0%，槐米不得少于15.0%。

（2）等级规格：槐花（槐米）商品均为统货，不分等级。

2. 槐花的管理技术　槐花购进药品到库后，应认真进行验收，并办理入库手续。药剂科各调剂室根据药品使用情况，每周到药库领取药品，临时缺药，应及时补充。制剂室根据配制制剂情况到药库领取制剂原料。临床各科因医疗、科研、教学等需要到药剂科领取药品，需报请相关管理部门批准。各方面领药必须办理相应的药品出库手续。

**【金老谈槐花贮存养护供应技术】**

槐花置干燥处，防潮，防蛀。

槐花作为一味常用中药，一般以贮存一日半用量为宜。调剂室应派专人逐日检查槐花等其他药物的供应品种及数量情况，对短缺品种要及时登记，随时整理药品，补充所耗品种，以备调剂使用。

## 侧　柏　叶

**【来源】**本品为柏科植物侧柏 *Platycladus orientalis*（L.）Franco 的干燥枝梢及叶。

**【历史】**出自《药性论》。《本草纲目》曰："柏有数种，入药惟取叶扁而侧生者，故曰扁柏。其树耸直，其皮薄，其肌腻，其花细琐，其实成丛，状如小铃。霜后四裂，中有数子，大如麦粒，芬芳可爱。柏叶松身者，桧也。松叶柏身者，枞也。松桧相半者，桧柏也。峨眉山中一种竹叶柏身者，谓之竹柏。"

**【产地】**主产于中国内蒙古南部、吉林、辽宁、河北、山西、山东、江苏、浙江、福建、安徽、江西、河南、陕西、甘肃、四川、云南、贵州、湖北、湖南、广东北部及广西北部等省区。西藏德庆、达孜等地有栽培。

**【金老谈侧柏叶性状辨别技术】**

1. 形色臭味　本品茎枝类圆柱形，红棕色；小枝扁平，直径1~2mm。叶细小鳞片状，交互对生，贴伏于枝上，深绿色或黄绿色。质脆。气清香，味苦涩、微辛。

2. 优品质量　本品均以叶嫩、青绿色、无碎末者为优品。

**【金老谈侧柏叶临床炮制技术】**

1. 炮制分类

（1）侧柏叶：取原药材，除去硬梗及杂质，筛净灰屑。

（2）侧柏炭：取净侧柏叶，置热锅内，不断翻动，用武150~180℃炒至表面黑褐色，喷淋清水少许，熄灭火星，取出，晾干。

2. 临床功效　苦、涩，性微寒；归肺、肝、大肠经。功能凉血止血，止咳祛痰。用于咯血，吐血，衄血，尿血，血痢，肠风下血，崩漏不止，咳嗽痰多，风湿痹痛，丹毒，痄腮，烫伤。

**【金老谈侧柏叶处方审核技术】**

侧柏叶作为止血药中的常见中药，对侧柏叶的处方审核技术，要求执业药师收到处方后，首先审核处方的前记、后记等，然后审核处方的用药名称、炮制规格及用药剂量。

在《中华人民共和国药典（2015年版）》中规定侧柏叶的用量为6~12g，在处方审核过程中，如有超出范围时，应及时与临床医师进行沟通。处方中，当遇到缺药的情况时，处方审核人员不应随意进行更改或将其划掉，应与临床医师进行沟通，并适当调换。

**【金老谈侧柏叶处方应付技术】**

首先要确保侧柏叶的书写应规范整齐。其次要注意炮制应付，处方名为“侧柏叶”时，应给付侧柏叶；处方名为“侧柏炭”时，应给付侧柏炭。见表 12-5。

**表 12-5　侧柏叶处方应付表**

| 处方名 | 给付 |
| --- | --- |
| 侧柏叶 | 侧柏叶 |
| 侧柏炭 | 侧柏炭 |

**【金老谈侧柏叶发药交代技术】**

在侧柏叶的发药交代过程中，发药人员的素质和专业知识有重要作用，需要交代侧柏叶的服药方法、使用注意与禁忌等方面。

1. 侧柏叶的服药方法　汤剂分两次服，每日 1 剂。或入丸散。服药时间与次数根据不同的病证治疗。外用适量。止血多炒炭用；祛痰止咳生用。

2. 侧柏叶的使用注意与禁忌

（1）侧柏叶生用，长于凉血而治血热妄行；炒炭则能止血。

（2）在止血方剂中，无论寒热吐血，都可佐用侧柏叶。

**【金老谈侧柏叶临床煎煮技术】**

侧柏叶先加水浸泡半小时，没过药物表面 2cm 为宜。煎煮两次，合并药液，每次煎煮时间为 30 分钟。煎煮后药液约 300ml。

**【金老谈侧柏叶采购管理技术】**

1. 侧柏叶的采购技术　侧柏叶应采购于具备《药品经营企业许可证》《营业执照》的药品批发企业。遵循以下原则：

（1）质量标准：侧柏叶的质量应符合《中华人民共和国药典（2015 年版）》、局颁药品标准及中药炮制规范的标准要求。水分不得过 11.0%，总灰分不得过 10.0%，酸不溶性灰分不得过 3.0%，杂质不得过 6.0%。本品按干燥品计算，含槲皮素（$C_{21}H_{22}O_{11}$）不得少于 0.10%。

（2）等级规格：侧柏叶商品不分等级，均为统货。

2. 侧柏叶的管理技术　侧柏购进药品到库后，应认真进行验收，并办理入库手续。药剂科各调剂室根据药品使用情况，每周到药库领取药品，临时缺药，应及时补充。制剂室根据配制制剂情况到药库领取制剂原料。临床各科因医疗、科研、教学等需要到药剂科领取药品，需报请相关管理部门批准。各方面领药必须办理相应的药品出库手续。

**【金老谈侧柏叶贮存养护供应技术】**

侧柏叶置干燥处。

侧柏叶作为一味常用中药，一般以贮存一日半用量为宜。调剂室应派专人逐日检查侧柏叶等其他药物的供应品种及数量情况，对短缺品种要及时登记，随时整理药品，补充所耗品种，以备调剂使用。

# 白 茅 根

**【来源】** 本品为禾本科植物白茅 *Imperata cylindrical*(L.) Beauv.var.*major*(Nees) C.E.Hubb. 的干燥根茎。

**【历史】** 出自《本草经集注》。《本草图经》曰:"茅根,今处处有之。春生芽,布地如针,俗间谓之茅针,亦可啖,甚益小儿。夏生白花,茸茸然,至秋而枯,其根至洁白,亦甚甘美,六月采根用。"《本草纲目》:"茅有数种,夏花者为茅,秋花者为菅,二物功用相近,而名谓不同,《诗》云,白华菅兮,白茅束兮是也。"

**【产地】** 主产于中国河南、辽宁、河北、山西、山东、陕西、新疆等北方地区。

**【金老谈白茅根性状辨别技术】**

1. 形色臭味 本品呈长圆柱形,有时分枝,长短不一,长 30~60cm,直径 2~4mm。表面黄白色或淡黄色,有光泽,具纵皱纹,环节明显,节上残留灰棕色鳞叶及细根,节间长 1~3cm。体轻,质韧,折断面纤维性,黄白色,多具放射状裂隙,有时中心可见一小孔。气微,味微甜。

2. 优品质量 本品均以条粗、色白、味甜者为优品。

**【金老谈白茅根临床炮制技术】**

1. 炮制分类

(1) 白茅根:取原药材,除去杂质,洗净,闷润 4~8 小时,至内外湿度一致,切中段,干燥,筛去碎屑。

(2) 鲜茅根:取鲜白茅根,洗净,除去须根及膜质叶鞘。用时切成段。

(3) 茅根炭:取白茅根段,置热锅内,用武火 150~180℃炒至表面焦褐色,喷淋清水少许,熄灭火星,取出,晾干。

2. 临床功效 甘、寒;归肺、胃、膀胱经。功能凉血止血,清热利尿。用于吐血,尿血,热淋,水肿,黄疸,小便不利,热病烦渴,胃热呕哕,咳嗽。

**【金老谈白茅根处方审核技术】**

白茅根作为止血药中的常见中药,对白茅根的处方审核技术,要求执业药师收到处方后,首先审核处方的前记、后记等,然后审核处方的用药名称、炮制规格及用药剂量。

在《中华人民共和国药典(2015 年版)》中规定白茅根的用量为 9~30g,在处方审核过程中,如有超出范围时,应及时与临床医师进行沟通。处方中,当遇到缺药的情况时,处方审核人员不应随意进行更改或将其划掉,应与临床医师进行沟通,并适当调换。

**【金老谈白茅根处方应付技术】**

首先要确保白茅根的书写应规范整齐。其次要注意炮制应付,处方名为"白茅根""茅根""兰根"或"茹根"时,均应给付白茅根;处方名为"茅根炭"时,应给付茅根炭。见表 12-6。

**表 12-6 白茅根处方应付表**

| 处方名 | 给付 |
| --- | --- |
| 白茅根、茅根、兰根、茹根 | 白茅根 |
| 茅根炭 | 茅根炭 |

【金老谈白茅根发药交代技术】

在白茅根的发药交代过程中，发药人员的素质和专业知识有重要作用，需要交代白茅根的服药方法以及使用注意与禁忌等方面。

1. 白茅根的服药方法　汤剂分两次服，每日 1 剂。服药时间与次数根据不同的病证治疗。鲜品 30~60g，以鲜品为优品。亦可用鲜品捣汁服。

2. 白茅根的使用注意与禁忌　脾胃虚寒，溲多不渴者忌服。

【金老谈白茅根临床煎煮技术】

白茅根先加水浸泡半小时，没过药物表面 2cm 为宜。煎煮两次，合并药液，每次煎煮时间为 30 分钟。煎煮后药液约 300ml。

【金老谈白茅根采购管理技术】

1. 白茅根的采购技术　白茅根应采购于具备《药品经营企业许可证》《营业执照》的药品批发企业。遵循以下原则：

（1）质量标准：白茅根的质量应符合《中华人民共和国药典（2015 年版）》、局颁药品标准及中药炮制规范的标准要求。水分不得过 12.0%，总灰分不得过 5.0%。

（2）等级规格：白茅根商品均为统货，不分等级。

2. 白茅根的管理技术　白茅根购进药品到库后，应认真进行验收，并办理入库手续。药剂科各调剂室根据药品使用情况，每周到药库领取药品，临时缺药，应及时补充。制剂室根据配制制剂情况到药库领取制剂原料。临床各科因医疗、科研、教学等需要到药剂科领取药品，需报请相关管理部门批准。各方面领药必须办理相应的药品出库手续。

【金老谈白茅根贮存养护供应技术】

白茅根置干燥处。

白茅根作为一味常用中药，一般以贮存一日半用量为宜。调剂室应派专人逐日检查白茅根等其他药物的供应品种及数量情况，对短缺品种要及时登记，随时整理药品，补充所耗品种，以备调剂使用。

## 第二节　化瘀止血药

本类药物既能化瘀，又能止血，具有止血而不留瘀的特点，以化瘀止血为主，有的兼能消肿、止痛，主要用于瘀血内阻，血不循经之出血病证，以及跌打损伤、经闭、瘀滞、心腹疼痛等。

### 三　七

【来源】本品为五加科植物三七 *Panax notoginseng*（Burk.）F.H.Chen 的干燥根和根茎。

【历史】本品始载于明《本草纲目》。李时珍曰："山漆，是谓其能愈合金疮，如漆黏物也，金不换贵重之物也。"又说："生广西南丹诸州，番峒深山中，采根曝干，黄黑色，团结者状略似白及，长者如老干地黄，有节，味微甘而苦，颇似人参之味。"故名"参三七"或"人参三七"。因历史上主产和集散在广西田阳，故有田七和田三七之称。本品又盛产于云南，又称"滇三七"。李时珍又云："近传一种草，春生苗，夏高三、四尺，叶似菊艾而劲浓，有歧尖。茎有赤棱，夏秋开黄花，蕊如金丝，盘纽可爱，而气不香。花干则吐絮如苦荬絮，根叶味甘，治金疮折伤出血，及上下血病甚效。”这显然是指菊科植物“水三七”而言。为了与水三七相区别，故称“旱三七”。

【产地】主产于云南文山、砚山、西畴、马关、麻栗坡、广南、富宁、邱北，广西靖西、德保、凌云、那坡、田阳等地。三七虽然产于云南、广西两地，实为土地接壤的近邻地区。

【金老谈三七性状辨别技术】

1. 形色臭味　本品主根呈类圆锥形或圆柱形，长 1~6cm，直径 1~4cm。顶端有茎痕，周围有瘤状突起。表面灰褐色或灰黄色，有断续的纵皱纹、支根痕及微突起的横长皮孔。体重，质坚实，难折断，击碎后断面呈灰绿色、黄绿色或灰白色，微显蜡样光泽。皮部与木部易分离，皮部有细小的棕色斑点，木部微显放射状纹理。气微，味苦回甜，习称“铜皮铁骨狮子头”。筋条呈圆柱形，长 2~6cm，上端直径约 0.8cm，下端直径约 0.3cm。剪口呈不规则的皱缩块状及条状，表面有数个明显的茎痕及环纹，断面中心灰白色，边缘灰色。

2. 优品质量　本品均以个大、肥壮、体重、质坚实，表面黄褐色、断面灰绿色者为优品。

【金老谈三七临床炮制技术】

1. 炮制分类

（1）三七：取原药材，除去杂质。

（2）三七粉：取净三七，粉碎成细粉。

2. 临床功效　甘、微苦，温；归肝经；胃经。功能化瘀止血，消肿定痛。用于咯血，吐血，衄血，便血，崩漏，外伤出血，胸腹刺痛，跌扑肿痛。

【金老谈三七处方审核技术】

三七作为止血药中的常见中药，对三七的处方审核技术，要求执业药师收到处方后，首先审核处方的前记、后记等，然后审核处方的用药名称、炮制规格及用药剂量。

在《中华人民共和国药典（2015 年版）》中规定三七的用量为 3~9g，研粉吞服 1~3g，属于妊娠慎用药。在处方审核过程中，如有超出范围时，应及时与临床医师进行沟通。处方中，当遇到缺药的情况时，处方审核人员不应随意进行更改或将其划掉，应与临床医师进行沟通，并适当调换。

【金老谈三七处方应付技术】

首先要确保三七的书写应规范整齐。其次要注意炮制应付，处方名为“三七”“参三七”或“田七”时，均应给付三七；处方名为“三七粉”时，应给付三七粉。见表 12-7。

表 12-7　三七处方应付表

| 处方名 | 给付 |
|---|---|
| 三七、参三七、田七 | 三七 |
| 三七粉 | 三七粉 |

【金老谈三七发药交代技术】

在三七的发药交代过程中，发药人员的素质和专业知识有重要作用，需要交代三七的服药方法以及使用注意与禁忌等方面。

1. 三七的服药方法　研末吞服，每次 1~3g。或入丸散。外用适量，研末外掺或调敷。

2. 三七的使用注意与禁忌　血虚无瘀者忌服，忌铁器。

【金老谈三七临床煎煮技术】

研粉吞服，外用适量。

【金老谈三七采购管理技术】

1. 三七的采购技术　三七应采购于具备《药品经营企业许可证》《营业执照》的药品批发企业。遵循以下原则：

（1）质量标准：三七的质量应符合《中华人民共和国药典（2015 年版）》、局颁药品标准及中药炮制规范的标准要求。水分不得过 14.0%，总灰分不得过 6.0%，酸不溶性灰分不得过 3.0%。本品按干燥品计算，含人参皂苷 $Rg_1$（$C_{42}H_{72}O_{14}$）和人参皂苷 $Rb_1$（$C_{54}H_{92}O_{23}$）及三七皂苷 $R_1$（$C_{47}H_{80}O_{18}$）的总量不得少于 5.0%。

（2）等级规格：三七商品均为统货，不分等级。

2. 三七的管理技术　三七购进药品到库后，应认真进行验收，并办理入库手续。药剂科各调剂室根据药品使用情况，每周到药库领取药品，临时缺药，应及时补充。制剂室根据配制制剂情况到药库领取制剂原料。临床各科因医疗、科研、教学等需要到药剂科领取药品，需报请相关管理部门批准。各方面领药必须办理相应的药品出库手续。

【金老谈三七贮存养护供应技术】

三七置阴凉干燥处，防蛀。

三七作为一味常用中药，一般以贮存一日半用量为宜。调剂室应派专人逐日检查三七等其他药物的供应品种及数量情况，对短缺品种要及时登记，随时整理药品，补充所耗品种，以备调剂使用。

## 茜　草

【来源】本品为茜草科植物茜草 *Rubia cordifolia* L. 的干燥根及根茎。

【历史】始载于《神农本草经》，原名“茜根”。《名医别录》中记载：“茜根生乔川山谷，二月、三月采根曝干。”又称：“苗根生山阴谷中。蔓草木上，茎有刺，实如椒”。《蜀本草》称本品为染绯草，并描述：“叶如枣叶，头尖下阔。茎叶俱涩，四五叶对生节间，蔓延草本上。根紫赤色，今所在皆有，八月采根。”李时珍曰：“茜草十二月生苗，蔓延数尺，方甚中空有劢，外有细刺，数寸一节，每节五叶，叶如乌药叶而糙涩，面青背绿，七八月开花结实，如小椒大，中有细子，可以染绛。”对照《证类本草》中的“茜根”附图，可以认为即是目前广泛应用的茜草。

【产地】全国大部分地区均有分布，主产于陕西渭南，何南嵩县，安徽六安、芜湖，河北保定、邢台，山东富南、蓬莱。此外湖北、江苏、浙江、江西、甘肃、辽宁、广东、广西、四川等地也产。以陕西渭南、河南商县产量大且质量优。

【金老谈茜草性状辨别技术】

1. 形色臭味　本品该品根茎呈结节状，丛生粗细不等的根。根呈圆柱形，略弯曲，长 10~25cm，直径 0.2~1cm；表面红棕色或暗棕色，具细纵皱纹及少数细根痕；皮部脱落处呈黄红色。质脆，易折断，断面平坦皮部狭，紫红色，木部宽广，浅黄红色，导管孔多数。无臭，味微苦，久嚼刺舌。

2. 优品质量　本品均以根圆、色深棕者为优品。

**【金老谈茜草临床炮制技术】**

1. 炮制分类

（1）茜草：取原药材，除去杂质及残留的苗，洗净，浸泡2~4小时，至约七成透时，取出，闷润10~16小时，至内外湿度一致，切厚片或小段，干燥，筛去碎屑。

（2）茜草炭：取净茜草段或片，置热锅内，用武火180~220℃炒至表面焦黑色，内部棕褐色，喷淋清水少许，熄灭火星，取出，晾干。

2. 临床功效　苦，寒；归肝经。功能凉血止血，活血通经。功能用于吐血，衄血，崩漏，外伤出血，经闭瘀阻，关节痹痛，跌扑肿痛。

**【金老谈茜草处方审核技术】**

茜草作为止血药中的常见中药，对茜草的处方审核技术，要求执业药师收到处方后，首先审核处方的前记、后记等，然后审核处方的用药名称、炮制规格及用药剂量。

在《中华人民共和国药典（2015年版）》中规定茜草的用量为6~10g，在处方审核过程中，如有超出范围时，应及时与临床医师进行沟通。处方中，当遇到缺药的情况时，处方审核人员不应随意进行更改或将其划掉，应与临床医师进行沟通，并适当调换。

**【金老谈茜草处方应付技术】**

首先要确保茜草的书写应规范整齐。其次要注意炮制应付，处方名为“血茜草”“血见愁”或“茜草”时，均应给付茜草；处方名为“茜草炭”时，应给付茜草炭。见表12-8。

**表12-8　茜草处方应付表**

| 处方名 | 给付 |
| --- | --- |
| 血茜草、血见愁、茜草 | 茜草 |
| 茜草炭 | 茜草炭 |

**【金老谈茜草发药交代技术】**

在茜草的发药交代过程中，发药人员的素质和专业知识有重要作用，需要交代茜草的服药方法以及使用注意与禁忌等方面。

1. 茜草的服药方法　汤剂分两次服，每日1剂。或入丸散。服药时间与次数根据不同的病证治疗。止血宜炒炭用；其他生用或炒用。

2. 茜草的使用注意与禁忌

（1）止血宜炒炭用；活血宜生用或炒用；

（2）脾胃虚寒及无瘀滞者慎服。

**【金老谈茜草临床煎煮技术】**

茜草先加水浸泡半小时，没过药物表面2cm为宜。煎煮两次，合并药液，每次煎煮时间为30分钟。煎煮后药液约300ml。

**【金老谈茜草采购管理技术】**

1. 茜草的采购技术　茜草应采购于具备《药品经营企业许可证》《营业执照》的药品批发企业。遵循以下原则：

（1）质量标准：茜草的质量应符合《中华人民共和国药典（2015年版）》、局颁药品标准及中药炮制规范的标准要求。水分不得过12.0%，总灰分不得过15.0%，酸不溶性灰分不得过5.0%。本品按干燥品计算，含大叶茜草素（$C_{17}H_{15}O_4$）不得少于0.40%，羟基茜草素（$C_{14}H_8O_5$）不得少于0.10%。

（2）等级规格：茜草均为统货，不分等级。

2. 茜草的管理技术　茜草购进药品到库后，应认真进行验收，并办理入库手续。药剂科各调剂室根据药品使用情况，每周到药库领取药品，临时缺药，应及时补充。制剂室根据配制制剂情况到药库领取制剂原料。临床各科因医疗、科研、教学等需要到药剂科领取药品，需报请相关管理部门批准。各方面领药必须办理相应的药品出库手续。

**【金老谈茜草贮存养护供应技术】**

茜草置干燥处，防虫蛀。

茜草作为一味常用中药，一般以贮存一日半用量为宜。调剂室应派专人逐日检查茜草等其他药物的供应品种及数量情况，对短缺品种要及时登记，随时整理药品，补充所耗品种，以备调剂使用。

## 蒲　黄

**【来源】**本品为香蒲科植物水烛香蒲 *Typha angustifolia* L.、东方香蒲 *Typhaorientalis*Presl 或同属植物的干燥花粉。

**【历史】**本品始载于《神农本草经》，列为上品。《名医别录》云："生河东池泽四月果。"《本草经集注》载："此即蒲厘花上黄粉也，伺其有便拂取之，甚疗血。"

**【产地】**主产于浙江、江苏、安徽、山东、湖南、湖北、广西、四川、贵州、云南等地。

**【金老谈蒲黄性状辨别技术】**

1. 形色臭味　本品为黄色粉末。体轻，放水中则飘浮水面手捻有滑腻感，易附着手指上。气微，味淡。

2. 优品质量　本品均以色鲜黄，润滑感强，纯净者为优品。

**【金老谈蒲黄临床炮制技术】**

1. 炮制分类

（1）蒲黄：取原药材，揉碎结块，过筛，除去花丝及杂质。

（2）炒蒲黄：取原药材，除去杂质，置热锅内，用中火炒至深黄色，取出，晾凉，筛去碎屑。

（3）蒲黄炭：取蒲黄，置热锅内，用中火炒至炒至黑褐色，喷淋清水少许，熄灭火星，取出，晾干。

2. 临床功效　甘、微辛，平；归肝、心经。功能止血，祛瘀，利尿。用于吐血，咯血，衄血，便血，崩漏，外伤出血，心腹疼痛，经闭腹痛，产后瘀痛，痛经，跌扑肿痛，血淋涩痛，阴下湿痒。

**【金老谈蒲黄处方审核技术】**

蒲黄作为止血药中的常见中药，对蒲黄的处方审核技术，要求执业药师收到处方后，首先审核处方的前记、后记等，然后审核处方的用药名称、炮制规格及用药剂量。

在《中华人民共和国药典（2015年版）》中规定蒲黄的用量为5~10g，属于妊娠慎用药。在处方审核过程中，如有超出范围时，应及时与临床医师进行沟通。处方中，当遇到缺药的情况时,处方审核人员不应随意进行更改或将其划掉,应与临床医师进行沟通,并适当调换。

**【金老谈蒲黄处方应付技术】**

首先要确保蒲黄的书写应规范整齐。其次要注意炮制应付,处方名为“蒲花”“蒲棒花粉”“蒲草黄”或“蒲黄”时,均应给付蒲黄;处方名为“蒲黄炭”时,应给付蒲黄炭;处方名为“炒蒲黄”时,应给付炒蒲黄。见表 12-9。

**表 12-9　蒲黄处方应付表**

| 处方名 | 给付 |
|---|---|
| 蒲花、蒲棒花粉、蒲草黄、蒲黄 | 蒲黄 |
| 蒲黄炭 | 蒲黄炭 |
| 炒蒲黄 | 炒蒲黄 |

**【金老谈蒲黄发药交代技术】**

在蒲黄的发药交代过程中,发药人员的素质和专业知识有重要作用,需要交代蒲黄的服药方法以及使用注意与禁忌等方面。

1. 蒲黄的服药方法　汤剂分两次服,每日 1 剂。服药时间与次数根据不同的病证治疗。外用适量,研末撒或调敷。止血多炒用;化瘀多生用。

2. 蒲黄的使用注意与禁忌　孕妇慎用。

**【金老谈蒲黄临床煎煮技术】**

蒲黄布包煎,先加水浸泡半小时,没过药物表面 2cm 为宜。煎煮两次,合并药液,每次煎煮时间为 30 分钟。煎煮后药液约 300ml。

**【金老谈蒲黄采购管理技术】**

1. 蒲黄的采购技术　蒲黄应采购于具备《药品经营企业许可证》《营业执照》的药品批发企业。遵循以下原则:

质量标准:蒲黄的质量应符合《中华人民共和国药典(2015 年版)》、局颁药品标准及中药炮制规范的标准要求。水分不得过 13.0%,总灰分不得过 10.0%,酸不溶性灰分不得过 4.0%。本品按干燥品计算,含异鼠李素 -3-*O*- 新橙皮苷($C_{28}H_{22}O_{16}$)和香蒲新苷($C_{34}H_{42}O_{20}$)的总量不得少于 0.50%。

2. 蒲黄的管理技术　蒲黄购进药品到库后,应认真进行验收,并办理入库手续。药剂科各调剂室根据药品使用情况,每周到药库领取药品,临时缺药,应及时补充。制剂室根据配制制剂情况到药库领取制剂原料。临床各科因医疗、科研、教学等需要到药剂科领取药品,需报请相关管理部门批准。各方面领药必须办理相应的药品出库手续。

**【金老谈蒲黄贮存养护供应技术】**

蒲黄置通风干燥处,防潮,防蛀。

蒲黄作为一味常用中药,一般以贮存一日半用量为宜。调剂室应派专人逐日检查蒲黄等其他药物的供应品种及数量情况,对短缺品种要及时登记,随时整理药品,补充所耗品种,以备调剂使用。

## 第三节　收敛止血药

本类药物大多味涩，或为炭类，或质黏。因性善收涩，故有留瘀恋邪之弊，具有收敛止血作用，广泛用于各种出血病证。

### 白　及

**【来源】**本品为兰科植物白及 *Bletilla striata*（Thund.）Reichb.f. 的干燥块茎。

**【历史】**出自《本经》。《蜀本草》曰："《图经》云，白及叶似初生栟榈及藜芦；茎端生一薹，四月开生紫花；七月实熟，黄黑色，冬雕；根似菱，三角，白色，角头生芽。今出申州。二月、八月采根用。"《本草衍义》曰："白敛、白及，古今服饵方少有用者，多见于敛疮方中，二物多相须而行。"《本草纲目》曰："《别录》有名未用白给，即白及也，性味功用皆同。"

**【产地】**主产于连云港、南通、南京、句容、宜兴、溧阳、上海等地，生林下阴湿处或山坡草丛中；分布华东、中南、西南及甘肃、陕西等地。

**【金老谈白及性状辨别技术】**

1. 形色臭味　本品呈不规则扁圆形，多有 2~3 个爪状分枝，长 1.5~5cm，厚 0.5~1.5cm。表面灰白色或黄白色，有数圈同心环节和棕色点状须根痕，上面有凸起的茎痕，下面有连接另一块茎的痕迹。质坚硬，不易折断，断面类白色，角质样。气微，味苦，嚼之有黏性。

2. 优品质量　本品均以根茎肥厚，色白明亮，个大坚实，无须根者为优品。

**【金老谈白及临床炮制技术】**

1. 炮制分类

（1）白及：取原药材，除去杂质，大小分开，洗净，浸泡 4~8 小时，取出，闷润 12~24 小时，至内外湿度一致，切薄片，晒干或低温干燥，筛去碎屑。

（2）白及粉：取净白及，粉碎成细粉。

2. 临床功效　苦、甘、涩，微寒；归肺、肝、胃经。功能收敛止血，消肿生肌。用于咳血吐血，外伤出血，疮疡肿毒，皮肤皲裂；肺结核咳血，溃疡病出血。

**【金老谈白及处方审核技术】**

白及作为止血药中的常见中药，对白及的处方审核技术，要求执业药师收到处方后，首先审核处方的前记、后记等，然后审核处方的用药名称、炮制规格及用药剂量。

在《中华人民共和国药典（2015 年版）》中规定白及的用量为 6~15g，研末吞服 3~6g，在处方审核过程中，如有超出范围时，应及时与临床医师进行沟通。处方中，当遇到缺药的情况时，处方审核人员不应随意进行更改或将其划掉，应与临床医师进行沟通，并适当调换。

**【金老谈白及处方应付技术】**

首先要确保白及的书写应规范整齐。其次要注意炮制应付，处方名为"白芨""明白芨""紫兰根"或"白及"时，均应给付白及；处方名为"白及粉"时，应给付白及粉。见表 12-10。

表 12-10　白及处方应付表

| 处方名 | 给付 |
| --- | --- |
| 白芨、明白芨、紫兰根、白及 | 白及 |
| 白及粉 | 白及粉 |

【金老谈白及发药交代技术】

在白及的发药交代过程中，发药人员的素质和专业知识有重要作用，需要交代白及的服药方法以及使用注意与禁忌等方面。

1. 白及的服药方法　煎服，3~10g。入丸散，每次 3~5g。外用适量。

2. 白及的使用注意与禁忌　外感咳血、肺痈初起及肺胃有实热者慎服。反乌头。

【金老谈白及临床煎煮技术】

白及先加水浸泡半小时，没过药物表面 2cm 为宜。煎煮两次，合并药液，每次煎煮时间为 30 分钟。煎煮后药液约 300ml。

【金老谈白及采购管理技术】

1. 白及的采购技术　白及应采购于具备《药品经营企业许可证》《营业执照》的药品批发企业。遵循以下原则：

质量标准：白及的质量应符合《中华人民共和国药典（2015 年版）》、局颁药品标准及中药炮制规范的标准要求。水分不得过 15.0%，总灰分不得过 5.0%，二氧化硫残留量不得过 400mg/kg。

2. 白及的管理技术　白及购进药品到库后，应认真进行验收，并办理入库手续。药剂科各调剂室根据药品使用情况，每周到药库领取药品，临时缺药，应及时补充。制剂室根据配制制剂情况到药库领取制剂原料。临床各科因医疗、科研、教学等需要到药剂科领取药品，需报请相关管理部门批准。各方面领药必须办理相应的药品出库手续。

【金老谈白及贮存养护供应技术】

白及置通风干燥处。

白及作为一味常用中药，一般以贮存一日半用量为宜。调剂室应派专人逐日检查白及等其他药物的供应品种及数量情况，对短缺品种要及时登记，随时整理药品，补充所耗品种，以备调剂使用。

## 仙　鹤　草

【来源】本品为蔷薇科植物龙芽草 *Agrimonia pilosa*Ledeb. 的干燥地上部分。

【历史】出自《伪药条辨》。《药镜·拾遗赋》云："滚咽膈之痰，平翻胃之哕，石打穿识得者谁。注：噎膈翻胃，从来医者病者，群相畏惧，以为不治之症，余得此剂，十投九效。乃作歌以志之。歌曰：谁人识得石打穿，绿叶深纹锯齿边，阔不盈寸长更倍，圆茎枝抱起相连，秋发黄花细瓣五，结实扁小针刺攒，宿根生本三尺许，子发春苗随弟肩，大叶中间夹小叶，层层对比相新鲜，味苦辛平入肺脏，穿肠穿胃能攻坚，采掇茎叶捣汁用，蔗浆白酒佐使全。"

【产地】主产于浙江、江苏、湖北等地。

【金老谈仙鹤草性状辨别技术】

1. 形色臭味　本品全体长 50~100cm，被白色柔毛。茎下部圆柱形，直径 0.4~0.6cm，红棕色，上部方柱形，四面略凹陷，绿褐毛，有纵沟及棱线，有节；体轻，质硬，易折断，断面中空。单数羽状得复叶互生，暗绿色，皱缩卷曲；质脆，易碎；叶片有大小 2 种，相间生于叶轴上，顶端小叶较大，完整小叶片展开后呈卵形或长椭圆形，先端尖，基部楔形，边缘有锯齿；托叶 2，抱茎，斜卵形。总状花序细长；花直径 0.6~0.9cm，花萼下部呈筒状，萼筒上部有钩刺，先端 5 裂；花瓣黄色。果实长 0.7~0.8cm，直径 0.3~0.4cm。气微，味微苦。

2. 优品质量　本品均以枝嫩、色青黄、梗棕红、叶片完整而且多者优品。

【金老谈仙鹤草临床炮制技术】

1. 炮制分类　临床调剂常用的仙鹤草炮制品，取原药材，除去杂质及残留的根，迅速洗净，闷润 1~2 小时，切中段，筛去碎屑。

2. 临床功效　苦、涩，平；归肺、肝、脾经。功能收敛止血，补虚，止痢，杀虫。用于咳血、吐血、疟疾、脱力劳伤、痈肿。

【金老谈仙鹤草处方审核技术】

仙鹤草作为止血药中的常见中药，对仙鹤草的处方审核技术，要求执业药师收到处方后，首先审核处方的前记、后记等，然后审核处方的用药名称、炮制规格及用药剂量。

在《中华人民共和国药典（2015 年版）》中规定仙鹤草的用量为 6~12g，在处方审核过程中，如有超出范围时，应及时与临床医师进行沟通。处方中，当遇到缺药的情况时，处方审核人员不应随意进行更改或将其划掉，应与临床医师进行沟通，并适当调换。

【金老谈仙鹤草处方应付技术】

首先要确保仙鹤草的书写应规范整齐。其次要注意处方名为“仙鹤草”或“龙牙草”时，均应给付仙鹤草。见表 12-11。

表 12-11　仙鹤草处方应付表

| 处方名 | 给付 |
| --- | --- |
| 仙鹤草、龙牙草 | 仙鹤草 |

【金老谈仙鹤草发药交代技术】

在仙鹤草的发药交代过程中，发药人员的素质和专业知识有重要作用，需要交代仙鹤草的服药方法以及使用注意与禁忌等方面。

1. 仙鹤草的服药方法　汤剂分两次服，每日 1 剂。或入丸散。服药时间与次数根据不同的病证治疗。

2. 仙鹤草的使用注意与禁忌　表证发热者慎服。

【金老谈仙鹤草临床煎煮技术】

仙鹤草先加水浸泡半小时，没过药物表面 2cm 为宜。煎煮两次，合并药液，每次煎煮时间为 30 分钟。煎煮后药液约 300ml。

【金老谈仙鹤草采购管理技术】

1. 仙鹤草的采购技术　仙鹤草应采购于具备《药品经营企业许可证》《营业执照》的药品批发企业。遵循以下原则：

（1）质量标准：仙鹤草的质量应符合《中华人民共和国药典（2015 年版）》、局颁药品标准及中药炮制规范的标准要求。水分不得过 12.0%，总灰分不得过 10.0%。

（2）等级规格：仙鹤草商品不分等级，均为统货。

2. 仙鹤草的管理技术　仙鹤草购进药品到库后，应认真进行验收，并办理入库手续。药剂科各调剂室根据药品使用情况，每周到药库领取药品，临时缺药，应及时补充。制剂室根据配制制剂情况到药库领取制剂原料。临床各科因医疗、科研、教学等需要到药剂科领取药品，需报请相关管理部门批准。各方面领药必须办理相应的药品出库手续。

**【金老谈仙鹤草贮存养护供应技术】**

仙鹤草置通风干燥处。

仙鹤草作为一味常用中药，一般以贮存一日半用量为宜。调剂室应派专人逐日检查仙鹤草等其他药物的供应品种及数量情况，对短缺品种要及时登记，随时整理药品，补充所耗品种，以备调剂使用。

## 紫　珠　叶

**【来源】**本品为马鞭草科紫珠属植物杜虹花 *Callicarpa pedunculata* R.Brown 的干燥叶。

**【历史】**出自《本草纲目拾遗》。《本草拾遗》云："紫珠，名紫荆，树似黄荆，叶小无桠，非田氏之荆也。至秋子熟正紫，圆如小珠。生江东林泽间。"

**【产地】**主产于陕西、甘肃、江苏、安徽、浙江、江西、福建、河南、湖北、湖南、广东、广西、四川、贵州、云南。

**【金老谈紫珠叶性状辨别技术】**

1. 形色臭味　本品多皱缩卷曲，有的破碎。完整叶片展平后呈卵状椭圆形，长 4~19cm，宽 2.5~9cm。先端渐尖或钝圆，基部宽楔形或钝圆，边缘有细锯齿，近基部全缘，上表面灰绿色或棕绿色，在放大镜下可见星状毛和短粗毛，下表面淡绿色或淡棕绿色，被棕黄色分枝茸毛，主脉和侧脉突起，侧脉 8~12 对，小脉伸入齿端；叶柄长 0.5~1.5cm。气微，味微苦涩。

2. 优品质量　本品均以色绿、叶完整者为优品。

**【金老谈紫珠叶临床炮制技术】**

1. 炮制分类　临床调剂常用的紫珠叶炮制品，取原药材，除去杂质、残留枝梢及枯叶，清水洗净，切丝，晒干。

2. 临床功效　苦、涩，凉；归肝、肺、胃经。功能凉血收敛止血，清热解毒。用于衄血，咯血，胃肠出血，子宫出血，上呼吸道感染，扁桃体炎，肺炎，支气管炎；外用治外伤出血，烧伤。

**【金老谈紫珠叶处方审核技术】**

紫珠叶作为止血药中的常见中药，对紫珠叶的处方审核技术，要求执业药师收到处方后，首先审核处方的前记、后记等，然后审核处方的用药名称、炮制规格及用药剂量。

在《中华人民共和国药典（2015 年版）》中规定紫珠叶的用量为 3~15g，研末吞服 1.5~3g，在处方审核过程中，如有超出范围时，应及时与临床医师进行沟通。处方中，当遇到缺药的情况时，处方审核人员不应随意进行更改或将其划掉，应与临床医师进行沟通，并适当调换。

【金老谈紫珠叶处方应付技术】

首先要确保紫珠叶的书写应规范整齐。其次要注意处方名为“紫珠叶”“紫荆”“紫珠草”或“止血草”时，均应给付紫珠叶。见表 12-12。

表 12-12　紫珠叶处方应付表

| 处方名 | 给付 |
|---|---|
| 紫珠叶、紫荆、紫珠草、止血草 | 紫珠叶 |

【金老谈紫珠叶发药交代技术】

在紫珠叶的发药交代过程中，发药人员的素质和专业知识有重要作用，需要交代紫珠叶的服药方法以及使用注意与禁忌等方面。

1. 紫珠叶的服药方法　汤剂分两次服，每日 1 剂。或入丸散。服药时间与次数根据不同的病证治疗。

2. 紫珠叶的使用注意与禁忌　外用适量。

【金老谈紫珠叶临床煎煮技术】

紫珠叶先加水浸泡半小时，没过药物表面 2cm 为宜。煎煮两次，合并药液，每次煎煮时间为 30 分钟。煎煮后药液约 300ml。

【金老谈紫珠叶采购管理技术】

1. 紫珠叶的采购技术　紫珠叶应采购于具备《药品经营企业许可证》《营业执照》的药品批发企业。遵循以下原则：

质量标准：紫珠叶的质量应符合《中华人民共和国药典（2015 年版）》、局颁药品标准及中药炮制规范的标准要求。水分不得过 15.0%，总灰分不得过 11.0%。本品按干燥品计算，含毛蕊花糖苷（$C_{29}H_{36}O_{15}$）不得少于 0.50%。

2. 紫珠叶的管理技术　紫珠购进药品到库后，应认真进行验收，并办理入库手续。药剂科各调剂室根据药品使用情况，每周到药库领取药品，临时缺药，应及时补充。制剂室根据配制制剂情况到药库领取制剂原料。临床各科因医疗、科研、教学等需要到药剂科领取药品，需报请相关管理部门批准。各方面领药必须办理相应的药品出库手续。

【金老谈紫珠叶贮存养护供应技术】

紫珠叶置通风干燥处。

紫珠叶作为一味常用中药，一般以贮存一日半用量为宜。调剂室应派专人逐日检查紫珠叶等其他药物的供应品种及数量情况，对短缺品种要及时登记，随时整理药品，补充所耗品种，以备调剂使用。

## 棕　榈

【来源】本品为棕榈科植物棕榈 *Trachycarpus fortunei*（Hook.f.）H.Wendl. 的干燥叶柄。

【历史】出自《本草图经》，曰：“榈，出岭南及西川，江南亦有之。木高一、二丈，旁无枝条；叶大而圆，歧生枝端，有皮相重，被于四旁，每皮一匝为一节，二旬一采，转复生上。六、七月生黄白花；八、九月结实，作房如鱼子，黑色。九月、十月采其皮木用。”

【产地】原产我国，除西藏外我国秦岭以南地区均有分布，北起陕西南部，南到广东、广西和云南，西达西藏边界，东至上海浙江。从长江出海口，沿长江上游西岸500千米地带广为分布。

【金老谈棕榈性状辨别技术】

1. 形色臭味　本品呈长条板状，一端较窄而厚，另端较宽而稍薄，大小不等。表面红棕色，粗糙，有纵直皱纹；一面有明显的凸出纤维，纤维的两侧着生多数棕色茸毛。质硬而韧，不易折断，断面纤维性。无臭，味淡。

2. 优品质量　本品均以片大、质厚、棕红色、陈久者为优品。

【金老谈棕榈临床炮制技术】

1. 炮制分类

（1）棕榈：取原药材，除去杂质、残留枝梢及枯叶，洗净，闷润2~4小时，至内外湿度一致，切长段，干燥，筛去碎屑。

（2）棕榈炭：取净棕榈段，置锅内，上盖一锅，两锅结合处用盐泥封固，上压重物，并贴一块白纸条或放入大米数粒，用火180~220℃煅至白纸或大米呈焦黄色时，停火，待锅凉后，取出。

2. 临床功效　苦、涩；平；归肝、肺、大肠经。功能收敛止血。用于吐血，衄血，尿血，便血，崩漏下血。

【金老谈棕榈处方审核技术】

棕榈作为止血药中的常见中药，对棕榈的处方审核技术，要求执业药师收到处方后，首先审核处方的前记、后记等，然后审核处方的用药名称、炮制规格及用药剂量。

在《中华人民共和国药典（2015年版）》中规定棕榈的用量为3~9g，在处方审核过程中，如有超出范围时，应及时与临床医师进行沟通。处方中，当遇到缺药的情况时，处方审核人员不应随意进行更改或将其划掉，应与临床医师进行沟通，并适当调换。

【金老谈棕榈处方应付技术】

首先要确保棕榈的书写应规范整齐。其次要注意处方名为“棕榈”时，应给付棕榈；处方名为“棕榈炭”“棕炭”“棕板炭”或“陈棕炭”时，应给付棕榈炭。见表12-13。

表12-13　棕榈处方应付表

| 处方名 | 给付 |
|---|---|
| 棕榈 | 棕榈 |
| 棕榈炭、棕炭、棕板炭、陈棕炭 | 棕榈炭 |

【金老谈棕榈发药交代技术】

在棕榈的发药交代过程中，发药人员的素质和专业知识有重要作用，需要交代棕榈的服药方法、使用注意与禁忌等方面。

1. 棕榈的服药方法　汤剂分两次服，每日1剂。服药时间与次数根据不同的病证治疗。

2. 棕榈的使用注意与禁忌　出血兼有瘀滞、湿热下痢初起及带下有邪热者慎用。

【金老谈棕榈临床煎煮技术】

棕榈先加水浸泡半小时，没过药物表面2cm为宜。煎煮两次，合并药液，每次煎煮时间为30分钟。煎煮后药液约300ml。

【金老谈棕榈采购管理技术】

1. 棕榈的采购技术　棕榈应采购于具备《药品经营企业许可证》《营业执照》的药品批发企业。遵循以下原则：

（1）质量标准：棕榈的质量应符合《中华人民共和国药典（2015年版）》、局颁药品标准及中药炮制规范的标准要求。

（2）等级规格：棕榈商品均为统货，不分等级。

2. 棕榈的管理技术　棕榈购进药品到库后，应认真进行验收，并办理入库手续。药剂科各调剂室根据药品使用情况，每周到药库领取药品，临时缺药，应及时补充。制剂室根据配制制剂情况到药库领取制剂原料。临床各科因医疗、科研、教学等需要到药剂科领取药品，需报请相关管理部门批准。各方面领药必须办理相应的药品出库手续。

【金老谈棕榈贮存养护供应技术】

棕榈置干燥处。

棕榈作为一味常用中药，一般以贮存一日半用量为宜。调剂室应派专人逐日检查棕榈等其他药物的供应品种及数量情况，对短缺品种要及时登记，随时整理药品，补充所耗品种，以备调剂使用。

## 血　余　炭

【来源】本品为人发制成的炭化物。

【产地】全国各地皆产，各地区均自产自销。

【金老谈血余炭性状辨别技术】

1. 形色臭味　本品为大小不规则的块状物。色乌黑而光亮，表面稍平坦并有多数小孔，状似海绵。折断面成蜂窝状，质轻松易碎。用火烧之有焦发气。味苦。

2. 优品质量　本品均以身轻、有光泽、不焦枯、无焦臭味者为优品。

【金老谈血余炭临床炮制技术】

1. 炮制分类　取头发，除去杂质，碱水洗净污垢，清水洗净，晒干，置锅内，上盖一锅，两锅结合处用黄土泥封严，上锅底贴一白纸条，上压重物，用武火加热，焖锻至白纸条变为黄纸条时，停火，放冷，取出。

2. 临床功效　苦、涩，平；归肝、胃、膀胱经。功能消瘀，止血，利尿。用于吐血、衄血、血痢、血淋、妇女崩漏及小便不利等证。熬膏外敷止血生肌。

【金老谈血余炭处方审核技术】

血余炭作为止血药中的常见中药，对血余炭的处方审核技术，要求执业药师收到处方后，首先审核处方的前记、后记等，然后审核处方的用药名称、炮制规格及用药剂量。

在《中华人民共和国药典（2015年版）》中规定血余炭的用量为5~10g，在处方审核过程中，如有超出范围时，应及时与临床医师进行沟通。处方中，当遇到缺药的情况时，处方审核人员不应随意进行更改或将其划掉，应与临床医师进行沟通，并适当调换。

【金老谈血余炭处方应付技术】

确保血余炭的书写应规范整齐。见表12-14。

表 12-14　血余炭处方应付表

| 处方名 | 给付 |
| --- | --- |
| 血余炭 | 血余炭 |

【金老谈血余炭发药交代技术】

在血余炭的发药交代过程中，发药人员的素质和专业知识有重要作用，需要交代血余炭的服药方法以及使用注意与禁忌等方面。

1. 血余炭的服药方法　汤剂分两次服，每日 1 剂。服药时间与次数根据不同的病证治疗。外用适量，研末撒或调敷。

2. 血余炭的使用注意与禁忌　胃弱者慎服。

【金老谈血余炭临床煎煮技术】

血余炭入汤剂宜包煎，先加水浸泡半小时，没过药物表面 2cm 为宜。煎煮两次，合并药液，每次煎煮时间为 30 分钟。煎煮后药液约 300ml。

【金老谈血余炭采购管理技术】

1. 血余炭的采购技术　血余炭应采购于具备《药品经营企业许可证》《营业执照》的药品批发企业。遵循以下原则：

质量标准：血余炭的质量应符合《中华人民共和国药典（2015 年版）》、局颁药品标准及中药炮制规范的标准要求，酸不溶性灰分不得过 10.0%。

2. 血余炭的管理技术　血余炭购进药品到库后，应认真进行验收，并办理入库手续。药剂科各调剂室根据药品使用情况，每周到药库领取药品，临时缺药，应及时补充。制剂室根据配制制剂情况到药库领取制剂原料。临床各科因医疗、科研、教学等需要到药剂科领取药品，需报请相关管理部门批准。各方面领药必须办理相应的药品出库手续。

【金老谈血余炭贮存养护供应技术】

血余炭置干燥处。

血余炭作为一味常用中药，一般以贮存一日半用量为宜。调剂室应派专人逐日检查血余炭等其他药物的供应品种及数量情况，对短缺品种要及时登记，随时整理药品，补充所耗品种，以备调剂使用。

## 藕　节

【来源】本品为睡莲科植物莲 *Nelumbo nucifera* Gaertn. 的干燥根茎节部。

【历史】出自《药性论》。《本草汇言》云："藕节，消瘦血，止血妄行之药也。邢元璧曰，《日华子》治产后血闷腹胀，捣汁，和热童便饮，有效，盖止中有行散之意。又时珍方治咳血、唾血、呕血、吐血及便血、溺血、血淋、血崩等证，入四生饮、调营汤户，亦行止互通之妙用也。"

【产地】主产浙江、江苏、安徽。此外，湖北、湖南、山东、河南、江西、福建、河北等地亦产。

【金老谈藕节性状辨别技术】

1. 形色臭味　本品呈短圆柱形，长约 2~4cm，直径约 2cm。表面黄棕色至灰棕色，中央节部稍膨大，上有多数残留的须根及根痕，有时可见暗红棕色的鳞叶残基；节两端残留的节间部表面有纵纹，横切面中央可见较小的圆孔，其周围约有8个大孔。体轻，节部质坚硬，难折断。气微，味微甘、涩。

2. 优品质量　本品均以节部黑褐色、两头白色、干燥、无须根泥土者为优品。

【金老谈藕节临床炮制技术】

1. 炮制分类

(1) 藕节：取原药材，除去杂质，洗净，干燥。

(2) 藕节炭：取净藕节，置锅内炒至外面呈黑色，内部呈老黄色，喷淋清水少许，熄灭火星，取出，晾干。

2. 临床功效　甘、涩，平；归肝、肺、胃经。功能止血，散瘀。用于咳血，吐血，衄血，尿血，便血，血痢，血崩。

【金老谈藕节处方审核技术】

藕节作为止血药中的常见中药，对藕节的处方审核技术，要求执业药师收到处方后，首先审核处方的前记、后记等，然后审核处方的用药名称、炮制规格及用药剂量。

在《中华人民共和国药典（2015年版）》中规定藕节的用量为9~15g，在处方审核过程中，如有超出范围时，应及时与临床医师进行沟通。处方中，当遇到缺药的情况时，处方审核人员不应随意进行更改或将其划掉，应与临床医师进行沟通，并适当调换。

【金老谈藕节处方应付技术】

首先要确保藕节的书写应规范整齐。其次要注意处方名为“藕节”时，应给付藕节；处方名为“藕节炭”时，应给付藕节炭。见表12-15。

表12-15　藕节处方应付表

| 处方名 | 给付 |
|---|---|
| 藕节 | 藕节 |
| 藕节炭 | 藕节炭 |

【金老谈藕节发药交代技术】

在藕节的发药交代过程中，发药人员的素质和专业知识有重要作用，需要交代藕节的服药方法以及使用注意与禁忌等方面。

1. 藕节的服药方法　汤剂分两次服，每日1剂。或入丸散。服药时间与次数根据不同的病证治疗。外用适量，研末撒或调敷。

2. 藕节的使用注意与禁忌　忌铁器。

【金老谈藕节临床煎煮技术】

藕节先加水浸泡半小时，没过药物表面2cm为宜。煎煮两次，合并药液，每次煎煮时间为30分钟。煎煮后药液约300ml。

【金老谈藕节采购管理技术】

1. 藕节的采购技术　藕节应采购于具备《药品经营企业许可证》《营业执照》的药品批发企业。遵循以下原则：

质量标准：藕节的质量应符合《中华人民共和国药典（2015年版）》、局颁药品标准及中药炮制规范的标准要求。水分不得过15.0%，总灰分不得过8.0%，酸不溶性灰分不得过

3.0%。

2. 藕节的管理技术　藕节购进药品到库后，应认真进行验收，并办理入库手续。药剂科各调剂室根据药品使用情况，每周到药库领取药品，临时缺药，应及时补充。制剂室根据配制制剂情况到药库领取制剂原料。临床各科因医疗、科研、教学等需要到药剂科领取药品，需报请相关管理部门批准。各方面领药必须办理相应的药品出库手续。

**【金老谈藕节贮存养护供应技术】**

藕节应置干燥处贮藏，防蛀。

藕节作为一味常用中药，一般以贮存一日半用量为宜。调剂室应派专人逐日检查藕节等其他药物的供应品种及数量情况，对短缺品种要及时登记，随时整理药品，补充所耗品种，以备调剂使用。

## 第四节　温经止血药

本类药物性属温热，主入脾经，能温内脏，益脾阳，固冲脉而统摄血液，具有温经止血作用，主要用于脾不统血，冲脉失固之虚寒性出血病证。

### 艾　叶

**【来源】**本品为菊科植物艾 *Artemisia argyi*Levl.et Vant. 的干燥叶。

**【历史】**出自《本草经集注》。《名医别录》云："艾叶，生田野。三月采，暴干作煎，勿令见风。"《本草图经》曰："艾叶，旧不着所出州土，但云生田野，今处处有之。以复道者为佳。云此种灸百病尤胜。初春布地生苗，茎类蒿而叶背白，以苗短者为佳。采叶暴干，经陈久方可用。"

**【产地】**艾叶商品主要来源于野生资源（亦有来源于栽培者）。在全国大部分地区均有分布、出产。主要分布于湖北、山东、河北、安徽、江苏、浙江、湖南、江西、广东等省区。传统认为产于湖北蕲春者为佳，有"蕲艾"之称。

**【金老谈艾叶性状辨别技术】**

1. 形色臭味　本品多皱缩、破碎，有短柄。完整叶片展平后呈卵状椭圆形，羽状深裂，裂片椭圆状披针形，边缘有不规则的粗锯齿，上表面灰绿色或深黄绿色，有稀疏的柔毛及腺点；下表面密生灰白色绒毛。质柔软。气清香，味苦。

2. 优品质量　本品均以叶背面灰白色、绒毛多、香气浓郁者为优品。

**【金老谈艾叶临床炮制技术】**

1. 炮制分类

（1）艾叶：取原药材，除去杂质及梗，筛去灰屑。

（2）醋艾叶炭：取净艾叶，置热锅内，用中火炒至表面焦褐色，喷淋米醋，炒干，取出，晾凉。每 100kg 净艾叶，用米醋 15kg。

2. 临床功效　辛、苦，温；归肝、脾、肾经。功能散寒止痛，温经止血，调经安胎，祛湿止痒。用于少腹冷痛，经寒不调，宫冷不孕，吐血，衄血，崩漏经多，妊娠下血；外治皮肤瘙痒，脱皮。醋艾炭温经止血，用于虚寒性出血。

【金老谈艾叶处方审核技术】

艾叶作为止血药中的常见中药，对艾叶的处方审核技术，要求执业药师收到处方后，首先审核处方的前记、后记等，然后审核处方的用药名称、炮制规格及用药剂量。

在《中华人民共和国药典（2015 年版）》中规定艾叶的用量为 3~9g，在处方审核过程中，如有超出范围时，应及时与临床医师进行沟通。处方中，当遇到缺药的情况时，处方审核人员不应随意进行更改或将其划掉，应与临床医师进行沟通，并适当调换。

【金老谈艾叶处方应付技术】

首先要确保艾叶的书写应规范整齐。其次要注意处方名为“艾叶”时，应给付艾叶；处方名为“醋艾叶炭”时，应给付醋艾叶炭。见表 12-16。

表 12-16 艾叶处方应付表

| 处方名 | 给付 |
| --- | --- |
| 艾叶 | 艾叶 |
| 醋艾叶炭 | 醋艾叶炭 |

【金老谈艾叶发药交代技术】

在艾叶的发药交代过程中，发药人员的素质和专业知识有重要作用，需要交代艾叶的服药方法以及使用注意与禁忌等方面。

1. 艾叶的服药方法 汤剂分两次服，每日 1 剂。服药时间与次数根据不同的病证治疗。外用适量，煎水熏洗、捣敷或捣绒作艾条、艾柱熏灸。

2. 艾叶的使用注意与禁忌 热盛火旺之出血证忌用。

【金老谈艾叶临床煎煮技术】

艾叶先加水浸泡半小时，没过药物表面 2cm 为宜。煎煮两次，合并药液，每次煎煮时间为 30 分钟。煎煮后药液约 300ml。

【金老谈艾叶采购管理技术】

1. 艾叶的采购技术 艾叶应采购于具备《药品经营企业许可证》《营业执照》的药品批发企业。遵循以下原则：

（1）质量标准：艾叶的质量应符合《中华人民共和国药典（2015 年版）》、局颁药品标准及中药炮制规范的标准要求。水分不得过 15.0%，总灰分不得过 12.0%，酸不溶性灰分不得过 3.0%。本品按干燥品计算，含桉油精（$C_{10}H_{8}O$）不得少于 0.050%。

（2）等级规格：艾叶商品通常不分等级，均为统货。

2. 艾叶的管理技术 艾叶购进药品到库后，应认真进行验收，并办理入库手续。药剂科各调剂室根据药品使用情况，每周到药库领取药品，临时缺药，应及时补充。制剂室根据配制制剂情况到药库领取制剂原料。临床各科因医疗、科研、教学等需要到药剂科领取药品，需报请相关管理部门批准。各方面领药必须办理相应的药品出库手续。

【金老谈艾叶贮存养护供应技术】

艾叶置阴凉干燥处。

艾叶作为一味常用中药，一般以贮存一日半用量为宜。调剂室应派专人逐日检查艾叶等其他药物的供应品种及数量情况，对短缺品种要及时登记，随时整理药品，补充所耗品种，以备调剂使用。

## 炮 姜

【来源】本品为干姜的炮制品。

【产地】我国中部、东南部至西南部各省广为栽培。

【金老谈炮姜性状辨别技术】

1. 形色臭味 本品呈不规则膨胀的块状,具指状分枝。表面棕黑色或棕褐色。质轻泡,断面边缘处显棕黑色,中心棕黄色,细颗粒性,维管束散在。气香、特异,味微辛、辣。

2. 优品质量 本品均以质坚实、香气浓郁者为优品。

【金老谈炮姜临床炮制技术】

1. 炮制分类 临床调剂常用的炮姜炮制品,取河砂,置热锅内,用武火180~220℃炒至灵活状态,加入大小分开的干姜片,不断翻动,烫至表面鼓起,取出,筛去河砂,晾凉。

2. 临床功效 苦、涩,温;归脾、肝经。功能温经止血,温中止痛。用于脾胃虚寒,腹痛吐泻,吐衄崩漏,阳虚失血。

【金老谈炮姜处方审核技术】

炮姜作为止血药中的常见中药,对炮姜的处方审核技术,要求执业药师收到处方后,首先审核处方的前记、后记等,然后审核处方的用药名称、炮制规格及用药剂量。

在《中华人民共和国药典(2015年版)》中规定炮姜的用量为3~9g,在处方审核过程中,如有超出范围时,应及时与临床医师进行沟通。处方中,当遇到缺药的情况时,处方审核人员不应随意进行更改或将其划掉,应与临床医师进行沟通,并适当调换。

【金老谈炮姜处方应付技术】

确保炮姜的书写应规范整齐。见表12-17。

表12-17 炮姜处方应付表

| 处方名 | 给付 |
|---|---|
| 炮姜 | 炮姜 |

【金老谈炮姜发药交代技术】

在炮姜的发药交代过程中,发药人员的素质和专业知识有重要作用,需要交代炮姜的服药方法以及使用注意与禁忌等方面。

1. 炮姜的服药方法 汤剂分两次服,每日1剂。或入丸散。服药时间与次数根据不同的病证治疗。

2. 炮姜的使用注意与禁忌 热盛火旺之出血证忌用。

【金老谈炮姜临床煎煮技术】

炮姜先加水浸泡半小时,没过药物表面2cm为宜。煎煮两次,合并药液,每次煎煮时间为30分钟。煎煮后药液约300ml。

【金老谈炮姜采购管理技术】

1. 炮姜的采购技术 炮姜应采购于具备《药品经营企业许可证》《营业执照》的药品批

发企业。遵循以下原则：

（1）质量标准：炮姜的质量应符合《中华人民共和国药典（2015 年版）》、局颁药品标准及中药炮制规范的标准要求，水分不得过 12.0%，总灰分不得过 7.0%。本品按干燥品计算，含 6- 姜辣素（$C_{17}H_{26}O_4$）不得少于 0.30%。

（2）等级规格：炮姜商品均为统货，不分等级。

2. 炮姜的管理技术　炮姜购进药品到库后，应认真进行验收，并办理入库手续。药剂科各调剂室根据药品使用情况，每周到药库领取药品，临时缺药，应及时补充。制剂室根据配制制剂情况到药库领取制剂原料。临床各科因医疗、科研、教学等需要到药剂科领取药品，需报请相关管理部门批准。各方面领药必须办理相应的药品出库手续。

**【金老谈炮姜贮存养护供应技术】**

炮姜置阴凉干燥处，防蛀。

炮姜作为一味常用中药，一般以贮存一日半用量为宜。调剂室应派专人逐日检查炮姜等其他药物的供应品种及数量情况，对短缺品种要及时登记，随时整理药品，补充所耗品种，以备调剂使用。

# 第十三章 活血化瘀药临床调剂

凡以疏通血脉，促进血行，消散瘀血为主要作用的药物均称为活血化瘀药。

本类药物性味多辛温，辛能散瘀化滞，温可通行血脉，促进血行。本类药物宜饭后服。同时一些药物为妊娠禁忌药，大多能活血通经，有的还可以坠胎催产，故妇女月经过多，或血虚无滞的经闭及孕妇，均当慎用或忌用。此外，本类药物炮制品较多，发药时需仔细核对。一些动物药，在贮藏过程中需要特殊贮存，并定期检查。本类药物包含有毒中药，在审方时需特别注意，应特殊贮存，专柜加锁保管。

## 第一节 活血止痛药

本类药多具辛味，辛散善行，既入血分，又入气分，活血每兼行气，具有良好的活血止痛作用，主要适用于气血瘀滞所致的各种痛证，如头痛、胸胁痛、心腹痛、痛经、产后腹痛、肢体疼痛、跌打损伤之瘀痛等。

### 川 芎

**【来源】**本品为伞形科植物川芎 *Ligusticum chuanxiong* Hort. 的干燥根茎。

**【历史】**始载于《神农本草经》，列为中品，原名“穹䓖”。其后诸家本草对其形态、产地、栽培加工、本品性状等都有记载。梁代陶弘景曰：“今出历阳，处处亦有，人家多种之。叶似蛇床而香，节大茎细，状如马衔，谓之马衔芎䓖。蜀中亦有而细。”宋代《本草图经》载：“……今关、陕、蜀川、江东山中多有之，而以蜀川者为胜，其苗四五月间生叶似芹、胡荽、蛇床辈，作丛而茎细……其叶倍香……江东、蜀川人采其叶作饮。”并附有永康军芎䓖图（永康军在今四川灌县境内）。明代李时珍云：“蜀地少寒，人多栽莳，深秋茎叶亦不萎也。清明后宿根生苗，分其枝横埋之，则节节生根，八月根下始结穹芎，乃可掘取，蒸曝货之。”李时珍在400多年前，在路途遥远、交通不便、信息闭塞的情况下，对川芎栽培、生长、采收的全过程掌握得如此翔实，其科学态度实在令今人敬佩。民国《灌县志·食货书》记有：“词西商务以川芎为巨。集中于石羊场一带，发400~500万斤。并有水陆传输，远达境外。”说明灌县（今都江堰）生产川芎具有悠久的历史和得天独厚的地理优势，以产品质量优良，行销全国并大量出口，为著名的“道地药材”。

【产地】川芎产地非常集中，主产于四川都江堰（原灌县）石羊场、太平场、中兴场、河坝场，崇州市元通场，彭州市的敖平、新都县，总产量占全国川芎生产的90%，但以都江堰市产量大，又以石羊场产品质量最优。此外，上海、云南、广东、山东、陕西、湖北、江苏等地也曾引种，都因产品个大、质泡、香气淡、品质低劣而弃种。

【金老谈川芎性状辨别技术】

1. 形色臭味　本品根茎为不规则结节状拳形团块，直径2~7cm。表面黄褐色至黄棕色，粗糙皱缩，有多数平行隆起的轮节；顶端有类圆形凹窝状茎痕，下侧及轮节上有多数细小的瘤状根痕。质坚实，不易折断，断面黄白色或灰黄，具波状环纹形成层，全体散有黄棕色油点。气浓香，味苦，辛，微回甜，有麻舌感。

2. 优品质量　本品均以个大饱满、质坚实、断面色黄白、油性大、香气浓者为优品。

【金老谈川芎临床炮制技术】

1. 炮制分类

（1）川芎：取原药材，除去杂质，洗净，大小分开，浸泡6~12小时，至约七成透时，取出，闷润12~24小时，至内外湿度一致，切厚片，干燥，筛去碎屑。

（2）酒川芎：取川芎片，用黄酒喷洒均匀，闷润1~2小时，至黄酒被吸尽，置热锅内，文火炒干，取出，晾凉。每100kg川芎片，用黄酒15kg。

2. 临床功效　辛，温；归肝、胆、心包经。功能活血行气，祛风止痛。用于治疗头痛之首选药物。月经不调，经闭痛经，产后瘀滞腥痛；癥瘕肿块，胸胁疼痛，头痛眩晕，风寒湿痹，跌打损伤，痈疽疮疡。

【金老谈川芎处方审核技术】

川芎作为活血止痛药的常见中药，对其进行处方审核，要求执业药师收到处方后，首先要审核处方的前记、后记等，然后审核处方的用药名称、炮制规格及用药剂量。

在《中华人民共和国药典（2015年版）》中规定川芎的用量为3~10g。在处方审核过程中，如有超出范围时，应及时与临床医师进行沟通。处方中，应区分川芎、制川芎，当遇到缺药的情况时，处方审核人员不应随意进行更改或将其划掉，应与临床医师进行沟通，并适当调换。

【金老谈川芎处方应付技术】

首先要确保川芎的书写应规范整齐。其次要注意炮制应付，处方名为“川芎”时，应给付川芎；处方名为“制川芎”或“酒川芎”时，应给付酒川芎。见表13-1。

**表13-1　川芎处方应付表**

| 处方名 | 给付 |
|---|---|
| 川芎 | 川芎 |
| 制川芎、酒川芎 | 酒川芎 |

【金老谈川芎发药交代技术】

在川芎的发药交代过程中，发药人员的素质和专业知识有重要作用，需要交代川芎的服药方法、使用注意与禁忌等方面。

1. 川芎的服药方法　汤剂分两次服，每日 1 剂。或入丸散。服药时间与次数根据不同的病证治疗。

2. 川芎的使用注意与禁忌　阴虚阳亢头痛、肺燥伤阴干咳者忌用。多汗，月经过多者慎用。

**【金老谈川芎临床煎煮技术】**

川芎先加水浸泡半小时，没过药物表面 2cm 为宜。煎煮两次，合并药液，每次煎煮时间为 30 分钟。煎煮后药液约 300ml。

**【金老谈川芎采购管理技术】**

1. 川芎的采购技术　川芎应采购于具备《药品经营企业许可证》《营业执照》的药品批发企业。遵循以下原则：

（1）质量标准：川芎的质量应符合《中华人民共和国药典（2015 年版）》、局颁药品标准及中药炮制规范的标准要求。水分不得过 12.0%，总灰分不得过 6.0%，酸不溶性灰分不得过 2.0%。本品按干燥品计算，含阿魏酸（$C_{10}H_{10}O_4$）不得少于 0.10%。

（2）等级规格：

一等：干货。呈绳结状，质坚实。表面黄褐色，断面灰白色或黄白色。有特异香气，味苦辛、麻舌。每公斤 44 个以内，单个的重量不低于 20g。无空心、焦枯、杂质、虫蛀、霉变。

二等：干货。呈结绳状，质坚实。表面黄褐色，断面灰白色或黄白色。有特异香气，味苦辛、麻舌。每公斤 70 个以内。无空心、焦枯、杂质、虫蛀、霉变。

三等：干货。呈结绳状，质坚实。表面黄褐色，断面灰白色或黄白色。有特异香气，味苦辛、麻舌。每公斤 70 个以上，个大空心的属此。无苓珠、苓盘、焦枯、杂质、虫蛀、霉变。

2. 川芎的管理技术　川芎购进药品到库后，应认真进行验收，并办理入库手续。药剂科各调剂室根据药品使用情况，每周到药库领取药品，临时缺药，应及时补充。制剂室根据配制制剂情况到药库领取制剂原料。临床各科因医疗、科研、教学等需要到药剂科领取药品，需报请相关管理部门批准。各方面领药必须办理相应的药品出库手续。

**【金老谈川芎贮存养护供应技术】**

川芎在贮存过程中易发生受潮、走油、香气散失及虫蛀等现象，贮存过程中应置阴凉干燥处，防霉，防香气散失，防蛀。

川芎作为一味常用中药，一般以贮存一日半用量为宜。调剂室应派专人逐日检查川芎等其他药物的供应品种及数量情况，对短缺品种要及时登记，随时整理药品，补充所耗品种，以备调剂使用。

## 延　胡　索

**【来源】**本品为延胡索 *Corydalis yanhusuo* W.T.Wang 的干燥块茎。

**【历史】**本品始载于唐代《本草拾遗》，原名玄胡索，后因避宋真宗讳而改为延胡索。明代《本草述》曰："今茅山上龙洞、仁和（今杭州市）、笕桥亦种之。每年寒露后栽种，立春后出苗，高之四寸，延蔓布地，叶必三之，宛如竹叶，片片成个，细小嫩绿，边色徽红，作花黄色，亦有紫色者，根丛生，状如半夏，但黄色耳，立夏掘起。"以上描述的形态、产地、生态与现今浙江栽培的延胡索基本一致。延胡索在我国栽培历史悠久。清代《康熙志》记载:“延胡索生在田中,虽平原亦种。”1932 年《东阳县志》记载:“白术、元胡为最多,每年在两千箩以上,远销宁、杭、绍,约银 20 万元。”

【产地】本品浙江所产为“道地药材”之一,主要分布于金华专区的东阳市、马宅区、湖溪区,磐安县的安文区、新宅区、大四区,缙云县的壶镇,永康县增溪、土马等处,但以东阳、盘安两地产量最多。此外江苏海门、南通、如东、泰县,上海崇明、南汇,山东苍山亦有少量出产。近年来,陕西议中地区的城固、南郑、洋县产量很大,已形成延胡索浙江、陕西两大产区。

**【金老谈延胡索性状辨别技术】**

1. 形色臭味　本品干燥块茎,呈不规则扁球形,直径 0.5~1.5cm,表面黄色或褐黄色,顶端中间有略凹陷的茎痕,底部或有疙瘩状凸起。质坚硬而脆,断面黄色,角质,有蜡样光泽。无臭,味苦。

2. 优品质量　本品均以个大、饱满、质坚、色黄、内色黄亮者为优品,个小、色灰黄、中心有白色者质次。

**【金老谈延胡索临床炮制技术】**

1. 炮制分类

(1) 延胡索:拣去杂质,用水浸泡,洗净,晒晾,润至内外湿度均匀,切片或打碎。

(2) 醋延胡索:取净延胡索,取片或段,置锅内,加米醋和适量水,煮约 2 小时,至透心,米醋被吸尽,取出,稍晾,至内外湿度一致,切厚片,干燥。每 100kg 延胡索,用米醋 20kg。

2. 临床功效　苦、辛,温;归肝、心、脾经。功能活血通络,行气止痛。用于血瘀气滞诸证,头痛,风湿痹痛,肢体麻木。

**【金老谈延胡索处方审核技术】**

延胡索作为活血止痛药的常见中药,对其进行处方审核,要求执业药师收到处方后,首先要审核处方的前记、后记等,然后审核处方的用药名称、炮制规格及用药剂量。

在《中华人民共和国药典(2015 年版)》中规定延胡索的用量为 3~10g,研末吞服,一次 1.5~3g。在处方审核过程中,如有超出范围时,应及时与临床医师进行沟通,并双签字。处方中,应区分延胡索、醋延胡索,当遇到缺药的情况时,处方审核人员不应随意进行更改或将其划掉,应与临床医师进行沟通,并适当调换。

**【金老谈延胡索处方应付技术】**

首先要确保延胡索的书写应规范整齐。其次要注意炮制应付,处方名为“延胡索”时,应给付延胡索;处方名为“醋延胡索”时,应给付醋延胡索。见表 13-2。

**表 13-2　延胡索处方应付表**

| 处方名 | 给付 |
| --- | --- |
| 延胡索 | 延胡索 |
| 醋延胡索 | 醋延胡索 |

【金老谈延胡索发药交代技术】

在延胡索的发药交代过程中，发药人员的素质和专业知识有重要作用，需要交代延胡索的服药方法、使用注意与禁忌等方面。

1. 延胡索的服药方法　汤剂分两次服，每日1剂。服药时间与次数根据不同的病证治疗。研末服1.5~3g。醋制后可加强止痛之力。

2. 延胡索的使用注意与禁忌　凡经血枯少、月经先期、虚证崩漏、产后腹痛等属血热、血虚、气虚证者均慎用。孕妇慎用。

【金老谈延胡索临床煎煮技术】

延胡索先加水浸泡半小时，没过药物表面2cm为宜。煎煮两次合并药液，每次煎煮时间为30分钟。煎煮后药液约300ml。用时捣碎。

【金老谈延胡索采购管理技术】

1. 延胡索的采购技术　延胡索应采购于具备《药品经营企业许可证》《营业执照》的药品批发企业。遵循以下原则：

（1）质量标准：延胡索的质量应符合《中华人民共和国药典（2015年版）》、局颁药品标准及中药炮制规范的标准要求。水分不得过15.0%，总灰分不得过4.0%。本品按干燥品计算，含延胡索乙素（$C_{21}H_{25}NO_4$）不得少于0.040%。

（2）等级规格：

一等：干货。呈不规则的扁球形。表面黄棕色或灰黄色，多皱缩。质硬而脆。断面黄褐色，有蜡样光泽，味苦微辛。每50克45粒以内。无杂质、虫蛀、霉变。

二等：干货。呈不规则的褐球形。表面黄棕色或灰黄色，多皱缩。质硬而脆。断面黄褐色，有蜡样光泽，味苦微辛。每50克45粒以上。无杂质、虫蛀、霉变。

2. 延胡索的管理技术　延胡索购进药品到库后，应认真进行验收，并办理入库手续。药剂科各调剂室根据药品使用情况，每周到药库领取药品，临时缺药，应及时补充。制剂室根据配制制剂情况到药库领取制剂原料。临床各科因医疗、科研、教学等需要到药剂科领取药品，需报请相关管理部门批准。各方面领药必须办理相应的药品出库手续。

【金老谈延胡索贮存养护供应技术】

延胡索在贮存过程中易发生受潮、虫蛀现象，贮存过程中应置阴凉干燥处，防霉，防蛀。

延胡索作为一味常用中药，一般以贮存一日半用量为宜。调剂室应派专人逐日检查延胡索等其他药物的供应品种及数量情况，对短缺品种要及时登记，随时整理药品，补充所耗品种，以备调剂使用。

## 郁　金

【来源】本品为姜科植物温郁金 *Curcuma wenyujin* Y.H.Chen et C.Ling、姜黄 *Curcuma longa* L.、广西莪术 *Curcuma kwangsiensis* S.G.Lee et C.F.Liang 或蓬莪术 *Curcuma phaeocaulis* Val. 的干燥块根。前两者分别习称“温郁金”和“黄丝郁金”，其余按性状不同习称“桂郁金”或“绿丝郁金”。

【历史】本品始载于唐代《药性论》。唐代《新修本草》载：“郁金生蜀地及西戎。苗似姜黄，花白质红，末秋出茎心而无实，其根黄赤。”关于药用部分，该书记载：“取四畔子根去皮火干。”明代《本草纲目》指出：郁金“体圆有横纹如蝉腹状，外黄内赤”。又说：郁金“以根为蛀酶肚者为真”。说明古代所用的郁金主要为姜黄的侧根茎。自明代以后仅用块根作郁金，而根茎作姜黄。关于川郁金（黄丝郁金），家种的记载见清代光绪三年，四川《崇庆州志·物产》曰：“郁金、姜黄根所结子，可以入药，可以和羹。州东三江场一带种者最多。”

【产地】

1. 黄丝郁金又称黄郁金，主产于四川崇庆、双流、新津、温江；其次为犍为、沐州等县。以崇庆金马同沿岸一带搽耳、红石、黄水、彭镇等乡产品质最优，称为“道地药材”。

2. 温郁金又称黑郁金，主产于浙江温州地区瑞安的陶山、马屿，福建南安、安溪等地亦产。

3. 桂郁金又称莪苓，以广西灵山陆屋镇产量大。此外，广西横县、贵县、钦州，广东四会、高要、鹤山亦产。

4. 绿丝郁金主产四川温江、沐川、乐山等地，多销我国西南地区。此外，近年来，郁金由于货源紧缺，由缅甸、越南与我国边界地方采收的野生郁金并鲜品切片运至我国各药材市场出售，其片形较大，切面红棕色，因不了解植物来源，且有关资料及权威文献无记载，北京至今未采用，但云南有大量野生，应予调查研究。

【金老谈郁金性状辨别技术】

1. 形色臭味

（1）温郁金：呈长圆形或卵圆形，稍扁，有的微弯曲，两端渐尖。长 3.5~7cm，直径 1.2~2.5cm。表面灰褐色或灰棕色，具不规则的纵皱纹，纵纹隆起处色较浅。质坚实，断面灰棕色，角质样；内皮层环明显。气微香，味微苦。

（2）黄丝郁金：呈纺锤形，有的一端细长，长 2.5~4.5cm，直径 1~1.5cm。表面棕灰色或灰黄色，具细皱纹，断面橙黄色，外周棕黄色至棕红色。气芳香，味辛辣。

（3）桂郁金：呈长圆锥形或长圆形，长 2~6.5cm，直径 1~1.8cm。表面具疏浅纵纹或较粗糙网状皱纹。气微，味微辛，苦。

（4）绿丝郁金：呈长椭圆形，较粗壮，长 1.5~3.5cm，直径 1~1.2cm。气微，味淡。

2. 优品质量　本品均以质坚实、外皮皱纹细、断面黄色者为优品。

【金老谈郁金临床炮制技术】

1. 炮制分类　临床调剂常用的郁金炮制品，取原药材，除去杂质，洗净，浸泡 4~8 小时，至约七成透时，取出，闷润 12~24 小时，至内外湿度一致，切厚片，干燥，筛去碎屑。

2. 临床功效　辛、苦，寒；归肝、心、胆经。功能活血止痛，行气解郁，清心凉血，利胆退黄。用于经闭痛经，胸腹胀痛、刺痛，热病神昏，癫痫发狂，黄疸尿赤。

【金老谈郁金处方审核技术】

郁金作为活血止痛药的常见中药，对其进行处方审核，要求执业药师收到处方后，首先要审核处方的前记、后记等，然后审核处方的用药名称、用药剂量。

在《中华人民共和国药典（2015 年版）》中规定郁金的用量为 3~10g，不宜与丁香（公丁香、母丁香）同用。在处方审核过程中，如有超出范围时，应及时与临床医师进行沟通，并双签字。处方中，当遇到缺药的情况时，处方审核人员不应随意进行更改或将其划掉，应与临床医师进行沟通，并适当调换。

【金老谈郁金处方应付技术】

首先要确保郁金的书写应规范整齐。其次要注意处方名为“马莲”“五帝足”“黄郁”或“黄郁”时，应给付郁金。见表 13-3。

表 13-3　郁金处方应付表

| 处方名 | 给付 |
| --- | --- |
| 马莲、五帝足、黄郁、郁金 | 郁金 |

【金老谈郁金发药交代技术】

在郁金的发药交代过程中，发药人员的素质和专业知识有重要作用，需要交代郁金的服药方法、使用注意与禁忌等方面。

1. 郁金的服药方法　汤剂分两次服，每日 1 剂。或入丸散。服药时间与次数根据不同的病证治疗。

2. 郁金的使用注意与禁忌　不宜与丁香（公丁香、母丁香）同用。

【金老谈郁金临床煎煮技术】

郁金先加水浸泡半小时，没过药物表面 2cm 为宜。煎煮两次，合并药液，每次煎煮时间为 30 分钟。煎煮后药液约 300ml。

【金老谈郁金采购管理技术】

1. 郁金的采购技术　郁金应采购于具备《药品经营企业许可证》《营业执照》的药品批发企业。遵循以下原则：

（1）质量标准：郁金的质量应符合《中华人民共和国药典（2015 年版）》、局颁药品标准及中药炮制规范的标准要求，水分不得过 15.0%，总灰分不得过 9.0%。

（2）等级规格：

1）川郁金：黄丝规格标准：

一等：干货。呈类卵圆形。表面灰黄色或灰棕色，皮细，略现细皱纹。质坚实，断面角质状，有光泽，外层黄色。内心金黄色有姜气，味辛香。每公斤 600 粒以内，剪净残蒂。无刀口、破瓣、杂质、虫蛀、霉变。

二等：干货。呈类卵圆形。表面灰黄色或灰棕色，皮细，略现细皱纹。质坚实，断面角质状，有光泽，外层黄色。内心金黄色有姜气，味辛香。每公斤 600 粒以上，直径不小于 0.5cm。间有刀口、破瓣。无杂质、虫蛀、霉变。

2）桂郁金：绿白丝规格标准：

一等：干货。呈纺垂形、卵圆形或长椭圆形。表面灰黄或灰白色，有较细的皱纹。质坚实而稍松脆。断面角质状，淡黄白色。微有姜气，味辛苦。每公斤 600 粒以内，剪净残蒂。无刀口、破瓣、杂质、虫蛀、霉变。

二等：干货。呈纺锤形、卵圆形或长椭圆形。表面灰黄或灰白色，有较细的皱纹。质坚实而稍松脆，断面角质状，淡黄白色。略有姜气，味辛苦。每公斤 600 粒以上，直径不小于 0.5cm。间有刀口、破瓣。无杂质、虫蛀、霉变。

桂郁金规格标准：统货。干货。呈纺锤形或不规则的弯曲形，体坚实。表面灰白色、断面淡白、或黄白色，角质发亮，略有姜气、味辛苦。大小不分，但直径不得小于 0.6cm。无杂质、虫蛀、霉变。

3）温郁金：绿丝规格标准：

一等：干货。呈纺锤形，稍扁，多弯曲，不肥满。表面灰褐色，具纵直或杂乱的皱纹。质坚实，断面角质状，多为灰黑色。略有姜气，味辛苦。每公斤280粒以内。无须根、杂质、虫蛀、霉变。

二等：干货。呈纺锤形，稍扁，多弯曲，不肥满。表面灰褐色，具纵直或杂乱的皱纹。质坚实，断面角质状，多为灰黑色。略有姜气，味辛苦。每公斤280粒以上，但直径不小于0.5cm。间有刀口、破碎。无须根、杂质、虫蛀、霉变。

2. 郁金的管理技术　郁金购进药品到库后，应认真进行验收，并办理入库手续。药剂科各调剂室根据药品使用情况，每周到药库领取药品，临时缺药，应及时补充。制剂室根据配制制剂情况到药库领取制剂原料。临床各科因医疗、科研、教学等需要到药剂科领取药品，需报请相关管理部门批准。各方面领药必须办理相应的药品出库手续。

**【金老谈郁金贮存养护供应技术】**

郁金在贮存过程中易发生受潮、虫蛀现象，贮存过程中应置阴凉干燥处，防霉，防蛀。

郁金作为一味常用中药，一般以贮存一日半用量为宜。调剂室应派专人逐日检查郁金等其他药物的供应品种及数量情况，对短缺品种要及时登记，随时整理药品，补充所耗品种，以备调剂使用。

## 姜　黄

**【来源】**本品为姜科植物姜黄 *Curcuma longa* L. 的干燥根茎。

**【历史】**本品始载于唐代，《新修本草》云："叶根都似郁金，花春生于根，与苗并出，夏花烂，无子，根有黄、青、白三色。其作之方法与郁金同尔。西戎人谓之蒁药。"此段说明当时姜黄原植物应为姜黄属多种植物。清代《植物实名图考》云："郁金，其生蜀地者为川郁金，以根如螳螂肚者为真。其用以染黄者则姜黄也。"

**【产地】**主产于四川犍为、沐川、双流、新津、崇庆、秀山，其他如广东、广西、福建、云南、贵州均有产，以四川产品为优，行销全国并出口。本品用量不大，多作染料和食物调色剂使用。

**【金老谈姜黄性状辨别技术】**

1. 形色臭味　本品呈不规则卵圆形、圆柱形或纺锤形，常弯曲，有的具短叉状分枝，长2~5cm，直径1~3cm。表面深黄色，粗糙，有皱缩纹理和明显环节，并有圆形分枝痕及须根痕。质坚实，不易折断，断面棕黄色至金黄色，角质样，有蜡样光泽，内皮层环纹明显，维管束呈点状散在。气香特异，味苦、辛。

2. 优品质量　本品均以质坚实、断面金黄、香气浓厚者为优品。

**【金老谈姜黄临床炮制技术】**

1. 炮制分类　临床调剂常用的姜黄炮制品，取原药材，除去杂质，略泡，洗净，润透，切厚片，晒干。

2. 临床功效　辛、苦，温；归脾、肝经。功能破血行气，通经止痛。用于胸胁刺痛，闭经，癥瘕，风湿肩臂疼痛，跌扑肿痛。

【金老谈姜黄处方审核技术】

姜黄作为活血止痛药的常见中药，对其进行处方审核，要求执业药师收到处方后，首先要审核处方的前记、后记等，然后审核处方的用药名称、用药剂量。

在《中华人民共和国药典（2015版）》中规定姜黄的用量为3~10g，属于孕妇忌用药。在处方审核过程中，如有超出范围时，应及时与临床医师进行沟通，并双签字。处方中，当遇到缺药的情况时，处方审核人员不应随意进行更改或将其划掉，应与临床医师进行沟通，并适当调换。

【金老谈姜黄处方应付技术】

首先要确保姜黄的书写应规范整齐。其次要注意处方名为“姜黄”“毛姜黄”“宝鼎香”或“姜黄”时，应给付姜黄。见表13-4。

表13-4　姜黄处方应付表

| 处方名 | 给付 |
|---|---|
| 黄姜、毛姜黄、宝鼎香、姜黄 | 姜黄 |

【金老谈姜黄发药交代技术】

在姜黄的发药交代过程中，发药人员的素质和专业知识有重要作用，需要交代姜黄的服药方法、使用注意与禁忌等方面。

1. 姜黄的服药方法　汤剂分两次服，每日1剂。或入丸散。服药时间与次数根据不同的病证治疗。

2. 姜黄的使用注意与禁忌　血虚无气滞血瘀者慎用，孕妇忌用。

【金老谈姜黄临床煎煮技术】

姜黄先加水浸泡半小时，没过药物表面2cm为宜。煎煮两次，合并药液，每次煎煮时间为30分钟。煎煮后药液约300ml。

【金老谈姜黄采购管理技术】

1. 姜黄的采购技术　姜黄应采购于具备《药品经营企业许可证》《营业执照》的药品批发企业。遵循以下原则：

（1）质量标准：姜黄的质量应符合《中华人民共和国药典（2015年版）》、局颁药品标准及中药炮制规范的标准要求。水分不得过13.0%，总灰分不得过7.0%，挥发油不得少于5.0%（ml/g）。本品按干燥品计算，含姜黄素（$C_{21}H_{20}O_6$）不得少于0.9%。

（2）等级规格：

1）片姜黄：片大，长圆形，长3~7cm，外皮灰黄色，有坚硬须根，切面黄白色，有一圈环纹，气香，味辛凉。

2）姜黄片：片小，圆形，直径1.5~3cm，断面呈棕黄色或橙红色，角质样，中心有一黄色环。微有气香，味极辛苦。

片姜黄在调配处方中用量很少，在北京地区生产的近千种中成药中只有传统中成药“舒肝丸”中配伍有此药。

2. 姜黄的管理技术　姜黄购进药品到库后，应认真进行验收，并办理入库手续。药剂科各调剂室根据药品使用情况，每周到药库领取药品，临时缺药，应及时补充。制剂室根据配制制剂情况到药库领取制剂原料。临床各科因医疗、科研、教学等需要到药剂科领取药品，需报请相关管理部门批准。各方面领药必须办理相应的药品出库手续。

**【金老谈姜黄贮存养护供应技术】**

姜黄在贮存过程中易发生受潮、虫蛀现象，贮存过程中应置阴凉干燥处，防霉，防蛀。

姜黄作为一味常用中药，一般以贮存一日半用量为宜。调剂室应派专人逐日检查姜黄等其他药物的供应品种及数量情况，对短缺品种要及时登记，随时整理药品，补充所耗品种，以备调剂使用。

## 乳　香

**【来源】**本品为橄榄科植物乳香树 *Boswelliacarterii*Birdw. 及同属植物 *Boswelliabhawdajiana*Birdw. 树皮渗出的油胶树脂。

**【历史】**本品始载于《名医别录》，原名熏陆香。苏敬谓："熏陆香形似白胶香，出天竺者色白，出单于者夹绿色，亦不佳。" 寇宗奭曰："熏陆香即乳香，为其垂滴如乳头也……" 以上所述与如今使用的颇为相似。

**【产地】**主产于索马里、埃塞俄比亚。此外，利比亚、苏丹、埃及、土耳其也有产，以索马里产者质量最优。

**【金老谈乳香性状辨别技术】**

1. 形色臭味　本品多呈小形乳头状、泪滴状颗粒或不规则的小块，大者长达 2cm（乳香珠）或 5cm（原乳香）。表面黄白色，半透明，被有黄白色粉末，久存则颜色加深。质脆，遇热软化。破碎面有玻璃样或蜡样光泽。具特异香气，味微苦。

2. 优品质量　本品均以淡黄色、颗粒状、半透明、无砂石树皮杂质、粉末黏手、气芳香者为优品。

**【金老谈乳香临床炮制技术】**

1. 炮制分类

(1) 乳香：取原药材，拣净杂质，即可。

(2) 醋制乳香：取原药材，除去杂质，置热锅内，用文火加热，炒至表面微熔化时，喷淋米醋，迅速翻炒至表面呈油亮光泽时，取出，晾凉。每 100kg 净乳香，用米醋 5kg。

(3) 乳香粉：取醋乳香，粉碎成细粉。

2. 临床功效　辛、苦，温；归心、肝、脾经。功能活血止痛，消肿生肌。用于血瘀诸痛证，疮疡痈肿。

**【金老谈乳香处方审核技术】**

乳香作为活血止痛药的常见中药，对其进行处方审核，要求执业药师收到处方后，首先要审核处方的前记、后记等，然后审核处方的用药名称、炮制规格及用药剂量。

在《中华人民共和国药典（2015 年版）》中规定乳香的用量为 3~5g，属于孕妇慎用药。在处方审核过程中，如有超出范围时，应及时与临床医师进行沟通。处方中，应区分乳香、醋乳香。当遇到缺药的情况时，处方审核人员不应随意进行更改或将其划掉，应与临床医师进行沟通，并适当调换。

【金老谈乳香处方应付技术】

首先要确保乳香的书写应规范整齐。其次要注意炮制应付，处方名为“熏陆香”“马尾香”或“乳头香”时，均应给付乳香；处方名为“醋乳香”时，应给付醋乳香。见表13-5。

表13-5　乳香处方应付表

| 处方名 | 给付 |
| --- | --- |
| 熏陆香、马尾香、乳头香 | 乳香 |
| 醋乳香 | 醋乳香 |

【金老谈乳香发药交代技术】

在乳香的发药交代过程中，发药人员的素质和专业知识有重要作用，需要交代乳香的服药方法、使用注意与禁忌等方面。

1. 乳香的服药方法　汤剂的分两次服，每日1剂。或入丸散。服药时间与次数根据不同的病证治疗。

2. 乳香的使用注意与禁忌　乳香气浊味苦，对胃有刺激性，易致呕吐，胃弱者慎用。孕妇及无瘀滞者忌用。

【金老谈乳香临床煎煮技术】

入丸散不入煎。

【金老谈乳香采购管理技术】

1. 乳香的采购技术　乳香应采购于具备《药品经营企业许可证》《营业执照》的药品批发企业。遵循以下原则：

质量标准：乳香的质量应符合《中华人民共和国药典（2015年版）》、局颁药品标准及中药炮制规范的标准要求，乳香珠不得过2%，原乳香不得过10%。索马里乳香含挥发油不得少于6.0%（ml/g），埃塞俄比亚乳香含挥发油不得少于2.0%（ml/g）。

2. 乳香的管理技术　乳香购进药品到库后，应认真进行验收，并办理入库手续。药剂科各调剂室根据药品使用情况，每周到药库领取药品，临时缺药，应及时补充。制剂室根据配制制剂情况到药库领取制剂原料。临床各科因医疗、科研、教学等需要到药剂科领取药品，需报请相关管理部门批准。各方面领药必须办理相应的药品出库手续。

【金老谈乳香贮存养护供应技术】

乳香应放置干燥阴凉处密闭保存。注意防潮、防尘，避免高温，否则熔化变色。乳香作为一味常用中药，一般以贮存一日半用量为宜。调剂室应派专人逐日检查乳香等其他药物的供应品种及数量情况，对短缺品种要及时登记，随时整理药品，补充所耗品种，以备调剂使用。

## 没　药

**【来源】**本品为橄榄科植物地丁树 *Commiphoramyrrha* Engl. 或哈地丁树 *Commiphoramolmol* Engl. 的干燥树脂。

【历史】本品始载于宋代《开宝本草》。苏颂谓："没药生波斯国……木之根株皆如橄榄，叶青而密。岁久者，则有脂液流滴在地下，凝结成块，或大或小，亦类安息香，采无时。"李时珍云："没药树高大如松，皮厚一二寸。采时掘树下为坎，用斧伐其皮。脂流于坎，旬余方取之。"按其所述，与今进口的没药相符。

【产地】主产于非洲东北部的索马里、埃塞俄比亚、阿拉伯半岛南部及印度等地。以索马里所产的没药质量最优品，销往世界各地。

**【金老谈没药性状辨别技术】**

1. 形色臭味

（1）天然没药：呈不规则颗粒性团块，大小不一，大者直径长 6cm 以上。表面黄棕色或红棕色，近半透明部分呈棕黑色，被有黄色粉尘。质坚脆，破碎面不整齐，无光泽。有特异香气，味苦而微辛。

（2）胶质没药：呈不规则块状，多黏结成大小不等的团块。表面深棕色或棕褐色，不透明；质坚实或疏松。味苦而有黏性。

2. 优品质量　本品均以块大、色红棕、半透明、香气浓而持久、杂质少者为优品。

**【金老谈没药临床炮制技术】**

1. 炮制分类

（1）没药：取原药材，拣净杂质，砸成小块。

（2）醋没药：取原药材，除去杂质，置热锅内，用文火加热，炒至表面微熔化时，喷淋米醋，迅速翻炒至表面显油亮光泽时，取出，晾凉。每 100kg 净没药，用米醋 5kg。

2. 临床功效　苦，辛，平；归肝、脾、心经。功能活血止痛、消肿生肌。用于跌打损伤，金疮，筋骨、心腹诸痛，癥瘕，经闭，痈疽肿痛，痔漏，目障。

**【金老谈没药处方审核技术】**

没药作为活血止痛药的常见中药，对其进行处方审核，要求执业药师收到处方后，首先要审核处方的前记、后记等，然后审核处方的用药名称、炮制规格及用药剂量。

在《中华人民共和国药典（2015 年版）》中规定没药的用量为 3~5g，属于孕妇慎用药。在处方审核过程中，如有超出范围时，应及时与临床医师进行沟通。处方中，应区分没药、醋炒没药，当遇到缺药的情况时，处方审核人员不应随意进行更改或将其划掉，应与临床医师进行沟通，并适当调换。

**【金老谈没药处方应付技术】**

首先要确保没药的书写应规范整齐。其次要注意炮制应付，处方名为"没药""末药""明没药"或"生没药"时，均应给付没药；处方名为"醋炒没药"时，应给付醋没药。见表 13-6。

**表 13-6　没药处方应付表**

| 处方名 | 给付 |
| --- | --- |
| 没药、末药、明没药、生没药 | 没药 |
| 醋炒没药 | 醋没药 |

**【金老谈没药发药交代技术】**

在没药的发药交代过程中，发药人员的素质和专业知识有重要作用，需要交代没药的服药方法、使用注意与禁忌等方面。

1. 没药的服药方法　汤剂分两次服，每日 1 剂。或入丸散。服药时间与次数根据不同的病证治疗。

2. 没药的使用注意与禁忌　没药气浊味苦，对胃有刺激性，易致呕吐，胃弱者慎用。孕妇及无瘀滞者忌用。

**【金老谈没药临床煎煮技术】**

入丸散不入煎。

**【金老谈没药采购管理技术】**

1. 没药的采购技术　没药应采购于具备《药品经营企业许可证》《营业执照》的药品批发企业。遵循以下原则：

质量标准：没药的质量应符合《中华人民共和国药典（2015 年版）》、局颁药品标准及中药炮制规范的标准要求。杂质：天然没药不得过 10%，胶质没药不得过 15%；总灰分不得过 15.0%；酸不溶性灰分不得过 8.0%。本品含挥发油：天然没药不得少于 4.0%（ml/g），胶质没药不得少于 2.0%（ml/g）。

2. 没药的管理技术　没药购进药品到库后，应认真进行验收，并办理入库手续。药剂科各调剂室根据药品使用情况，每周到药库领取药品，临时缺药，应及时补充。制剂室根据配制制剂情况到药库领取制剂原料。临床各科因医疗、科研、教学等需要到药剂科领取药品，需报请相关管理部门批准。各方面领药必须办理相应的药品出库手续。

**【金老谈没药贮存养护供应技术】**

没药应放置干燥阴凉处密闭保存。

没药作为一味常用中药，一般以贮存一日半用量为宜。调剂室应派专人逐日检查没药等其他药物的供应品种及数量情况，对短缺品种要及时登记，随时整理药品，补充所耗品种，以备调剂使用。

## 第二节　活血调经药

本类药大多辛散苦泄，主归肝经血分，尤善通畅血脉而调经水，以活血调经为主，有的兼能利水消肿、舒筋活络，主要适用于血行不畅所致月经不调、痛经、经闭及产后瘀滞腹痛，以及瘀血痛证、跌打损伤、痈肿疮毒等证。

### 丹　　参

**【来源】**本品为唇形科丹参 *Salvia miltiorrhiza*Bge. 的干燥根及根茎。

**【历史】**本品始载于《神农本草经》，列为上品。历代本草均有收载。梁代《名医别录》云：“今近道处处有之。茎方有毛，紫色。”宋代《本草图经》载：“二月生苗，高一尺许，茎方有棱，青色。叶相对，如薄荷而有毛，三月至九月，开花成穗，紫红色，似苏花。根赤色，大者如指，长尺余，一苗数根。”明代李时珍曰：“处处山中有之，一枝五叶，叶如野苏而尖，青色皱皮，小花成穗如蛾形，中有细子，其根皮丹而间紫。”从上述本草对形态的描述看，其与今用之丹参完全相同。

【产地】新中国成立前丹参基本都是野生品，种植丹参极少，只有四川中江、平武有少量出产，并主销广东及出口。北京、天津等城市不习用。新中国成立后由于药用量增加，仅靠野生品不能满足需要，因此，大量发展种植，当今丹参货源野生品和种植品并存，但以种植品为主。

1. 野生品　野生品产区甚广，如河南、陕西、山东、安徽、湖北、江苏、山西、甘肃、向北、辽宁、北京市山区等地均有分布。

2. 种植品　种植品主产陕西商洛、洛南、丹凤、商南；山东临沂、莒南、沂水、苍山、平邑：安徽亳州、太和；河北安国、抚宁、迁西、卢龙；四川中江、成都；内蒙古赤峰；河南嵩县、卢氏；甘肃康县、政和；江苏射阳、兴化；湖北英山、罗田等地。以陕西产量大。

**【金老谈丹参性状辨别技术】**

1. 形色臭味　本品多为带根茎的根，根茎粗短，有茎基残余，下着生多数细长的根。根呈圆柱形，稍弯曲，表面呈砖红色，粗糙，具多数纵沟或皱纹，有须根痕，外部栓皮常鳞片状剥落，皮层有时开裂，长 8~22cm，直径 5~12mm，质坚脆，易折断，断面不平，疏松有裂隙，皮部棕褐色或砖红色，韧皮部狭。形成层明显，淡棕色，木质部导管束灰黄色或黄白色，放射状排列。气微，味微苦、涩。

2. 优品质量　本品均以根条粗壮，干燥、色紫红、无芦头及须根者为优品。

**【金老谈丹参临床炮制技术】**

1. 炮制分类　临床调剂常用的丹参炮制品，取原药材，除去杂质及残茎，迅速洗净，闷润 2~4 小时，至内外湿度一致，切厚片或 5~10mm 段，干燥，筛去碎屑。

2. 临床功效　苦，微寒；归心、肝经。功能活血调经，祛瘀止痛，凉血消痈，清心安神。用于月经不调，经闭痛经，癥瘕积聚，胸腹刺痛，热痹疼痛，疮疡肿痛，心烦不眠；肝脾肿大，心绞痛。

**【金老谈丹参处方审核技术】**

丹参作为活血调经药的常见中药，对其进行处方审核，要求执业药师收到处方后，首先要审核处方的前记、后记等，然后审核处方的用药名称、用药剂量。

在《中华人民共和国药典（2015 年版）》中规定丹参的用量为 10~15g，反藜芦，属于孕妇慎用药。在处方审核过程中，如有超出范围时，应及时与临床医师进行沟通。处方中，当遇到缺药的情况时，处方审核人员不应随意进行更改或将其划掉，应与临床医师进行沟通，并适当调换。

**【金老谈丹参处方应付技术】**

首先要确保丹参的书写应规范整齐。其次要注意处方名为“紫丹参”“红根”“血参根”或“丹参”时，均应给付丹参。见表 13-7。

**表 13-7　丹参处方应付表**

| 处方名 | 给付 |
|---|---|
| 紫丹参、红根、血参根、丹参 | 丹参 |

**【金老谈丹参发药交代技术】**

在丹参的发药交代过程中，发药人员的素质和专业知识有重要作用，需要交代丹参的服药方法、使用注意与禁忌等方面。

1. 丹参的服药方法　汤剂分两次服，每日 1 剂。或入丸散。服药时间与次数根据不同的病证治疗。活血化瘀宜酒炙用。

2. 丹参的使用注意与禁忌　丹参反藜芦。孕妇慎用。无瘀血者慎服。

**【金老谈丹参临床煎煮技术】**

丹参中药先加水浸泡半小时，没过药物表面 2cm 为宜。煎煮两次，合并药液，每次煎煮时间为 30 分钟。煎煮后药液约 300ml。

**【金老谈丹参采购管理技术】**

1. 丹参的采购技术　丹参应采购于具备《药品经营企业许可证》《营业执照》的药品批发企业。遵循以下原则：

（1）质量标准：丹参的质量应符合《中华人民共和国药典（2015 年版）》、局颁药品标准及中药炮制规范的标准要求。水分不得过 10.0%，总灰分不得过 10.0%，酸不溶性灰分不得过 2.0%。本品含丹参酮Ⅱ$_A$（$C_{19}H_{18}O_3$）、隐丹参酮（$C_{19}H_{20}O_3$）和丹参酮Ⅰ（$C_{18}H_{12}O_3$）不得少于 0.20%。本品按干燥品计算，含丹酚酸 B（$C_{36}H_{30}O_{16}$）不得少于 3.0%。

（2）等级规格：

1）丹参（野生）规格标准：统货。干货。呈圆柱形，条短粗，有分支，多扭曲。表面红棕色或深浅不一的红黄色，皮粗糙，多鳞片状，易剥落。体轻而脆。断面红黄色或棕色，疏松有裂隙，显筋脉白点。气微，味甘微苦。无芦头、毛须、杂质、霉变。

2）丹参（家种）规格标准：

一等：干货。呈圆柱形或长条状，偶有分支。表面紫红色或黄棕色，有纵皱纹。质坚实，皮细而肥壮。断面灰白色或黄棕色，无纤维。气弱，味甜、微苦。多为整枝，头尾齐全，主根上中部直径在 1cm 以上。无芦茎、碎节、须根、杂质、虫蛀、霉变。

二等：干货。呈圆柱形或长条形，偶有分枝。表面紫红色或黄红色，有纵皱纹。质坚实，皮细而肥壮。断面灰白色或黄棕色，无纤维。气弱、味甜、微苦。主根上中部直径 1cm 以下，但不得低于 0.4cm。有单枝及撞断的碎节。无芦茎、须根、杂质、虫蛀、霉变。

2. 丹参的管理技术　丹参购进药品到库后，应认真进行验收，并办理入库手续。药剂科各调剂室根据药品使用情况，每周到药库领取药品，临时缺药，应及时补充。制剂室根据配制制剂情况到药库领取制剂原料。临床各科因医疗、科研、教学等需要到药剂科领取药品，需报请相关管理部门批准。各方面领药必须办理相应的药品出库手续。

**【金老谈丹参贮存养护供应技术】**

丹参在贮存过程中易生霉，应置干燥处储存。

丹参作为一味常用中药，一般以贮存一日半用量为宜。调剂室应派专人逐日检查丹参等其他药物的供应品种及数量情况，对短缺品种要及时登记，随时整理药品，补充所耗品种，以备调剂使用。

## 红　花

**【来源】**本品为菊科植物红花 *Carthamus tinctorius* L. 的干燥花。

**【历史】**明代李时珍在《本草纲目》中引《博物传》云："张骞得种子于西域，今魏地亦种之。"说明我国栽培红花已有2000多年的历史。在东汉末年,我国医圣张仲景在《金匮要略》中记有以红蓝花一味制成酒剂,治疗妇女腹中血气疼痛的"红蓝花酒"。宋代《本草图经》记载:"红蓝花,即红花也……今处处有之,人家场圃所种,冬而布子于熟地,至春生苗,夏乃有花,花下作梂,多刺,花蕊出梂上,圃人承露采之,采已复出,至尽而罢,梂中结实,白颗,如小豆大。其花曝干,以染真红,及作燕脂花。"其所述红花品种古今相同。

**【产地】**红花产区甚广,根据产量和质量一般以产区命名。"怀红花"主产于河南延津、封丘、原阳、汲县、长垣等地。"川红花"主产于四川简阳、遂宁、南充、安岳等地。"杜红花"主产于浙江慈溪、余姚,江苏南通、如皋等地。"云红花"主产于云南巍山、凤庆等地。"新疆红花"主产于新疆昌吉、吉木萨尔、莎车、奇台、呼图壁、霍城、库车、裕民、塔城等地。

上述红花产地的产品以河南怀红花色红鲜艳、质量最优,称为"道地药材",以新疆产量最大。新疆本来不产红花,在新中国成立前种植红花的目的是为了获取种子(白平子)用以榨油。自20世纪50年代开始红花不仅药用,而且大量应用于染料、食品、化妆品等,从而导致红花货源紧张,供不应求。由于红花对气候、土壤要求不甚严格,故在新疆沙漠地带发展迅速,现为红花主要产地。

**【金老谈红花性状辨别技术】**

1. 形色臭味 本品为不带子房的管状花,长1~2cm。表面花冠筒细长,先端5裂,裂片呈狭条形,长5~7mm。雄蕊5枚,花药聚合成筒状,黄色。柱头长圆柱形,顶端微分叉。质柔软。气微香,味微苦。用水泡后,水变金黄色,花不褪色。

2. 优品质量 本品均以花片长、色鲜红、质柔软者为优品。

**【金老谈红花临床炮制技术】**

1. 炮制分类 临床调剂常用的红花炮制品,取原药材,除去杂质,筛去碎屑。

2. 临床功效 辛,温;归心、肝经。功能活血通经,祛瘀止痛。用于经闭、痛经、恶露不行、癥瘕痞块、跌打损伤。

**【金老谈红花处方审核技术】**

红花作为活血调经药的常见中药,对其进行处方审核,要求执业药师收到处方后,首先要审核处方的前记、后记等,然后审核处方的用药名称、用药剂量。

在《中华人民共和国药典(2015年版)》中规定红花的用量为3~10g,属于孕妇忌用药。在处方审核过程中,如有超出范围时,应及时与临床医师进行沟通。处方中,当遇到缺药的情况时,处方审核人员不应随意进行更改或将其划掉,应与临床医师进行沟通,并适当调换。

**【金老谈红花处方应付技术】**

首先要确保红花的书写应规范整齐。其次要注意处方名为"草红""刺红花""杜红花"或"红花"时,均应给付红花。见表13-8。

**表13-8 红花处方应付表**

| 处方名 | 给付 |
|---|---|
| 草红、刺红花、杜红花、红花 | 红花 |

**【金老谈红花发药交代技术】**

在红花的发药交代过程中,发药人员的素质和专业知识有重要作用,需要交代红花的服药方法、使用注意与禁忌等方面。

1. 红花的服药方法　汤剂分两次服,每日 1 剂。或入丸散。服药时间与次数根据不同的病证治疗。活血化瘀宜酒炙用。

2. 红花的使用注意与禁忌　孕妇及月经过多者忌用。

**【金老谈红花临床煎煮技术】**

红花先加水浸泡半小时,没过药物表面 2cm 为宜。煎煮两次,合并药液,每次煎煮时间为 30 分钟。煎煮后药液约 300ml。

**【金老谈红花采购管理技术】**

1. 红花的采购技术　红花应采购于具备《药品经营企业许可证》《营业执照》的药品批发企业。遵循以下原则:

(1) 质量标准:红花的质量应符合《中华人民共和国药典(2015 年版)》、局颁药品标准及中药炮制规范的标准要求。杂质不得过 2%,水分不得过 13.0%,总灰分不得过 15.0%,酸不溶性灰分不得过 5.0%。本品按干燥品计算,含羟基红花黄色素 A($C_{27}H_{32}O_{16}$)不得少于 1.0%,含山柰素($C_{15}H_{10}O_6$)不得少于 0.050%。

(2) 等级规格:

一等。干货。管状花皱缩弯曲,成团或散在。表面深红、鲜红色,微带淡黄色。质较软。有香气,味微苦。无枝叶、杂质、虫蛀、霉变。

二等。干货。管状花皱缩弯曲,成团或散在。表面浅红、暗红或黄色。质较软。有香气,味微苦。无枝叶、杂质、虫蛀、霉变。

2. 红花的管理技术　红花购进药品到库后,应认真进行验收,并办理入库手续。药剂科各调剂室根据药品使用情况,每周到药库领取药品,临时缺药,应及时补充。制剂室根据配制制剂情况到药库领取制剂原料。临床各科因医疗、科研、教学等需要到药剂科领取药品,需报请相关管理部门批准。各方面领药必须办理相应的药品出库手续。

**【金老谈红花贮存养护供应技术】**

红花在贮存过程中易生霉,吸潮,应置通风干燥处,防潮,防蛀。

红花作为一味常用中药,一般以贮存一日半用量为宜。调剂室应派专人逐日检查红花等其他药物的供应品种及数量情况,对短缺品种要及时登记,随时整理药品,补充所耗品种,以备调剂使用。

## 桃　　仁

**【来源】**本品为蔷薇科植物桃 *Prunus persica*(L.)Batsch 或山桃 *Prunus davidiana*(Carr.)Franch 的干燥成熟种子。

**【历史】**本品始载于《神农本草经》,收载桃,列为下品。陶弘景曰:“今处处有之,桃仁入药……”《本草衍义》曰:“桃品亦多……山中一种正是《月令》中……但花多子少,不堪啖,唯堪取仁……入药唯山中自生者为正。”李时珍曰:“唯山中毛桃……小而多毛,核黏味恶,其仁充满多脂,可入药用。”综上所述可知,古代桃仁来源于桃属多种植物的种子,但以山桃为好，与今用之商品一致。

【产地】桃全国大部分地区均产，山桃主产于辽宁、河北、河南、陕西、山西、山东、四川，以及北京怀柔、密云等地。

【金老谈桃仁性状辨别技术】

1. 形色臭味

（1）桃仁：呈扁长卵形，长1.2~1.8cm，宽0.8~1.2cm，厚0.2~0.4cm。表面黄棕色至红棕色，密布颗粒状突起。端尖，中部膨大，另端钝圆稍偏斜，边缘较薄。尖端一侧有短线形种脐，圆端有颜色略深不甚明显的合点，自合点处散出多数纵向维管束。种皮薄，子叶2，类白色，富油性。气微，味微苦。

（2）山桃仁：呈类卵圆形，较小而肥厚，长约0.9cm，宽约0.7cm，厚约0.5cm。

2. 优品质量　本品均以饱满、种仁白、完整为优品。

【金老谈桃仁临床炮制技术】

1. 炮制分类

（1）桃仁：原药材，拣净杂质，除去残留的壳及泛油的黑褐色种子。用时捣碎。

（2）焯桃仁：取原药材，除去杂质，置沸水中烫至种皮微膨起即捞出，在凉水中稍泡，捞起，搓开种皮与种仁，干燥，筛去种皮。用时捣碎。

2. 临床功效　苦、甘，平；有小毒；归心、肝、大肠经。功能活血祛瘀，润肠通便，止咳平喘。用于经闭，痛经，癥瘕痞块，跌扑损伤，肠燥便秘。

【金老谈桃仁处方审核技术】

桃仁作为活血调经药的常见中药，对其进行处方审核，要求执业药师收到处方后，首先要审核处方的前记、后记等，然后审核处方的用药名称、炮制规格及用药剂量。

在《中华人民共和国药典（2015年版）》中规定桃仁的用量为5~10g，属于孕妇忌用药。在处方审核过程中，如有超出范围时，应及时与临床医师进行沟通。处方中，应区分桃仁、扁桃仁、大桃仁、焯桃仁，当遇到缺药的情况时，处方审核人员不应随意进行更改或将其划掉，应与临床医师进行沟通，并适当调换。

【金老谈桃仁处方应付技术】

首先要确保桃仁的书写应规范整齐。其次要注意炮制应付，处方名为“桃仁”“扁桃仁”或“大桃仁”时，均应给付桃仁；处方名为“焯桃仁”时，应给付焯桃仁。见表13-9。

**表13-9　桃仁处方应付表**

| 处方名 | 给付 |
|---|---|
| 桃仁、扁桃仁、大桃仁 | 桃仁 |
| 焯桃仁 | 焯桃仁 |

【金老谈桃仁发药交代技术】

在桃仁的发药交代过程中，发药人员的素质和专业知识有重要作用，需要交代桃仁的煎煮方法，服药方法以及使用注意与禁忌等方面。

1. 桃仁的服药方法　汤剂分两次服，每日1剂。或入丸散。服药时间与次数根据不同的病证治疗。

2. 桃仁的使用注意与禁忌 孕妇忌服。过量可致中毒,出现头晕、心悸、甚至呼吸衰竭而死亡。

**【金老谈桃仁临床煎煮技术】**

桃仁先加水浸泡半小时,没过药物表面2cm为宜。煎煮两次,合并药液,每次煎煮时间为30分钟。煎煮后药液约300ml。用时捣碎。桃仁霜入汤剂宜包煎。

**【金老谈桃仁采购管理技术】**

1. 桃仁的采购技术 桃仁应采购于具备《药品经营企业许可证》《营业执照》的药品批发企业。遵循以下原则:

质量标准:桃仁的质量应符合《中华人民共和国药典(2015年版)》、局颁药品标准及中药炮制规范的标准要求。酸值不得过10.0,羰基值不得过11.0。本品每1000g含黄曲霉毒素$B_1$不得过5μg,含黄曲霉毒素$G_2$、黄曲霉毒素$G_1$、黄曲霉毒素$B_2$和黄曲霉毒素$B_1$总量不得过10μg。本品按干燥品计算,含苦杏仁苷($C_{20}H_{27}NO_{11}$)不得少于1.50%。

2. 桃仁的管理技术 桃仁购进药品到库后,应认真进行验收,并办理入库手续。药剂科各调剂室根据药品使用情况,每周到药库领取药品,临时缺药,应及时补充。制剂室根据配制制剂情况到药库领取制剂原料。临床各科因医疗、科研、教学等需要到药剂科领取药品,需报请相关管理部门批准。各方面领药必须办理相应的药品出库手续。

**【金老谈桃仁贮存养护供应技术】**

桃仁应置阴凉干燥处,防潮,防蛀。

桃仁作为一味常用中药,一般以贮存一日半用量为宜。调剂室应派专人逐日检查桃仁等其他药物的供应品种及数量情况,对短缺品种要及时登记,随时整理药品,补充所耗品种,以备调剂使用。

## 益 母 草

**【来源】**本品为唇形科植物益母草 *Leonurus japonicus* Houtt. 的新鲜或干燥地上部分。

**【历史】**本品始载于《神农本草经》,又名益母。《本草纲目》云:"此草及子皆茺盛密蔚,故名茺蔚。其功宜于妇人及明目益精,故有益母之称。其茎方类麻,故谓之野天麻,俗呼为猪麻,猪喜食之也,夏至后即枯,故亦有夏枯之名。"……"益母草之根、茎、花、叶、实,并皆入药,可同用。"《经效产宝》返瑰丹注:"益母,叶似艾叶,茎类火麻,方梗凹面。四、五、六月,节节开花,红紫色如蓉花,南北随处皆有,白花看不是。于端午、小暑,或六月六日,花正开时,连根收采,阴干,用叶及花、子。"《本草蒙筌》云:"茺蔚生田野间,人呼为臭草;天麻生平泽,似马鞭草,节节生紫花,花中有于,如青箱子。"

**【产地】**主产于内蒙古、河北北部、山西、陕西西北部、甘肃等地。

**【金老谈益母草性状辨别技术】**

1. 形色臭味

(1)鲜益母草:幼苗期无茎,基生叶圆心形,边缘5~9浅裂,每裂片有2~3钝齿。花前期茎呈方柱形,上部多分枝,四面凹下成纵沟,长30~60cm,直径0.2~0.5cm;表面青绿色;质鲜嫩,断面中部有髓。叶交互对生,有柄;叶片青绿色,质鲜嫩,揉之有汁;下部茎生叶掌状3裂,上部叶羽状深裂或浅裂成3片,裂片全缘或具少数锯齿。气微,味微苦。

（2）干益母草：茎表面灰绿色或黄绿色；体轻，质韧，断面中部有髓。叶片灰绿色，多皱缩、破碎，易脱落。轮伞花序腋生，小花淡紫色，花萼筒状，花冠二唇形。切段者长约2cm。

2. 优品质量　本品均以枝嫩、叶多、色灰绿者为优品。

**【金老谈益母草临床炮制技术】**

1. 炮制分类

（1）鲜益母草：取原药材，除去杂质及根，迅速洗净，闷润2~4小时，至内外湿度一致，切中段，干燥。若为产地，切段，除去杂质，筛去碎屑。

（2）干益母草：取原药材，拣净杂质，迅速洗净，润透，切段，干燥。

2. 临床功效　辛、苦，微寒；归肝、心、膀胱经。功能活血祛淤，利水消肿，清热解毒。用于妇女月经不调，胎漏难产，胞衣不下，产后血晕，瘀血腹痛，崩中漏下，尿血、泻血，痈肿疮疡。

**【金老谈益母草处方审核技术】**

益母草作为活血调经药的常见中药，对其进行处方审核，要求执业药师收到处方后，首先要审核处方的前记、后记等，然后审核处方的用药名称、用药剂量。

在《中华人民共和国药典（2015年版）》中规定益母草的用量为9~30g，鲜品用量12~40g，属于孕妇慎用药。在处方审核过程中，如有超出范围时，应及时与临床医师进行沟通。处方中，当遇到缺药的情况时，处方审核人员不应随意进行更改或将其划掉，应与临床医师进行沟通，并适当调换。

**【金老谈益母草处方应付技术】**

首先要确保益母草的书写应规范整齐。其次要注意处方名为"益母蒿""益母艾"或"益母草"时，均应给付益母草。见表13-10。

表13-10　益母草的处方应付表

| 处方名 | 给付 |
|---|---|
| 益母蒿、益母艾、益母草 | 益母草 |

**【金老谈益母草发药交代技术】**

在益母草的发药交代过程中，发药人员的素质和专业知识有重要作用，需要交代益母草的服药方法、使用注意与禁忌等方面。

1. 益母草的服药方法　汤剂分两次服，每日1剂。或入丸散。服药时间与次数根据不同的病证治疗。或煎膏用。外用敷或煎汤外洗。

2. 益母草的使用注意与禁忌　孕妇慎用，无瘀滞及阴虚血少者忌用。

**【金老谈益母草临床煎煮技术】**

益母草先加水浸泡半小时，没过药物表面2cm为宜。煎煮两次，合并药液，每次煎煮时间为30分钟。煎煮后药液约300ml。或熬膏，入丸剂。

**【金老谈益母草采购管理技术】**

1. 益母草的采购技术　益母草应采购于具备《药品经营企业许可证》《营业执照》的药品批发企业。遵循以下原则：

（1）质量标准：益母草的质量应符合《中华人民共和国药典（2015年版）》、局颁药品标准及中药炮制规范的标准要求。干益母草水分不得过13.0%，总灰分不得过11.0%。本品按干燥品计算,含盐酸水苏碱($C_7H_{13}NO_2 \cdot HCl$)不得少于0.40%,含盐酸益母草碱($C_{14}H_{21}O_5N_3 \cdot HCl$)不得少于0.040%。

(2)等级规格:益母草属于大众类药材,不区分等级,为统货。

2. 益母草的管理技术 益母草购进药品到库后,应认真进行验收,并办理入库手续。药剂科各调剂室根据药品使用情况,每周到药库领取药品,临时缺药,应及时补充。制剂室根据配制制剂情况到药库领取制剂原料。临床各科因医疗、科研、教学等需要到药剂科领取药品,需报请相关管理部门批准。各方面领药必须办理相应的药品出库手续。

**【金老谈益母草贮存养护供应技术】**

干益母草置干燥处;鲜益母草置阴凉潮湿处。

益母草作为一味常用中药,一般以贮存一日半用量为宜。调剂室应派专人逐日检查益母草等其他药物的供应品种及数量情况,对短缺品种要及时登记,随时整理药品,补充所耗品种,以备调剂使用。

## 泽 兰

**【来源】**本品为唇形科植物毛叶地瓜儿苗 *Lycopus lucidus* Turcz.var.*hirtus*Regel 的干燥地上部分。

**【历史】**始载于《神农本草经》,列为中品。《神农本草经》云:"主乳妇内(《御览》作衄血),中风余疾,大腹水肿,身面四肢浮肿,骨节中水,金创痈肿创脓。一名虎兰,一名龙枣。生大泽傍。"《吴普》曰:"泽兰,一名水香,神农黄帝岐伯桐君酸无毒,李氏温,生下地水傍,叶如兰,二月生,香,赤节,四叶相值枝节间。"《名医》曰:"一名虎蒲,生汝南,三月三日采,阴干。"

**【产地】**主产于江苏、浙江、安徽等省。

**【金老谈泽兰性状辨别技术】**

1. 形色臭味 本品茎呈方柱形,少分枝,四面均有浅纵沟,长50~100cm,直径0.2~0.6cm;表面黄绿色或带紫色,节处紫色明显,有白色茸毛;质脆,断面黄白色,髓部中空。叶对生,有短柄或近无柄;叶片多皱缩,展平后呈披针形或长圆形,长5~10cm;上表面黑绿色或暗绿色,下表面灰绿色,密具腺点,两面均有短毛;先端尖,基部渐狭,边缘有锯齿。轮伞花序腋生,花冠多脱落,苞片和花萼宿存,小包片披针形,有缘毛,花萼钟形,5齿。气微,味淡。

2. 优品质量 本品均以身干、质嫩、色绿、叶多、不破碎者为优品。

**【金老谈泽兰临床炮制技术】**

1. 炮制分类 临床调剂常用的泽兰炮制品,取原药材,除去杂质,迅速洗净,闷润2~4小时,至内外湿度一致,切中段,干燥,筛去碎屑。

2. 临床功效 苦、辛,微温;归肝、脾经。功能活血调经,祛瘀消痈,利水消肿。用于月经不调,经闭,痛经,产后瘀血腹痛,疮痈肿毒,水肿腹水。

**【金老谈泽兰处方审核技术】**

泽兰作为活血调经药的常见中药,对其进行处方审核,要求执业药师收到处方后,首先要审核处方的前记、后记等,然后审核处方的用药名称、用药剂量。

在《中华人民共和国药典(2015年版)》中规定泽兰的用量为6~12g。在处方审核过程中，如有超出范围时，应及时与临床医师进行沟通。处方中，当遇到缺药的情况时，处方审核人员不应随意进行更改或将其划掉，应与临床医师进行沟通，并适当调换。

**【金老谈泽兰处方应付技术】**

首先要确保泽兰的书写应规范整齐。其次要注意处方名为"地瓜儿苗""地笋""甘露子"或"泽兰"时，均应给付泽兰。见表13-11。

**表13-11　泽兰处方应付表**

| 处方名 | 给付 |
|---|---|
| 地瓜儿苗、地笋、甘露子、泽兰 | 泽兰 |

**【金老谈泽兰发药交代技术】**

在泽兰的发药交代过程中，发药人员的素质和专业知识有重要作用，需要交代泽兰的服药方法、使用注意与禁忌等方面。

1. 泽兰的服药方法　汤剂分两次服，每日1剂。或入丸散。服药时间与次数根据不同的病证治疗。

2. 泽兰的使用注意与禁忌　血虚及无瘀滞者慎服。

**【金老谈泽兰临床煎煮技术】**

泽兰先加水浸泡半小时，没过药物表面2cm为宜。煎煮两次，合并药液，每次煎煮时间为30分钟。煎煮后药液约300ml。

**【金老谈泽兰采购管理技术】**

1. 泽兰的采购技术　泽兰应采购于具备《药品经营企业许可证》《营业执照》的药品批发企业。遵循以下原则：

（1）质量标准：泽兰的质量应符合《中华人民共和国药典（2015年版）》、局颁药品标准及中药炮制规范的标准要求。水分不得过14.0%，总灰分不得过5.0%。本品按干燥品计算，含23-乙酰泽泻醇B（$C_{32}H_{50}O_5$）不得少于0.050%。

（2）等级规格：泽兰属于大众类药材，不区分等级，为统货。

2. 泽兰的管理技术　泽兰购进药品到库后，应认真进行验收，并办理入库手续。药剂科各调剂室根据药品使用情况，每周到药库领取药品，临时缺药，应及时补充。制剂室根据配制制剂情况到药库领取制剂原料。临床各科因医疗、科研、教学等需要到药剂科领取药品，需报请相关管理部门批准。各方面领药必须办理相应的药品出库手续。

**【金老谈泽兰贮存养护供应技术】**

泽兰应置通风干燥处贮存。

泽兰作为一味常用中药，一般以贮存一日半用量为宜。调剂室应派专人逐日检查泽兰等其他药物的供应品种及数量情况，对短缺品种要及时登记，随时整理药品，补充所耗品种，以备调剂使用。

## 牛　膝

**【来源】**本品为苋科植物牛膝 *Achyranthes bidentata* Bl. 的干燥根。

【历史】始载于《神农本草经》，列为上品。李时珍曰："本经又名百倍，隐语也，言其滋补之功，如牛膝之多力也，其叶似苋，其节对生，故俗有山苋，对节之称。"《本草图经》云："牛膝今江淮、闽粤、关中亦有之，然不及怀州（怀庆府：即今河南武陟、沁阳一带）者为真。春生苗、茎高二、三尺，青紫色，有节如鹤膝、牛膝，以此名之。"《名医别录》云："生河内及临朐，二月八月十月，采根，阴干。"

【产地】怀牛膝主产于河南焦作地区；川牛膝主产于四川雅安、天金、峨眉、汉源、荥经、宝兴、芦山、西昌；云南大理、楚雄、昭通、下关、丽江、维西；贵州毕节、盘县等地，均为栽培或野生。近年来，陕西宁强、湖北施恩、湖南龙山也有栽种。但以四川天全金河口栽培的历史悠久，产量大而质优。

【金老谈牛膝性状辨别技术】

1. 形色臭味　本品呈细长圆柱形，挺直或稍弯曲，长 15~70cm，直径 0.4~1cm。表面灰黄色或淡棕色，有微扭曲的细纵皱纹、排列稀疏的侧根痕和横长皮孔样的突起。质硬脆，易折断，受潮后变软，断面平坦，淡棕色，略呈角质样而油润，中心维管束木质部较大，黄白色，其外周散有多数黄白色点状维管束，断续排列成 2~4 轮。气微，味微甜而稍苦涩。

2. 优品质量　本品均以条长、皮细肉肥、色黄白者为优品。

【金老谈牛膝临床炮制技术】

1. 炮制分类

（1）牛膝：取原药材，除去杂质，洗净，闷润 5~6 小时，至内外湿度一致，除去残留芦头，切中段，干燥或低温干燥。

（2）酒牛膝：取牛膝段，用黄酒拌匀，闷润 2~4 小时，至黄酒被吸尽，置热锅内，用文火炒干，取出，晾凉。每 100kg 牛膝段，用黄酒 10kg。

2. 临床功效　苦、甘、酸，平；归肝、肾经。功能逐瘀通经，补肝肾，强筋骨，利尿通淋，引血下行。用于经闭，痛经，腰膝酸痛，筋骨无力，淋证，水肿，头痛，眩晕，牙痛，口疮，吐血，衄血。

【金老谈牛膝处方审核技术】

牛膝作为活血调经药的常见中药，对其进行处方审核，要求执业药师收到处方后，首先要审核处方的前记、后记等，然后审核处方的用药名称、炮制规格及用药剂量。

在《中华人民共和国药典（2015 年版）》中规定牛膝的用量为 5~12g，属于孕妇慎用药。在处方审核过程中，如有超出范围时，应及时与临床医师进行沟通。处方中，应区分牛膝、酒牛膝。当遇到缺药的情况时，处方审核人员不应随意进行更改或将其划掉，应与临床医师进行沟通，并适当调换。

【金老谈牛膝处方应付技术】

首先要确保牛膝的书写应规范整齐。其次要注意炮制应付，处方名为"牛膝"时，应给付牛膝；处方名为"酒牛膝"时，应给付酒牛膝。见表 13-12。

表 13-12　牛膝处方应付表

| 处方名 | 给付 |
| --- | --- |
| 牛膝 | 牛膝 |
| 酒牛膝 | 酒牛膝 |

**【金老谈牛膝发药交代技术】**

在牛膝的发药交代过程中，发药人员的素质和专业知识有重要作用，需要交代牛膝的服药方法、使用注意与禁忌等方面。

1. 牛膝的服药方法 汤剂分两次服，每日1剂。或入丸散。服药时间与次数根据不同的病证治疗。补肝肾、强筋骨酒制用；活血通经生用。

2. 牛膝的使用注意与禁忌 本品为动血之品，性专下行，孕妇、月经过多者忌服。中气下陷，脾虚泄泻，下元不固，多梦遗精者慎用。

**【金老谈牛膝临床煎煮技术】**

牛膝先加水浸泡半小时，没过药物表面2cm为宜。煎煮两次，合并药液，每次煎煮时间为30分钟。煎煮后药液约300ml。

**【金老谈牛膝采购管理技术】**

牛膝应采购于具备《药品经营企业许可证》《营业执照》的药品批发企业。遵循以下原则：

（1）质量标准：牛膝的质量应符合《中华人民共和国药典（2015年版）》、局颁药品标准及中药炮制规范的标准要求。水分不得过15.0%，总灰分不得过9.0%，二氧化硫残留量不得过400mg/kg。本品按干燥品计算，含$\beta$-蜕皮甾酮（$C_{27}H_{44}O_7$）不得少于0.030%。

（2）等级规格：

1）怀牛膝：

一等（头肥）：干货。呈长条圆柱形。内外黄白色或浅棕色。味淡微甜。中部直径0.6cm以上。长50cm以上。根条均匀。无冻条、油条、破条、杂质、虫蛀、霉变。

二等（二肥）：干货。呈长条圆柱形。内外黄白色或浅棕色。味淡微甜。中部直径0.4cm以上，长35cm以上。根条均匀。无冻条、油条、破条、杂质、虫蛀、霉变。

三等（平条）：干货。根呈长条圆柱形。内外黄白色或浅棕色。味淡微甜。中部直径0.4cm以下，但不小于0.2cm，长短不分，间有冻条、油条、破条。无杂质、虫蛀、霉变。

2）川牛膝：

一等：干货。呈曲直不一的长圆柱形、单支。表面灰黄色或灰褐色。质柔。断面棕色或黄白色，有筋脉点。味甘微苦。上中部直径1.8cm以上。无芦头、须毛、杂质、虫蛀、霉变。

二等：干货。呈曲直不一的长圆柱形，单支。表面灰黄色或灰褐色。质柔。断面棕色或黄白色，有筋脉点。味甘微苦。上中部直径1cm以上。无芦头、须毛、杂质、虫蛀、霉变。

三等：干货。呈曲直不一的长圆柱形、单支。表面灰黄色或灰褐色。质柔。断面棕色或黄白色，有筋脉点。味甘微苦。上中部直径1cm以下，但不小于0.4cm，长短不限。无芦头、须毛、杂质、虫蛀、霉变。

备注：怀牛膝的等级，是按主产区河南省制订的。其他地区，凡引种此品种者，亦按此规定分等级。

川牛膝系指四川主产者，其他地区所产此品种，亦按此分等。

**【金老谈牛膝贮存养护供应技术】**

牛膝应置阴凉干燥处，防潮。

牛膝作为一味常用中药，一般以贮存一日半用量为宜。调剂室应派专人逐日检查牛膝等其他药物的供应品种及数量情况，对短缺品种要及时登记，随时整理药品，补充所耗品种，以备调剂使用。

## 鸡 血 藤

**【来源】**本品为豆科植物密花豆 *Spatholobus suberectus* Dunn 的干燥藤茎。

**【历史】**本品首见于清代《本草纲目拾遗》"鸡血藤胶"下。近代云南所产的鸡血藤胶，据云南中药专家调查考证，均不是正品鸡血藤熬制的。现全国使用的鸡血藤原植物为豆科植物密花豆的藤茎。本品茎砍断后有鸡血状汁液流出。此特征与《本草纲目拾遗》"鸡血藤胶"所述的"土人待之以力砍断则汁出如血"的记载相符合。

**【产地】**主产于湖北、甘肃、安徽、浙江、广东、云南、湖南、海南、陕西、贵州、四川、广西、江西、福建等地。

**【金老谈鸡血藤性状辨别技术】**

1. 形色臭味　本品为椭圆形、长矩圆形或不规则的斜切片，厚 0.3~1cm。栓皮灰棕色，有的可见灰白色斑，栓皮脱落处显红棕色。质坚硬。切面木部红棕色或棕色，导管孔多数；韧皮部有树脂状分泌物呈红棕色至黑棕色，与木部相间排列呈数个同心性椭圆形环或偏心性半圆形环；髓部偏向一侧。气微，味涩。

2. 优品质量　本品均以树脂状分泌物多者为优品。

**【金老谈鸡血藤临床炮制技术】**

1. 炮制分类　临床调剂常用的鸡血藤炮制品，取原药材，除去杂质，掰成块，筛去碎屑。

2. 临床功效　苦、甘，温；归肝、肾经。功能活血补血，调经止痛，舒筋活络。用于月经不调，痛经，经闭，风湿痹痛，麻木瘫痪，血虚萎黄。

**【金老谈鸡血藤处方审核技术】**

鸡血藤作为活血调经药的常见中药，对其进行处方审核，要求执业药师收到处方后，首先要审核处方的前记、后记等，然后审核处方的用药名称、用药剂量。

在《中华人民共和国药典（2015 年版）》中规定鸡血藤的用量为 9~15g。在处方审核过程中，如有超出范围时，应及时与临床医师进行沟通。处方中，当遇到缺药的情况时，处方审核人员不应随意进行更改或将其划掉，应与临床医师进行沟通，并适当调换。

**【金老谈鸡血藤处方应付技术】**

首先要确保鸡血藤的书写应规范整齐。其次要注意处方名为"血节藤""血藤""血筋藤"或"鸡血藤"时，均应给付鸡血藤。见表 13-13。

**表 13-13　鸡血藤处方应付表**

| 处方名 | 给付 |
| --- | --- |
| 血节藤、血藤、血筋藤、鸡血藤 | 鸡血藤 |

**【金老谈鸡血藤发药交代技术】**

在鸡血藤的发药交代过程中，发药人员的素质和专业知识有重要作用，需要交代鸡血藤的服药方法、使用注意与禁忌等方面。

1. 鸡血藤的服药方法　汤剂分两次服，每日 1 剂。或入丸散。服药时间与次数根据不同的病证治疗。

2. 鸡血藤的使用注意与禁忌　鸡血藤片过敏者禁用。月经过多者不宜用。阴虚火亢者慎用。

**【金老谈鸡血藤临床煎煮技术】**

鸡血藤先加水浸泡半小时，没过药物表面 2cm 为宜。煎煮两次，合并药液，每次煎煮时间为 30 分钟。煎煮后药液约 300ml。或浸酒服，或熬膏服。

**【金老谈鸡血藤采购管理技术】**

1. 鸡血藤的采购技术　鸡血藤应采购于具备《药品经营企业许可证》《营业执照》的药品批发企业。遵循以下原则：

（1）质量标准：鸡血藤的质量应符合《中华人民共和国药典（2015 年版）》、局颁药品标准及中药炮制规范的标准要求。水分不得过 13.0%，总灰分不得过 4.0%。

（2）等级规格：鸡血藤不区分等级，均为统货。

2. 鸡血藤的管理技术　鸡血藤购进药品到库后，应认真进行验收，并办理入库手续。药剂科各调剂室根据药品使用情况，每周到药库领取药品，临时缺药，应及时补充。制剂室根据配制制剂情况到药库领取制剂原料。临床各科因医疗、科研、教学等需要到药剂科领取药品，需报请相关管理部门批准。各方面领药必须办理相应的药品出库手续。

**【金老谈鸡血藤贮存养护供应技术】**

鸡血藤应置通风干燥处，防霉，防蛀。

鸡血藤作为一味常用中药，一般以贮存一日半用量为宜。调剂室应派专人逐日检查鸡血藤等其他药物的供应品种及数量情况，对短缺品种要及时登记，随时整理药品，补充所耗品种，以备调剂使用。

## 第三节　活血疗伤药

本类药味多辛苦咸，主归肝、肾经，具有活血化瘀、消肿止痛、续筋接骨、止血、生肌敛疮等作用，主要适用于跌打损伤、瘀肿疼痛、骨折筋损、金疮出血等证。

### 土鳖虫

**【来源】**本品为鳖蠊科昆虫地鳖 *EupolyphagaSinesis*Walker 或冀地鳖 *Steleophagaplancyi*（Boleny）的雌虫干燥体。

**【历史】**土鳖虫始载于《神农本草经》，列为中品。《名医别录》曰："生河东川泽及沙中，人家墙壁下土中湿处。十月采，曝干。"陶弘景曰："形扁如鳖，有甲不能飞，小有臭气。"苏恭云："此物好生鼠壤土中，及屋壁下。状似鼠妇，而大者寸余，形小似鳖，无甲而有鳞，小儿多捕以负物为戏。"由此可以认为，古今所用的土鳖虫类似。

**【产地】**地鳖主产于江苏、安徽、河南、湖北、湖南、四川等省。冀地鳖主产于河北、北京、山东、浙江等省市。

【金老谈土鳖虫性状辨别技术】

1. 形色臭味

（1）地鳖：呈扁平卵形，长 1.3~3cm，宽 1.2~2.4cm。前端较窄，后端较宽，背部紫褐色，具光泽，无翅。前胸背板较发达，盖住头部；腹背板 9 节，呈覆瓦状排列。腹面红棕色，头部较小，有丝状触角 1 对，常脱落，胸部有足 3 对，具细毛和刺。腹部有横环节。质松脆，易碎。气腥臭，味微咸。

（2）冀地鳖：长 2.2~3.7cm，宽 1.4~2.5cm。背部黑棕色，通常在边缘带有淡黄褐色斑块及黑色小点。

2. 优品质量 本品均以身干、个整齐、黑褐色、无泥土者为优品。

【金老谈土鳖虫临床炮制技术】

1. 炮制分类 临床调剂常用的土鳖虫炮制品，取原药材，除去杂质，筛去碎屑。

2. 临床功效 咸，寒；有小毒。归肝经。功能破血逐瘀，续筋接骨。用于跌打损伤，筋伤骨折，血瘀经闭，产后瘀阻腹痛，癥瘕痞块。

【金老谈土鳖虫处方审核技术】

土鳖虫作为活血疗伤药的常见中药，对其进行处方审核，要求执业药师收到处方后，首先要审核处方的前记、后记等，然后审核处方的用药名称、用药剂量。

在《中华人民共和国药典（2015 年版）》中规定土鳖虫的用量为 3~10g，属于孕妇禁用药。在处方审核过程中，如有超出范围时，应及时与临床医师进行沟通，并双签字。处方中，当遇到缺药的情况时，处方审核人员不应随意进行更改或将其划掉，应与临床医师进行沟通，并适当调换。

【金老谈土鳖虫处方应付技术】

首先要确保土鳖虫的书写应规范整齐。其次要注意处方名为“地鳖虫”“土元”或“土鳖虫”时，均应给付土鳖虫。见表 13-14。

表 13-14 土鳖虫处方应付表

| 处方名 | 给付 |
|---|---|
| 地鳖虫、土元、土鳖虫 | 土鳖虫 |

【金老谈土鳖虫发药交代技术】

在土鳖虫的发药交代过程中，发药人员的素质和专业知识有重要作用，需要交代土鳖虫的服药方法、使用注意与禁忌等方面。

1. 土鳖虫的服药方法 汤剂分两次服，每日 1 剂。或入丸散。服药时间与次数根据不同的病证治疗。研末服 1~1.5g，以黄酒送服为优品。

2. 土鳖虫的使用注意与禁忌 孕妇禁用。

【金老谈土鳖虫临床煎煮技术】

土鳖虫先加水浸泡半小时，没过药物表面 2cm 为宜。煎煮两次，合并药液，每次煎煮时间为 30 分钟。煎煮后药液约 300ml。

【金老谈土鳖虫采购管理技术】

1. 土鳖虫的采购技术 土鳖虫应采购于具备《药品经营企业许可证》《营业执照》的药

品批发企业。遵循以下原则：

（1）质量标准：土鳖虫的质量应符合《中华人民共和国药典（2015 年版）》、局颁药品标准及中药炮制规范的标准要求。杂质不得过 5%，水分不得过 10.0%，总灰分不得过 13.0%，酸不溶性灰分不得过 5.0%。

（2）等级规格：土鳖虫属于大众药材，不区分等级，为统货。

2. 土鳖虫的管理技术　土鳖虫购进药品到库后，应认真进行验收，并办理入库手续。药剂科各调剂室根据药品使用情况，每周到药库领取药品，临时缺药，应及时补充。制剂室根据配制制剂情况到药库领取制剂原料。临床各科因医疗、科研、教学等需要到药剂科领取药品，需报请相关管理部门批准。各方面领药必须办理相应的药品出库手续。

**【金老谈土鳖虫贮存养护供应技术】**

土鳖虫应置通风干燥处，防蛀。

土鳖虫作为一味常用中药，一般以贮存一日半用量为宜。调剂室应派专人逐日检查土鳖虫等其他药物的供应品种及数量情况，对短缺品种要及时登记，随时整理药品，补充所耗品种，以备调剂使用。

## 血　竭

**【来源】**本品为棕榈科植物麒麟竭 *Daemonorops draco* Bl. 果实渗出的树脂经加工制成。

**【历史】**血竭原名"麒麟竭"，始载于《唐本草》。《本草纲目》释名血竭。李时珍谓："麟麟亦马名也。此特如干血，故谓之血竭。"又谓："麟麟竭是树脂。"《大明一统志》云："血竭树略如没药树，其肌赤色，采法亦于树上掘坎，斧伐其树，脂流于坎，旬日取之。"以上所述与现在的血竭类似。

**【产地】**主产于印度尼西亚、马来西亚、伊朗。我国广东、台湾亦有种植。

**【金老谈血竭性状辨别技术】**

1. 形色臭味　本品略呈类圆四方形或方砖形，表面暗红，有光泽，附有因摩擦而成的红粉。质硬而脆，破碎面红色，研粉为砖红色。气微，味淡。在水中不溶，在热水中软化。

2. 优品质量　本品均以外色黑似铁、研面红似血、火燃呛鼻者为优品。

**【金老谈血竭临床炮制技术】**

1. 炮制分类　临床调剂常用的血竭炮制品，取原药材，除去杂质，加工成小块，或打成碎粒研成细末。

2. 临床功效　甘、咸，平；归心、肝经。功能活血定痛，化瘀止血，生肌敛疮。用于跌打损伤，心腹瘀痛，外伤出血，疮疡不敛。

**【金老谈血竭处方审核技术】**

血竭作为活血疗伤药的常见中药，对其进行处方审核，要求执业药师收到处方后，首先要审核处方的前记、后记等，然后审核处方的用药名称、用药剂量。

在《中华人民共和国药典（2015 年版）》中规定血竭的用量为 1~2g，属于孕妇慎用药。在处方审核过程中，如有超出范围时，应及时与临床医师进行沟通。处方中，当遇到缺药的情况时，处方审核人员不应随意进行更改或将其划掉，应与临床医师进行沟通，并适当调换。

【金老谈血竭处方应付技术】

首先要确保血竭的书写应规范整齐。其次要注意处方名为“血竭”“血力花”或“麒麟竭”时，均应给付血竭。见表13-15。

表13-15　血竭处方应付表

| 处方名 | 给付 |
| --- | --- |
| 血竭、血力花、麒麟竭 | 血竭 |

【金老谈血竭发药交代技术】

在血竭的发药交代过程中，发药人员的素质和专业知识有重要作用，需要交代血竭的服药方法、使用注意与禁忌等方面。

1. 血竭的服药方法　研末冲服，1~2g，或入丸剂。外用研末撒或入膏药用。

2. 血竭的使用注意与禁忌　孕妇慎用。月经期不宜服用。

【金老谈血竭临床煎煮技术】

入丸散，不入煎。

【金老谈血竭采购管理技术】

1. 血竭的采购技术　血竭应采购于具备《药品经营企业许可证》《营业执照》的药品批发企业。遵循以下原则：

（1）质量标准：血竭的质量应符合《中华人民共和国药典（2015年版）》、局颁药品标准及中药炮制规范的标准要求。总灰分不得过6.0%。本品含血竭素（$C_{17}H_{14}O_3$）不得少于1.0%。

（2）等级规格：血竭属于大众药材，不区分规格等级，为统货。

2. 血竭的管理技术　血竭购进药品到库后，应认真进行验收，并办理入库手续。药剂科各调剂室根据药品使用情况，每周到药库领取药品，临时缺药，应及时补充。制剂室根据配制制剂情况到药库领取制剂原料。临床各科因医疗、科研、教学等需要到药剂科领取药品，需报请相关管理部门批准。各方面领药必须办理相应的药品出库手续。

【金老谈血竭贮存养护供应技术】

血竭应置干燥容器内，置阴凉干燥处，防热。

血竭作为一味常用中药，一般以贮存一日半用量为宜。调剂室应派专人逐日检查血竭等其他药物的供应品种及数量情况，对短缺品种要及时登记，随时整理药品，补充所耗品种，以备调剂使用。

## 第四节　破血消癥药

### 莪　术

【来源】本品为姜科植物蓬莪术 *Curcuma phaeocaulis* Val.、广西莪术 *Curcuma kwangsiensis* S.G.Lee et C.F.Liang或温郁金 *Curcuma wenyujin* Y.H.Chen et C.Ling的干燥根茎。后者习称“温莪术”。

【历史】本品始载于《药性论》。《本草图经》云："蓬莪茂生西戎及广南诸州，今江、浙或有之。根如生姜而茂在根下，似鸡鸭卵，大小不常。"《开宝本草》曰："主心腹痛，中恶，疰忤，霍乱，冷气吐酸水，解毒，食饮不消，酒研服之。又疗妇人血气，丈夫奔豚。"

【产地】

1. 蓬莪术主产于四川温江、乐山、沐川等地。

2. 广西莪术主产于广西贵县、横县、灵山、大新、钦州；广东四会、高安、鹤山等地。

3. 温莪术主产于浙江温州地区瑞安陶山、马屿及福建南安、安溪等。

【金老谈莪术性状辨别技术】

1. 形色臭味

（1）蓬莪术：呈卵圆形、长卵形、圆锥形或长纺锤形，顶端多钝尖，基部钝圆，长 2~8cm，直径 1.5~4cm。表面灰黄色至灰棕色，上部环节突起，有圆形微凹的须根痕或残留的须根，有的两侧各有 1 列下陷的芽痕和类圆形的侧生根茎痕，有的可见刀削痕。体重，质坚实，断面灰褐色至蓝褐色，蜡样，常附有灰棕色粉末，皮层与中柱易分离，内皮层环纹棕褐色。气微香，味微苦而辛。

（2）广西莪术：环节稍突起，断面黄棕色至棕色，常附有淡黄色粉末，内皮层环纹黄白色。

（3）温莪术：断面黄棕色至棕褐色，常附有淡黄色至黄棕色粉末。气香或微香。

2. 优品质量　莪术商品以个大，质坚实，断面色发绿，气香者为佳，全国以桂莪术为主流商品，质佳，尤以广西贵县所产为佳。川莪术、温莪术均不及桂莪术。

【金老谈莪术临床炮制技术】

1. 炮制分类

（1）莪术：取原药材，除去杂质，大小分开，洗净，浸泡 4~8 小时，取出，闷润 8~12 小时，至内外湿度一致，切厚片，晒干或低温干燥，筛去碎屑。

（2）醋莪术：①取原药材，除去杂质，洗净，大小分开，置锅内，加米醋和水适量，煮 3~4 小时，至米醋被吸尽、内无干心，取出，晾凉。切厚片，晒干或低温干燥，筛去碎屑。②取莪术片，置锅内，加米醋和水适量，煮 1~2 小时，至米醋被吸尽，取出，晒干或低温干燥。每 100kg 净莪术片，用米醋 20kg。

2. 临床功效　辛、苦，温；归肝、脾经。功能行气破血，消积止痛。用于癥瘕痞块，瘀血经闭，胸痹心痛，食积胀痛。

【金老谈莪术处方审核技术】

莪术作为破血消癥药的常见中药，对其进行处方审核，要求执业药师收到处方后，首先要审核处方的前记、后记等，然后审核处方的用药名称、炮制规格及用药剂量。

在《中华人民共和国药典（2015 年版）》中规定莪术的用量为 6~9g，属于孕妇禁用药。在处方审核过程中，如有超出范围时，应及时与临床医师进行沟通。处方中，应区分篷莪茂、篷莪、蓬术、莪术、醋莪术。当遇到缺药的情况时，处方审核人员不应随意进行更改或将其划掉，应与临床医师进行沟通，并适当调换。

【金老谈莪术处方应付技术】

首先要确保莪术的书写应规范整齐。其次要注意炮制应付，处方名为"篷莪茂""篷莪""蓬术"或"莪术"时，均应给付莪术；处方名为"醋莪术"时，应给付醋莪术。见表 13-16。

表 13-16 莪术处方应付表

| 处方名 | 给付 |
|---|---|
| 篷莪茂、篷莪、蓬术、莪术 | 莪术 |
| 醋莪术 | 醋莪术 |

**【金老谈莪术发药交代技术】**

在莪术的发药交代过程中，发药人员的素质和专业知识有重要作用，需要交代莪术的服药方法、使用注意与禁忌等方面。

1. 莪术的服药方法 汤剂分两次服，每日 1 剂。或入丸散。服药时间与次数根据不同的病证治疗。

2. 莪术的使用注意与禁忌 孕妇及月经过多者忌用。

**【金老谈莪术临床煎煮技术】**

莪术先加水浸泡半小时，没过药物表面 2cm 为宜。煎煮两次，合并药液，每次煎煮时间为 30 分钟。煎煮后药液约 300ml。

**【金老谈莪术采购管理技术】**

1. 莪术的采购技术 莪术应采购于具备《药品经营企业许可证》《营业执照》的药品批发企业。遵循以下原则：

（1）质量标准：莪术的质量应符合《中华人民共和国药典（2015 年版）》、局颁药品标准及中药炮制规范的标准要求。水分不得过 14.0%，总灰分不得过 7.0%，酸不溶性灰分不得过 2.0%。本品含挥发油不得少于 1.0%（ml/g）。

（2）等级规格：莪术属于大众药材，不区分等级，为统货。

2. 莪术的管理技术 莪术购进药品到库后，应认真进行验收，并办理入库手续。药剂科各调剂室根据药品使用情况，每周到药库领取药品，临时缺药，应及时补充。制剂室根据配制制剂情况到药库领取制剂原料。临床各科因医疗、科研、教学等需要到药剂科领取药品，需报请相关管理部门批准。各方面领药必须办理相应的药品出库手续。

**【金老谈莪术贮存养护供应技术】**

莪术在贮存过程中易生虫、发霉，应经常检查，置干燥处，防蛀。

莪术作为一味常用中药，一般以贮存一日半用量为宜。调剂室应派专人逐日检查莪术等其他药物的供应品种及数量情况，对短缺品种要及时登记，随时整理药品，补充所耗品种，以备调剂使用。

## 三 棱

**【来源】** 本品为黑三棱科植物黑三棱 *Sparganiuumstoloniferum* Buch.-Ham. 的干燥块茎。

**【历史】** 三棱的原植物自古即混乱，历代本草记载不一。三棱始载于《本草拾遗》，言：“本经无三棱，总有三四种，但取根似乌梅，有须相连，蔓如綖，作漆色，蜀人织为器，一名者粉。”从形态描述看，其正品极似莎草科荆三棱。宋代的《本草图经》对三棱的名称、产地、形态均有详尽的描述，指出：“三棱生荆楚，字当做荆，《本经》作京，非也。”对黑三棱描述为：“叶如莎草极长，茎三棱如削，大如人指，高五六尺，茎端开花，大体皆如莎草而大，小圆如乌梅者，黑三棱也。”对荆三棱的描述为：“黄草紫色，霜降采根，削去须皮，黄色微苦，以小鲤鱼状，体重者佳。”又云：“一说三棱生荆楚，字当作荆，以著其地三棱所用皆淮南红蒲根也，泰州尤多，举世皆用之。”又《本草》谓：“京三棱形如鲫鱼，黑三棱如乌梅而轻，今红蒲根至坚重，刻削而成，莫知形体。又叶扁茎圆，不复有三棱处，不知何缘名三棱也。”由以上记述可知，古代所用三棱品种并不单纯，以荆三棱、黑三棱为常用，但名称混乱。从药材角度来说，古代认为形如鲫鱼而体重的京三棱与今黑三棱科植物黑三棱及其同属植物的块茎特征符合。而古代认为，其形如乌梅的黑三棱与今莎草科植物荆三棱的块茎特征相似。《本草图经》中所载坚重的红蒲根，似为黑三棱科黑三棱的块茎。

【产地】主产于河南长葛、郑州，安徽全椒、含山、滁州，浙江东阳、盘安、武义，江苏徐州等地。

**【金老谈三棱性状辨别技术】**

1. 形色臭味　本品呈圆锥形，略扁，长 2~6cm，直径 2~4cm。表面黄白色或灰黄色，有刀削痕，须根痕小点状，略呈横向环状排列。体重，质坚实。气微，味淡，嚼之微有麻辣感。

2. 优品质量　本品均以质坚、体重、干燥、去净外皮、表面黄白色者为优品。

**【金老谈三棱临床炮制技术】**

1. 炮制分类

（1）三棱：取原药材，除去杂质，大小分开，洗净，浸泡 5~10 天，每隔 2~3 天换水一次，至约七成透时，取出，闷润 24~48 小时，至内外湿度一致，切薄片，干燥，筛去碎屑。若为产地片，除去杂质。

（2）醋三棱：取净三棱片，加米醋拌匀，闷润 2~4 小时，至醋被吸尽，置热锅内，用文火炒干，取出，晾凉。每 100kg 三棱片，用米醋 215kg。

2. 临床功效　辛、苦，平；归肝、脾经。功能破血行气，消积止痛。用于癥瘕痞块，痛经，瘀血经闭，胸痹心痛，食积胀痛。

**【金老谈三棱处方审核技术】**

三棱作为破血消癥药的常见中药，对其进行处方审核，要求执业药师收到处方后，首先要审核处方的前记、后记等，然后审核处方的用药名称、炮制规格及用药剂量。

在《中华人民共和国药典（2015 年版）》中规定三棱的用量为 5~10g，不宜与芒硝、玄明粉同用，属于孕妇禁用药。在处方审核过程中，如有超出范围时，应及时与临床医师进行沟通，并双签字。处方中，应区分京三棱、红蒲根、三棱、醋三棱。当遇到缺药的情况时，处方审核人员不应随意进行更改或将其划掉，应与临床医师进行沟通，并适当调换。

**【金老谈三棱处方应付技术】**

首先要确保三棱的书写应规范整齐。其次要注意炮制应付，处方名为“京三棱”“红蒲根”或“三棱”时，均应给付三棱；处方名为“醋三棱”时，应给付醋三棱。见表 13-17。

**【金老谈三棱发药交代技术】**

在三棱的发药交代过程中，发药人员的素质和专业知识有重要作用，需要交代三棱的服药方法、使用注意与禁忌等方面。

表 13-17　三棱处方应付表

| 处方名 | 给付 |
|---|---|
| 京三棱、红蒲根、三棱 | 三棱 |
| 醋三棱 | 醋三棱 |

1. 三棱的服药方法　汤剂分两次服，每日 1 剂。或入丸散。服药时间与次数根据不同的病证治疗。

2. 三棱的使用注意与禁忌　孕妇禁用；不宜与芒硝、玄明粉同用。

**【金老谈三棱临床煎煮技术】**

三棱先加水浸泡半小时，没过药物表面 2cm 为宜。煎煮两次，合并药液，每次煎煮时间为 30 分钟。煎煮后药液约 300ml。

**【金老谈三棱采购管理技术】**

1. 三棱的采购技术　三棱应采购于具备《药品经营企业许可证》《营业执照》的药品批发企业。遵循以下原则：

（1）质量标准：三棱的质量应符合《中华人民共和国药典（2015 年版）》、局颁药品标准及中药炮制规范的标准要求。水分不得过 13.0%，总灰分不得过 5.0%。

（2）等级规格：商品上过去分为光三棱、毛三棱，现多为光三棱，均为统装货。

光三棱用刀削去外皮及须根，外表面黄白，有刀削痕。

毛三棱用火燎去长须，表面黑棕色，有残存的不定根，节和节间明显。

2. 三棱的管理技术　三棱购进药品到库后，应认真进行验收，并办理入库手续。药剂科各调剂室根据药品使用情况，每周到药库领取药品，临时缺药，应及时补充。制剂室根据配制制剂情况到药库领取制剂原料。临床各科因医疗、科研、教学等需要到药剂科领取药品，需报请相关管理部门批准。各方面领药必须办理相应的药品出库手续。

**【金老谈三棱贮存养护供应技术】**

三棱在贮存过程中易生虫、发霉，应经常检查，置干燥处，防蛀。

三棱作为一味常用中药，一般以贮存一日半用量为宜。调剂室应派专人逐日检查三棱等其他药物的供应品种及数量情况，对短缺品种要及时登记，随时整理药品，补充所耗品种，以备调剂使用。

## 水　蛭

**【来源】**本品为水蛭科动物蚂蟥 *Whitmania pigra* Whitman、水蛭 *Hirudo nipponica* Whitman 或柳叶蚂蟥 *Whitmania acranulata* Whitman 的干燥全体。

**【历史】**本品始载于《神农本草经》，列为下品。《名医别录》云：“水蛭生雷泽池泽。五月、六月采，曝干。”《神农本草经集注》云：“处处河池有之……以水中蚂蜞得啮人，腹中有血者，干之为佳。”《新修本草》云：“此物有草蛭、水蛭，大者尺长，名马蛭，一名马蜞，并能咂人、牛、马血，今多取水中，小者用之，大效。”以上所述与现今药用的水蛭有类似之处。

**【产地】**主产于山东微山、东平、南阳湖等湖中，以微山湖产量最大，除供应本省外，并销售东北、河北、山西各地。江苏苏州市郊、吴县等地所产亦外销一部分。此外浙江、安徽、湖南、湖北、四川、河北、辽宁、吉林等处亦产，均自产自销。

**【金老谈水蛭性状辨别技术】**

1. 形色臭味

（1）蚂蟥呈扁平纺锤形，有多数环节，长 4~10cm，宽 0.5~2cm。背部黑褐色或黑棕色，稍隆起，用水浸后，可见黑色斑点排成 5 条纵纹；腹面平坦，棕黄色。两侧棕黄色，前端略尖，后端钝圆，两端各具 1 吸盘。前吸盘不显著，后吸盘较大。质脆，易折断，断面胶质状。气微腥。

（2）水蛭扁长圆柱形，体多弯曲扭转，长 2~5cm，宽 0.2~0.3cm。

（3）柳叶蚂蟥狭长而扁，长 5~12cm，宽 0.1~0.5cm。

2. 优品质量　本品均以身干、体大、无泥者为优品。

**【金老谈水蛭临床炮制技术】**

1. 炮制分类

（1）水蛭：洗净，切段，干燥。

（2）烫水蛭：取净水蛭段，用滑石粉烫至微鼓起，取出，筛去滑石粉，晾凉。

2. 临床功效　咸、苦，平；有小毒；归肝经。功能破血通经，逐瘀消癥。用于血瘀经闭，癥瘕痞块，中风偏瘫，跌扑损伤。

**【金老谈水蛭处方审核技术】**

水蛭作为破血消癥药的常见中药，对其进行处方审核，要求执业药师收到处方后，首先要审核处方的前记、后记等，然后审核处方的用药名称、炮制规格及用药剂量。

在《中华人民共和国药典（2015 年版）》中规定水蛭的用量为 1~3g，属于孕妇禁用药。在处方审核过程中，如有超出范围时，应及时与临床医师进行沟通，并双签字。处方中，应区分蛭蝚、马蛭、马鳖、蚂蟥、水蛭、烫水蛭。当遇到缺药的情况时，处方审核人员不应随意进行更改或将其划掉，应与临床医师进行沟通，并适当调换。

**【金老谈水蛭处方应付技术】**

首先要确保水蛭的书写应规范整齐。其次要注意炮制应付，处方名为“蛭蝚”“马蛭”“马鳖”“蚂蟥”或“水蛭”时，均应给付水蛭；处方名为“烫水蛭”时，应给付烫水蛭。见表 13-18。

**表 13-18　水蛭处方应付表**

| 处方名 | 给付 |
| --- | --- |
| 蛭蝚、马蛭、马鳖、蚂蟥、水蛭 | 水蛭 |
| 烫水蛭 | 烫水蛭 |

**【金老谈水蛭发药交代技术】**

在水蛭的发药交代过程中，发药人员的素质和专业知识有重要作用，需要交代水蛭的服药方法、使用注意与禁忌等方面。

1. 水蛭的服药方法　汤剂分两次服，每日 1 剂。或入丸散。服药时间与次数根据不同的病证治疗。

2. 水蛭的使用注意与禁忌　孕妇及月经过多者禁用。

【金老谈水蛭临床煎煮技术】

水蛭先加水浸泡半小时,没过药物表面 2cm 为宜。煎煮两次,合并药液,每次煎煮时间为 30 分钟。煎煮后药液约 300ml。

【金老谈水蛭采购管理技术】

1. 水蛭的采购技术　水蛭应采购于具备《药品经营企业许可证》《营业执照》的药品批发企业。遵循以下原则:

(1)质量标准:水蛭的质量应符合《中华人民共和国药典(2015 年版)》、局颁药品标准及中药炮制规范的标准要求。水分不得过 14.0%,总灰分不得过 12.0%,酸不溶性灰分不得过 3.0%。本品每 1000g 含黄曲霉毒素 $B_1$ 不得过 5μg,含黄曲霉毒素 $G_2$、黄曲霉毒素 $G_1$、黄曲霉毒素 $B_2$ 和黄曲霉毒素 $B_1$ 总量不得过 10μg。

(2)等级规格:水蛭属于大众药材,不区分等级,为统货。

2. 水蛭的管理技术　水蛭购进药品到库后,应认真进行验收,并办理入库手续。药剂科各调剂室根据药品使用情况,每周到药库领取药品,临时缺药,应及时补充。制剂室根据配制制剂情况到药库领取制剂原料。临床各科因医疗、科研、教学等需要到药剂科领取药品,需报请相关管理部门批准。各方面领药必须办理相应的药品出库手续。

【金老谈水蛭贮存养护供应技术】

水蛭在贮存过程中易发霉、生虫,应贮于干燥的生石灰的缸中吸去水分,使其充分干燥。应常检查。置干燥处,防蛀。

水蛭作为一味常用动物药,一般以贮存一日半用量为宜。调剂室应派专人逐日检查水蛭等其他药物的供应品种及数量情况,对短缺品种要及时登记,随时整理药品,补充所耗品种,以备调剂使用。

## 斑　蝥

【来源】本品为芫青科昆虫南方大斑蝥 *Mylabris phalerata* Pallas 或黄黑小斑蝥 *Mylabris cichorii* Linnaeus 的干燥体。

【历史】本品始载于《神农本草经》,列为下品。陶弘景曰:"斑蝥,豆花时取之,甲上黄黑斑色,如巴豆大者是也。"《本草纲目》云:"斑蝥、芫青、亭长、地胆之毒,靛汁、黄连、黑豆、葱、茶皆能解之。"

【产地】主产河南、广西、安徽、四川、贵州、湖南、云南、江苏等地。以河南、广西产量较大。

【金老谈斑蝥性状辨别技术】

1. 形色臭味

(1)南方大斑蝥:呈长圆形,长 1.5~2.5cm,宽 0.5~1cm。头及口器向下垂,有较大的复眼及触角各 1 对,触角多已脱落。背部具革质鞘翅 1 对,黑色,有 3 条黄色或棕黄色的横纹;鞘翅下面有棕褐色薄膜状透明的内翅 2 片。胸腹部乌黑色,胸部有足 3 对。有特殊的臭气。

(2)黄黑小斑蝥:体型较小,长 1~1.5cm。

2. 优品质量　本品均以个大、完整、颜色鲜明、无败油气味者为优品。

【金老谈斑蝥临床炮制技术】

1. 炮制分类

（1）生斑蝥：取原药材，除去杂质，除去头、足、翅及杂质。

（2）米斑蝥：将米用水浸湿后，置锅内，均匀平铺一层，文火加热，待冒烟时，加入净斑蝥，轻轻翻炒，至米呈黄棕色，取出，筛去米粒，晾凉。每100kg净斑蝥，用大米20kg。

2. 临床功效　辛，热；有大毒；归肝、胃、肾经。功能破血逐瘀，散结消癥，攻毒蚀疮。用于癥瘕，经闭，顽癣，瘰疬，赘疣，痈疽不溃，恶疮死肌。

【金老谈斑蝥处方审核技术】

斑蝥作为破血消癥药的常见中药，对其进行处方审核，要求执业药师收到处方后，首先要审核处方的前记、后记等，然后审核处方的用药名称、炮制规格及用药剂量。

在《中华人民共和国药典（2015年版）》中规定斑蝥的用量为0.03~0.06g，属于孕妇禁用药。在处方审核过程中，如有超出范围时，应及时与临床医师进行沟通，并双签字。处方中，应区分花斑蝥、花壳虫、斑蝥、米斑蝥。当遇到缺药的情况时，处方审核人员不应随意进行更改或将其划掉，应与临床医师进行沟通，并适当调换。

【金老谈斑蝥处方应付技术】

首先要确保斑蝥的书写应规范整齐。其次要注意炮制应付，处方名为“花斑蝥”“花壳虫”或“斑蝥”时，均应给付斑蝥；处方名为“米斑蝥”时，应给付米斑蝥。见表13-19。

表13-19　斑蝥处方应付表

| 处方名 | 给付 |
| --- | --- |
| 花斑蝥、花壳虫、斑蝥 | 斑蝥 |
| 米斑蝥 | 米斑蝥 |

【金老谈斑蝥发药交代技术】

在斑蝥的发药交代过程中，发药人员的素质和专业知识有重要作用，需要交代斑蝥的服药方法、使用注意与禁忌等方面。

1. 斑蝥的服药方法　炮制后多入丸散用。外用适量，研末或浸酒醋，或制油膏涂敷患处，不宜大面积用。

2. 斑蝥的使用注意与禁忌　有大毒，内服慎用；孕妇禁用。

【金老谈斑蝥临床煎煮技术】

斑蝥内服多入丸散，需以糯米同炒，或配青黛、丹参以缓其毒。外用适量，研末敷贴，或酒、醋浸涂，或作发泡用。

【金老谈斑蝥采购管理技术】

1. 斑蝥的采购技术　斑蝥应采购于具备《药品经营企业许可证》《营业执照》的药品批发企业。遵循以下原则：

（1）质量标准：斑蝥的质量应符合《中华人民共和国药典（2015年版）》、局颁药品标准及中药炮制规范的标准要求。含斑蝥素（$C_{10}H_{12}O_4$）应为0.25%~0.65%。

（2）等级规格：斑蝥属于大众药材，不区分等级，为统货。

2. 斑蝥的管理技术　斑蝥属于有毒中药，购进时就必须严格检查（品种、质量、数量等）

验收，准确无误后及时标明标志，及时登记入库，并做到剧毒药品管理的“五专”要求（即专人管理、专用账登记、专柜加锁保管、专用称量用具、专用处方）。斑蝥要按规定妥善保管，切忌混淆或失盗，避免造成不良后果。

斑蝥购进药品到库后，应认真进行验收，并办理入库手续。药剂科各调剂室根据药品使用情况，每周到药库领取药品，临时缺药，应及时补充。制剂室根据配制制剂情况到药库领取制剂原料。临床各科因医疗、科研、教学等需要到药剂科领取药品，需报请相关管理部门批准。各方面领药必须办理相应的药品出库手续。

**【金老谈斑蝥贮存养护供应技术】**

斑蝥在贮存过程中易发霉、生虫，应贮于干燥的生石灰的缸中吸去水分，使其充分干燥。应常检查。置干燥处，防蛀。

斑蝥属于有毒中药，应放在毒麻药专柜存放，购进时就必须严格检查（品种、质量、数量等）验收，准确无误后及时标明标志，及时登记入库。斑蝥要按规定妥善保管，切忌混淆或失盗，避免造成不良后果。

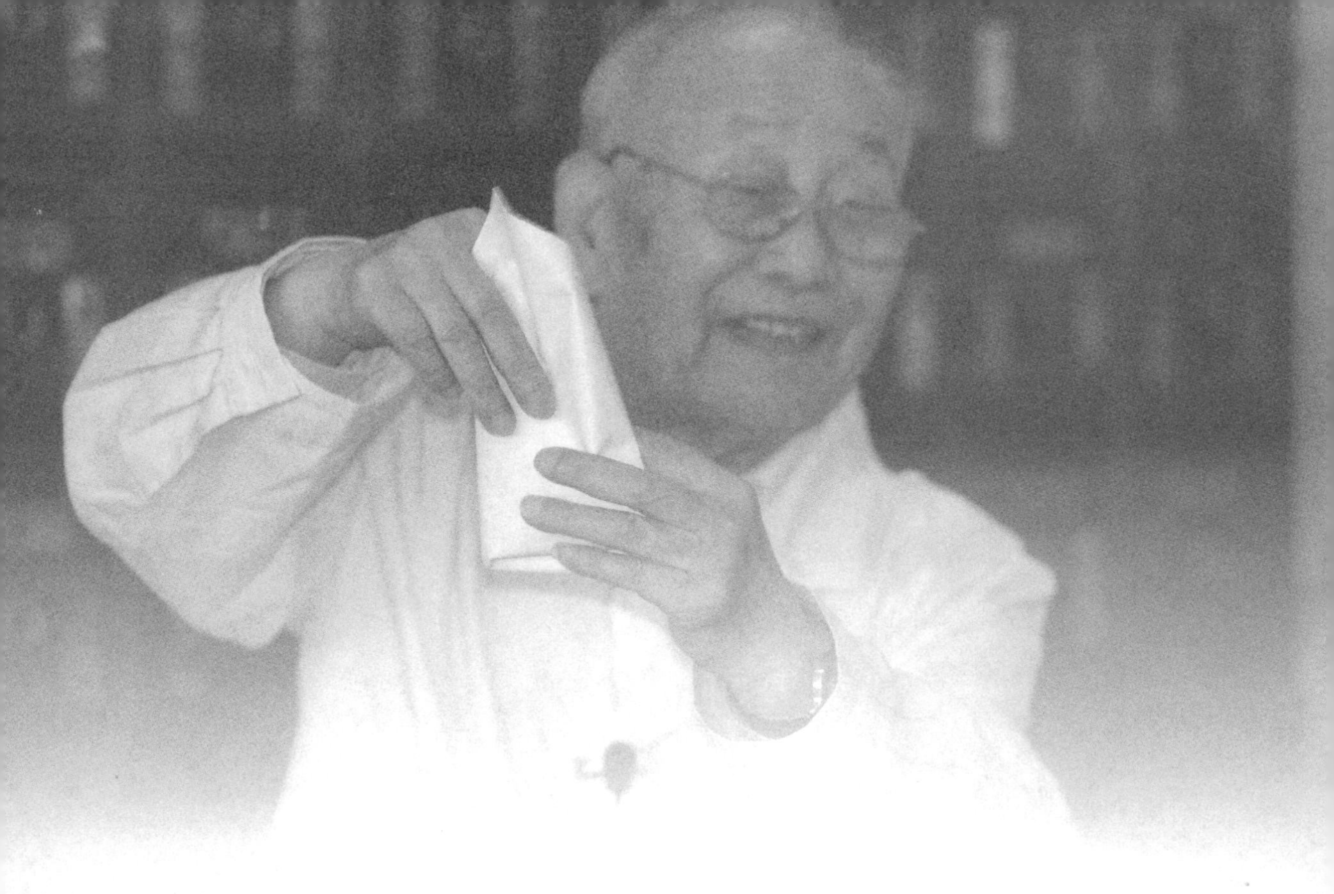

# 单包

是传统中药饮片调剂常用的包装方法，即将调剂后的中药饮片混合包装于包装纸中，可分为单层纸包装与双层纸包装。

# 第十四章　化痰止咳药临床调剂

凡能够消除痰涎的药物，叫做化痰药；能够减轻或制止咳嗽、气喘的药物，叫做止咳平喘药。

本类药物分为温化寒痰药、清化热痰药、止咳平喘药三类。本类药物中有些药物有大毒，如半夏、天南星等，生品贮存时应放在毒麻药专柜存放，并有专人、专帐、专锁管理，以防发生中毒事故；煎煮时应久煎，宜饭前服。有些药物存在配伍禁忌，妊娠禁忌，如半夏反乌头，孕妇慎用白附子，审方时需认真检查，另外一些药物的炮制规格较多，如半夏包括生半夏、清半夏、姜半夏及法半夏，发药时需仔细核对。

## 第一节　温化寒痰药

本类药物多属温燥之性，具有温化寒痰的作用，适用于痰多清稀色白，易于咳出的寒痰、湿痰，及由此而引起的咳嗽、哮喘、肢节酸痛、阴疽流注等证。为了加强疗效，在临床上常与温散寒邪、燥湿健脾的药物配伍应用。其温燥之性易伤津、助火、动血，故热痰、阴虚燥咳及吐血、咯血倾向者均应慎用。

### 半　夏

**【来源】**本品为天南星科植物半夏 *Pinellia ternata*（Thunb.）Breit. 的干燥块茎。

**【历史】**始载于《神农本草经》，列为下品。苏恭曰："生平泽中者，名羊眼半夏，圆白为胜。然江南者达乃径寸，南人特重之。顷来互用，功状殊宜，其苗似由跋，误以为是半夏也。"苏颂曰："二月生苗一茎，茎端三叶，浅绿色颇似竹叶。"

**【产地】**全国大部分地区均产，野生或栽培；主产四川、湖北、安徽、江苏、河南、浙江等地；以四川产量大，质量好。

**【金老谈半夏性状辨别技术】**

1. 形色臭味　本品呈类球形，有的稍偏斜，直径 1~1.5cm。表面白色或浅黄色，顶端有凹陷的茎痕，周围密布麻点状根痕；下面钝圆，较光滑。质坚实，断面洁白，富粉性。气微，味辛辣、麻舌而刺喉。

2. 优品质量　本品均以个大、皮净、色白、质坚实、粉性足者为优品。

【金老谈半夏临床炮制技术】

1. 炮制分类

（1）生半夏：取原药材，除去杂质，筛去灰屑，晒干。

（2）清半夏：取净半夏，大小分开，用8%白矾溶液浸泡至内无干心，口尝微有麻舌感，取出，洗净，切厚片，干燥。每100kg净半夏，用白矾20kg。

（3）姜半夏：取净半夏，大小分开，用水浸泡至内无干心时，取出；另取生姜切片煎汤，加白矾与半夏共煮透，取出，晾干，或晾至半干，干燥；或切薄片，干燥。每100kg净半夏，用白矾12.5kg、鲜姜25kg。

（4）法半夏：取半夏，大小分开，用水浸泡至内无干心，取出；另取甘草适量，加水煎煮二次，合并煎液，倒入用适量水制成的石灰液中，搅匀，加入上述已浸透的半夏，浸泡，每日搅拌1~2次，并保持浸液pH值12以上，至剖面黄色均匀，口尝微有麻舌感时，取出，洗净，阴干或烘干，即得。每100kg净半夏，用甘草15kg、生石灰10kg。

2. 临床功效　辛、温；有毒；归脾、胃、肺经。功能燥湿化痰，降逆止呕，消痞散结。用于湿痰寒痰，咳喘痰多，痰饮眩悸，风痰眩晕，痰厥头痛，呕吐反胃，胸脘痞闷，梅核气；外治痈肿痰核。

【金老谈半夏处方审核技术】

半夏作为温化寒痰药的常见中药，对其进行处方审核，要求执业药师收到处方后，首先要审核处方的前记、后记等，然后审核处方的用药名称、炮制规格及用药剂量。

在《中华人民共和国药典（2015年版）》中规定半夏的用量为3~9g，不宜与川乌、制川乌、草乌、制草乌、附子同用。在处方审核过程中，如有超出范围时，应及时与临床医师进行沟通，并双签字。处方中，应区分半夏、法半夏、清半夏、姜半夏。当遇到缺药的情况时，处方审核人员不应随意进行更改或将其划掉，应与临床医师进行沟通，并适当调换。

【金老谈半夏处方应付技术】

首先要确保半夏的书写应规范整齐。其次要注意炮制应付，处方名为“半夏”“地文”或“守田”时，均应给付半夏；处方名为“法半夏”时，应给付法半夏；处方名为“清半夏”时，应给付清半夏；处方名为“姜半夏”时，应给付姜半夏。见表14-1。

**表14-1　半夏的处方应付表**

| 处方名 | 给付 |
|---|---|
| 半夏、地文、守田 | 半夏 |
| 法半夏 | 法半夏 |
| 清半夏 | 清半夏 |
| 姜半夏 | 姜半夏 |

【金老谈半夏发药交代技术】

在半夏的发药交代过程中，发药人员的素质和专业知识有重要作用，需要交代半夏的服药方法、使用注意与禁忌等方面。

1. 半夏的服药方法　汤剂分两次服，每日1剂。或入丸散。服药时间与次数根据不同的病证治疗。内服一般炮制后使用，3~9g。外用适量，磨汁涂或研末以酒调敷患处。

2. 半夏的使用注意与禁忌　不宜与川乌、制川乌、草乌、制草乌、附子同用；生品内服宜慎。

**【金老谈半夏临床煎煮技术】**

生半夏有毒，外用居多，一般不入煎剂，法半夏、清半夏、姜半夏等炮制品入煎剂。先加水浸泡半小时，没过药物表面 2cm 为宜。煎煮两次，合并药液，每次煎煮时间为 30 分钟。煎煮后药液约 300ml。

**【金老谈半夏采购管理技术】**

1. 半夏的采购技术　半夏应采购于具备《药品经营企业许可证》《营业执照》的药品批发企业。遵循以下原则：

（1）质量标准：半夏的质量应符合《中华人民共和国药典（2015 年版）》、局颁药品标准及中药炮制规范的标准要求。水分不得过 14.0%，总灰分不得过 4.0%。本品按干燥品计算，含总酸以琥珀酸（$C_4H_6O_4$）计，不得少于 0.25%。

（2）等级规格：过去半夏规格分为天鹅蛋（每司马斤百粒以内之特大粒）、贡夏（200~300 粒）、拣夏（400~800 粒）及统夏等。现行国家标准为：

一等：干货。呈圆球形、半圆球形或偏斜不等，去净外皮。表面白色或浅白黄色，上端圆平，中心凹陷（基痕），周围有棕色点状根痕。下面钝圆，较平滑。质坚实。断面洁白或白色，粉质细腻。气微，味辛、麻舌而刺喉。每 1000g 800 粒以内。无包壳、杂质、虫蛀、霉变。

二等：每 1000g 1200 粒以内。无包壳、杂质、虫蛀、霉变。其他同上。

三等：每 1000g 3000 粒以内。无包壳、杂质、虫蛀、霉变。其他同上。

2. 半夏的管理技术　半夏属于有毒中药，购进药品到库后，应认真进行验收，并办理入库手续。应放在毒麻药专柜存放，并有专人、专账、专锁管理，以防发生中毒事故。药剂科各调剂室根据药品使用情况，每周到药库领取药品，临时缺药，应及时补充。制剂室根据配制制剂情况到药库领取制剂原料。临床各科因医疗、科研、教学等需要到药剂科领取药品，需报请相关管理部门批准。各方面领药必须办理相应的药品出库手续。

**【金老谈半夏贮存养护供应技术】**

半夏易生虫、发霉，应经常检查，置通风干燥处，防蛀。

生半夏应放在毒麻药专柜存放，购进时就必须严格检查（品种、质量、数量等）验收，准确无误后及时标明标志，及时登记入库。生半夏要按规定妥善保管，切忌混淆或失盗，避免造成不良后果。

## 天　南　星

**【来源】**本品为天南星科植物天南星 *Arisaema erubescens*（Wall.）Schott、异叶天南星 *Arisaema heterophyllum* Bl. 或东北天南星 *Arisaema amurense* Maxim. 的干燥块茎。

**【历史】**本品始载于《神农本草经》，列为下品。苏恭《新修本草经》云："其根四畔有圆牙，故有此名。"苏颂的《本草图经》谓："天南星即本草虎掌也，小者名由跋。古方多用虎掌，不言天南星。南星近出唐人中风痰毒方中用之，乃后人采用，别立此名尔。"根据古代本草记载，天南星原名为虎掌，其后在宋代《开宝本草》才出现天南星之名。实际上虎掌与天南星是一物。

【产地】

1. 天南星 分布于河北、河南、广西、陕西、湖北、四川、贵州、云南、山西等地。

2. 东北天南星 分布于黑龙江、吉林、辽宁、河北、江西、湖北、四川等地。

3. 异叶天南星 分布于黑龙江、吉林、辽宁、浙江、江苏、江西、湖北、四川、陕西等地,同属入药植物。

**【金老谈天南星性状辨别技术】**

1. 形色臭味 本品呈扁球形,高 1~2cm,直径 1.5~6.5cm。表面类白色或淡棕色,较光滑,顶端有凹陷的茎痕,周围有麻点状根痕,有的块茎周边有小扁球状侧芽。质坚硬,不易破碎,断面不平坦,白色,粉性。气微辛,味麻辣。

2. 优品质量 本品均以个大、匀整、无外皮、色白、粉性足者为优品。

**【金老谈天南星临床炮制技术】**

1. 炮制分类

(1) 天南星:取原药材,除去杂质,洗净,干燥。

(2) 制天南星(姜南星):取净天南星,大小分开,浸漂,每日换水 2~3 次,至起白沫时(约 7 天),换水后加白矾(每 100kg 天南星,加白矾 2kg),泡一日后,再进行换水,至切开口尝微有麻舌感时取出。或将生姜片、白矾置锅内,加适量水煮沸后,加入天南星共煮至无干心时取出,除去姜片,晾至四至六成干,切薄片,干燥。每 100kg 净天南星,用生姜、白矾各 12.5kg。

2. 临床功效 苦、辛,温;有毒;归肺、肝、脾经。功能燥湿化痰,祛风解痉;外用治痈肿,蛇虫咬伤。用于湿痰、寒痰证,眩晕,中风,破伤风,瘰疬痰核。生用外治痈肿,蛇虫咬伤。

**【金老谈天南星处方审核技术】**

天南星作为温化寒痰药的常见中药,对其进行处方审核,要求执业药师收到处方后,首先要审核处方的前记、后记等,然后审核处方的用药名称、炮制规格及用药剂量。

在《中华人民共和国药典(2015 年版)》中规定制天南星的用量为 3~9g,属于孕妇慎用药。外用生品适量。在处方审核过程中,如有超出范围时,应及时与临床医师进行沟通,并双签字。处方中,应区分南星、白南星、天南星、制天南星。当遇到缺药的情况时,处方审核人员不应随意进行更改或将其划掉,应与临床医师进行沟通,并适当调换。

**【金老谈天南星处方应付技术】**

首先要确保天南星的书写应规范整齐。其次要注意炮制应付,处方名为“南星”“白南星”或“天南星”时,均应给付天南星;处方名为“制天南星”时,应给付制天南星。见表 14-2。

**表 14-2 天南星处方应付表**

| 处方名 | 给付 |
|---|---|
| 南星、白南星、天南星 | 天南星 |
| 制天南星 | 制天南星 |

**【金老谈天南星发药交代技术】**

在天南星的发药交代过程中,发药人员的素质和专业知识有重要作用,需要交代天南星的服药方法、使用注意与禁忌等方面。

1. 天南星的服药方法　汤剂分两次服，每日 1 剂。或入丸散。服药时间与次数根据不同的病证治疗。多制用。外用生品适量，研末以醋或酒调敷患处。

2. 天南星的使用注意与禁忌　孕妇慎用；生品内服宜慎。

**【金老谈天南星临床煎煮技术】**

生品外用。制天南星先加水浸泡半小时，没过药物表面 2cm 为宜。煎煮两次，合并药液，每次煎煮时间为 30 分钟。煎煮后药液约 300ml。

**【金老谈天南星采购管理技术】**

1. 天南星的采购技术　天南星应采购于具备《药品经营企业许可证》《营业执照》的药品批发企业。遵循以下原则：

（1）质量标准：天南星的质量应符合《中华人民共和国药典（2015 年版）》、局颁药品标准及中药炮制规范的标准要求。水分不得过 15.0%，总灰分不得过 5.0%。本品按干燥品计算，含总黄酮以芹菜素（$C_{15}H_{10}O_5$）计，不得少于 0.050%。

（2）等级规格：天南星属于大众药材，不区分等级，为统货。

2. 天南星的管理技术　天南星属于有毒中药，购进药品到库后，应认真进行验收，并办理入库手续。应放在毒麻药专柜存放，并有专人、专账、专锁管理，以防发生中毒事故。药剂科各调剂室根据药品使用情况，每周到药库领取药品，临时缺药，应及时补充。制剂室根据配制制剂情况到药库领取制剂原料。临床各科因医疗、科研、教学等需要到药剂科领取药品，需报请相关管理部门批准。各方面领药必须办理相应的药品出库手续。

**【金老谈天南星贮存养护供应技术】**

天南星置通风干燥处，防霉、防蛀。易生虫、发霉，应经常检查。

生天南星应放在毒麻药专柜存放，购进时就必须严格检查（品种、质量、数量等）验收，准确无误后及时标明标志，及时登记入库。生天南星要按规定妥善保管，切忌混淆或失盗，避免造成不良后果。

## 白　附　子

**【来源】**本品为天南星科植物独角莲 *Typhonium giganteum* Engl. 的干燥块茎。

**【历史】**本品始载于《名医别录》，列为下品，但历代本草如《新修本草》、《本草纲目》等记载的均为毛茛科植物黄花乌头，即“关白附”，与现今应用的白附子不同。

**【产地】**主产于河北、山东、吉林、辽宁、河南、湖北、陕西、甘肃、四川至西藏南部。辽宁、吉林、广东、广西有栽培。

**【金老谈白附子性状辨别技术】**

1. 形色臭味　本品呈椭圆形或卵圆形，长 2~5cm，直径 1~3cm。表面白色至黄白色，略粗糙，有环纹及须根痕，顶端有茎痕或芽痕。质坚硬，断面白色，粉性。气微，味淡、麻辣刺舌。

2. 优品质量　本品均以个大、质坚实、色白、粉性足者为优品。

**【金老谈白附子临床炮制技术】**

1. 炮制分类

（1）生白附子：取原药材，除去杂质，晒干。

（2）制白附子：取净白附子，大小分开，浸泡15~20天，每日换水2~3次，泡至7~9天后起黏沫时，换水，加白矾（每100kg白附子，用白矾5kg），泡3日后再进行换水，至口尝微有麻舌感为度，取出。将生姜片12.5kg、白矾粉7.5kg，置锅内，加适量水，煮沸后，倒入白附子共煮3~4小时至内无白心，捞出，除去生姜片，晾至六七成干，切厚片，干燥。每100kg净白附子，用白矾、生姜各12.5kg。

2. 临床功效　辛，温；有毒；归胃、肝经。功能祛风痰，定惊搐，解毒散结，止痛。用于中风痰壅，口眼㖞斜，语言謇涩，惊风癫痫，破伤风，痰厥头痛，偏正头痛，瘰疬痰核，毒蛇咬伤。

**【金老谈白附子处方审核技术】**

白附子作为温化寒痰药的常见中药，对其进行处方审核，要求执业药师收到处方后，首先审核处方的前记、后记等，然后审核处方的用药名称、炮制规格及用药剂量。

在《中华人民共和国药典（2015年版）》中规定白附子的用量为3~6g，属于妊娠慎用药。在处方审核过程中，如有超出范围时，应及时与临床医师进行沟通，并双签字。处方中，应区分野芋、禹白附、白附子、独角莲、制白附子。当遇到缺药的情况时，处方审核人员不应随意进行更改或将其划掉，应与临床医师进行沟通，并适当调换。

**【金老谈白附子处方应付技术】**

首先要确保白附子的书写应规范整齐。其次要注意炮制应付，处方名为“野芋”“禹白附”“白附子”或“独角莲”时，均应给付白附子；处方名为“制白附子”时，应给付制白附子。见表14-3。

表14-3　白附子处方应付表

| 处方名 | 给付 |
| --- | --- |
| 野芋、禹白附、白附子、独角莲 | 白附子 |
| 制白附子 | 制白附子 |

**【金老谈白附子发药交代技术】**

在白附子的发药交代过程中，发药人员的素质和专业知识有重要作用，需要交代白附子的服药方法、使用注意与禁忌等方面。

1. 白附子的服药方法　汤剂分两次服，每日1剂。或入丸散。服药时间与次数根据不同的病证治疗。一般炮制后用，外用生品适量捣烂，熬膏或研末以酒调敷患处。

2. 白附子的使用注意与禁忌　孕妇慎用；生品内服宜慎。

**【金老谈白附子临床煎煮技术】**

生白附子一般外用。制白附子入煎剂，先加水浸泡半小时，没过药物表面2cm为宜。煎煮两次，合并药液，每次煎煮时间为30分钟。煎煮后药液约300ml。

**【金老谈白附子采购管理技术】**

1. 白附子的采购技术　白附子应采购于具备《药品经营企业许可证》《营业执照》的药品批发企业。遵循以下原则：

（1）质量标准：白附子的质量应符合《中华人民共和国药典（2015年版）》、局颁药品标准及中药炮制规范的标准要求。水分不得过13.0%，总灰分不得过4.0%。

（2）等级规格：白附子属于大众药材，不区分等级，为统货。

2. 白附子的管理技术　白附子属于有毒中药，购进药品到库后，应认真进行验收，并办理入库手续。应放在毒麻药专柜存放，并有专人、专账、专锁管理，以防发生中毒事故。药剂科各调剂室根据药品使用情况，每周到药库领取药品，临时缺药，应及时补充。制剂室根据配制制剂情况到药库领取制剂原料。临床各科因医疗、科研、教学等需要到药剂科领取药品，需报请相关管理部门批准。各方面领药必须办理相应的药品出库手续。

**【金老谈白附子贮存养护供应技术】**

白附子应置通风干燥处，防霉、防蛀。易生虫、发霉，应经常检查。

生白附子应放在毒麻药专柜存放，购进时就必须严格检查（品种、质量、数量等）验收，准确无误后及时标明标志，及时登记入库。生白附子要按规定妥善保管，切忌混淆或失盗，避免造成不良后果。

## 旋　覆　花

**【来源】**本品为菊科植物旋覆花*Inula japonica* Thunb.或欧亚旋覆花*Inula britannica* L.的干燥头状花序。

**【历史】**本品始载于《神农本草经》，列为下品，云："主结气，胁下满，惊悸，除水，去五脏间寒热，补中下气。一名金沸草，一名盛椹。生川谷。"陶隐居云："出近道下湿地，似菊花而大。"《新修本草》云："又别有旋根，乃出河南，来北国亦有，形似芎，唯合旋膏用之。余无所入也，非此旋复花根也。"臣禹锡等谨按《蜀本图经》云："旋覆花，叶似水苏，花黄如菊。今所在皆有，六月至九月采花。"

**【产地】**主产于河南、河北、江苏、浙江、安徽等地。

**【金老谈旋覆花性状辨别技术】**

1. 形色臭味　本品呈扁球形或类球形，直径1~2cm。总苞由多数苞片组成，呈覆瓦状排列，苞片披针形或条形，灰黄色，长4~11mm；总苞基部有时残留花梗，苞片及花梗表面被白色茸毛，舌状花1列，黄色，长约1cm，多卷曲，常脱落，先端3齿裂；管状花多数，棕黄色，长约5mm，先端5齿裂；子房顶端有多数白色冠毛，长5~6mm。有的可见椭圆形小瘦果。体轻，易散碎。气微，味微苦。

2. 优品质量　本品均以花头完整、色黄绿者为优品。

**【金老谈旋覆花临床炮制技术】**

1. 炮制分类　临床调剂常用的旋覆花炮制品，取原药材，除去梗、叶及杂质。

2. 临床功效　苦、辛、咸，微温；归肺、脾、胃、大肠经。功能降气，消痰，行水，止呕。用于风寒咳嗽，痰饮蓄结，胸膈痞闷，喘咳痰多，呕吐噫气，心下痞硬。

**【金老谈旋覆花处方审核技术】**

旋覆花作为温化寒痰药的常见中药，对其进行处方审核，要求执业药师收到处方后，首先审核处方的前记、后记等，然后审核处方的用药名称、用药剂量。

在《中华人民共和国药典（2015年版）》中规定旋覆花的用量为3~9g。在处方审核过程中，如有超出范围时，应及时与临床医师进行沟通。处方中，当遇到缺药的情况时，处方审核人员不应随意进行更改或将其划掉，应与临床医师进行沟通，并适当调换。

【金老谈旋覆花处方应付技术】

首先要确保旋覆花的书写应规范整齐。其次要注意处方名为“金钱花”“满天星”或“旋覆花”时，均应给付旋覆花。见表14-4。

表14-4　旋覆花处方应付表

| 处方名 | 给付 |
| --- | --- |
| 金钱花、满天星、旋覆花 | 旋覆花 |

【金老谈旋覆花发药交代技术】

在旋覆花的发药交代过程中，发药人员的素质和专业知识有重要作用，需要交代旋覆花的服药方法、使用注意与禁忌等方面。

1. 旋覆花的服药方法　汤剂分两次服，每日1剂。或入丸散。服药时间与次数根据不同的病证治疗。

2. 旋覆花的使用注意与禁忌　阴虚劳嗽，津伤燥咳者忌用。

【金老谈旋覆花临床煎煮技术】

旋覆花宜布包煎，先加水浸泡半小时，没过药物表面2cm为宜。煎煮两次，合并药液，每次煎煮时间为30分钟。煎煮后药液约300ml。

【金老谈旋覆花采购管理技术】

1. 旋覆花的采购技术　旋覆花应采购于具备《药品经营企业许可证》《营业执照》的药品批发企业。遵循以下原则：

（1）质量标准：旋覆花的质量应符合《中华人民共和国药典（2015年版）》、局颁药品标准及中药炮制规范的标准要求，浸出物不得少于16.0%。

（2）等级规格：旋覆花属于大众类药材，不区分等级，为统货。

2. 旋覆花的管理技术　旋覆花购进药品到库后，应认真进行验收，并办理入库手续。药剂科各调剂室根据药品使用情况，每周到药库领取药品，临时缺药，应及时补充。制剂室根据配制制剂情况到药库领取制剂原料。临床各科因医疗、科研、教学等需要到药剂科领取药品，需报请相关管理部门批准。各方面领药必须办理相应的药品出库手续。

【金老谈旋覆花贮存养护供应技术】

置干燥处，防潮。易发霉生虫应放于通风、干燥处经常检查。

旋覆花作为一味常用中药，一般以贮存一日半用量为宜。调剂室应派专人逐日检查旋覆花等其他药物的供应品种及数量情况，对短缺品种要及时登记，随时整理药品，补充所耗品种，以备调剂使用。

## 白　前

【来源】本品为萝藦科植物柳叶白前 *Cynanchum stauntonii*（Decne.）Setltr.ex Lév1. 或芫花叶白前 *Cynanchum glaucescens*（Decne.）Hand.-Mazz. 的干燥根茎和根。

【历史】白前始载于《名医别录》，列为中品。陶弘景说：“此药出近道，似细辛而大，色白易折。”《唐本草》载：“叶似柳或似芫花，苗高尺许，生洲渚沙碛之上。根白，长于细辛，味甘……不生近道……今用蔓生者，味苦，非真也。"《植物名实图考》之白前图亦应为此种。宋本草有越州白前与舒州白前之分，古越州为今之浙江绍兴，古舒州为今之安徽安庆。舒州白前与芫花白前相符，但越州白前根据其图形可能为"白薇"之误。古人也错将"白薇"当白前使用。

**【产地】**主产于湖北、安徽、浙江、江西、福建、湖北、湖南、广东、广西、四川、贵州、云南等省，主产地在湖北新洲。

**【金老谈白前性状辨别技术】**

1. 形色臭味

（1）柳叶白前：根茎呈细长圆柱形，有分枝，稍弯曲，长4~15cm，直径1.5~4mm。表面黄白色或黄棕色，节明显，节间长1.5~4.5cm，顶端有残茎。质脆，断面中空。节处簇生纤细弯曲的根，长可达10cm，直径不及1mm，有多次分枝呈毛须状，常盘曲成团。气微，味微甜。

（2）芫花叶白前：根茎较短小或略呈块状；表面灰绿色或灰黄色，节间长1~2cm。质较硬。根稍弯曲，直径约1mm，分枝少。

2. 优品质量　本品均以根茎粗、须根长、无泥土及杂质者为优品。

**【金老谈白前临床炮制技术】**

1. 炮制分类

（1）白前：取原药材，除去杂质及残茎，洗净，闷润4~8小时，至内外湿度一致，切中段，干燥，筛去碎屑。

（2）蜜白前：取炼蜜，加适量沸水稀释，淋入净白前段内，拌匀，闷润2~4小时，置热锅内，用文火炒至微黄色、不黏手时，取出，晾凉。每100kg白前段，用炼蜜30kg。

2. 临床功效　辛、苦，微温；归肺经。功能降气，消痰，止咳。用于肺气壅实，咳嗽痰多，胸满喘急。

**【金老谈白前处方审核技术】**

白前作为温化寒痰药的常见中药，对其进行处方审核，要求执业药师收到处方后，首先审核处方的前记、后记等，然后审核处方的用药名称、炮制规格及用药剂量。

在《中华人民共和国药典（2015年版）》中规定白前的用量为3~10g。在处方审核过程中，如有超出范围时，应及时与临床医师进行沟通。处方中，应区分水杨柳、鹅白前、石蓝、白前、蜜白前。当遇到缺药的情况时，处方审核人员不应随意进行更改或将其划掉，应与临床医师进行沟通，并适当调换。

**【金老谈白前处方应付技术】**

首先要确保白前的书写应规范整齐。其次要注意炮制应付，处方名为"水杨柳""鹅白前""石蓝"或"白前"时，均应给付白前；处方名为"蜜白前"时，应给付制蜜白前。见表14-5。

**表14-5　白前处方应付表**

| 处方名 | 给付 |
|---|---|
| 水杨柳、鹅白前、石蓝、白前 | 白前 |
| 蜜白前 | 蜜白前 |

【金老谈白前发药交代技术】

在白前的发药交代过程中，发药人员的素质和专业知识有重要作用，需要交代白前的服药方法、使用注意与禁忌等方面。

1. 白前的服药方法　汤剂分两次服，每日 1 剂。或入丸散。服药时间与次数根据不同的病证治疗。

2. 白前的使用注意与禁忌　肺虚干咳不宜用。对胃有刺激，用量不宜过大；有胃溃疡和出血倾向应慎用。

【金老谈白前临床煎煮技术】

白前先加水浸泡半小时，没过药物表面 2cm 为宜。煎煮两次，合并药液，每次煎煮时间为 30 分钟。煎煮后药液约 300ml。

【金老谈白前采购管理技术】

1. 白前的采购技术　白前应采购于具备《药品经营企业许可证》《营业执照》的药品批发企业。遵循以下原则：

（1）质量标准：白前的质量应符合《中华人民共和国药典（2015 年版）》、局颁药品标准及中药炮制规范的标准要求。

（2）等级规格：白前属于大众药材，不区分等级，为统装货。

2. 白前的管理技术　白前购进药品到库后，应认真进行验收，并办理入库手续。药剂科各调剂室根据药品使用情况，每周到药库领取药品，临时缺药，应及时补充。制剂室根据配制制剂情况到药库领取制剂原料。临床各科因医疗、科研、教学等需要到药剂科领取药品，需报请相关管理部门批准。各方面领药必须办理相应的药品出库手续。

【金老谈白前贮存养护供应技术】

置干燥处，防潮。易发霉生虫应放于通风、干燥处经常检查。

白前作为一味常用中药，一般以贮存一日半用量为宜。调剂室应派专人逐日检查白前等其他药物的供应品种及数量情况，对短缺品种要及时登记，随时整理药品，补充所耗品种，以备调剂使用。

## 第二节　清热化痰药

本类药物味多甘、苦、咸，性多寒凉，具有清热化痰、润肺止咳、软坚散结的作用，适用于肺中有热所致的痰液浓稠，咳痰不爽的证候，以及与痰热有关的癫痫、惊厥、中风、瘰疬、瘿瘤等证。应用时须根据不同的病证而作适当的配伍。

因属寒凉之性，故脾胃虚寒者及有寒痰、湿痰等证者不宜应用。

### 前　胡

【来源】本品为伞形科植物白花前胡 *Peucedanum praeruptorum* Dunn 的干燥根。

【历史】前胡始载于《名医别录》，列为中品。陶弘景说：“前胡似茈胡而柔软。”又说：“此近道皆有，生下湿地，出吴兴（今浙江吴兴县）者为胜。”《本草纲目》载：“前胡有数种，惟以苗高一二尺，色似斜蒿，叶如野菊而细瘦，嫩时可食，秋月开黪白花，类蛇床子花，其根皮黑肉白，有香气为真。"《植物名实图考》所附前胡是白花前胡。紫花前胡在该书中有载，称土当归。从《本草纲目》所述形态，结合《植物名实图考》前胡图来看，均系白花前胡而言，白花前胡应为正品。

**【产地】**主产于浙江淳安、临安、新昌；湖南邵阳、邵东、安化；四川彭县、都江堰。此外广西、安徽、江苏、湖北、江西、福建也产。以浙江产量大，品质也优，销全国并出口。湖南邵东一带产者，又名信前胡，质量也佳。

**【金老谈前胡性状辨别技术】**

1. 形色臭味　本品呈不规则的圆柱形、圆锥形或纺锤形，稍扭曲，下部常有分枝，长 3~15cm，直径 1~2cm。表面黑褐色或灰黄色，根头部多有茎痕和纤维状叶鞘残基，上端有密集的细环纹，下部有纵沟、纵皱纹及横向皮孔样突起。质较柔软，干者质硬，可折断，断面不整齐，淡黄白色，皮部散有多数棕黄色油点，形成层环纹棕色，射线放射状。气芳香，味微苦、辛。

2. 优品质量　本品均以条粗壮、质柔软、香气浓者为优品。

**【金老谈前胡临床炮制技术】**

1. 炮制分类

（1）前胡：取原药材，除去杂质及残茎，洗净，浸泡 1~2 小时，取出，闷润 8~12 小时，至内外湿度一致，切厚片，晒干或低温干燥，筛去碎屑。

（2）蜜前胡：取炼蜜，加适量沸水稀释，淋入前胡片中，拌匀，闷润 2~4 小时，置热锅内，用文火炒至表面深黄色，取出，晾凉。每前胡片 1000kg，用炼熟蜂蜜 25kg。

2. 临床功效　苦、辛，微寒；归肺经。功能降气化痰，散风清热。用于痰热喘满，咳痰黄稠，风热咳嗽痰多。

**【金老谈前胡处方审核技术】**

前胡作为清热化痰药的常见中药，对其进行处方审核，要求执业药师收到处方后，首先审核处方的前记、后记等，然后审核处方的用药名称、炮制规格及用药剂量。

在《中华人民共和国药典（2015 年版）》中规定前胡的用量为 3~10g。在处方审核过程中，如有超出范围时，应及时与临床医师进行沟通。处方中，应区分土当归、罗鬼菜、前胡、蜜前胡。当遇到缺药的情况时，处方审核人员不应随意进行更改或将其划掉，应与临床医师进行沟通，并适当调换。

**【金老谈前胡处方应付技术】**

首先要确保前胡的书写应规范整齐。其次要注意炮制应付，处方名为"土当归""罗鬼菜"或"前胡"时，均应给付前胡；处方名为"蜜前胡"时，应给付制蜜前胡。见表 14-6。

**表 14-6　前胡处方应付表**

| 处方名 | 给付 |
|---|---|
| 土当归、罗鬼菜、前胡 | 前胡 |
| 蜜前胡 | 蜜前胡 |

**【金老谈前胡发药交代技术】**

在前胡的发药交代过程中，发药人员的素质和专业知识有重要作用，需要交代前胡的服药方法、使用注意与禁忌等方面。

1. 前胡的服药方法 汤剂分两次服，每日1剂。或入丸散。服药时间与次数根据不同的病证治疗。

2. 前胡的使用注意与禁忌 因寒致咳、痰出清稀如泡沫状者忌用。血虚、阴虚燥咳、呛咳痰少者忌用。

**【金老谈前胡临床煎煮技术】**

前胡先加水浸泡半小时，没过药物表面2cm为宜。煎煮两次，合并药液，每次煎煮时间为30分钟。煎煮后药液约300ml。

**【金老谈前胡采购管理技术】**

1. 前胡的采购技术 前胡应采购于具备《药品经营企业许可证》《营业执照》的药品批发企业。遵循以下原则：

(1) 质量标准：前胡的质量应符合《中华人民共和国药典(2015年版)》、局颁药品标准及中药炮制规范的标准要求。水分不得过13.0%，总灰分不得过6.0%，酸不溶性灰分不得过2.0%。本品按干燥品计算，含白花前胡甲素($C_{21}H_{22}O_7$)不得少于0.90%，含白花前胡乙素($C_{24}H_{26}O_7$)不得少于0.24%。

(2) 等级规格：前胡属于大众药材，不区分等级，为统装货。

2. 前胡的管理技术 前胡购进药品到库后，应认真进行验收，并办理入库手续。药剂科各调剂室根据药品使用情况，每周到药库领取药品，临时缺药，应及时补充。制剂室根据配制制剂情况到药库领取制剂原料。临床各科因医疗、科研、教学等需要到药剂科领取药品，需报请相关管理部门批准。各方面领药必须办理相应的药品出库手续。

**【金老谈前胡贮存养护供应技术】**

前胡置干燥处，防潮。易发霉生虫，应放于通风、干燥处经常检查。

前胡作为一味常用中药，一般以贮存一日半用量为宜。调剂室应派专人逐日检查前胡等其他药物的供应品种及数量情况，对短缺品种要及时登记，随时整理药品，补充所耗品种，以备调剂使用。

## 桔梗

**【来源】**本品为桔梗科植物桔梗 *Platycodon grandiflorum* (Jacq.) A.DC. 的干燥根。

**【历史】**本品始载于《神农本草经》，列为中品。明代《本草纲目》载："此草之根结实而梗直，故名。"另引宋代《本草图经》云："今在处有之，根如小指大，黄白色，春生苗，茎高尺余，叶似杏叶而长椭，四叶相对而生，嫩时亦可煮食，夏开小花，紫碧色，颇似牵牛花，秋后结子，八月采根，其根有心，若无心者为荠苨。"此云即是今用之桔梗。另外，有少数开白花的桔梗，此为桔梗的一个变种，仅较桔梗苦味稍谈，二者同等入药。

自古桔梗有甜苦之别，苦桔梗是真正的桔梗，甜桔梗实指同科沙参属植物荠苨。《本草纲目》则明确列"甜桔梗"于荠苨释名之中。由此可知，北京地区以往在调配处方中凡写荠苨即付桔梗是错误的。

**【产地】**桔梗在全国大部分地区均有分布。从产区来讲，有南桔梗与北桔梗之分。南桔梗主产江苏、浙江、安徽、湖南、湖北、河南、四川、贵州等地，北桔梗主产河北、山西、内蒙古及东北三省。过去南桔梗多为野生，有少数家种。北桔梗以往完全为野生。近年来，全国各地多有种植，种植面积最大的有安徽亳州的谯东镇、太和的李兴镇，山东淄博的池上镇，内蒙古赤峰的牛营子，浙江盘安，此形成当今种植桔梗的五大产地。本品除药用外，还大量出口，特别是近年来，大量新品销往韩国作腌菜用。

**【金老谈桔梗性状辨别技术】**

1. 形色臭味　本品呈圆柱形或略呈纺锤形，下部渐细，有的有分枝，略扭曲，长 7~20cm，直径 0.7~2cm。表面白色或淡黄白色，不去外皮者表面黄棕色至灰棕色，具纵扭皱沟，并有横长的皮孔样斑痕及支根痕，上部有横纹。有的顶端有较短的根茎或不明显，其上有数个半月形茎痕。质脆，断面不平坦，形成层环棕色，皮部类白色，有裂隙，木部淡黄白色。气微，味微甜后苦。

2. 优品质量　本品均以根肥大、色白、质坚实、味苦者为优品。

**【金老谈桔梗临床炮制技术】**

1. 炮制分类　临床调剂常用的桔梗炮制品，取原药材，除去杂质，洗净，稍浸，取出，闷润 8~12 小时，至内外湿度一致，切薄片，干燥，筛去碎屑。

2. 临床功效　苦、辛，平；归肺经。功能宣肺，利咽，祛痰，排脓。用于咳嗽痰多，胸闷不畅，咽痛音哑，肺痈吐脓。

**【金老谈桔梗处方审核技术】**

桔梗作为清热化痰药的常见中药，对其进行处方审核，要求执业药师收到处方后，首先审核处方的前记、后记等，然后审核处方的用药名称、用药剂量。

在《中华人民共和国药典（2015 年版）》中规定桔梗的用量为 3~10g。在处方审核过程中，如有超出范围时，应及时与临床医师进行沟通。处方中，当遇到缺药的情况时，处方审核人员不应随意进行更改或将其划掉，应与临床医师进行沟通，并适当调换。

**【金老谈桔梗处方应付技术】**

首先要确保桔梗的书写应规范整齐。其次要注意处方名为“包袱花”“铃铛花”“僧帽花”或“桔梗”时，均应给付桔梗。见表 14-7。

**表 14-7　桔梗处方应付表**

| 处方名 | 给付 |
| --- | --- |
| 包袱花、铃铛花、僧帽花、桔梗 | 桔梗 |

**【金老谈桔梗发药交代技术】**

在桔梗的发药交代过程中，发药人员的素质和专业知识有重要作用，需要交代桔梗服药方法、使用注意与禁忌等方面。

1. 桔梗的服药方法　汤剂分两次服，每日 1 剂。或入丸散。服药时间与次数根据不同的病证治疗。

2. 桔梗的使用注意与禁忌　阴虚久嗽、气逆及咯血者忌服。

**【金老谈桔梗临床煎煮技术】**

桔梗先加水浸泡半小时，没过药物表面 2cm 为宜。煎煮两次，合并药液，每次煎煮时间为30分钟。煎煮后药液约300ml。

**【金老谈桔梗采购管理技术】**

1. 桔梗的采购技术　桔梗应采购于具备《药品经营企业许可证》《营业执照》的药品批发企业。遵循以下原则：

(1) 质量标准：桔梗的质量应符合《中华人民共和国药典(2015年版)》、局颁药品标准及中药炮制规范的标准要求。水分不得过12.0%，总灰分不得过5.0%。本品按干燥品计算，含桔梗皂苷D($C_{57}H_{92}O_{28}$)不得少于0.10%。

(2) 等级规格：

1) 南桔梗规格标准：

一等：干货。呈顺直的长条形，去净粗皮及细稍。表面白色。体坚实。断面皮层白色，中间淡黄色。味甘苦辛。上部直径1.4cm以上，长14cm以上。无杂质、虫蛀、霉变。

二等：干货。呈顺直的长条形，去净粗皮及细稍。表面白色。体坚实。断面皮层白色，中间淡黄色。味甘苦辛。上部直径1cm以上，长12cm以上。无杂质、虫蛀、霉变。

三等：干货。呈顺直的长条形，去净粗皮及细稍。表面白色。体坚实。断面皮层白色，中间淡黄色，味甘苦辛。上部直径不低于0.5cm，长度不低于7cm。无杂质、虫蛀、霉变。

2) 北桔梗规格标准：统货。干货。呈纺锤形或圆柱形，多细长弯曲，有分枝。去净粗皮。表面白色或淡黄白色。体松泡。断面皮层白色。中间淡黄白色。味甘。大小长短不分，上部直径不低于0.5cm。无杂质、虫蛀、霉变。

备注：桔梗由于各产地规格等级不同，暂分为南、北二类。南桔梗主产于安徽、江苏、浙江等地。北桔梗主产于东北、华北等地。家种桔梗须照南桔梗标准收购。

2. 桔梗的管理技术　桔梗购进药品到库后，应认真进行验收，并办理入库手续。药剂科各调剂室根据药品使用情况，每周到药库领取药品，临时缺药，应及时补充。制剂室根据配制制剂情况到药库领取制剂原料。临床各科因医疗、科研、教学等需要到药剂科领取药品，需报请相关管理部门批准。各方面领药必须办理相应的药品出库手续。

**【金老谈桔梗贮存养护供应技术】**

桔梗置干燥处，防潮。易发霉生虫，应放于通风、干燥处经常检查。

桔梗作为一味常用中药，一般以贮存一日半用量为宜。调剂室应派专人逐日检查桔梗等其他药物的供应品种及数量情况，对短缺品种要及时登记，随时整理药品，补充所耗品种，以备调剂使用。

## 川　贝　母

**【来源】**本品为百合科植物川贝母 *Fritillaria cirrhosa* D.Don、暗紫贝母 *Fritillaria unibracteata* Hsiao et K.C.Hsia、甘肃贝母 *Fritillaria przewalskii* Maxim.、梭砂贝母 *Fritillar delavayi* Franch.、太白贝母 *Fritillaria taipaiensis* P.Y.Li 或瓦布贝母 *Fritillaria unibracteata* Hsiao et K.C. Hsia var. *wabuensis*(S.Y.Tang et S.C.Yue)Z.D.Liu, S.Wang et S.C.chen 的干燥鳞茎。按性状不同分别习称“松贝”“青贝”“炉贝”和“栽培品”。

**【历史】**本品始载于《诗经》，称为“虻”。《神农本草经》列为中品。其后，历代本草均有论述。宋代苏颂在《本草图经》云：“叶似大蒜，四月蒜熟，采之良。”明代倪朱谟在《本草汇盲》中首次提出贝母以“川产者为妙”。清代赵学敏在《本革纲目拾遗》中指出：“土贝形大如钱，独瓣不分，与川产迥别。”始将川贝母与其他名称易混的贝母分开。

**【产地】**暗紫贝母为商品松贝的主要来源，因以四川省松潘为集散地而得名，主产于四川省，销华东、华南，并出口。甘肃贝母又称岷贝，产于青海的称青贝；主产于甘肃省、青海省、四川省。梭砂贝母因四川省产品多集散在康定（旧名打箭炉）而名炉贝，土产于四川省、云南省，销华北。

**【金老谈川贝母性状辨别技术】**

1. 形色臭味

（1）松贝：呈类圆锥形或近球形，高0.3~0.8cm，直径0.3~0.9cm。表面类白色。外层鳞叶2瓣，大小悬殊，大瓣紧抱小瓣，未抱部分呈新月形，习称“怀中抱月”；顶部闭合，内有类圆柱形、顶端稍尖的心芽和小鳞叶1~2枚；先端钝圆或稍尖，底部平，微凹入，中心有1灰褐色的鳞茎盘，偶有残存须根。质硬而脆，断面白色，富粉性。气微，味微苦。

（2）青贝：呈类扁球形，高0.4~1.4cm，直径0.4~1.6cm。外层鳞叶2瓣，大小相近，相对抱合，顶部开裂，内有心芽和小鳞叶2~3枚及细圆柱形的残茎。

（3）炉贝：呈长圆锥形，高0.7~2.5cm，直径0.5~2.5cm。表面类白色或浅棕黄色，有的具棕色斑点。外层鳞叶2瓣，大小相近，顶部开裂而略尖，基部稍尖或较钝。

（4）栽培品：呈类扁球形或短圆柱形，高0.5~2cm，直径1~2.5cm。表面类白色或浅棕黄色，稍粗糙，有的具浅黄色斑点。外层鳞叶2瓣，大小相近，顶部多开裂而较平。

2. 优品质量　本品均以质坚实、粉性足、色白者为优品。

**【金老谈川贝母临床炮制技术】**

1. 炮制分类　临床调剂常用的川贝母炮制品，取原药材，除去杂质，用时捣碎，或研末。

2. 临床功效　苦、甘，微寒；归肺、心经。功能清热润肺，化痰止咳，散结消痈。用于肺热燥咳，干咳少痰，阴虚劳嗽，痰中带血，瘰疬，乳痈，肺痈。

**【金老谈川贝母处方审核技术】**

川贝母作为清热化痰药的常见中药，对其进行处方审核，要求执业药师收到处方后，首先审核处方的前记、后记等，然后审核处方的用药名称、用药剂量。

在《中华人民共和国药典（2015年版）》中规定川贝母的用量为3~10g，不宜与川乌、制川乌、草乌、制草乌、附子同用。在处方审核过程中，如有超出范围时，应及时与临床医师进行沟通。处方中，当遇到缺药的情况时，处方审核人员不应随意进行更改或将其划掉，应与临床医师进行沟通，并适当调换。

**【金老谈川贝母处方应付技术】**

首先要确保川贝母的书写应规范整齐。其次要注意处方名为“贝母”“空草”或“川贝母”时，均应给付川贝母。见表14-8。

表14-8　川贝母处方应付表

| 处方名 | 给付 |
| --- | --- |
| 贝母、空草、川贝母 | 川贝母 |

**【金老谈川贝母发药交代技术】**

在川贝母的发药交代过程中，发药人员的素质和专业知识有重要作用，需要交代川贝母的服药方法、使用注意与禁忌等方面。

1. 川贝母的服药方法　多研末冲服。服药时间与次数根据不同的病证治疗。

2. 川贝母的使用注意与禁忌　不宜与川乌、制川乌、草乌、制草乌、附子同用。

**【金老谈川贝母采购管理技术】**

1. 川贝母的采购技术　川贝母应采购于具备《药品经营企业许可证》《营业执照》的药品批发企业。遵循以下原则：

（1）质量标准：川贝母的质量应符合《中华人民共和国药典（2015年版）》、局颁药品标准及中药炮制规范的标准要求。水分不得过15.0%，总灰分不得过5.0%。本品按干燥品计算，含总生物碱以西贝母碱（$C_{27}H_{43}NO_3$）计，不得少于0.050%。

（2）等级规格：

1）松贝的规格标准：

一等：干货。呈类圆锥形或近球形，鳞瓣二，大瓣紧抱小瓣，未抱部分呈新月形，顶端闭口，基部底平。表面白色，体结实，质细腻。断面粉白色。味甘微苦。每50克240粒以上，无黄贝、油贝、碎贝、破贝、杂质、虫蛀、霉变。

二等：干货。呈类圆锥形或近球形，鳞瓣二，大瓣紧抱小瓣，未抱部分呈新月形，顶端闭口或开口，基部平底或近似平底。表面白色。体结实、质细腻。断面粉白色。味甘微苦，每50克240粒以内。间有黄贝、油贝、碎贝、破贝。无杂质、虫蛀、霉变。

2）青贝规格标准：

一等：干货。呈扁球形或类圆形，两鳞片大小相似。顶端闭口或开口。基部较平或圆形，表面白色，细腻、体结。断面粉白色。味淡微苦。每50克在190粒以上。对开瓣不超过20%。无黄贝、油贝、碎贝、杂质、虫蛀、霉变。

二等：干货。呈扁球形或类圆形，两鳞片大小相似。顶端闭口或开口，基部较平或圆形。表面白色、细腻、体结。断面粉白色。味淡微苦。每50克130粒以上。对开瓣不超过25%。间有花油贝、花黄贝不超过5%。无全黄贝、油贝、碎贝、杂质、虫蛀、霉变。

三等：干货。呈扁球形或类圆形，两鳞片大小相似。顶端闭或开口。基部较平或圆形。表面白色、细腻、体结。断面粉白色。味淡微苦。每50克在100粒以上。对开瓣不超过30%。间有油贝、碎贝、黄贝不超过5%。无杂质、虫蛀、霉变。

四等：干货。呈扁球形或类球形，两鳞片大小相似。顶端闭口或开口较多，基部较平或圆形，表面牙白色或黄白色。断面粉白色。味淡微苦。大小粒不分。间有油贝、碎贝、黄贝。无杂质、虫蛀、霉变。

3）炉贝规格标准：

一等：干货。呈长锥形，贝瓣略似马牙。表面白色。体结。断面粉白色。味苦。大小粒不分。间有油贝及白色破瓣。无杂质、虫蛀、霉变。

二等：干货。呈长锥形，贝瓣略似马牙。表面黄白色或淡黄棕色，有的具有棕色斑点。断面粉白色。味苦。大小粒不分。间有油贝及破瓣。无杂质、虫蛀、霉变。

2. 川贝母的管理技术　川贝母购进药品到库后，应认真进行验收，并办理入库手续。药剂科各调剂室根据药品使用情况，每周到药库领取药品，临时缺药，应及时补充。制剂室根据配制制剂情况到药库领取制剂原料。临床各科因医疗、科研、教学等需要到药剂科领取药品，需报请相关管理部门批准。各方面领药必须办理相应的药品出库手续。

**【金老谈川贝母贮存养护供应技术】**

川贝母在贮存过程中易吸潮，虫蛀，霉变，应置通风干燥处，防潮，防蛀并经常检查。

川贝母作为一味常用中药，一般以贮存一日半用量为宜。调剂室应派专人逐日检查川贝母等其他药物的供应品种及数量情况，对短缺品种要及时登记，随时整理药品，补充所耗品种，以备调剂使用。

## 浙 贝 母

**【来源】**本品为百合科植物浙贝母 *Fritillaria thunbergii* Miq. 的干燥鳞茎。

**【历史】**浙贝母始载于清代《本草纲目拾遗》，据引《百草镜》云："浙贝母出象山，俗呼象贝母。"又引叶闇斋云："宁波象山新出贝母，亦分二瓣，味苦而不甜，其顶平而不尖，不能为川贝母之像荷花蕊也。"

**【产地】**浙贝母商品主要来源于栽培品。主要栽培于浙江、江苏、上海等地。主产于浙江鄞县、杭州市郊、余姚；上海县；江苏大丰、南通、海门、如东等地。

**【金老谈浙贝母性状辨别技术】**

1. 形色臭味

（1）大贝：为鳞茎外层的单瓣鳞叶，略呈新月形，高 1~2cm，直径 2~3.5cm。外表面类白色至淡黄色，内表面白色或淡棕色，被有白色粉末。质硬而脆，易折断，断面白色至黄白色，富粉性。气微，味微苦。

（2）珠贝：为完整的鳞茎，呈扁圆形，高 1~1.5cm，直径 1~2.5cm。表面类白色，外层鳞叶 2 瓣，肥厚，略似肾形，互相抱合，内有小鳞叶 2~3 枚和干缩的残茎。

（3）浙贝：为鳞茎外层的单瓣鳞叶切成的片。椭圆形或类圆形，直径 1~2cm，边缘表面淡黄色，切面平坦，粉白色。质脆，易折断，断面粉白色，富粉性。

2. 优品质量 本品均以鳞叶肥厚、质坚实、粉性足、断面色白者为优品。

**【金老谈浙贝母临床炮制技术】**

1. 炮制分类 临床调剂常用的浙贝母炮制品，取原药材，除去杂质，洗净，润透，切厚片，干燥；或打成碎块。

2. 临床功效 苦，寒；归肺、心经。功能清热化痰止咳，解毒散结消痈。用于风热咳嗽，痰火咳嗽，肺痈，乳痈，瘰疬，疮毒。

**【金老谈浙贝母处方审核技术】**

浙贝母作为清热化痰药的常见中药，对其进行处方审核，要求执业药师收到处方后，首先审核处方的前记、后记等，然后审核处方的用药名称、用药剂量。

在《中华人民共和国药典（2015 年版）》中规定浙贝母的用量为 5~10g，不宜与川乌、制川乌、草乌、制草乌、附子同用。在处方审核过程中，如有超出范围时，应及时与临床医师进行沟通，并双签字。处方中，当遇到缺药的情况时，处方审核人员不应随意进行更改或将其划掉，应与临床医师进行沟通，并适当调换。

【金老谈浙贝母处方应付技术】

首先要确保浙贝母的书写应规范整齐。其次要注意处方名为“浙贝”“大贝”“象贝”或“珠贝”时，均应给付浙贝母。见表 14-9。

表 14-9 浙贝母处方应付表

| 处方名 | 给付 |
| --- | --- |
| 浙贝、大贝、象贝、珠贝 | 浙贝母 |

【金老谈浙贝母发药交代技术】

在浙贝母的发药交代过程中，发药人员的素质和专业知识有重要作用，需要交代浙贝母的服药方法、使用注意与禁忌等方面。

1. 浙贝母的服药方法　汤剂分两次服，每日 1 剂。或入丸散。服药时间与次数根据不同的病证治疗。

2. 浙贝母的使用注意与禁忌　不宜与川乌、制川乌、草乌、制草乌、附子同用。

【金老谈浙贝母临床煎煮技术】

浙贝母先加水浸泡半小时，没过药物表面 2cm 为宜。煎煮两次合并药液，每次煎煮时间为 30 分钟。煎煮后药液约 300ml。

【金老谈浙贝母采购管理技术】

1. 浙贝母的采购技术　浙贝母应采购于具备《药品经营企业许可证》《营业执照》的药品批发企业。遵循以下原则：

（1）质量标准：浙贝母的质量应符合《中华人民共和国药典（2015 年版）》、局颁药品标准及中药炮制规范的标准要求。水分不得过 18.0%，总灰分不得过 6.0%。本品按干燥品计算，含贝母素甲（$C_{27}H_{45}NO_3$）和贝母素乙（$C_{27}H_{43}NO_3$）的总量，不得少于 0.080%。

（2）等级规格：过去浙贝有特菱、顶菱、中菱、普通贝、小平丁等。现行标准为：

1）宝吼：统货。干货。鳞茎外层的单瓣鳞茎，呈半圆形。表面白色或黄白色。质坚实。断面粉白色。甘、微苦。无僵个、杂质、虫蛀、霉变。

2）珠贝：统货。干货。完整的鳞茎，呈扁圆形。表面白色或黄白色。质坚实。断面粉白色。味甘、微苦。大小不分，间有松块、僵个、次贝。无杂质、虫蛀、霉变。

2. 浙贝母的管理技术　浙贝母购进药品到库后，应认真进行验收，并办理入库手续。药剂科各调剂室根据药品使用情况，每周到药库领取药品，临时缺药，应及时补充。制剂室根据配制制剂情况到药库领取制剂原料。临床各科因医疗、科研、教学等需要到药剂科领取药品，需报请相关管理部门批准。各方面领药必须办理相应的药品出库手续。

【金老谈浙贝母贮存养护供应技术】

浙贝母在贮存过程中易吸潮，虫蛀，霉变，应置通风干燥处，防潮，防蛀并经常检查。

浙贝母作为一味常用中药，一般以贮存一日半用量为宜。调剂室应派专人逐日检查浙贝母等其他药物的供应品种及数量情况，对短缺品种要及时登记，随时整理药品，补充所耗品种，以备调剂使用。

# 瓜　蒌

【来源】本品为葫芦科植物栝楼 *Trichosanthes kirilowii* Maxim. 或双边栝楼 *Trichosanthes rosthornii* Harms 的干燥成熟果实。

【历史】本品始载于《神农本草经》,列为中品。《本草图经》云:"栝楼生洪农山谷及山阴地,今所在有之……三、四月生苗,引藤蔓,叶如甜瓜叶,作叉,有细毛,七月开花,似葫芦花,浅黄色,实在花下,大如拳,色青,至九月熟,赤黄色。"以上所述形态特征与今用之瓜蒌相符。

【产地】主产于山东、河南、河北,以山东肥城、长清、淄博所产质量最佳。

**【金老谈瓜蒌性状辨别技术】**

1. 形色臭味　本品呈类球形或宽椭圆形,长 7~15cm,直径 6~10cm。表面橙红色或橙黄色,皱缩或较光滑,顶端有圆形的花柱残基,基部略尖,具残存的果梗。轻重不一。质脆,易破开,内表面黄白色,有红黄色丝络,果瓤橙黄色,黏稠,与多数种子黏结成团。具焦糖气,味微酸、甜。

2. 优品质量　本品均以完整不破、果皮厚、皱缩有筋、体重、糖粉足者为优品。

**【金老谈瓜蒌临床炮制技术】**

1. 炮制分类　临床调剂常用的瓜蒌炮制品,取原药材,除去杂质及果柄,洗净,置适宜容器内,蒸(70~80℃)10~15 分钟,取出,压扁,切宽丝,晒干或低温干燥,筛去碎屑。

2. 临床功效　甘、微苦,寒;归肺、胃、大肠经。功能清热涤痰,宽胸散结,润燥滑肠。用于肺热咳嗽,痰浊黄稠,胸痹心痛,结胸痞满,乳痈,肺痈,肠痈,大便秘结。

**【金老谈瓜蒌处方审核技术】**

瓜蒌作为清热化痰药的常见中药,对其进行处方审核,要求执业药师收到处方后,首先审核处方的前记、后记等,然后审核处方的用药名称、用药剂量。

在《中华人民共和国药典(2015 年版)》中规定瓜蒌的用量为 9~15g,不宜与川乌、制川乌、草乌、制草乌、附子同用。在处方审核过程中,如有超出范围时,应及时与临床医师进行沟通,并双签字。处方中,当遇到缺药的情况时,处方审核人员不应随意进行更改或将其划掉,应与临床医师进行沟通,并适当调换。

**【金老谈瓜蒌处方应付技术】**

首先要确保瓜蒌的书写应规范整齐。其次要注意处方名为"瓜蒌""药瓜"或"栝楼蛋"时,均应给付瓜蒌。见表 14-10。

**表 14-10　瓜蒌处方应付表**

| 处方名 | 给付 |
|---|---|
| 瓜蒌、药瓜、栝楼蛋 | 瓜蒌 |

**【金老谈瓜蒌发药交代技术】**

在瓜蒌的发药交代过程中,发药人员的素质和专业知识有重要作用,需要交代瓜蒌的服药方法、使用注意与禁忌等方面。

1. 瓜蒌的服药方法　汤剂分两次服，每日 1 剂。或入丸散。服药时间与次数根据不同的病证治疗。

2. 瓜蒌的使用注意与禁忌　不宜与川乌、制川乌、草乌、制草乌、附子同用。

**【金老谈瓜蒌临床煎煮技术】**

瓜蒌先加水浸泡半小时，没过药物表面 2cm 为宜。煎煮两次，合并药液，每次煎煮时间为 30 分钟。煎煮后药液约 300ml。

**【金老谈瓜蒌采购管理技术】**

1. 瓜蒌的采购技术　瓜蒌应采购于具备《药品经营企业许可证》《营业执照》的药品批发企业。遵循以下原则：

（1）质量标准：瓜蒌的质量应符合《中华人民共和国药典（2015 年版）》、局颁药品标准及中药炮制规范的标准要求。水分不得过 16.0%，总灰分不得过 7.0%。

（2）等级规格：瓜蒌属于大众药材，两个品种均为统货。

2. 瓜蒌的管理技术　瓜蒌购进药品到库后，应认真进行验收，并办理入库手续。药剂科各调剂室根据药品使用情况，每周到药库领取药品，临时缺药，应及时补充。制剂室根据配制制剂情况到药库领取制剂原料。临床各科因医疗、科研、教学等需要到药剂科领取药品，需报请相关管理部门批准。各方面领药必须办理相应的药品出库手续。

**【金老谈瓜蒌贮存养护供应技术】**

瓜蒌应置阴凉干燥处，防霉，防蛀。应贮存于缸、坛或铁桶内。温度 5℃较适宜。

瓜蒌作为一味常用中药，一般以贮存一日半用量为宜。调剂室应派专人逐日检查瓜蒌等其他药物的供应品种及数量情况，对短缺品种要及时登记，随时整理药品，补充所耗品种，以备调剂使用。

## 竹　茹

**【来源】**本品为禾本科植物青秆竹 *Bambusa tuldoides* Munro、大头典竹 *Sinocalamus beecheyanus*（Munro）McClure var.*pubescens* P.F.Li 或淡竹 *Phyllostachys nigra*（Lodd.）Munro var. *henonis*（Mitf.）Stapf ex Rendle 的茎秆的干燥中间层。

**【历史】**汉代张仲景的《金匮要略》载："橘皮竹茹汤和竹皮大丸。"这是竹茹入药的最早记载。《神农本草经》只记载竹叶，列为中品。《本草纲目》载有被竹茹、苦竹茹、笙竹茹三种。《本草蒙筌》谓："皮茹削去青皮，唯取向里黄皮。"综上所述，古代竹茹来源于多种竹类秆的中间层，与今是一致的。

**【产地】**南方各省均产。主产于河南密县、禹县；广东南海、佛山；四川乐山、华阳、温江；江苏镇江、靖江、泰州等地。

**【金老谈竹茹性状辨别技术】**

1. 形色臭味　本品为卷曲成团的不规则丝条或呈长条形薄片状。宽窄厚薄不等，浅绿色、黄绿色或黄白色。纤维性，体轻松，质柔韧，有弹性。气微，味淡。

2. 优品质量　本品均以丝细均匀、干燥、色绿、质柔软，有弹性者为优品。

【金老谈竹茹临床炮制技术】

1. 炮制分类　临床调剂常用的竹茹炮制品，取原药材，除去杂质，切段或揉成小团。

2. 临床功效　甘，微寒；归肺、胃、心、胆经。功能清热化痰，除烦，止呕。用于痰热咳嗽，胆火挟痰，惊悸不宁，心烦失眠，中风痰迷，舌强不语，胃热呕吐，妊娠恶阻，胎动不安。

【金老谈竹茹处方审核技术】

竹茹作为清热化痰药的常见中药，对其进行处方审核，要求执业药师收到处方后，首先审核处方的前记、后记等，然后审核处方的用药名称、炮制规格及用药剂量。

在《中华人民共和国药典（2015年版）》中规定竹茹的用量为5~10g。在处方审核过程中，如有超出范围时，应及时与临床医师进行沟通。处方中，应区分竹茹、鲜竹茹。当遇到缺药的情况时，处方审核人员不应随意进行更改或将其划掉，应与临床医师进行沟通，并适当调换。

【金老谈竹茹处方应付技术】

首先要确保竹茹的书写应规范整齐。其次要注意处方名为“竹茹”时，应给付竹茹；处方名为“鲜竹茹”时，应给付鲜竹茹。见表14-11。

表14-11　竹茹处方应付表

| 处方名 | 给付 |
|---|---|
| 竹茹 | 竹茹 |
| 鲜竹茹 | 鲜竹茹 |

【金老谈竹茹发药交代技术】

在竹茹的发药交代过程中，发药人员的素质和专业知识有重要作用，需要交代竹茹的服药方法、使用注意与禁忌等方面。

1. 竹茹的服药方法　汤剂分两次服，每日1剂。或入丸散。服药时间与次数根据不同的病证治疗。

2. 竹茹的使用注意与禁忌　胃寒呕吐及感寒挟食作呕者忌用。

【金老谈竹茹临床煎煮技术】

竹茹先加水浸泡半小时，没过药物表面2cm为宜。煎煮两次，合并药液，每次煎煮时间为30分钟。煎煮后药液约300ml。

【金老谈竹茹采购管理技术】

1. 竹茹的采购技术　竹茹应采购于具备《药品经营企业许可证》《营业执照》的药品批发企业。遵循以下原则：

（1）质量标准：竹茹的质量应符合《中华人民共和国药典（2015年版）》、局颁药品标准及中药炮制规范的标准要求，水分不得过7.0%。

（2）等级规格：竹茹属于大众类药材，不分等级，均为统货。

2. 竹茹的管理技术　竹茹购进药品到库后，应认真进行验收，并办理入库手续。药剂科各调剂室根据药品使用情况，每周到药库领取药品，临时缺药，应及时补充。制剂室根据配制制剂情况到药库领取制剂原料。临床各科因医疗、科研、教学等需要到药剂科领取药品，需报请相关管理部门批准。各方面领药必须办理相应的药品出库手续。

**【金老谈竹茹贮存养护供应技术】**

竹茹应置阴凉干燥处，防霉，防蛀。应贮存于缸、坛或铁桶内。温度5℃较适宜。

竹茹作为一味常用中药，一般以贮存一日半用量为宜。调剂室应派专人逐日检查竹茹等其他药物的供应品种及数量情况，对短缺品种要及时登记，随时整理药品，补充所耗品种，以备调剂使用。

## 天　竺　黄

**【来源】**本品为禾本科植物青皮竹 *Bambusa textilis* McClure 或华思劳竹 *Schizostachyum chinese* Rendle 等秆内的分泌液干燥后的块状物。

**【历史】**本品始载于《蜀本草》，原名竹黄。韩保升曰："《图经》云：竹节间黄白者，味甘，名竹黄。"《日华子》谓："此是南海边竹内尘沙结成者耳。"《开宝本草》云："按《临海志》云：生天竺国，今诸竹内往往得之。"《纲目》指出："按吴僧赞宁云：竹黄生南海镛竹中。此竹极大，又名天竹。其内有黄，可以疗疾。"

**【产地】**主产于江苏、安徽、浙江、江西、福建、湖北、四川、贵州、云南等地。

**【金老谈天竺黄性状辨别技术】**

1. 形色臭味　本品为不规则的片块或颗粒，大小不一。表面灰蓝色、灰黄色或灰白色，有的洁白色，半透明，略带光泽。体轻，质硬而脆，易破碎，吸湿性强。气微，味淡。

2. 优品质量　本品均以干燥、块大、淡黄白色、光亮、吸水力强者为优品。

**【金老谈天竺黄临床炮制技术】**

1. 炮制分类　临床调剂常用的天竺黄炮制品，取原药材，除去杂质，晾干。

2. 临床功效　甘，寒；归心、肝经。功能清热豁痰，凉心定惊。用于热病神昏，中风痰迷，小儿痰热惊痫、抽搐、夜啼。

**【金老谈天竺黄处方审核技术】**

天竺黄作为清热化痰药的常见中药，对其进行处方审核，要求执业药师收到处方后，首先审核处方的前记、后记等，然后审核处方的用药名称、用药剂量。

在《中华人民共和国药典（2015年版）》中规定天竺黄的用量为3~9g。在处方审核过程中，如有超出范围时，应及时与临床医师进行沟通。处方中，当遇到缺药的情况时，处方审核人员不应随意进行更改或将其划掉，应与临床医师进行沟通，并适当调换。

**【金老谈天竺黄处方应付技术】**

首先要确保天竺黄的书写应规范整齐。其次要注意处方名为"天竺黄"或"竹膏"时，均应给付天竺黄。见表14-12。

**表14-12　天竺黄处方应付表**

| 处方名 | 给付 |
|---|---|
| 天竺黄、竹膏 | 天竺黄 |

**【金老谈天竺黄发药交代技术】**

在天竺黄的发药交代过程中，发药人员的素质和专业知识有重要作用，需要交代天竺黄的服药方法、使用注意与禁忌等方面。

1. 天竺黄的服药方法　汤剂分两次服，每日 1 剂。或入丸散。服药时间与次数根据不同的病证治疗。

2. 天竺黄的使用注意与禁忌　无实火、无痰火者不宜用；脾胃虚寒、大便溏泄者慎用。

**【金老谈天竺黄临床煎煮技术】**

天竺黄先加水浸泡半小时，没过药物表面 2cm 为宜。煎煮两次，合并药液，每次煎煮时间为 30 分钟。煎煮后药液约 300ml。

**【金老谈天竺黄采购管理技术】**

1. 天竺黄的采购技术　天竺黄应采购于具备《药品经营企业许可证》《营业执照》的药品批发企业。遵循以下原则：

（1）质量标准：天竺黄的质量应符合《中华人民共和国药典（2015 年版）》、局颁药品标准及中药炮制规范的标准要求。

（2）等级规格：天竺黄属于大众类药材，不区分等级，为统货。

2. 天竺黄的管理技术　天竺黄购进药品到库后，应认真进行验收，并办理入库手续。药剂科各调剂室根据药品使用情况，每周到药库领取药品，临时缺药，应及时补充。制剂室根据配制制剂情况到药库领取制剂原料。临床各科因医疗、科研、教学等需要到药剂科领取药品，需报请相关管理部门批准。各方面领药必须办理相应的药品出库手续。

**【金老谈天竺黄贮存养护供应技术】**

天竺黄应密闭，置干燥处。

天竺黄作为一味常用中药，一般以贮存一日半用量为宜。调剂室应派专人逐日检查天竺黄等其他药物的供应品种及数量情况，对短缺品种要及时登记，随时整理药品，补充所耗品种，以备调剂使用。

## 海　藻

**【来源】**本品为马尾藻科植物海蒿子 *Sargassum pallidum*（Turn.）C.Ag. 或羊栖菜 *sargassum fusiforme*（Harv.）Setch. 的干燥藻体。前者习称“大叶海藻”，后者习称“小叶海藻”。

**【历史】**海藻始载于《神农本草经》，列为中品。《名医别录》云：“海藻生东海池泽。”陶弘景曰：“生海岛上，黑色如乱发而大少许，叶大都似藻叶。”《本草图经》云：“海藻生东海池泽，今出登、莱诸州海中，凡水中皆有藻……今谓海藻者乃海中所生，根着水底石桑，黑色，如乱发而粗大少许，叶类水藻而大，谓之大叶藻。”由此可知，古代药用海藻就有小叶与大叶两种。古代海藻为马尾藻科植物羊栖菜（小叶海藻）。本品虽为历史习用品种，但因产量少，药材部门就收购马尾藻属其他种而药用。另据《本草原始》所载之海藻图考证，大叶海藻当为“海蒿子”。

**【产地】**“大叶海藻”主产于山东、辽宁等沿海地区；“小叶海藻”主产于浙江、福建、广西等沿海地区。

**【金老谈海藻性状辨别技术】**

1. 形色臭味

（1）大叶海藻：皱缩卷曲，黑褐色，有的被白霜，长 30~60cm。主干呈圆柱状，具圆锥形突起，主枝自主干两侧生出，侧枝自主枝叶腋生出，具短小的刺状突起。初生叶披针形或倒卵形，长 5~7cm，宽约 1cm，全缘或具粗锯齿；次生叶条形或披针形，叶腋间有着生条状叶的小枝。气囊黑褐色，球形或卵圆形，有的有柄，顶端钝圆，有的具细短尖。质脆，潮润时柔软；水浸后膨胀，肉质，黏滑。气腥，味微咸。

（2）小叶海藻：较小，长 15~40cm。分枝互生，无刺状突起。叶条形或细匙形，先端稍膨大，中空。气囊腋生，纺锤形或球形，囊柄较长。质较硬。

2. 优品质量　本品均以身干、色黑褐、盐霜少、枝嫩、无砂石者为优品。

**【金老谈海藻临床炮制技术】**

1. 炮制分类　临床调剂常用的海藻炮制品，取原药材，除去杂质，洗净，晾至半干，切小段，干燥。

2. 临床功效　苦、咸，寒；归肝、胃、肾经。功能消痰软坚散结，利水消肿。用于瘿瘤，瘰疬，睾丸肿痛，痰饮水肿。

**【金老谈海藻处方审核技术】**

海藻作为清热化痰药的常见中药，对其进行处方审核，要求执业药师收到处方后，首先审核处方的前记、后记等，然后审核处方的用药名称、用药剂量。

在《中华人民共和国药典（2015 年版）》中规定海藻的用量为 6~12g，不宜与甘草同用。在处方审核过程中，如有超出范围时，应及时与临床医师进行沟通，并双签字。处方中，当遇到缺药的情况时，处方审核人员不应随意进行更改或将其划掉，应与临床医师进行沟通，并适当调换。

**【金老谈海藻处方应付技术】**

首先要确保海藻的书写应规范整齐。其次要注意处方名为“大叶藻”“大蒿子”或“海藻”时，均应给付海藻。见表 14-13。

**表 14-13　海藻处方应付表**

| 处方名 | 给付 |
| --- | --- |
| 大叶藻、大蒿子、海藻 | 海藻 |

**【金老谈海藻发药交代技术】**

在海藻的发药交代过程中，发药人员的素质和专业知识有重要作用，需要交代海藻的服药方法、使用注意与禁忌等方面。

1. 海藻的服药方法　汤剂分两次服，每日 1 剂。或入丸散。服药时间与次数根据不同的病证治疗。

2. 海藻的使用注意与禁忌　不宜与甘草同用。

**【金老谈海藻临床煎煮技术】**

海藻先加水浸泡半小时，没过药物表面 2cm 为宜。煎煮两次，合并药液，每次煎煮时间为 30 分钟。煎煮后药液约 300ml。

**【金老谈海藻采购管理技术】**

1. 海藻的采购技术　海藻应采购于具备《药品经营企业许可证》《营业执照》的药品批发企业。遵循以下原则：

（1）质量标准：海藻的质量应符合《中华人民共和国药典（2015年版）》、局颁药品标准及中药炮制规范的标准要求。

（2）等级规格：海藻属于大众药材，不区分等级，为统货。

2. 海藻的管理技术　海藻购进药品到库后，应认真进行验收，并办理入库手续。药剂科各调剂室根据药品使用情况，每周到药库领取药品，临时缺药，应及时补充。制剂室根据配制制剂情况到药库领取制剂原料。临床各科因医疗、科研、教学等需要到药剂科领取药品，需报请相关管理部门批准。各方面领药必须办理相应的药品出库手续。

**【金老谈海藻贮存养护供应技术】**

海藻应密闭，置干燥处。

海藻作为一味常用中药，一般以贮存一日半用量为宜。调剂室应派专人逐日检查海藻等其他药物的供应品种及数量情况，对短缺品种要及时登记，随时整理药品，补充所耗品种，以备调剂使用。

## 昆　布

**【来源】**本品为海带科植物海带 *Laminaria japonica* Aresch. 或翅藻科植物昆布 *Ecklonia kurome* Okam. 的干燥叶状体。

**【历史】**本品始载于《名医别录》，云："昆布生东海。"陶弘景谓："今唯出高丽，绳把索之如卷麻，作黄黑色，柔韧可食。"李中立《本草原始》的昆布图为两条略为平行的带状物。《医学入门》谓"其形如布"。近人杨华亭的《药物图考》云："按产海参葳及日本等处，采取后即合多条卷成一捆，故陶氏云如卷麻也。"据以上所述形态均与海带科植物海带相一致。清代吴其浚《植物名实图考》则把民间习称的海带和昆布名称相混，因此，现在人们都称昆布为海带。但从药名来讲应称昆布。《植物名实图考》的昆布图即生长于我国东海沿岸的鹅掌菜，中药业习称"黑昆布"。据1972年版《中药材鉴别手册》昆布项下云："各地所用昆布不止一种，但均为海产藻类植物。使用较多者有海带、昆布（鹅掌菜）、裙带菜三种，并注明所含化学成分相近，可作为昆布药用。"

**【产地】**主产于山东、辽宁、浙江、福建、广东等沿海地区。

**【金老谈昆布性状辨别技术】**

1. 形色臭味

（1）海带：卷曲折叠成团状，或缠结成把。全体呈黑褐色或绿褐色，表面附有白霜。用水浸软则膨胀成扁平长带状，长50~150cm，宽10~40cm，中部较厚，边缘较薄而呈波状。类革质，残存柄部扁圆柱状。气腥，味咸。

（2）昆布：卷曲皱缩成不规则团状。全体呈黑色，较薄。用水浸软则膨胀呈扁平的叶状，长宽约为16~26cm，厚约1.6mm；两侧呈羽状深裂，裂片呈长舌状，边缘有小齿或全缘。质柔滑。

2. 优品质量　本品均以片大、体厚、色青绿者为优品。

**【金老谈昆布临床炮制技术】**

1. 炮制分类　临床调剂常用的昆布炮制品，取原药材，除去杂质，漂净，切宽丝，干燥，筛去碎屑。

2. 临床功效　咸，寒；归肝、胃、肾经。功能消痰软坚散结，利水消肿。用于瘿瘤，瘰疬，睾丸肿痛，痰饮水肿。

**【金老谈昆布处方审核技术】**

昆布作为清热化痰药的常见中药，对其进行处方审核，要求执业药师收到处方后，首先审核处方的前记、后记等，然后审核处方的用药名称、用药剂量。

在《中华人民共和国药典（2015 年版）》中规定昆布的用量为 6~12g。在处方审核过程中，如有超出范围时，应及时与临床医师进行沟通。处方中，当遇到缺药的情况时，处方审核人员不应随意进行更改或将其划掉，应与临床医师进行沟通，并适当调换。

**【金老谈昆布处方应付技术】**

首先要确保昆布的书写应规范整齐。其次要注意处方名为“海带”“江白菜”或“昆布”时，均应给付昆布。见表 14-14。

**表 14-14　昆布处方应付表**

| 处方名 | 给付 |
|---|---|
| 海带、江白菜、昆布 | 昆布 |

**【金老谈昆布发药交代技术】**

在昆布的发药交代过程中，发药人员的素质和专业知识有重要作用，需要交代昆布的服药方法、使用注意与禁忌等方面。

昆布的服药方法汤剂分两次服，每日 1 剂。或入丸散。服药时间与次数根据不同的病证治疗。

**【金老谈昆布临床煎煮技术】**

昆布先加水浸泡半小时，没过药物表面 2cm 为宜。煎煮两次，合并药液，每次煎煮时间为 30 分钟。煎煮后药液约 300ml。

**【金老谈昆布采购管理技术】**

1. 昆布的采购技术　昆布应采购于具备《药品经营企业许可证》《营业执照》的药品批发企业。遵循以下原则：

（1）质量标准：昆布的质量应符合《中华人民共和国药典（2015 年版）》、局颁药品标准及中药炮制规范的标准要求。本品按干燥品计算，海带含碘（I）不得少于 0.35%；昆布含碘（I）不得少于 0.20%；本品按干燥品计算，含昆布多糖以岩藻糖（$C_6H_{12}O_5$）计，不得少于 2.0%。

（2）等级规格：昆布属于大众药材，不区分等级，为统货。

2. 昆布的管理技术　昆布购进药品到库后，应认真进行验收，并办理入库手续。药剂科各调剂室根据药品使用情况，每周到药库领取药品，临时缺药，应及时补充。制剂室根据配制制剂情况到药库领取制剂原料。临床各科因医疗、科研、教学等需要到药剂科领取药品，需报请相关管理部门批准。各方面领药必须办理相应的药品出库手续。

**【金老谈昆布贮存养护供应技术】**

昆布应密闭，置干燥处。

昆布作为一味常用中药，一般以贮存一日半用量为宜。调剂室应派专人逐日检查昆布等其他药物的供应品种及数量情况，对短缺品种要及时登记，随时整理药品，补充所耗品种，以备调剂使用。

## 第三节　止咳平喘药

本类药物,其味或苦,或辛,或甘,或兼而有之,分别具有宣肺祛痰、润肺止咳、下气平喘等作用,适用于咳嗽和喘息的证候。

### 苦杏仁

**【来源】** 本品为蔷薇科植物山杏 *Prunus armeniaca* L.var.*ansu* Maxim.、西伯利亚杏 *Prunus sibirica* L.、东北杏 *Prunus mandshurica*(Maxim.)Koehne 或杏 *Prunus armeniaca* L. 的干燥成熟种子。

**【历史】** 本品始载于《名医别录》。云:“杏生晋山川谷,五月采之。”《本草图经》云:“杏核仁生晋川山谷,今处处有之……今以东来者为胜,仍用家园种者,山杏不堪药。”从上所述可知,古时所用的杏仁,多以家杏为主,而无甜苦之分。今药用杏仁以苦杏仁为主。因此无论家杏还是野杏,凡是味苦的均可作苦杏仁药用。

**【产地】** 主产于河北保定、石家庄、承德、唐山、张家口;山西长治、晋城、朔州、吕梁;陕西渭南、延安;河南洛阳、三门峡:北京延庆、密云、怀柔、昌平、门头沟、房山;以及辽宁、吉林等省。以河北、山西产量大质优,行销全国并出口。

**【金老谈苦杏仁性状辨别技术】**

1. 形色臭味　本品呈扁心形,长 1~1.9cm,宽 0.8~1.5cm,厚 0.5~0.8cm。表面黄棕色至深棕色,一端尖,另端钝圆,肥厚,左右不对称,尖端一侧有短线形种脐,圆端合点处向上具多数深棕色的脉纹。种皮薄,子叶 2,乳白色,富油性。气微,味苦。

2. 优品质量　本品均以颗粒饱满、完整、味苦者为优品。

**【金老谈苦杏仁临床炮制技术】**

1. 炮制分类

(1) 苦杏仁:取原材料,筛去皮屑杂质,拣净残留的核壳及褐色油粒。用时捣碎。

(2) 焯杏仁:取净杏仁,置沸水中烫至种皮微胀时,取出,放入冷水中,取出,除去种皮,晒干后簸净,收集种仁。

(3) 炒杏仁:取焯杏仁,置热锅内,用文火炒至表面微黄色,略带焦斑时,取出,晾凉。

2. 临床功效　苦,微温;有小毒;归肺、大肠经。功能降气止咳平喘,润肠通便。用于咳嗽气喘,胸满痰多,肠燥便秘。

**【金老谈苦杏仁处方审核技术】**

苦杏仁作为止咳平喘药的常见中药,对其进行处方审核,要求执业药师收到处方后,首先审核处方的前记、后记等,然后审核处方的用药名称、炮制规格及用药剂量。

在《中华人民共和国药典(2015 年版)》中规定苦杏仁的用量为 5~10g。在处方审核过程中,如有超出范围时,应及时与临床医师进行沟通,并双签字。处方中,应区分苦杏仁、焯杏仁、炒杏仁。当遇到缺药的情况时,处方审核人员不应随意进行更改或将其划掉,应与临床医师进行沟通,并适当调换。

【金老谈苦杏仁处方应付技术】

首先要确保苦杏仁的书写应规范整齐。其次要注意炮制应付，处方名为“苦杏仁”“北杏”或“光北杏”时，均应给付苦杏仁；处方名为“焯杏仁”时，应给付焯杏仁；处方名为“炒杏仁”时，应给付炒杏仁。见表 14-15。

表 14-15　苦杏仁处方应付表

| 处方名 | 给付 |
|---|---|
| 苦杏仁、北杏、光北杏 | 苦杏仁 |
| 焯杏仁 | 焯杏仁 |
| 炒杏仁 | 炒杏仁 |

【金老谈苦杏仁发药交代技术】

在苦杏仁的发药交代过程中，发药人员的素质和专业知识有重要作用，需要交代杏仁的服药方法、使用注意与禁忌等方面。

1. 苦杏仁的服药方法　汤剂分两次服，每日 1 剂。或入丸散。服药时间与次数根据不同的病证治疗。

2. 苦杏仁的使用注意与禁忌　内服不宜过量，以免中毒。

【金老谈苦杏仁临床煎煮技术】

生苦杏仁的有效成分为苦杏仁苷，久煎或受热后易破坏或分解，在煎煮过程中应后下以保证疗效。炮制品打碎入煎，煎药前先加水浸泡半小时，没过药物表面 2cm 为宜。煎煮两次，合并药液，每次煎煮时间为 30 分钟。煎煮后药液约 300ml。

【金老谈苦杏仁采购管理技术】

1. 苦杏仁的采购技术　苦杏仁应采购于具备《药品经营企业许可证》《营业执照》的药品批发企业。遵循以下原则：

（1）质量标准：苦杏仁的质量应符合《中华人民共和国药典（2015 年版）》、局颁药品标准及中药炮制规范的标准要求。过氧化值不得过 0.11。其中药材含苦杏仁苷（$C_{20}H_{27}NO_{11}$）不得少于 3.0%，焯苦杏仁含苦杏仁苷（$C_{20}H_{27}NO_{11}$）不得少于 2.4%，炒苦杏仁含苦杏仁苷（$C_{20}H_{27}NO_{11}$）不得少于 2.1%。

（2）等级规格：苦杏仁属于大众药材，不区分等级，为统货。

2. 苦杏仁的管理技术　苦杏仁购进药品到库后，应认真进行验收，并办理入库手续。药剂科各调剂室根据药品使用情况，每周到药库领取药品，临时缺药，应及时补充。制剂室根据配制制剂情况到药库领取制剂原料。临床各科因医疗、科研、教学等需要到药剂科领取药品，需报请相关管理部门批准。各方面领药必须办理相应的药品出库手续。

【金老谈苦杏仁贮存养护供应技术】

苦杏仁应置阴凉干燥处，防蛀。

苦杏仁作为一味常用中药，一般以贮存一日半用量为宜。调剂室应派专人逐日检查苦杏仁等其他药物的供应品种及数量情况，对短缺品种要及时登记，随时整理药品，补充所耗品种，以备调剂使用。

# 紫　苏　子

【来源】本品为唇形科植物紫苏 *Perilla frutescens*（L.）Britt. 的干燥成熟果实。

【历史】紫苏子原名苏，始载于《名医别录》，列为中品。《本草纲目》引苏颂说："苏，紫苏也，处处有之，以背面皆紫者佳。夏采茎叶，秋采子。"《本草纲目》载："紫苏、白苏皆以二、三月下种，或宿子在地自生。其茎方，其叶团而有尖，四围有巨齿，肥地者面背皆紫，瘠地者面青背紫，其面背皆白者即白苏，乃荏也。紫苏嫩时采叶……八月开细紫花，成穗作房，如荆芥穗。九月半枯时收子，子细如芥子而色黄赤，亦可取油如荏油。"

【产地】紫苏子商品来源于野生栽培均有。紫苏（包括其变种）在全国大部分地区有分布。主产于湖北孝感、黄冈；河南禹县、长葛、商丘；山东泰安、章丘、历城；江西丰城、宜春、樟树；浙江金华、建德；四川涪陵；河北安国，定州；黑龙江黑河等地。

【金老谈紫苏子性状辨别技术】

1. 形色臭味　本品呈卵圆形或类球形，直径约 1.5mm。表面灰棕色或灰褐色，有微隆起的暗紫色网纹，基部稍尖，有灰白色点状果梗痕。果皮薄而脆，易压碎。种子黄白色，种皮膜质，子叶 2，类白色，有油性。压碎有香气，味微辛。

2. 优品质量　本品均以色黄白、油性足者为优品。

【金老谈紫苏子临床炮制技术】

1. 炮制分类

（1）紫苏子：取原药材，除去杂质，筛去碎屑。

（2）紫苏子：取净紫苏子，置热锅内，用文火炒至有爆裂声，并有香气逸出时，取出，晾凉。

2. 临床功效　辛，温；归肺经。功能降气化痰，止咳平喘，润肠通便。用于痰壅气逆，咳嗽气喘，肠燥便秘。

【金老谈紫苏子处方审核技术】

紫苏子作为止咳平喘药的常见中药，对其进行处方审核，要求执业药师收到处方后，首先审核处方的前记、后记等，然后审核处方的用药名称、炮制规格及用药剂量。

在《中华人民共和国药典（2015 年版）》中规定紫苏子的用量为 3~10g。在处方审核过程中，如有超出范围时，应及时与临床医师进行沟通。处方中，应区分紫苏子、炒紫苏子。当遇到缺药的情况时，处方审核人员不应随意进行更改或将其划掉，应与临床医师进行沟通，并适当调换。

【金老谈紫苏子处方应付技术】

首先要确保紫苏子的书写应规范整齐。其次要注意炮制应付，处方名为"紫苏子""黑苏子"或"蓝苏子"时，均应给付紫苏子；处方名为"炒紫苏子"时，应给付炒紫苏子。见表 14-16。

【金老谈紫苏子发药交代技术】

在紫苏子的发药交代过程中，发药人员的素质和专业知识有重要作用，需要交代紫苏子的服药方法、使用注意与禁忌等方面。

1. 紫苏子的服药方法　汤剂分两次服，每日 1 剂。或入丸散。服药时间与次数根据不同的病证治疗。

**表 14-16　紫苏子处方应付表**

| 处方名 | 给付 |
|---|---|
| 紫苏子、黑苏子、蓝苏子 | 紫苏子 |
| 炒紫苏子 | 炒紫苏子 |

2. 紫苏子的使用注意与禁忌　阴虚咳喘及脾虚便溏者慎用。

**【金老谈紫苏子临床煎煮技术】**

紫苏子先加水浸泡半小时，没过药物表面 2cm 为宜。煎煮两次，合并药液，每次煎煮时间为 30 分钟。煎煮后药液约 300ml。煮粥食或入丸、散。

**【金老谈紫苏子采购管理技术】**

1. 紫苏子的采购技术　紫苏子应采购于具备《药品经营企业许可证》《营业执照》的药品批发企业。遵循以下原则：

（1）质量标准：紫苏子的质量应符合《中华人民共和国药典（2015 年版）》、局颁药品标准及中药炮制规范的标准要求。水分不得过 2.0%。本品按干燥品计算，含迷迭香酸（$C_{18}H_{16}O_8$）不得少于 0.20%。

（2）等级规格：紫苏子商品不分等级，为统货。

2. 紫苏子的管理技术　紫苏子购进药品到库后，应认真进行验收，并办理入库手续。药剂科各调剂室根据药品使用情况，每周到药库领取药品，临时缺药，应及时补充。制剂室根据配制制剂情况到药库领取制剂原料。临床各科因医疗、科研、教学等需要到药剂科领取药品，需报请相关管理部门批准。各方面领药必须办理相应的药品出库手续。

**【金老谈紫苏子贮存养护供应技术】**

紫苏子应置阴凉干燥处，防蛀。

紫苏子作为一味常用中药，一般以贮存一日半用量为宜。调剂室应派专人逐日检查紫苏子等其他药物的供应品种及数量情况，对短缺品种要及时登记，随时整理药品，补充所耗品种，以备调剂使用。

## 百　部

**【来源】**本品为百部科植物直立百部 *Stemona sessilifolia*（Miq.）Miq.、蔓生百部 *Stemona japonica*（Bl.）Miq. 或对叶百部 *Stemona tuberosa* Lour. 的干燥块根。

**【历史】**本品始载于《名医别录》。《本草经集注》云："山野处处有，根数十相连，似天门冬而苦强。"《本草图经》谓："百部根，旧不出州土，今江、湖、淮、陕、齐、鲁州郡皆有之。春生苗，作藤蔓，叶大而尖长，颇似竹叶，面青色而光，根下作撮如芋子，一撮乃十五六枚，黄白色。" 以上所述与蔓生百部原植物相似。《本草图经》附有 "滁州百部" "衡州百部" 和 "陕州百部" 图。滁州百部实际上即直立百部，衡州百部很像对叶百部，陕州百部为百合科羊齿天门冬。

**【产地】**直立百部、蔓生百部主产浙江温州、景宁、临海、余姚、临安，江苏江宁、句容、高淳、溧水，安徽全椒、滁县、黄山。对叶百部主产四川宜宾、乐山、宣汉，重庆达县、万州、开县、武隆，贵州罗甸、望谟、兴义，广西河池、南丹、天峨等地。

【金老谈百部性状辨别技术】

1. 形色臭味

（1）直立百部：呈纺锤形，上端较细长，皱缩弯曲，长5~12cm，直径0.5~1cm。表面黄白色或淡棕黄色，有不规则深纵沟，间或有横皱纹。质脆，易折断，断面平坦，角质样，淡黄棕色或黄白色，皮部较宽，中柱扁缩。气微，味甘、苦。

（2）蔓生百部：两端稍狭细，表面多不规则皱褶和横皱纹。

（3）对叶百部：呈长纺锤形或长条形，长8~24cm，直径0.8~2cm。表面浅黄棕色至灰棕色，具浅纵皱纹或不规则纵槽。质坚实，断面黄白色至暗棕色，中柱较大，髓部类白色。

2. 优品质量　本品均以粗壮、肥润、坚实、色白者为优品。

【金老谈百部临床炮制技术】

1. 炮制分类

（1）百部：取原药材，拣净杂质及残茎，洗净，闷润6~12小时，至内外湿度一致，切厚片，干燥，筛去碎屑。

（2）蜜百部：取炼蜜，加适量沸水稀释，淋入百部片中，拌匀，闷润2~4小时，置热锅内，用火炒至表面棕黄色，不黏手时，取出，晾凉。每100kg百部片，用炼蜜12.5kg。

2. 临床功效　甘、苦，微温；归肺经。功能润肺下气止咳，杀虫灭虱。用于新久咳嗽，肺痨咳嗽，顿咳；外用于头虱，体虱，蛲虫病，阴痒。蜜百部用于阴虚劳嗽。

【金老谈百部处方审核技术】

百部作为止咳平喘药的常见中药，对其进行处方审核，要求执业药师收到处方后，首先审核处方的前记、后记等，然后审核处方的用药名称、炮制规格及用药剂量。

在《中华人民共和国药典（2015年版）》中规定百部的用量为3~9g。在处方审核过程中，如有超出范围时，应及时与临床医师进行沟通。处方中，应区分百部、蜜百部。当遇到缺药的情况时，处方审核人员不应随意进行更改或将其划掉，应与临床医师进行沟通，并适当调换。

【金老谈百部处方应付技术】

首先要确保百部的书写应规范整齐。其次要注意炮制应付，处方名为“百条根”“百部草”或“百部”时，均应给付百部；处方名为“蜜百部”时，应给付蜜百部。见表14-17。

**表14-17　百部处方应付表**

| 处方名 | 给付 |
| --- | --- |
| 百条根、百部草、百部 | 百部 |
| 蜜百部 | 蜜百部 |

【金老谈百部发药交代技术】

在百部的发药交代过程中，发药人员的素质和专业知识有重要作用，需要交代百部的服药方法、使用注意与禁忌等方面。

1. 百部的服药方法　汤剂分两次服，每日1剂。或入丸散。服药时间与次数根据不同的病证治疗。

2. 百部的使用注意与禁忌　脾虚食少，便溏者忌用。

**【金老谈百部临床煎煮技术】**

百部先加水浸泡半小时，没过药物表面 2cm 为宜。煎煮两次，合并药液，每次煎煮时间为 30 分钟。煎煮后药液约 300ml。

**【金老谈百部采购管理技术】**

1. 百部的采购技术　百部应采购于具备《药品经营企业许可证》《营业执照》的药品批发企业。遵循以下原则：

（1）质量标准：百部的质量应符合《中华人民共和国药典（2015 年版）》、局颁药品标准及中药炮制规范的标准要求，浸出物不得少于 50.0%。

（2）等级规格：百部属于大众药材，大小百部均为统货，不分等级。

2. 百部的管理技术　百部购进药品到库后，应认真进行验收，并办理入库手续。药剂科各调剂室根据药品使用情况，每周到药库领取药品，临时缺药，应及时补充。制剂室根据配制制剂情况到药库领取制剂原料。临床各科因医疗、科研、教学等需要到药剂科领取药品，需报请相关管理部门批准。各方面领药必须办理相应的药品出库手续。

**【金老谈百部贮存养护供应技术】**

百部置通风干燥处，防潮。易生虫、发霉应经常检查。

百部作为一味常用中药，一般以贮存一日半用量为宜。调剂室应派专人逐日检查百部等其他药物的供应品种及数量情况，对短缺品种要及时登记，随时整理药品，补充所耗品种，以备调剂使用。

## 紫　菀

**【来源】**本品为菊科植物紫菀 *Aster tataricus* L.f. 的干燥根和根茎。

**【历史】**本品始载于《神农本草经》，列为中品。陶弘景曰："花紫色，本有白毛，根甚柔细。"李时珍曰："其根色紫而柔宛。"故名紫菀。

**【产地】**本品既有野生，又有家种，但以家种质优，野生一般不用。家种紫菀主产于河北安国、安平、定州、沙河、望都、深泽，安徽亳州、涡阳、利辛，河南商丘、鹿邑等地。以河北安国、安徽亳州种植历史悠久，提供商品质优，称为"道地药材"。

**【金老谈紫菀性状辨别技术】**

1. 形色臭味　本品根茎呈不规则块状，大小不一，顶端有茎、叶的残基；质稍硬。根茎簇生多数细根，长 3~15cm，直径 0.1~0.3cm，多编成辫状；表面紫红色或灰红色，有纵皱纹；质较柔韧。气微香，味甜、微苦。

2. 优品质量　本品均以根长、色紫红、质柔韧者为优品。

**【金老谈紫菀临床炮制技术】**

1. 炮制分类

（1）紫菀：取原药材，除去杂质，洗净，闷润 4~8 小时，至内外湿度一致，切中段，干燥，筛去碎屑。

（2）蜜紫菀：取炼蜜，加适量开水稀释，淋入紫菀片中，拌匀，闷润 2~4 小时，置热锅内，用火炒至不黏手为度，取出，晾凉。每 100kg 紫菀段，用炼蜜 25kg。

2. 临床功效　辛、苦，温；归肺经。功能润肺下气，消痰止咳。用于痰多喘咳，新久咳嗽，劳嗽咳血。

**【金老谈紫菀处方审核技术】**

紫菀作为止咳平喘药的常见中药，对其进行处方审核，要求执业药师收到处方后，首先审核处方的前记、后记等，然后审核处方的用药名称、炮制规格及用药剂量。

在《中华人民共和国药典(2015 年版)》中规定紫菀的用量为 5~10g。在处方审核过程中，如有超出范围时，应及时与临床医师进行沟通。处方中，应区分紫菀、蜜紫菀。当遇到缺药的情况时，处方审核人员不应随意进行更改或将其划掉，应与临床医师进行沟通，并适当调换。

**【金老谈紫菀处方应付技术】**

首先要确保紫菀的书写应规范整齐。其次要注意炮制应付，处方名为“青苑”“紫倩”或“紫菀”时，均应给付紫菀；处方名为“蜜紫菀”时，应给付蜜紫菀。见表 14-18。

表 14-18　紫菀处方应付表

| 处方名 | 给付 |
|---|---|
| 青苑、紫倩、紫菀 | 紫菀 |
| 蜜紫菀 | 蜜紫菀 |

**【金老谈紫菀发药交代技术】**

在紫菀的发药交代过程中，发药人员的素质和专业知识有重要作用，需要交代紫菀的服药方法、使用注意与禁忌等方面。

1. 紫菀的服药方法　汤剂分两次服，每日 1 剂。或入丸散。服药时间与次数根据不同的病证治疗。外感暴咳宜生用；肺虚久咳蜜宜炙用。

2. 紫菀的使用注意与禁忌

(1) 有实热者慎用。

(2) 恶乌头、瞿麦、雷丸、远志、藁本。

**【金老谈紫菀临床煎煮技术】**

煎药前先加水浸泡半小时，没过药物表面 2cm 为宜。煎煮两次，合并药液，每次煎煮时间为 30 分钟。煎煮后药液约 300ml。

**【金老谈紫菀采购管理技术】**

1. 紫菀的采购技术　紫菀应采购于具备《药品经营企业许可证》《营业执照》的药品批发企业。遵循以下原则：

(1) 质量标准：紫菀的质量应符合《中华人民共和国药典(2015 年版)》、局颁药品标准及中药炮制规范的标准要求。水分不得过 15.0%，总灰分不得过 15.0%，酸不溶性灰分不得过 8.0%。本品按干燥品计算，含紫菀酮($C_{30}H_{50}O$)不得少于 0.10%。

(2) 等级规格紫菀属于大众药材，为统货，不分等级。

2. 紫菀的管理技术　紫菀购进药品到库后，应认真进行验收，并办理入库手续。药剂科各调剂室根据药品使用情况，每周到药库领取药品，临时缺药，应及时补充。制剂室根据配制制剂情况到药库领取制剂原料。临床各科因医疗、科研、教学等需要到药剂科领取药品，需报请相关管理部门批准。各方面领药必须办理相应的药品出库手续。

**【金老谈紫菀贮存养护供应技术】**

紫菀置通风干燥处，防潮。易生虫、发霉应经常检查。

紫菀作为一味常用中药，一般以贮存一日半用量为宜。调剂室应派专人逐日检查紫菀等其他药物的供应品种及数量情况，对短缺品种要及时登记，随时整理药品，补充所耗品种，以备调剂使用。

## 款冬花

**【来源】**本品为菊科植物款冬 *Tussilagofarfara* L. 的干燥花蕾。

**【历史】**本品始载于《神农本草经》，列为中品。陶弘景曰："第一出河北，其形如宿莼，未舒者佳，其腹里有丝……其冬月在冰下生，十二月、正月旦取之。"苏敬谓："叶似葵而大，丛生，花出根下。"

**【产地】**主产于河南嵩县、卢氏，甘肃灵台、泾川、天水，山西兴县、临县、静乐，陕西榆林、神木，以及宁夏、内蒙古等地。以河南产量大，甘肃灵台、陕西榆林所产的质量最佳。栽培品主产于重庆、巫溪、城口、广元，陕西府谷、子长、镇巴、榆林，山西忻州、兴县、静乐，甘肃政和、康乐、渭源等地。

**【金老谈款冬花性状辨别技术】**

1. 形色臭味　本品呈长圆棒状。单生或2~3个基部连生，长1~2.5cm，直径0.5~1cm。上端较粗，下端渐细或带有短梗，外面被有多数鱼鳞状苞片。苞片外表面紫红色或淡红色，内表面密被白色絮状茸毛。体轻，撕开后可见白色茸毛。气香，味微苦而辛。

2. 优品质量　本品均以蕾大、身干、色紫红、梗极短、无开放花朵者为优品。

**【金老谈款冬花临床炮制技术】**

1. 炮制分类

（1）款冬花：将原药材，除去杂质及残梗，筛去碎屑。

（2）蜜炙款冬花：取炼蜜，加少量开水稀释后，淋于净款冬花中，拌匀，闷润2~4小时，置热锅内，用火炒至不黏手时，取出，晾凉。每100kg净款冬花，用炼蜜25kg。

2. 临床功效　辛、微苦，温；归肺经。功能润肺下气，止咳化痰。用于新久咳嗽，喘咳痰多，劳嗽咳血。

**【金老谈款冬花处方审核技术】**

款冬花作为止咳平喘药的常见中药，对其进行处方审核，要求执业药师收到处方后，首先审核处方的前记、后记等，然后审核处方的用药名称、炮制规格及用药剂量。

在《中华人民共和国药典(2015年版)》中规定款冬花的用量为5~10g，属于孕妇慎用药。在处方审核过程中，如有超出范围时，应及时与临床医师进行沟通。处方中，应区分款冬花、蜜款冬花。当遇到缺药的情况时，处方审核人员不应随意进行更改或将其划掉，应与临床医师进行沟通，并适当调换。

**【金老谈款冬花处方应付技术】**

首先要确保款冬花的书写应规范整齐。其次要注意炮制应付，处方名为"冬花""蜂斗菜"或"款冬花"时，均应给付款冬花；处方名为"蜜款冬花"时，应给付蜜款冬花。见表14-19。

表 14-19　款冬花处方应付表

| 处方名 | 给付 |
|---|---|
| 冬花、蜂斗菜、款冬花 | 款冬花 |
| 蜜款冬花 | 蜜款冬花 |

【金老谈款冬花发药交代技术】

在款冬花的发药交代过程中，发药人员的素质和专业知识有重要作用，需要交代款冬花的服药方法、使用注意与禁忌等方面。

1. 款冬花的服药方法　汤剂分两次服，每日 1 剂。或入丸散。服药时间与次数根据不同的病证治疗。外感暴咳宜生用；肺虚久咳蜜宜炙用。

2. 款冬花的使用注意与禁忌

（1）肺痈咯脓血、肺炎有实热、高血压者忌单味大量服用。孕妇慎用。肝功能不良者慎用。

（2）恶皂荚、硝石。

【金老谈款冬花临床煎煮技术】

款冬花先加水浸泡半小时，没过药物表面 2cm 为宜。煎煮两次，合并药液，每次煎煮时间为 30 分钟。煎煮后药液约 300ml。

【金老谈款冬花采购管理技术】

1. 款冬花的采购技术　款冬花应采购于具备《药品经营企业许可证》《营业执照》的药品批发企业。遵循以下原则：

（1）质量标准：款冬花的质量应符合《中华人民共和国药典（2015 年版）》、局颁药品标准及中药炮制规范的标准要求。本品按干燥品计算，含款冬酮（$C_{23}H_{34}O_5$）不得少于 0.070%。

（2）等级规格：分为紫花、黄花两种，以紫花为优。规格分为两等，以朵大、色紫红、花梗短者为优。色淡红或发黄、外表紫黑者质次。木质带梗或已开花者不可药用。

一等：花蕾肥厚，个头均匀，色泽鲜艳。表面紫红色或粉红色，体轻，撕开可见絮毛茸。气微香，味微苦。黑头不超过 3%，花柄不超过 0.5cm，无开头、枝杆。

二等：个头较瘦小，不均匀，表面紫褐色或暗紫色，间有绿色白头。开头、黑头均不超过 10%，花柄长不超过 2cm。其余同一等。

2. 款冬花的管理技术　款冬花购进药品到库后，应认真进行验收，并办理入库手续。药剂科各调剂室根据药品使用情况，每周到药库领取药品，临时缺药，应及时补充。制剂室根据配制制剂情况到药库领取制剂原料。临床各科因医疗、科研、教学等需要到药剂科领取药品，需报请相关管理部门批准。各方面领药必须办理相应的药品出库手续。

【金老谈款冬花贮存养护供应技术】

款冬花饮片经蜜炙后糖分大，特别容易受潮变软或粘连成团，容易被虫咬与霉变，为此应密闭贮于缸、罐内，以免吸潮。置通风干燥处保存养护，并经常检查。

款冬花作为一味常用中药，一般以贮存一日半用量为宜。调剂室应派专人逐日检查款冬花等其他药物的供应品种及数量情况，对短缺品种要及时登记，随时整理药品，补充所耗品种，以备调剂使用。

# 马兜铃

**【来源】**本品为马兜铃科植物北马兜铃 *Aristolochia contorta* Bge. 或马兜铃 *Aristolochia debilis* Sieb.et Zucc. 的干燥成熟果实。

**【历史】**始载于《雷公炮炙论》。《新修本草》载有独行根，曰："蔓生，叶似萝摩，其子如桃李，枯则头四开，悬草木上。其根扁，长尺许，作葛根气，亦似汉防己。生古堤城旁，山南名为土青木香，疗丁肿大效。一名兜零根。"《本草图经》曰："马兜铃生关中，今河东、河北、江、淮、夔、浙州郡皆有之。春生苗，如藤蔓。叶如山芋叶而厚大，背白。六月开黄紫花，颇类枸杞花。七月结实枣许大，如铃，作四五瓣。"《本草衍义》曰："马兜铃蔓生，附木而上，叶脱时铃尚垂之，其状如马项铃，故得名。然熟时则自拆，拆开有子。全者采得时须八九月间。"据以上所述形、性、产地分析，此当为马兜铃科植物马兜铃或其近缘植物北马兜铃。《植物名实图考》则进一步指出前代本草对马兜铃花的错误记述，曰："唯花作筩，似角上弯，又似喇叭，色紫黑，与《图经》花如枸杞花殊戾。"

**【产地】**主要来源于野生资源。北马兜铃主要分布于东北、华北地区，主产于辽宁开原、新宾、西丰、宽甸、岫岩、凌源、凤城、清源、本溪、桓仁；吉林柳河、浑江、永吉、辉南、磐石、靖宇；黑龙江林口、海林、尚志、五常；内蒙古喀喇沁旗；河北保定、易县、涞水、定州、兴隆、崇礼；北京密云、平谷；山东淄博、沂水、临朐、济宁、所城；河南嵩县、栾川、内乡；山西河津、蒲县、武乡、运城、雁北、山阴等地。马兜铃则主要分布于华东及华中地区，主产于安徽枞阳、岳西、滁县；江苏南京、东海；浙江兰溪、寿昌、临安、淳安等地（马兜铃的根用作青木香，故马兜铃果实产量甚少）。

**【金老谈马兜铃性状辨别技术】**

1. 形色臭味　本品呈卵圆形，长 3~7cm，直径 2~4cm。表面黄绿色、灰绿色或棕褐色，有纵棱线 12 条，由棱线分出多数横向平行的细脉纹。顶端平钝，基部有细长果梗。果皮轻而脆，易裂为 6 瓣，果梗也分裂为 6 条。果皮内表面平滑而带光泽，有较密的横向脉纹。果实分 6 室，每室种子多数，平叠整齐排列。种子扁平而薄，钝三角形或扇形，长 6~10mm，宽 8~12mm，边缘有翅，淡棕色。气特异，味微苦。

2. 优品质量　本品均以个大、黄绿色、不破裂者为优品。

**【金老谈马兜铃临床炮制技术】**

1. 炮制分类

（1）马兜铃：取原药材，除去杂质，筛去灰屑，搓碎。

（2）蜜马兜铃：炼蜜适量，加适量沸水稀释，淋入马兜铃块中，拌匀，闷润 2~4 小时，置热锅内，用火炒至不黏手时，取出，晾凉。每 100kg 净马兜铃，用炼蜜 30kg。

2. 临床功效　苦，微寒；归肺、大肠经。功能清肺降气，止咳平喘，清肠消痔。用于肺热咳喘，痰中带血，肠热痔血，痔疮肿痛。

**【金老谈马兜铃处方审核技术】**

马兜铃作为止咳平喘药的常见中药，对其进行处方审核，要求执业药师收到处方后，首先审核处方的前记、后记等，然后审核处方的用药名称、炮制规格及用药剂量。

在《中华人民共和国药典（2015 年版）》中规定马兜铃的用量为 3~9g，属于孕妇慎用药。

在处方审核过程中，如有超出范围时，应及时与临床医师进行沟通，并双签字。处方中，应区分马兜铃、蜜马兜铃。当遇到缺药的情况时，处方审核人员不应随意进行更改或将其划掉，应与临床医师进行沟通，并适当调换。

**【金老谈马兜铃处方应付技术】**

首先要确保马兜铃的书写应规范整齐。其次要注意炮制应付，处方名为“蛇参果”“三角草”或“马兜铃”时，均应给付马兜铃；处方名为“蜜马兜铃”时，应给付蜜马兜铃。见表 14-20。

**表 14-20　马兜铃处方应付表**

| 处方名 | 给付 |
| --- | --- |
| 蛇参果、三角草、马兜铃 | 马兜铃 |
| 蜜马兜铃 | 蜜马兜铃 |

**【金老谈马兜铃发药交代技术】**

在马兜铃的发药交代过程中，发药人员的素质和专业知识有重要作用，需要交代马兜铃的服药方法、使用注意与禁忌等方面。

1. 马兜铃的服药方法　汤剂分两次服，每日 1 剂。或入丸散。服药时间与次数根据不同的病证治疗。

2. 马兜铃的使用注意与禁忌　含马兜铃酸，可引起肾脏损害等不良反应；儿童及老年人慎用；孕妇、婴幼儿及肾功能不全者禁用。

**【金老谈马兜铃临床煎煮技术】**

马兜铃先加水浸泡半小时，没过药物表面 2cm 为宜。煎煮两次，合并药液，每次煎煮时间为 30 分钟。煎煮后药液约 300ml。

**【金老谈马兜铃采购管理技术】**

1. 马兜铃的采购技术　马兜铃应采购于具备《药品经营企业许可证》《营业执照》的药品批发企业。遵循以下原则：

（1）质量标准：马兜铃的质量应符合《中华人民共和国药典（2015 年版）》、局颁药品标准及中药炮制规范的标准要求。

（2）等级规格：马兜铃商品均为统货，不分等级。

2. 马兜铃的管理技术　马兜铃购进药品到库后，应认真进行验收，并办理入库手续。药剂科各调剂室根据药品使用情况，每周到药库领取药品，临时缺药，应及时补充。制剂室根据配制制剂情况到药库领取制剂原料。临床各科因医疗、科研、教学等需要到药剂科领取药品，需报请相关管理部门批准。各方面领药必须办理相应的药品出库手续。

**【金老谈马兜铃贮存养护供应技术】**

马兜铃置干燥处贮存。

马兜铃作为一味常用中药，一般以贮存一日半用量为宜。调剂室应派专人逐日检查马兜铃等其他药物的供应品种及数量情况，对短缺品种要及时登记，随时整理药品，补充所耗品种，以备调剂使用。

# 枇杷叶

【来源】本品为蔷薇科植物枇杷 *Eriobotrya japonica*（Thunb.）Lindl. 的干燥叶。

【历史】始载于《名医别录》，列为中品。苏颂谓："叶大如驴耳，有黄毛。"寇宗奭谓："其叶形似琵琶，故名。"李时珍谓："叶微似栗，冬花春实，其子簇结有毛，四月熟，大者如鸡子，小者如龙眼。白者为上，黄者次之，无核者名焦子。"

【产地】枇杷叶多来源于栽培品。广泛栽培于华东、华中、华南等地，主产于广东连县、阳山、翁源、清远、新车，福建惠安、贵溪、长泰，浙江永嘉、瑞安、萧山、杭州，江苏海门、启东、苏州等地。

【金老谈枇杷叶性状辨别技术】

1. 形色臭味　本品呈长圆形或倒卵形，长 12~30cm，宽 4~9cm。先端尖，基部楔形，边缘有疏锯齿，近基部全缘。上表面灰绿色、黄棕色或红棕色，较光滑；下表面密被黄色绒毛，主脉于下表面显著突起，侧脉羽状；叶柄极短，被棕黄色绒毛。革质而脆，易折断。气微，味微苦。

2. 优品质量　本品均以完整、色灰绿者为优品。

【金老谈枇杷叶临床炮制技术】

1. 炮制分类

（1）鲜枇杷叶：取鲜枇杷叶，刷净背面绒毛，洗净。用时剪成丝。

（2）枇杷叶：取原药材，除去杂质及梗，刷净背面绒毛，洗净或喷淋清水，闷润 2~4 小时，切宽丝，干燥，筛去碎屑。

（3）蜜枇杷叶：取炼蜜，加适量沸水稀释，淋入枇杷叶丝中，拌匀，闷润 2~4 小时，置热锅内，用火炒至不黏手时，取出，晾凉。每 100kg 枇杷叶丝，用炼蜜 25kg。

2. 临床功效　苦，微寒；归肺、胃经。功能清肺止咳，降逆止呕。用于肺热咳嗽，气逆喘急，胃热呕逆，烦热口渴。

【金老谈枇杷叶处方审核技术】

枇杷叶作为止咳平喘药的常见中药，对其进行处方审核，要求执业药师收到处方后，首先审核处方的前记、后记等，然后审核处方的用药名称、炮制规格及用药剂量。

在《中华人民共和国药典（2015 年版）》中规定枇杷叶的用量为 6~10g。在处方审核过程中，如有超出范围时，应及时与临床医师进行沟通。处方中，应区分枇杷叶、蜜枇杷叶。当遇到缺药的情况时，处方审核人员不应随意进行更改或将其划掉，应与临床医师进行沟通，并适当调换。

【金老谈枇杷叶处方应付技术】

首先要确保枇杷叶的书写应规范整齐。其次要注意炮制应付，处方名为"枇杷叶""芦桔叶"或"巴叶"时，均应给付枇杷叶；处方名为"蜜枇杷叶"时，应给付蜜枇杷叶。见表 14-21。

【金老谈枇杷叶发药交代技术】

在枇杷叶的发药交代过程中，发药人员的素质和专业知识有重要作用，需要交代枇杷叶的服药方法、使用注意与禁忌等方面。

1. 枇杷叶的服药方法　汤剂分两次服，每日 1 剂。或入丸散。服药时间与次数根据不同的病证治疗。止咳宜炙用；止呕宜生用。

表 14-21　枇杷叶处方应付表

| 处方名 | 给付 |
| --- | --- |
| 枇杷叶、芦桔叶、巴叶 | 枇杷叶 |
| 蜜枇杷叶 | 蜜枇杷叶 |

2. 枇杷叶的使用注意与禁忌　胃寒呕哕、寒证咳嗽不宜用。脾胃虚寒、食少便溏者忌用。

**【金老谈枇杷叶临床煎煮技术】**

枇杷叶表面被有绒毛，因其绒毛对咽喉及消化道有刺激作用，为防绒毛进入药汁，需要进行包煎。煎药前先加水浸泡半小时，没过药物表面 2cm 为宜。煎煮两次，合并药液，每次煎煮时间为 30 分钟。煎煮后药液约 300ml。

**【金老谈枇杷叶采购管理技术】**

1. 枇杷叶的采购技术　枇杷叶应采购于具备《药品经营企业许可证》《营业执照》的药品批发企业。遵循以下原则：

质量标准：枇杷叶的质量应符合《中华人民共和国药典（2015 年版）》、局颁药品标准及中药炮制规范的标准要求。水分不得过 10.0%，总灰分不得过 7.0%；蜜枇杷叶水分不得过 10.0%，总灰分不得过 7.0%。本品按干燥品计算，含齐墩果酸（$C_{30}H_{48}O_3$）和熊果酸（$C_{30}H_{48}O_3$）的总量不得少于 0.70%。

2. 枇杷叶的管理技术　枇杷叶购进药品到库后，应认真进行验收，并办理入库手续。药剂科各调剂室根据药品使用情况，每周到药库领取药品，临时缺药，应及时补充。制剂室根据配制制剂情况到药库领取制剂原料。临床各科因医疗、科研、教学等需要到药剂科领取药品，需报请相关管理部门批准。各方面领药必须办理相应的药品出库手续。

**【金老谈枇杷叶贮存养护供应技术】**

枇杷叶饮片经蜜炙后糖分大，特别容易受潮变软或粘连成团，容易被虫咬与霉变，为此应密闭贮于缸、罐内，以免吸潮。置通风干燥处保存养护，并经常检查。

枇杷叶作为一味常用中药，一般以贮存一日半用量为宜。调剂室应派专人逐日检查枇杷叶等其他药物的供应品种及数量情况，对短缺品种要及时登记，随时整理药品，补充所耗品种，以备调剂使用。

## 桑　白　皮

**【来源】**本品为桑科植物桑 *Morus alba* L. 的干燥根皮。

**【历史】**本品始载于《神农本草经》，列为中品。《雷公炮炙论》云："凡使，来 10 年以上向东畔嫩根，铜刀刮去青黄薄皮一重，取里白皮切，焙干用。其皮中涎勿去之，药力俱在其上也。"

**【产地】**桑白皮野生、栽培均有，但以栽培为主。全国大部分地区均有生产。主产于河南商丘，安徽阜阳、涡阳、亳州，四川涪陵、南充，湖南会同、阮陵、怀化，河北涞源、易县，广东顺德、南海等地。以河南、安徽产量大，统称"亳桑皮"，为"道地药材"，行销全国并出口。

【金老谈桑白皮性状辨别技术】

1. 形色臭味 本品呈扭曲的卷筒状、槽状或板片状,长短宽窄不一,厚 1~4mm。外表面白色或淡黄白色,较平坦,有的残留橙黄色或棕黄色鳞片状粗皮;内表面黄白色或灰黄色,有细纵纹。体轻,质韧,纤维性强,难折断,易纵向撕裂,撕裂时有粉尘飞扬。气微,味微甘。

2. 优品质量 本品均以色白、皮厚、粉性足者为优品。

【金老谈桑白皮临床炮制技术】

1. 炮制分类

(1) 桑白皮:取原药材,除去杂质,迅速洗净,闷润 2~4 小时,至内外湿度一致,切窄丝,干燥,筛去碎屑。

(2) 蜜桑白皮:取炼蜜,加适量沸水稀释,淋入桑白皮丝中,拌匀,闷润 2~4 小时,置热锅内,用火炒至表面深黄色,不黏手时,取出,晾凉。每 100kg 桑白皮丝,用炼蜜 30kg。

2. 临床功效 甘,寒;归肺经。功能泻肺平喘,利水消肿。用于肺热喘咳,水肿胀满尿少,面目肌肤浮肿。

【金老谈桑白皮处方审核技术】

桑白皮作为止咳平喘药的常见中药,对其进行处方审核,要求执业药师收到处方后,首先审核处方的前记、后记等,然后审核处方的用药名称、炮制规格及用药剂量。

在《中华人民共和国药典(2015 年版)》中规定桑白皮的用量为 6~12g。在处方审核过程中,如有超出范围时,应及时与临床医师进行沟通。处方中,应区分桑白皮、蜜桑白皮。当遇到缺药的情况时,处方审核人员不应随意进行更改或将其划掉,应与临床医师进行沟通,并适当调换。

【金老谈桑白皮处方应付技术】

首先要确保桑白皮的书写应规范整齐。其次要注意炮制应付,处方名为“桑白皮”时,应给付桑白皮;处方名为“蜜桑白皮”时,应给付蜜桑白皮。见表 14-22。

表 14-22 桑白皮处方应付表

| 处方名 | 给付 |
|---|---|
| 桑白皮 | 桑白皮 |
| 蜜桑白皮 | 蜜桑白皮 |

【金老谈桑白皮发药交代技术】

在桑白皮的发药交代过程中,发药人员的素质和专业知识有重要作用,需要交代桑白皮的服药方法、使用注意与禁忌等方面。

1. 桑白皮的服药方法 汤剂分两次服,每日 1 剂。或入丸散。服药时间与次数根据不同的病证治疗。止咳宜炙用;止呕宜生用。

2. 桑白皮的使用注意与禁忌 肺虚无火力、便多及风寒咳嗽忌服。

【金老谈桑白皮临床煎煮技术】

桑白皮先加水浸泡半小时,没过药物表面 2cm 为宜。煎煮两次,合并药液,每次煎煮时间为 30 分钟。煎煮后药液约 300ml。

【金老谈桑白皮采购管理技术】

1. 桑白皮的采购技术　桑白皮应采购于具备《药品经营企业许可证》《营业执照》的药品批发企业。遵循以下原则：

（1）质量标准：桑白皮的质量应符合《中华人民共和国药典（2015年版）》、局颁药品标准及中药炮制规范的标准要求。

（2）等级规格：桑白皮属于大众药材，不区分等级，为统货。

2. 桑白皮的管理技术　桑白皮购进药品到库后，应认真进行验收，并办理入库手续。药剂科各调剂室根据药品使用情况，每周到药库领取药品，临时缺药，应及时补充。制剂室根据配制制剂情况到药库领取制剂原料。临床各科因医疗、科研、教学等需要到药剂科领取药品，需报请相关管理部门批准。各方面领药必须办理相应的药品出库手续。

【金老谈桑白皮贮存养护供应技术】

桑白皮易生虫、发霉，应置通风干燥处，防潮，防蛀，经常检查。

桑白皮作为一味常用中药，一般以贮存一日半用量为宜。调剂室应派专人逐日检查桑白皮等其他药物的供应品种及数量情况，对短缺品种要及时登记，随时整理药品，补充所耗品种，以备调剂使用。

## 葶　苈　子

【来源】本品为十字花科植物播娘蒿 *Descurainia sophia*（L.）Webb.ex Prantl. 或独行菜 *Lepidium apetalum* Willd. 的干燥成熟种子。前者习称"南葶苈子"，后者习称"北葶苈子"。

【历史】葶苈始载于《神农本草经》，列为下品。《本草图经》载："葶苈生藁城平泽及田野，今京东、陕西、河北州郡皆有之，曹州者尤胜。初春生苗叶，高六、七寸，叶似芥，根白，枝茎俱青，三月开花，微黄，结角，子扁小如黍粒微长，黄色，立夏后采实，曝干。"

【产地】

葶苈子来源于野生资源。播娘蒿主要分布于华东、中南一带，主产于江苏灌云、邳县、淮阴、南通，山东聊城，安徽滁县、嘉山等地。独行菜主要分布于华北、东北地区，主产于河北沧州、保定、承德，北京郊区，辽宁海城、凤城，内蒙古乌兰浩特等地。

【金老谈葶苈子性状辨别技术】

1. 形色臭味

（1）南葶苈子：呈长圆形略扁，长约0.8~1.2mm，宽约0.5mm。表面棕色或红棕色，微有光泽，具纵沟2条，其中1条较明显。一端钝圆，另端微凹或较平截，种脐类白色，位于凹入端或平截处。气微，味微辛、苦，略带黏性。

（2）北葶苈子：呈扁卵形，长1~1.5mm，宽0.5~1mm。一端钝圆，另端尖而微凹，种脐位于凹入端。味微辛辣，黏性较强。

2. 优品质量　本品均以身干、籽粒饱满、纯净者为优品。

【金老谈葶苈子临床炮制技术】

1. 炮制分类　临床调剂常用的葶苈子炮制品，取原药材，除去杂质，筛去灰屑。

2. 临床功效　辛、苦，大寒；归肺、膀胱经。功能泻肺平喘，行水消肿。用于痰涎壅肺，喘咳痰多，胸胁胀满，不得平卧，胸腹水肿，小便不利。利水消肿宜生用；治痰饮喘咳宜炒用；

肺虚痰饮喘咳宜蜜炙用。

**【金老谈葶苈子处方审核技术】**

葶苈子作为止咳平喘药的常见中药，对其进行处方审核，要求执业药师收到处方后，首先审核处方的前记、后记等，然后审核处方的用药名称、用药剂量。

在《中华人民共和国药典（2015 年版）》中规定葶苈子的用量为 3~10g。在处方审核过程中，如有超出范围时，应及时与临床医师进行沟通。处方中，当遇到缺药的情况时，处方审核人员不应随意进行更改或将其划掉，应与临床医师进行沟通，并适当调换。

**【金老谈葶苈子处方应付技术】**

首先要确保葶苈子的书写应规范整齐。其次要注意处方名为"丁历""大适""大室"或"葶苈子"时，均应给付葶苈子。见表 14-23。

**表 14-23　葶苈子处方应付表**

| 处方名 | 给付 |
|---|---|
| 丁历、大适、大室、葶苈子 | 葶苈子 |

**【金老谈葶苈子发药交代技术】**

在葶苈子的发药交代过程中，发药人员的素质和专业知识有重要作用，需要交代葶苈子的服药方法、使用注意与禁忌等方面。

1. 葶苈子的服药方法　汤剂分两次服，每日 1 剂。或入丸散。服药时间与次数根据不同的病证治疗。止咳宜炙用；止呕宜生用。

2. 葶苈子的使用注意与禁忌　肺虚喘咳、脾虚肿满者忌服。

**【金老谈葶苈子临床煎煮技术】**

葶苈子水煎时具有较大的实际体积而浮力较大，难以沉入水中，不能得到充分煎煮，且因其黏腻，妨碍其他药材溶出，并易贴在锅底而产生糊锅，宜包煎。且为使有效成分充分溶出，适宜先煎，或者分成几个小包包煎，在煎煮过程中及时搅拌。煎药前先加水浸泡半小时，没过药物表面 2cm 为宜。煎煮两次，合并药液，每次煎煮时间为 30 分钟。煎煮后药液约 300ml。

**【金老谈葶苈子采购管理技术】**

1. 葶苈子的采购技术　葶苈子应采购于具备《药品经营企业许可证》《营业执照》的药品批发企业。遵循以下原则：

（1）质量标准：葶苈子的质量应符合《中华人民共和国药典（2015 年版）》、局颁药品标准及中药炮制规范的标准要求。水分不得过 5.0%，总灰分不得过 8.0%，酸不溶性灰分不得过 3.0%。本品按干燥品计算，含槲皮素 -3-*O*-*β*-D- 葡萄糖 -7-*O*-*β*-D- 龙胆双糖苷（$C_{33}H_{40}O_{22}$）不得少于 0.080%。

（2）等级规格：南北葶苈子均为统货，不分等级。

2. 葶苈子的管理技术　葶苈子购进药品到库后，应认真进行验收，并办理入库手续。药剂科各调剂室根据药品使用情况，每周到药库领取药品，临时缺药，应及时补充。制剂室根据配制制剂情况到药库领取制剂原料。临床各科因医疗、科研、教学等需要到药剂科领取药品，需报请相关管理部门批准。各方面领药必须办理相应的药品出库手续。

**【金老谈葶苈子贮存养护供应技术】**

葶苈子置干燥处贮存。

葶苈子作为一味常用中药，一般以贮存一日半用量为宜。调剂室应派专人逐日检查葶苈子等其他药物的供应品种及数量情况，对短缺品种要及时登记，随时整理药品，补充所耗品种，以备调剂使用。

## 白　果

**【来源】**本品为银杏科植物银杏 *Ginkgo biloba* L. 的干燥成熟种子。

**【历史】**本品始载于《神农本草经》。《纲目》曰："银杏，原生江南，以宣城者为胜，树高二、三丈，叶薄，纵理俨如鸭掌形，有刻缺，面绿背淡，二月开花成簇，青白色，二更开花，随即卸落，人罕见之。一枝结子百十，状如柿子，经霜乃熟，烂去肉取核为果，其核两头尖，其仁嫩时绿色，久则黄。"

**【产地】**白果商品大多来源于栽培。我国大部分地区均有分布、出产。主产于辽宁盖平、庄河、凤城，河南信阳、南阳、许昌；山东泰安、临沂、莱芜、郯城；湖北黄冈、孝感；广西兴安、临桂；四川温江、涪陵、乐山、南川；浙江杭州、宁波、诸暨；安徽宁国、宣城；江苏南京、泰兴、黄桥等地。

**【金老谈白果性状辨别技术】**

1. 形色臭味　本品略呈椭圆形，一端稍尖，另端钝，长 1.5~2.5cm，宽 1~2cm，厚约 1cm。表面黄白色或淡棕黄色，平滑，具 2~3 条棱线。种皮（壳）骨质，坚硬。内种皮膜质，种仁宽卵球形或椭圆形，一端淡棕色，另一端金黄色，横断面外层黄色，胶质样，内层淡黄色或淡绿色，粉性，中间有空隙。气微，味甘、微苦。

2. 优品质量　本品均以壳色黄白，种仁饱满，断面色淡黄者为优品。

**【金老谈白果临床炮制技术】**

1. 炮制分类　临床调剂常用的白果仁炮制品，取原药材，除去杂质及硬壳，用时捣碎。

2. 临床功效　甘、苦、涩，平；有毒；归肺、肾经。功能敛肺定喘，止带缩尿。用于痰多喘咳，带下白浊，遗尿尿频。

**【金老谈白果处方审核技术】**

白果作为止咳平喘药的常见中药，对其进行处方审核，要求执业药师收到处方后，首先审核处方的前记、后记等，然后审核处方的用药名称、用药剂量。

在《中华人民共和国药典（2015 年版）》中规定白果的用量为 5~10g。在处方审核过程中，如有超出范围时，应及时与临床医师进行沟通。处方中，当遇到缺药的情况时，处方审核人员不应随意进行更改或将其划掉，应与临床医师进行沟通，并适当调换。

**【金老谈白果处方应付技术】**

首先要确保白果的书写应规范整齐。其次要注意处方名为"银杏子""公孙树子"或"白果"时，均应给付白果。见表 14-24。

**【金老谈白果发药交代技术】**

在白果的发药交代过程中，发药人员的素质和专业知识有重要作用，需要交代白果的服药方法、使用注意与禁忌等方面。

表 14-24　白果处方应付表

| 处方名 | 给付 |
| --- | --- |
| 银杏子、公孙树子、白果 | 白果 |

1. 白果的服药方法　汤剂分两次服，每日 1 剂。或入丸散。服药时间与次数根据不同的病证治疗。止咳宜炙用；止呕宜生用。

2. 白果的使用注意与禁忌　有实邪者忌服；生食或炒食过量可致中毒。

**【金老谈白果临床煎煮技术】**

白果煎药前先加水浸泡半小时，没过药物表面 2cm 为宜。煎煮两次，合并药液，每次煎煮时间为 30 分钟。煎煮后药液约 300ml。捣碎煎服。

**【金老谈白果采购管理技术】**

1. 白果的采购技术　白果应采购于具备《药品经营企业许可证》《营业执照》的药品批发企业。遵循以下原则：

质量标准：白果的质量应符合《中华人民共和国药典（2015 年版）》、局颁药品标准及中药炮制规范的标准要求。

2. 白果的管理技术　白果购进药品到库后，应认真进行验收，并办理入库手续。药剂科各调剂室根据药品使用情况，每周到药库领取药品，临时缺药，应及时补充。制剂室根据配制制剂情况到药库领取制剂原料。临床各科因医疗、科研、教学等需要到药剂科领取药品，需报请相关管理部门批准。各方面领药必须办理相应的药品出库手续。

**【金老谈白果贮存养护供应技术】**

白果置通风干燥处贮存。

白果作为一味常用中药，一般以贮存一日半用量为宜。调剂室应派专人逐日检查白果等其他药物的供应品种及数量情况，对短缺品种要及时登记，随时整理药品，补充所耗品种，以备调剂使用。

# 第十五章　安神药临床调剂

凡以安神定志为主要功效的药物，称为安神药。

安神药分为两类：一类属于质重的金石药及介类药，取其重则能镇，重可去怯的作用，为重镇安神药；一类属于植物药，取其养心滋肝的作用，为养心安神药。金石药和矿物药在煎煮时需打碎先煎，特殊药物如朱砂忌用火煅。本类药物宜睡前服。一些金石类药物有毒，不可过量服用或持续服用，以防中毒，贮存时需贮存于坛、瓷瓶内，密封，置干燥处。

## 第一节　重镇安神药

本类药物具有重镇安神作用，适用于阳气躁动，心悸失眠、惊痫狂乱、烦躁易怒等症。如因邪热内炽者，须配合清热降火药；倘兼痰蒙清窍，神志不清者，当配合豁痰开窍药等。

### 朱　砂

**【来源】**本品为硫化物类矿物辰砂族辰砂，主含硫化汞（HgS）。

**【历史】**始载于《本草经集注》。《吴晋本草》云："朱砂，生武陵，采无时，能化朱成水银。"陶弘景曰："按此化为汞及真朱者，即是今朱砂也。俗医皆别取武都、仇池雄黄夹雌黄者名为丹砂，方家亦往往俱用，此为谬矣。"《开宝本草》云："朱砂，今出辰州、锦州者，药用最良，余皆次焉。"

**【产地】**主产于湖南、贵州、四川、云南等地。

**【金老谈朱砂性状辨别技术】**

1. 形色臭味　本品为粒状或块状集合体，呈颗粒状或块片状。鲜红色或暗红色，条痕红色至褐红色，具光泽。体重，质脆，片状者易破碎，粉末状者有闪烁的光泽。气微，味淡。

2. 优品质量　本品均以色鲜红、有光泽、质脆体重、无杂质为优品。

**【金老谈朱砂临床炮制技术】**

1. 炮制分类　临床调剂常用的朱砂炮制品，取原药材，用磁铁吸去铁屑，置乳钵或球磨机中，加适量水共研细，再加多量水，搅拌，待粗细粉粒下沉，倾出混悬液，下沉部分再按上法反复操作多次，除去杂质，合并混悬液，静置，分取沉淀，干燥，研散。

2. 临床功效　甘，微寒；有毒；归心经。功能清心镇惊，安神，明目，解毒。用于心悸易惊，失眠多梦，癫痫发狂，小儿惊风，视物昏花，口疮，喉痹，疮疡肿毒。

**【金老谈朱砂处方审核技术】**

朱砂作为重镇安神药的常见中药，对其进行处方审核，要求执业药师收到处方后，首先审核处方的前记、后记等，然后审核处方的用药名称、用药剂量。

在《中华人民共和国药典（2015 年版）》中规定朱砂的用量为 0.1~0.5g，属于孕妇禁用药。在处方审核过程中，如有超出范围时，应及时与临床医师进行沟通，并双签字。处方中，当遇到缺药的情况时，处方审核人员不应随意进行更改或将其划掉，应与临床医师进行沟通，并适当调换。

**【金老谈朱砂处方应付技术】**

首先要确保朱砂的书写应规范整齐。其次要注意处方名为“朱砂”“辰砂”或“丹砂”时，均应给付朱砂粉。见表 15-1。

**表 15-1　朱砂处方应付表**

| 处方名 | 给付 |
|---|---|
| 朱砂、辰砂、丹砂 | 朱砂粉 |

**【金老谈朱砂发药交代技术】**

在朱砂的发药交代过程中，发药人员的素质和专业知识有重要作用，需要交代朱砂的服药方法、使用注意与禁忌等方面。

1. 朱砂的服药方法　多入丸散服，不宜入煎剂。外用适量。

2. 朱砂的使用注意与禁忌　本品有毒，不宜大量服用，也不宜少量久服；孕妇及肝肾功能不全者禁用。

**【金老谈朱砂临床煎煮技术】**

研末入散服；入汤剂可研末冲服。可作丸药挂衣。外用：随方配制。忌用火煅。

**【金老谈朱砂采购管理技术】**

1. 朱砂的采购技术　朱砂应采购于具备《药品经营企业许可证》《营业执照》的药品批发企业。遵循以下原则：

质量标准：朱砂的质量应符合《中华人民共和国药典（2015 年版）》、局颁药品标准及中药炮制规范的标准要求。本品含硫化汞（HgS）不得少于 98.0%。

2. 朱砂的管理技术　朱砂购进药品到库后，应认真进行验收，并办理入库手续。药剂科各调剂室根据药品使用情况，每周到药库领取药品，临时缺药，应及时补充。制剂室根据配制制剂情况到药库领取制剂原料。临床各科因医疗、科研、教学等需要到药剂科领取药品，需报请相关管理部门批准。各方面领药必须办理相应的药品出库手续。

**【金老谈朱砂贮存养护供应技术】**

朱砂置干燥处。经加工炮制后，放凉，贮存于坛、瓷瓶内，密封。标写药名。

朱砂作为一味常用中药，一般以贮存一日半用量为宜。调剂室应派专人逐日检查朱砂等其他药物的供应品种及数量情况，对短缺品种要及时登记，随时整理药品，补充所耗品种，以备调剂使用。

# 磁　石

【来源】本品为氧化物类矿物尖晶石族磁铁矿，主含四氧化三铁（$Fe_3O_4$）。

【历史】磁石原名慈石，始载于《神农本草经》，列为中品。陶弘景谓："能悬吸针，虚连三四为佳。"苏颂谓："能吸铁虚连十数针，或一二斤九器……其石中有孔，孔中黄赤色，其上有细毛功用更胜。"陈藏器谓："磁石取铁，如慈母之招子，故名。"以上记载与现今用磁石相符。

【产地】主产于山东、河北、河南、辽宁、黑龙江、内蒙古、湖北、云南、广东、四川、山西、江苏、安徽。

【金老谈磁石性状辨别技术】

1. 形色臭味　本品为块状集合体，呈不规则块状，或略带方形，多具棱角。灰黑色或棕褐色，条痕黑色，具金属光泽。体重，质坚硬，断面不整齐。具磁性。有土腥气，味淡。

2. 优品质量　本品均以铁黑色、有光泽、吸铁能力强、杂质少者为优品。

【金老谈磁石临床炮制技术】

1. 炮制分类

（1）磁石：取原药材，拣去杂质，加工成碎块。

（2）煅磁石：取刷净的磁石块，置锻炉或适宜的容器内，煅至红透，立即倒入醋中浸淬，煅淬两次，冷却后，取出，研成细末。每100kg磁石，用米醋30kg。

2. 临床功效　咸，寒；归肝、心、肾经。功能镇惊安神，平肝潜阳，聪耳明目，纳气平喘。用于惊悸失眠，头晕目眩，视物昏花，耳鸣耳聋，肾虚气喘。

【金老谈磁石处方审核技术】

磁石作为重镇安神药的常见中药，对其进行处方审核，要求执业药师收到处方后，首先审核处方的前记、后记等，然后审核处方的用药名称、炮制规格及用药剂量。

在《中华人民共和国药典（2015年版）》中规定磁石的用量为9~30g。在处方审核过程中，如有超出范围时，应及时与临床医师进行沟通。处方中，应区分玄石、生磁石、磁君煅磁石。当遇到缺药的情况时，处方审核人员不应随意进行更改或将其划掉，应与临床医师进行沟通，并适当调换。

【金老谈磁石处方应付技术】

首先要确保磁石的书写应规范整齐。其次要注意炮制应付，处方名为"玄石""生磁石"或"磁君"时，均应给付磁石；处方名为"煅磁石"时，应给付煅磁石。见表15-2。

表15-2　磁石处方应付表

| 处方名 | 给付 |
|---|---|
| 玄石、生磁石、磁君 | 磁石 |
| 煅磁石 | 煅磁石 |

【金老谈磁石发药交代技术】

在磁石的发药交代过程中，发药人员的素质和专业知识有重要作用，需要交代磁石的服药方法以及使用注意与禁忌等方面。

1. 磁石的服药方法　汤剂分两次服，每日 1 剂。或入丸散。服药时间与次数根据不同的病证治疗。

2. 磁石的使用注意与禁忌　脾胃虚者，不宜多服、久服。

**【金老谈磁石临床煎煮技术】**

磁石质地坚硬，有效成分难以溶出，应煅后，醋淬，研为粗粉入药，入药时要求单独先煎 20 分钟后再纳入其他诸药同煎。因吞服后不宜消化，入丸散，不可多服。

**【金老谈磁石采购管理技术】**

1. 磁石的采购技术　磁石应采购于具备《药品经营企业许可证》《营业执照》的药品批发企业。遵循以下原则：

(1) 质量标准：磁石的质量应符合《中华人民共和国药典(2015 年版)》、局颁药品标准及中药炮制规范的标准要求。本品含铁(Fe)不得少于 45.0%。

(2) 等级规格：磁石属于大众药材，不区分等级，为统货。

2. 磁石的管理技术　磁石购进药品到库后，应认真进行验收，并办理入库手续。药剂科各调剂室根据药品使用情况，每周到药库领取药品，临时缺药，应及时补充。制剂室根据配制制剂情况到药库领取制剂原料。临床各科因医疗、科研、教学等需要到药剂科领取药品，需报请相关管理部门批准。各方面领药必须办理相应的药品出库手续。

**【金老谈磁石贮存养护供应技术】**

磁石置干燥处。经加工炮制后，放凉，贮存于坛、瓷瓶内，密封。标写药名。

磁石作为一味常用中药，一般以贮存一日半用量为宜。调剂室应派专人逐日检查磁石等其他药物的供应品种及数量情况，对短缺品种要及时登记，随时整理药品，补充所耗品种，以备调剂使用。

## 第二节　养心安神药

本类药物具有养心滋肝、安定神志的作用。适用于心肝血虚，心神失养所致的心悸怔忡、失眠多梦等症。在复方中，常与养血补阴药同用。

### 酸枣仁

**【来源】**本品为鼠李科植物酸枣 *Ziziphus jujuba* Mill.var. *spinosa*(Bunge)Hu ex H.F.Chou 的干燥成熟种子。

**【历史】**酸枣始载于《神农本草经》，列为上品。唐宋之际，对酸枣来源的认识曾发生过混乱，但宋代马志对酸枣的描述是非常确切的。他说："酸枣即棘实，更非他物。若云是大枣味酸者，全非也。酸枣小而圆，其核中仁微扁，大枣仁大而长，不相类也。"上述之植物形态与今用之酸枣仁是一致的。

**【产地】**分布于河北、山西、河南、内蒙古、陕西、甘肃、山东等地。主产于河北邢台、内丘、沙河、临城、平山、赞皇、平泉、宽城、兴隆、遵化，北京昌平、延庆、怀柔、密云、平谷，河南林县、浚县、鹤壁，山西襄垣、沁县、吉县、交城，内蒙古宁城、赤峰、翁牛特旗，陕西延安、延长、宜川、黄龙、黄陵，山东沂源、莒南等地。以河北邢台（旧称“顺德府”）产量大，质量优，又以内丘加工精细，所以为著名的顺德枣仁，属驰名的“道地药材”。

**【金老谈酸枣仁性状辨别技术】**

1. 形色臭味　本品呈扁圆形或扁椭圆形，长 5~9mm，宽 5~7mm，厚约 3mm。表面紫红色或紫褐色，平滑有光泽，有的有裂纹。有的两面均呈圆隆状突起；有的一面较平坦，中间有 1 条隆起的纵线纹；另一面稍突起。一端凹陷，可见线形种脐；另端有细小突起的合点。种皮较脆，胚乳白色，子叶两片，浅黄色，富油性。气微，味淡。

2. 优品质量　本品均以粒大、饱满、有光泽、外皮红棕色、种仁色黄白者为优品。

**【金老谈酸枣仁临床炮制技术】**

1. 炮制分类

（1）酸枣仁：取原药材，除去杂质及残留核壳。

（2）炒酸枣仁：净酸枣仁，置热锅内，用文火炒至外皮鼓起，表面颜色变深，并有香气逸出时，取出，晾凉。

（3）焦酸枣仁：取洁净的酸枣仁，置热锅内，用武火 150~180℃炒至鼓起，表面焦褐色，并有种皮部分破裂时，取出，晾凉。

2. 临床功效　甘、酸，平；归肝、胆、心经。功能养心补肝，宁心安神，敛汗，生津。用于虚烦不眠，惊悸多梦，体虚多汗，津伤口渴。

**【金老谈酸枣仁处方审核技术】**

酸枣仁作为养心安神药的常见中药，对其进行处方审核，要求执业药师收到处方后，首先审核处方的前记、后记等，然后审核处方的用药名称、炮制规格及用药剂量。

在《中华人民共和国药典（2015 年版）》中规定酸枣仁的用量为 10~15g。在处方审核过程中，如有超出范围时，应及时与临床医师进行沟通。处方中，应区分酸枣仁、炒酸枣仁、焦酸枣仁。当遇到缺药的情况时，处方审核人员不应随意进行更改或将其划掉，应与临床医师进行沟通，并适当调换。

**【金老谈酸枣仁处方应付技术】**

首先要确保酸枣仁的书写应规范整齐。其次要注意炮制应付，处方名为“枣仁”“山枣”或“酸枣仁”时，均应给付酸枣仁；处方名为“炒酸枣仁”时，应给付炒酸枣仁；处方名为“焦酸枣仁”时，应给付焦酸枣仁。见表 15-3。

**表 15-3　酸枣仁处方应付表**

| 处方名 | 给付 |
|---|---|
| 枣仁、山枣、酸枣仁 | 酸枣仁 |
| 炒酸枣仁 | 炒酸枣仁 |
| 焦酸枣仁 | 焦酸枣仁 |

**【金老谈酸枣仁发药交代技术】**

在酸枣仁的发药交代过程中，发药人员的素质和专业知识有重要作用，需要交代酸枣仁的服药方法、使用注意与禁忌等方面。

1. 酸枣仁的服药方法　汤剂分两次服，每日 1 剂。或入丸散。服药时间与次数根据不同的病证治疗。

2. 酸枣仁的使用注意与禁忌 有实痰郁火、湿痰、邪热所致的心神不安者忌用。孕妇不宜单味大剂量使用。

**【金老谈酸枣仁临床煎煮技术】**

酸枣仁先加水浸泡半小时,没过药物表面2cm为宜。煎煮两次,合并药液,每次煎煮时间为30分钟。煎煮后药液约300ml。本品炒后质脆易碎,便于煎出有效成分,可增强药效。

**【金老谈酸枣仁采购管理技术】**

1. 酸枣仁的采购技术 酸枣仁应采购于具备《药品经营企业许可证》《营业执照》的药品批发企业。遵循以下原则:

(1)质量标准:酸枣仁的质量应符合《中华人民共和国药典(2015年版)》、局颁药品标准及中药炮制规范的标准要求。杂质(核壳等)不得过5%,水分不得过7.0%,总灰分不得过4.0%。本品按干燥品计算,含酸枣仁皂苷A($C_{58}H_{94}O_{26}$)不得少于0.030%,含斯皮诺素($C_{28}H_{32}O_{15}$)不得少于0.080%。

(2)等级规格:

一等:干货。呈扁圆形或扁椭圆形,饱满。表面深红色或紫褐色,有光泽。断面内仁浅黄色,有油性。味甘淡。核壳不超过2%。碎仁不超过5%。无黑仁、杂质、虫蛀、霉变。

二等:干货。呈扁圆形或扁椭圆形,较瘪瘦。表面深红色或棕黄色。断面内仁浅黄色。有油性。味甘淡。核壳不超过5%,碎仁不超过10%。无杂质、虫蛀、霉变。

2. 酸枣仁的管理技术 酸枣仁购进药品到库后,应认真进行验收,并办理入库手续。药剂科各调剂室根据药品使用情况,每周到药库领取药品,临时缺药,应及时补充。制剂室根据配制制剂情况到药库领取制剂原料。临床各科因医疗、科研、教学等需要到药剂科领取药品,需报请相关管理部门批准。各方面领药必须办理相应的药品出库手续。

**【金老谈酸枣仁贮存养护供应技术】**

酸枣仁置阴凉干燥处,防蛀。

酸枣仁作为一味常用中药,一般以贮存一日半用量为宜。调剂室应派专人逐日检查酸枣仁等其他药物的供应品种及数量情况,对短缺品种要及时登记,随时整理药品,补充所耗品种,以备调剂使用。

## 柏子仁

**【来源】**本品为柏科植物侧柏 *Platycladus orientalis*(L.)Franco 的干燥成熟种仁。

**【历史】**本品始于载于《神农本草经》,列为上品,原名"柏实"。《名医别录》谓:"生太山(即今山东泰山)山谷。"《本草图经》云:"柏实生泰山山谷,今处处有之,而乾州(今陕西境内)者最佳,三月开花,九月结子,候成熟收采,蒸曝干,舂擂取熟仁子用。"所述即为本品。又云:"柏实,其叶名侧柏,密州出者尤佳。虽与他柏相类,而其叶皆侧向而生,功效殊别。"《本草纲目》引陆佃《埤雅》云:"柏有数种,入药惟取叶扁而侧生者,故曰侧柏。"又说:"柏叶松身者,桧也。其叶尖硬,亦谓之栝。今人名圆柏,以别侧柏。"

**【产地】**柏子仁分布极广,黄河流域广为栽培。主要分布长江以北各省、市、自治区(东北、新疆较少)。主产于山东安丘、淄川、费县、邹县、南泽、济宁,河南淅川、南阳、信阳、卢氏、灵宝、淇县，江苏盱眙、泗洪、新沂，河北平山、迁安、唐县、武安、承德，山西交城、原平、吉县，陕西洋县、旬阳、蓝田等地。

【金老谈柏子仁性状辨别技术】

1. 形色臭味　本品呈长卵形或长椭圆形，长4~7mm，直径1.5~3mm。表面黄白色或淡黄棕色，外包膜质内种皮，顶端略尖，有深褐色的小点，基部钝圆。质软，富油性。气微香，味淡。

2. 优品质量　本品均以粒饱满、黄白色、油性大而不泛油、无皮壳杂质者为优品。

【金老谈柏子仁临床炮制技术】

1. 炮制分类　临床调剂常用的柏子仁炮制品，取原药材，除去杂质及残留的种皮。

2. 临床功效　甘，平；归心、肾、大肠经。功能养心安神，润肠通便，止汗。用于阴血不足，虚烦失眠，心悸怔忡，肠燥便秘，阴虚盗汗。

【金老谈柏子仁处方审核技术】

柏子仁作为养心安神药的常见中药，对其进行处方审核，要求执业药师收到处方后，首先审核处方的前记、后记等，然后审核处方的用药名称、用药剂量。

在《中华人民共和国药典（2015年版）》中规定柏子仁的用量为3~10g。在处方审核过程中，如有超出范围时，应及时与临床医师进行沟通。处方中，当遇到缺药的情况时，处方审核人员不应随意进行更改或将其划掉，应与临床医师进行沟通，并适当调换。

【金老谈柏子仁处方应付技术】

首先要确保柏子仁的书写应规范整齐。其次处方名为“柏子仁”“柏仁”或“柏子”时，应给付柏子仁。见表15-4。

表15-4　柏子仁处方应付表

| 处方名 | 给付 |
|---|---|
| 柏子仁、柏仁、柏子 | 柏子仁 |

【金老谈柏子仁发药交代技术】

在柏子仁的发药交代过程中，发药人员的素质和专业知识有重要作用，需要交代柏子仁的服药方法、使用注意与禁忌等方面。

1. 柏子仁的服药方法　汤剂分两次服，每日1剂。或入丸散。服药时间与次数根据不同的病证治疗。

2. 柏子仁的使用注意与禁忌　便溏及痰多者不宜用。

【金老谈柏子仁临床煎煮技术】

柏子仁先加水浸泡半小时，没过药物表面2cm为宜。煎煮两次，合并药液，每次煎煮时间为30分钟。煎煮后药液约300ml。

【金老谈柏子仁采购管理技术】

1. 柏子仁的采购技术　柏子仁应采购于具备《药品经营企业许可证》《营业执照》的药品批发企业。遵循以下原则：

（1）质量标准：柏子仁的质量应符合《中华人民共和国药典（2015年版）》、局颁药品标准及中药炮制规范的标准要求。酸值不得过40.0，羰基值不得过30.0，过氧化值不得过0.26，本品每1000g含黄曲霉毒素$B_1$不得过5μg，黄曲霉毒素$G_2$、黄曲霉毒素$G_1$、黄曲霉毒素$B_2$和黄曲霉毒素$B_1$总量不得过10μg。

（2）等级规格：柏子仁属于大众药材，不区分等级，为统货。

2. 柏子仁的管理技术　柏子仁购进药品到库后，应认真进行验收，并办理入库手续。药剂科各调剂室根据药品使用情况，每周到药库领取药品，临时缺药，应及时补充。制剂室根据配制制剂情况到药库领取制剂原料。临床各科因医疗、科研、教学等需要到药剂科领取药品，需报请相关管理部门批准。各方面领药必须办理相应的药品出库手续。

**【金老谈柏子仁贮存养护供应技术】**

柏子仁置阴凉干燥处，防热，防蛀。

柏子仁作为一味常用中药，一般以贮存一日半用量为宜。调剂室应派专人逐日检查柏子仁等其他药物的供应品种及数量情况，对短缺品种要及时登记，随时整理药品，补充所耗品种，以备调剂使用。

## 远　志

**【来源】**本品为远志科植物远志 *Polygala tenuifolia* Willd. 或卵叶远志 *Polygala sibirica* L. 的干燥根。

**【历史】**本品始载于《神农本草经》，列为上品。《名医别录》云："远志，生太山及冤句山谷。"其后历代医药学家多有论述。《本草纲目》云："远志有大叶、小叶两种。陶弘景所说者小叶也，马志所说者大叶也，大叶者花红。"《本草图经》附有远志图五幅，根据产地、形态描述和附图可知，古代药用远志来源已有数种。其主流产品有小叶者，即今用的远志，大叶者即卵叶远志，又称宽叶远志或西伯利亚远志。

**【产地】**主产于山西晋南地区如曲沃、绛县、闻喜、侯马、夏县、稷山、万荣、芮城、翼城、永济，陕西韩城、郃阳、华阴、大荔、澄城、蒲城，河南陕县、渑池、林县、荥阳、巩县、栾川、卢氏、南召，河北迁西、平山、易县、涞源、迁安、平泉、承德，内蒙古赤峰地区，山东临沂地区及辽宁、宁夏、甘肃等地。远志的产区很广，但无论质量还是产量均以山西为首位。

**【金老谈远志性状辨别技术】**

1. 形色臭味　本品呈圆柱形，略弯曲，长3~15cm。直径0.3~0.8cm。表面灰黄色至灰棕色，有较密并深陷的横皱纹、纵皱纹及裂纹，老根的横皱纹较密更深陷，略呈结节状。质硬而脆，易折断，断面皮部棕黄色，木部黄白色，皮部易与木部剥离。气微，味苦、微辛，嚼之有刺喉感。

2. 优品质量　本品均以色黄、内厚、干燥者为优品。

**【金老谈远志临床炮制技术】**

1. 炮制分类

（1）远志：取原药材，除去杂质及木心，洗净，闷润约1小时，至内外湿度一致，切长段，干燥，筛去碎屑。

（2）制远志：取远志段，与甘草煎液同置锅内，不时翻搅，煮至煎液被吸尽，取出，干燥。每100kg净远志，用甘草6kg。

2. 临床功效　苦、辛，温；归心、肾、肺经。功能安神益智，交通心肾，祛痰，消肿。用于心肾不交引起的失眠多梦、健忘惊悸、神志恍惚，咳痰不爽，疮疡肿毒，乳房肿痛。

**【金老谈远志处方审核技术】**

远志作为养心安神药的常见中药，对其进行处方审核，要求执业药师收到处方后，首先审核处方的前记、后记等，然后审核处方的用药名称、炮制规格及用药剂量。

在《中华人民共和国药典（2015 年版）》中规定远志的用量为 3~10g。在处方审核过程中，如有超出范围时，应及时与临床医师进行沟通。处方中，应区分远志、制远志。当遇到缺药的情况时，处方审核人员不应随意进行更改或将其划掉，应与临床医师进行沟通，并适当调换。

**【金老谈远志处方应付技术】**

首先要确保远志的书写应规范整齐。其次要注意炮制应付，处方名为"蕀蒬""棘菀""细草"或"远志"时，均应给付远志；处方名为"制远志"时，应给付制远志。见表 15-5。

**表 15-5　远志处方应付表**

| 处方名 | 给付 |
| --- | --- |
| 蕀蒬、棘菀、细草、远志 | 远志 |
| 制远志 | 制远志 |

**【金老谈远志发药交代技术】**

在远志的发药交代过程中，发药人员的素质和专业知识有重要作用，需要交代远志的服药方法、使用注意与禁忌等方面。

1. 远志的服药方法　汤剂分两次服，每日 1 剂。或入丸散。服药时间与次数根据不同的病证治疗。

2. 远志的使用注意与禁忌　有胃炎及胃溃疡者慎用。

**【金老谈远志临床煎煮技术】**

远志先加水浸泡半小时，没过药物表面 2cm 为宜。煎煮两次，合并药液，每次煎煮时间为 30 分钟。煎煮后药液约 300ml。

**【金老谈远志采购管理技术】**

1. 远志的采购技术　远志应采购于具备《药品经营企业许可证》《营业执照》的药品批发企业。遵循以下原则：

（1）质量标准：远志的质量应符合《中华人民共和国药典（2015 年版）》、局颁药品标准及中药炮制规范的标准要求。水分不得过 12.0%，总灰分不得过 6.0%，酸不溶性灰分不得过 3.0%。本品每 1000g 含黄曲霉毒素 $B_1$ 不得过 5μg，含黄曲霉毒素 $G_2$、黄曲霉毒素 $G_1$、黄曲霉毒素 $B_2$ 和黄曲霉毒素 $B_1$ 总量不得过 10μg。本品按干燥品计算，含远志酮Ⅲ（$C_{25}H_{28}O_{15}$）不得少于 0.10%，含 3，6′ 二芥子酰基蔗糖（$C_{36}H_{46}O_{17}$）不得少于 0.30%。含细叶远志皂苷（$C_{36}H_{56}O_{12}$）不得少于 2.0%。

（2）等级规格：

1）志筒规格标准：

一等：干货。呈筒状，中空。表面浅棕色或灰黄色，全体有较深的横皱纹，皮细肉厚。质脆易断。断面黄白色。气特殊，味苦微辛。长 7cm，中部直径 0.5cm 以上。无木心、杂质、虫蛀、霉变。

二等：干货。呈筒状，中空。表面浅棕色或灰黄色，全体有较深的横皱纹，皮细肉厚。质脆易断。断面黄白色，气特殊，味苦微辛。长 5cm，中部直径 0.3cm 以上。无木心、杂质、虫蛀、霉变。

2）志肉规格标准：统货。干货。多为破裂断碎的肉质根皮。表面棕黄色或灰黄色，全体为横皱纹，皮粗细厚薄不等。质脆易断。断面黄白色。气特殊，味苦微辛。无芦茎、无木心、杂质、虫蛀、霉变。

2. 远志的管理技术　远志购进药品到库后，应认真进行验收，并办理入库手续。药剂科各调剂室根据药品使用情况，每周到药库领取药品，临时缺药，应及时补充。制剂室根据配制制剂情况到药库领取制剂原料。临床各科因医疗、科研、教学等需要到药剂科领取药品，需报请相关管理部门批准。各方面领药必须办理相应的药品出库手续。

**【金老谈远志贮存养护供应技术】**

远志置通风干燥处。易生虫、发霉应经常检查。

远志作为一味常用中药，一般以贮存一日半用量为宜。调剂室应派专人逐日检查远志等其他药物的供应品种及数量情况，对短缺品种要及时登记，随时整理药品，补充所耗品种，以备调剂使用。

## 合　欢　皮

**【来源】**本品为豆科植物合欢 *Albizia julibrissin* Durazz. 的干燥树皮。

**【历史】**始载于《神农本草经》，列为中品。《唐本草》载："此树叶似皂荚、槐等，极细，五月花发，红白色，上有丝茸，秋实作荚，子极薄细尔。"《本草图经》云："人家多植于庭院间，木似梧桐，枝甚柔弱，叶似皂角极而繁密，相互交结。"《本草衍义》曰："合欢花，其色如今之醮晕线，上半白，下半肉红，散垂如丝，为花之异，其绿叶至夜则合。"根据上述的记载以及《本草纲目》附图，认为与今药用合欢皮相一致。

**【产地】**全国大部分地区均产，主产于湖北孝感，江苏无锡、苏州，浙江兰溪、长兴，安徽宣城等地。

**【金老谈合欢皮性状辨别技术】**

1. 形色臭味　本品呈卷曲筒状或半筒状，长 40~80cm，厚 0.1~0.3cm。外表面灰棕色至灰褐色，稍有纵皱纹，有的成浅裂纹，密生明显的椭圆形横向皮孔，棕色或棕红色，偶有突起的横棱或较大的圆形枝痕，常附有地衣斑；内表面淡黄棕色或黄白色，平滑，有细密纵纹。质硬而脆，易折断，断面呈纤维性片状，淡黄棕色或黄白色。气微香，味淡、微涩、稍刺舌，而后喉头有不适感。

2. 优品质量　本品均以质坚实、易折断、断面颗粒状者为优品。

**【金老谈合欢皮临床炮制技术】**

1. 炮制分类　临床调剂常用的合欢皮炮制品，取原药材，除去杂质，厚薄分开，洗净，浸泡 1~2 小时，取出，闷润 8~12 小时，至内外湿度一致，切窄丝，干燥，筛去碎屑。

2. 临床功效　甘，平；归心、肝、肺经。功能解郁安神，活血消肿。用于心神不安，忧郁失眠，肺痈，疮肿，跌扑伤痛。

【金老谈合欢皮处方审核技术】

合欢皮作为养心安神药的常见中药，对其进行处方审核，要求执业药师收到处方后，首先审核处方的前记、后记等，然后审核处方的用药名称、用药剂量。

在《中华人民共和国药典（2015 年版）》中规定合欢皮的用量为 6~12g，属于孕妇慎用药。在处方审核过程中，如有超出范围时，应及时与临床医师进行沟通。处方中，当遇到缺药的情况时，处方审核人员不应随意进行更改或将其划掉，应与临床医师进行沟通，并适当调换。

【金老谈合欢皮处方应付技术】

首先要确保合欢皮的书写应规范整齐。其次要注意处方名为“合昏皮”“夜台皮”或“合欢皮”时，均应给付合欢皮。见表 15-6。

表 15-6　合欢皮处方应付表

| 处方名 | 给付 |
|---|---|
| 合昏皮、夜台皮、合欢皮 | 合欢皮 |

【金老谈合欢皮发药交代技术】

在合欢皮的发药交代过程中，发药人员的素质和专业知识有重要作用，需要交代合欢皮的服药方法、使用注意与禁忌等方面。

1. 合欢皮的服药方法　汤剂分两次服，每日 1 剂。或入丸散。服药时间与次数根据不同的病证治疗。

2. 合欢皮的使用注意与禁忌　孕妇慎用。

【金老谈合欢皮临床煎煮技术】

合欢皮先加水浸泡半小时，没过药物表面 2cm 为宜。煎煮两次，合并药液，每次煎煮时间为 30 分钟。煎煮后药液约 300ml。

【金老谈合欢皮采购管理技术】

1. 合欢皮的采购技术　合欢皮应采购于具备《药品经营企业许可证》《营业执照》的药品批发企业。遵循以下原则：

（1）质量标准：合欢皮的质量应符合《中华人民共和国药典（2015 年版）》、局颁药品标准及中药炮制规范的标准要求。水分不得过 10.0%，总灰分不得过 6.0%。本品按干燥品计算，含槲皮苷（$C_{21}H_{20}O_{11}$）不得少于 1.0%。含（–）-丁香树脂酚-4-*O*-*β*-D-呋喃芹糖基-(1→2)-*β*-D-吡喃葡萄糖苷（$C_{33}H_{44}O_{17}$）不得少于 0.030%。

（2）等级规格：合欢皮属于大众药材，不区分等级，为统货。

2. 合欢皮的管理技术　合欢皮购进药品到库后，应认真进行验收，并办理入库手续。药剂科各调剂室根据药品使用情况，每周到药库领取药品，临时缺药，应及时补充。制剂室根据配制制剂情况到药库领取制剂原料。临床各科因医疗、科研、教学等需要到药剂科领取药品，需报请相关管理部门批准。各方面领药必须办理相应的药品出库手续。

【金老谈合欢皮贮存养护供应技术】

合欢皮置通风干燥处密封，以免变色和跑失香气，影响疗效。

合欢皮作为一味常用中药，一般以贮存一日半用量为宜。调剂室应派专人逐日检查合欢皮等其他药物的供应品种及数量情况，对短缺品种要及时登记，随时整理药品，补充所耗品种，以备调剂使用。

## 首乌藤

【来源】本品为蓼科植物何首乌 *Polygonummultiflorum* Thunb. 的干燥藤茎。

【历史】本品始载于《何首乌传》。《本草纲目》云："风疮疥癣作痒，煎汤洗浴，甚效。"《本草正义》云："治夜少安寐。"《本草再新》："味苦，性温，无毒。"

【产地】主产于河南、湖北、广西、广东、贵州、四川、江苏等地。

【金老谈首乌藤性状辨别技术】

1. 形色臭味　本品呈长圆柱形，稍扭曲，具分枝，长短不一，直径 4~7mm。表面紫红色或紫褐色，粗糙，具扭曲的纵皱纹，节部略膨大，有侧枝痕，外皮菲薄，可剥离。质脆，易折断，断面皮部紫红色，木部黄白色或淡棕色，导管孔明显，髓部疏松，类白色。切段者呈圆柱形的段。外表面紫红色或紫褐色，切面皮部紫红色，木部黄白色或淡棕色，导管孔明显，髓部疏松，类白色。气微，味微苦涩。

2. 优品质量　本品均以枝条粗壮、均匀，外皮棕红色者为优品。

【金老谈首乌藤临床炮制技术】

1. 炮制分类　临床调剂常用的首乌藤炮制品，取原药材，除去杂质，洗净，浸泡 6~8 小时，取出，闷润 10~16 小时，至内外湿度一致，切小段，干燥，筛去碎屑。若为产地段，除去杂质。

2. 临床功效　甘，平；归心、肝经。功能养血安神，祛风通络。用于失眠多梦，血虚身痛，风湿痹痛，皮肤瘙痒。

【金老谈首乌藤处方审核技术】

首乌藤作为养心安神药的常见中药，对其进行处方审核，要求执业药师收到处方后，首先审核处方的前记、后记等，然后审核处方的用药名称、用药剂量。

在《中华人民共和国药典（2015 年版）》中规定首乌藤的用量为 9~15g，属于孕妇慎用药。在处方审核过程中，如有超出范围时，应及时与临床医师进行沟通。处方中，当遇到缺药的情况时，处方审核人员不应随意进行更改或将其划掉，应与临床医师进行沟通，并适当调换。

【金老谈首乌藤处方应付技术】

首先要确保首乌藤的书写应规范整齐。其次要注意处方名为"首乌藤""赤葛"或"九真藤"时，均应给付首乌藤。见表 15-7。

**表 15-7　首乌藤处方应付表**

| 处方名 | 给付 |
|---|---|
| 首乌藤、赤葛、九真藤 | 首乌藤 |

【金老谈首乌藤发药交代技术】

在首乌藤的发药交代过程中，发药人员的素质和专业知识有重要作用，需要交代首乌藤的服药方法、使用注意与禁忌等方面。

1. 首乌藤的服药方法　汤剂分两次服，每日 1 剂。或入丸散。服药时间与次数根据不同的病证治疗。

2. 首乌藤的使用注意与禁忌　孕妇慎用。

**【金老谈首乌藤临床煎煮技术】**

首乌藤先加水浸泡半小时，没过药物表面 2cm 为宜。煎煮两次，合并药液，每次煎煮时间为 30 分钟。煎煮后药液约 300ml。

**【金老谈首乌藤采购管理技术】**

1. 首乌藤的采购技术　首乌藤应采购于具备《药品经营企业许可证》《营业执照》的药品批发企业。遵循以下原则：

（1）质量标准：首乌藤的质量应符合《中华人民共和国药典（2015 年版）》、局颁药品标准及中药炮制规范的标准要求。水分不得过 12.0%，总灰分不得过 10.0%。本品按干燥品计算，含 2，3，5，4′- 四羟基二苯乙烯 -2-*O*-*β*-D- 葡萄糖苷（$C_{22}H_{20}O_9$）不得少于 0.20%。

（2）等级规格：首乌藤属于大众药材，不区分等级，为统货。

2. 首乌藤的管理技术　首乌藤购进药品到库后，应认真进行验收，并办理入库手续。药剂科各调剂室根据药品使用情况，每周到药库领取药品，临时缺药，应及时补充。制剂室根据配制制剂情况到药库领取制剂原料。临床各科因医疗、科研、教学等需要到药剂科领取药品，需报请相关管理部门批准。各方面领药必须办理相应的药品出库手续。

**【金老谈首乌藤贮存养护供应技术】**

首乌藤置干燥处贮存。

首乌藤作为一味常用中药，一般以贮存一日半用量为宜。调剂室应派专人逐日检查首乌藤等其他药物的供应品种及数量情况，对短缺品种要及时登记，随时整理药品，补充所耗品种，以备调剂使用。

## 灵　芝

**【来源】**本品为多孔菌科真菌赤芝 *Ganoderma lucidum*（Leyss.ex Fr.）Karst. 或紫芝 *Ganoderma sinense* Zhao，Xu et Zhang 的干燥子实体。

**【历史】**本品始载于《神农本草经》，列为上品。根据芝的颜色不同，将芝类分成赤芝、黑芝、青芝、白芝、黄芝、紫芝六种。《名医别录》云："赤芝生霍山。紫芝生高夏山谷。六芝皆无毒。六月、八月采。"《本草经集注》曰："此六芝皆仙草之类，俗所稀见，族种甚多，形色环异，并载《芝草图》中。今俗所用紫芝，此是朽树木株上所生，状如木糯。"

**【产地】**

1. 灵芝主产于华东、西南及吉林、河北、山西、浙江、江西、广东、广西等地，有人工栽培，销全国各地。

2. 紫芝主产于浙江、江西、湖南、四川、福建、广西、广东等地，也有人工栽培，销全国各地。

**【金老谈灵芝性状辨别技术】**

1. 形色臭味

（1）赤芝：外形呈伞状，菌盖肾形、半圆形或近圆形，直径 10~18cm，厚 1~2cm。皮壳坚硬，黄褐色至红褐色，有光泽，具环状棱纹和辐射状皱纹，边缘薄而平截，常稍内卷。菌肉白色至淡棕色。菌柄圆柱形，侧生，少偏生，长 7~15cm，直径 1~3.5cm，红褐色至紫褐色，光亮。孢子细小，黄褐色。气微香，味苦涩。

（2）紫芝：皮壳紫黑色，有漆样光泽。菌肉锈褐色。菌柄长 17~23cm。

（3）栽培品：子实体较粗壮、肥厚，直径 12~22cm，厚 1.5~4cm。皮壳外常被有大量粉尘样的黄褐色孢子。

2. 优品质量　本品均以子实体粗壮、肥厚者为优品。

**【金老谈灵芝临床炮制技术】**

1. 炮制分类　临床调剂常用的灵芝炮制品，取原药材，除去杂质；或洗净，闷润 4~6 小时，切厚片，干燥。

2. 临床功效　甘，平；归心、肺、肝、肾经。功能补气安神，止咳平喘。用于心神不宁，失眠心悸，肺虚咳喘，虚劳短气，不思饮食。

**【金老谈灵芝处方审核技术】**

灵芝作为养心安神药的常见中药，对其进行处方审核，要求执业药师收到处方后，首先审核处方的前记、后记等，然后审核处方的用药名称、用药剂量。

在《中华人民共和国药典（2015 年版）》中规定灵芝的用量为 6~12g。在处方审核过程中，如有超出范围时，应及时与临床医师进行沟通。处方中，当遇到缺药的情况时，处方审核人员不应随意进行更改或将其划掉，应与临床医师进行沟通，并适当调换。

**【金老谈灵芝处方应付技术】**

首先要确保灵芝的书写应规范整齐。其次要注意处方名为“灵芝”“灵芝草”或“神芝”时，均应给付灵芝。见表 15-8。

**表 15-8　灵芝处方应付表**

| 处方名 | 给付 |
| --- | --- |
| 灵芝、灵芝草、神芝 | 灵芝 |

**【金老谈灵芝发药交代技术】**

在灵芝的发药交代过程中，发药人员的素质和专业知识有重要作用，需要交代灵芝的服药方法、使用注意与禁忌等方面。

1. 灵芝的服药方法　汤剂分两次服，每日 1 剂。或入丸散。服药时间与次数根据不同的病证治疗。

2. 灵芝的使用注意与禁忌　肝炎伴溃疡患者慎用。

**【金老谈灵芝临床煎煮技术】**

灵芝先加水浸泡半小时，没过药物表面 2cm 为宜。煎煮两次，合并药液，每次煎煮时间为 30 分钟。煎煮后药液约 300ml。

**【金老谈灵芝采购管理技术】**

1. 灵芝的采购技术　灵芝应采购于具备《药品经营企业许可证》《营业执照》的药品批发企业。遵循以下原则：

（1）质量标准：灵芝的质量应符合《中华人民共和国药典（2015年版）》、局颁药品标准及中药炮制规范的标准要求。水分不得过 17.0%，总灰分不得过 3.2%。本品按干燥品计算，含灵芝多糖以无水葡萄糖（$C_6H_{12}O_6$）计，不得少于 0.90%，含三萜及甾醇以齐墩果酸（$C_{30}H_{48}O_3$）计，不得少于 0.50%。

（2）等级规格：灵芝子实体以原木灵芝、椴木灵芝为优，以代料灵芝为次。

2. 灵芝的管理技术　灵芝购进药品到库后，应认真进行验收，并办理入库手续。药剂科各调剂室根据药品使用情况，每周到药库领取药品，临时缺药，应及时补充。制剂室根据配制制剂情况到药库领取制剂原料。临床各科因医疗、科研、教学等需要到药剂科领取药品，需报请相关管理部门批准。各方面领药必须办理相应的药品出库手续。

**【金老谈灵芝贮存养护供应技术】**

灵芝贮存密封置干燥处，防霉，防蛀。

灵芝作为一味常用中药，一般以贮存一日半用量为宜。调剂室应派专人逐日检查灵芝等其他药物的供应品种及数量情况，对短缺品种要及时登记，随时整理药品，补充所耗品种，以备调剂使用。

# 第十六章 平肝息风药临床调剂

凡以平肝阳、息肝风为主要作用的药物，称为平肝息风药。

本类药物包括平抑肝阳药和息风止痉药，平抑肝阳药多为质重之介类或矿石类药物，息风止痉药多为动物类药物。平肝息风药中矿石类、介壳类质坚沉重，用量应大，生用时并宜先煎。钩藤有效成分易被高热破坏，入汤剂应后下。一些贵重药物如羚羊角，一般入丸散服用。有毒之品如全蝎，用量不宜过大。某些昆虫类药物具有较大毒性，应严格掌握剂量和炮制方法、服药方法，不可孟浪用药。贵重药的贮存管理应专柜加锁存放，并有专人负责。

## 第一节 平抑肝阳药

本类药物多为质重之介类或矿石类药物，有平抑肝阳或平肝潜阳之功效，主要用于肝阳上亢之头晕目眩、头痛、耳鸣和肝火上攻之面红、口苦、目赤肿痛、烦躁易怒、头痛头昏等症。亦用治肝阳化风痉挛抽搐及肝阳上扰烦躁不眠者。

### 石决明

**【来源】**本品为鲍科动物杂色鲍 *Haliotis Diversicolor* Reeve、皱纹盘鲍 *Haliotis discus hannai*Ino、羊鲍 *Haliotis ovina* Gmelin、澳洲鲍 *Haliotis ruber*（Leach）、耳鲍 *Haliotis asinina* Linnaeus 或白鲍 *Haliotis laevigata*（Donovan）的贝壳。

**【历史】**石决明始载于《名医别录》。陶弘景曰："俗云紫贝。人皆水渍，熨眼颇明。又云是鳆鱼甲。附石生，大者如手，明耀五色，内亦含珠。"唐代《新修本草》载："此是鳆甲鱼也。附石生，状如蛤，唯一片无对，七孔者良，今俗用紫贝，全非。"宋代《本草图经》谓："今岭南州郡及莱州海边皆有之，采无时……决明壳大如手，小者如三两指大，可以浸水洗眼，七孔、九孔者良，十孔者不佳。"明代《本草纲目》云："决明、千里光，以功名也，九孔螺，以形明也。"又说："石决明形长如小蚌而扁，外皮甚粗，细孔杂杂，内则光耀，背侧一行有孔如穿成者。生于石崖之上，海人泅水，乘其不意，即易得之，否则紧贴难脱也。"可见，古代所用品种与今类同。

**【产地】**

1. 杂色鲍又称"真海决"和"光底海决"。主产于广东、广西、海南、福建等沿海地区。

2. 皱纹盘鲍又称“关海决”和“毛底海决”。主产于山东、辽宁等沿海地区。

3. 耳鲍主产于海南、西沙群岛、南沙群岛、台湾等沿海地区。

4. 羊鲍主产于海南、西沙群岛、南沙群岛等沿海地区。

5. 澳洲鲍主产于澳洲、新西兰等沿海地区。

**【金老谈石决明性状辨别技术】**

1. 形色臭味

（1）杂色鲍：呈长卵圆形，内面观略呈耳形，长7~9cm，宽5~6cm，高约2cm。表面暗红色，有多数不规则的螺肋和细密生长线，螺旋部小，体螺部大，从螺旋部顶处开始向右排列有20余个疣状突起，末端6~9个开孔，孔口与壳面平。内面光滑，具珍珠样彩色光泽。壳较厚，质坚硬，不易破碎。气微，味微咸。

（2）皱纹盘鲍：呈长椭圆形，长8~12cm，宽6~8cm，高2~3cm。表面灰棕色，有多数粗糙而不规则的皱纹，生长线明显，常有苔藓类或石灰虫等附着物，末端4~5个开孔，孔口突出壳面，壳较薄。

（3）羊鲍：近圆形，长4~8cm，宽2.5~6cm，高0.8~2cm。壳顶位于近中部而高于壳面，螺旋部与体螺部各占1/2，从螺旋部边缘有2行整齐的突起，尤以上部较为明显，末端4~5个开孔，呈管状。

（4）澳洲鲍：呈扁平卵圆形，长13~17cm，宽11~14cm，高3.5~6cm。表面砖红色，螺旋部约为壳面的1/2，螺肋和生长线呈波状隆起，疣状突起30余个，末端7~9个开孔，孔口突出壳面。

（5）耳鲍：狭长，略扭曲，呈耳状，长5~8cm，宽2.5~3.5cm，高约1cm。表面光滑，具翠绿色、紫色及褐色等多种颜色形成的斑纹，螺旋部小，体螺部大，末端5~7个开孔，孔口与壳平，多为椭圆形，壳薄，质较脆。

（6）白鲍：呈卵圆形，长11~14cm，宽8.5~11cm，高3~6.5cm。表面砖红色，光滑，壳顶高于壳面，生长线颇为明显，螺旋部约为壳面的1/3，疣状突起30余个，末端9个开孔，孔口与壳平。

2. 优品质量　本品均以个大、壳厚、外皮洁净、内有彩色光泽者为优品。

**【金老谈石决明临床炮制技术】**

1. 炮制分类

（1）石决明：取原药材，除去杂质，加工成碎块。

（2）煅石决明：取净石决明，置锻炉或适宜容器内，煅（500℃，50分钟）至酥脆，取出，晾凉，打碎。

2. 临床功效　咸，寒；归肝经。功能平肝潜阳，清肝明目。用于头痛眩晕，目赤翳障，视物昏花，青盲雀目。

**【金老谈石决明处方审核技术】**

石决明作为平抑肝阳药的常见中药，对其进行处方审核，要求执业药师收到处方后，首先审核处方的前记、后记等，然后审核处方的用药名称、炮制规格及用药剂量。

在《中华人民共和国药典（2015年版）》中规定石决明的用量为6~20g。在处方审核过程中，如有超出范围时，应及时与临床医师进行沟通。处方中，应区分石决明、煅石决明。当遇到缺药的情况时，处方审核人员不应随意进行更改或将其划掉，应与临床医师进行沟通，并适当调换。

【金老谈石决明处方应付技术】

首先要确保石决明的书写规范整齐。其次要注意炮制应付，处方名为"九孔螺""千里光"或"石决明"时，均应给付石决明；处方名为"煅石决明"时，应给付煅石决明。见表16-1。

表16-1　石决明处方应付表

| 处方名 | 给付 |
| --- | --- |
| 九孔螺、千里光、石决明 | 石决明 |
| 煅石决明 | 煅石决明 |

【金老谈石决明发药交代技术】

在石决明的发药交代过程中，发药人员的素质和专业知识有重要作用，需要交代石决明的服药方法、使用注意与禁忌等方面。

1. 石决明的服药方法　汤剂分两次服，每日1剂。或入丸散。服药时间与次数根据不同的病证治疗。

2. 石决明的使用注意与禁忌　本品咸寒易伤脾胃，故脾胃虚寒，食少便溏者慎用。

【金老谈石决明临床煎煮技术】

石决明主要成分为碳酸钙，质地坚硬，不宜溶于水，为使有效成分充分溶出，宜先煎且粉碎度愈大愈好。

【金老谈石决明采购管理技术】

1. 石决明的采购技术　石决明应采购于具备《药品经营企业许可证》《营业执照》的药品批发企业。遵循以下原则：

（1）质量标准：石决明的质量应符合《中华人民共和国药典（2015年版）》、局颁药品标准及中药炮制规范的标准要求。本品含碳酸钙（$CaCO_3$）不得少于95.0%。

（2）等级规格：石决明属于大众药材，不区分等级，为统货。

2. 石决明的管理技术　石决明购进药品到库后，应认真进行验收，并办理入库手续。药剂科各调剂室根据药品使用情况，每周到药库领取药品，临时缺药，应及时补充。制剂室根据配制制剂情况到药库领取制剂原料。临床各科因医疗、科研、教学等需要到药剂科领取药品，需报请相关管理部门批准。各方面领药必须办理相应的药品出库手续。

【金老谈石决明贮存养护供应技术】

石决明置干燥处贮存。

石决明作为一味常用中药，一般以贮存一日半用量为宜。调剂室应派专人逐日检查石决明等其他药物的供应品种及数量情况，对短缺品种要及时登记，随时整理药品，补充所耗品种，以备调剂使用。

## 珍珠母

【来源】本品为蚌科动物三角帆蚌 *Hyriopsis cumingii*（Lea）、褶纹冠蚌 *Cristaria plicata*

(Leach)或珍珠贝科动物马氏珍珠贝 *Pteria martensii*(Dunker)的贝壳。

**【历史】**本品始载于《本草图经》。《中国医学大辞典》云:"滋肝阴,清肝火。治癫狂惊痫,头眩,耳鸣,心跳,胸腹膜胀,妇女血热,血崩,小儿惊搐发痉。""此物(珍珠母)兼入心、肝两经,与石决明但入肝经者不同,故涉神志病者,非此不可。"《饮片新参》云:"平肝潜阳,安神魂,定惊痫,消热痞、眼翳。"

**【产地】**三角帆蚌和褶纹冠蚌在全国各地的江河湖沼中均产,马氏珍珠贝主产于广东、海南、广西沿海。

**【金老谈珍珠母性状辨别技术】**

1. 形色臭味

(1) 三角帆蚌:略呈不等边四角形。壳面生长轮呈同心环状排列。后背缘向上突起,形成大的三角形帆状后翼。壳内面外套痕明显;前闭壳肌痕呈卵圆形,后闭壳肌痕略呈三角形。左右壳均具两枚拟主齿,左壳具两枚长条形侧齿,右壳具一枚长条形侧齿;具光泽。质坚硬。气微腥,味淡。

(2) 褶纹冠蚌:呈不等边三角形。后背缘向上伸展成大形的冠。壳内面外套痕略明显;前闭壳肌痕大呈楔形,后闭壳肌痕呈不规则卵圆形,在后侧齿下方有与壳面相应的纵肋和凹沟。左、右壳均具一枚短而略粗后侧齿和一枚细弱的前侧齿,均无拟主齿。

(3) 马氏珍珠贝:呈斜四方形,后耳大,前耳小,背缘平直,腹缘圆,生长线极细密,成片状。闭壳肌痕大,长圆形。具一凸起的长形主齿。

2. 优品质量 本品均以片大、色白、酥松而不碎者为优品。

**【金老谈珍珠母临床炮制技术】**

1. 炮制分类

(1) 珍珠母:取原药材,除去杂质,洗净,干燥,加工成碎块。

(2) 煅珍珠母:取净珍珠母,置煅炉或适宜容器内,煅(600℃,15 分钟)至红透,取出,晾凉。

(3) 珍珠粉:取原药材,用布包好,加豆腐和水(或豆浆)共煮约 2 小时,取出,洗净。粉碎成最细粉。每 100kg 珍珠,用豆腐(或豆浆)400kg。

2. 临床功效 咸,寒;归肝、心经。功能平肝潜阳,安神定惊,明目退翳。用于头痛眩晕,惊悸失眠,目赤翳障,视物昏花。

**【金老谈珍珠母处方审核技术】**

珍珠母作为平抑肝阳药的常见中药,对其进行处方审核,要求执业药师收到处方后,首先审核处方的前记、后记等,然后审核处方的用药名称、炮制规格及用药剂量。

在《中华人民共和国药典(2015 年版)》中规定珍珠母的用量为 10~25g,属于孕妇慎用药。在处方审核过程中,如有超出范围时,应及时与临床医师进行沟通。处方中,应区分珍珠母、煅珍珠母、珍珠粉。当遇到缺药的情况时,处方审核人员不应随意进行更改或将其划掉,应与临床医师进行沟通,并适当调换。

**【金老谈珍珠母处方应付技术】**

首先要确保珍珠母的书写应规范整齐。其次要注意炮制应付,处方名为"珠牡丹""珠母"或"珍珠母"时,均应给付珍珠母;处方名为"煅珍珠母"时,应给付煅珍珠母;处方名为"珍珠粉"时,应给付珍珠粉。见表 16-2。

表 16-2　珍珠母处方应付表

| 处方名 | 给付 |
|---|---|
| 珠牡丹、珠母、珍珠母 | 珍珠母 |
| 煅珍珠母 | 煅珍珠母 |
| 珍珠粉 | 珍珠粉 |

**【金老谈珍珠母发药交代技术】**

在珍珠母的发药交代过程中，发药人员的素质和专业知识有重要作用，需要交代珍珠母的服药方法、使用注意与禁忌等方面。

1. 珍珠母的服药方法　汤剂分两次服，每日 1 剂。或入丸散。珍珠粉冲服，服药时间与次数根据不同的病证治疗。

2. 珍珠母的使用注意与禁忌　本品属性寒镇降之品，故脾胃虚寒者及孕妇慎用。

**【金老谈珍珠母临床煎煮技术】**

珍珠母质地坚硬，为使有效成分充分溶出，应先研碎再进行先煎，且粉碎度愈大愈好。

**【金老谈珍珠母采购管理技术】**

1. 珍珠母的采购技术　珍珠母应采购于具备《药品经营企业许可证》《营业执照》的药品批发企业。遵循以下原则：

（1）质量标准：珍珠母的质量应符合《中华人民共和国药典（2015 年版）》、局颁药品标准及中药炮制规范的标准要求。酸不溶性灰分不得过 4.0%。

（2）等级规格：珍珠母为大众药材，不区分等级，为统货。

2. 珍珠母的管理技术　珍珠母购进药品到库后，应认真进行验收，并办理入库手续。药剂科各调剂室根据药品使用情况，每周到药库领取药品，临时缺药，应及时补充。制剂室根据配制制剂情况到药库领取制剂原料。临床各科因医疗、科研、教学等需要到药剂科领取药品，需报请相关管理部门批准。各方面领药必须办理相应的药品出库手续。

**【金老谈珍珠母贮存养护供应技术】**

珍珠母置干燥处贮存，防尘。

珍珠母作为一味常用中药，一般以贮存一日半用量为宜。调剂室应派专人逐日检查珍珠母等其他药物的供应品种及数量情况，对短缺品种要及时登记，随时整理药品，补充所耗品种，以备调剂使用。

## 牡　蛎

**【来源】**本品为牡蛎科动物长牡蛎 *Ostrea gigas* Thunberg、大连湾牡蛎 *Ostrea talienwhanensis* Crosse 或近江牡蛎 *Ostrea rivularis* Gould 的贝壳。

**【历史】**本品始载于《神农本草经》，列为上品。《本草图经》云："今海旁皆有之，而南海闽中及通泰间尤多。此物附石而生，相连如房，故名蛎房，一名蚝山，晋安人呼为蚝莆。初生海边才如拳石，四面渐长有一、二丈者，崭岩如山，俗呼蚝山。每一房内有蚝肉一块，肉之大小随房所生。大房如马蹄，小者如人指面……海人取之皆凿房以烈火逼开之，挑取其肉当食，其味美好更有益也。”李时珍曰：“南海人以其蛎房砌墙，烧灰粉壁，食其肉谓之蛎黄。”以上所述，与今用之牡蛎情况相符。

【产地】牡蛎我国沿海均产。近江牡蛎产区较广，北起东北，南至海南省沿海；长牡蛎主产于山东以北至东北沿海；大连湾牡蛎主产于辽宁、山东、河北等沿海。

**【金老谈牡蛎性状辨别技术】**

1. 形色臭味

（1）长牡蛎：呈长片状，背腹缘几平行，长 10~50cm，高 4~15cm。右壳较小，鳞片坚厚，层状或层纹状排列。壳外面平坦或具数个凹陷，淡紫色、灰白色或黄褐色；内面瓷白色，壳顶二侧无小齿。左壳凹陷深，鳞片较右壳粗大，壳顶附着面小。质硬，断面层状，洁白。气微，味微咸。

（2）大连湾牡蛎：呈类三角形，背腹缘呈八字形。右壳外面淡黄色，具疏松的同心鳞片，鳞片起伏成波浪状，内面白色。左壳同心鳞片坚厚，自壳顶部放射肋数个，明显，内面凹下呈盒状，铰合面小。

（3）近江牡蛎：呈圆形、卵圆形或三角形等。右壳外面稍不平，有灰、紫、棕、黄等色，环生同心鳞片，幼体者鳞片薄而脆，多年生长后鳞片层层相叠，内面白色，边缘有的淡紫色。

2. 优品质量　本品均以个大、整齐、质坚、内面光洁、色白者为优品。

**【金老谈牡蛎临床炮制技术】**

1. 炮制分类

（1）生牡蛎：取原药材，除去杂质，洗净，干燥，加工成碎块。

（2）煅牡蛎：取净牡蛎，置锻炉或适宜的容器内，煅（500℃，1 小时）至酥脆，取出，晾凉。

2. 临床功效　咸，微寒；归肝、胆、肾经。功能重镇安神，潜阳补阴，软坚散结。用于惊悸失眠，眩晕耳鸣，瘰疬痰核，癥瘕痞块。煅牡蛎收敛固涩，制酸止痛。用于自汗盗汗，遗精滑精，崩漏带下，胃痛吞酸。

**【金老谈牡蛎处方审核技术】**

牡蛎作为平抑肝阳药的常见中药，对其进行处方审核，要求执业药师收到处方后，首先审核处方的前记、后记等，然后审核处方的用药名称、炮制规格及用药剂量。

在《中华人民共和国药典（2015 年版）》中规定牡蛎的用量为 9~30g。在处方审核过程中，如有超出范围时，应及时与临床医师进行沟通。处方中，应区分牡蛎、煅牡蛎。当遇到缺药的情况时，处方审核人员不应随意进行更改或将其划掉，应与临床医师进行沟通，并适当调换。

**【金老谈牡蛎处方应付技术】**

首先要确保牡蛎的处方书写应规范整齐。其次要注意炮制应付，处方名为“牡蛎”“蛎蛤”或“牡蛤”时，均应给付生牡蛎；处方名为“煅牡蛎”时，应给付煅牡蛎。见表 16-3。

**表 16-3　牡蛎处方应付表**

| 处方名 | 给付 |
|---|---|
| 牡蛎、蛎蛤、牡蛤 | 生牡蛎 |
| 煅牡蛎 | 煅牡蛎 |

【金老谈牡蛎发药交代技术】

在牡蛎的发药交代过程中，发药人员的素质和专业知识有重要作用，需要交代牡蛎的服药方法、使用注意与禁忌等方面。

1. 牡蛎的服药方法　汤剂分两次服，每日 1 剂。或入丸散。服药时间与次数根据不同的病证治疗。

2. 牡蛎的使用注意与禁忌　体虚而多寒者忌服。肾阳虚、外感表证、便秘者忌用。脾胃虚寒、食少便溏者慎用。

【金老谈牡蛎临床煎煮技术】

牡蛎质地坚硬，为使有效成分充分溶出，应先研碎再进行先煎，且粉碎度愈大愈好。

【金老谈牡蛎采购管理技术】

1. 牡蛎的采购技术　牡蛎应采购于具备《药品经营企业许可证》《营业执照》的药品批发企业。遵循以下原则：

（1）质量标准：牡蛎的质量应符合《中华人民共和国药典（2015 年版）》、局颁药品标准及中药炮制规范的标准要求。本品含碳酸钙（$CaCO_3$）不得少于 94.0%。

（2）等级规格：牡蛎属于大众药材，不区分等级，为统货。

2. 牡蛎的管理技术　牡蛎购进药品到库后，应认真进行验收，并办理入库手续。药剂科各调剂室根据药品使用情况，每周到药库领取药品，临时缺药，应及时补充。制剂室根据配制制剂情况到药库领取制剂原料。临床各科因医疗、科研、教学等需要到药剂科领取药品，需报请相关管理部门批准。各方面领药必须办理相应的药品出库手续。

【金老谈牡蛎贮存养护供应技术】

牡蛎置干燥处贮存。

牡蛎作为一味常用中药，一般以贮存一日半用量为宜。调剂室应派专人逐日检查牡蛎等其他药物的供应品种及数量情况，对短缺品种要及时登记，随时整理药品，补充所耗品种，以备调剂使用。

## 赭　石

【来源】本品为氧化物类矿物刚玉族赤铁矿，主含三氧化二铁（$Fe_2O_3$）。

【历史】本品始载于《神农本草经》，列为下品，原作“代赭”。《名医别录》云：“代赭生齐国山谷，赤红青色，如鸡冠有泽，染爪甲不渝者良。”《本草经集注》曰：“今医家所用，多择取大块，其上纹头，如浮沤丁者为胜，谓之丁头赭石。”综上所述，古代所用之赭石，与今用之相同。

【产地】主产于山西、河北、河南、山东等地。

【金老谈赭石性状辨别技术】

1. 形色臭味　本品为鲕状、豆状、肾状集合体，多呈不规则的扁平块状。暗棕红色或灰黑色，条痕樱红色或红棕色，有的有金属光泽。一面多有圆形的突起，习称“钉头”；另一面与突起相对应处有同样大小的凹窝。体重，质硬，砸碎后断面显层叠状。气微，味淡。

2. 优品质量　本品均以色棕红、有钉头、断面层叠状者为优品。

【金老谈赭石临床炮制技术】

1. 炮制分类

（1）赭石：取原药材，除去杂质，加工成碎块。

（2）煅赭石：取净赭石，置锻炉或适宜的容器内，煅（约700℃，20分钟）至红透，取出，立即投入米醋中浸淬，捞出，晾干，未煅透者再反复烧煅和浸淬，直至酥脆。每100kg净赭石，用醋30kg。

2. 临床功效　苦，寒；归肝、心、肺、胃经。功能平肝潜阳，重镇降逆，凉血止血。用于眩晕耳鸣，呕吐，噫气，呃逆，喘息，吐血，衄血，崩漏下血。

【金老谈赭石处方审核技术】

赭石作为平抑肝阳药的常见中药，对其进行处方审核，要求执业药师收到处方后，首先审核处方的前记、后记等，然后审核处方的用药名称、炮制规格及用药剂量。

在《中华人民共和国药典（2015年版）》中规定赭石的用量为9~30g，属于孕妇慎用药。在处方审核过程中，如有超出范围时，应及时与临床医师进行沟通。处方中，应区分赭石、煅赭石。当遇到缺药的情况时，处方审核人员不应随意进行更改或将其划掉，应与临床医师进行沟通，并适当调换。

【金老谈赭石处方应付技术】

首先要确保赭石的处方书写应规范整齐。其次要注意炮制应付，处方名为“赭石”时，应给付赭石；处方名为“煅赭石”时，应给付煅赭石。见表16-4。

表16-4　赭石处方应付表

| 处方名 | 给付 |
|---|---|
| 赭石 | 赭石 |
| 煅赭石 | 煅赭石 |

【金老谈赭石发药交代技术】

在赭石的发药交代过程中，发药人员的素质和专业知识有重要作用，需要交代赭石的服药方法、使用注意与禁忌等方面。

1. 赭石的服药方法　汤剂分两次服，每日1剂。或入丸散。服药时间与次数根据不同的病证治疗。

2. 赭石的使用注意与禁忌　孕妇慎用。

【金老谈赭石临床煎煮技术】

赭石质地坚硬，为使有效成分充分溶出，应先研碎再进行先煎。

【金老谈赭石采购管理技术】

1. 赭石的采购技术　赭石应采购于具备《药品经营企业许可证》《营业执照》的药品批发企业。遵循以下原则：

（1）质量标准：赭石的质量应符合《中华人民共和国药典（2015年版）》、局颁药品标准及中药炮制规范的标准要求。本品含铁（Fe）不得少于45.0%。

（2）等级规格：

1）钉赭石：又名钉头赭石、老式赭石，棕红或铁青色，表面有乳头状突起，质佳。销全国各地并且出口。为代赭石正品。

2）无钉赭石：又名新式赭石、红石头、红砂石。表面无乳头状突起。质次。为代赭石副品。仅作钉头赭石的代用品。

3）卵状赭石：为代赭石副品。销四川一带。均以断面层叠状显著、每层多有钉头、赤红色、无杂石者为佳。

2. 赭石的管理技术　赭石购进药品到库后，应认真进行验收，并办理入库手续。药剂科各调剂室根据药品使用情况，每周到药库领取药品，临时缺药，应及时补充。制剂室根据配制制剂情况到药库领取制剂原料。临床各科因医疗、科研、教学等需要到药剂科领取药品，需报请相关管理部门批准。各方面领药必须办理相应的药品出库手续。

**【金老谈赭石贮存养护供应技术】**

赭石置干燥处贮存，防潮。

赭石作为一味常用中药，一般以贮存一日半用量为宜。调剂室应派专人逐日检查赭石等其他药物的供应品种及数量情况，对短缺品种要及时登记，随时整理药品，补充所耗品种，以备调剂使用。

## 蒺　藜

**【来源】**本品为蒺藜科植物蒺藜 *Tribulus terrestris* L. 的干燥成熟果实。

**【历史】**本品始载于《神农本草经》。李时珍云："即（蒺），疾也；藜，利也；茨，刺也。其刺伤人，甚疾而利也。"这大概就是"刺蒺藜"之名的初始。

**【产地】**主产于东北、华北及西北等地。

**【金老谈蒺藜性状辨别技术】**

1. 形色臭味　本品由 5 个分果瓣组成，呈放射状排列，直径 7~12mm。常裂为单一的分果瓣，分果瓣呈斧状，长 3~6mm；背部黄绿色，隆起，有纵棱和多数小刺，并有对称的长刺和短刺各 1 对，两侧面粗糙，有网纹，灰白色。质坚硬。气微，味苦、辛。

2. 优品质量　本品均以饱满坚实、背面色淡黄绿者为优品。

**【金老谈蒺藜临床炮制技术】**

1. 炮制分类

（1）蒺藜：取原药材，拣净杂质，去刺。用时捣碎。

（2）炒蒺藜：取净蒺藜，置炒制容器内，用文火加热，炒至微黄色，碾去刺，筛去刺屑。用时捣碎。

2. 临床功效　辛、苦，微温；有小毒；归肝经。功能平肝解郁，活血祛风，明目，止痒。用于头痛眩晕，胸胁胀痛，乳闭乳痈，目赤翳障，风疹瘙痒。

**【金老谈蒺藜处方审核技术】**

蒺藜作为平抑肝阳药的常见中药，对其进行处方审核，要求执业药师收到处方后，首先审核处方的前记、后记等，然后审核处方的用药名称、炮制规格及用药剂量。

在《中华人民共和国药典（2015 年版）》中规定蒺藜的用量为 6~10g，属于孕妇慎用药。在处方审核过程中，如有超出范围时，应及时与临床医师进行沟通，并双签字。处方中，应区分蒺藜、炒蒺藜。当遇到缺药的情况时，处方审核人员不应随意进行更改或将其划掉，应与临床医师进行沟通，并适当调换。

**【金老谈蒺藜处方应付技术】**

首先要确保蒺藜的书写应规范整齐。其次要注意炮制应付，处方名为“名茨”“旁通”或“蒺藜”时，均应给付蒺藜；处方名为“炒蒺藜”时，应给付炒蒺藜。见表16-5。

**表16-5　蒺藜处方应付表**

| 处方名 | 给付 |
|---|---|
| 名茨、旁通、蒺藜 | 蒺藜 |
| 炒蒺藜 | 炒蒺藜 |

**【金老谈蒺藜发药交代技术】**

在蒺藜的发药交代过程中，发药人员的素质和专业知识有重要作用，需要交代蒺藜的服药方法、使用注意与禁忌等方面。

1. 蒺藜的服药方法　汤剂分两次服，每日1剂。服药时间与次数根据不同的病证治疗。

2. 蒺藜的使用注意与禁忌　孕妇慎用。

**【金老谈蒺藜临床煎煮技术】**

蒺藜先加水浸泡半小时，没过药物表面2cm为宜。煎煮两次，合并药液，每次煎煮时间为30分钟。煎煮后药液约300ml。

**【金老谈蒺藜采购管理技术】**

1. 蒺藜的采购技术　蒺藜应采购于具备《药品经营企业许可证》《营业执照》的药品批发企业。遵循以下原则：

（1）质量标准：蒺藜的质量应符合《中华人民共和国药典（2015年版）》、局颁药品标准及中药炮制规范的标准要求。水分不得过9.0%，总灰分不得过12.0%。

（2）等级规格：蒺藜属于大众类药材，为统货，不区分等级。

2. 蒺藜的管理技术　蒺藜购进药品到库后，应认真进行验收，并办理入库手续。药剂科各调剂室根据药品使用情况，每周到药库领取药品，临时缺药，应及时补充。制剂室根据配制制剂情况到药库领取制剂原料。临床各科因医疗、科研、教学等需要到药剂科领取药品，需报请相关管理部门批准。各方面领药必须办理相应的药品出库手续。

**【金老谈蒺藜贮存养护供应技术】**

蒺藜置干燥处贮存，防霉。

蒺藜作为一味常用中药，一般以贮存一日半用量为宜。调剂室应派专人逐日检查蒺藜等其他药物的供应品种及数量情况，对短缺品种要及时登记，随时整理药品，补充所耗品种，以备调剂使用。

## 第二节　息风止痉药

本类药物主入肝经，以息肝风、止痉为主要功效，部分兼有平肝潜阳、清泻肝火、祛外风作用，主要用于温热病热极动风、肝阳化风、血虚生风等所致之眩晕欲仆、项强肢颤、痉挛抽搐等症，以及风阳夹痰、痰热上扰之癫痫、惊风抽搐，或风毒侵袭引动内风之破伤风痉挛抽搐、角弓反张等症。部分息风止痉药，亦可用治肝阳眩晕和肝火上攻之目赤、头痛或风邪中经络之口眼㖞斜、肢麻痉挛、头痛、痹证等。

## 羚羊角

**【来源】**本品为牛科动物赛加羚羊 *Saiga tatarica* Linnaeus 的角。

**【历史】**本品始载于《神农本草经》，列为中品。据历代本草记载，羚羊角的名称、形态和产地等颇不一致，在名称上有羚羊、羱羊、九尾羊等；在形态上有两角、一角之分，其角有说长一、二尺，有说长四、五寸；在产地上有说出建平、宜都及西域，有云出梁州、直州及泽州等。看来古代我国多处有产，且品种甚多，但与现在所用之羚羊角迥然有别。明代《本草汇言》云："羚羊角白亮如玉，长七八寸。"清代《本草从新》云："羚羊角明亮而兴，不黑者良。"近代《增订伪药条辨》曰："羚羊角亦有黑白两种……近年以白者为重，故市上只有白羚羊，黑者多无觅。"上述色白之羚羊角与现在所用之赛加羚羊角相符。可见，赛加羚羊角入药至少始于我国明代，并为羚羊角之佳品。自 1985 年以来，历次《中华人民共和国药典》均收载，并规定"赛加羚羊角"为羚羊角之正品。

羚羊角是一种珍贵、稀有而有特效的中药材，具有平肝息风、镇惊定搐、清热解毒之功效。在古代名方和名贵成药中是不可或缺的主要药品，如治疗肝风内动、手足抽搐的羚羊钩藤汤；如治疗湿热病，邪热内盛，逆传心包引起的昏狂谵语、抽搐痉厥的紫雪散；如著名中成药局方牛黄清心丸、牛黄降压丸，均配此药。

**【产地】**本品历史上完全依靠进口，主产于俄罗斯、哈萨克斯坦、蒙古国。其中以俄罗斯产量最大，约占进口总量的 50%，哈萨克斯坦约占 30%，蒙古国占 20%。过去均由香港转口，现已直接贸易。由边贸口岸输入的很多，如黑龙江的绥芬河、内蒙古的满洲里、新疆的霍尔果斯等。

**【金老谈羚羊角性状辨别技术】**

1. 形色臭味　本品呈长圆锥形，略呈弓形弯曲，长 15~33cm；类白色或黄白色，基部稍呈青灰色。嫩枝对光透视有"血丝"或紫黑色斑纹，光润如玉，无裂纹，老枝则有细纵裂纹。除尖端部分外，有 10~16 个隆起环脊，间距约 2cm，用手握之，四指正好嵌入凹处。角的基部横截面圆形，直径 3~4cm，内有坚硬质重的角柱，习称"骨塞"，骨塞长约占全角的 1/2 或 1/3，表面有突起的纵棱与其外面角鞘内的凹沟紧密嵌合，从横断面观，其结合部呈锯齿状。除去"骨塞"后，角的下半段成空洞，全角呈半透明，对光透视，上半段中央有一条隐约可辨的细孔道直通角尖，习称"通天眼"。质坚硬。气微，味淡。

2. 优品质量　本品均以角肉丰满、色润、有光泽、质嫩、无裂纹、显有鲜红血斑（称全活羚羊）者为优品。

**【金老谈羚羊角临床炮制技术】**

1. 炮制分类

（1）羚羊角镑片：取羚羊角，大小分开，温水洗净，去塞，加工成极薄片，干燥。

（2）羚羊角粉：取原药材，洗净，去塞，干燥，打成碎块，粉碎成细粉。

2. 临床功效　咸，寒；归肝、心经。功能平肝息风，清肝明目，散血解毒。用于肝风内动，惊痫抽搐，妊娠子痫，高热痉厥，癫痫发狂，头痛眩晕，目赤翳障，温毒发斑，痈肿疮毒。

【金老谈羚羊角处方审核技术】

羚羊角作为息风止痉药的常见中药，对其进行处方审核，要求执业药师收到处方后，首先审核处方的前记、后记等，然后审核处方的用药名称、炮制规格及用药剂量。

在《中华人民共和国药典（2015 年版）》中规定羚羊角的用量为 1~3g。在处方审核过程中，如有超出范围时，应及时与临床医师进行沟通。处方中，应区分羚羊角、羚羊角粉。当遇到缺药的情况时，处方审核人员不应随意进行更改或将其划掉，应与临床医师进行沟通，并适当调换。

【金老谈羚羊角处方应付技术】

首先要确保羚羊角的书写应规范整齐。其次要注意炮制应付，处方名为“羚羊角”时，应给付羚羊角片；处方名为“羚羊角粉”时，应给付羚羊角粉。见表 16-6。

表 16-6　羚羊角处方应付表

| 处方名 | 给付 |
|---|---|
| 羚羊角 | 羚羊角片 |
| 羚羊角粉 | 羚羊角粉 |

【金老谈羚羊角发药交代技术】

在羚羊角的发药交代过程中，发药人员的素质和专业知识有重要作用，需要交代羚羊角的服药方法、使用注意与禁忌等方面。

1. 羚羊角的服药方法　冲服或入丸散。服药时间与次数根据不同的病证治疗。

2. 羚羊角的使用注意与禁忌　脾虚慢惊者忌用。

【金老谈羚羊角临床煎煮技术】

羚羊角宜另煎 2 小时以上，与煎好的药液合兑。也可磨汁或研粉服。

【金老谈羚羊角采购管理技术】

1. 羚羊角的采购技术　羚羊角应采购于具备《药品经营企业许可证》《营业执照》的药品批发企业。遵循以下原则：

（1）质量标准：羚羊角的质量应符合《中华人民共和国药典（2015 年版）》、局颁药品标准及中药炮制规范的标准要求。

（2）等级规格：羚羊角属于大众药材，不区分等级，为统货。

2. 羚羊角的管理技术　羚羊角属于贵细中药，购进药品到库后，应认真进行验收，并办理入库手续。应专柜加锁存放，并有专人负责。药剂科各调剂室根据药品使用情况，每周到药库领取药品，临时缺药，应及时补充。制剂室根据配制制剂情况到药库领取制剂原料。临床各科因医疗、科研、教学等需要到药剂科领取药品，需报请相关管理部门批准。各方面领药必须办理相应的药品出库手续。

【金老谈羚羊角贮存养护供应技术】

羚羊角作为贵细中药，应设专柜加锁存放，实行双人签收与核发管理手续，每天清点账务，避免发生差错，造成经济损失。羚羊角置阴凉干燥处贮存。

羚羊角作为一味贵细中药材，一般以贮存一日半用量为宜。调剂室应派专人逐日检查羚羊角等其他药物的供应品种及数量情况，对短缺品种要及时登记，随时整理药品，补充所耗品种，以备调剂使用。

## 牛 黄

**【来源】**本品为牛科动物牛 *Bostaurus domesticus* Gmelin 的干燥胆结石。

**【历史】**本品始载于《神农本草经》，列为上品。《名医别录》载："牛黄生陇西及晋地，特牛胆中得之……" 陶弘景并谓："一子大如鸡子黄，相重叠，药中之贵，莫复过此。" 苏颂的《本草图经》云："一子如鸡子黄大，重叠可揭折，轻虚而气香者佳，然人多伪之，试法揩摩甲上，透甲黄者为真。" 寇宗奭在《本草衍义》中说："牛黄，亦有骆驼黄，皆西域所出也。骆驼黄极易得，医家当审别考而用之，为其形相乱也。"《本草通玄》云："牛黄，体轻气香，置舌上，先苦后甘，清凉透心者为真。" 综上可见，古代所用之牛黄有以假乱真的现象，并且历代医药学家都总结出对牛黄的真伪鉴别不同的方法，至今仍有一定的应用价值。

**【产地】**牛黄又分国产牛黄和进口牛黄两类，均在宰牛时检查牛的胆囊、胆管、肝管发现而得，统称"天然牛黄"。

1. 国产牛黄分布地区较广，如产于北京、天津等华北地区者称"京牛黄"，产于东北地区者称"东牛黄"，产于西北者称"西牛黄"。

2. 进口牛黄分为"金山牛黄"和"印度牛黄"两种。金山牛黄主要产于加拿大、阿根廷、乌拉圭、智利、巴拉圭、玻利维亚、墨西哥等国，集散于美国旧金山，又称"金山牛黄"；产于印度者称"印度牛黄"。以往均转运香港，由香港药商购入后拣选分档，再售与国内专门经营进口药材的"广帮"药行，销售全国各地。两类牛黄在质量方面，以国产牛黄为优，但因产量甚少，远不能满足需求，故新中国成立前牛黄以进口为主。

**【金老谈牛黄性状辨别技术】**

1. 形色臭味　本品多呈卵形、类球形、三角形或四方形，大小不一，直径 0.6~3（4.5）cm，少数呈管状或碎片。表面黄红色至棕黄色，有的表面挂有一层黑色光亮的薄膜，习称"乌金衣"，有的粗糙，具疣状突起，有的具龟裂纹。体轻，质酥脆，易分层剥落，断面金黄色，可见细密的同心层纹，有的夹有白心。气清香，味苦而后甘，有清凉感，嚼之易碎，不黏牙。

2. 优品质量　本品均以个整齐、色泽鲜艳、棕黄色、质细腻、气味清香者为优品。

**【金老谈牛黄临床炮制技术】**

1. 炮制分类　临床调剂常用的牛黄炮制品，取原药材，除去杂质，研成细粉即成。

2. 临床功效　甘，凉；归心、肝经。功能清心，豁痰，开窍，凉肝，息风，解毒。用于热病神昏，中风痰迷，惊痫抽搐，癫痫发狂，咽喉肿痛，口舌生疮，痈肿疔疮。

**【金老谈牛黄处方审核技术】**

牛黄作为息风止痉药的常见中药，对其进行处方审核，要求执业药师收到处方后，首先审核处方的前记、后记等，然后审核处方的用药名称、用药剂量。

在《中华人民共和国药典（2015 年版）》中规定牛黄的用量为 0.15~0.35g，属于孕妇慎用药。在处方审核过程中，如有超出范围时，应及时与临床医师进行沟通，并双签字。处方中，当遇到缺药的情况时，处方审核人员不应随意进行更改或将其划掉，应与临床医师进行沟通，并适当调换。

【金老谈牛黄处方应付技术】

确保牛黄的书写应规范整齐。见表 16-7。

表 16-7 牛黄处方应付表

| 处方名 | 给付 |
|---|---|
| 牛黄粉 | 牛黄粉 |

【金老谈牛黄发药交代技术】

在牛黄的发药交代过程中,发药人员的素质和专业知识有重要作用,需要交代牛黄的服药方法、使用注意与禁忌等方面。

1. 牛黄的服药方法　多入丸散用。服药时间与次数根据不同的病证治疗。

2. 牛黄的使用注意与禁忌　孕妇慎用。

【金老谈牛黄临床煎煮技术】

多入丸散用。

【金老谈牛黄采购管理技术】

1. 牛黄的采购技术　牛黄应采购于具备《药品经营企业许可证》《营业执照》的药品批发企业。遵循以下原则:

(1) 质量标准牛黄的质量应符合《中华人民共和国药典(2015 年版)》、局颁药品标准及中药炮制规范的标准要求。水分不得过 9.0%,总灰分不得过 10.0%。本品按干燥品计算,含胆酸($C_{24}H_{40}O_5$)不得少于 4.0%,含胆红素($C_{33}H_{36}N_4O_6$)不得少于 25.0%。

(2) 等级规格:牛黄属于大众药材,不区分等级,为统货。

2. 牛黄的管理技术　牛黄属于贵细中药,购进药品到库后,应认真进行验收,并办理入库手续。应专柜加锁存放,并有专人负责。药剂科各调剂室根据药品使用情况,每周到药库领取药品,临时缺药,应及时补充。制剂室根据配制制剂情况到药库领取制剂原料。临床各科因医疗、科研、教学等需要到药剂科领取药品,需报请相关管理部门批准。各方面领药必须办理相应的药品出库手续。

【金老谈牛黄贮存养护供应技术】

牛黄作为贵细中药,应设专柜加锁存放,实行双人签收与核发管理手续,每天清点账务,避免发生差错,造成经济损失。牛黄见光易分解,需要避光保存。同时密闭,置阴凉干燥处,防潮,防压。

牛黄作为一味贵细中药材,一般以贮存一日半用量为宜。调剂室应派专人逐日检查牛黄等其他药物的供应品种及数量情况,对短缺品种要及时登记,随时整理药品,补充所耗品种,以备调剂使用。

## 钩　藤

【来源】本品为茜草科植物钩藤 *Uncaria rhynchophylla*(Miq.)Miq.ex Havil.、大叶钩藤 *Uncaria macrophylla* Wall.、毛钩藤 *Uncaria hirsuta*Havil.、华钩藤 *Uncaria sinensis*(Oliv.)Havil.或无柄果钩藤 *Uncaria sessilifructus*Roxb. 的干燥带钩茎枝。

【历史】本品始载于《名医别录》,列为下品。苏恭曰:"出梁州,叶细长,茎间有刺若钓钩者是。"《本草衍义》谓:"钩藤中空,二经不言之。长八九尺或一二丈者。湖南、(湖)北、江南、江西山中皆有。"《本草纲目》云:"状如葡萄藤而有钩,紫色。古方多用皮,后世多用钩,取其力锐尔。"以上所言形态特征、产地等均与钩藤属植物相符。又根据《证类本草》《本草纲目》、《植物名实图考》等本草书的附图所示,从图文二者相比较,可以断定,首先中药钩藤来源于茜草科茜草属植物。其次,诸本草中所描述的钩藤虽都具有钩藤属植物的共有特征,但仔细分析又各有不同,说明钩藤原植物不止一种。前人根据当时资料考证,认为钩藤基源为钩藤及华钩藤。结合产地分析,过去产地多为我国西南、中南地区,现今产地逐渐向南扩大,并因不同种钩藤的地理分布不同,逐渐扩大了不同种的应用,而形成了目前多种钩藤的药用价值。

【产地】

1. 钩藤主产于广东广州、韶关,广西桂林、柳州、百色、南宁,云南文山、思茅,福建三明,江西南昌、宜春、抚州,四川宜宾、广元,陕西汉中、安康,安徽芜湖,浙江杭州及湖南、湖北、贵州等地。

2. 大叶钩藤主产于广西桂林、柳州、百色、南宁,广东广州、韶关,云南文山、思茅等地。

3. 毛钩藤主产于广东广州、韶关,广西桂林、柳州、百色、南宁,福建三明等地。

4. 华钩藤主产于四川昭化、宜宾、南川、广元。此外贵州独山、遵义,云南思茅、墨江、景东,湖北蒲沂、咸宁、恩施等地亦产。

5. 无柄果钩藤主产于广东广州、韶关,广西桂林、柳州、百色、南宁,云南文山、思茅等地。

【金老谈钩藤性状辨别技术】

1. 形色臭味 本品茎枝呈圆柱形或类方柱形,长 2~3cm,直径 0.2~0.5cm。表面红棕色至紫红色者具细纵纹,光滑无毛;黄绿色至灰褐色者有的可见白色点状皮孔,被黄褐色柔毛。多数枝节上对生两个向下弯曲的钩(不育花序梗),或仅一侧有钩,另一侧为突起的疤痕;钩略扁或稍圆,先端细尖,基部较阔;钩基部的枝上可见叶柄脱落后的窝点状痕迹和环状的托叶痕。质坚韧,断面黄棕色,皮部纤维性,髓部黄白色或中空。气微,味淡。

2. 优品质量 本品均以质坚、色红褐或棕褐、有钩者为优品。

【金老谈钩藤临床炮制技术】

1. 炮制分类 临床调剂常用的钩藤炮制品,取原药材,除去杂质。

2. 临床功效 甘,凉;归肝、心包经。功能息风定惊,清热平肝。用于肝风内动,惊痫抽搐,高热惊厥,感冒夹惊,小儿惊啼,妊娠子痫,头痛眩晕。

【金老谈钩藤处方审核技术】

钩藤作为息风止痉药的常见中药,对其进行处方审核,要求执业药师收到处方后,首先审核处方的前记、后记等,然后审核处方的用药名称、用药剂量。

在《中华人民共和国药典(2015 年版)》中规定钩藤的用量为 3~12g。在处方审核过程中,如有超出范围时,应及时与临床医师进行沟通,并双签字。处方中,当遇到缺药的情况时,处方审核人员不应随意进行更改或将其划掉,应与临床医师进行沟通,并适当调换。

【金老谈钩藤处方应付技术】

首先要确保钩藤的书写应规范整齐。其次要注意处方名为"钩藤""大钩丁"或"双钩藤”时，均应给付钩藤。见表 16-8。

**表 16-8　钩藤处方应付表**

| 处方名 | 给付 |
|---|---|
| 钩藤、大钩丁、双钩藤 | 钩藤 |

**【金老谈钩藤发药交代技术】**

在钩藤的发药交代过程中，发药人员的素质和专业知识有重要作用，需要交代钩藤的服药方法、使用注意与禁忌等方面。

1. 钩藤的服药方法　汤剂分两次服，每日 1 剂。或入丸散。服药时间与次数根据不同的病证治疗。

2. 钩藤的使用注意与禁忌　脾胃虚寒、肾阳虚以及外感风寒、内伤生冷等症不宜长期服用。

**【金老谈钩藤临床煎煮技术】**

钩藤的有效成分为生物碱，不宜久煎，久煎可降低其疗效或失去疗效，宜后下。

**【金老谈钩藤采购管理技术】**

1. 钩藤的采购技术　钩藤应采购于具备《药品经营企业许可证》《营业执照》的药品批发企业。遵循以下原则：

质量标准：钩藤的质量应符合《中华人民共和国药典（2015 年版）》、局颁药品标准及中药炮制规范的标准要求。水分不得过 10.0%，总灰分不得过 3.0%。

2. 钩藤的管理技术　钩藤购进药品到库后，应认真进行验收，并办理入库手续。药剂科各调剂室根据药品使用情况，每周到药库领取药品，临时缺药，应及时补充。制剂室根据配制制剂情况到药库领取制剂原料。临床各科因医疗、科研、教学等需要到药剂科领取药品，需报请相关管理部门批准。各方面领药必须办理相应的药品出库手续。

**【金老谈钩藤贮存养护供应技术】**

钩藤置干燥处贮存。

钩藤作为一味常用中药，一般以贮存一日半用量为宜。调剂室应派专人逐日检查钩藤等其他药物的供应品种及数量情况，对短缺品种要及时登记，随时整理药品，补充所耗品种，以备调剂使用。

## 天　麻

**【来源】**本品为兰科植物天麻 *Gastrodia elata* Bl. 的干燥块茎。

**【历史】**天麻之名首见于宋代《开宝本草》。《神农本草经》列赤箭于上品，因其茎色赤，直立似箭杆，故名。李时珍在《本草纲目》中将二者合并，称“天麻，即赤箭根”。并引《开宝本草》曰：“天麻生郓州、利州、太山、劳山诸处，五月采根曝干。叶如芍药而小，当中抽一茎，直上如箭杆。茎端结实，状若续随子。至叶枯时，子黄熟。其根连一、二十枚；状若天门冬之类。形如黄瓜，亦如莱藤，大小不定。”宋代《本草衍义》云：“赤箭，天麻苗也，与天麻治疗不同，故后人分为两条。”明代《本草纲目》云：“赤箭用苗，有自表入里之功。天麻用根，有自内达表之理。”由此可知，赤箭、天麻同为一个植物，只是药用部位不同，功效各异而已。关于“赤箭”之名，虽历代本草多有记载，而当今已无此药。按以上古代所述天麻与当今所用之品相符合。

【产地】

1. 野生天麻主产于云南的昭通、镇雄、永善、巧家、彝良、鲁甸，贵州的毕节、赫章、纳雍、织金、黔西，四川的宜宾、叙永、雷波、泸州、乐山、凉山等地。上述品种，新中国成立前多集中在重庆输出，统称“川天麻”，产量大，质量好，尤以云南彝良小草坝的产品最佳，称“道地药材”。此外，湖北、陕西等省亦有部分出产，品质较逊，统称“什路天麻”。

2. 栽培天麻主产于陕西的宁强、城固、勉县，湖北的房县、利川、保康，湖南的怀化、通道，安徽的岳西、金寨，河南的西峡，云南的彝良，贵州的都匀、安顺，四川的通江、广元，吉林的抚松、长白山等地，以陕西、云南、湖北、安徽、河南产量大。

【金老谈天麻性状辨别技术】

1. 形色臭味　本品呈椭圆形或长条形，略扁，皱缩而稍弯曲，长 3~15cm，宽 1.5~6cm，厚 0.5~2cm。表面黄白色至淡黄棕色，有纵皱纹及由潜伏芽排列而成的横环纹多轮，有时可见棕褐色菌素。顶端有红棕色至深棕色鹦嘴状的芽或残留茎基；另端有圆脐形疤痕。质坚硬，不易折断，断面较平坦，黄白色至淡棕色，角质样。气微，味甘。

2. 优品质量　本品均以质地坚实，体重，有鹦哥嘴，无空心者为优品。

【金老谈天麻临床炮制技术】

1. 炮制分类　临床调剂常用的天麻炮制品，取原药材，除去杂质，大小分开，洗净，浸泡 6~10 小时，取出，闷润 18~24 小时，至内外湿度一致，切薄片，干燥，筛去碎屑。

2. 临床功效　甘，平；归肝经。功能息风止痉，平抑肝阳，祛风通络。用于小儿惊风，癫痫抽搐，破伤风，头痛眩晕，手足不遂，肢体麻木，风湿痹痛。

【金老谈天麻处方审核技术】

天麻作为息风止痉药的常见中药，对其进行处方审核，要求执业药师收到处方后，首先审核处方的前记、后记等，然后审核处方的用药名称、用药剂量。

在《中华人民共和国药典（2015 年版）》中规定天麻的用量为 3~10g。在处方审核过程中，如有超出范围时，应及时与临床医师进行沟通。处方中，当遇到缺药的情况时，处方审核人员不应随意进行更改或将其划掉，应与临床医师进行沟通，并适当调换。

【金老谈天麻处方应付技术】

确保天麻的书写应规范整齐。见表 16-9。

表 16-9　天麻处方应付表

| 处方名 | 给付 |
|---|---|
| 天麻 | 天麻 |

【金老谈天麻发药交代技术】

在天麻的发药交代过程中，发药人员的素质和专业知识有重要作用，需要交代天麻的服药方法、使用注意与禁忌等方面。

1. 天麻的服药方法　汤剂分两次服，每日 1 剂。或入丸散。服药时间与次数根据不同的病证治疗。

2. 天麻的使用注意与禁忌　阴虚火旺、血虚血燥、实热内炽而致肝风内动或肝阳上亢者不宜单味服用。气血两虚者不宜单味服用。

**【金老谈天麻临床煎煮技术】**

天麻先加水浸泡半小时,没过药物表面 2cm 为宜。煎煮两次,合并药液,每次煎煮时间为 30 分钟。煎煮后药液约 300ml。

**【金老谈天麻采购管理技术】**

1. 天麻的采购技术　天麻应采购于具备《药品经营企业许可证》《营业执照》的药品批发企业。遵循以下原则:

(1) 质量标准:天麻的质量应符合《中华人民共和国药典(2015 年版)》、局颁药品标准及中药炮制规范的标准要求。水分不得过 15.0%,总灰分不得过 4.5%。本品按干燥品计算,含天麻素($C_{13}H_{18}O_7$)不得少于 0.25%。

(2) 等级规格:

一等:干货。呈长椭圆形。扁缩弯曲,去净粗栓皮,表面黄白色,有横环纹,顶端有残留茎基或红黄色的枯芽。末端有圆盘状的凹脐形疤痕。质坚实、半透明。断面角质,牙白色。味甘微辛。每公斤 26 支以内,无空心、枯炕、杂质、虫蛀、霉变。

二等:干货。呈长椭圆形。扁缩弯曲,去净栓皮,表面黄白色,有横环纹,顶端有残留茎基或红黄色的枯芽。末端有圆盘状的凹脐形疤痕。质坚实、半透明。断面角质,牙白色。味甘微辛。每公斤 46 支以内,无空心、枯炕、杂质、虫蛀、霉变。

三等:干货。呈长椭圆形。扁缩弯曲,去净栓皮,表面黄白色,有横环纹,顶端有残留茎基或红黄色的枯芽。末端有圆盘状的凹脐形疤痕。质坚实、半透明。断面角质,牙白色或棕黄色稍有空心。味甘微辛。每公斤 90 支以内,大小均匀。无枯炕、杂质、虫蛀、霉变。

2. 天麻的管理技术　天麻购进药品到库后,应认真进行验收,并办理入库手续。药剂科各调剂室根据药品使用情况,每周到药库领取药品,临时缺药,应及时补充。制剂室根据配制制剂情况到药库领取制剂原料。临床各科因医疗、科研、教学等需要到药剂科领取药品,需报请相关管理部门批准。各方面领药必须办理相应的药品出库手续。

**【金老谈天麻贮存养护供应技术】**

天麻置通风干燥处贮存,防蛀。

天麻作为一味常用中药,一般以贮存一日半用量为宜。调剂室应派专人逐日检查天麻等其他药物的供应品种及数量情况,对短缺品种要及时登记,随时整理药品,补充所耗品种,以备调剂使用。

## 地　龙

**【来源】**本品为钜蚓科动物参环毛蚓 *Pheretima aspergillum*(E.Perrier)、通俗环毛蚓 *Pheretima vulgaris* Chen、威廉环毛蚓 *Pheretima guillelmi*(Michaelsen)或栉盲环毛蚓 *Pheretima Pectinifera* Michaelsen 的干燥体。前一种习称"广地龙",后三种习称"沪地龙"。

**【历史】**本品原名"白颈蚯蚓",始载于《神农本草经》,云:"白颈蚯蚓,生平土,今处处平泽膏壤地中皆有之,白颈是老者耳。"《本草纲目》云:"今处处平泽膏壤地中有之。"其所述与现今“地龙”类似。

【产地】

全国大部分地区均产。广地龙主产于广东佛山、南海、广宁、清远、河源、惠阳，广西梧州、钦州、南宁亦产。沪地龙主产于上海奉贤、南汇、金山、松江，浙江、江苏均产。以广地龙质量为优。

【金老谈地龙性状辨别技术】

1. 形色臭味

（1）广地龙：呈长条状薄片，弯曲，边缘略卷，长 15~20cm，宽 1~2cm。全体具环节，背部棕褐色至紫灰色，腹部浅黄棕色；第 14~16 环节为生殖带，习称“白颈”，较光亮。体前端稍尖，尾端钝圆，刚毛圈粗糙而硬，色稍浅。雄生殖孔在第 18 环节腹侧刚毛圈一小孔突上，外缘有数环绕的浅皮褶，内侧刚毛圈隆起，前面两边有横排（一排或二排）小乳突，每边 10~20 个不等。受精囊孔 2 对，位于 7/8 至 8/9 环节间一椭圆形突起上，约占节周 5/11。体轻，略呈革质，不易折断。气腥，味微咸。

（2）沪地龙：长 8~15cm，宽 0.5~1.5cm。全体具环节，背部棕褐色至黄褐色，腹部浅黄棕色；第 14~16 环节为生殖带，较光亮。第 18 环节有一对雄生殖孔。通俗环毛蚓的雄交配腔能全部翻出，呈花菜状或阴茎状；威廉环毛蚓的雄交配腔孔呈纵向裂缝状；栉盲环毛蚓的雄生殖孔内侧有 1 或多个小乳突。受精囊孔 3 对，在 6/7 至 8/9 环节间。

2. 优品质量　广地龙以干燥、条大、肥壮、不碎、无泥者为优品。土地龙以身干、条大、不碎者为优品。

【金老谈地龙临床炮制技术】

1. 炮制分类　临床调剂常用的地龙炮制品，取原药材，除去杂质，洗净，切长段，干燥，筛去碎屑。

2. 临床功效　咸，寒；归肝、脾、膀胱经。功能清热定惊，通络，平喘，利尿。用于高热神昏，惊痫抽搐，关节痹痛，肢体麻木，半身不遂，肺热喘咳，水肿尿少。

【金老谈地龙处方审核技术】

地龙作为息风止痉药的常见中药，对其进行处方审核，要求执业药师收到处方后，首先审核处方的前记、后记等，然后审核处方的用药名称、用药剂量。

在《中华人民共和国药典（2015 年版）》中规定地龙的用量为 5~10g。在处方审核过程中，如有超出范围时，应及时与临床医师进行沟通。处方中，当遇到缺药的情况时，处方审核人员不应随意进行更改或将其划掉，应与临床医师进行沟通，并适当调换。

【金老谈地龙处方应付技术】

首先要确保地龙的书写应规范整齐。其次要注意处方名为“蚯蚓”“曲蟮”“土龙”或“地龙”时，均应给付地龙。见表 16-10。

表 16-10　地龙处方应付表

| 处方名 | 给付 |
|---|---|
| 蚯蚓、曲蟮、土龙、地龙 | 地龙 |

**【金老谈地龙发药交代技术】**

在地龙的发药交代过程中，发药人员的素质和专业知识有重要作用，需要交代地龙的服药方法、使用注意与禁忌等方面。

1. 地龙的服药方法　汤剂分两次服，每日1剂。服药时间与次数根据不同的病证治疗。煎服，5~15g；鲜品10~20g。研末吞服，每次1~2g。外用适量。

2. 地龙的使用注意与禁忌　脾胃虚寒者慎用。

**【金老谈地龙临床煎煮技术】**

地龙先加水浸泡半小时，没过药物表面2cm为宜。煎煮两次，合并药液，每次煎煮时间为30分钟。煎煮后药液约300ml。

**【金老谈地龙采购管理技术】**

1. 地龙的采购技术　地龙应采购于具备《药品经营企业许可证》《营业执照》的药品批发企业。遵循以下原则：

（1）质量标准：地龙的质量应符合《中华人民共和国药典（2015年版）》、局颁药品标准及中药炮制规范的标准要求。杂质不得过6%，水分不得过12.0%，总灰分不得过10.0%，酸不溶性灰分不得过5.0%，重金属不得过30mg/kg。本品每1000g含黄曲霉毒素$B_1$不得过5μg，含黄曲霉毒素$G_2$、黄曲霉毒素$G_1$、黄曲霉毒素$B_2$和黄曲霉毒素$B_1$总量不得过10μg。

（2）等级规格：地龙属于大众药材，不区分等级，为统货。

2. 地龙的管理技术　地龙购进药品到库后，应认真进行验收，并办理入库手续。药剂科各调剂室根据药品使用情况，每周到药库领取药品，临时缺药，应及时补充。制剂室根据配制制剂情况到药库领取制剂原料。临床各科因医疗、科研、教学等需要到药剂科领取药品，需报请相关管理部门批准。各方面领药必须办理相应的药品出库手续。

**【金老谈地龙贮存养护供应技术】**

地龙置通风干燥处贮存，防霉，防蛀。

地龙作为一味常用中药，一般以贮存一日半用量为宜。调剂室应派专人逐日检查地龙等其他药物的供应品种及数量情况，对短缺品种要及时登记，随时整理药品，补充所耗品种，以备调剂使用。

## 全　蝎

**【来源】**本品为钳蝎科动物东亚钳蝎 *Buthus martensii*Karsch 的干燥体。

**【历史】**全蝎始载于《蜀本草》，后历代本草多有记载。宋代唐慎微谓："蝎，味甘、辛，有毒。疗诸风隐疹及中风，半身不遂，口眼㖞斜，语涩，手足抽掣。形紧小者良……南旧无蝎，开元初尝有主簿，竹筒盛过江……""……蝇出青州。紧小者良……"本草考证说明，古人认为古代江南初时没有蝎子，是被人运过江的。据现存药材资料记载，全蝎未发现有混乱品种，所以可以推断古全蝎为单一动物来源的药材。古时主产地为青州（今山东省潍坊境内）一带，现今山东省亦是全蝎的主产地，可以推断出古今所用全蝎为同一种。

**【产地】**主产于河南南阳、邓州、禹州、鹤壁，山东益都、临朐、沂水、蒙阴、博山、栖霞，以及湖北、安徽等地。此外，河北、辽宁、云南、浙江、江苏、陕西等地亦产。

【金老谈全蝎性状辨别技术】

1. 形色臭味　本品头胸部与前腹部呈扁平长椭圆形，后腹部呈尾状，皱缩弯曲，完整者体长约 6cm。头胸部呈绿褐色，前面有 1 对短小的螯肢和 1 对较长大的钳状脚须，形似蟹螯，背面覆有梯形背甲，腹面有足 4 对，均为 7 节，末端各具 2 爪钩；前腹部由 7 节组成，第 7 节色深，背甲上有 5 条隆脊线。背面绿褐色，后腹部棕黄色，6 节，节上均有纵沟，末节有锐钩状毒刺，毒刺下方无距。气微腥，味咸。

2. 优品质量　本品均以色完整、色青褐或黄褐、干净、身挺、腹硬、脊背抽沟、无盐霜者为优品。

【金老谈全蝎临床炮制技术】

1. 炮制分类　临床调剂常用的全蝎炮制品，取原药材，除去杂质；或洗净，干燥。

2. 临床功效　辛，平；有毒；归肝经。功能息风镇痉，通络止痛，攻毒散结。用于肝风内动，痉挛抽搐，小儿惊风，中风口㖞，半身不遂，破伤风，风湿顽痹，偏正头痛，疮疡，瘰疬。

【金老谈全蝎处方审核技术】

全蝎作为息风止痉药的常见中药，对其进行处方审核，要求执业药师收到处方后，首先审核处方的前记、后记等，然后审核处方的用药名称、用药剂量。

在《中华人民共和国药典（2015 年版）》中规定全蝎的用量为 3~6g，属于孕妇禁用药。在处方审核过程中，如有超出范围时，应及时与临床医师进行沟通，并双签字。处方中，当遇到缺药的情况时，处方审核人员不应随意进行更改或将其划掉，应与临床医师进行沟通，并适当调换。

【金老谈全蝎处方应付技术】

首先要确保全蝎的书写应规范整齐。其次要注意处方名为“全蝎”“钳蝎”或“全虫”时，均应给付全蝎。见表 16-11。

表 16-11　全蝎处方应付表

| 处方名 | 给付 |
| --- | --- |
| 全蝎、钳蝎、全虫 | 全蝎 |

【金老谈全蝎发药交代技术】

在全蝎的发药交代过程中，发药人员的素质和专业知识有重要作用，需要交代全蝎的服药方法、使用注意与禁忌等方面。

1. 全蝎的服药方法　汤剂分两次服，每日 1 剂。服药时间与次数根据不同的病证治疗。煎服，3~6g；研末吞服，每次 0.6~1g。外用适量。

2. 全蝎的使用注意与禁忌　该品有毒，用量不宜过大。孕妇禁用。血虚生风者慎用。

【金老谈全蝎临床煎煮技术】

全蝎与群药混煎，其末端的锐钩状毒刺易落入汤液中，口服时，易刺入咽部、食管壁或胃肠壁等部位，产生不良反应，全蝎入煎也须包煎。

【金老谈全蝎采购管理技术】

1. 全蝎的采购技术　全蝎应采购于具备《药品经营企业许可证》《营业执照》的药品批发企业。遵循以下原则：

（1）质量标准：全蝎的质量应符合《中华人民共和国药典（2015年版）》、局颁药品标准及中药炮制规范的标准要求。本品每1000g含黄曲霉毒素$B_1$不得过5μg，含黄曲霉毒素$G_2$、黄曲霉毒素$G_1$、黄曲霉毒素$B_2$和黄曲霉毒素$B_1$总量不得过10μg。

（2）等级规格：全蝎属于大众药材，不区分等级，为统货。

2. 全蝎的管理技术　全蝎购进药品到库后，应认真进行验收，并办理入库手续。药剂科各调剂室根据药品使用情况，每周到药库领取药品，临时缺药，应及时补充。制剂室根据配制制剂情况到药库领取制剂原料。临床各科因医疗、科研、教学等需要到药剂科领取药品，需报请相关管理部门批准。各方面领药必须办理相应的药品出库手续。

**【金老谈全蝎贮存养护供应技术】**

全蝎置通风干燥处贮存，防蛀。

全蝎作为一味常用中药，一般以贮存一日半用量为宜。调剂室应派专人逐日检查全蝎等其他药物的供应品种及数量情况，对短缺品种要及时登记，随时整理药品，补充所耗品种，以备调剂使用。

## 蜈　蚣

**【来源】**本品为蜈蚣科动物少棘巨蜈蚣*Scolopendra subspinipes mutilans* L.Koch的干燥体。

**【历史】**蜈蚣始载于《神农本草经》，列为上品。《证类本草》载："生大吴川谷、江南，赤头足者良。"陶弘景云："今赤足者多出京口、长山、高丽山、茅山亦甚有，于腐烂积草处得之……"《本草衍义》曰："蜈蚣背光，黑绿色足赤腹下黄。"《本草纲目》载："春出冬蛰，节节有足，双须歧尾。"综上所述，古时所用蜈蚣并非一种。

**【产地】**全国大部分地区均有生产。主产于湖北随州、应山、京山、钟祥、宜昌、当阳、老河口、襄阳、枣阳、松滋、枝江，浙江岱山、普陀，江苏盱眙、浦江、宜兴，安徽滁县、六安等地，均为野生，以湖北产量大，质量优。

**【金老谈蜈蚣性状辨别技术】**

1. 形色臭味　本品呈扁平长条形，长9~15cm，宽0.5~1cm。由头部和躯干部组成，全体共22个环节。头部暗红色或红褐色，略有光泽，有头板覆盖，头板近圆形，前端稍突出，两侧贴有颚肢一对，前端两侧有触角一对。躯干部第一背板与头板同色，其余20个背板为棕绿色或墨绿色，具光泽，自第四背板至第二十背板上常有两条纵沟线；腹部淡黄色或棕黄色，皱缩；自第二节起，每节两侧有步足一对；步足黄色或红褐色，偶有黄白色，呈弯钩形，最末一对步足尾状，故又称尾足，易脱落。质脆，断面有裂隙。气微腥，有特殊刺鼻的臭气，味辛、微咸。

2. 优品质量　本品均以足干、呈扁长状、头部红褐色、背部黑绿色、有光泽者为优品。

**【金老谈蜈蚣临床炮制技术】**

1. 炮制分类

（1）蜈蚣：取原药材，拣净杂质。

（2）焙蜈蚣：取净蜈蚣，除去头足，用文火焙至黑褐色质脆时，晾凉。

2. 临床功效　辛，温；有毒；归肝经。功能息风镇痉，通络止痛，攻毒散结。用于肝风内动，痉挛抽搐，小儿惊风，中风口㖞，半身不遂，破伤风，风湿顽痹，偏正头痛，疮疡，瘰疬，蛇虫咬伤。

【金老谈蜈蚣处方审核技术】

蜈蚣作为息风止痉药的常见中药，对其进行处方审核，要求执业药师收到处方后，首先审核处方的前记、后记等，然后审核处方的用药名称、炮制规格及用药剂量。

在《中华人民共和国药典（2015年版）》中规定蜈蚣的用量为3~5g，属于孕妇禁用药。在处方审核过程中，如有超出范围时，应及时与临床医师进行沟通，并双签字。处方中，应区分蜈蚣、焙蜈蚣。当遇到缺药的情况时，处方审核人员不应随意进行更改或将其划掉，应与临床医师进行沟通，并适当调换。

【金老谈蜈蚣处方应付技术】

首先要确保蜈蚣的书写应规范整齐。其次要注意处方名为“天龙”“千足虫”或“蜈蚣”时，均应给付蜈蚣；处方名为“焙蜈蚣”时，应给付焙蜈蚣。见表16-12。

表16-12　蜈蚣处方应付表

| 处方名 | 给付 |
|---|---|
| 天龙、千足虫、蜈蚣 | 蜈蚣 |
| 焙蜈蚣 | 焙蜈蚣 |

【金老谈蜈蚣发药交代技术】

在蜈蚣的发药交代过程中，发药人员的素质和专业知识有重要作用，需要交代蜈蚣的服药方法、使用注意与禁忌等方面。

1. 蜈蚣的服药方法　汤剂分两次服，每日1剂。服药时间与次数根据不同的病证治疗。煎服，3~5g；研末吞服，每次0.6~1g。外用适量。

2. 蜈蚣的使用注意与禁忌　孕妇禁用。

【金老谈蜈蚣临床煎煮技术】

蜈蚣先加水浸泡半小时，没过药物表面2cm为宜。煎煮两次，合并药液，每次煎煮时间为30分钟。煎煮后药液约300ml。或研末冲服。

【金老谈蜈蚣采购管理技术】

1. 蜈蚣的采购技术　蜈蚣应采购于具备《药品经营企业许可证》《营业执照》的药品批发企业。遵循以下原则：

（1）质量标准：蜈蚣的质量应符合《中华人民共和国药典（2015年版）》、局颁药品标准及中药炮制规范的标准要求。水分不得过15.0%，总灰分不得过5.0%。本品每1000g含黄曲霉毒素$B_1$不得过5μg，含黄曲霉毒素$G_2$、黄曲霉毒素$G_1$、黄曲霉毒素$B_2$和黄曲霉毒素$B_1$总量不得过10μg。

（2）等级规格：蜈蚣属于大众药材，不区分等级，为统货。

2. 蜈蚣的管理技术　蜈蚣购进药品到库后，应认真进行验收，并办理入库手续。药剂科各调剂室根据药品使用情况，每周到药库领取药品，临时缺药，应及时补充。制剂室根据配制制剂情况到药库领取制剂原料。临床各科因医疗、科研、教学等需要到药剂科领取药品，需报请相关管理部门批准。各方面领药必须办理相应的药品出库手续。

**【金老谈蜈蚣贮存养护供应技术】**

蜈蚣置通风干燥处贮存，防霉，防蛀。

蜈蚣作为一味常用中药，一般以贮存一日半用量为宜。调剂室应派专人逐日检查蜈蚣等其他药物的供应品种及数量情况，对短缺品种要及时登记，随时整理药品，补充所耗品种，以备调剂使用。

## 僵　蚕

**【来源】**本品为蚕蛾科昆虫家蚕 *Bombyx mori* Linnaeus 4~5 龄的幼虫感染（或人工接种）白僵菌 *Beauveria bassiana*（Bals.）Vuillant 而致死的干燥体。

**【历史】**本品始载于《神农本草经》，列为中品。《本草图经》载："白僵蚕，生颍川平泽。今所在养蚕处皆有之。用自死，白色而条直者为佳。"据上所述，僵蚕古今来源一致。

**【产地】**主产于我国太湖流域沿长江三角洲的养蚕区。如浙江长兴、德清、嘉兴、嘉善、桐乡、潮州，江苏苏州、无锡、常州、南通，安徽宣城、青阳、泾县，四川宜宾、内江、绵阳、南充、广安，以及广东等地。

**【金老谈僵蚕性状辨别技术】**

1. 形色臭味　本品略呈圆柱形，多弯曲皱缩。长 2~5cm，直径 0.5~0.7cm。表面灰黄色，被有白色粉霜状的气生菌丝和分生孢子。头部较圆，足 8 对，体节明显，尾部略呈二分歧状。质硬而脆，易折断，断面平坦，外层白色，中间有亮棕色或亮黑色的丝腺环 4 个。气微腥，味微咸。

2. 优品质量　本品均以直条肥壮、质硬色白、断面明亮者为优品。

**【金老谈僵蚕临床炮制技术】**

1. 炮制分类

（1）僵蚕：取原药材，除去杂质及残丝，洗净，晒干。

（2）麸炒僵蚕：取麸皮，撒入热锅内，待冒烟时，加入净僵蚕，迅速翻动，用中火炒至表面黄色，取出，筛去麸皮，晾凉。每 100kg 僵蚕，用麦麸 10kg。

2. 临床功效　咸、辛，平；归肝、肺、胃经。功能息风止痉，祛风止痛，化痰散结。用于肝风夹痰，惊痫抽搐，小儿急惊，破伤风，中风口㖞，风热头痛，目赤咽痛，风疹瘙痒，发颐痄腮。

**【金老谈僵蚕处方审核技术】**

僵蚕作为息风止痉药的常见中药，对其进行处方审核，要求执业药师收到处方后，首先审核处方的前记、后记等，然后审核处方的用药名称、炮制规格及用药剂量。

在《中华人民共和国药典（2015 年版）》中规定僵蚕的用量为 5~10g。在处方审核过程中，如有超出范围时，应及时与临床医师进行沟通。处方中，应区分僵蚕、麸炒僵蚕。当遇到缺药的情况时，处方审核人员不应随意进行更改或将其划掉，应与临床医师进行沟通，并适当调换。

**【金老谈僵蚕处方应付技术】**

首先要确保僵蚕的书写应规范整齐。其次要注意炮制应付，处方名为"僵蚕""天虫"或"姜蚕"时，均应给付僵蚕；处方名为"麸炒僵蚕"时，应给付麸炒僵蚕。见表 16-13。

表 16-13 僵蚕处方应付表

| 处方名 | 给付 |
| --- | --- |
| 僵蚕、天虫、姜蚕 | 僵蚕 |
| 麸炒僵蚕 | 麸炒僵蚕 |

**【金老谈僵蚕发药交代技术】**

在僵蚕的发药交代过程中，发药人员的素质和专业知识有重要作用，需要交代僵蚕的服药方法、使用注意与禁忌等方面。

僵蚕的服药方法汤剂分两次服，每日 1 剂。服药时间与次数根据不同的病证治疗。

**【金老谈僵蚕临床煎煮技术】**

僵蚕先加水浸泡半小时，没过药物表面 2cm 为宜。煎煮两次，合并药液，每次煎煮时间为 30 分钟。煎煮后药液约 300ml。或研末吞服。

**【金老谈僵蚕采购管理技术】**

1. 僵蚕的采购技术　僵蚕应采购于具备《药品经营企业许可证》《营业执照》的药品批发企业。遵循以下原则：

（1）质量标准：僵蚕的质量应符合《中华人民共和国药典（2015 年版）》、局颁药品标准及中药炮制规范的标准要求。杂质不得过 3%，水分不得过 13.0%，总灰分不得过 7.0%，酸不溶性灰分不得过 2.0%。本品每 1000g 含黄曲霉毒素 $B_1$ 不得过 5μg，含黄曲霉毒素 $G_2$、黄曲霉毒素 $G_1$、黄曲霉毒素 $B_2$ 和黄曲霉毒素 $B_1$ 的总量不得过 10μg。

（2）等级规格：统货。干货。为白僵病蚕体。呈圆柱形，多弯曲皱缩，头、足、体、节明显。外有白色菌丝和孢子，如粉霜。质硬而脆。断面外围灰白色，中间棕黑色，角质、明亮。气微腥，味微咸。长短肥瘦不分，无死蚕中空体、丝头、灰屑、杂质、霉变。

2. 僵蚕的管理技术　僵蚕购进药品到库后，应认真进行验收，并办理入库手续。药剂科各调剂室根据药品使用情况，每周到药库领取药品，临时缺药，应及时补充。制剂室根据配制制剂情况到药库领取制剂原料。临床各科因医疗、科研、教学等需要到药剂科领取药品，需报请相关管理部门批准。各方面领药必须办理相应的药品出库手续。

**【金老谈僵蚕贮存养护供应技术】**

僵蚕置通风干燥处贮存，防蛀。

僵蚕作为一味常用中药，一般以贮存一日半用量为宜。调剂室应派专人逐日检查僵蚕等其他药物的供应品种及数量情况，对短缺品种要及时登记，随时整理药品，补充所耗品种，以备调剂使用。

凡气味芳香，而以通关开窍，苏醒神识为其主要作用的药物，称为芳香开窍药。

本类药物易于挥发，多入丸、散，不入煎剂，且用量小，进行处方调剂时需精细称量。临床应用时应中病则止，只宜暂服、不可久用。本类药物中的贵细中药如麝香，贮存管理应设专柜加锁存放，实行双人签收与核发管理手续。另外本类药物大多为妊娠禁忌药，故在审核处方时需特别注意。

## 麝 香

**【来源】**本品为鹿科动物林麝 *Moschus berezovskii*Flerov、马麝 *Moschus sifanicus*Przewalski 或原麝 *Moschus moschiferus* Linnaeus 成熟雄体香囊中的干燥分泌物。

**【历史】**始载于《神农本草经》，列为上品。《名医别录》云："疗中恶，心腹暴痛，胀急痞满，风毒，妇人破产，堕胎，去面黚，目中肤翳。"陶弘景曰："疗蛇毒。"《纲目》云："通诸窍，开经络，透肌骨，解酒毒，消瓜果食积。治中风，中气，中恶，痰厥，积聚癥瘕。"

**【产地】**野麝主要分布于 2400~4000m 的高寒山区，生活在光照差、气温较低、湿度较小的环境中。主产于四川甘孜地区的德格、白玉、丹巴、巴塘、康定、道孚，阿坝地区的马尔康、小金、南坪、红原（毛尔盖），西藏昌都地区的芒康、边坝、索县、比如、巴青、刁青、察隅，云南迪庆地区的德钦、中甸，青海玉树地区的囊谦、门源、治多、杂多，陕西安康市的兰皋、镇巴。此外，湖北、甘肃山区也有分布，尼泊尔、俄罗斯等国家亦有出产。

**【金老谈麝香性状辨别技术】**

1. 形色臭味

（1）毛壳麝香：为扁圆形或类椭圆形的囊状体，直径 3~7cm，厚 2~4cm。开口面的皮革质，棕褐色，略平，密生白色或灰棕色短毛，从两侧围绕中心排列，中间有 1 小囊孔。另一面为棕褐色略带紫色的皮膜，微皱缩，偶显肌肉纤维，略有弹性，剖开后可见中层皮膜呈棕褐色或灰褐色，半透明，内层皮膜呈棕色，内含颗粒状、粉末状的麝香仁和少量细毛及脱落的内层皮膜（习称"银皮"）。

（2）麝香仁：野生者质软，油润，疏松；其中不规则圆球形或颗粒状者习称"当门子"，表面多呈紫黑色，油润光亮，微有麻纹，断面深棕色或黄棕色;粉末状者多呈棕褐色或黄棕色,并有少量脱落的内层皮膜和细毛。饲养者呈颗粒状、短条形或不规则的团块;表面不平,紫黑色或深棕色,显油性,微有光泽,并有少量毛和脱落的内层皮膜。气香浓烈而特异,味微辣、微苦带咸。

2. 优品质量　整麝香(毛香)以身干、色黄、香浓者为优品。麝香仁以仁黑、粉末棕黄(俗称黑子黄香)、香气浓烈、富油性者为优品。

**【金老谈麝香临床炮制技术】**

1. 炮制分类　临床调剂常用的麝香炮制品,取原药材,除去囊壳,取出麝香仁,除去杂质,研细。

2. 临床功效　辛,温;归心、脾经。功能开窍醒神,活血通经,消肿止痛。用于热病神昏,中风痰厥,气郁暴厥,中恶昏迷,经闭,癥瘕,难产死胎,胸痹心痛,心腹暴痛,跌扑伤痛,痹痛麻木,痈肿瘰疬,咽喉肿痛。

**【金老谈麝香处方审核技术】**

麝香作为开窍药的常见中药,对其进行处方审核,要求执业药师收到处方后,首先审核处方的前记、后记等,然后审核处方的用药名称、用药剂量。

在《中华人民共和国药典(2015 年版)》中规定麝香的用量为 0.03~0.1g,属于孕妇禁用药。在处方审核过程中,如有超出范围时,应及时与临床医师进行沟通,并双签字。处方中,当遇到缺药的情况时,处方审核人员不应随意进行更改或将其划掉,应与临床医师进行沟通,并适当调换。

**【金老谈麝香处方应付技术】**

首先要确保麝香的书写应规范整齐。其次要注意处方名为"脐香""麝脐香"或"麝香"时,均应给付麝香。见表 17-1。

**表 17-1　麝香处方应付表**

| 处方名 | 给付 |
|---|---|
| 脐香、麝脐香、麝香 | 麝香 |

**【金老谈麝香发药交代技术】**

在麝香的发药交代过程中,发药人员的素质和专业知识有重要作用,需要交代麝香的服药方法、使用注意与禁忌等方面。

1. 麝香的服药方法　多入丸散用。外用适量。

2. 麝香的使用注意与禁忌　孕妇禁用。

**【金老谈麝香临床煎煮技术】**

麝香入丸散,外用适量,不宜入煎剂。

**【金老谈麝香采购管理技术】**

1. 麝香的采购技术　麝香应采购于具备《药品经营企业许可证》《营业执照》的药品批发企业。遵循以下原则:

(1) 质量标准:麝香的质量应符合《中华人民共和国药典(2015 年版)》、局颁药品标准及中药炮制规范的标准要求。干燥失重取本品约 1g,精密称定,减失重量不得过 35.0%。按干燥品计算,总灰分不得过 6.5%,含麝香酮($C_{16}H_{30}O$)不得少于 2.0%。

（2）等级规格：

1）毛壳规格标准：统货。干货。呈球形或扁圆形，囊壳完整，剪净革质盖皮周围的边皮，面皮，灰褐色，囊口周围有灰白色及棕褐色的短毛。内囊皮膜质，无毛、棕褐色。内有饱满柔软的香仁和粉末。质油润。囊内间有少许细柔毛及彩色膜皮、香气特异、浓厚、味微苦辛。无杂质、霉变。

2）净香规格标准：统货，干货。为去净外壳的净麝香。有颗粒状香仁和粉末。香仁表面光滑，油润。黑褐色。断面黑红色。粉末呈棕黄色、紫红或棕褐色，间有薄膜称银皮。香气浓厚，味微苦辛。无杂质、霉变。

2. 麝香的管理技术　麝香属于贵细中药，购进药品到库后，应认真进行验收，并办理入库手续。应专柜加锁存放，并有专人负责。药剂科各调剂室根据药品使用情况，每周到药库领取药品，临时缺药，应及时补充。制剂室根据配制制剂情况到药库领取制剂原料。临床各科因医疗、科研、教学等需要到药剂科领取药品，需报请相关管理部门批准。各方面领药必须办理相应的药品出库手续。

**【金老谈麝香贮存养护供应技术】**

麝香作为贵细中药，应设专柜加锁存放，实行双人签收与核发管理手续，每天清点账务，避免发生差错，造成经济损失。麝香置密闭、阴凉干燥处贮存，遮光，防潮，防蛀。

麝香作为一味贵细中药，一般以贮存一日半用量为宜。调剂室应派专人逐日检查麝香等其他药物的供应品种及数量情况，对短缺品种要及时登记，随时整理药品，补充所耗品种，以备调剂使用。

## 天然冰片

**【来源】**天然冰片（右旋龙脑）为樟科植物樟 *Cinnamomumcamphora*（L.）Presl 的新鲜枝、叶经提取加工制成。

**【历史】**本品始载于《唐本草》。《本草纲目》释名片脑。李时珍云："龙脑香，因其状加贵重之称也，以白莹如冰及作梅花片者为良，故俗呼为冰片脑，或云梅花脑……皆因形色命名。"《酉阳杂俎》云："……香在木心中，波斯国亦出之，断其树剪取之，其膏子树端流出，斫树作坎而承之……" 以上说明天然冰片来源树脂，并以白莹如冰、似梅花者良。且天然冰片自古为进口药品。

**【产地】**主产于印度尼西亚苏门答腊、巴东、渤尼、婆罗洲。新中国成立前均从香港进口，由广帮药商转销内地。

**【金老谈冰片性状辨别技术】**

1. 形色臭味　为半透明似梅花瓣块状、片状的结晶体，故称"梅片"；直径 0.1~0.7cm，厚约 0.1cm；类白色至淡灰棕色，气清香，味清凉，嚼之慢慢溶化。

2. 优品质量　本品均以片大而薄、色洁白、质松、气清香纯正者为优品。

**【金老谈冰片临床炮制技术】**

1. 炮制分类　原品入药，不另加工。

2. 临床功效　辛、苦，凉；归心、脾、肺经。功能开窍醒神，清热止痛。用于热病神昏、惊厥，中风痰厥，气郁暴厥，中恶昏迷，胸痹心痛，目赤，口疮，咽喉肿痛，耳道流脓。

【金老谈冰片处方审核技术】

冰片作为开窍药的常见中药，对其进行处方审核，要求执业药师收到处方后，首先审核处方的前记、后记等，然后审核处方的用药名称、用药剂量。

在《中华人民共和国药典（2015年版）》中规定天然冰片（右旋龙脑）用量0.3~0.9g，属于孕妇慎用药。在处方审核过程中，如有超出范围时，应及时与临床医师进行沟通，并双签字。处方中，当遇到缺药的情况时，处方审核人员不应随意进行更改或将其划掉，应与临床医师进行沟通，并适当调换。

【金老谈冰片处方应付技术】

首先要确保冰片的书写应规范整齐。其次要注意处方名为“龙脑”“龙脑香”或“冰片”时，均应给付冰片。见表17-2。

表17-2　冰片处方应付表

| 处方名 | 给付 |
|---|---|
| 龙脑、龙脑香、冰片 | 冰片 |

【金老谈冰片发药交代技术】

在冰片的发药交代过程中，发药人员的素质和专业知识有重要作用，需要交代冰片的服药方法、使用注意与禁忌等方面。

1. 冰片的服药方法　入丸散服。外用适量，研粉点敷患处。

2. 冰片的使用注意与禁忌　孕妇慎服。

【金老谈冰片临床煎煮技术】

不宜入煎剂。入丸散用。外用研粉点敷患处。

【金老谈冰片采购管理技术】

1. 冰片的采购技术　冰片应采购于具备《药品经营企业许可证》《营业执照》的药品批发企业。遵循以下原则：

（1）质量标准：冰片的质量应符合《中华人民共和国药典（2015年版）》、局颁药品标准及中药炮制规范的标准要求。本品含樟脑（$C_{10}H_{16}O$）不得过0.50%。本品含龙脑（$C_{10}H_{18}O$）不得少于55.0%。

（2）等级规格：冰片属于大众药材，不区分等级，为统货。

2. 冰片的管理技术　冰片购进药品到库后，应认真进行验收，并办理入库手续。药剂科各调剂室根据药品使用情况，每周到药库领取药品，临时缺药，应及时补充。制剂室根据配制制剂情况到药库领取制剂原料。临床各科因医疗、科研、教学等需要到药剂科领取药品，需报请相关管理部门批准。各方面领药必须办理相应的药品出库手续。

【金老谈冰片贮存养护供应技术】

冰片密封，置阴凉处。须与其他物品隔离，以防串味。

冰片作为一味常用中药，一般以贮存一日半用量为宜。调剂室应派专人逐日检查冰片等其他药物的供应品种及数量情况，对短缺品种要及时登记，随时整理药品，补充所耗品种，以备调剂使用。

# 苏 合 香

【来源】本品为金缕梅科植物苏合香树 *Liquidambar orientalis* Mill. 的树干渗出的香树脂经加工精制而成。

【历史】本品始载于《别录》,云:“苏合香出中台川谷。”恐失考。《新修本草》谓:“此香从西域及昆仑来。”《本草图经》云:“药中但用如膏油者,极芬烈。”李时珍曰:“按《寰宇志》云:“苏合油出安南、三佛齐诸番国。树生膏,可为药,以浓而无滓者为上。”《唐本草》:“苏合香,紫赤色,与紫真檀相似,坚实,极芬香,惟重如石,烧之灰白者好。”

【产地】主产于非洲、印度、叙利亚、埃及、土耳其等国。我国广西等南方地区有少量引种栽培。

## 【金老谈苏合香性状辨别技术】

1. 形色臭味　本品为半流动性的浓稠液体,棕黄色或暗棕色,半透明,质黏稠。气芳香。

2. 优品质量　本品均以黏稠似饴糖、质细腻、半透明、挑之成丝、无杂质、香气浓者为优品。

## 【金老谈苏合香临床炮制技术】

1. 炮制分类　原品入药,不另加工。

2. 临床功效　辛,温;归心、脾经。功能开窍,辟秽,止痛。用于中风痰厥,猝然昏倒,胸痹心痛,胸腹冷痛,惊痫。

## 【金老谈苏合香处方审核技术】

苏合香作为开窍药的常见中药,对其进行处方审核,要求执业药师收到处方后,首先审核处方的前记、后记等,然后审核处方的用药名称、用药剂量。

在《中华人民共和国药典(2015 年版)》中规定苏合香的用量为 0.3~1g。在处方审核过程中,如有超出范围时,应及时与临床医师进行沟通,并双签字。处方中,当遇到缺药的情况时,处方审核人员不应随意进行更改或将其划掉,应与临床医师进行沟通,并适当调换。

## 【金老谈苏合香处方应付技术】

首先要确保苏合香的书写应规范整齐。其次要注意处方名为“苏合油”或“苏合香”时,均应给付苏合香。见表 17-3。

**表 17-3　苏合香处方应付表**

| 处方名 | 给付 |
|---|---|
| 苏合油、苏合香 | 苏合香 |

## 【金老谈苏合香发药交代技术】

在苏合香的发药交代过程中,发药人员的素质和专业知识有重要作用,需要交代苏和香的服药方法、使用注意与禁忌等方面。

1. 苏合香的服药方法　不入煎剂,宜入丸散。

2. 苏合香的使用注意与禁忌　脱证及热闭证禁用。外感风热或温热、实热内炽、阴虚火旺及血虚血热等证禁用。烦躁汗多、咳嗽、吐血、滑精等阴血不足者,不宜单味长期服用。

**【金老谈苏合香临床煎煮技术】**

苏合香入丸散,不入煎剂。

**【金老谈苏合香采购管理技术】**

1. 苏合香的采购技术　苏合香应采购于具备《药品经营企业许可证》《营业执照》的药品批发企业。遵循以下原则:

质量标准:苏合香的质量应符合《中华人民共和国药典(2015年版)》、局颁药品标准及中药炮制规范的标准要求。酸值应为52~76,皂化值应为160~190。本品按干燥品计算,含肉桂酸($C_9H_8O_2$)不得少于5.0%。

2. 苏合香的管理技术　苏合香购进药品到库后,应认真进行验收,并办理入库手续。药剂科各调剂室根据药品使用情况,每周到药库领取药品,临时缺药,应及时补充。制剂室根据配制制剂情况到药库领取制剂原料。临床各科因医疗、科研、教学等需要到药剂科领取药品,需报请相关管理部门批准。各方面领药必须办理相应的药品出库手续。

**【金老谈苏合香贮存养护供应技术】**

苏合香密封,置阴凉干燥处。

苏合香作为一味常用中药,一般以贮存一日半用量为宜。调剂室应派专人逐日检查苏合香等其他药物的供应品种及数量情况,对短缺品种要及时登记,随时整理药品,补充所耗品种,以备调剂使用。

## 石菖蒲

**【来源】**本品为天南星科植物石菖蒲 *Acorus tatarinowii* Schott 的干燥根茎。

**【历史】**本品始载于《神农本草经》,列为上品,"一名昌阳,生池泽"。《名医别录》云:"菖蒲生上洛及蜀郡严道,一寸九节者良,露根不可用。"陶弘景云:"上洛郡属梁州,严道县在蜀郡,今乃处处有。生石碛上,概节为好。在下湿地,大根者名昌阳,不堪服食。"

仅就上文所述即可看出,南北朝以前所用的菖蒲包括大根的泥菖蒲和细根的石菖蒲两个品种,即《神农本草经》所载的生池泽的菖蒲为泥菖蒲,《名医别录》和《本草经集注》所载的菖蒲,其所指实为石菖蒲而言。《雷公炮炙论》对此有所评述:"凡使勿用泥菖、夏菖,其二件相似如竹根鞭,形黑,气秽味腥,不堪用。凡使采石上生者,根条嫩黄,紧硬节稠,长一寸九节者,是真也。"《本草原始》在论石菖蒲时说:"石菖蒲色紫,折之有肉,中实多节者良,不必泥于九节。"

**【产地】**我国长江流域各省均有野生。主产于浙江的浦江、兰溪、乐清、文成、长兴、奉化、新昌,江苏的苏州、泰州、宜兴,安徽的歙县、六安,以及四川、湖南、湖北等省。以浙江产量大,质量佳。

**【金老谈石菖蒲性状辨别技术】**

1. 形色臭味　本品呈扁圆柱形,多弯曲,常有分枝,长3~20cm,直径0.3~1cm。表面棕褐色或灰棕色,粗糙,有疏密不匀的环节,节间长0.2~0.8cm,具细纵纹,一面残留须根或圆点状根痕;叶痕呈三角形,左右交互排列,有的其上有毛鳞状的叶基残余。质硬,断面纤维性,类白色或微红色,内皮层环明显,可见多数维管束小点及棕色油细胞。气芳香,味苦、微辛。

2. 优品质量　本品均以条粗、断面色类白、香气浓者为优品。

**【金老谈石菖蒲临床炮制技术】**

1. 炮制分类　临床调剂常用的石菖蒲炮制品，取原药材，除去杂质，大小分开，洗净，浸泡1~2小时，取出，闷润8~12小时，至内外湿度一致，切厚片，晒干或低温干燥，筛去碎屑。

2. 临床功效　辛、苦，温；归心、胃经。功能开窍豁痰，醒神益智，化湿开胃。用于神昏癫痫，健忘失眠，耳鸣耳聋，脘痞不饥，噤口下痢。

**【金老谈石菖蒲处方审核技术】**

石菖蒲作为开窍药的常见中药，对其进行处方审核，要求执业药师收到处方后，首先审核处方的前记、后记等，然后审核处方的用药名称、用药剂量。

在《中华人民共和国药典(2015年版)》中规定石菖蒲的用量为3~10g。在处方审核过程中，如有超出范围时，应及时与临床医师进行沟通。处方中，当遇到缺药的情况时，处方审核人员不应随意进行更改或将其划掉，应与临床医师进行沟通，并适当调换。

**【金老谈石菖蒲处方应付技术】**

首先要确保石菖蒲的书写应规范整齐。其次要注意处方名为“香菖蒲”或“石菖蒲”时，均应给付石菖蒲。见表17-4。

**表17-4　石菖蒲处方应付表**

| 处方名 | 给付 |
|---|---|
| 香菖蒲、石菖蒲 | 石菖蒲 |

**【金老谈石菖蒲发药交代技术】**

在石菖蒲的发药交代过程中，发药人员的素质和专业知识有重要作用，需要交代石菖蒲的服药方法、使用注意与禁忌等方面。

1. 石菖蒲的服药方法　汤剂分两次服，每日1剂。或入丸散。服药时间与次数根据不同的病证治疗。

2. 石菖蒲的使用注意与禁忌　外感风热或温热、实热内炽、阴虚火旺及血虚血热等症忌单味服用。阴血不足者禁用。

**【金老谈石菖蒲临床煎煮技术】**

石菖蒲先加水浸泡半小时，没过药物表面2cm为宜。煎煮两次，合并药液，每次煎煮时间为30分钟。煎煮后药液约300ml。

**【金老谈石菖蒲采购管理技术】**

1. 石菖蒲的采购技术　石菖蒲应采购于具备《药品经营企业许可证》《营业执照》的药品批发企业。遵循以下原则：

(1) 质量标准：石菖蒲的质量应符合《中华人民共和国药典(2015年版)》、局颁药品标准及中药炮制规范的标准要求。水分不得过13.0%，总灰分不得过10.0%。本品含挥发油不得少于0.7%(ml/g)。

(2) 等级规格：石菖蒲属于大众药材，不区分等级，为统货。

2. 石菖蒲的管理技术　石菖蒲购进药品到库后，应认真进行验收，并办理入库手续。药剂科各调剂室根据药品使用情况，每周到药库领取药品，临时缺药，应及时补充。制剂室根据配制制剂情况到药库领取制剂原料。临床各科因医疗、科研、教学等需要到药剂科领取药品，需报请相关管理部门批准。各方面领药必须办理相应的药品出库手续。

**【金老谈石菖蒲贮存养护供应技术】**

石菖蒲置阴凉干燥处，防霉。

石菖蒲作为一味常用中药，一般以贮存一日半用量为宜。调剂室应派专人逐日检查石菖蒲等其他药物的供应品种及数量情况，对短缺品种要及时登记，随时整理药品，补充所耗品种，以备调剂使用。

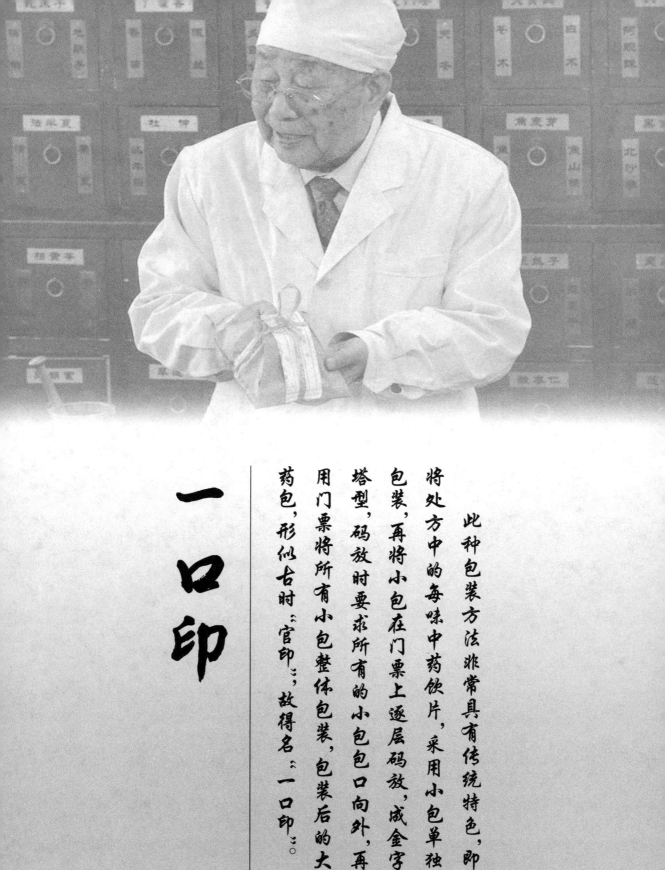

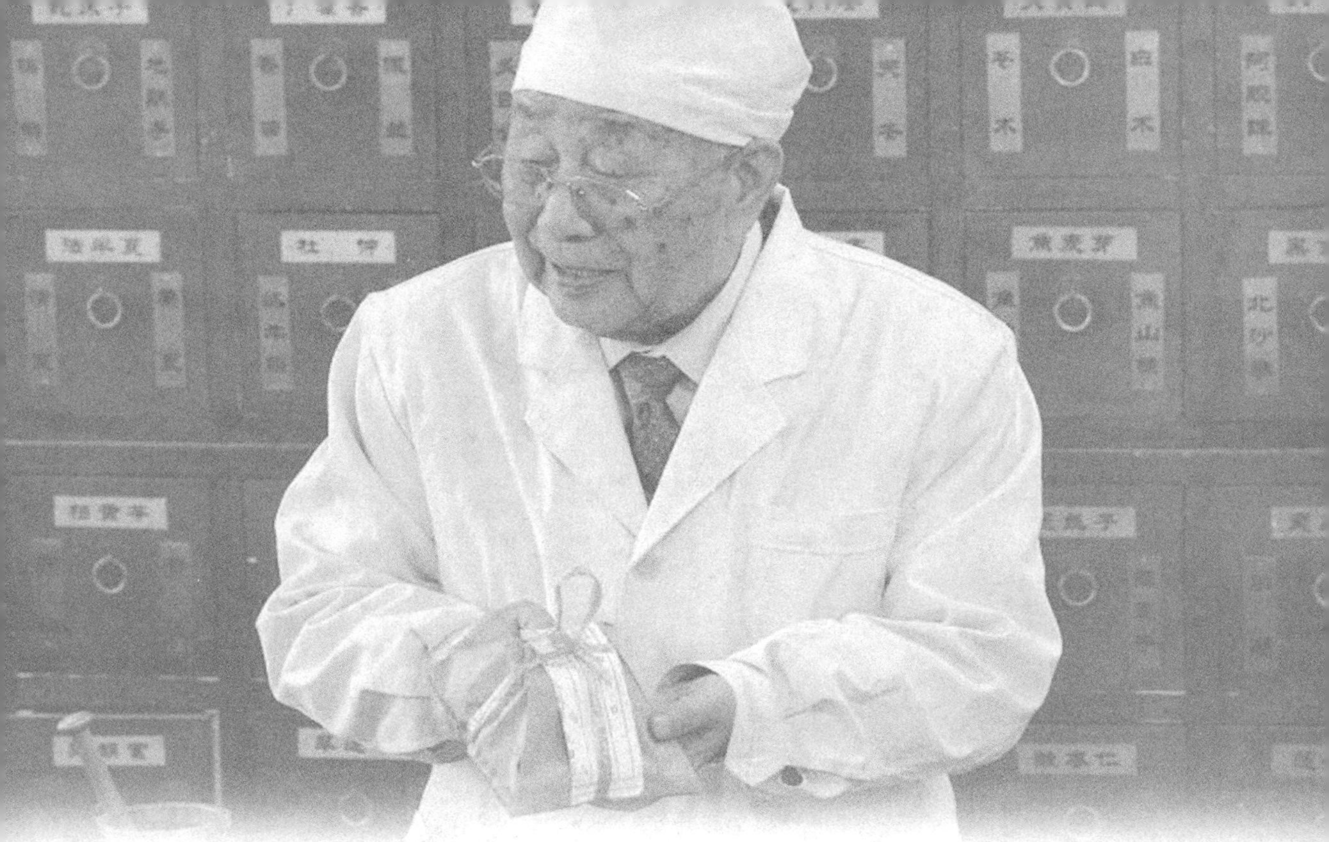

# 一口印

此种包装方法非常具有传统特色，即将处方中的每味中药饮片，采用小包单独包装，再将小包在门票上逐层码放，成金字塔型，码放时要求所有的小包包口向外，再用门票将所有小包整体包装，包装后的大药包，形似古时“官印”，故得名“一口印”。

# 第十八章 补虚药临床调剂

凡能补充人体物质亏损或增强人体机能活动，以治疗各种虚证的药物，统称补虚药。

所谓虚证，概括起来为气虚证、阳虚证、血虚证、阴虚证四种。补虚药也可根据其作用和应用范围分为补气药、补阳药、补血药、补阴药四类。临床使用应当根据虚证的不同类型而予以不同的补虚药。如气虚证用补气药，阳虚证用补阳药，血虚证用补血药，阴虚证用养阴药等。但人体在生命活动过程中，气、血、阴、阳是互相依存的，所以在虚损不足的情况下，也常互相影响。

补虚药不适用于有实邪的病证，因能“闭门留寇”，而加重病情。但在实邪未除，正气已虚的情况下，在祛邪药中，可适当选用补虚药，以“扶正祛邪”，达到战胜疾病的目的。补虚药如使用不当，往往有害而无益。如阴虚有热而用补阳药，阳虚有寒而用养阴药，均能产生不良的后果。

因本品属于气味浓厚之品，在临床调剂上需注意以下几点：

1. 作煎剂时，宜久煎，使药味尽出，利于煎出有效物质。

2. 宜温服，于早晨空腹时服用，以利于充分吸收。

3. 注意特殊中药的服用、煎煮方法，如人参、西洋参等属贵重药材，宜另煎兑服，以免其他药渣吸收其药液造成浪费；阿胶、鹿茸胶须烊化冲服。

4. 若需久服，可作丸、膏剂服用，以利吸收，促使药效缓缓发挥。

此外，还当照顾脾胃，适当配伍健脾健胃的药同用，以免妨碍消化吸收，影响疗效。

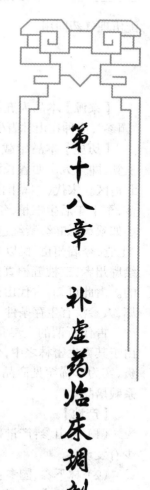

## 第一节 补气药

补气药主要用于气虚证。气虚是指机体活动能力的不足。补气药能增强机体活动的能力，特别是脾、肺二脏的功能。所以补气药最适用于脾气虚和肺气虚的病证。

脾为后天之本，生化之源，脾气虚则食欲不振、大便泄泻、脘腹虚胀、神倦乏力，甚至浮肿、脱肛；肺主一身之气，肺气虚则少气懒言、动作喘乏、易出虚汗。凡呈现以上症状者，都可用补气药来治疗。

补气药还可用于血虚或津亏的病证。因气能生血，又能生津，所以在补血或生津的方剂中，常配伍补气药同用，可以加强疗效。

服用补气药，如产生气滞，出现胸闷腹胀、食欲不振等症，可适当配伍理气药同用。

## 人　参

**【来源】**本品为五加科植物人参 *Panax ginseng* C.A.Mey. 的干燥根和根茎。栽培的俗称“园参”;播种在山林野生状态下自然生长的称“林下山参”,习称“籽海”。

**【历史】**本品始载于《神农本草经》,列为上品。《名医别录》云:“人参生上党及辽东。”上党,即今天山西省长治地区的壶关,黎城、平顺、潞城一带,辽东即指今辽宁省及以东的东北地区。宋代《本草图经》谓:“初生小者三四寸许,一梗五叶,四五年后生两梗五叶,未有花茎,至十年后生三植,年深者生四植,各五叶,中心生一茎,俗称百尺件。三月、四月有花,细小如粟,蒿如丝,紫红色,秋后结子,或七八枚,如大豆,生青熟红自落。”明代《本草纲目》云:“上党,今璐州也,民以人参为地方害,不复采取,今所用者皆是辽参”。又云:“《本草图经》所绘璐州者,三梗五梗真人参也。”以上所论人参的植物形态与现今使用的五加科人参是相同的。由此可知,古代山西省上党(今长治)地区也产人参。可能后因该地区的森林被砍伐破坏,人参没有生存条件了,故已绝迹。

古代所谓的人参是指野生品(野山参)而言。野山参生长年限不等,而以年久者质优。由于其喜生密林之中,分布十分分散,寻找极为困难。加之连年觅采,产量甚微,致使价格昂贵,实为珍稀罕见商品。因此人参早已由野生变为栽培。当今药材市场所售的商品人参均系栽培品。

**【产地】**

(1) 野山参:产量稀少,主要在长白山地区以及小兴安岭地区。朝鲜和俄罗斯远东地区少有发现。

(2) 林下参、园参:中国吉林主产;辽宁的桓仁、新宾、凤城、铁岭、抚顺等地也产;黑龙江的铁力、伊春、东宁、牡丹江等地也产。

**【金老谈人参性状辨别技术】**

1. 形色臭味　主根呈纺锤形或圆柱形,长 3~15cm,直径 1~2cm。表面灰黄色,上部或全体有疏浅断续的粗横纹及明显的纵皱,下部有支根 2~3 条,并着生多数细长的须根,须根上常有不明显的细小疣状突出。根茎(芦头)长 1~4cm,直径 0.3~1.5cm,多拘挛而弯曲,具不定根(艼)和稀疏的凹窝状茎痕(芦碗)。质较硬,断面淡黄白色,显粉性,形成层环纹棕黄色,皮部有黄棕色的点状树脂道及放射状裂隙。香气特异,味微苦、甘。

主根多与根茎近等长或较短,呈圆柱形、菱角形或人字形,长 1~6cm。表面灰黄色,具纵皱纹,上部或中下部有环纹。支根多为 2~3 条,须根少而细长,清晰不乱,有较明显的疣状突起。根茎细长,少数粗短,中上部具稀疏或密集而深陷的茎痕。不定根较细,多下垂。

2. 优品质量　本品均以条粗、质硬、完整者为优品。

**【金老谈人参临床炮制技术】**

1. 炮制分类

(1) 生晒参:取原药材,拣净杂质,润透,切薄片,干燥。

(2) 红参:取原药材,洗净,经蒸制干燥后即为红参。用时蒸软或稍浸后烤软,切薄片,干燥。或用时粉碎、捣碎。

2. 临床功效　甘、微苦，微温；归脾、肺、心、肾经。功能大补元气，复脉固脱，补脾益肺，生津养血，安神益智。适用于体虚欲脱，肢冷脉微，脾虚食少，肺虚喘咳，津伤口渴，内热消渴，气血亏虚，久病虚羸，惊悸失眠，阳痿宫冷。

**【金老谈人参处方审核技术】**

人参作为补虚药中的常见中药，对人参的处方审核技术，要求执业药师收到处方后首先审核处方前记、正文、后记等，然后审核处方的用药名称、配伍禁忌、炮制规格及用药剂量。

在《中华人民共和国药典（2015年版）》中规定人参的用量为3~9g；不能与藜芦、五灵脂同用；炮制品有生晒参、红参。在处方审核过程中，如有超出范围时，应及时与临床医师进行沟通。处方中，当遇到缺药的情况时，处方审核人员不应随意进行更改或将其划掉，应与临床医师进行沟通，并适当调换。

**【金老谈人参处方应付技术】**

首先要确保人参的书写应规范整齐。其次要注意炮制应付，处方名为"山参""园参"或"生晒参"时，均应给付生晒参；处方名为"红参"时，应给付红参。见表18-1。

表18-1　人参处方应付表

| 处方名 | 给付 |
|---|---|
| 山参、园参、生晒参 | 生晒参 |
| 红参 | 红参 |

**【金老谈人参发药交代技术】**

在人参的发药交代过程中，发药人员的素质和专业知识有重要作用，需要交代人参服药方法、使用注意与禁忌等方面。

1. 人参的服药方法　人参为补益类中药，入汤剂宜温服，3~9g，另煎兑服；也可研粉吞服，一次2g，一日2次。或入丸散。服用人参易导致失眠和饱闷，中医认为服用人参最好在早晨空腹服用，稍作活动后再进餐，既有利于吸收也不会滞气。

2. 人参的使用注意与禁忌　人参不能和破气的药物和食物同用，如萝卜等，以免影响药力；不宜同时饮茶，因为茶中的鞣酸会影响药物吸收；不宜与藜芦、五灵脂同用。

**【金老谈人参临床煎煮技术】**

人参作为贵重中药，为使其有效成分充分煎出及减少有效成分被其他药渣吸附引起的损失，需要另煎兑服，再将药渣并入其他群药合煎，然后将前后不同煎煮的药液混合后分服。同时人参主含人参皂苷，尚含挥发油，煎煮人参时易沸，导致挥发油散失，一般不采用武火煎煮。

**【金老谈人参采购管理技术】**

1. 人参的采购技术　人参应采购于具备《药品经营企业许可证》《营业执照》的药品批发企业。遵循以下原则：

（1）质量标准：人参的质量应符合《中华人民共和国药典（2015年版）》、局颁药品标准及中药炮制规范的标准要求。水分不得过12.0%，总灰分不得过5.0%。本品按干燥品计算，含人参皂苷$Rg_1$（$C_{42}H_{72}O_{14}$）和人参皂苷Re（$C_{48}H_{82}O_{18}$）的总量不得少于0.30%，人参皂苷$Rb_1$（$C_{54}H_{92}O_{23}$）不得少于0.20%。

（2）等级规格：

1）生晒参类：生晒参分为五个等级。①一等：根呈圆柱形，体轻有抽沟，表面黄白，断面淡黄白色，气香，味苦，每500g60支以内。②二等：每500克g80支以内。③三等：每500g100支以内。④四等：有死皮，每500g130支以内。⑤五等：每500g130支以上，余同四等。

2）生晒参类：以重量作为制定规格等级单位。①20支普通红参，即500g20支以内，质坚实，无细腿、破疤、黄皮者为一等；二等稍有干疤，黄皮抽沟，无细腿；三等光泽较差，有黄皮、干疤、抽沟、细腿。②其余32支、48支、64支、80支均以此类推，每个规格各分三等。③80以下为小货，也按质量优劣分三等。

3）边条参：①一等边条红参，每5g16支以内，无中尾（不足3mm的腿）、黄皮、破疤。②二等边条红参每500g25支以内，稍有黄皮、抽沟、干疤，余同一等。③三等边条红参每500g35支以内，色泽较差，有黄皮、抽沟、破疤、细腿。④其余45支、55支、80支规格均以此类推，每个规格按质各分三等。小货边条也按质量分一等。

4）朝鲜红参：过去按支头大小分为天字、地字、人字、翁字四种规格，以天字质量为优，又按每支重量分为10支、15支、20支、30支等多个等级，每盒600g。本品由于形态上与国产红参有所差异，在市场上的价格高于国产红参数倍。

2. 人参的管理技术　人参属于贵细中药材，管理上应遵循以下规定：

（1）药品品名由药剂科会同财务科提出交院药事委员会审定。

（2）应分品种、规格上专用账册，凭处方消耗，定期盘存清点，发现短缺及时查找原因。确定相应的短缺赔偿等规定。

（3）应实行专人、专柜加锁、专账册的“三专”管理。所谓“专人”可根据调剂室工作人员数确定，一般为总人数的40%~60%。领取时，由专管人填写请领单自行领取规定的或适当的量，必要时应检查包装标示量与实际装量有无差异，领回即按品种与规格，单价上专用账册。

（4）使用必须坚持优先供急、重症，优先饮片配方使用的原则。

（5）处方不得涂改。特殊情况更改者，原处方医师应在更改处签字方能调配。

（6）计价必须在其品名右上角标明其等级规格，以便于调配。

（7）处方由专管人分品名、规格存放，定期盘点后，装订成册，做好封面，该封面除处方张数、总金额外，还应有品种、规格数量和金额。

**【金老谈人参贮存养护供应技术】**

人参易虫蛀，一般用铁盒、木盒包装，每盒为0.5~4kg，大件的用木箱装，每箱15~25kg。为防止振动断肢损坏，箱内四周衬以白纸条或用棉花塞紧。由产地运发的人参，为防止运输途中肢体折断，往往进行“打潮”。入库后应散潮，密闭存储。

本品在贮存期间极易出现受潮、泛油、发霉、变色、虫蛀等现象。返潮是贮存过程中常发生的现象之一，主要是其所含蔗糖受潮的缘故。反潮的结果是发黏、变色和变味，以致影响人参的质量，所以主要是保持干燥，尤其在气温高、湿度大的夏季。对于拆零散装的参类药材，按常法多贮于石灰缸中保存。对于小批量的人参类药材，可采用白糖埋藏法，可防止霉变、泛油、虫蛀现象，且气味甘香浓厚，色泽无明显改变，除运用于药房外，也适用于家庭贮存少量人参。

人参作为一味贵重药材，一般以贮存一日半用量为宜。调剂室应派专人逐日检查人参等其他药物的供应品种及数量情况，对短缺品种要及时登记，随时整理药品，补充所耗品种，以备调剂使用。应设专柜加锁存放，实行双人签收与核发管理手续，每天清点账务，避免发生差错，造成经济损失。

## 西 洋 参

**【来源】**本品为五加科植物西洋参 *Panax quinquefolium* L. 的干燥根。

**【历史】**西洋参原野生在大西洋沿岸北美洲丛林中，与我国人参同属于五加科但不同种的植物。约在250多年前，西洋参就远销到中国，当时被我国医药学家定为“凉性补益药”，以中医理论为指导，将西洋参应用于临床治疗阴虚内热证。其后，西洋参逐渐成为名贵的滋补药。西洋参最早记载于我国清代汪昂的《本草备要》曰：“产佛兰西。”清代吴仪洛的《本草从新》云：“西洋参出大西洋佛兰西，形似辽东糙米参。”清代赵学敏在《本草纲目拾遗》中引《药性考》云：“洋参似辽参之白皮泡丁，味类人参而性寒。”《药物出产辨》云：“产花旗美国。”故名“花旗参”。

西洋参原野生于北美洲加拿大南部和美国北部原始森林中，由于大量采挖，野生品日渐稀少，所以早在100年前就逐渐有人移植或种植。现在主产于加拿大的蒙特利尔、魁北克、多伦多等地，以及美国的西弗吉尼州、威斯廉辛州等地。当前我国进口的西洋参基本都是栽培品。

加拿大和美国虽产西洋参，但本国用量很少，即使有少量消费也均为华人应用。绝大部分远销我国及东南亚国家和地区，并多在香港集散，由专营药材商所经营，如广安和、寿草堂、广盛远等，再经加工分档成多种规格，运往全国各地。之后由国内专营进口药材的垄断商（行内称“广帮”，均为山西太谷人）所经营，如北京的广晋通、广升远、永春源，天津的永亨利、广全聚等。西洋参当时不是一般药店都经营的药品，主要由同仁堂、达仁堂、永寿堂、永仁堂、怀仁堂、宏仁堂、西鹤年堂、同济堂、永安堂和复泰参局、恒兴参局、天聚兴参茸庄等大型中药店及专营参茸的商号所经营。当时北京市的著名中医肖龙友、孔伯华、汪逢春、施今墨等常在处方中配伍西洋参。为了保证药品真优，他们嘱咐患者到这些药店去配药，以防错配伪劣品种。西洋参当时价格昂贵，普通老百姓是买不起的，主要供给高官富豪人家用于补虚强身之用，故年需量不大。

**【产地】**

1. 进口西洋参主产于美国、加拿大。

2. 国产西洋参主产于北京的怀柔（庙城）、昌平（十三陵），吉林的靖宇、抚松、长白、通化、集安，辽宁的桓仁、本溪、宽甸、新宾，黑龙江的五常、宁安、穆棱、尚志，陕西的留坝、勉县、宁强，重庆的巫溪（红池坝），山东的莱阳、文登。

**【金老谈西洋参性状辨别技术】**

1. 形色臭味　本品呈纺锤形、圆柱形或圆锥形，长3~12cm，直径0.8~2cm。表面浅黄褐色或黄白色，可见横向环纹和线形皮孔状突起，并有细密浅纵皱纹和须根痕。主根中下部有一至数条侧根，多已折断。有的上端有根茎（芦头），环节明显，茎痕（芦碗）圆形或半圆形，具不定根（艼）或已折断。体重，质坚实，不易折断，断面平坦，浅黄白色，略显粉性，皮部可见黄棕色点状树脂道，形成层环纹棕黄色，木部略呈放射状纹理。气微而特异，味微苦、甘。

2. 优品质量　本品均以条匀、质硬、体轻、表面横纹紧密、气清香、味浓者为优品。

**【金老谈西洋参临床炮制技术】**

1. 炮制分类　临床调剂常用的西洋参炮制品为原药材，拣净杂质，去芦，润透，切薄片，干燥或用时捣碎。

2. 临床功效　甘、微苦，凉；归心、肺、肾经。功能补气养阴，清热生津。用于气虚阴亏，虚热烦倦，咳喘痰血，内热消渴，口燥咽干。

**【金老谈西洋参处方审核技术】**

西洋参作为补虚药中的常见中药，对西洋参的处方审核技术，要求执业药师收到处方后首先审核处方前记、正文、后记等，然后审核处方的用药名称、配伍禁忌及用药剂量。

在《中华人民共和国药典（2015年版）》中规定西洋参的用量为3~6g，不宜与藜芦同用。在处方审核过程中，如有超出范围时，应及时与临床医师进行沟通。处方中，当遇到缺药的情况时，处方审核人员不应随意进行更改或将其划掉，应与临床医师进行沟通，并适当调换。

**【金老谈西洋参处方应付技术】**

首先要确保西洋参的书写应规范整齐。其次要注意处方名为“西洋参”或“花旗参”时，均应给付西洋参。见表18-2。

**表18-2　西洋参处方应付表**

| 处方名 | 给付 |
| --- | --- |
| 西洋参、花旗参 | 西洋参 |

**【金老谈西洋参发药交代技术】**

在西洋参的发药交代过程中，发药人员的素质和专业知识有重要作用，需要交代西洋参的服药方法、使用注意与禁忌等方面。

1. 西洋参的服药方法　西洋参作为补益药，煎汤宜温服，另煎兑服3~6g；或研粉吞服，每次1~2g，日服2~3次；也可直接嚼服。或入丸散。

2. 西洋参的使用注意与禁忌　西洋参性凉，若咳嗽有痰、口水多或有水肿等状态时，应避免服用西洋参，否则就会加重病情。西洋参不利于湿证，服用时还要考虑季节性。春天和夏天气候偏干，比较适合服用西洋参。不宜与藜芦同用。

**【金老谈西洋参临床煎煮技术】**

西洋参作为贵重中药，为使其有效成分充分煎出及减少有效成分被其他药渣吸附引起的损失，需要另煎兑服，再将药渣并入其他群药合煎，然后将前后不同煎煮的药液混合后分服或者入丸散剂。

**【金老谈西洋参采购管理技术】**

1. 西洋参的采购技术　西洋参应采购于具备《药品经营企业许可证》《营业执照》的药品批发企业。遵循以下原则：

（1）质量标准：西洋参的质量应符合《中华人民共和国药典（2015年版）》、局颁药品标准及中药炮制规范的标准要求。水分不得过13.0%，总灰分不得过5.0%。照铅、镉、砷、汞、铜测定法测定，铅不得过 5mg/kg；镉不得过 0.3mg/kg；砷不得过 2mg/kg；汞不得过 0.2mg/kg；铜不得过 20mg/kg。本品含人参皂苷 Rg1（$C_{42}H_{72}O_{14}$）、人参皂苷 Re（$C_{48}H_{82}O_{18}$）和人参皂苷 Rb1（$C_{54}H_{92}O_{23}$）的总量不得少于 2.0%。

（2）等级规格：

1）按部位分类：分为参棒、参节和参须。①参棒：即主根，包括圆柱形、纺锤形、圆锥形和疙瘩形。②参节：即参腿（支根）。③参须：即须根，包括直须和弯须。

2）按体型分类：分为疙瘩参、短支参、中支参、长支参、参节和支爪参 6 类。

3）按重量分类：如短支参，单支重量在 8g 以上者为特级；单支重量 4~6g，为 1 级；单支重量 2~4g，为 2 级；单支重量 1~2g，为 3 级。

国产西洋参于 1984 年申报新药时人参皂苷含量（北京市怀柔区产品）为 73%，当时测定进口栽培西洋参为 69%~71%。通过多年的栽培实验，其质量日趋稳定，可与进口栽培西洋参相媲美。

2. 西洋参的管理技术　西洋参属于贵细中药材，管理上应遵循以下规定：

（1）药品品名由药剂科会同财务科提出交院药事委员会审定。

（2）应分品种、规格上专用账册，凭处方消耗，定期盘存清点，发现短缺及时查找原因。确定相应的短缺赔偿等规定。

（3）应实行专人、专柜加锁、专账册的“三专”管理。所谓“专人”可根据调剂室工作人员数确定，一般为总人数的 40%~60%。领取时，由专管人填写请领单自行领取规定的或适当的量，必要时应检查包装标示量与实际装量有无差异，领回即按品种与规格，单价上专用账册。

（4）使用必须坚持优先供急、重症，优先饮片配方使用的原则。

（5）处方不得涂改。特殊情况更改者，原处方医师应在更改处签字方能调配。

（6）计价必须在其品名右上角标明其等级规格，以便于调配。

（7）处方由专管人分品名、规格存放，定期盘点后，装订成册，做好封面，该封面除处方张数、总金额外，还应有品种、规格数量和金额。

**【金老谈西洋参贮存养护供应技术】**

西洋参为贵重药材，一般用较精细的容器包装并密封，置于干燥处。可采用如下方法贮存：将木箱洗净，晒干或烘干，在箱底部放些石灰，其上交叉垫些竹夹子，再铺几层草纸，草纸四角放 4 瓶 60° 的白酒，瓶盖打开，人参放在草纸上，木箱盖严密封，利用酒精的慢慢挥发来驱虫灭菌，利用石灰吸潮杀虫。

西洋参作为一味常用中药，一般以贮存一日半用量为宜。调剂室应派专人逐日检查西洋参等其他药物的供应品种及数量情况，对短缺品种要及时登记，随时整理药品，补充所耗品种，以备调剂使用。

## 党　参

**【来源】**本品为桔梗科植物党参 *Codonopsis pilosula*（Franch.）Nannf.、素花党参 *Codonopsis pilosula* Nannf.var.*modesta*（Nannf.）L.T.Shen 或川党参 *Codonopsis tangshen* Oliv. 的干燥根。

**【历史】**党参原产山西长治地区（该地区在秦代时属上党郡），此地原来也产五加科植物人参。如梁代陶弘景在《名医别录》中云："人参生上党及辽东。"这说明人参、党参这两种不同植物的药材在古代山西长治地区皆有野生。但五加科植物人参因过度采挖，日渐稀少，直至清末已经绝迹。很长时间党参与人参混称、混用。直到清代吴仪洛在《本草从新》中以新增品种，且又原产于上党郡，故定名为"党参"。隋代将上党郡改为潞州，宋代改为路安，故又称"潞党参"。

关于党参的性状、功用与植物形态，很多医药学家多有论及，如《本草从新》说："真正上党人参久已难得，肆中所谓党参，种类甚多，皆不堪用，唯有防风党参性味平和足贵，根有狮子盘头者真，硬纹者伪也。"清代赵学敏《本草纲目拾遗》引翁有良辨云："党参功用，可代人参，皮色黄而横纹，有类乎防风，故名防党……"又引《百草镜》云："党参一名黄参，黄润者良，出山西潞安、太原等处，有白色者，总以净软壮实味甜者佳。嫩而小枝者名上党参，老而大者，名防风党参。"清代张璐《本经逢原》说："出山西太行山者，名上党人参，虽无甘温峻补之力，却有甘平清肺之力，亦不似沙参之性寒，专泻肺气也。"他先以党参与人参功效相比，而后再与同属于桔梗科的沙参相比，从而可以看出，该人知识之渊博，论述之精辟。清代《植物名实图考》云："山西多产，长根至二三尺，蔓生，叶不对，节大如手指，野生者根有白汁。秋开花如沙参花，青白色，土人种之为利，气极浊。"这与目前山西野生及栽培的党参形态相似。

**【产地】**党参品种来源较多，产区广泛，既有野生，又有家种，不仅是一种畅销国内外的大宗药材，而且也是常用的保健食品。所以历来产地和品质是非常讲究的。

1. 党参　主要分布于华北、东北、西北部分地区。全国许多地区引种，产于山西平顺、壶关、黎城、长治、陵川、武乡、潞城及河南林县等地，商品称为"潞党"；产于陕西凤县、甘肃两当（两省交界处）的称为"凤党"或"西党"；产于辽宁本溪、恒仁，吉林和龙、汪清、敦化、永吉，黑龙江穆棱、青岗、五常等地的称为"东党"；产于甘肃定西、渭源、陇西等地的称为"白条党"；沿山西五台山脉的五台、代县、应县、浑源、阳高、天镇等地，以及太行山山脉的野生品称为"台党"。其他北方各省山区皆有野生。新中国成立前，党参产量最大的应属山西长治地区的潞党参；当今产量最大的当属甘肃定西地区渭源产的白条党。其畅销华南和出口，本品保健食品用量已超过药用量。

2. 素花党参　商品称"文党"，又称文元党、纹党、晶党，也称西党，主产于甘肃东南部，四川的北部，沿白龙江流域的甘肃文县、武都，四川南坪（今九寨沟市）、平武、青川等地。其中以甘肃文县、四川南坪产量最大，以文县中寨产品质量最优。

3. 川党参　商品称"单支党"，又称条党、八仙党、板桥党、大宁党，主产于重庆市巫山、巫溪、奉节，湖北恩施、利川，陕西岚皋、镇平、平利等地，以巫山、大宁河（小三峡）产品质量最优。

**【金老谈党参性状辨别技术】**

1. 形色臭味

（1）党参：呈长圆柱形，稍弯曲，长 10~35cm，直径 0.4~2cm。表面黄棕色至灰棕色，根头部有多数疣状突起的茎痕及芽，每个茎痕的顶端呈凹下的圆点状；根头下有致密的环状横纹，向下渐稀疏，有的达全长的一半，栽培品环状横纹少或无；全体有纵皱纹和散在的横长皮孔样突起，支根断落处常有黑褐色胶状物。质稍硬或略带韧性，断面稍平坦，有裂隙或放射状纹理，皮部淡黄白色至淡棕色，木部淡黄色。有特殊香气，味微甜。

（2）素花党参（西党参）：长 10~35cm，直径 0.5~2.5cm。表面黄白色至灰黄色，根头下致密的环状横纹常达全长的一半以上。断面裂隙较多,皮部灰白色至淡棕色。

(3) 川党参:长 10~45cm,直径 0.5~2cm。表面灰黄色至黄棕色,有明显不规则的纵沟。质较软而结实,断面裂隙较少,皮部黄白色。

2. 优品质量　本品均以根条肥大粗壮、肉质柔阔、香气浓、甜味重、嚼之无渣者为优品。

**【金老谈党参临床炮制技术】**

1. 炮制分类　临床调剂常用的党参炮制品,取原药材,除去杂质,根据干湿程度,洗净后直接切 8~10mm 段或闷润 6~16 小时或浸泡 1 小时,取出,闷润 6~14 小时,至软硬适宜,切 8~10mm 段,干燥,筛去碎屑。

2. 临床功效　甘,平;归脾、肺经。功能健脾益肺,养血生津。用于脾肺气虚,食少倦怠,咳嗽虚喘,气血不足,面色萎黄,心悸气短,津伤口渴,内热消渴。

**【金老谈党参处方审核技术】**

党参作为补虚药中的常见中药,对党参的处方审核技术,要求执业药师收到处方后首先审核处方前记、正文、后记等,然后审核处方的用药名称、配伍禁忌、炮制规格及用药剂量。

在《中华人民共和国药典(2015 年版)》中规定党参的用量为 9~30g;不宜与藜芦同用。在处方审核过程中,如有超出范围时,应及时与临床医师进行沟通。处方中,当遇到缺药的情况时,处方审核人员不应随意进行更改或将其划掉,应与临床医师进行沟通,并适当调换。

**【金老谈党参处方应付技术】**

首先要确保党参的书写应规范整齐。其次要注意处方名为"黄参""防党参"或"党参"时,均应给付党参。见表 18-3。

**表 18-3　党参处方应付表**

| 处方名 | 给付 |
| --- | --- |
| 黄参、防党参、党参 | 党参 |

**【金老谈党参发药交代技术】**

在党参的发药交代过程中,发药人员的素质和专业知识有重要作用,需要交代党参的服药方法、使用注意与禁忌等方面。

1. 党参的服药方法　煎汤宜温服,9~30g。或入丸散。

2. 党参的使用注意与禁忌　对于气滞、怒火盛或者是中满有内火的人群,要在医师的指导下使用,不宜与藜芦同用。

**【金老谈党参临床煎煮技术】**

煎煮前浸泡 30 分钟,先武火(大火)煮沸,后文火(小火)维持 40~50 分钟,二煎 25~30 分钟。儿童每剂一般煎至 100~300ml,成人每剂一般煎至 400~600ml,每剂等量分装两份,早晨及睡前空腹服用,或遵医嘱。

**【金老谈党参采购管理技术】**

1. 党参的采购技术　党参应采购于具备《药品经营企业许可证》《营业执照》的药品批发企业。遵循以下原则:

(1) 质量标准:党参的质量应符合《中华人民共和国药典(2015 年版)》、局颁药品标准及中药炮制规范的标准要求。水分不得过10.0%，总灰分不得过5.0%，二氧化硫残留量不得过400mg/kg。

（2）等级规格：

1）党参（潞党）：一等：直径1cm以上；二等：直径0.8cm以上；三等：直径0.6cm以上。

2）素花党参（文党）：一等：直径1cm以上；二等：直径0.8cm以上；三等：直径0.6cm以上。

3）川党参（条党）：一等：直径1.2cm以上；二等：直径0.8cm以上；三等：直径0.5cm以上。

各种党参在新中国成立前根据粗细、大小都分有很多规格，尤其北京地区习惯应用的潞党参较为特殊，它根据根条大小，分为异王、老条、中条、白党（最细的）。其中除白条党外，均用红土将表皮染成红色，以此为产品标志，实际对质量毫无益处（新中国成立后已将此陋习废除）。本品一向畅销全国大部分地区及出口东南亚各国。文党、条党习销上海、江浙、广东、福建、台湾及出口。

2. 党参的管理技术　党参购进药品到库后，应认真进行验收，并办理入库手续。药剂科各调剂室根据药品使用情况，每周到药库领取药品，临时缺药，应及时补充。制剂室根据配制制剂情况到药库领取制剂原料。临床各科因医疗、科研、教学等需要到药剂科领取药品，需报请相关管理部门批准。各方面领药必须办理相应的药品出库手续。

**【金老谈党参贮存养护供应技术】**

本品味甜质柔润，夏季易吸湿、生霉、走油、虫蛀，因此必须贮存于干燥、凉爽通风处。切制的饮片在晒干后可瓮内或石灰缸内闷紧封闭贮存。党参若生虫长霉，可在烈日下曝晒1~2小时，以杀死虫卵、霉菌和保证药物干燥为度。然后，迅速筛去虫卵，擦去霉，趁热用塑料袋分为1~2kg袋的小袋密封，放入容器内，盖严备用。

党参作为一味常用中药，一般以贮存一日半用量为宜。调剂室应派专人逐日检查党参等其他药物的供应品种及数量情况，对短缺品种要及时登记，随时整理药品，补充所耗品种，以备调剂使用。

## 太　子　参

**【来源】**本品为石竹科植物孩儿参 *Pseudostellaria heterophylla*（Miq.）Pax ex Pax et Hoffm. 的干燥块根。

**【历史】**太子参之名始见于清代《本草从新》，谓："大补元气，虽甚细如条参，短紧坚实而有芦纹，其力不下大参。"究属何物，不甚明确。赵学敏在《本草纲目拾遗》引《百草镜》云："太子参即辽参之小者，非别种也，乃苏州参行从参包中拣出短小者名此以售客。味甘苦，功同辽参。"所记载的太子参实为五加科人参的小形者，与本品不同。当今所用的太子参原为江苏民间草药。由于具有益气健脾、生津润肺之功效，后来在全国推广使用，成为参类家族的新成员，为临床常用不寒不燥的滋补常用药。

**【产地】**野生太子参全国分布地区很广。栽培品主产于江苏江宁、赣榆、泰兴、丹阳、句容、溧阳，安徽巢湖、滁县，浙江长兴、泰顺，福建福安、福鼎、霞浦，山东临沂、莒南，江西九江、武宁，上海崇明。近年来安徽宣城、福建柘荣、贵州施秉，已成为太子参三大产区。

**【金老谈太子参性状辨别技术】**

1. 形色臭味　本品呈细长纺锤形或细长条形，稍弯曲，长3~10cm，直径0.2~0.6cm。表面黄白色，较光滑，微有纵皱纹，凹陷处有须根痕。顶端有茎痕。质硬而脆，断面平坦，淡黄白色，角质样；或类白色，有粉性。气微，味微甘。

2. 优品质量　本品均以肥润、黄白色、无须根者为优品。

【金老谈太子参临床炮制技术】

1. 炮制分类　临床调剂常用的太子参炮制品，取原药材，拣去杂质，摘除残留须根，筛去灰土即得。

2. 临床功效　甘、微苦，平；归脾、肺经。功能益气健脾，生津润肺。用于脾虚体倦，食欲不振，病后虚弱，气阴不足，自汗口渴，肺燥干咳。

【金老谈太子参处方审核技术】

太子参作为补虚药中的常见中药，对太子参的处方审核技术，要求执业药师收到处方后首先审核处方前记、正文、后记等，然后审核处方的用药名称及用药剂量。

在《中华人民共和国药典（2015 年版）》中规定太子参的用量为 9~30g。在处方审核过程中，如有超出范围时，应及时与临床医师进行沟通，并双签字。处方中，当遇到缺药的情况时，处方审核人员不应随意进行更改或将其划掉，应与临床医师进行沟通，并适当调换。

【金老谈太子参处方应付技术】

首先要确保太子参的书写应规范整齐。其次要注意处方名为“太子参”“孩儿参”或“童参”时，均应给付太子参。见表 18-4。

表 18-4　太子参处方应付表

| 处方名 | 给付 |
| --- | --- |
| 太子参、孩儿参、童参 | 太子参 |

【金老谈太子参发药交代技术】

在太子参的发药交代过程中，发药人员的素质和专业知识有重要作用，需要交代太子参的服药方法、使用注意与禁忌等方面。

1. 太子参的服药方法　煎服，9~30g。或入丸散。

2. 太子参的使用注意与禁忌　太子参虽补力平和，但终为味甘之品，所以凡病有邪实之证慎用。高血压及肾炎、胃炎患者不宜多食。

【金老谈太子参临床煎煮技术】

煎煮前浸泡 30 分钟，先武火（大火）煮沸，后文火（小火）维持 40~50 分钟，二煎 25~30 分钟。儿童每剂一般煎至 100~300ml，成人每剂一般煎至 400~600ml，每剂等量分装两份，早晨及睡前空腹服用，或遵医嘱。

【金老谈太子参采购管理技术】

1. 太子参的采购技术　太子参应采购于具备《药品经营企业许可证》《营业执照》的药品批发企业。遵循以下原则：

（1）质量标准：太子参的质量应符合《中华人民共和国药典（2015 年版）》局颁药品标准及中药炮制规范的标准要求。水分不得过 14.0%，总灰分不得过 4.0%。

（2）等级规格：统货，无等级规格。

2. 太子参的管理技术　太子参购进药品到库后，应认真进行验收，并办理入库手续。

药剂科各调剂室根据药品使用情况，每周到药库领取药品，临时缺药，应及时补充。制剂室根据配制制剂情况到药库领取制剂原料。临床各科因医疗、科研、教学等需要到药剂科领取药品，需报请相关管理部门批准。各方面领药必须办理相应的药品出库手续。

**【金老谈太子参贮存养护供应技术】**

本品易泛油，虫蛀，受潮生霉。陈品泛油，表现为质地返软，两端颜色变深，光泽减退，表面出现油样物。危害的仓虫有锯谷盗、米扁虫、黑粉虫、杂拟谷盗、赤拟谷盗、烟草甲等。

储藏期间，应保持环境整洁、干燥，定期检查，发现商品吸潮或轻度霉变、虫蛀，及时晾晒或翻垛通风；虫情严重时用磷化铝、溴甲烷等药物熏杀。也可以在药物熏蒸后立即密封保藏。有条件的地方，可密封抽氧充氮养护。

太子参作为一味常用中药，一般以贮存一日半用量为宜。调剂室应派专人逐日检查太子参等其他药物的供应品种及数量情况，对短缺品种要及时登记，随时整理药品，补充所耗品种，以备调剂使用。

## 黄　芪

**【来源】**本品为豆科植物蒙古黄芪 *Astragalus membranaceus*（Fisch.）Bge.var.*mongholicus.*（Bge.）Hsiao 或膜荚黄芪 *Astragalus membranaceus*（Fisch.）Bge. 的干燥根。

**【历史】**本品始载于《神农本草经》，列为上品。原名黄耆。明代李时珍释其名曰："耆者长也，黄芪色黄，为补药之长，故名。"现今常将耆简化为"芪"。梁代陶弘景曰："第一出陇西（今甘肃东南部定西地区）、洮阳（甘肃临潭县），色黄白，甜美，今亦难得。次用黑水（今四川黑水县）、宕昌（今甘肃陇南地区），色白，肌理粗，新者亦甘而温补。又有蚕陵白水（今四川北部）者，色理胜蜀平者而冷补。"宋代《本草图经》云："今出原州（今宁夏固原县）及华原（今陕西耀县）者良，蜀中不复采用，直州（今四川茂汶羌族自治县附近）、宁州（甘肃、陕西的东南边界）者亦佳。"《药物出产辨》载：正芪产区分三处：一关东，二宁古塔，三卜奎，产东三省，现时山西大同、忻州地区，内蒙古及东北所产者为优。"《山西通志》记载山西大同产黄芪，距今已有500多年的历史。从本草关于黄芪的产地和形态的考证，并参考《证类本草》中"宪州黄芪"的附图，可以认为古代正品黄芪是蒙古黄芪和膜荚黄芪。

**【产地】**黄芪产于我国北方各地，如内蒙古、山西、陕西、河北、东北三省等地均有分布。山西浑源、应县、繁峙、代县为最早，至今约有500年的历史。当今商品中山西浑源、应县产的膜荚黄芪，内蒙古产的蒙古黄芪，以根条粗直，粉质好，味甜，具有浓郁豆香气等，优良性状而驰名中外，称为"道地药材"。近年来，山东文登、富县，甘肃定西、渭源、通渭、陇西、岷县等地大量栽培，供应市场。

**【金老谈黄芪性状辨别技术】**

1. 形色臭味　本品呈圆柱形，有的有分枝，上端较粗，长30~90cm，直径1~3.5cm。表面淡棕黄色或淡棕褐色，有不整齐的纵皱纹或纵沟。质硬而韧，不易折断，断面纤维性强，并显粉性，皮部黄白色，木部淡黄色，有放射状纹理和裂隙，老根中心偶呈枯朽状，黑褐色或呈空洞。气微，味微甜，嚼之微有豆腥味。

2. 优品质量　本品均以根条粗长，皱纹少、粉性足、坚实绵韧、味甘、无空心及黑心者为优品。

【金老谈黄芪临床炮制技术】

1. 炮制分类

(1) 黄芪:取原药材,除去杂质,大小分开,洗净,闷润12~14小时至柔韧;或投入浸润罐内,加水适量,浸润至可弯曲(约90°),取出,晾至内外软硬适宜,切2~3mm片,干燥,筛去碎屑。

(2) 蜜黄芪:取炼蜜,加适量开水稀释后,淋入净黄芪片中,拌匀,闷润约2小时,置热锅内,用文火炒至表面深黄色,不黏手时,取出,晾凉。每100kg黄芪片,用炼蜜25kg。

2. 临床功效　甘,微温;归肺、脾经。功能补气升阳,固表止汗,利水消肿,生津养血,行滞通痹,托毒排脓,敛疮生肌。用于气虚乏力,食少便溏,中气下陷,久泻脱肛,便血崩漏,表虚自汗,气虚水肿,内热消渴,血虚萎黄,半身不遂,痹痛麻木,痈疽难溃,久溃不敛。

【金老谈黄芪处方审核技术】

黄芪作为补虚药中的常见中药,对黄芪的处方审核技术,要求执业药师收到处方后首先审核处方前记、正文、后记等,然后审核处方的用药名称、炮制规格及用药剂量。

在《中华人民共和国药典(2015年版)》中规定黄芪的用量为9~30g;炮制品有黄芪、蜜黄芪。在处方审核过程中,如有超出范围时,应及时与临床医师进行沟通。处方中,当遇到缺药的情况时,处方审核人员不应随意进行更改或将其划掉,应与临床医师进行沟通,并适当调换。

【金老谈黄芪处方应付技术】

首先要确保黄芪的书写应规范整齐。其次要注意炮制应付,处方名为"黄芪"或"绵芪"时,均应给付绵芪;处方名为"蜜黄芪"时,应给付蜜黄芪。见表18-5。

表18-5　黄芪处方应付表

| 处方名 | 给付 |
|---|---|
| 黄芪、绵芪 | 黄芪 |
| 蜜黄芪 | 蜜黄芪 |

【金老谈黄芪发药交代技术】

在黄芪的发药交代过程中,发药人员的素质和专业知识有重要作用,需要交代黄芪的服药方法、使用注意与禁忌等方面。

1. 黄芪的服药方法　煎服,9~30g,大剂量可用至60g。或入丸散。

2. 黄芪的使用注意与禁忌　表实邪盛,气滞湿阻,食积停滞,痈疽初起或溃后热毒尚盛等实证,以及阴虚阳亢者,均须禁服。

【金老谈黄芪临床煎煮技术】

煎煮前浸泡30分钟,先武火(大火)煮沸,后文火(小火)维持40~50分钟,二煎25~30分钟。儿童每剂一般煎至100~300ml,成人每剂一般煎至400~600ml,每剂等量分装两份,早晨及睡前空腹服用,或遵医嘱。

【金老谈黄芪采购管理技术】

1. 黄芪的采购技术　黄芪应采购于具备《药品经营企业许可证》《营业执照》的药品批发企业。遵循以下原则:

(1) 质量标准:黄芪的质量应符合《中华人民共和国药典(2015年版)》、局颁药品标准及中药炮制规范的标准要求。水分不得过 10.0%，总灰分不得过 5.0%。照铅、镉、砷、汞、铜测定法测定，铅不得过 5mg/kg；镉不得过 0.3mg/kg；砷不得过 2mg/kg；汞不得过 0.2mg/kg；铜不得过 20mg/kg。照农药残留量测定法测定，六六六（总 BHC）不得过 0.2mg/kg；滴滴涕（总 DDT）不得过 0.2mg/kg；五氯硝基苯（PCNB）不得过 0.1mg/kg。本品按干燥品计算，含毛蕊异黄酮葡萄糖苷（$C_{22}H_{22}O_{10}$）不得少于 0.020%。

（2）等级规格：

特等：干货。呈圆柱形的单条，斩去疙瘩头或喇叭头，顶端间有空心，表面灰白色或淡褐色。质硬而韧。断面外层白色，中间淡黄色或黄色，有粉性。味甘、有生豆气。长 70cm 以上，上部直径 2cm 以上，末端直径不小于 0.6cm。无须根、老皮、虫蛀、霉变。

一等：干货。呈圆柱形的单条，斩去疙瘩头或喇叭头，顶端有空心。表面灰白色或淡褐色。质硬而韧。断面外层白色，中间淡黄色或黄色，有粉性。味甘、有生豆气。长 50cm 以上，上中部直径 1.5cm 以上，末端直径不小于 0.5cm。无须根、老皮、虫蛀、霉变。

二等：干货。呈圆柱形的单条，斩去疙瘩头或喇叭头，顶端间有空心。表面灰白色或淡褐色，质硬而韧。断面外层白色，中间淡黄色或黄色，有粉性。味甘、有生豆气。长 40cm 以上，上中部直径 1cm 以上，末端直径不小于 0.4cm，间有老皮。无须根、虫蛀、霉变。

三等：干货。呈圆柱形的单条，斩去疙瘩头或喇叭头，顶端间有空心。表面灰白色或淡褐色。质硬而韧。断面外层白色，中间淡黄色或黄色，有粉性。味甘、有生豆气。不分长短，上中部直径 0.7cm 以上，末端直径不小于 0.3cm，间有破短节子。无须根、虫蛀、霉变。

2. 黄芪的管理技术　黄芪购进药品到库后，应认真进行验收，并办理入库手续。药剂科各调剂室根据药品使用情况，每周到药库领取药品，临时缺药，应及时补充。制剂室根据配制制剂情况到药库领取制剂原料。临床各科因医疗、科研、教学等需要到药剂科领取药品，需报请相关管理部门批准。各方面领药必须办理相应的药品出库手续。

**【金老谈黄芪贮存养护供应技术】**

黄芪可按照等级不同分别打捆，有竹篓、芦席包及木箱装。贮存于干燥、通风处。切制的饮片，须待晒干后贮存于坛内或石灰缸内，将口封闭，置于干燥通风处，并应注意检查，一旦发现霉蛀即行复查。

本品具粉性和甜味，保管不当易于霉蛀。在冬、春两季一般放置于干燥的仓库内即可，但到了夏秋两季霉蛀即易发生，所以在梅雨季节之前就应取件打开包装，日晒，以减少水分，再入熏房药熏，熏 1 天后放置其内闷 3~6 天，再取出至于库内密封，可保安全度夏。如数量较少时也可以采用沙埋藏法保存。黄芪含水量 11%~12%，相对湿度 75% 以下可以安全度夏，但含水量超过 15% 时，必须摊晒。为防止生虫，每逢 5 月，用药熏一次及摊晒；立秋前后可再熏晒一下。夏季应经常检查、熏晒。上档货最好贮存于冷藏库中，以防虫霉。

黄芪作为一味常用中药，一般以贮存一日半用量为宜。调剂室应派专人逐日检查黄芪等其他药物的供应品种及数量情况，对短缺品种要及时登记，随时整理药品，补充所耗品种，以备调剂使用。

## 白　术

**【来源】**本品为菊科植物白术 *Atractylodes macrocephala* Koidz. 的干燥根茎。

【历史】本品始载于《神农本草经》，列为上品。该书仅记载“术”，不分白术和苍术。至梁代陶弘景的《本草经集注》云：“术乃有两种，白术叶大有毛，而作桠赤术叶细无桠。”宋代寇宗奭的《本草衍义》云：“苍术长如大拇指，肥实，皮色褐，其气味辛烈，须米泔浸洗，去皮用；白术粗促，色微褐，其气亦微苦而不烈。”以后各代本草书都将分为白术和苍术两种，并在处方中分别入药。宋代苏颂的《本草图经》曰：“今白术生杭越、舒、宣州高山冈上……凡古方云术者，乃白术也。”明代李时珍《本草纲目》云：“根如指大，状如鼓槌，也有大如拳者。”以上记载，均与今用之白术相符合。明代万历年间的《杭州府志》记载：“白术以产于（於）潜（今浙江省临安县境内）者佳。”可见，浙江产的於术自明代才有记载，并认为於术与白术为同一种植物。

【产地】主产于浙江的盘安（新渥镇、冷水镇、深泽镇等）、东阳（千祥镇等）、新昌（沙溪镇等）、嵊州；毗邻的仙居、天台、义乌、奉化、缙云等市、县亦有部分出产，统称“浙白术”，其中以盘安、东阳、新昌、嵊州的产品质量最佳，向销全国及出口，为浙江著名的“道地药材”之一。

【金老谈白术性状辨别技术】

1. 形色臭味　本品为不规则的肥厚团块，长3~13cm，直径1.5~7cm。表面灰黄色或灰棕色，有瘤状突起及断续的纵皱和沟纹，并有须根痕，顶端有残留茎基和芽痕。质坚硬不易折断，断面不平坦，黄白色至淡棕色，有棕黄色的点状油室散在；烘干者断面角质样，色较深或有裂隙。气清香，味甘、微辛，嚼之略带黏性。

2. 优品质量　本品均以个大、质坚实、断面黄白色、香气浓者为优品。

【金老谈白术临床炮制技术】

1. 炮制分类

（1）生白术：取原药材，除去杂质及残茎，洗净，浸泡12~24小时，至约七成透时，取出，闷润24~32小时，至内外湿度一致，切厚片，干燥，筛去碎屑。

（2）麸炒白术：取麸皮，撒入热锅内，待冒烟时，加入白术片，用文火炒至表面黄棕色，有香气逸出时，取出，筛去麸皮。每100kg白术片，用蜜炙麸皮10kg。

（3）土炒白术：取伏龙肝细粉，置热锅内，用中火炒至灵活状态时，加入白术片，炒至外面挂有土色，有香气逸出时，取出，筛去伏龙肝细粉，晾凉。每白术片100kg，用伏龙肝细粉30kg。

（4）焦白术：取白术片，置热锅内，用中火炒至表面焦褐色，喷淋清水少许，熄灭火星，取出，晾干。

2. 临床功效　苦、甘，温；归脾、胃经。功能健脾益气，燥湿利水，止汗，安胎。用于脾虚食少，腹胀泄泻，痰饮眩悸，水肿，自汗，胎动不安。

【金老谈白术处方审核技术】

白术作为补虚药中的常见中药，对白术的处方审核技术，要求执业药师收到处方后首先审核处方前记、正文、后记等，然后审核处方的用药名称、炮制规格及用药剂量。

在《中华人民共和国药典（2015年版）》中规定白术的用量为6~12g，炮制品有生白术、麸炒白术、土炒白术、焦白术。在处方审核过程中，如有超出范围时，应及时与临床医师进行沟通。处方中，当遇到缺药的情况时，处方审核人员不应随意进行更改或将其划掉，应与临床医师进行沟通，并适当调换。

**【金老谈白术处方应付技术】**

首先要确保白术的书写应规范整齐。其次要注意炮制应付，处方名为“山蓟”“杨枹蓟”或“白术”时，均应给付白术；处方名为“麸炒白术”时，应给付麸炒白术；处方名为“土炒白术”时，应给付土炒白术；处方名为“焦白术”时，应给付焦白术。见表 18-6。

**表 18-6　白术处方应付表**

| 处方名 | 给付 |
| --- | --- |
| 山蓟、杨枹蓟、白术 | 白术 |
| 麸炒白术 | 麸炒白术 |
| 土炒白术 | 土炒白术 |
| 焦白术 | 焦白术 |

**【金老谈白术发药交代技术】**

在白术的发药交代过程中，发药人员的素质和专业知识有重要作用，需要交代白术的服药方法、使用注意与禁忌等方面。

1. 白术的服药方法　煎服，6~12g。或入丸散。

2. 白术的使用注意与禁忌　阴虚内热、津液亏耗者慎服；内有实邪壅滞者禁服。

**【金老谈白术临床煎煮技术】**

煎煮前浸泡 30 分钟，先武火（大火）煮沸，后文火（小火）维持 40~50 分钟，二煎 25~30 分钟。儿童每剂一般煎至 100~300ml，成人每剂一般煎至 400~600ml，每剂等量分装两份，早晚各服一次，或遵医嘱。

**【金老谈白术采购管理技术】**

1. 白术的采购技术　白术应采购于具备《药品经营企业许可证》《营业执照》的药品批发企业。遵循以下原则：

（1）质量标准：白术的质量应符合《中华人民共和国药典（2015 年版）》局颁药品标准及中药炮制规范的标准要求。水分不得过 15.0%，总灰分不得过 5.0%，二氧化硫残留量不得过 400mg/kg。色度照溶液颜色检查法试验，与黄色 9 号标准比色液比较，不得更深。

（2）等级规格：浙白术过去作为自白术商品主流，划分有南峰、太峰王、太峰贡、顶贡、净贡、净京等规格，以太峰贡为最佳（每司马斤 12~16 个），后又分为太峰面、太峰王主供出口。现行标准不分产地。将白术划分为 1~4 等，如下：

一等：干货。呈不规则团块状，体形完整。表面灰棕色或黄褐色。断面黄白色或灰白色。味甘、微辛苦。每 100g40 只以内（最小个体不低于 25g）。无焦枯、油个、炕泡、杂质、虫蛀、霉变。

二等：干货。呈不规则团块状，体形完整。表面灰棕色或黄褐色。断面黄白色或灰白色。味甘、微辛苦。每 1000g100 只以内（最小个体不低于 10g）。无焦枯、油个、炕泡、杂质、虫蛀、霉变。

三等：干货。呈不规则团块状或长条状，体形完整。表面灰棕色或黄褐色。断面黄白色。味甘、微辛苦。每 1000g200 只以内（最小个体不低于 5g）。无焦枯、油个、炕泡、杂质、霉变、虫蛀。

四等：干货。体形不计，但需全体是肉（包括武子、花子）。每1000g200只以上（最小个体不低于2g）。间有程度不严重的碎块、油个、焦枯、炕泡。无杂质，霉变。

2. 白术的管理技术　白术购进药品到库后，应认真进行验收，并办理入库手续。药剂科各调剂室根据药品使用情况，每周到药库领取药品，临时缺药，应及时补充。制剂室根据配制制剂情况到药库领取制剂原料。临床各科因医疗、科研、教学等需要到药剂科领取药品，需报请相关管理部门批准。各方面领药必须办理相应的药品出库手续。

**【金老谈白术贮存养护供应技术】**

贮存于干燥、阴凉之处，防潮、防热、防风。切制的饮片必须晒干、放冷，放入坛内闷紧，梅雨季节宜入石灰缸存放。

本品因含挥发油，具芳香气，须防虫蛀，若贮存过久也会乏油、变黑。故不宜多年久存。为防止霉蛀必须保持干燥。梅雨季节应注意检查，如已受潮应立即复晒，当发现虫蛀时可熏蒸，但生晒术不应在熏房中放置过久，否则其味发酵，影响质量。若生霉可平铺摊晒，趁热擦去霉迹，放凉，重新包装。

白术作为一味常用中药，一般以贮存一日半用量为宜。调剂室应派专人逐日检查白术等其他药物的供应品种及数量情况，对短缺品种要及时登记，随时整理药品，补充所耗品种，以备调剂使用。

## 山　药

**【来源】**本品为薯蓣科植物薯蓣 *Dioscorea opposita* Thunb. 的干燥根茎。

**【历史】**山药原名“薯蓣”，始载于《神农本草经》，列为上品。宋代寇宗奭说：“薯蓣因唐代宗名预，避讳改为薯药；又因宋英宗讳署，改为山药。”山药之名，首见于寇宗奭的《本草衍义》，为中医常用滋补药，具有益气健脾、补肾养肺之功效。主要用于脾虚泄泻，肾虚遗精，肺虚咳喘等症。

关于山药的品种和产地，古代本草论述颇多。但最先使用的山药为野生品，至宋、明时期才有栽培品。如明代《救荒本草》云：“人家园圃种者，肥大如手臂，味美，怀（河南旧怀庆府）、孟（河南孟县）间产者入药最佳，味甘，性温平，无毒。”即指当今河南产品最为驰名的“怀山药”，即系全国著名的“四大怀药”（山药、地黄、牛膝、菊花）之一。清代《植物名实图考》云：“江西、湖南有一种扁阔者，俗呼脚板薯，味淡。”《漳浦县志》云：“有熊掌薯、姜薯、竹根薯大要皆因形色赋名也。”上述所云各种形状不同的山药与现时栽培的参薯（脚板薯）相当。

**【产地】**河南焦作境内，含孟州、博爱、沁阳、武陟、温县等县，所产山药名贵，习称“怀山药”，素有“怀参”之称，为全国之冠。山西太谷、介休、平遥、孝义等县产品宜优品。其次陕西大荔、渭南，河北安国、保定、博野、安平等县亦产。

**【金老谈山药性状辨别技术】**

1. 形色臭味　本品略呈圆柱形，弯曲而稍扁，长15~30cm，直径1.5~6cm。表面黄白色或淡黄色，有纵沟、纵皱纹及须根痕，偶有浅棕色外皮残留。体重，质坚实，不易折断，断面白色，粉性。气微，味淡、微酸，嚼之发黏。

光山药呈圆柱形，两端平齐，长9~18cm，直径1.5~3cm。表面光滑，白色或黄白色。

2. 优品质量　本品均以条粗、色白、粉质足、光滑圆润者为优品。

【金老谈山药临床炮制技术】

1. 炮制分类

（1）山药：取原药材，除去杂质，大小分开，洗净，浸泡 24~48 小时，至约七成透时，取出，闷润 2~4 小时，至内外湿度一致，切厚片，干燥，筛去碎屑。

（2）麸炒山药：取麸皮，撒入热锅内，待冒烟时，加入山药片，迅速翻动，用中火炒至淡棕黄色，取出，筛去麸皮，晾凉。每山药片 100kg，用麸皮 10kg。

2. 临床功效　甘，平；归脾、肺、肾经。功能补脾养胃，生津益肺，补肾涩精。用于脾虚食少，久泻不止，肺虚喘咳，肾虚遗精，带下，尿频，虚热消渴。麸炒山药补脾健胃。用于脾虚食少，泄泻便溏，白带过多。

【金老谈山药处方审核技术】

山药作为补虚药中的常见中药，对山药的处方审核技术，要求执业药师收到处方后首先审核处方前记、正文、后记等，然后审核处方的用药名称、炮制规格及用药剂量。

在《中华人民共和国药典（2015 年版）》中规定山药的用量为 15~30g；炮制品有麸炒山药、山药。在处方审核过程中，如有超出范围时，应及时与临床医师进行沟通。处方中，当遇到缺药的情况时，处方审核人员不应随意进行更改或将其划掉，应与临床医师进行沟通，并适当调换。

【金老谈山药处方应付技术】

首先要确保山药的书写应规范整齐。其次要注意产地应付和炮制应付，处方名为“山药”时，应给付山药；处方名为“怀山药”时，应给付怀山药；处方名为“麸炒山药”时，应给付麸炒山药。见表 18-7。

表 18-7　山药处方应付表

| 处方名 | 给付 |
| --- | --- |
| 山药 | 山药 |
| 怀山药 | 怀山药 |
| 麸炒山药 | 麸炒山药 |

【金老谈山药发药交代技术】

在山药的发药交代过程中，发药人员的素质和专业知识有重要作用，需要交代山药的服药方法、使用注意与禁忌等方面。

1. 山药的服药方法　煎服，15~30g，或入丸散。

2. 山药的使用注意与禁忌　山药中的淀粉含量较高，胸腹胀满、大便干燥、便秘者不宜多吃。山药是偏补的药，甘平且偏热，体质偏热、容易上火的人慎食。

【金老谈山药临床煎煮技术】

煎煮前浸泡 30 分钟，先武火（大火）煮沸，后文火（小火）维持 40~50 分钟，二煎 25~30 分钟。儿童每剂一般煎至 100~300ml，成人每剂一般煎至 400~600ml，每剂等量分装两份，早晚各服一次，或遵医嘱。

【金老谈山药采购管理技术】

1. 山药的采购技术　山药应采购于具备《药品经营企业许可证》《营业执照》的药品批

发企业。遵循以下原则：

（1）质量标准：山药的质量应符合《中华人民共和国药典（2015年版）》、局颁药品标准及中药炮制规范的标准要求。水分不得过12.0%，总灰分不得过2.0%，二氧化硫残留量不得过400mg/kg。

（2）等级规格：

1）光山药规格标准：

一等：干货。呈圆柱形，条均挺直，光滑圆润，两头平齐。内外均匀为白色。质坚实，粉性足。味淡。长15cm以上，直径2.3cm以上。无裂痕、空心、炸头、杂质、虫蛀、霉变。

二等：干货。呈圆柱形，条均挺直，光滑圆润，两头平齐。内外均匀为白色。质坚实，粉性足。味淡。长13cm以上，直径1.7cm以上。无裂痕、空心、炸头、杂质、虫蛀、霉变。

三等：干货。呈圆柱形。条均挺直，光滑圆润，两头平齐。内外均为白色。质坚实，粉性足。味淡。长10cm以上，直径1cm以上。无裂痕、空心、炸头、杂质、虫蛀、霉变。

四等：干货。呈圆柱形，条均挺直，光滑圆润，两头平齐。内外均为白色。质坚实，粉性足。味淡。直径0.8cm以上，长短不分，间有碎块。无杂质、虫蛀、霉变。

2）毛山药规格标准：

一等：干货。呈长条形，弯曲稍扁，有顺皱纹或抽沟，去净外皮。内外均为白色或黄白色，有粉性。味淡。长15cm以上，中部围粗10cm以上。无破裂、空心、黄筋、杂质、虫蛀、霉变。

二等：干货。呈长条形，弯曲稍扁，有顺皱纹或抽沟，去净外皮。内外均为白色或黄白色，有粉性。味淡。长10cm以上，中部围粗6cm以上。无破裂、空心、黄筋、杂质、虫蛀、霉变。

三等：干货。呈长条形，弯曲稍扁，有顺皱纹或抽沟，去净外皮。内外均为白色或黄白色，有粉性。味淡。长10cm以上，中部围粗3cm以上。间有碎块。无杂质、虫蛀、霉变。

备注：①山药的规格是指长条形家种山药加工的，不包括野生山药或家种山药的加工品。②光山药与毛山药的疗效相同，为节省劳力和费用，今后国内销售应以毛山药为主。③毛山药长条形稍扁、两头粗细不一，故按中部围粗划分等级。光山药加工搓圆品，条干粗细均匀，故仍按直径大小分等。

2. 山药的管理技术　山药购进药品到库后，应认真进行验收，并办理入库手续。药剂科各调剂室根据药品使用情况，每周到药库领取药品，临时缺药，应及时补充。制剂室根据配制制剂情况到药库领取制剂原料。临床各科因医疗、科研、教学等需要到药剂科领取药品，需报请相关管理部门批准。各方面领药必须办理相应的药品出库手续。

**【金老谈山药贮存养护供应技术】**

由于含有多量的黏液和淀粉，如果受潮则易变软发黏，两个星期左右就会发霉，皮色变黄，并最易生虫，故在贮藏过程中应防止湿气的侵入。其具体方法是：宜用木箱包装，箱内用牛皮纸铺垫，箱角衬以刨花或木丝，然后将山药排列整齐装入，上面同样盖纸，钉箱密封，置于通风、凉爽、干燥处所。其贮藏处应稍垫高，离墙堆放，以利通风透气；梅雨季节之前，应开箱曝晒，并用硫磺预熏一次，在夏季中再熏一次，这样就可以安全度夏。春末至秋初，应每个星期检查一次。如发现轻微的霉点，可在阳光下摊晒，再用刷子、纱布或锉刀除去霉斑，然后以山药粉拌之，晒干（如太阳过烈，可在山药上面遮盖薄纸，以免晒裂发黄）。

山药作为一味常用中药，一般以贮存一日半用量为宜。调剂室应派专人逐日检查山药等其他药物的供应品种及数量情况，对短缺品种要及时登记，随时整理药品，补充所耗品种，以备调剂使用。

# 白扁豆

**【来源】**本品为豆科植物扁豆 *Dolichos lablab* L. 的干燥成熟种子。

**【历史】**本品始载于《名医别录》，原名藊豆，列为中品。苏颂云："人家多种于篱垣间，蔓延而上，大叶细花，花有紫白二色，荚生花下。其实亦有黑、白二种，白者温而黑者小冷，入药当用白者。"《本草纲目》将藊名列入谷部菽豆类。李时珍云："……或如猪耳，刀镰，种种不同，皆累累成枝。子有黑白赤斑四色，一种荚硬不堪食。惟豆子粗圆而色白者可入药。"《植物名实图考》亦载："白扁豆入药用，余皆供蔬。"据上所述，可知现今入药的白扁豆与古时记载相符。

**【产地】**白扁豆来源于栽培品，全国许多地区均有出产。主产于安徽合肥、阜阳、临泉、太和、亳州、六安，陕西大荔、潼关、华县，湖南临湘、湘乡，河南商丘、开封、宁陵，浙江湖州、平湖、吴兴、建德，山西榆次、长治等地。

**【金老谈白扁豆性状辨别技术】**

1. 形色臭味　本品呈扁椭圆形或扁卵圆形，长 8~13mm，宽 6~9mm，厚约 7mm。表面淡黄白色或淡黄色，平滑，略有光泽，一侧边缘有隆起的白色眉状种阜。质坚硬。种皮薄而脆，子叶 2，肥厚，黄白色。气微，味淡，嚼之有豆腥气。

2. 优品质量　本品均以粒大、饱满、色白者为优品。

**【金老谈白扁豆临床炮制技术】**

1. 炮制分类

（1）白扁豆：取原药材，除去杂质，置沸水锅内，不断翻动，煮至种皮微鼓时，捞出，放入凉水中，搓去皮，干燥，簸去皮。

（2）扁豆衣：取原药材，除去杂质，置沸水锅内，不断翻动，煮至种皮微鼓时，捞出，放入凉水中，搓去皮，干燥，将皮簸出。

（3）炒白扁：取净白扁豆，置热锅内，用文火炒至微黄色，具焦斑，取出，晾凉。

2. 临床功效　甘，微温；归脾、胃经。功能健脾化湿，和中消暑。用于脾胃虚弱，食欲不振，大便溏泻，白带过多，暑湿吐泻，胸闷腹胀。炒白扁豆健脾化湿。用于脾虚泄泻，白带过多。

**【金老谈白扁豆处方审核技术】**

白扁豆作为补虚药中的常见中药，对白扁豆的处方审核技术，要求执业药师收到处方后首先审核处方前记、正文、后记等，然后审核处方的用药名称、炮制规格及用药剂量。

在《中华人民共和国药典（2015 年版）》中规定白扁豆的用量为 9~15g；炮制品有白扁豆、扁豆衣、炒白扁豆。在处方审核过程中，如有超出范围时，应及时与临床医师进行沟通。处方中，当遇到缺药的情况时，处方审核人员不应随意进行更改或将其划掉，应与临床医师进行沟通，并适当调换。

**【金老谈白扁豆处方应付技术】**

首先要确保白扁豆的书写应规范整齐。其次要注意药炮制应付，处方名为"蛾眉豆"

“羊眼豆”或“白扁豆”时，均应给付白扁豆；处方名为“扁豆衣”时，应给付扁豆衣；处方名为“炒白扁豆”时，应给付炒白扁豆。见表 18-8。

**表 18-8　白扁豆处方应付表**

| 处方名 | 给付 |
| --- | --- |
| 蛾眉豆、羊眼豆、白扁豆 | 白扁豆 |
| 扁豆衣 | 扁豆衣 |
| 炒白扁豆 | 炒白扁豆 |

**【金老谈白扁豆发药交代技术】**

在白扁豆的发药交代过程中，发药人员的素质和专业知识有重要作用，需要交代白扁豆的服药方法、使用注意与禁忌等方面。

1. 白扁豆的服药方法　煎服，9~15g。或入丸散。

2. 白扁豆的使用注意与禁忌　不宜生食，否则易发生中毒。因为白扁豆中含有红细胞凝集素（多含在豆粒中）；能使红细胞发生凝集。另外，豆类和豆粒中含的皂素，能引起胃肠黏膜充血肿胀，使人胃部不适、恶心呕吐、腹痛腹泻。所以，食用白扁豆一定要煮熟炒透，以整个白扁豆的色全部改变，食用时没有豆腥味为安全。

**【金老谈白扁豆临床煎煮技术】**

煎煮前先加水浸泡半小时，没过药物表面 2cm 为宜。煎煮两次，合并药液，每次煎煮时间为 30ml 煎煮后药液约 300ml。

**【金老谈白扁豆采购管理技术】**

1. 白扁豆的采购技术　白扁豆应采购于具备《药品经营企业许可证》《营业执照》的药品批发企业。遵循以下原则：

（1）质量标准：白扁豆的质量应符合《中华人民共和国药典（2015 年版）》、局颁药品标准及中药炮制规范的标准要求。水分不得过 14.0%。

（2）等级规格：统货，无等级规格。

2. 白扁豆的管理技术　白扁豆购进药品到库后，应认真进行验收，并办理入库手续。药剂科各调剂室根据药品使用情况，每周到药库领取药品，临时缺药，应及时补充。制剂室根据配制制剂情况到药库领取制剂原料。临床各科因医疗、科研、教学等需要到药剂科领取药品，需报请相关管理部门批准。各方面领药必须办理相应的药品出库手续。

**【金老谈白扁豆贮存养护供应技术】**

白扁豆应防霉、防蛀、密封存储。

白扁豆作为一味常用中药，一般以贮存一日半用量为宜。调剂室应派专人逐日检查白扁豆等其他药物的供应品种及数量情况，对短缺品种要及时登记，随时整理药品，补充所耗品种，以备调剂使用。

## 甘　草

**【来源】**本品为豆科植物甘草 *Glycyrrhiza uralensis* Fisch.、胀果甘草 *Glycyrrhiza inflata*

Bat. 或光果甘草 *Glycyrrhiza glabra* L. 的干燥根和根茎。

**【历史】**本品始载于《神农本草经》,列为上品。梁代《名医别录》称为“国老”,并解释说:“此草最为众药之王,经方少有不用者。”唐代甄权《药性本草》解释得更具体,曰:“诸药中甘草为君,治七十二种乳石毒,解一千二百般草木毒,调和众药有功,故有国老之号。”

**【产地】**甘草产地分布很广,质量不一,商品规格较复杂。为了简化规格,以内蒙古为中心,将甘草划分为西草和东草两类。

1. 西草　西草系指内蒙古西部及陕西、甘肃、青海等地所产的甘草,也包括新疆产的胀果甘草或光果甘草。

2. 东草　东草系指内蒙古东部及东北、河北、山西等地所产的甘草。

以上两类甘草一般从质量来讲,以西草条粗、皮细、粉性足为优;东草条细、不去头斩尾、纤维多、粉性差,质次。

甘草资源分布原以内蒙古为主产,自 20 世纪 60 年代以来,由于需要量大幅度增加,促使过度采挖,以致甘草资源急剧下降。目前新疆产量已占全国近 50%,为此国家将甘草列为计划管理品种,限量采挖和出口,以保证永续利用。70年代以来,甘草在甘肃、内蒙古、山西、宁夏、东北、陕西、新疆等省、区,大力发展人工种植。当前甘草商品供应实际以家种为主,尤以甘肃定西地区、陇西等县产量最大。

**【金老谈甘草性状辨别技术】**

1. 形色臭味

(1) 甘草:根呈圆柱形,长 25~100cm,直径 0.6~3.5cm。外皮松紧不一。表面红棕色或灰棕色,具显著的纵皱纹、沟纹、皮孔及稀疏的细根痕。质坚实,断面略显纤维性,黄白色,粉性,形成层环明显,射线放射状,有的有裂隙。根茎呈圆柱形,表面有芽痕,断面中部有髓。气微,味甜而特殊。

(2) 胀果甘草:根和根茎木质粗壮,有的分枝,外皮粗糙,多灰棕色或灰褐色。质坚硬,木质纤维多,粉性小。根茎不定芽多而粗大。

(3) 光果甘草:根和根茎质地较坚实,有的分枝,外皮不粗糙,多灰棕色,皮孔细而不明显。

2. 优品质量　本品均以条粗、质坚实、粉性大者为优品。

**【金老谈甘草临床炮制技术】**

1. 炮制分类

(1) 甘草:取原药材,除去杂质,大小分开,洗净,浸泡 10~12 小时,取出,闷润 12~24 小时,至内外湿度一致;或投入浸润罐,加水适量,浸润约 90 分钟,至折断面无干心,除去,晾至内外软硬适宜,切厚片,干燥,筛去碎屑。

(2) 蜜甘草:取炼蜜加适量沸水稀释后,淋入净甘草片中,拌匀,闷润 2~4 小时,置热锅内,用文火加炒至黄色至深黄色,不黏手时,取出,晾凉。每 100kg 甘草片,用炼蜜 25~30kg。

2. 临床功效　甘,平;归心、肺、脾、胃经。功能补脾益气,清热解毒,祛痰止咳,缓急止痛,调和诸药。用于脾胃虚弱,倦怠乏力,心悸气短,咳嗽痰多,脘腹、四肢挛急疼痛,痈肿疮毒,缓解药物毒性、烈性。

**【金老谈甘草处方审核技术】**

甘草作为补虚药中的常见中药,对甘草的处方审核技术,要求执业药师收到处方后首先审核处方前记、正文、后记等，然后审核处方的用药名称、配伍禁忌、炮制规格及用药剂量。

在《中华人民共和国药典（2015 年版）》中规定甘草的用量为 2~10g，不宜与海藻、京大戟、红大戟、甘遂、芫花同用；炮制品有甘草、蜜甘草。在处方审核过程中，如有超出范围时，应及时与临床医师进行沟通。处方中，当遇到缺药的情况时，处方审核人员不应随意进行更改或将其划掉，应与临床医师进行沟通，并适当调换。

**【金老谈甘草处方应付技术】**

首先要确保甘草的书写应规范整齐。其次要注意药炮制应付，处方名为“红甘草”“粉甘草”或“甘草”时，均应给付甘草片；处方名为“炙甘草”或“蜜甘草”时，应给付蜜炙甘草。见表 18-9。

**表 18-9　甘草处方应付表**

| 处方名 | 给付 |
|---|---|
| 红甘草、粉甘草、甘草 | 甘草片 |
| 炙甘草、蜜甘草 | 蜜炙甘草 |

**【金老谈甘草发药交代技术】**

在甘草的发药交代过程中，发药人员的素质和专业知识有重要作用，需要交代甘草的服药方法、使用注意与禁忌等方面。

1. 甘草的服药方法　煎服，2~10g。或入丸散。

2. 甘草的使用注意与禁忌　湿盛胀满，浮肿者不宜用，久服较大剂量的生甘草，可引起浮肿。不宜与海藻、京大戟、红大戟、甘遂、芫花同用。

**【金老谈甘草临床煎煮技术】**

煎煮前浸泡 30 分钟，先武火（大火）煮沸，后文火（小火）维持 40~50 分钟，二煎 25~30 分钟。儿童每剂一般煎至 100~300ml，成人每剂一般煎至 400~600ml，每剂等量分装两份，早晚各服一次。或遵医嘱。

**【金老谈甘草采购管理技术】**

1. 甘草的采购技术　甘草应采购于具备《药品经营企业许可证》《营业执照》的药品批发企业。遵循以下原则：

（1）质量标准：甘草的质量应符合《中华人民共和国药典（2015 年版）》、局颁药品标准及中药炮制规范的标准要求。水分不得过 12.0%，总灰分不得过 7.0%，酸不溶性灰分不得过 2.0%。重金属及有害元素照铅、镉、砷、汞、铜测定法测定，铅不得过 5mg/kg；镉不得过 0.3mg/kg；砷不得过 2mg/kg；汞不得过 0.2mg/kg；铜不得过 20mg/kg。有机氯农药残留量照农药残留量测定法测定，六六六（总 BHC）不得过 0.2mg/kg；滴滴涕（总 DDT）不得过 0.2mg/kg；五氯硝基苯（PCNB）不得过 0.1mg/kg。本品按干燥品计算，含甘草苷（$C_{21}H_{22}O_9$）不得少于 0.50%，甘草酸（$C_{42}H_{62}O_{16}$）不得少于 2.0%。

（2）等级规格：

1）西草：

大草规格标准：统货：干货。呈圆柱形。表面红棕色、棕黄色或灰棕色，皮细紧，有纵纹，斩去头尾，切口整齐。质坚实、体重。断面黄白色，粉性足。味甜。长 25~50cm，顶端直径

2.5~4cm，黑心草不超过总重量的5%。无须根、杂质、虫蛀、霉变。

条草规格标准：

一等：干货。呈圆柱形，单枝顺直。表面红棕色、棕黄色或灰棕色，皮细紧，有纵纹，斩去头尾，口面整齐。质坚实、体重。断面黄白色，粉性足。味甜。长25~50cm，顶端直径1.5cm以上。间有黑心。无须根、杂质、虫蛀、霉变。

二等：干货。呈圆柱形，单枝顺直。表面红棕色、棕黄色或灰棕色，皮细紧，有纵纹，斩去头尾，口面整齐。质坚实、体重。断面黄白色，粉性足。味甜。长25~50cm，顶端直径1cm以上，间有黑心。无须根、杂质、虫蛀、霉变。

三等：干货。呈圆柱形，单枝顺直。表面红棕色、棕黄色或灰棕色，皮细紧，有纵纹，斩去头尾，口面整齐。质坚实，体重。断面黄白色，粉性足。味甜。长25~50cm，顶端直径0.7cm以上。无须根、杂质、虫蛀、霉变。

毛草规格标准：统货：干货。呈圆柱形弯曲的小草，去净残茎，不分长短。表面红棕色、棕黄色或灰棕色。断面黄白色，味甜。项端直径0.5cm以上。无杂质、虫蛀、霉变。

草节规格标准：

一等：干货。呈圆柱形，单枝条。表面红棕色、棕黄色或灰棕色，皮细，有纵纹。质坚实、体重。断面黄白色，粉性足。味甜。长6cm以上，顶端直径1.5cm以上。无须根、疙瘩头、杂质、虫蛀、霉变。

二等：干货。呈圆柱形。单枝条。表面红棕色、棕黄色或灰棕色，皮细，有纵纹。质坚实、体重。断面黄白色，粉性足，有甜味。长6cm以上，顶端直径0.7cm以上。无须根、疙瘩头、杂质、虫蛀、霉变。

疙瘩头规格标准：统货。干货。系加工条草砍下之根头，呈疙瘩头状。去净残茎及须根。表面黄白色。味甜。大小长短不分，间有黑心。无杂质、虫蛀、霉变。

2）东草：

条草规格标准：

一等：干货。呈圆柱形，上粗下细。表面紫红色或灰褐色，皮粗糙。不斩头尾。质松体轻。断面黄白色，有粉性。味甜。长60cm以上。芦下3cm处直径1.5cm以上。间有5%20cm以上的草头。无杂质、虫蛀、霉变。

二等：干货。呈圆柱形，上粗下细。表面紫红色或灰褐色，皮粗糙。不斩头尾。质松体轻。断面黄白色，有粉性。味甜。长50cm以上，芦下3cm处直径1cm以上，间有5%20cm以上的草头。无杂质、虫蛀、霉变。

三等：干货。呈圆柱形，间有弯曲有分叉细根。表面紫红或灰褐色，皮粗糙。不斩头尾。质松体轻。断面黄白色。有粉性。甜味。长40cm以上，芦下3cm处直径0.5cm以上。间有5%20cm以上的草头，无细小须子、杂质、虫蛀、霉变。

毛草规格标准：统货。干货。呈圆柱形弯曲不上草。去净残茎，间有疙瘩头。表面紫红色或灰褐色。质松体轻。断面黄白色。味甜。不分长短，芦下直径0.5cm以上。无杂质、虫蛀、霉变。

备注：①西草：系指内蒙古西部及陕西、甘肃、青海、新疆等地所产皮细、色红、粉足的优质草。不符合标准者可列为东草。②东草：系指内蒙古东部及东北、河北、山西等地所产，一般未斩去头尾。如皮色好，又能斩去头尾，可列为西草。以上两类草。主要以品质区分，不受地区限制。

2. 甘草的管理技术　甘草购进药品到库后，应认真进行验收，并办理入库手续。药剂科各调剂室根据药品使用情况，每周到药库领取药品，临时缺药，应及时补充。制剂室根据配制制剂情况到药库领取制剂原料。临床各科因医疗、科研、教学等需要到药剂科领取药品，需报请相关管理部门批准。各方面领药必须办理相应的药品出库手续。

**【金老谈甘草贮存养护供应技术】**

甘草应置干燥、阴凉库内贮存。甘草保管中较易生虫或受潮霉变，生虫后危害蔓延十分迅速，必须检出或立即火烘，然后用麻袋装好，置干燥通风处。如有条件应用气调法或冷冻杀虫最佳。害虫一般在甘草内部蛀蚀，由外表很难察觉，一旦外面呈现小孔，其内部则已蛀蚀十分厉害。

切制的甘草饮片，待晒干冷却后，可装入木箱内或坛内。蜜炙甘草宜置坛内存放，但时间不宜过长，以防变质。

甘草作为一味常用中药，一般以贮存一日半用量为宜。调剂室应派专人逐日检查甘草等其他药物的供应品种及数量情况，对短缺品种要及时登记，随时整理药品，补充所耗品种，以备调剂使用。

## 大　枣

**【来源】**本品为鼠李科植物枣 *Ziziphus jujuba* Mill. 的干燥成熟果实。

**【历史】**始载于《神农本草经》，列为上品。《名医别录》曰：“一名干枣，一名美枣，一名良枣，八月采，曝干，生河东。”《诗经》载：“八月剥枣。”《伤寒论》中用大枣的方剂达 58 首。《日华子诸家本草》载：“润心肺，止嗽。”且用量大增，出现了较多以大枣命名的方子。可见，历代以来，大枣被公认为养生保健之佳品，俗有“一日食三枣，终生不显老”之誉，男女老幼皆宜，可长期食用。同时，大枣又是中医辅助治疗最常配用的药物。

**【产地】**主产于新疆、山西、河北、河南、山东、四川、贵州等地。

**【金老谈大枣性状辨别技术】**

1. 形色臭味　本品呈椭圆形或球形，长 2~3.5cm，直径 1.5~2.5cm。表面暗红色，略带光泽，有不规则皱纹。基部凹陷，有短果梗。外果皮薄，中果皮棕黄色或淡褐色，肉质，柔软，富糖性而油润。果核纺锤形，两端锐尖，质坚硬。气微香，味甜。

2. 优品质量　本品均以色红、肉厚、饱满、核小、味甜者为优品。

**【金老谈大枣临床炮制技术】**

1. 炮制分类　临床调剂常用的大枣炮制品，取原药材，除去杂质，洗净，干燥。用时破开或去核。

2. 临床功效　甘，温；归脾、胃、心经。功能补中益气，养血安神。用于脾虚食少，乏力便溏，妇人脏躁。

**【金老谈大枣处方审核技术】**

大枣作为补虚药中的常见中药，对大枣的处方审核技术，要求执业药师收到处方后首先审核处方前记、正文、后记等，然后审核处方的用药名称及用药剂量。

在《中华人民共和国药典（2015 年版）》中规定大枣的用量为 6~15g。在处方审核过程中,如有超出范围时,应及时与临床医师进行沟通。处方中,当遇到缺药的情况时,处方审核人员不应随意进行更改或将其划掉,应与临床医师进行沟通,并适当调换。

【金老谈大枣处方应付技术】

首先要确保大枣的书写应规范整齐。其次要注意处方名为"大枣""红枣"或"干枣"时,均应给付大枣。见表 18-10。

表 18-10 大枣处方应付表

| 处方名 | 给付 |
|---|---|
| 大枣、红枣、干枣 | 大枣 |

【金老谈大枣发药交代技术】

在大枣的发药交代过程中,发药人员的素质和专业知识有重要作用,需要交代大枣的服药方法、使用注意与禁忌等方面。

1. 大枣的服药方法 煎服,6~15g。或入丸散。

2. 大枣的使用注意与禁忌 腹部胀满、积滞,齿病、虫积,以及痰热咳嗽均忌服。

【金老谈大枣临床煎煮技术】

小火煎煮 30 分钟,每剂煎两次,取两次煎液混匀,分两等份,早晚各服一次。

【金老谈大枣采购管理技术】

1. 大枣的采购技术 大枣应采购于具备《药品经营企业许可证》《营业执照》的药品批发企业。遵循以下原则:

(1)质量标准:大枣的质量应符合《中华人民共和国药典(2015 年版)》、局颁药品标准及中药炮制规范的标准要求。总灰分不得过 2.0%。本品每 1000g 含黄曲霉毒素 $B_1$ 不得过 5μg,含黄曲霉毒素 $G_2$、黄曲霉毒素 $G_1$、黄曲霉毒素 $B_2$ 和黄曲霉毒素 $B_1$ 总量不得过 10μg。

(2)等级规格:大枣商品在食品行业规格等级划分较细,药材行业现除乌枣、泡枣、小红枣三规格外,一般无细致等级划分,均为统货。

2. 大枣的管理技术 大枣购进药品到库后,应认真进行验收,并办理入库手续。药剂科各调剂室根据药品使用情况,每周到药库领取药品,临时缺药,应及时补充。制剂室根据配制制剂情况到药库领取制剂原料。临床各科因医疗、科研、教学等需要到药剂科领取药品,需报请相关管理部门批准。各方面领药必须办理相应的药品出库手续。

【金老谈大枣贮存养护供应技术】

大枣应防虫、防潮、防鼠,也要防止人为的其他灾害,以取得良好的贮藏效果。

大枣作为一味常用中药,一般以贮存一日半用量为宜。调剂室应派专人逐日检查大枣等其他药物的供应品种及数量情况,对短缺品种要及时登记,随时整理药品,补充所耗品种,以备调剂使用。

## 第二节 补 阳 药

补阳药主要用于阳虚证。由于肾为先天之本,肾阳为一身之元阳,对人体脏腑起着温煦生化的作用,阳虚诸证,往往与肾阳不足有十分密切的关系。所以本节着重介绍补助肾阳的药物。

肾阳虚,表现为全身功能的衰退。其主要症状:畏寒肢冷、腰膝酸软或冷痛、阳痿、早泄、白带清稀、夜尿增多、脉沉而弱、舌淡苔白等。补阳药一般具有补肾阳、益精髓、强筋骨等作用,所以适用于上述各症。

补阳药性多温燥,故阴虚火旺者不宜使用。

## 鹿 茸

**【来源】**本品为鹿科动物梅花鹿 *Cervus nippon* Temminck 或马鹿 *Cervus elaphus* Linnaeus 的雄鹿未骨化密生茸毛的幼角。前者习称“花鹿茸”,后者习称“马鹿茸”。

**【历史】**鹿茸始载于《神农本草经》,列为中品。在历代本草文献中多有记载。李时珍曰:“鹿,处处山林中有之。马身羊尾,头侧而长,高脚而行速。壮者有角,夏至则解。大如小马,黄质白斑,俗称马鹿。牝者无角,小而无斑,毛杂黄白色,俗称麀鹿,孕六月而生麀鹿子。”《沈存中笔谈》云:“北狄有驼鹿,极大而色苍黄,无斑。角大而有文,坚莹如玉。茸亦可用。”可见古代所用鹿茸与今相类同,但非仅有花鹿茸和马鹿茸两种药用。

**【产地】**梅花鹿主产于吉林、辽宁;马鹿主产于黑龙江、吉林、青海、新疆、四川等省区。东北梅花鹿采收的叫“花鹿茸”,质量最优;东北马鹿采收的叫“东马茸”,品质较优;西北所产的叫“西马茸”,品质较次。

**【金老谈鹿茸性状辨别技术】**

1. 形色臭味

(1) 花鹿茸:呈圆柱状分枝,具一个分枝者习称“二杠”,主枝习称“大挺”,长 17~20cm,锯口直径 4~5cm,离锯口约 1cm 处分出侧枝,习称“门庄”,长 9~15cm,直径较大挺略细。外皮红棕色或棕色,多光润,表面密生红黄色或棕黄色细茸毛,上端较密,下端较疏;分岔间具 1 条灰黑色筋脉,皮茸紧贴。锯口黄白色,外围无骨质,中部密布细孔。具二个分枝者,习称“三岔”,大挺长 23~33cm,直径较二杠细,略呈弓形,微扁,枝端略尖,下部多有纵棱筋及突起疙瘩;皮红黄色,茸毛较稀而粗。体轻。气微腥,味微咸。

二茬茸与头茬茸相似,但挺长而不圆或下粗上细,下部有纵棱筋。皮灰黄色,茸毛较粗糙,锯口外围多已骨化。体较重。无腥气。

(2) 马鹿茸:较花鹿茸粗大,分枝较多,侧枝一个者习称“单门”,二个者习称“莲花”,三个者习称“三岔”,四个者习称“四岔”或更多。按产地分为“东马鹿茸”和“西马鹿茸”。

东马鹿茸“单门”大挺长 25~27cm,直径约 3cm。外皮灰黑色,茸毛灰褐色或灰黄色,锯口面外皮较厚,灰黑色,中部密布细孔,质嫩;“莲花”大挺长可达 33cm,下部有棱筋,锯口面蜂窝状小孔稍大;“三岔”皮色深,质较老;“四岔”茸毛粗而稀,大挺下部具棱筋及疙瘩,分枝顶端多无毛,习称“捻头”。

西马鹿茸大挺多不圆,顶端圆扁不一,长 30~100cm。表面有棱,多抽缩干瘪,分枝较长且弯曲,茸毛粗长,灰色或黑灰色。锯口色较深,常见骨质。气腥臭,味咸。

2. 优品质量　鹿茸以粗壮、挺圆,顶端丰满,毛细柔软,色红黄,皮色红棕,有油润光泽者为优品。

鹿茸片以体轻,断面蜂窝状,组织致密者为优品。

**【金老谈鹿茸临床炮制技术】**

1. 炮制分类

（1）鹿茸片：取鹿茸，燎去茸毛，刮净，以布带缠绕茸体，自锯口面小孔灌入热白酒，并不断添酒，至润透或灌酒稍蒸，横切薄片，压平，干燥。

（2）鹿茸粉：取鹿茸，燎去茸毛，刮净，劈成碎块，研成细粉。

2. 临床功效　甘、咸，温；归肾、肝经。功能壮肾阳，益精血，强筋骨，调冲任，托疮毒。用于肾阳不足，精血亏虚，阳痿滑精，宫冷不孕，羸瘦，神疲，畏寒，眩晕，耳鸣，耳聋，腰脊冷痛，筋骨痿软，崩漏带下，阴疽不敛。

**【金老谈鹿茸处方审核技术】**

鹿茸作为补虚药中的常见中药，对鹿茸的处方审核技术，要求执业药师收到处方后首先审核处方前记、正文、后记等，然后审核处方的用药名称、炮制规格及用药剂量。

在《中华人民共和国药典（2015年版）》中规定鹿茸的用量为1~2g；炮制品有鹿茸片、鹿茸粉。在处方审核过程中，如有超出范围时，应及时与临床医师进行沟通。处方中，当遇到缺药的情况时，处方审核人员不应随意进行更改或将其划掉，应与临床医师进行沟通，并适当调换。

**【金老谈鹿茸处方应付技术】**

首先要确保鹿茸的书写应规范整齐。其次要注意炮制应付，处方名为“鹿茸”或“鹿茸片”时，均应给付鹿茸片；处方名为“鹿茸粉”时，应给付鹿茸粉。见表18-11。

**表18-11　鹿茸处方应付表**

| 处方名 | 给付 |
| --- | --- |
| 鹿茸、鹿茸片 | 鹿茸片 |
| 鹿茸粉 | 鹿茸粉 |

**【金老谈鹿茸发药交代技术】**

在鹿茸的发药交代过程中，发药人员的素质和专业知识有重要作用，需要交代鹿茸的服药方法、使用注意与禁忌等方面。

1. 鹿茸的服药方法　将鹿茸片（鲜片烘干）研末冲服，每次1~2g，日服一次或茸片含化嚼食服用。或入丸散。

2. 鹿茸的使用注意与禁忌　服用本品宜从小量开始，缓缓增加，不宜骤然大量食用，以免阳升风动，或伤阴动血。阴虚阳盛者忌用。

**【金老谈鹿茸临床煎煮技术】**

鹿茸作为贵重药材，一般不作煎煮，多研末冲服，用量为1~2g。

**【金老谈鹿茸采购管理技术】**

1. 鹿茸的采购技术　鹿茸应采购于具备《药品经营企业许可证》《营业执照》的药品批发企业。遵循以下原则：

（1）质量标准：鹿茸的质量应符合《中华人民共和国药典（2015年版）》、局颁药品标准及中药炮制规范的标准要求。

（2）等级规格：

1）梅花茸：

二杠锯茸规格标准：

一等：干货。体呈圆柱形，具有八字分岔一个，大挺、门桩相称，短粗嫩状，顶头钝圆。皮毛红棕或棕黄色。锯口黄白色，有蜂窝状细孔，无骨化圈。不拧嘴，不抽沟，不破皮、悬皮、乌皮，不存折、不臭、无虫蛀。每支重85g以上。

二等：干货。体呈圆柱形，具有八字分岔一个，大挺、门柱相称，短粗嫩状，顶头钝圆。皮毛红棕或棕黄色。锯口黄白色，有蜂窝状细孔，无骨化圈。不拧嘴、不抽沟，不破皮、悬皮、乌皮，存折不超过一处，虎口以下稍显棱纹。不臭、无虫蛀。每支重65g以上。

三等：干货。体呈圆柱形，具有八字分岔一个，大挺、门桩相称，枝杆较瘦。皮毛红棕或棕黄色。锯口黄白色，有蜂窝状细孔，无骨化圈。不拧嘴，不抽沟，兼有悬皮、乌皮、破皮不露茸，存折不超过二处，虎口以下有棱纹。不臭、无虫蛀。每支重45g以上。

四等：干货。体呈圆柱形，具八字分岔一个。不拧嘴，不臭、无虫蛀。兼有独挺、怪角。不符合一、二、三等者，均属此类。

三岔锯茸规格标准：

一等：干货。体呈圆柱形，具分岔二个。挺圆茸质松嫩，嘴头饱满。皮毛红棕色或棕黄色。不乌皮（黑皮茸除外），不抽沟，不拧嘴，不破皮、悬皮，不存折、不怪角。下部稍有纵棱筋，骨豆不超过茸长的30%。不臭、无虫蛀。每支重250g以上。

二等：干货。体呈圆柱形，具分岔二个。挺圆茸质松嫩，嘴头饱满。皮毛红棕或棕黄色。不乌皮（黑皮茸除外），不抽沟、不拧嘴，不破皮、悬皮，存折不超过一处，不怪角。突起纵棱筋长不超过2cm，骨豆不超过茸长的40%。不臭、无虫蛀。每支重200g以上。

三等：干货。体呈圆柱形，具分岔二个。条杆稍瘦，茸质嫩。不拧嘴，稍有破皮不露茸，不悬皮，存折不超过一处，不怪角。纵棱筋、骨豆较多。不臭、无虫蛀。每支重150g以上。

四等：干货。体畸形或怪角，顶端不窜尖，皮毛红乌暗。不臭、无虫蛀、凡不符合一、二、三等者，均属此类。

初生茸规格标准：统货。干货。体呈圆柱形，圆头质嫩，锯口有蜂窝状细孔。不骨化、不臭，不虫蛀。

再生茸规格标准：统货：干货。体呈圆柱形，兼有独挺，圆头质嫩。锯口有蜂窝状细孔。不骨化、不臭、不虫蛀。

2）马鹿茸：

锯茸规格标准：

一等：干货。体呈支岔，类圆柱形。皮毛灰黑色或灰黄色。枝干粗壮，嘴头饱满。皮毛灰黑或灰黄色。质嫩的三岔、莲花、人字等茸，无骨豆，不拧嘴，不偏头，不破皮，不发头，不骨折，不臭、不虫蛀。每支重275~450g。

二等：干货。体呈支岔，类圆柱形。皮毛灰黑色或灰黄色。质嫩的四岔茸、不足275g重的三岔，人字茸均可列为此等。四岔茸嘴头不超过13cm，骨豆不超过主干长度的50%。破皮长度不超过3.3cm，不拧嘴，不发头、不臭、不虫蛀。

三等：干货。体呈支岔类圆柱形。皮毛灰黑色或灰黄色。嫩五岔和三岔老茸。骨豆不超过主干长度的60%，破皮长度不超过4cm。不窜尖，不臭、不虫蛀。

四等：干货。体呈支岔圆柱形或畸形，皮毛灰黑色或灰黄色。老五岔、老毛杠和嫩再生茸，破皮长度不超过4cm。不臭、不虫蛀。

五等：干货。体呈支岔圆柱形或畸形，皮毛灰黑或灰黄色。茸皮不全的老五岔、老毛杠、老再生茸。不臭、不虫蛀。

锯血茸规格标准：

一等：干货。不臭，无虫蛀，不骨化，茸内充分含血，分布均匀，肥嫩上冲的莲花、三岔茸。不偏头，不抽沟，不破皮，不畸形。主枝及嘴头无折伤，茸头饱满，不空、不瘪。每支重不低于0.5kg。

二等：干货。不臭，无虫蛀，不骨化，茸内充分含血，分布均匀，不足一等的莲花、三岔茸及肥嫩的四岔、人字茸，不破皮、不畸形，茸头不空不瘪。每支重0.3kg以上。

三等：干贫。不臭，无虫蛀，无骨化，不折断，茸内充分含血，不足一、二等的莲花、三岔茸、四岔茸及肥嫩的畸形茸。每支重不低于0.25kg。

备注：①梅花茸一等中门桩存折者，降为二等；大挺存折者，降为三等。②梅花茸一、二等中有破皮、悬皮等不符规定者均应酌情降等。③马鹿的锯血茸，主要是供出口的规格，如在国内购销也应照此标准。④三岔锯茸一等中有存折一处者降为二等，凡有不符合分等规定标准者均应酌情降等。⑤骨化超过全茸的40%以上、茸体脱皮者，作鹿角收购。

2. 鹿茸的管理技术　鹿茸属于贵细中药材，管理上应遵循以下规定：

（1）药品品名由药剂科会同财务科提出交院药事委员会审定。

（2）应分品种、规格上专用账册，凭处方消耗，定期盘存清点，发现短缺及时查找原因。确定相应的短缺赔偿等规定。

（3）应实行专人、专柜加锁、专账册的“三专”管理。所谓“专人”可根据调剂室工作人员数确定，一般为总人数的40%~60%。领取时，由专管人填写请领单自行领取规定的或适当的量，必要时应检查包装标示量与实际装量有无差异，领回即按品种与规格，单价上专用账册。

（4）使用必须坚持优先供急、重症，优先饮片配方使用的原则。

（5）处方不得涂改。特殊情况更改者，原处方医师应在更改处签字方能调配。

（6）计价必须在其品名右上角标明其等级规格，以便于调配。

（7）处方由专管人分品名、规格存放，定期盘点后，装订成册，做好封面，该封面除处方张数、总金额外，还应有品种、规格数量和金额。

**【金老谈鹿茸贮存养护供应技术】**

鹿茸经加工后，可用木箱、铁箱或新陶器装，外用木器套框，先将鹿茸用纸包好，箱内铺软草，用纸塞紧，勿使动摇，以免损伤。箱内可放樟脑、花椒或冰片，然后将箱封固严密，或箱内放入白酒密封贮存，置阴凉干燥处，密闭，防蛀。

鹿茸作为一味贵重中药，一般以贮存一日半用量为宜。调剂室应派专人逐日检查鹿茸等其他药物的供应品种及数量情况，对短缺品种要及时登记，随时整理药品，补充所耗品种，以备调剂使用。应设专柜加锁存放，实行双人签收与核发管理手续，每天清点账务，避免发生差错，造成经济损失。

## 巴 戟 天

**【来源】**本品为茜草科植物巴戟天 *Morinda officinalis* How 的干燥根。

【历史】始载于《神农本草经》，列为上品。《本草纲目》载："治脚气，去风疾，补血海。"《神农本草经》曰："主大风邪气，阴痿不起，强筋骨，安五脏，补中增志益气。"《本草图经》记载："生巴郡及下邳山谷，今江淮、河东州郡亦有之，皆不及蜀川者佳。叶似茗，经冬不枯，俗名三蔓草，又名不凋草。多生竹林内。内地生者，叶似麦门冬而浓大，至秋结实。二月、八月采根，阴干。今多焙之。有宿根者青色，嫩根者白色，用之皆同，以连珠肉浓者胜。"本品来源过去主要依靠野生资源，后因野生资源减少而大力发展人工栽培，现栽培产品已成为主流。

【产地】巴戟天主要分布于广东、广西、福建；海南、江西亦有少量分布。另外有部分进口供药用，现主产于广东高要、德庆、五华、新丰、广宁、郁南、紫金、封开；广西凭样、钦州、上思；福建南靖、平和、永定、武平等地。尤以广东高要、德庆等地栽培品为地道。

**【金老谈巴戟天性状辨别技术】**

1. 形色臭味　本品为扁圆柱形，略弯曲，长短不等，直径0.5~2cm。表面灰黄色或暗灰色，具纵纹和横裂纹，有的皮部横向断离露出木部；质韧，断面皮部厚，紫色或淡紫色，易与木部剥离；木部坚硬，黄棕色或黄白色，直径1~5mm。气微，味甘而微涩。

2. 优品质量　本品均以条大而呈连珠状、肉厚、色紫、质软、内心木部细、味微甜、体干者为优品。

**【金老谈巴戟天临床炮制技术】**

1. 炮制分类

(1) 巴戟天：取原药材，除去杂质，用热水泡透后，趁热抽去木心，切段，晒干。

(2) 制巴戟天：取原药材，除去杂质，与甘草煎液同置锅内，不时翻搅，煮至煎液被吸尽，取出，未去木心者趁热抽去木心，干燥。每净巴戟天100kg，用甘草6kg。

2. 临床功效　甘、辛，微温；归肾、肝经。功能补肾阳，强筋骨，祛风湿。用于阳痿遗精，宫冷不孕，月经不调，少腹冷痛，风湿痹痛，筋骨痿软。

**【金老谈巴戟天处方审核技术】**

巴戟天作为补虚药中的常见中药，对巴戟天的处方审核技术，要求执业药师收到处方后首先审核处方前记、正文、后记等，然后审核处方的用药名称、炮制规格及用药剂量。

在《中华人民共和国药典（2015年版）》中规定巴戟天的用量为3~10g；炮制品有巴戟天、制巴戟天。在处方审核过程中，如有超出范围时，应及时与临床医师进行沟通。处方中，当遇到缺药的情况时，处方审核人员不应随意进行更改或将其划掉，应与临床医师进行沟通，并适当调换。

**【金老谈巴戟天处方应付技术】**

首先要确保巴戟天的书写应规范整齐。其次要注意炮制应付，处方名为"鸡肠风""鸡眼藤"或"巴戟天"时，均应给付巴戟天；处方名为"制巴戟天"时，应给付制巴戟天。见表18-12。

**表18-12　巴戟天处方应付表**

| 处方名 | 给付 |
|---|---|
| 鸡肠风、鸡眼藤、巴戟天 | 巴戟天 |
| 制巴戟天 | 制巴戟天 |

**【金老谈巴戟天发药交代技术】**

在巴戟天的发药交代过程中，发药人员的素质和专业知识有重要作用，需要交代巴戟天的服药方法、使用注意与禁忌等方面。

1. 巴戟天的服药方法　煎服，3~10g，或浸酒服。或入丸散。

2. 巴戟天的使用注意与禁忌　阴虚火旺者忌服。

**【金老谈巴戟天临床煎煮技术】**

煎煮前先加水浸泡半小时，没过药物表面 2cm 为宜。先武火（大火）煮沸，后文火（小火）维持 30 分钟，每剂煎两次，合并药液。儿童每剂一般煎至 100~300ml，成人每剂一般煎至 400~600ml，每剂等量分装两份。

**【金老谈巴戟天采购管理技术】**

1. 巴戟天的采购技术　巴戟天应采购于具备《药品经营企业许可证》《营业执照》的药品批发企业。遵循以下原则：

（1）质量标准：巴戟天的质量应符合《中华人民共和国药典（2015 年版）》局颁药品标准及中药炮制规范的标准要求。水分不得过 15.0%，总灰分不得过 6.0%。本品按干燥品计算，含耐斯糖（$C_{24}H_{42}O_{21}$）不得少于 2.0%。

（2）等级规格：巴戟天商品多为统货，不分等级。

2. 巴戟天的管理技术　巴戟天购进药品到库后，应认真进行验收，并办理入库手续。药剂科各调剂室根据药品使用情况，每周到药库领取药品，临时缺药，应及时补充。制剂室根据配制制剂情况到药库领取制剂原料。临床各科因医疗、科研、教学等需要到药剂科领取药品，需报请相关管理部门批准。各方面领药必须办理相应的药品出库手续。

**【金老谈巴戟天贮存养护供应技术】**

巴戟天一般用麻袋包装，每件 30kg 左右。贮存于通风干燥处，温度 30℃以下，相对湿度 70%~75%。商品安全水分 12%~14%。

本品易虫蛀、受潮生霉、泛油。吸潮品颜色加深，质体返软，断面溢出油样物，散发特殊气味，有的出现霉斑。为害的仓虫有药材甲、烟草甲、大理窃蠹、黑毛皮蠹、印度谷螟等，蛀蚀品的蛀洞较小，不易察见，但周围常见碎屑，其中可发现仓虫活动。储藏期间，应保持环境清洁，定期使用溴氰菊脂药剂进行消毒。发现受潮及轻度霉变、虫蛀，及时晾晒，或翻垛通风；虫情严重时用磷化铝熏杀。有条件的地方，可进行密封抽氧充氮养护。

巴戟天作为一味常用中药，一般以贮存一日半用量为宜。调剂室应派专人逐日检查巴戟天等其他药物的供应品种及数量情况，对短缺品种要及时登记，随时整理药品，补充所耗品种，以备调剂使用。

## 淫羊藿

**【来源】**本品为小檗科植物淫羊藿 *Epimedium brevicornu* Maxim.、箭叶淫羊藿 *Epimedium sagittatum*（Sieb.et Zucc.）Maxim.、柔毛淫羊藿 *Epimedium pubescens*.Maxim.、朝鲜淫羊藿 *Epimedium koreanum* Nakai. 的干燥叶。

**【历史】**本品始载于《神农本草经》，列为中品。陶弘景曰："服之使人好为阴阳，西川北部有淫羊，一日百遍合，盖食此藿所致，故名淫羊藿。"李时珍曰："一茎三桠，一桠三叶，叶长二三寸。如杏叶及豆藿，面光背淡，甚薄而细齿，有微刺。”

【产地】

（1）淫羊藿：主产于黑龙江、吉林、辽宁、山东、江苏、江西、湖南、广西、四川、贵州、陕西、甘肃。

（2）箭叶淫羊藿：主产于浙江、安徽、江西、湖北、四川、台湾、福建、广东、广西等地。

（3）柔毛淫羊藿：主产于四川。

（4）朝鲜淫羊藿：主产于东北。

【金老谈淫羊藿性状辨别技术】

1. 形色臭味

（1）淫羊藿：三出复叶；小叶片卵圆形，长 3~8cm，宽 2~6cm；先端微尖，顶生小叶基部心形，两侧小叶较小，偏心形，外侧较大，呈耳状，边缘具黄色刺毛状细锯齿；上表面黄绿色，下表面灰绿色，主脉 7~9 条，基部有稀疏细长毛，细脉两面突起，网脉明显；小叶柄长 1~5cm。叶片近革质。气微，味微苦。

（2）箭叶淫羊藿：三出复叶，小叶片长卵形至卵状披针形，长 4~12cm，宽 2.5~5cm；先端渐尖，两侧小叶基部明显偏斜，外侧呈箭形。下表面疏被粗短伏毛或近无毛。叶片革质。

（3）柔毛淫羊藿：叶下表面及叶柄密被绒毛状柔毛。

（4）朝鲜淫羊藿：小叶较大，长 4~10cm，宽 3.5~7cm；先端长尖。叶片较薄。

2. 优品质量　本品均以无根茎、叶片多、色带绿者为优品。

【金老谈淫羊藿临床炮制技术】

1. 炮制分类

（1）淫羊藿：取原药材，除去杂质及枝梗，取叶，洗净，稍润，切丝，干燥。

（2）炙淫羊藿：取羊脂油加热熔化，加入淫羊藿片或丝，拌匀，用文火炒至均匀有光泽，取出，晾凉。每 100kg 淫羊藿片或丝，用羊脂油（炼油）20kg。

2. 临床功效　辛、甘，温；归肝、肾经。功能补肾阳，强筋骨，祛风湿。用于肾阳虚衰，阳痿遗精，筋骨痿软，风湿痹痛，麻木拘挛。

【金老谈淫羊藿处方审核技术】

淫羊藿作为补虚药中的常见中药，对淫羊藿的处方审核技术，要求执业药师收到处方后首先审核处方前记、正文、后记等，然后审核处方的用药名称、炮制规格及用药剂量。

在《中华人民共和国药典（2015 年版）》中规定淫羊藿的用量为 6~10g；炮制品有淫羊藿、炙淫羊藿。在处方审核过程中，如有超出范围时，应及时与临床医师进行沟通。处方中，当遇到缺药的情况时，处方审核人员不应随意进行更改或将其划掉，应与临床医师进行沟通，并适当调换。

【金老谈淫羊藿处方应付技术】

首先要确保淫羊藿的书写应规范整齐。其次要注意炮制应付，处方名为“仙灵脾”或“淫羊藿”时，均应给付淫羊藿；处方名为“炙淫羊藿”时，应给付炙淫羊藿。见表 18-13。

【金老谈淫羊藿发药交代技术】

在淫羊藿的发药交代过程中，发药人员的素质和专业知识有重要作用，需要交代淫羊藿服药方法、使用注意与禁忌等方面。

表 18-13　淫羊藿处方应付表

| 处方名 | 给付 |
| --- | --- |
| 仙灵脾、淫羊藿 | 淫羊藿 |
| 炙淫羊藿 | 炙淫羊藿 |

1. 淫羊藿的服药方法　煎服，6~10g。或入丸散。

2. 淫羊藿的使用注意与禁忌　凡病相火炽盛，便赤，口苦，目赤目痛，烦躁口渴，大便燥秘，法咸忌之。火旺泄精，阴虚水乏，小便不利，口舌干燥，四者禁用。

**【金老谈淫羊藿临床煎煮技术】**

煎煮前先加水浸泡半小时，没过药物表面 2cm 为宜。煎煮两次，合并药液，每次煎煮时间为 30 分钟。煎煮后药液约 300ml。

**【金老谈淫羊藿采购管理技术】**

1. 淫羊藿的采购技术　淫羊藿应采购于具备《药品经营企业许可证》《营业执照》的药品批发企业。遵循以下原则：

（1）质量标准：淫羊藿的质量应符合《中华人民共和国药典（2015 年版）》、局颁药品标准及中药炮制规范的标准要求。杂质不得过 3.0%，水分不得过 8.0%，总灰分不得过 8.0%。本品按干燥品计算，含总黄酮以淫羊藿苷（$C_{33}H_{40}O_{15}$）计，不得少于 5.0%，含淫羊藿苷（$C_{33}H_{40}O_{15}$）和宝藿苷 I（$C_{27}H_{30}O_{10}$）的总量不得少于 0.60%。

（2）等级规格：均为统货，不分等级。

2. 淫羊藿的管理技术　淫羊藿购进药品到库后，应认真进行验收，并办理入库手续。药剂科各调剂室根据药品使用情况，每周到药库领取药品，临时缺药，应及时补充。制剂室根据配制制剂情况到药库领取制剂原料。临床各科因医疗、科研、教学等需要到药剂科领取药品，需报请相关管理部门批准。各方面领药必须办理相应的药品出库手续。

**【金老谈淫羊藿存养护供应技术】**

淫羊藿多以麻袋、木箱、蒲席、篾篓包装。本品受潮后易发霉和生虫，最好装入木箱中贮存于通风、干燥、凉爽处，并防重压。

淫羊藿含水量在 15% 以下不会生霉，但置于 80% 相对湿度条件下，2 周后即出现霉斑，因此应避免潮气侵入。如遇发霉，切忌用水洗，宜在阳光下晒后，用毛刷刷霉。夏季应经常检查和摊晒。防治虫蛀，可用药物熏蒸。

淫羊藿作为一味常用中药，一般以贮存一日半用量为宜。调剂室应派专人逐日检查淫羊藿等其他药物的供应品种及数量情况，对短缺品种要及时登记，随时整理药品，补充所耗品种，以备调剂使用。

## 仙　茅

**【来源】**本品为石蒜科植物仙茅 *Curculigo orchioides*Gaertn. 的干燥根茎。

**【历史】**始载于《开宝本草》。《海药本草》记载："生西域，粗细有筋，或如笔管，有节文理。其黄色多涎，梵云呼为阿输干陀。""自武城来，蜀中诸州皆有。叶似茅，故名曰仙茅。"

【产地】主产于四川南部、云南、贵州、广西、浙江、江西、福建、台湾、湖南和广东，在东南亚各国及日本也有分布。

【金老谈仙茅性状辨别技术】

1. 形色臭味　本品呈圆柱形，略弯曲，长3~10cm，直径0.4~1.2cm。表面棕色至褐色，粗糙，有细孔状的须根痕和横皱纹。质硬而脆，易折断，断面不平坦，灰白色至棕褐色，近中心处色较深。气微香，味微苦、辛。

2. 优品质量　本品以根条粗长、质坚脆、表面黑褐色者为优品。

【金老谈仙茅临床炮制技术】

1. 炮制分类　临床调剂常用的仙茅炮制品，取原药材，拣净杂质，洗净，切段，干燥。

2. 临床功效　辛，热；有毒；归肾、肝、脾经。功能补肾阳，强筋骨，祛寒湿。用于阳痿精冷，筋骨痿软，腰膝冷痛，阳虚冷泻。

【金老谈仙茅处方审核技术】

仙茅作为补虚药中的常见中药，对仙茅的处方审核技术，要求执业药师收到处方后首先审核处方前记、正文、后记等，然后审核处方的用药名称及用药剂量。

在《中华人民共和国药典(2015年版)》中规定仙茅的用量为3~10g；本品有毒，孕妇慎用。在处方审核过程中，如有超出范围时，应及时与临床医师进行沟通，并双签字。处方中，当遇到缺药的情况时，处方审核人员不应随意进行更改或将其划掉，应与临床医师进行沟通，并适当调换。

【金老谈仙茅处方应付技术】

首先要确保仙茅的书写应规范整齐。其次要注意处方名为“仙茅”或“独茅”时，均应给付仙茅。见表18-14。

表18-14　仙茅处方应付表

| 处方名 | 给付 |
|---|---|
| 仙茅、独茅 | 仙茅 |

【金老谈仙茅发药交代技术】

在仙茅的发药交代过程中，发药人员的素质和专业知识有重要作用，需要交代仙茅服药方法、使用注意与禁忌等方面。

1. 仙茅的服药方法　内服：煎汤，3~10g，或入丸散。外用：捣敷。

2. 仙茅的使用注意与禁忌　阴虚火旺者忌服。仙茅的剂量必须掌握在常规范围内，不可大剂量使用，以免中毒。仙茅药性很热，对于有内热的病人，不论虚实都不宜使用。

【金老谈仙茅临床煎煮技术】

煎煮前先加水浸泡半小时，没过药物表面2cm为宜。煎煮两次，合并药液，每次煎煮时间为30分钟。煎煮后药液约300ml。

【金老谈仙茅采购管理技术】

1. 仙茅的采购技术　仙茅应采购于具备《药品经营企业许可证》《营业执照》的药品批发企业。遵循以下原则：

(1) 质量标准：仙茅的质量应符合《中华人民共和国药典(2015年版)》局颁药品标准及

中药炮制规范的标准要求。杂质（须根、芦头）不得过4%，水分不得过13.0%，总灰分不得过10.0%，酸不溶性灰分不得过2.0%。本品按干燥品计算，含仙茅苷（$C_{22}H_{26}O_{11}$）不得少于0.080%。

（2）等级规格：仙茅均为统货，不分等级。

2. 仙茅的管理技术　仙茅购进药品到库后，应认真进行验收，并办理入库手续。药剂科各调剂室根据药品使用情况，每周到药库领取药品，临时缺药，应及时补充。制剂室根据配制制剂情况到药库领取制剂原料。临床各科因医疗、科研、教学等需要到药剂科领取药品，需报请相关管理部门批准。各方面领药必须办理相应的药品出库手续。

**【金老谈仙茅贮存养护供应技术】**

仙茅放置在通风阴凉处，避免阳光直射。

仙茅作为一味常用中药，一般以贮存一日半用量为宜。调剂室应派专人逐日检查仙茅等其他药物的供应品种及数量情况，对短缺品种要及时登记，随时整理药品，补充所耗品种，以备调剂使用。

## 补骨脂

**【来源】**本品为豆科植物补骨脂 *Psoralea corylifolia*L. 的干燥成熟果实。

**【历史】**补骨脂始载于《开宝本草》。李时珍谓："补骨脂言其功也……"苏颂谓："补骨脂生广南诸州及波斯国，今岭外山坂间多有之，不及番舶者佳。茎高三四尺，叶似薄荷，花微紫色，实如麻子，圆扁而黑，九月采。"

**【产地】**补骨脂多来源于栽培品，主要分布于四川、河南、陕西、安徽、江苏等地。主产于重庆江津、合川，四川金堂、广元、灌县，河南商丘、新乡、博爱、沁阳、信阳，陕西兴平，安徽阜阳、六安等地。以河南及四川所产质量最佳。

**【金老谈补骨脂性状辨别技术】**

1. 形色臭味　本品呈肾形，略扁，长3~5mm，宽2~4mm，厚约1.5mm。表面黑色、黑褐色或灰褐色，具细微网状皱纹。顶端圆钝，有一小突起，凹侧有果梗痕。质硬。果皮薄，与种子不易分离；种子1枚，子叶2，黄白色，有油性。气香，味辛、微苦。

2. 优品质量　本品以粒籽饱满、干燥无杂质者为优品。

**【金老谈补骨脂临床炮制技术】**

1. 炮制分类

（1）补骨脂：取原药材，簸净杂质，洗净，晒干。

（2）盐补骨脂：取净补骨脂，喷淋适量盐水，拌匀，闷润36小时，至盐水被吸尽，置热锅内，用文火微炒至表面微鼓起，并有香气逸出时，取出，晾凉。每100kg净补骨脂，用食盐3kg。

2. 临床功效　辛、苦，温；归肾、脾经。功能温肾助阳，纳气平喘，温脾止泻；外用消风祛斑。用于肾阳不足，阳痿遗精，遗尿尿频，腰膝冷痛，肾虚作喘，五更泄泻；外用治白癜风，斑秃。

**【金老谈补骨脂处方审核技术】**

补骨脂作为补虚药中的常见中药，对补骨脂的处方审核技术，要求执业药师收到处方后首先审核处方前记、正文、后记等，然后审核处方的用药名称、炮制规格及用药剂量。

在《中华人民共和国药典（2015 年版）》中规定补骨脂的用量为 6~10g；炮制品有补骨脂、盐补骨脂。在处方审核过程中，如有超出范围时，应及时与临床医师进行沟通。处方中，当遇到缺药的情况时，处方审核人员不应随意进行更改或将其划掉，应与临床医师进行沟通，并适当调换。

**【金老谈补骨脂处方应付技术】**

首先要确保补骨脂的书写应规范整齐。其次要注意炮制应付，处方名为“补骨脂”“故脂子”或“破故纸”时，均应给付补骨脂；处方名为“盐补骨脂”时，应给付盐补骨脂。见表 18-15。

**表 18-15　补骨脂处方应付表**

| 处方名 | 给付 |
|---|---|
| 补骨脂、故脂子、破故纸 | 补骨脂 |
| 盐补骨脂 | 盐补骨脂 |

**【金老谈补骨脂发药交代技术】**

在补骨脂的发药交代过程中，发药人员的素质和专业知识有重要作用，需要交代补骨脂的服药方法、使用注意与禁忌等方面。

1. 补骨脂的服药方法　煎服，6~10g。或入丸散。外用 20%~30% 酊剂涂患处。

2. 补骨脂的使用注意与禁忌　阴虚火旺及大便秘结者忌服。

**【金老谈补骨脂临床煎煮技术】**

煎煮前先加水浸泡半小时，没过药物表面 2cm 为宜。煎煮两次，合并药液，每次煎煮时间为 30 分钟。煎煮后药液约 300ml。

**【金老谈补骨脂采购管理技术】**

1. 补骨脂的采购技术　补骨脂应采购于具备《药品经营企业许可证》《营业执照》的药品批发企业。遵循以下原则：

（1）质量标准：补骨脂的质量应符合《中华人民共和国药典（2015 年版）》、局颁药品标准及中药炮制规范的标准要求。杂质不得过 5%，水分不得过 7.5%，总灰分不得过 8.5%，酸不溶性灰分不得过 2.0%。本品按干燥品计算，含补骨脂素（$C_{11}H_5O_3$）不得过 0.70%。

（2）等级规格：统货，无等级规格。

2. 补骨脂的管理技术　补骨脂购进药品到库后，应认真进行验收，并办理入库手续。药剂科各调剂室根据药品使用情况，每周到药库领取药品，临时缺药，应及时补充。制剂室根据配制制剂情况到药库领取制剂原料。临床各科因医疗、科研、教学等需要到药剂科领取药品，需报请相关管理部门批准。各方面领药必须办理相应的药品出库手续。

**【金老谈补骨脂贮存养护供应技术】**

本品应盛装在木箱内，防潮，防霉变，置阴凉、通风、干燥处储藏。

补骨脂作为一味常用中药，一般以贮存一日半用量为宜。调剂室应派专人逐日检查补骨脂等其他药物的供应品种及数量情况，对短缺品种要及时登记，随时整理药品，补充所耗品种，以备调剂使用。

# 益智仁

【来源】本品为姜科植物益智 *Alpinia oxyphylla* Miq. 的干燥成熟果实。

【历史】本品以益智子之名载于《南方草木状》。云："益智子，如笔毫，长七八分，二月花，色如莲，着实，五六月熟。味辛，杂五味中，芬芳，亦可盐曝。出交趾、合浦。"《本草拾遗》引《广志》云："叶似囊荷，长丈余。其根上有小枝，高八九尺，无叶萼。子丛生，大如枣。中瓣黑，皮白。核小者名益智，含之摄涎秽，出交趾。"《本草图经》说："益智似连翘子头未开者，苗叶花根与豆蔻无别，惟子小耳。"《本草纲目》载："今之益智子形如枣核而皮及仁皆似草豆寇云。"综上所述，古代使用的益智子特征与现今所用益智仁基本符合。

【产地】主产于海南省的屯昌、澄迈、陵水、儋县、保亭、琼山、三亚等地。广东省的湛江、肇庆、阳江及雷州半岛也产。

**【金老谈益智仁性状辨别技术】**

1. 形色臭味　本品呈椭圆形，两端略尖，长 1.2~2cm，直径 1~1.3cm。表面棕色或灰棕色，有纵向凹凸不平的突起棱线 13~20 条，顶端有花被残基，基部常残存果梗。果皮薄而稍韧，与种子紧贴，种子集结成团，中有隔膜将种子团分为 3 瓣，每瓣有种子 6~11 粒。种子呈不规则的扁圆形，略有钝棱，直径约 3mm，表面灰褐色或灰黄色，外被淡棕色膜质的假种皮；质硬，胚乳白色。有特异香气，味辛、微苦。

2. 优品质量　本品以个大、饱满、气味浓者为优品。

**【金老谈益智仁临床炮制技术】**

1. 炮制分类

（1）焦益智：取原药材，除去杂质，置热锅内，用武火 150~180℃炒至表面鼓起、呈黄褐色，取出，晾凉，串碎，去皮取仁。

（2）盐益智：取益智仁，喷淋适量盐水，拌匀，闷润 1~2 小时，至盐水被吸尽，置热锅内，用文火炒干，取出，晾凉。每 100kg 益智仁，用食盐 2kg。

2. 临床功效　辛，温；归脾、肾经。功能暖肾固精缩尿，温脾止泻摄唾。用于肾虚遗尿，小便频数，遗精白浊，脾寒泄泻，腹中冷痛，口多唾涎。

**【金老谈益智仁处方审核技术】**

益智作为补虚药中的常见中药，对益智的处方审核技术，要求执业药师收到处方后首先审核处方前记、正文、后记等，然后审核处方的用药名称、炮制规格及用药剂量。

在《中华人民共和国药典（2015 年版）》中规定益智的用量为 3~10g；炮制品有焦益智、盐益智。在处方审核过程中，如有超出范围时，应及时与临床医师进行沟通。处方中，当遇到缺药的情况时，处方审核人员不应随意进行更改或将其划掉，应与临床医师进行沟通，并适当调换。

**【金老谈益智仁处方应付技术】**

首先要确保益智的书写应规范整齐。其次要注意炮制应付，处方名为"益智仁"时，应给付益智仁；处方名为"焦益智仁"时，应给付焦益智仁；处方名为"盐益智仁"时，应给付盐益智仁。见表 18-16。

**表 18-16　益智处方应付表**

| 处方名 | 给付 |
| --- | --- |
| 益智仁 | 益智 |
| 焦益智仁 | 焦益智 |
| 盐益智仁 | 盐益智 |

**【金老谈益智仁发药交代技术】**

在益智的发药交代过程中，发药人员的素质和专业知识有重要作用，需要交代益智的服药方法、使用注意与禁忌等方面。

1. 益智的服药方法　煎服，3~10g。或入丸散。

2. 益智的使用注意与禁忌　虚火旺或因热而患遗精、尿频、崩带者忌服。

**【金老谈益智仁临床煎煮技术】**

煎煮前先加水浸泡半小时，没过药物表面 2cm 为宜。煎煮两次，合并药液，每次煎煮时间为 30 分钟。煎煮后药液约 300ml。

**【金老谈益智仁采购管理技术】**

1. 益智的采购技术　益智应采购于具备《药品经营企业许可证》《营业执照》的药品批发企业。遵循以下原则：

(1) 质量标准：益智的质量应符合《中华人民共和国药典(2015 年版)》、局颁药品标准及中药炮制规范的标准要求。本品种子含挥发油不得少于 1.0%(ml/g)。

(2) 等级规格：统货。呈椭圆形，两端略尖。表面棕色或灰棕色。有纵向隆起棱线。内种子团分三瓣。种粒红棕色或灰褐色，断面红白色，质坚硬、气香、味辛苦。果实饱满，显油性。瘦瘪果不超过 10%。无果柄、杂质、霉变。

2. 益智的管理技术　益智购进药品到库后，应认真进行验收，并办理入库手续。药剂科各调剂室根据药品使用情况，每周到药库领取药品，临时缺药，应及时补充。制剂室根据配制制剂情况到药库领取制剂原料。临床各科因医疗、科研、教学等需要到药剂科领取药品，需报请相关管理部门批准。各方面领药必须办理相应的药品出库手续。

**【金老谈益智仁贮存养护供应技术】**

益智用麻袋包装。贮存于阴凉干燥处，温度 30℃以下，相对湿度 70%~75%。商品安全水分 12%~15%。本品含挥发油，久存挥发散味；易虫蛀，受潮生霉。危害的仓虫有裸蛛甲、黑菌虫等。蛀蚀品表面可见蛀洞，种子散落，并有排泄物等。贮藏期间，定期检查，发现吸潮或轻度生霉，及时摊于阴凉处，散潮，干燥。害虫可用磷化铝熏杀。有条件的地方，可进行密封抽氧充氮养护。

益智作为一味常用中药，一般以贮存一日半用量为宜。调剂室应派专人逐日检查益智等其他药物的供应品种及数量情况，对短缺品种要及时登记，随时整理药品，补充所耗品种，以备调剂使用。

## 肉 苁 蓉

**【来源】**本品为列当科植物肉苁蓉 *Cistanche deserticola* Y.C.Ma 或管花肉苁蓉 *Cistanche* *tubulosa*(Schrenk) Wight 的干燥带鳞叶的肉质茎。

【**历史**】肉苁蓉始载于《神农本草经》,列为上品。以后历代本草均有记载。李时珍说:"此物补而不峻,故有苁蓉之号。《名医别录》载:"肉苁蓉生河西(今河西走廊与湟水流域)山谷及代郡、雁门,五月五采,阴干。"陶弘景云:"代都郡、雁门属并州(相当于今山西大部,内蒙古、河北的一部分及陕西北部)、河南(今甘肃西南部黄河以南地区)间至多。今第一出陇西(今甘肃临洮县南),形扁广,柔润,多花而味甘。次出北国者,形短而少花。巴东建平间亦有,而不如也。"《蜀本草·图经》曰:"出肃州禄福县沙中,三、四月掘根,切取中央好者三四寸,绳穿阴干,八月始好,皮如松子鳞甲。"上述产地形态与今所用之肉苁蓉基本一致。

【**产地**】肉苁蓉为我国西北地区特有的草本寄生药材,寄主的植物决定了肉苁蓉资源的分布。主产于内蒙古巴彦淖尔盟乌拉特后旗、杭锦后旗、磴口、吉兰泰、阿拉善盟、阿拉善左旗、阿拉普右旗、额济纳旗,新疆福海、察布查尔、精河、乌苏、吉木萨尔、奇台、博乐、霍城;甘肃高台、金塔等地。管花苁蓉为新疆地区的特有品种,主产于民丰、皮山、于田、且末、和田、阿克苏等地。

【**金老谈肉苁蓉性状辨别技术**】

1. 形色臭味

(1) 肉苁蓉:呈扁圆柱形,稍弯曲,长 3~15cm,直径 2~8cm。表面棕褐色或灰棕色,密被覆瓦状排列的肉质鳞叶,通常鳞叶先端已断。体重,质硬,微有柔性,不易折断,断面棕褐色,有淡棕色点状维管束,排列成波状环纹。气微,味甜、微苦。

(2) 管花肉苁蓉:呈类纺锤形、扁纺锤形或扁柱形,稍弯曲,长 5~25cm,直径 2.5~9cm。表面棕褐色至黑褐色。断面颗粒状,灰棕色至灰褐色,散生点状维管束。

2. 优品质量 本品以条粗壮、密生鳞叶、质柔润者为优品。

【**金老谈肉苁蓉临床炮制技术**】

1. 炮制分类

(1) 肉苁蓉:取原药材,除去杂质,大小分开,洗净,浸泡 3~8 小时,取出,闷润 5~12 小时,至内外湿度一致,切厚片,干燥,筛去碎屑。

(2) 酒苁蓉:取肉苁蓉片,加入黄酒拌匀,闷润 4~8 小时,装入蒸罐内,密封,蒸 12~24 小时,中间倒罐一次,至黄酒被吸尽,表面黑色时,取出,干燥。每 100kg 肉苁蓉片,用黄酒 30kg。

2. 临床功效 甘、咸,温;归肾、大肠经。功能补肾阳,益精血,润肠通便。用于肾阳不足,精血亏虚,阳痿不孕,腰膝酸软,筋骨无力,肠燥便秘。

【**金老谈肉苁蓉处方审核技术**】

肉苁蓉作为补虚药中的常见中药,对肉苁蓉的处方审核技术,要求执业药师收到处方后首先审核处方前记、正文、后记等,然后审核处方的用药名称、炮制规格及用药剂量。

在《中华人民共和国药典(2015 年版)》中规定肉苁蓉的用量为 6~10g;炮制品有肉苁蓉、酒苁蓉。在处方审核过程中,如有超出范围时,应及时与临床医师进行沟通。处方中,当遇到缺药的情况时,处方审核人员不应随意进行更改或将其划掉,应与临床医师进行沟通,并适当调换。

【金老谈肉苁蓉处方应付技术】

首先要确保肉苁蓉的书写应规范整齐。其次要注意炮制应付，处方名为“大芸”“寸芸”或“肉苁蓉”时，均应给付肉苁蓉；处方名为“酒肉苁蓉”时，应给付酒肉苁蓉。见表 18-17。

表 18-17　肉苁蓉处方应付表

| 处方名 | 给付 |
|---|---|
| 大芸、寸芸、肉苁蓉 | 肉苁蓉 |
| 酒肉苁蓉 | 酒肉苁蓉 |

【金老谈肉苁蓉发药交代技术】

在肉苁蓉的发药交代过程中，发药人员的素质和专业知识有重要作用，需要交代肉苁蓉的服药方法、使用注意与禁忌等方面。

1. 肉苁蓉的服药方法　煎服，6~10g。或入丸散。

2. 肉苁蓉的使用注意与禁忌　阴虚火旺，大便溏泄及胃肠实热便结者禁服。

【金老谈肉苁蓉临床煎煮技术】

煎煮前先加水浸泡半小时，没过药物表面 2cm 为宜。煎煮两次，合并药液，每次煎煮时间为 30 分钟。煎煮后药液约 300ml。

【金老谈肉苁蓉采购管理技术】

1. 肉苁蓉的采购技术　肉苁蓉应采购于具备《药品经营企业许可证》《营业执照》的药品批发企业。遵循以下原则：

质量标准：肉苁蓉的质量应符合《中华人民共和国药典（2015 年版）》、局颁药品标准及中药炮制规范的标准要求。水分不得过 10.0%，总灰分不得过 8.0%。本品按干燥品计算，肉苁蓉含松果菊苷（$C_{35}H_{46}O_{20}$）和毛蕊花糖苷（$C_{29}H_{36}O_{15}$）的总量不得少于 0.30%；管花肉苁蓉松果菊苷（$C_{35}H_{46}O_{20}$）和毛蕊花糖苷（$C_{29}H_{36}O_{15}$）的总量不得少于 1.5%。

2. 肉苁蓉的管理技术　肉苁蓉购进药品到库后，应认真进行验收，并办理入库手续。药剂科各调剂室根据药品使用情况，每周到药库领取药品，临时缺药，应及时补充。制剂室根据配制制剂情况到药库领取制剂原料。临床各科因医疗、科研、教学等需要到药剂科领取药品，需报请相关管理部门批准。各方面领药必须办理相应的药品出库手续。

【金老谈肉苁蓉贮存养护供应技术】

肉苁蓉应置在通风阴凉处，避免阳光直射。

肉苁蓉作为一味常用中药，一般以贮存一日半用量为宜。调剂室应派专人逐日检查肉苁蓉等其他药物的供应品种及数量情况，对短缺品种要及时登记，随时整理药品，补充所耗品种，以备调剂使用。

## 锁　阳

【来源】本品为锁阳科植物锁阳 *Cynomorium songaricum* Rupr. 的干燥肉质茎。

【历史】本品始载于《本草衍义补遗》。《本草纲目》曰：“锁阳出肃州（今甘肃酒泉一带）。”陶九成《辍耕录》云：“锁阳在鞑靼（今内蒙古及蒙古一带），田地发起如笋，上丰下俭，鳞次栉比，筋脉络土，人掘取洗涤，去皮，薄切晒干，以充药货。功力百倍于苁蓉也。"《本草求真》谓："锁阳本与苁蓉同为一类。凡阳气虚损，精血衰败，大便燥结，治可用此以啖，并代苁蓉，煮粥弥佳，则知其性虽温，其体仍润，未可云为命门火衰必用之药也。故书有载大便不燥结者勿用。"

**【产地】**本品分布于我国西北荒漠及荒漠化草原，如内蒙古阿拉善右旗、阿拉善左旗、额济纳旗、乌拉特后旗、乌拉特前旗、杭锦后旗，宁夏海原、陶乐、石嘴山，甘肃古浪、张掖、高台、民勤、金塔，青海海西、格尔木、共和，新疆阿瓦提、阿克苏、木垒、奇台、精河、察布扎尔等地。

**【金老谈锁阳性状辨别技术】**

1. 形色臭味　本品呈扁圆柱形，微弯曲，长5~15cm，直径1.5~5cm。表面棕色或棕褐色，粗糙，具明显纵沟和不规则凹陷，有的残存三角形的黑棕色鳞片。体重，质硬，难折断，断面浅棕色或棕褐色，有黄色三角状维管束。气微，味甘而涩。

2. 优品质量　本品以个肥大、色红、坚实、断面粉性、不显筋脉者为优品。

**【金老谈锁阳临床炮制技术】**

1. 炮制分类　临床调剂常用的锁阳炮制品，取原药材，除去杂质，大小分开，洗净，浸泡6~8小时，取出，闷润6~10小时，至内外湿度一致，切厚片，干燥，筛去碎屑。

2. 临床功效　甘，温；归肝、肾、大肠经。功能补肾阳，益精血，润肠通便。用于肾阳不足，精血亏虚，腰膝痿软，阳痿滑精，肠燥便秘。

**【金老谈锁阳处方审核技术】**

锁阳作为补虚药中的常见中药，对锁阳的处方审核技术，要求执业药师收到处方后首先审核处方前记、正文、后记等，然后审核处方的用药名称及用药剂量。

在《中华人民共和国药典（2015年版）》中规定锁阳的用量为5~10g。在处方审核过程中，如有超出范围时，应及时与临床医师进行沟通。处方中，当遇到缺药的情况时，处方审核人员不应随意进行更改或将其划掉，应与临床医师进行沟通，并适当调换。

**【金老谈锁阳处方应付技术】**

首先要确保锁阳的书写应规范整齐。其次要注意处方名为"毛球""锈铁棒"或"锁阳"时，均应给付锁阳。见表18-18。

**表18-18　锁阳处方应付表**

| 处方名 | 给付 |
|---|---|
| 毛球、锈铁棒、锁阳 | 锁阳 |

**【金老谈锁阳发药交代技术】**

在锁阳的发药交代过程中，发药人员的素质和专业知识有重要作用，需要交代锁阳的服药方法、使用注意与禁忌等方面。

1. 锁阳的服药方法　煎服，5~10g。或入丸散。

2. 锁阳的使用注意与禁忌　阴虚火旺，脾虚泄泻及实热便秘者忌服。

**【金老谈锁阳临床煎煮技术】**

煎煮前先加水浸泡半小时，没过药物表面2cm为宜。煎煮两次，合并药液，每次煎煮时间为30分钟。煎煮后药液约300ml。

**【金老谈锁阳采购管理技术】**

1. 锁阳的采购技术　锁阳应采购于具备《药品经营企业许可证》《营业执照》的药品批发企业。遵循以下原则：

(1) 质量标准：锁阳的质量应符合《中华人民共和国药典(2015年版)》、局颁药品标准及中药炮制规范的标准要求。杂质不得过2%，水分不得过12.0%，总灰分不得过14.0%。

(2) 等级规格：锁阳属于统货，不分等级。

2. 锁阳的管理技术　锁阳购进药品到库后，应认真进行验收，并办理入库手续。药剂科各调剂室根据药品使用情况，每周到药库领取药品，临时缺药，应及时补充。制剂室根据配制制剂情况到药库领取制剂原料。临床各科因医疗、科研、教学等需要到药剂科领取药品，需报请相关管理部门批准。各方面领药必须办理相应的药品出库手续。

**【金老谈锁阳贮存养护技术】**

置干燥通风处，防生霉及虫蛀。

锁阳作为一味常用中药，一般以贮存一日半用量为宜。调剂室应派专人逐日检查锁阳等其他药物的供应品种及数量情况，对短缺品种要及时登记，随时整理药品，补充所耗品种，以备调剂使用。

## 冬虫夏草

**【来源】**本品为麦角菌科真菌冬虫夏草菌 *Cordycepssinensis*(Berk.)Sacc. 寄生在蝙蝠蛾科昆虫幼虫上的子座和幼虫尸体的干燥复合体。

**【历史】**在清代《本草纲目拾遗》中又称夏草冬虫。本品首见于清代《本草从新》，为我国特有的名贵滋补强壮药品，具有补肺滋肾、止咳化痰之功效。《本草纲目拾遗》引《青藜余照》云："四川产冬虫夏草，根如蚕形，有毛能动，夏月其顶生苗，长数寸，至冬苗槁，但存其根……"根据历代本草记载的冬虫夏草原植物形态，与现今所用之品相吻合。

**【产地】**主产于青海玉树、囊谦、治多、称多、杂多、黑洛、甘德、达日、玛沁、兴海，西藏昌都、丁青、比如、巴青、索县、嘉黎、江达、类乌齐县，四川甘孜、巴塘、道浮、石渠、德梅、康定、马尔康、阿坝、理县、黑水、金川、茂县、壤塘，云南丽江、中甸、德钦、纳西、贡山等地。尤以西藏昌都地区、青海玉树地区和四川甘孜地区三省交界处，以及地处青藏高原边缘的雅砻江、金沙江上游各县产量大，质量好，习称"藏草"。此外甘肃、贵州也有出产。

**【金老谈冬虫夏草性状辨别技术】**

1. 形色臭味　本品由虫体与从虫头部长出的真菌子座相连而成。虫体似蚕，长3~5cm，直径0.3~0.8cm；表面深黄色至黄棕色，有环纹20~30个，近头部的环纹较细；头部红棕色；足8对，中部4对较明显；质脆，易折断，断面略平坦，淡黄白色。子座细长圆柱形，长4~7cm，直径约0.3cm；表面深棕色至棕褐色，有细纵皱纹，上部稍膨大；质柔韧，断面类白色。气微腥，味微苦。

2. 优品质量　本品以来源正、身干、完整、洁净、虫体条大、色金黄、饱满肥壮、子座短者为优品。

**【金老谈冬虫夏草临床炮制技术】**

1. 炮制分类　临床调剂常用的冬虫夏草炮制品，取原药材，除去似纤维状的附着物及杂质，晒干或低温干燥。

2. 临床功效　甘，平；归肺、肾经。功能补肾益肺，止血化痰。用于肾虚精亏，阳痿遗精，腰膝酸痛，久咳虚喘，劳嗽咯血。

【金老谈冬虫夏草处方审核技术】

冬虫夏草作为补虚药中的常见中药，对冬虫夏草的处方审核技术，要求执业药师收到处方后首先审核处方前记、正文、后记等，然后审核处方的用药名称及用药剂量。

在《中华人民共和国药典（2015年版）》中规定冬虫夏草的用量为3~9g。在处方审核过程中，如有超出范围时，应及时与临床医师进行沟通。处方中，当遇到缺药的情况时，处方审核人员不应随意进行更改或将其划掉，应与临床医师进行沟通，并适当调换。

【金老谈冬虫夏草处方应付技术】

首先要确保冬虫夏草的书写应规范整齐。其次要注意处方名为“中华虫草”或“冬虫夏草”时，均应给付冬虫夏草。见表18-19。

表18-19　冬虫夏草处方应付表

| 处方名 | 给付 |
| --- | --- |
| 中华虫草、冬虫夏草 | 冬虫夏草 |

【金老谈冬虫夏草发药交代技术】

在冬虫夏草的发药交代过程中，发药人员的素质和专业知识有重要作用，需要交代冬虫夏草的服药方法、使用注意与禁忌等方面。

1. 冬虫夏草的服药方法　研末服每次1.5~3g，炖服，3~9g。或入丸散。

2. 冬虫夏草的使用注意与禁忌　阴虚火旺者，不宜单独应用。本品为平补之药，久服方效。

【金老谈冬虫夏草临床煎煮技术】

煎煮前加水浸泡半个小时，先大火煮沸后文火维持40~50分钟，二煎25~30分钟。若处方中还有其他中药，一般将冬虫夏草单独煎，以免其有效成分被药渣吸附而浪费。

【金老谈冬虫夏草采购管理技术】

1. 冬虫夏草的采购技术　冬虫夏草应采购于具备《药品经营企业许可证》《营业执照》的药品批发企业。遵循以下原则：

质量标准：冬虫夏草的质量应符合《中华人民共和国药典（2015年版）》、局颁药品标准及中药炮制规范的标准要求。本品含腺苷（$C_{10}H_{13}N_5O_4$）不得少于0.010%。

2. 冬虫夏草的管理技术　冬虫夏草属于贵细中药材，管理上应遵循以下规定：

（1）药品品名由药剂科会同财务科提出交院药事委员会审定。

（2）应分品种、规格上专用账册，凭处方消耗，定期盘存清点，发现短缺及时查找原因。确定相应的短缺赔偿等规定。

（3）应实行专人、专柜加锁、专账册的“三专”管理。所谓“专人”可根据调剂室工作人员数确定，一般为总人数的40%~60%。领取时，由专管人填写请领单自行领取规定的或适当的量，必要时应检查包装标示量与实际装量有无差异，领回即按品种与规格，单价上专用账册。

(4) 使用必须坚持优先供急、重症,优先饮片配方使用的原则。

(5) 处方不得涂改。特殊情况更改者,原处方医师应在更改处签字方能调配。

(6) 计价必须在其品名右上角标明其等级规格,以便于调配。

(7) 处方由专管人分品名、规格存放,定期盘点后,装订成册,做好封面,该封面除处方张数、总金额外,还应有品种、规格数量和金额。

**【金老谈冬虫夏草贮存养护供应技术】**

冬虫夏草为名贵药材,为安全贮存,推荐两种常用的储存方法:

(1) 在贮存时先将虫草扎成把,用纸或透明玻璃纸封固,盛木箱内。散装者可置于板箱内或缸内,下层盛有石灰块。装箱时,先在箱内底部放上用纸包好的木炭,再放些碎丹皮,然后再在其上面放冬虫夏草,密封,置于阴凉通风处,即可防止霉蛀的发生。

(2) 贮存装箱前,先将冬虫夏草按 0.5kg 用纸封包,再将包好的冬虫夏草层层堆码装箱,每一层撒上一层薄薄的石灰粉,直至满箱,最上层仍覆盖一层石灰粉,盖严,封好置于阴凉通风处,防虫防潮效果可能比第一种方法效果更佳。

冬虫夏草作为一味贵重中药,一般以贮存一日半用量为宜。调剂室应派专人逐日检查冬虫夏草等其他药物的供应品种及数量情况,对短缺品种要及时登记,随时整理药品,补充所耗品种,以备调剂使用。

## 蛤　　蚧

**【来源】**本品为壁虎科动物蛤蚧 *Gekko gecko* Linnaeus 的干燥体。

**【历史】**《岭表录异》云:“……短尾长,多巢于树中……”“旦暮则鸣,自呼蛤阶是也。”《开宝本事》云:“阶生岭南山谷及城墙或大树间,身长四五寸,尾与身等,形如大守宫……最护其尾,或见人欲取之,多自啮断其尾,人即不取之……药力在其尾,尾不全者不效。”根据所描述的栖息环境、能鸣、断尾等特征,壁虎乃蛤阶是也。

**【产地】**国产蛤蚧主产于广西龙州、崇左、扶绥、天筹、隆安、凭祥、田东、田阳,广东怀集、云浮,以及云南、贵州等地。进口蛤阶主产于泰国、越南、柬埔寨、印尼。其中国产蛤阶以广西、广东产量较大,进口蛤蛤以越南、泰国为多。

**【金老谈蛤蚧性状辨别技术】**

1. 形色臭味　本品呈扁片状,头颈部及躯干部长 9~18cm,头颈部约占三分之一,腹背部宽 6~11cm,尾长 6~12cm。头略呈扁三角状,两眼多凹陷成窟窿,口内有细齿,生于颚的边缘,无异型大齿。吻部半圆形,吻鳞不切鼻孔,与鼻鳞相连,上鼻鳞左右各 1 片,上唇鳞 12~14 对,下唇鳞(包括颏鳞)21 片。腹背部呈椭圆形,腹薄。背部呈灰黑色或银灰色,有黄白色、灰绿色或橙红色斑点散在或密集成不显著的斑纹,脊椎骨和两侧肋骨突起。四足均具 5 趾;趾间仅具蹼迹,足趾底有吸盘。尾细而坚实,微现骨节,与背部颜色相同,有 6~7 个明显的银灰色环带,有的再生尾较原生尾短,且银灰色环带不明显。全身密被圆形或多角形微有光泽的细鳞。气腥,味微咸。

2. 优品质量　本品以体大、肥壮、尾粗而长、无虫蛀者为优品。

**【金老谈蛤蚧临床炮制技术】**

1. 炮制分类　临床调剂常用的蛤蚧炮制品,取原药材,除去杂质。

2. 临床功效 咸,平;归肺、肾经。功能补肺益肾,纳气定喘,助阳益精。用于肺肾不足,虚喘气促,劳嗽咯血,阳痿,遗精。

【金老谈蛤蚧处方审核技术】

蛤蚧作为补虚药中的常见中药,对蛤蚧的处方审核技术,要求执业药师收到处方后首先审核处方前记、正文、后记等,然后审核处方的用药名称及用药剂量。

在《中华人民共和国药典(2015 年版)》中规定蛤蚧的用量为 3~6g。在处方审核过程中,如有超出范围时,应及时与临床医师进行沟通。处方中,当遇到缺药的情况时,处方审核人员不应随意进行更改或将其划掉,应与临床医师进行沟通,并适当调换。

【金老谈蛤蚧处方应付技术】

首先要确保蛤蚧的书写应规范整齐。其次要注意处方名为"蛤解""蛤蟹"或"蛤蚧"时,均应给付蛤蚧。见表 18-20。

表 18-20 蛤蚧处方应付表

| 处方名 | 给付 |
|---|---|
| 蛤解、蛤蟹、蛤蚧 | 蛤蚧 |

【金老谈蛤蚧发药交代技术】

在蛤蚧的发药交代过程中,发药人员的素质和专业知识有重要作用,需要交代蛤蚧的服药方法、使用注意与禁忌等方面。

1. 蛤蚧的服药方法 内服,煎汤。或入丸散口服,也可做酒剂。

2. 蛤蚧的使用注意与禁忌 蛤蚧性偏温热,凡火热亢盛所致的咳嗽气喘、咳痰黄稠、咽干口渴和外感咳喘者忌用本品。

【金老谈蛤蚧临床煎煮技术】

煎煮前加水浸泡半个小时,先大火煮沸后文火维持 40~50 分钟,二煎 25~30 分钟,临床多入丸散或酒剂。

【金老谈蛤蚧采购管理技术】

1. 蛤蚧的采购技术 蛤蚧应采购于具备《药品经营企业许可证》《营业执照》的药品批发企业。遵循以下原则:

(1) 质量标准:蛤蚧的质量应符合《中华人民共和国药典(2015 年版)》、局颁药品标准及中药炮制规范的标准要求。

(2) 等级规格:统货,无等级规格。

2. 蛤蚧的管理技术 蛤蚧属于贵细中药材,管理上应遵循以下规定:

(1) 药品品名由药剂科会同财务科提出交院药事委员会审定。

(2) 应分品种、规格上专用账册,凭处方消耗,定期盘存清点,发现短缺及时查找原因。确定相应的短缺赔偿等规定。

(3) 应实行专人、专柜加锁、专账册的"三专"管理。所谓"专人"可根据调剂室工作人员数确定,一般为总人数的 40%~60%。领取时,由专管人填写请领单自行领取规定的或适当的量,必要时应检查包装标示量与实际装量有无差异,领回即按品种与规格,单价上专用账册。

（4）使用必须坚持优先供急、重症，优先饮片配方使用的原则。

（5）处方不得涂改。特殊情况更改者，原处方医师应在更改处签字方能调配。

（6）计价必须在其品名右上角标明其等级规格，以便于调配。

（7）处方由专管人分品名、规格存放，定期盘点后，装订成册，做好封面，该封面除处方张数、总金额外，还应有品种、规格数量和金额。

**【金老谈蛤蚧贮存养护供应技术】**

蛤蚧易受潮、遭虫蛀，存放时可放入花椒防虫蛀。蛤蚧的尾巴是药用的主要部位，保存注意保护尾巴的完整性，存放地点应通风、阴凉。

蛤蚧作为一味常用中药，一般以贮存一日半用量为宜。调剂室应派专人逐日检查蛤蚧等其他药物的供应品种及数量情况，对短缺品种要及时登记，随时整理药品，补充所耗品种，以备调剂使用。

## 菟丝子

**【来源】**本品为旋花科植物南方菟丝子 *Cuscuta australis* R.Br. 或菟丝子 *Cuscuta chinensis* Lam. 的干燥成熟种子。

**【历史】**本品始载于《神农本草经》，列为上品。《本草图经》云："夏生苗如丝综，蔓延草木之上，或云无根假气而生。六七月结实，极细如蚕子，土黄色，九月采收曝干。"李时珍说："多生荒园古道，其子入地。初生有根，及长延草物，其根自断，无叶有花，白色微红，香亦袭人，结实如秕豆而细，色黄，生于梗上尤佳，惟怀孟林中多有之，入药更良。"根据这些记载，证明本草所记菟丝子与现今使用的菟丝子，原植物相一致。

**【产地】**主产于辽宁、吉林、河北、河南、山东、山西、江苏等地。

**【金老谈菟丝子性状辨别技术】**

1. 形色臭味　本品呈类球形，直径 1~2mm。表面灰棕色至棕褐色，粗糙，种脐线形或扁圆形。质坚实，不易以指甲压碎。气微，味淡。

2. 优品质量　本品以颗粒饱满、无尘土及杂质者优品。

**【金老谈菟丝子临床炮制技术】**

1. 炮制分类　临床调剂常用的菟丝子炮制品，取原药材，除去杂质，洗净，干燥。

2. 临床功效　辛、甘，平；归肝、肾、脾经。功能补益肝肾，固精缩尿，安胎，明目，止泻；外用消风祛斑。用于肝肾不足，腰膝酸软，阳痿遗精，遗尿尿频。肾虚胎漏，胎动不安，目昏耳鸣，脾肾虚泻；外治白癜风。

**【金老谈菟丝子处方审核技术】**

菟丝子作为补虚药中的常见中药，对菟丝子的处方审核技术，要求执业药师收到处方后首先审核处方前记、正文、后记等，然后审核处方的用药名称及用药剂量。

在《中华人民共和国药典（2015 年版）》中规定菟丝子的用量为 6~12g；外用适量。在处方审核过程中，如有超出范围时，应及时与临床医师进行沟通。处方中，当遇到缺药的情况时，处方审核人员不应随意进行更改或将其划掉，应与临床医师进行沟通，并适当调换。

**【金老谈菟丝子处方应付技术】**

首先要确保菟丝子的书写应规范整齐。其次要注意处方名为"豆寄生""无根草"或"菟丝子"时，均应给付菟丝子。见表 18-21。

表 18-21　菟丝子处方应付表

| 处方名 | 给付 |
| --- | --- |
| 豆寄生、无根草、菟丝子 | 菟丝子 |

**【金老谈菟丝子发药交代技术】**

在菟丝子的发药交代过程中，发药人员的素质和专业知识有重要作用，需要交代菟丝子的服药方法、使用注意与禁忌等方面。

1. 菟丝子的服药方法　煎服，6~12g。或入丸散。

2. 菟丝子的使用注意与禁忌　阴虚火旺、阳强不痿及大便燥结者忌服。

**【金老谈菟丝子临床煎煮技术】**

煎煮前先加水浸泡半小时，没过药物表面 2cm 为宜。煎煮两次，合并药液，每次煎煮时间为 30 分钟。煎煮后药液约 300ml。

**【金老谈菟丝子采购管理技术】**

1. 菟丝子的采购技术　菟丝子应采购于具备《药品经营企业许可证》《营业执照》的药品批发企业。遵循以下原则：

（1）质量标准：菟丝子的质量应符合《中华人民共和国药典（2015 年版）》局颁药品标准及中药炮制规范的标准要求。水分不得过 10.0%，总灰分不得过 10.0%，酸不溶性灰分不得过 4.0%。本品按干燥品计算，含金丝桃苷（$C_{21}H_{20}O_{12}$）不得少于 0.10%。

（2）等级规格：统货，不分等级。

2. 菟丝子的管理技术　菟丝子购进药品到库后，应认真进行验收，并办理入库手续。药剂科各调剂室根据药品使用情况，每周到药库领取药品，临时缺药，应及时补充。制剂室根据配制制剂情况到药库领取制剂原料。临床各科因医疗、科研、教学等需要到药剂科领取药品，需报请相关管理部门批准。各方面领药必须办理相应的药品出库手续。

**【金老谈菟丝子贮存养护供应技术】**

菟丝子置干燥通风处贮存。

菟丝子作为一味常用中药，一般以贮存一日半用量为宜。调剂室应派专人逐日检查菟丝子等其他药物的供应品种及数量情况，对短缺品种要及时登记，随时整理药品，补充所耗品种，以备调剂使用。

## 沙 苑 子

**【来源】**本品为豆科植物扁茎黄芪 *Astragalus complanatus* R.Br. 的干燥成熟种子。

**【历史】**沙苑子之名见于《临证指南医案》。《药性本草》在蒺藜项下叙述了白蒺藜，谓："白蒺藜形如羊肾，圆而细，色如菉豆，嚼之作绿豆腥气，为末煎之，则香同新茶者真。"《本草图经》载："又有一种白蒺藜，今生同州沙苑，牧马草地最多，而近道亦有之。绿叶细蔓，绵布沙上，七月开花黄紫色，如豌豆花而小，九月结实作荚，子便可采。"李时珍谓："其白蒺藜结荚长寸许，内子大如脂麻，状如羊肾而带绿色，今人为之沙苑蒺藜。"《增订伪药条辨》云:“按沙蒺藜七月出新,陕西潼关外出者名潼蒺藜。”上述特征与今用扁茎黄芪的种子相符。

【产地】沙苑子在20世纪50年代以前主要来源于野生资源,60年代后,栽培品逐渐成为主要来源。扁茎黄芪主要分布于陕西、河北、辽宁、吉林、山西、内蒙古、宁夏、四川、甘肃,主产于陕西临潼、高陵、周至、泾阳、三原、渭南、大荔、兴平,河北井陉、辛集、行唐、晋州、藁城、高邑、深泽、无极、元氏、正定、定州、安国,四川广汉、什邡、仁寿、双流、新都、崇庆、古蔺、郫县、浦江、金堂、中江、彭县,天津蓟县及北京怀柔等地。

【金老谈沙苑子性状辨别技术】

1. 形色臭味　本品略呈肾形而稍扁,长2~2.5mm,宽1.5~2mm,厚约1mm。表面光滑,褐绿色或灰褐色,边缘一侧微凹处具圆形种脐。质坚硬,不易破碎。子叶2,淡黄色,胚根弯曲,长约1mm。气微,味淡,嚼之有豆腥味。

2. 优品质量　本品以饱满、均匀者为优品。

【金老谈沙苑子临床炮制技术】

1. 炮制分类

(1)沙苑子:取原药材,除去杂质。

(2)盐沙苑子:取净沙苑子,喷淋适量盐水,拌匀,闷润1~2小时,待盐水被吸尽,置热锅内,用文火炒至鼓起,并有香气逸出时,取出,晾凉。每100kg净沙苑子,用食盐3kg。

2. 临床功效　甘,温;归肝、肾经。功能补肾助阳,固精缩尿,养肝明目。用于肾虚腰痛,遗精早泄,遗尿尿频,白浊带下,眩晕,目暗昏花。

【金老谈沙苑子处方审核技术】

沙苑子作为补虚药中的常见中药,对沙苑子的处方审核技术,要求执业药师收到处方后首先审核处方前记、正文、后记等,然后审核处方的用药名称、炮制规格及用药剂量。

在《中华人民共和国药典(2015年版)》中规定沙苑子的用量为9~15g;炮制品有沙苑子、盐沙苑子。在处方审核过程中,如有超出范围时,应及时与临床医师进行沟通。处方中,当遇到缺药的情况时,处方审核人员不应随意进行更改或将其划掉,应与临床医师进行沟通,并适当调换。

【金老谈沙苑子处方应付技术】

首先要确保沙苑子的书写应规范整齐。其次要注意炮制应付,处方名为“潼蒺藜”“夏黄草”或“沙苑子”时,均应给付沙苑子。见表18-22。

表18-22　沙苑子处方应付表

| 处方名 | 给付 |
|---|---|
| 潼蒺藜、夏黄草、沙苑子 | 沙苑子 |
| 盐沙苑子 | 盐沙苑子 |

【金老谈沙苑子发药交代技术】

在沙苑子的发药交代过程中,发药人员的素质和专业知识有重要作用,需要交代沙苑子的服药方法、使用注意与禁忌等方面。

1. 沙苑子的服药方法　煎服,9~15g。或入丸散。养肝明目生用,补肾固精盐水炒用。

2. 沙苑子的使用注意与禁忌　阴虚火旺及小便不利者慎用。

**【金老谈沙苑子临床煎煮技术】**

煎煮前先加水浸泡半小时，没过药物表面2cm为宜。煎煮两次，合并药液，每次煎煮时间为30分钟。煎煮后药液约300ml。

**【金老谈沙苑子采购管理技术】**

1. 沙苑子的采购技术　沙苑子应采购于具备《药品经营企业许可证》《营业执照》的药品批发企业。遵循以下原则：

（1）质量标准：沙苑子的质量应符合《中华人民共和国药典（2015年版）》、局颁药品标准及中药炮制规范的标准要求。水分不得过10.0%，总灰分不得过6.0%，酸不溶性灰分不得过2.0%。本品按干燥品计算，含沙苑子苷（$C_{28}H_{32}O_{16}$）不得少于0.050%。

（2）等级规格：统货，不分等级。

2. 沙苑子的管理技术　沙苑子购进药品到库后，应认真进行验收，并办理入库手续。药剂科各调剂室根据药品使用情况，每周到药库领取药品，临时缺药，应及时补充。制剂室根据配制制剂情况到药库领取制剂原料。临床各科因医疗、科研、教学等需要到药剂科领取药品，需报请相关管理部门批准。各方面领药必须办理相应的药品出库手续。

**【金老谈沙苑子贮存养护供应技术】**

沙苑子放缸内，置通风干燥处。防虫蛀、鼠食。

沙苑子作为一味常用中药，一般以贮存一日半用量为宜。调剂室应派专人逐日检查沙苑子等其他药物的供应品种及数量情况，对短缺品种要及时登记，随时整理药品，补充所耗品种，以备调剂使用。

## 杜　仲

**【来源】**本品为杜仲科植物杜仲 *Eucommia ulmoides* Oliv. 的干燥树皮。

**【历史】**本品始载于《神农本草经》，列为上品。《名医别录》云："杜仲生土虞山谷及上党、汉中。二月、五月、六月、九月采皮。"《本草经集注》云："上虞在豫州，虞虢之，非会稽上虞县也。今用出建平、宜都者。状如厚朴，折之多白丝者为佳。"《蜀本草》云："生深山大谷，树高丈，叶似辛夷，折其皮多自绵者好。"苏颂曰："今出商周、成州、峡州近处大山中。叶亦类拓，其皮折之白丝相连，江南谓之檰。"李时珍曰："昔有杜仲服此得道，因以名之。"故杜仲出自人名。据上所述，古代杜仲，其原植物与今所用的杜仲一致。

**【产地】**主产于张家界杜仲之乡，世界最大的野生杜仲产地，现江苏国家级大丰林业基地大量人工培育杜仲，另外四川、安徽、陕西、湖北、河南、贵州、云南、江西、甘肃、湖南、广西等地都有种植。

**【金老谈杜仲性状辨别技术】**

1. 形色臭味　本品呈板片状或两边稍向内卷，大小不一，厚3~7mm。外表面淡棕色或灰褐色，有明显的皱纹或纵裂槽纹，有的树皮较薄，未去粗皮，可见明显的皮孔。内表面暗紫色，光滑。质脆，易折断，断面有细密、银白色、富弹性的橡胶丝相连。气微，味稍苦。

2. 优品质量　本品以皮厚而大、外面黄棕色、内面黑褐色而光、折断时白丝多者为优品。

【金老谈杜仲临床炮制技术】

1. 炮制分类

（1）杜仲：取原药材，除去杂质，刮去残留的粗皮，厚薄分开，洗净，闷润4~8小时，至内外湿度一致，切宽丝，干燥，筛去碎屑。

（2）盐杜仲：取杜仲丝，喷淋适量盐水，拌匀，闷润4~6小时，至盐水被吸尽，置热锅内，用中火炒至表面黑褐色，内部棕褐色，丝易断时，取出，晾凉。每100kg杜仲丝，用食盐3kg。

2. 临床功效　甘，温；归肝、肾经。功能补肝肾，强筋骨，安胎。用于肝肾不足，腰膝酸痛，筋骨无力，头晕目眩，妊娠漏血，胎动不安。

【金老谈杜仲处方审核技术】

杜仲作为补虚药中的常见中药，对杜仲的处方审核技术，要求执业药师收到处方后首先审核处方前记、正文、后记等，然后审核处方的用药名称、炮制规格及用药剂量。

在《中华人民共和国药典（2015年版）》中规定续断的用量为6~10g；炮制品有杜仲、盐杜仲。在处方审核过程中，如有超出范围时，应及时与临床医师进行沟通。处方中，当遇到缺药的情况时，处方审核人员不应随意进行更改或将其划掉，应与临床医师进行沟通，并适当调换。

【金老谈杜仲处方应付技术】

首先要确保杜仲的书写应规范整齐。其次要注意炮制应付，处方名为“杜仲”或“丝棟树皮”时，均应给付杜仲；处方名为“盐杜仲”时，应给付盐杜仲。见表18-23。

表18-23　杜仲处方应付表

| 处方名 | 给付 |
|---|---|
| 杜仲、丝棟树皮 | 杜仲 |
| 盐杜仲 | 盐杜仲 |

【金老谈杜仲发药交代技术】

在杜仲的发药交代过程中，发药人员的素质和专业知识有重要作用，需要交代杜仲的服药方法、使用注意与禁忌等方面。

1. 杜仲的服药方法　煎服，6~10g。或入丸散。

2. 杜仲的使用注意与禁忌　阴虚火旺者慎用。

【金老谈杜仲临床煎煮技术】

煎煮前先加水浸泡半小时，没过药物表面2cm为宜。煎煮两次，合并药液，每次煎煮时间为30分钟。煎煮后药液约300ml。

【金老谈杜仲采购管理技术】

1. 杜仲的采购技术　杜仲应采购于具备《药品经营企业许可证》《营业执照》的药品批发企业。遵循以下原则：

（1）质量标准：杜仲的质量应符合《中华人民共和国药典（2015年版）》、局颁药品标准及中药炮制规范的标准要求。水分同药材，不得过13.0%。总灰分同药材，不得过10.0%。本品含松脂醇二葡萄糖苷（$C_{32}H_{42}O_{16}$）不得少于0.10%。

（2）等级规格：

特等：干货。呈平板状，两端切齐，去净粗皮。表面呈灰褐色，里面黑褐色。质脆。断处有胶丝相连。味微苦。整张长 70~80cm，宽 50cm 以上。厚 0.7cm 以上，碎块不超过 10%。无卷形、杂质、霉变。

一等：干货。呈平板状，两端切齐，去净粗皮。表面呈灰褐色，里面黑褐色。质脆。断处有胶丝相连，味微苦。整张长 40cm 以上，厚 0.5cm 以上，碎块不超过 10%。无卷形、杂质、霉变。

二等：干货。呈板片状或卷曲状。表面呈灰褐色，里面青褐色。质脆。断处有胶丝相连，味微苦。整张长 40cm 以上，宽 30cm 以上，厚 0.3cm 以上。碎块不超过 10%。无杂质、霉变。

三等：干货。凡不合特、一、二等标准，厚度最薄不得小于 0.2cm，包括枝皮、根皮碎块，均属此等。无杂质、霉变。

备注：①杜仲以宽度和厚度为确定等级的主要标准，长度只作参考。②四川尚产有部分薄仲，特点是皮薄，花纹细致，质量较好，其等级除厚度不限外，长宽均与厚仲相同，四川可自行制订标准。

2. 杜仲的管理技术　杜仲购进药品到库后，应认真进行验收，并办理入库手续。药剂科各调剂室根据药品使用情况，每周到药库领取药品，临时缺药，应及时补充。制剂室根据配制制剂情况到药库领取制剂原料。临床各科因医疗、科研、教学等需要到药剂科领取药品，需报请相关管理部门批准。各方面领药必须办理相应的药品出库手续。

**【金老谈杜仲贮存养护供应技术】**

杜仲置通风干燥处，防蛀。

杜仲作为一味常用中药，一般以贮存一日半用量为宜。调剂室应派专人逐日检查杜仲等其他药物的供应品种及数量情况，对短缺品种要及时登记，随时整理药品，补充所耗品种，以备调剂使用。

## 续　断

**【来源】**本品为川续断科植物川续断 *Dipsacus asper* Wall.ex Henry 的干燥根。

**【历史】**本品始载于《神农本草经》，列为上品。李时珍曰："续断之说不一。""今人所用，以川中来，色赤而瘦。"《植物名实图考》："今所用皆川中产。"古代药用续断均不止一种，现时以川续断为续断的正品。

**【产地】**主产于湖北长阳、五峰、鹤峰、巴东、建始，四川绵阳、乐山，重庆；云南等地。以五峰、鹤峰产品质优，俗称"五鹤续断"。

**【金老谈续断性状辨别技术】**

1. 形色臭味　本品呈圆柱形，略扁，有的微弯曲，长 5~15cm，直径 0.5~2cm。表面灰褐色或黄褐色，有稍扭曲或明显扭曲的纵皱及沟纹，可见横列的皮孔样斑痕和少数须根痕。质软，久置后变硬，易折断，断面不平坦，皮部墨绿色或棕色，外缘褐色或淡褐色，木部黄褐色，导管束呈放射状排列。气微香，味苦、微甜而后涩。

2. 优品质量　本品以条粗、质软、皮部绿褐色为优品。

【金老谈续断临床炮制技术】

1. 炮制分类

(1) 续断:取原药材,除去杂质,浸泡1~2小时,取出,闷润8~12小时,至内外湿度一致,切厚片,干燥,筛去碎屑。

(2) 酒续断:取续断片,用黄酒喷洒均匀,闷润1~2小时,至黄酒被吸尽,置热锅内,用文火炒至微带黑色,取出,晾凉。每100kg续断片,用黄酒10kg。

2. 临床功效　苦、辛,微温;归肝、肾经。功能补肝肾,强筋骨,续折伤,止崩漏。用于肝肾不足,腰膝酸软,风湿痹痛,跌扑损伤,筋伤骨折,崩漏,胎漏。酒续断多用于风湿痹痛,跌扑损伤,筋伤骨折。盐续断多用于腰膝酸软。

【金老谈续断处方审核技术】

续断作为补虚药中的常见中药,对续断的处方审核技术,要求执业药师收到处方后首先审核处方前记、正文、后记等,然后审核处方的用药名称、炮制规格及用药剂量。

在《中华人民共和国药典(2015年版)》中规定续断的用量为9~15g;炮制品有续断、酒续断。在处方审核过程中,如有超出范围时,应及时与临床医师进行沟通。处方中,当遇到缺药的情况时,处方审核人员不应随意进行更改或将其划掉,应与临床医师进行沟通,并适当调换。

【金老谈续断处方应付技术】

首先要确保续断的书写应规范整齐。其次要注意炮制应付,处方名为"续断""龙豆"或"接骨草"时,均应给付续断;处方名为"酒续断"时,应给付酒续断。见表18-24。

表18-24　续断处方应付表

| 处方名 | 给付 |
| --- | --- |
| 续断、龙豆、接骨草 | 续断 |
| 酒续断 | 酒续断 |

【金老谈续断发药交代技术】

在续断的发药交代过程中,发药人员的素质和专业知识有重要作用,需要交代续断的服药方法、使用注意与禁忌等方面。

1. 续断的服药方法　煎服,9~15g。或入丸散。

2. 续断的使用注意与禁忌　《得配本草》云:初痢勿用续断,怒气郁者禁用续断。《本草经集注》云:地黄为之使。续断恶雷丸。

【金老谈续断临床煎煮技术】

煎煮前先加水浸泡半小时,没过药物表面2cm为宜。煎煮两次,合并药液,每次煎煮时间为30分钟。煎煮后药液约300ml。

【金老谈续断采购管理技术】

1. 续断的采购技术　续断应采购于具备《药品经营企业许可证》《营业执照》的药品批发企业。遵循以下原则:

(1) 质量标准:续断的质量应符合《中华人民共和国药典(2015年版)》、局颁药品标准及中药炮制规范的标准要求。水分不得过10.0%,总灰分不得过12.0%,酸不溶性灰分不得过 3.0%。本品按干燥品计算，含川续断皂苷Ⅵ（$C_{47}H_{76}O_{18}$）不得少于 1.5%。

（2）等级规格：过去湖北产品集散于汉口，分有正旦、面旦、正提、副提、顺旦等规格。现行湖北标准划分为一～四等：

一等：长 6cm 以上，周径 4.2cm 以上。

二等：周径 3cm 以上。

三等：周径 1.8cm 以上，长均同与一等。

四等：长短不分，但要求无头尾碎屑。

出口规格为：身柔软，灰黄色或灰褐色，断面蓝色或灰绿色，有菊花心纹理。剪去芦头及幼尾，两端齐平，枝条均匀，无木质及毒蛀。

一等：长 6cm 以上，直径 1.1cm 以上。

二等：直径 0.9cm 以上，长同一等。

三等：直径 0.7cm 以上，长同一等。

除湖北以外产地所产续断，多归为统货，不分等级。

2. 续断的管理技术　续断购进药品到库后，应认真进行验收，并办理入库手续。药剂科各调剂室根据药品使用情况，每周到药库领取药品，临时缺药，应及时补充。制剂室根据配制制剂情况到药库领取制剂原料。临床各科因医疗、科研、教学等需要到药剂科领取药品，需报请相关管理部门批准。各方面领药必须办理相应的药品出库手续。

**【金老谈续断贮存养护供应技术】**

续断置干燥处，防潮。

续断作为一味常用中药，一般以贮存一日半用量为宜。调剂室应派专人逐日检查续断等其他药物的供应品种及数量情况，对短缺品种要及时登记，随时整理药品，补充所耗品种，以备调剂使用。

## 骨　碎　补

**【来源】**本品为水龙骨科植物槲蕨 *Drynaria fortunei*（Kunze）J.Sm. 的干燥根茎。

**【历史】**本品始载于《药性论》。《本草拾遗》云："骨碎补似石韦而一根，余叶生于木，岭南、虔（今江西赣州）、吉（今江西吉安）亦有，本名猴姜。"《开宝本草》称："生江南。根着树、石上，有毛，叶如庵闾，江西人呼为胡孙姜。"《本草图经》载："根生大木或石上，多在蔽荫处，须根成条，上有黄毛及短叶附之……惟根入药，采无时，削去毛用之。"

**【产地】**骨碎补商品主要来源于野生资源。主要分布于浙江、江西、福建、山西、陕西、青海、四川、云南、贵州、湖北、广西等省区。主产于四川理县、茂县、汶川；湖北宜昌、孝感；浙江宁波、温州、奉化、兰溪；广东云浮、河源、连县等地。

**【金老谈骨碎补性状辨别技术】**

1. 形色臭味　本品呈扁平长条状，多弯曲，有分枝，长 5~15cm，宽 1~1.5cm，厚 0.2~0.5cm。表面密被深棕色至暗棕色的小鳞片，柔软如毛，经火燎者呈棕褐色或暗褐色，两侧及上表面均具突起或凹下的圆形叶痕，少数有叶柄残基和须根残留。体轻，质脆，易折断，断面红棕色，维管束呈黄色点状，排列成环。气微，味淡、微涩。

2. 优品质量　本品均以条粗大、扁平、棕色者为优品。

【金老谈骨碎补临床炮制技术】

1. 炮制分类

（1）骨碎补：取原药材，除去杂质，洗净，浸泡 4~8 小时，取出，闷润 8~12 小时，至内外湿度一致，切长段，干燥，筛去碎屑。

（2）砂烫骨碎补：取河砂，置热锅内，用武火 180~220℃炒至灵活状态，加入拣净的骨碎补，烫至表面鼓起时，取出，筛去河砂，晾凉后除去残存毛，加工成长段。

2. 临床功效　苦，温；归肝、肾经。功能疗伤止痛，补肾强骨；外用消风祛斑。用于跌扑闪挫，筋骨折伤，肾虚腰痛，筋骨痿软，耳鸣耳聋，牙齿松动；外治斑秃，白癜风。

【金老谈骨碎补处方审核技术】

骨碎补作为活血疗伤药的常见中药，对其进行处方审核，要求执业药师收到处方后，首先要审核处方的前记、后记等，然后审核处方的用药名称、炮制规格及用药剂量。

在《中华人民共和国药典（2015 年版）》中规定骨碎补的用量为 3~9g。在处方审核过程中，如有超出范围时，应及时与临床医师进行沟通。处方中，应区分肉碎补、石岩姜、骨碎补、砂烫骨碎补。当遇到缺药的情况时，处方审核人员不应随意进行更改或将其划掉，应与临床医师进行沟通，并适当调换。

【金老谈骨碎补处方应付技术】

首先要确保骨碎补的书写应规范整齐。其次要注意炮制应付，处方名为“肉碎补”“石岩姜”或“骨碎补”时，均应给付骨碎补；处方名为“砂烫骨碎补”时，应给付砂烫骨碎补。见表 18-25。

表 18-25　骨碎补处方应付表

| 处方名 | 给付 |
|---|---|
| 肉碎补、石岩姜、骨碎补 | 骨碎补 |
| 砂烫骨碎补 | 砂烫骨碎补 |

【金老谈骨碎补发药交代技术】

在骨碎补的发药交代过程中，发药人员的素质和专业知识有重要作用，需要交代骨碎补的服药方法、使用注意与禁忌等方面。

1. 骨碎补的服药方法　汤剂分两次服，每日 1 剂。或入丸散。服药时间与次数根据不同的病证治疗。或泡酒服。外用适量。

2. 骨碎补的使用注意与禁忌　阴虚内热及无瘀滞者慎用。

【金老谈骨碎补临床煎煮技术】

骨碎补先加水浸泡半小时，没过药物表面 2cm 为宜。煎煮两次，合并药液，每次煎煮时间为 30 分钟。煎煮后药液约 300ml。

【金老谈骨碎补采购管理技术】

1. 骨碎补的采购技术　骨碎补应采购于具备《药品经营企业许可证》《营业执照》的药品批发企业。遵循以下原则：

（1）质量标准：骨碎补的质量应符合《中华人民共和国药典（2015 年版）》、局颁药品标准及中药炮制规范的标准要求。水分不得过 14.0%，总灰分不得过 7.0%。本品按干燥品计算，含柚皮苷（$C_{27}H_{32}O_{14}$）不得少于 0.50%。

（2）等级规格：骨碎补属于大众药材，不区分等级，为统货。

2. 骨碎补的管理技术 骨碎补购进药品到库后，应认真进行验收，并办理入库手续。药剂科各调剂室根据药品使用情况，每周到药库领取药品，临时缺药，应及时补充。制剂室根据配制制剂情况到药库领取制剂原料。临床各科因医疗、科研、教学等需要到药剂科领取药品，需报请相关管理部门批准。各方面领药必须办理相应的药品出库手续。

**【金老谈骨碎补贮存养护供应技术】**

骨碎补应置通风干燥处。

骨碎补作为一味常用中药，一般以贮存一日半用量为宜。调剂室应派专人逐日检查骨碎补等其他药物的供应品种及数量情况，对短缺品种要及时登记，随时整理药品，补充所耗品种，以备调剂使用。

## 第三节 补血药

补血药主要用于血虚证。血虚的基本症状是：面色萎黄、嘴唇及指甲苍白、头晕眼花、心悸、失眠、健忘，以及妇女月经后期、量少、色淡，甚至经闭等。凡呈现上述症状，都可用补血药来治疗。

在使用补血药时，如遇血虚与阴虚的症状同时出现，需配用补阴药，才能照顾全面，更好地发挥作用。如血虚用补血药效果不显，或兼气虚的，当配用补气药，可以“补气生血”，增强疗效。

补血药性多黏腻，妨碍消化，故凡湿浊中阻，脘腹胀满、食少便溏的不宜应用；脾胃虚弱的，当与健胃消食药同用，以免影响食欲。

### 当归

**【来源】**本品为伞形科植物当归 *Angelica sinensis*（Oliv.）Diels. 的干燥根。

**【历史】**当归为最常用的中药材，始载于《神农本草经》，列为中品。梁代《名医别录》记载：“当归生陇西川谷，二月、八月采根阴干。”陶弘景云：“今陇西、四阳、黑水当归多肉少枝，气香名马尾当归。”唐代《新修本草》记载：“今出当州、宕州、翼州、松州，以宕州者最胜。”宋代陈承《本草别说》曰：“当归治妊妇产后恶血上冲，仓卒取效。气血昏乱者，服之即定，能使气血各有所归，恐当归之名，必因此出也。”明代李时珍曰：“当归调血为女人要药。”又曰：“今陕、蜀（四川）、秦州（甘肃岷县）、汶州（四川汶县）诸处，人多栽莳为货，以秦归头圆尾多，色紫气香，肥润者马尾归，最胜也。”由此可见，古今当归的主产地及疗效均相同。

**【产地】**主产于甘肃、云南、四川、青海、陕西、湖南、湖北、贵州等地。

**【金老谈当归性状辨别技术】**

1. 形色臭味 本品略呈圆柱形，下部有支根 3~5 条或更多，长 15~25cm。表面黄棕色至棕褐色，具纵皱纹和横长皮孔样突起。根头（归头）直径 1.5~4cm，具环纹，上端圆钝，或具数个明显突出的根茎痕，有紫色或黄绿色的茎和叶鞘的残基；主根（归身）表面凹凸不平；支根（归尾）直径 0.3~1cm，上粗下细，多扭曲，有少数须根痕。质柔韧，断面黄白色或淡黄棕色，皮部厚，有裂隙和多数棕色点状分泌腔，木部色较淡，形成层环黄棕色。有浓郁的香气，味甘、辛、微苦。柴性大、干枯无油或断面呈绿褐色者不可供药用。

2. 优品质量 本品以主根根粗长、油润、外皮色共同棕、肉质饱满、断面色黄白、气浓香者为优品。

**【金老谈当归临床炮制技术】**

1. 炮制分类

(1) 当归：取原药材，除去杂质，洗净，闷润 12~24 小时，至内外湿度一致，切薄片，晒干或低温干燥，筛去碎屑。

当归头：取净当归头部，洗净，润透，切薄片，晒干或低温干燥，筛去碎屑。

当归尾：取净当归尾部，洗净，润透，切薄片，晒干或低温干燥，筛去碎屑。

当归身：取切去头、尾的净当归，纵切成薄片，晒干或低温干燥，筛去碎屑。

(2) 酒当归：取当归片，用黄酒拌匀，闷润 1~2 小时，至黄酒被吸尽，置热锅内，用文火炒至微干，取出，晾凉。每 100kg 当归片，用黄酒 10kg。

2. 临床功效 甘、辛，温；归肝、心、脾经。功能补血活血，调经止痛，润肠通便。用于血虚萎黄，眩晕心悸，月经不调，经闭痛经，虚寒腹痛，风湿痹痛，跌扑损伤，痈疽疮疡，肠燥便秘。酒当归活血通经。用于经闭痛经，风湿痹痛，跌扑损伤。全当归补血活血，当归身补血，当归尾活血。

**【金老谈当归处方审核技术】**

当归作为补虚药中的常见中药，对当归的处方审核技术，要求执业药师收到处方后首先审核处方前记、正文、后记等，然后审核处方的用药名称、炮制规格及用药剂量。

在《中华人民共和国药典（2015 年版）》中规定当归的用量为 6~12g；炮制品有当归、酒当归。在处方审核过程中，如有超出范围时，应及时与临床医师进行沟通。处方中，当遇到缺药的情况时，处方审核人员不应随意进行更改或将其划掉，应与临床医师进行沟通，并适当调换。

**【金老谈当归处方应付技术】**

首先要确保当归的书写应规范整齐。其次要注意炮制应付，处方名为“秦归”“云归”或“当归”时，均应给付当归；处方名为“酒当归”时，应给付酒当归。见表 18-26。

**表 18-26 当归处方应付表**

| 处方名 | 给付 |
|---|---|
| 秦归、云归、当归 | 当归 |
| 酒当归 | 酒当归 |

**【金老谈当归发药交代技术】**

在当归的发药交代过程中，发药人员的素质和专业知识有重要作用，需要交代当归的服药方法、使用注意与禁忌等方面。

1. 当归的服药方法 煎服，9~15g。或入丸散。服药时间与次数根据不同的病证治疗。

2. 当归的使用注意与禁忌 湿阻中满及大便溏泄者忌服。

**【金老谈当归临床煎煮技术】**

煎煮前先加水浸泡半小时，没过药物表面2cm为宜。煎煮两次，合并药液，每次煎煮时间为30分钟。煎煮后药液约300ml。

**【金老谈当归采购管理技术】**

1. 当归的采购技术　当归应采购于具备《药品经营企业许可证》《营业执照》的药品批发企业。遵循以下原则：

（1）质量标准：当归的质量应符合《中华人民共和国药典（2015年版）》、局颁药品标准及中药炮制规范的标准要求。水分不得过10.0%，总灰分不得过7.0%，酸不溶性灰分不得过2.0%，本品含挥发油不得少于0.4%（ml/g）。

（2）等级规格：

1）当归规格标准：

一等：干货。上部主根圆柱形，下部有多条支根，根梢不细于0.2cm。表面棕黄色或黄褐色。断面黄白色或淡黄色，具油性。气芳香，味甘微苦。每公斤40支以内。无须根、杂质、虫蛀、霉变。

二等：干货。上部主根圆柱形，下部有多条支根，根梢不细于0.2cm。表面棕黄色或黄褐色。断面黄白色或淡黄色，具油性。气芳香，味甘微苦。每公斤70支以内。无须根、杂质、虫蛀、霉变。

三等：干货。上部主根圆柱形，下部有多条支根，根梢不细于0.2cm。表面棕黄色或黄褐色，断面黄白色或淡黄色，具油性。气芳香，味甘微苦。每公斤110支以内。无须根、杂质、虫蛀、霉变。

四等：干货。上部主根圆柱形，下部有多条支根，根梢不细于0.2cm。表面棕黄色或黄褐色，断面黄白色或淡黄色，具油性。气芳香，味甘微苦。每公斤110支以上。无须根、杂质、虫蛀、霉变。

五等：（常行归）干货。凡不符合以上分等的小货，全归占30%，腿渣占70%，具油性。无须根、杂质、虫蛀、霉变。

2）归头规格标准：

一等：干货。纯主根，呈长圆形或拳状，表面棕黄色或黄褐色。断面黄白色或淡黄色，具油性。气芳香，味甘微苦。每公斤40支以内。无油个、枯干、杂质、虫蛀、霉变。

二等：干货。纯主根，呈长圆形或拳状。表面棕黄色或黄褐色。断面黄白色或淡黄色，具油性。气芳香，味甘微苦。每公斤80支以内。无油个、枯干、杂质、虫蛀、霉变。

三等：干货。纯主根，呈长圆形或拳状。表面棕黄色或黄褐色，断面黄白色或淡黄色，具油性。气芳香，味甘微苦。每公斤120支以内，无油个、枯干、杂质、虫蛀、霉变。

四等：干货。纯主根，呈长圆形或拳状。表面棕黄色或黄褐色，断面黄白色或淡黄色，具油性。气芳香，味甘微苦。每公斤160支以内，无油个、枯干、杂质、虫蛀、霉变。

备注：全归一至四等内，包装、运输的自然压断腿不超过16%。

2. 当归的管理技术　当归购进药品到库后，应认真进行验收，并办理入库手续。药剂科各调剂室根据药品使用情况，每周到药库领取药品，临时缺药，应及时补充。制剂室根据配制制剂情况到药库领取制剂原料。临床各科因医疗、科研、教学等需要到药剂科领取药品，需报请相关管理部门批准。各方面领药必须办理相应的药品出库手续。

**【金老谈当归贮存养护供应技术】**

贮存于阴凉干燥处。饮片可贮于瓮内，或用纸包好置石灰缸内，将瓮口或缸口密封，待用时取出一些，剩余部分封严存放，可避免虫蛀、泛油。

当归因含挥发油、糖类，极易走油和吸收水分，夏季若受潮后，即发霉、生虫并变黑。温度稍高亦易走油。因此必须爆出干燥、凉爽。阴雨天气不宜开箱，以免湿气侵入。在贮存的过程中，每逢夏秋季节可用药物烟熏一次，然后继续置于阴凉干燥处，密封保存，以防受潮生虫蛀。根据本品的性质，一般不宜贮存过久。

当归作为一味常用中药，一般以贮存一日半用量为宜。调剂室应派专人逐日检查当归等其他药物的供应品种及数量情况，对短缺品种要及时登记，随时整理药品，补充所耗品种，以备调剂使用。

## 熟 地 黄

**【来源】**本品为生地黄 *Rehmannia glutinosa* Libosch 块根的炮制加工品。

**【历史】**本品始载于《神农本草经》，列为上品，原名干地黄。载有“填精髓，长肌肉，久服轻身不老”之功效。明代《本草蒙筌》记载：“地黄江浙种者，受南方阳气，质虽光润而力微。怀庆生者禀北方纯阴，皮有疙瘩而力大。”李时珍亦云：“今人惟以怀庆地黄为上。”清代《本草从新》云：“地黄以怀庆肥大而短、糯体细皮、菊花心者良。”清代《本草问答》说：“河南居王下之中，名产地黄，人见地黄色黑，而不知其未经蒸晒。其色本黄，河南地厚水浮，得中央湿土之气而生，内含润泽。”从上述历代医药学家所论述，再结合当今产品质量实际情况，都证明了河南所产的地黄是名副其实的“道地药材”。由于功效卓著，适应疾病较为广泛，常于补益类、妇科类、清热类等汤剂配方和中成药制剂中大量应用。所以地黄是一种大宗常用药材。

**【产地】**主产河南省焦作市所辖的武陟、博爱、温县、孟州、沁阳、修武等，山西省河津、芮城、绛县、平陆、襄汾、翼城，山东省成武、定陶，陕西省大荔、蒲城、渭南等地。此外，河北安国、安平等县也有少量出产。以河南、山西产量大，以河南质量佳。山西、山东有些县份产品质量也很好。这些产品不仅畅销国内，而且是历史上大宗出口的药材。

**【金老谈熟地黄性状辨别技术】**

1. 形色臭味　本品为不规则的块片、碎块，大小、厚薄不一。表面乌黑色，有光泽，黏性大。质柔软而带韧性，不易折断，断面乌黑色，有光泽。气微，味甜。

2. 优品质量　本品以块根肥大、软润、内外乌黑有光泽者为优品。

**【金老谈熟地黄临床炮制技术】**

1. 炮制分类

（1）熟地黄：取整生地黄，除去杂质，洗净，稍晾干，加黄酒拌匀，闷润 24~48 小时，装入蒸罐内，加水适量，密封，蒸 12~24 小时，中间倒罐一次，至黄酒被吸尽，色泽黑润时，取出，晒至约八成干时，切厚片，干燥。每 100kg 净生地黄，用黄酒 30~50kg。

（2）熟地黄炭：取整熟地黄，置锅内，上盖一锅，两锅结合处外用黄土泥封严，上锅底补贴一张白纸条，上压重物，用武火 180~220℃加热，焖煅至白纸条变为焦黄色时，停火，待凉后，取出，加工成小块，或取熟地黄片，大小分开，置热锅内，用武火 180~220℃炒至鼓起，表面焦黑色，内部黑褐色，喷淋清水少许，熄灭火星，取出，晾干。

2. 临床功效 甘，微温；归肝、肾经。功能补血滋阴，益精填髓。用于血虚萎黄，心悸怔忡，月经不调，崩漏下血，肝肾阴虚，腰膝酸软，骨蒸潮热，盗汗遗精，内热消渴，眩晕，耳鸣，须发早白。

【金老谈熟地黄处方审核技术】

熟地黄作为补虚药中的常见中药，对熟地黄的处方审核技术，要求执业药师收到处方后首先审核处方前记、正文、后记等，然后审核处方的用药名称、炮制规格及用药剂量。

在《中华人民共和国药典（2015年版）》中规定熟地黄的用量为9~15g；炮制品有熟地黄、熟地黄炭。在处方审核过程中，如有超出范围时，应及时与临床医师进行沟通。处方中，当遇到缺药的情况时，处方审核人员不应随意进行更改或将其划掉，应与临床医师进行沟通，并适当调换。

【金老谈熟地黄处方应付技术】

首先要确保熟地黄的书写应规范整齐。其次要注意炮制应付，处方名为“熟地黄”时，应给付熟地黄；处方名为“熟地黄炭”时，应给付熟地黄炭。见表18-27。

表18-27 熟地黄处方应付表

| 处方名 | 给付 |
|---|---|
| 熟地黄 | 熟地黄 |
| 熟地黄炭 | 熟地黄炭 |

【金老谈熟地黄发药交代技术】

在熟地黄的发药交代过程中，发药人员的素质和专业知识有重要作用，需要交代熟地黄的服药方法、使用注意与禁忌等方面。

1. 熟地黄的服药方法 煎服，9~15g。或入丸散。服药时间与次数根据不同的病证治疗。

2. 熟地黄的使用注意与禁忌 脾胃虚弱，气滞痰多，腹满便溏者忌服。

【金老谈熟地黄临床煎煮技术】

煎煮前浸泡30分钟，先武火（大火）煮沸，后文火（小火）维持40~50分钟，二煎25~30分钟。儿童每剂一般煎至100~300ml，成人每剂一般煎至400~600毫ml，每剂等量分装两份。或遵医嘱。

【金老谈熟地黄采购管理技术】

1. 熟地黄的采购技术 熟地黄应采购于具备《药品经营企业许可证》《营业执照》的药品批发企业。遵循以下原则：

（1）质量标准：熟地黄的质量应符合《中华人民共和国药典（2015年版）》、局颁药品标准及中药炮制规范的标准要求。水分生地黄不得过15.0%，总灰分不得过8.0%，酸不溶性灰分不得过3.0%，本品按干燥品计算，含毛蕊花糖苷（$C_{29}H_{36}O_{15}$）不得少于0.020%。

（2）等级规格：统货，无等级规格。

注意：有芦头、生心、焦枯、霉变者均不符合药用要求。

2. 熟地黄的管理技术 熟地黄购进药品到库后，应认真进行验收，并办理入库手续。药剂科各调剂室根据药品使用情况，每周到药库领取药品，临时缺药，应及时补充。制剂室根据配制制剂情况到药库领取制剂原料。临床各科因医疗、科研、教学等需要到药剂科领取药品，需报请相关管理部门批准。各方面领药必须办理相应的药品出库手续。

**【金老谈熟地黄贮存养护供应技术】**

熟地黄的贮存比较简单，一般放于阴凉、干燥、通风处即可。

熟地黄作为一味常用中药，一般以贮存一日半用量为宜。调剂室应派专人逐日检查熟地黄等其他药物的供应品种及数量情况，对短缺品种要及时登记，随时整理药品，补充所耗品种，以备调剂使用。

## 白　芍

**【来源】**本品为毛茛科植物芍药 *Paeonia lactiflora* Pall. 的干燥根。

**【历史】**本品为常用的中药材。始载于《神农本草经》，列为中品。芍药有赤白之分，最早见于梁代《本草经集注》。陶弘景曰："今出白山、蒋山、茅山最多，白而长尺许，余处亦有而多赤，赤者小利。"其后，韩保升的《蜀本草》云："此有赤白两种，其花亦有赤白二色。"明代李时珍说："根之赤白，随花之色也。"换句话说：开白花者为白芍，开红花者为赤芍。至今仍有人有如此的认识，这是不对的。严格来讲，白芍花色实不止红白两种，其色实有由浅入深之别。殊不知同种植物，其花即有赤有白，花之赤白有时影响根皮的色泽，但不一定是分种的标准。

**【产地】**主产于浙江、安徽、四川等地。此外，山东、贵州、湖南、湖北、甘肃、陕西、河南、云南等地亦产。浙江产者，商品称为杭白芍，品质最优；安徽产者称为亳白芍，产量最大；四川产者名川白芍，又名中江芍，产量亦大。

**【金老谈白芍性状辨别技术】**

1. 形色臭味　本品呈圆柱形，平直或稍弯曲，两端平截，长 5~18cm，直径 1~2.5cm。表面类白色或淡棕红色，光洁或有纵皱纹及细根痕，偶有残存的棕褐色外皮。质坚实，不易折断，断面较平坦，类白色或微带棕红色，形成层环明显，射线放射状。气微，味微苦、酸。

2. 优品质量　本品以根粗长、匀直、质坚实、粉性足、表面洁净者为优品。

**【金老谈白芍临床炮制技术】**

1. 炮制分类

（1）白芍：取原药材，除去杂质，大小分开，浸泡 8~12 小时，约七成透时，取出，闷润 12~24 小时，至内外湿度一致，或投入浸润罐内，加水适量，浸润约 8 小时，至折断面无干心，取出，晾至内外软硬适宜，切薄片，干燥，筛去碎屑。

（2）酒白芍：取白芍片，加黄酒拌匀，闷润 1~2 小时，至黄酒被吸尽，置热锅内，用文火炒至微黄色，取出，晾凉，筛去碎屑。每白芍片 100kg，用黄酒 10kg。

（3）炒白芍：取白芍片，置热锅内，用文火炒至微黄色，取出，晾凉，筛去碎屑。

（4）土白芍：取伏龙肝细粉，置热锅内，用中火炒至灵活状态时，加入白芍片，炒至表面挂土色，取出，筛去伏龙肝细粉，晾凉。每 100kg 白芍片，用伏龙肝细粉 30kg。

2. 临床功效　苦、酸，微寒；归肝、脾经。功能养血调经，敛阴止汗，柔肝止痛，平抑肝阳。用于血虚萎黄，月经不调，自汗，盗汗，胁痛，腹痛，四肢挛痛，头痛眩晕。

【金老谈白芍处方审核技术】

白芍作为补虚药中的常见中药，对白芍的处方审核技术，要求执业药师收到处方后首先审核处方前记、正文、后记等，然后审核处方的用药名称、配伍禁忌、炮制规格及用药剂量。

在《中华人民共和国药典（2015年版）》中规定白芍的用量为6~15g；炮制品有白芍、酒白芍、炒白芍、土白芍。不宜与藜芦同用。在处方审核过程中，如有超出范围时，应及时与临床医师进行沟通。处方中，当遇到缺药的情况时，处方审核人员不应随意进行更改或将其划掉，应与临床医师进行沟通，并适当调换。

【金老谈白芍处方应付技术】

首先要确保白芍的书写应规范整齐。其次要注意炮制应付，处方名为“白芍”“杭芍”或“大白芍”时，均应给付白芍；处方名为“酒白芍”时，应给付酒白芍；处方名为“炒白芍”时，应给付炒白芍；处方名为“土白芍”时，应给付土白芍。见表18-28。

表18-28　白芍处方应付表

| 处方名 | 给付 |
| --- | --- |
| 白芍、杭芍、大白芍 | 白芍 |
| 酒白芍 | 酒白芍 |
| 炒白芍 | 炒白芍 |
| 土白芍 | 土白芍 |

【金老谈白芍发药交代技术】

在白芍的发药交代过程中，发药人员的素质和专业知识有重要作用，需要交代白芍的服药方法、使用注意与禁忌等方面。

1. 白芍的服药方法　煎服，每日1剂，分两次服用。或遵医嘱。也可入丸散。

2. 白芍的使用注意与禁忌　虚寒之证不宜单独应用。反藜芦。

【金老谈白芍临床煎煮技术】

煎煮前浸泡30分钟，先武火（大火）煮沸，后文火（小火）维持40~50分钟，二煎25~30分钟。儿童每剂一般煎至100~300ml，成人每剂一般煎至400~600ml，每剂等量分装两份，早晨及睡前空腹服用，或遵医嘱。

【金老谈白芍芎采购管理技术】

1. 白芍的采购技术　白芍应采购于具备《药品经营企业许可证》《营业执照》的药品批发企业。遵循以下原则：

（1）质量标准：白芍的质量应符合《中华人民共和国药典（2015年版）》、局颁药品标准及中药炮制规范的标准要求。照铅、镉、砷、汞、铜测定法测定，铅不得过百万分之五，镉不得过千万分之三；砷不得过百万分之二；汞不得过千万分之二；铜不得过百万分之二十。含芍药苷（$C_{23}H_{28}O_{11}$）不得少于1.6%。

（2）等级规格：

1）白芍规格标准：

一等：干货。呈圆柱形，直或稍弯，去净栓皮，两端整齐。表面类白色或淡红色。质坚实体重。断面类白色或白色。味微苦酸。长 8cm 以上，中部直径 1.7cm 以上。无芦头、花麻点、破皮、裂口、夹生、杂质、虫蛀、霉变。

二等：干货。呈圆柱形，直或稍弯，去净栓皮，两端整齐。表面类白色或淡红棕色。质坚实体重。断面类白色或白色。味微苦酸。长 6cm 以上，中部直径 1.3cm 以上。间有花麻点。无芦头破皮、裂口、夹生、杂质、虫蛀、霉变。

三等：干货。呈圆柱形，直或稍弯，去净栓皮，两端整齐。表面类白色或白色。味微苦酸。长 4cm 以上，中部直径 0.8cm 以上。间有花麻点；无芦头、破皮、裂口、夹生、虫蛀、霉变。

四等：干货。呈圆柱形，直或稍弯，去净栓皮，两端整齐。表面类白色或淡红棕色。断面类白色或白色。味微苦酸。长短粗不分，兼有夹生、破皮、花麻点、头尾、碎节或未去净皮。无枯芍、芦头、杂质、虫蛀、霉变。

2）杭白芍规格标准：

一等：干货。呈圆柱形，条直，两端切平。表面棕红色或微黄色。质坚体重。断面黄色。味微苦酸。长 8cm 以上，中部直径 2.2cm 以上。无枯芍、芦头、栓皮、空心、杂质、虫蛀、霉变。

二等：干货。呈圆柱形，条直，两端切平。表面棕红色或微黄色。质坚体重。断面黄色。味微酸苦。长 8cm 以上，中部直径 1.8cm 以上。无枯芍、芦头、栓皮、空心、杂质、虫蛀、霉变。

三等：干货。呈圆柱形，条直，两端切平。表面棕红色或微黄色。质坚体重。断面黄色。味微酸苦。长 8cm 以上，中部直径 1.5cm 以上。无枯芍、芦头、栓皮、空心、杂质、虫蛀、霉变。

四等：干货。呈圆柱形，条直，两端切平。表面棕红色或微黄色。质坚体重。断面黄色。味微苦酸。长 7cm 以上，中部直径 1.2cm 以上。无枯芍、芦头、栓皮、空心、杂质、虫蛀、霉变。

五等：干货。呈圆柱形，条直两端切平。表面棕红色或微黄色。质坚体重。断面白色。味微苦酸。长 7cm 以上，中部直径 0.9cm 以上。无枯芍、芦头、栓皮、空心、杂质、虫蛀、霉变。

六等：干货。呈圆柱形，表面棕红色或微黄色。质坚体重。断面白色。味微苦酸。长短不分。中部直径 0.8cm 以上。无枯芍、芦头、栓皮、杂质、虫蛀、霉变。

七等：干货。呈圆柱形，表面棕红色或微黄色。质坚体重。断面白色。味微苦酸。长短不分，中部直径 0.5cm 以上。间有夹生、伤疤。无稍尾、枯心、芦头、栓皮、虫蛀、霉变。

备注：①各地栽培的白芍，除浙江白芍因生长期较长，根条粗，分为七个等级外，其他地区均按四个等级分等。②安徽习惯上加工的白芍片、花芍片、花芍个、花帽、狗头等可根据质量情况和历史习惯自定标准。

2. 白芍的管理技术　白芍购进药品到库后，应认真进行验收，并办理入库手续。药剂科各调剂室根据药品使用情况，每周到药库领取药品，临时缺药，应及时补充。制剂室根据配制制剂情况到药库领取制剂原料。临床各科因医疗、科研、教学等需要到药剂科领取药品，需报请相关管理部门批准。各方面领药必须办理相应的药品出库手续。

**【金老谈白芍贮存养护供应技术】**

一般用细蔑篓、竹篓、条筐或麻袋包装，一等杭芍多用木箱装，内衬防潮纸、棕片或笋壳。白芍具粉性且又刮去外层栓皮，故易虫蛀，须置阴凉干燥处，切制成的饮片可置瓮内，盖严存放。

白芍在贮存过程中应注意检查，防受潮湿和虫蛀，如含水量过高，应通风摊晾，使水分发散。在梅雨季节，容易生霉、发热、变色及虫蛀，应经常检查翻晒，翻晒时，宜置于温和阳光下，忌烈日，以免变红发热。如发红或虫蛀，可先喷雾水气在表皮上，以药物烟熏2~4小时，再在弱阳光下晒干，这样不但可以杀死害虫，又能使其色变白。倘若发现轻微霉点，应及时摊晒刷霉，或干揩后阴干之，切忌水洗，否则侵入内部则颜色变黑。白芍不宜久藏，需掌握"先进先出"原则，注意药物的入库日期。刚到的新货第一年不宜生虫，但陈货抗虫性差，为了安全度夏，每年在立夏后熏蒸一次，可以防虫。

白芍作为一味常用中药，一般以贮存一日半用量为宜。调剂室应派专人逐日检查白芍等其他药物的供应品种及数量情况，对短缺品种要及时登记，随时整理药品，补充所耗品种，以备调剂使用。

## 何首乌

**【来源】**本品为蓼科植物何首乌 *Polygonum multiflorum* Thunb. 的干燥块根。

**【历史】**本品之名始见于唐代，元和七年（公元813年）李翱的《何首乌传》。早期各种本草文献多有记载。如宋代《开宝本草》载："蔓紫，花黄白，叶如薯蓣而不光，生必相对，根大如拳，有赤、白两种，赤者雄，白者雌……春夏采。"《本草图经》谓："今处处有之，岭外、江南诸州皆有，以西洛嵩山及河南柘城县者为胜……夏秋开黄白花，似葛勒花。结子有棱，似荞麦而细小，才如粟大。秋冬取根，大者如拳，各有五棱瓣，似小甜瓜。"本书记载与今用之何首乌相符。明代广东德庆已有人工栽培。民国时期有首乌汁、首乌酒的产品开发，扩大了何首乌的应用。

**【产地】**主产于陕西南部、甘肃南部、山西中条山主峰历山、华东、华中、华南、四川、云南及贵州。

**【金老谈何首乌性状辨别技术】**

1. 形色臭味　本品呈团块状或不规则纺锤形，长6~15cm，直径4~12cm。表面红棕色或红褐色，皱缩不平，有浅沟，并有横长皮孔样突起和细根痕。体重，质坚实，不易折断，断面浅黄棕色或浅红棕色，显粉性，皮部有4~11个类圆形异型维管束环列，形成云锦状花纹，中央木部较大，有的呈木心。气微，味微苦而甘涩。

2. 优品质量　本品以体重、质坚实、粉性足者为优品。

**【金老谈何首乌临床炮制技术】**

1. 炮制分类

（1）何首乌：取原药材，除去杂质，大小分开，洗净，浸泡12~24小时，至约七成透时，取出，闷润6~12小时，至内外湿度一致，切10~15mm片，或直径约10mm块，干燥，筛去碎屑。

（2）制何首乌：取何首乌片或块，置非铁质的适宜容器内，加黑豆汁和黄酒拌匀，闷润4~8小时，装入蒸罐内，加水适量，密封，蒸18~24小时，中间倒罐一次，至汁液被吸尽，内外均呈棕褐色至黑褐色时，取出，干燥。每100kg何首乌片（块），用黑豆10kg、黄酒25kg。

2. 临床功效　苦、甘、涩，微温；归肝、心、肾经。生首乌功能解毒（截疟）、润肠通便、消痈；制首乌功能补益精血、乌须发、强筋骨、补肝肾。用于疮痈，瘰疬，风疹瘙痒，久疟体虚，肠燥便秘。

【金老谈何首乌处方审核技术】

何首乌作为补虚药中的常见中药，对何首乌的处方审核技术，要求执业药师收到处方后首先审核处方前记、正文、后记等，然后审核处方的用药名称、炮制规格及用药剂量。

在《中华人民共和国药典（2015 年版）》中规定何首乌的用量为 3~10g；炮制品有何首乌、制何首乌。在处方审核过程中，如有超出范围时，应及时与临床医师进行沟通。处方中，当遇到缺药的情况时，处方审核人员不应随意进行更改或将其划掉，应与临床医师进行沟通，并适当调换。

【金老谈何首乌处方应付技术】

首先要确保何首乌的书写应规范整齐。其次要注意炮制应付，处方名为“何首乌”时，应给付何首乌；处方名为“制何首乌”时，应给付制何首乌。见表 18-29。

表 18-29　何首乌处方应付表

| 处方名 | 给付 |
|---|---|
| 何首乌 | 何首乌 |
| 制何首乌 | 制何首乌 |

【金老谈何首乌发药交代技术】

在何首乌的发药交代过程中，发药人员的素质和专业知识有重要作用，需要交代何首乌的服药方法、使用注意与禁忌等方面。

1. 何首乌的服药方法　煎服，每日 1 剂，分两次服用。或遵医嘱。也可入丸散。

2. 何首乌的使用注意与禁忌　大便清泄及有湿痰者不宜服。

【金老谈何首乌临床煎煮技术】

煎煮前浸泡 30 分钟，先武火（大火）煮沸，后文火（小火）维持 40~50 分钟，二煎 25~30 分钟。儿童每剂一般煎至 100~300ml，成人每剂一般煎至 400~600ml，每剂等量分装两份。

【金老谈何首乌采购管理技术】

1. 何首乌的采购技术　何首乌应采购于具备《药品经营企业许可证》《营业执照》的药品批发企业。遵循以下原则：

（1）质量标准：何首乌的质量应符合《中华人民共和国药典（2015 年版）》、局颁药品标准及中药炮制规范的标准要求。水分不得过 10.0%，总灰分不得过 5.0%，本品按干燥品计算，含 2,3,5,4′- 四羟基二苯乙烯 -2-O-$\beta$-D- 葡萄糖苷（$C_{20}H_{22}O_9$）不得少于 1.0%，含结合蒽醌以大黄素（$C_{15}H_{10}O_5$）和大黄素甲醚（$C_{16}H_{12}O_5$）的总量计，不得少于 0.05%。

（2）等级规格：各地所用何首乌规格等级均不一样。

2. 何首乌的管理技术　何首乌购进药品到库后，应认真进行验收，并办理入库手续。药剂科各调剂室根据药品使用情况，每周到药库领取药品，临时缺药，应及时补充。制剂室根据配制制剂情况到药库领取制剂原料。临床各科因医疗、科研、教学等需要到药剂科领取药品，需报请相关管理部门批准。各方面领药必须办理相应的药品出库手续。

【金老谈何首乌贮存养护供应技术】

何首乌置干燥通风处贮存。

何首乌作为一味常用中药，一般以贮存一日半用量为宜。调剂室应派专人逐日检查何首乌等其他药物的供应品种及数量情况，对短缺品种要及时登记，随时整理药品，补充所耗品种，以备调剂使用。

## 阿 胶

**【来源】**本品为马科动物驴 *Equus asinus* L. 的干燥皮或鲜皮经煎煮、浓缩制成的固体胶。

**【历史】**阿胶始载于《神农百草经》，列为上品。南朝梁代陶弘景《本草经集注》曰："出东阿，故曰阿胶。"清代叶天士《临证指南医案》说阿胶是："血肉有情之品，滋补最甚。"李时珍《本草纲目》曰："阿胶以乌驴皮得同井水煎成乃佳尔。"古人认为黑色属水补肾，可补先天之本。陈修园曰："必用黑皮者，以济水和于心，黑色属于肾，取水火相济之意也。"现在乌头驴已濒临灭绝，其种源已被东阿阿胶企业重新挽救。

**【产地】**主产于山东、浙江等地。

**【金老谈阿胶性状辨别技术】**

本品呈长方形块、方形块或丁状。棕色至黑褐色，有光泽。质硬而脆，断面光亮，碎片对光照视呈棕色半透明状。气微，味微甘。

**【金老谈阿胶临床炮制技术】**

1. 炮制分类

（1）阿胶丁：取原药材，烘软（60~80℃），切成 1cm 左右的小方块（阿胶丁）；或取原药材刨成小薄碎片或加工成粉末。

（2）阿胶珠：取蛤粉，置热锅内，用文火炒至灵活状态，蛤粉温度在 140~160℃时，加入阿胶丁，烫至成珠，内无溏心，迅速取出，筛去蛤粉，晾凉。每 100kg 阿胶丁，用蛤粉 30kg。

2. 临床功效　甘，平；归肺、肝、肾经。功能补血滋阴，润燥，止血。用于血虚萎黄，眩晕心悸，肌痿无力，心烦不眠，虚风内动，肺燥咳嗽，劳嗽咯血，吐血尿血，便血崩漏，妊娠胎漏。

**【金老谈阿胶处方审核技术】**

阿胶作为补虚药中的常见中药，对阿胶的处方审核技术，要求执业药师收到处方后首先审核处方前记、正文、后记等，然后审核处方的用药名称、炮制规格及用药剂量。

在《中华人民共和国药典（2015 年版）》中规定阿胶的用量为 3~9g；炮制品有阿胶丁。在处方审核过程中，如有超出范围时，应及时与临床医师进行沟通。处方中，当遇到缺药的情况时，处方审核人员不应随意进行更改或将其划掉，应与临床医师进行沟通，并适当调换。

**【金老谈阿胶处方应付技术】**

首先要确保阿胶的书写应规范整齐。其次要注意炮制应付，处方名为"阿胶"时，应给付阿胶；处方名为"阿胶丁"时，应给付阿胶丁；处方名为"炒阿胶（蛤粉）"时，应给付炒阿胶（蛤粉）。见表 18-30。

**【金老谈阿胶发药交代技术】**

在阿胶的发药交代过程中，发药人员的素质和专业知识有重要作用，需要交代阿胶的服药方法、使用注意与禁忌等方面。

表 18-30　阿胶处方应付表

| 处方名 | 给付 |
|---|---|
| 阿胶 | 阿胶 |
| 阿胶丁 | 阿胶 |
| 炒阿胶(蛤粉) | 炒阿胶(蛤粉) |

1. 阿胶的服药方法　烊化兑服,即将阿胶隔物加温融化,然后与其余的药混合服用。或入丸散。

2. 阿胶的使用注意与禁忌　脾胃虚弱,腹胀便溏者慎用。

**【金老谈阿胶临床煎煮技术】**

临床应用时不作煎煮,多烊化兑服。

**【金老谈阿胶采购管理技术】**

1. 阿胶的采购技术　阿胶应采购于具备《药品经营企业许可证》《营业执照》的药品批发企业。遵循以下原则:

(1) 质量标准:阿胶的质量应符合《中华人民共和国药典(2015 年版)》、局颁药品标准及中药炮制规范的标准要求。水分不得过 10.0%,总灰分不得过 4.0%。

(2) 等级规格:统货。无等级规格。

2. 阿胶的管理技术　阿胶属于贵细中药材,管理上应遵循以下规定:

(1) 药品品名由药剂科会同财务科提出交院药事委员会审定。

(2) 应分品种、规格上专用账册,凭处方消耗,定期盘存清点,发现短缺及时查找原因。确定相应的短缺赔偿等规定。

(3) 应实行专人、专柜加锁、专账册的"三专"管理。所谓"专人"可根据调剂室工作人员数确定,一般为总人数的 40%~60%。领取时,由专管人填写请领单自行领取规定的或适当的量,必要时应检查包装标示量与实际装量有无差异,领回即按品种与规格,单价上专用账册。

(4) 使用必须坚持优先供急、重症,优先饮片配方使用的原则。

(5) 处方不得涂改。特殊情况更改者,原处方医师应在更改处签字方能调配。

(6) 计价必须在其品名右上角标明其等级规格,以便于调配。

(7) 处方由专管人分品名、规格存放,定期盘点后,装订成册,做好封面,该封面除处方张数、总金额外,还应有品种、规格、数量和金额。

**【金老谈阿胶贮存养护供应技术】**

阿胶应贮于阴凉干燥处,夏季最好贮于石灰缸中。在贮存养护时,阿胶不宜长久风吹,否则易于破碎,日晒易发软,受潮、受热则易回潮变软,安全水分为 16%~18%,含水量超过 21% 则开始发霉,相对湿度在 75% 以下,则水分散失,胶面脆裂,故贮存的相对湿度以 80%~85% 为宜,吸湿过多,可用石灰、氯化钙等干燥之。

应设专柜加锁存放,实行双人签收与核发管理手续,每天清点账务,避免发生差错,造成经济损失。

阿胶作为一味贵重中药,一般以贮存一日半用量为宜。调剂室应派专人逐日检查阿胶等其他药物的供应品种及数量情况，对短缺品种要及时登记，随时整理药品，补充所耗品种，以备调剂使用。

## 龙 眼 肉

【来源】本品为无患子科植物龙眼 *Dimocarpus longan* Lour. 的假种皮。

【历史】龙眼始载于《神农本草经》，列入中品。《证类本草》载："图经曰：龙眼生南海山谷，今闽、广、蜀道出荔枝处皆有之，木高二丈许，似荔枝而叶微小，凌冬不凋，春末夏初生细白花，七月而实成壳青黄色，文作鳞甲，形圆如弹丸，核若无患而不坚，肉白有浆，甚甘美，其实极繁，每枝常三二十枚，荔枝才过龙眼即熟，故南人目为荔枝奴，一名益智，以其味甘归脾而能益智耳，下品自有，益智子非此物也。"综上记述，龙眼即今无患子科植物龙眼的果实。

【产地】主产于广东、福建、台湾、广西、云南、贵州、四川等地。

**【金老谈龙眼肉性状辨别技术】**

1. 形色臭味　本品为纵向破裂的不规则薄片，或呈囊状，长约 1.5cm，宽 2~4cm，厚约 0.1cm。棕黄色至棕褐色，半透明。外表面皱缩不平，内表面光亮而有细纵皱纹。薄片者质柔润，囊状者质稍硬。气微香，味甜。

2. 优品质量　本品以肉厚、质细软、个大、色黄、半透明、味浓甜者为优品。

**【金老谈龙眼肉临床炮制技术】**

1. 炮制分类　临床调剂常用的龙眼肉炮制品，取原药材，除去杂质及残留的壳、核。

2. 临床功效　甘，温。归心、脾经。功能补益心脾，养血安神。用于气血不足，心悸怔忡，健忘失眠，血虚萎黄。

**【金老谈龙眼肉处方审核技术】**

龙眼肉作为补虚药中的常见中药，对龙眼肉的处方审核技术，要求执业药师收到处方后首先审核处方前记、正文、后记等，然后审核处方的用药名称及用药剂量。

在《中华人民共和国药典（2015 年版）》中规定龙眼肉的用量为 9~15g，在处方审核过程中，如有超出范围时，应及时与临床医师进行沟通。处方中，当遇到缺药的情况时，处方审核人员不应随意进行更改或将其划掉，应与临床医师进行沟通，并适当调换。

**【金老谈龙眼肉处方应付技术】**

首先要确保龙眼肉的书写应规范整齐。其次要注意处方名为"桂圆肉"或"龙眼肉"时，均应给付龙眼肉。见表 18-31。

**表 18-31　龙眼肉处方应付表**

| 处方名 | 给付 |
|---|---|
| 桂圆肉、龙眼肉 | 龙眼肉 |

**【金老谈龙眼肉发药交代技术】**

在龙眼肉的发药交代过程中，发药人员的素质和专业知识有重要作用，需要交代龙眼肉的服药方法、使用注意与禁忌等方面。

1. 龙眼肉的服药方法　煎服，9~15g。或入丸散。服药时间与次数根据不同的病证治疗。

2. 龙眼肉的使用注意与禁忌　内有郁火，湿滞停饮，湿阻中满者忌服。

【金老谈龙眼肉临床煎煮技术】

煎煮前加水浸泡半个小时，先大火煮沸后文火维持40~50分钟，二煎25~30分钟。儿童每剂一般煎至100~300ml，成人每剂一般煎至400~600ml，每剂等量分装两份。

【金老谈龙眼肉采购管理技术】

1. 龙眼肉的采购技术　龙眼肉应采购于具备《药品经营企业许可证》《营业执照》的药品批发企业。遵循以下原则：

（1）质量标准：龙眼肉的质量应符合《中华人民共和国药典（2015年版）》、局颁药品标准及中药炮制规范的标准要求。水分不得过15.0%，总灰分不得过4.0%。

（2）等级规格：鲜龙眼分为以下三个等级：

特等：龙眼必须优质，必须具有品种特征，必须无缺陷，但在不影响产品总体外观、质量、保鲜、包装的条件下，极轻微的表面缺陷除外。特级龙眼中在重量或数量上允许有5%的一等龙眼。

一等：龙眼必须质量好，必须具有其品种特征。但是，在不影响产品总体外观、质量、保鲜、包装的条件下，允许有轻微的擦伤、刮伤或其他机械伤等缺陷，但总面积不超过0.5$cm^2$。一等龙眼中在重量或数量上允许有10%的二等龙眼。

二等：龙眼不符合以上较高等级，但满足规定的基本要求。在保持龙眼质量、保鲜和包装的基本特征的条件下，允许有擦伤、刮伤或其他机械伤等缺陷，但总面积不超过0.5$cm^2$。二等龙眼中在重量或数量上允许有10%的产品不能满足本级要求，也不符合基本要求，但无受腐烂或不适于消费的变质影响的产品。

2. 龙眼肉的管理技术　龙眼肉购进药品到库后，应认真进行验收，并办理入库手续。药剂科各调剂室根据药品使用情况，每周到药库领取药品，临时缺药，应及时补充。制剂室根据配制制剂情况到药库领取制剂原料。临床各科因医疗、科研、教学等需要到药剂科领取药品，需报请相关管理部门批准。各方面领药必须办理相应的药品出库手续。

【金老谈龙眼肉贮存养护供应技术】

龙眼肉应置于阴凉通风处，防霉。

龙眼肉作为一味常用中药，一般以贮存一日半用量为宜。调剂室应派专人逐日检查龙眼肉等其他药物的供应品种及数量情况，对短缺品种要及时登记，随时整理药品，补充所耗品种，以备调剂使用。

## 第四节　补　阴　药

补阴药又叫滋阴药或养阴药，适用于阴虚证。

阴虚证多发生于热病后期及若干慢性病。最常见的阴虚证有肺阴虚、胃阴虚、肝阴虚、肾阴虚等。其基本症状是：肺阴虚多见干咳少痰、咯血、虚热、口干舌燥等症；胃阴虚多见舌绛、苔剥、咽干口渴，或不知饥饿，或胃中嘈杂、呕哕，或大便燥结等症；肝阴虚多见两目干涩、昏花、眩晕、耳鸣等症；肾阴虚多见腰膝酸痛、手足心热、心烦失眠，或潮热盗汗，或遗精等症。补阴药具有滋阴、清热、生津、润燥等作用，且各有专长，可根据阴虚的症状，选择应用。

在使用补阴药时，如热病伤阴而热邪未尽的，当与清热药同用；阴虚内热较盛的，当与清虚热药同用；阴虚阳亢的，当与潜阳药同用；阴虚兼血虚的，当与补血药同用；阴虚兼气虚的，当与补气药同用。

补阴药大多甘寒滋腻，故凡脾胃虚弱、痰湿内阻、腹胀便溏的均不宜用。

## 北 沙 参

**【来源】**本品为伞形科植物珊瑚菜 *Glehnia littoralis* Fr.SchmidtexMiq. 的干燥根。

**【历史】**沙参古代无南北之分，明以前所用的沙参均为桔梗科沙参属植物的根，即今之南沙参。至明代倪朱谟在《本草汇言》中始见"真北沙参"之名。蒋仪在《药镜》中首以北沙参立条。清代张璐在《本经逢原》则谓沙参有南北之分，云："北产者质坚性寒，南产者体虚力微。"对两种沙参质地及药性作了简要的概述。

**【产地】**主产山东莱阳、烟台、蓬莱、崂山、文登、海阳等地，多为家种。此外，掖县以及江苏连云港、河北秦皇岛、辽宁大连等沿海沙滩上均有野生。其中以莱阳胡城村产品质量最佳，称为"道地药材"。近年来，河北安国、内蒙古赤峰牛营子产量甚丰，大量提供商品。

**【金老谈北沙参性状辨别技术】**

1. 形色臭味　本品呈细长圆柱形，偶有分枝，长 15~45cm，直径 0.4~1.2cm。表面淡黄白色，略粗糙，偶有残存外皮，不去外皮的表面黄棕色。全体有细纵皱纹和纵沟，并有棕黄色点状细根痕；顶端常留有黄棕色根茎残基；上端稍细，中部略粗，下部渐细。质脆，易折断，断面皮部浅黄白色，木部黄色。气特异，味微甘。

2. 优品质量　本品以粗细均匀、长短一致、去净栓皮、色黄白者为优品。

**【金老谈北沙参临床炮制技术】**

1. 炮制分类　临床调剂常用的北沙参炮制品，取原药材，除去杂质及残茎，洗净，闷润 8~12 小时，至内外湿度一致，切厚片或中段，干燥，筛去碎屑。

2. 临床功效　甘、微苦，微寒；归肺、胃经。功能养阴清肺，益胃生津。用于肺热燥咳，劳嗽痰血，胃阴不足，热病津伤，咽干口渴。

**【金老谈北沙参处方审核技术】**

北沙参作为补虚药中的常见中药，对北沙参的处方审核技术，要求执业药师收到处方后首先审核处方前记、正文、后记等，然后审核处方的用药名称、配伍禁忌及用药剂量。

在《中华人民共和国药典（2015 年版）》中规定北沙参的用量为 5~12g，不宜与藜芦同用。在处方审核过程中，如有超出范围时，应及时与临床医师进行沟通。处方中，当遇到缺药的情况时，处方审核人员不应随意进行更改或将其划掉，应与临床医师进行沟通，并适当调换。

**【金老谈北沙参处方应付技术】**

首先要确保北沙参的书写应规范整齐。其次要注意处方名为"海沙参""银条参"或"北沙参"时，均应给付北沙参；处方名为"鲜北沙参"时，均应给付北沙参鲜品。见表 18-32。

**【金老谈北沙参发药交代技术】**

在北沙参的发药交代过程中，发药人员的素质和专业知识有重要作用，需要交代北沙参的服药方法、使用注意与禁忌等方面。

表 18-32　北沙参处方应付表

| 处方名 | 给付 |
| --- | --- |
| 海沙参、银条参、北沙参 | 北沙参 |
| 鲜北沙参 | 北沙参鲜品 |

1. 北沙参的服药方法　煎服，5~12g。或入丸散。服药时间与次数根据不同的病证治疗。

2. 北沙参的使用注意与禁忌　风寒作嗽及肺胃虚寒者忌服。反藜芦。

**【金老谈北沙参临床煎煮技术】**

煎煮前浸泡30分钟，先武火（大火）煮沸，后文火（小火）维持40~50分钟，二煎25~30分钟。儿童每剂一般煎至100~300ml，成人每剂一般煎至400~600ml，每剂等量分装两份。

**【金老谈北沙参采购管理技术】**

1. 北沙参的采购技术　北沙参应采购于具备《药品经营企业许可证》《营业执照》的药品批发企业。遵循以下原则：

（1）质量标准：北沙参的质量应符合《中华人民共和国药典（2015年版）》、局颁药品标准及中药炮制规范的标准要求。

（2）等级规格：

一等：干货。呈细长条柱形，去净栓皮。表面黄白色。质坚而脆。断面皮部淡黄白色，有黄色木质心。微有香气，味微甘。条长34cm以上，上中部直径0.3~0.6cm。无芦头、细尾须、油条、虫蛀、霉变。

二等：干货。呈细长条圆柱形，去净栓皮。表面黄白色。质坚而脆。断面皮部淡黄白色，有黄色木质心。微有香气，味微甘。条长23cm以上，上中部直径0.3~0.6cm。无芦头、细尾须、油条、杂质、虫蛀、霉变。

三等：干货。呈细长条圆柱形，去净栓皮。表面黄白色。质坚而脆。断面皮部淡黄白色，有黄色木质心。微有香气，味微甘。条长22cm以下，粗细不分，间有破碎。无芦头、细尾须、杂质、虫蛀、霉变。

2. 北沙参的管理技术　北沙参购进药品到库后，应认真进行验收，并办理入库手续。药剂科各调剂室根据药品使用情况，每周到药库领取药品，临时缺药，应及时补充。制剂室根据配制制剂情况到药库领取制剂原料。临床各科因医疗、科研、教学等需要到药剂科领取药品，需报请相关管理部门批准。各方面领药必须办理相应的药品出库手续。

**【金老谈北沙参贮存养护技术】**

北沙参易虫蛀，需置干燥通风处保存。大量贮存时，在梅雨季节前选烈日，待晒场晒热后，将北沙参倒在场上摊平于烈日下暴晒（缩短日晒时间，有益于品质），至下午干透，收于木箱或竹篓内，放凉3~4小时后，将竹篓摇动装紧，直至装满成件，盖严。最好外加麻袋包封，置干燥通风处贮存。切成小段时，晒干后可入坛内密封或石灰缸内存储。

北沙参作为一味常用中药，一般以贮存一日半用量为宜。调剂室应派专人逐日检查北沙参等其他药物的供应品种及数量情况，对短缺品种要及时登记，随时整理药品，补充所耗品种，以备调剂使用。

# 南 沙 参

【来源】本品为桔梗科植物轮叶沙参 *Adenophora tetraphylla*（Thunb.）Fisch. 或沙参 *Adenophora stricta*Miq. 的干燥根。

【历史】本品始载于《神农本草经》，列为上品。其后历代医药学家多有论述。清代赵学敏在《本草纲目拾遗》中说："功同北沙参，而力稍逊。"所指的北沙参为伞形科植物珊瑚菜的根。

【产地】主产于东北及河北、山东、江苏、安徽、浙江、江西、广东、贵州、云南等地。

**【金老谈南沙参性状辨别技术】**

1. 形色臭味　本品呈圆锥形或圆柱形，略弯曲，长 7~27cm，直径 0.8~3cm。表面黄白色或淡棕黄色，凹陷处常有残留粗皮，上部多有深陷横纹，呈断续的环状，下部有纵纹和纵沟。顶端具 1 或 2 个根茎。体轻，质松泡，易折断，断面不平坦，黄白色，多裂隙。气微，味微甘。

2. 优品质量　本品以粗细均匀、肥壮、色白者为优品。

**【金老谈南沙参临床炮制技术】**

1. 炮制分类　临床调剂常用的南沙参炮制品，取原药材，除去杂质及残留的根茎，大小分开，洗净，闷润 4~8 小时，至内外湿度一致，切厚片，干燥，筛去碎屑。

2. 临床功效　甘，微寒；归肺、胃经。功能养阴清肺，益胃生津，化痰，益气。用于肺热燥咳，阴虚劳嗽，干咳痰黏，胃阴不足，食少呕吐，气阴不足，烦热口干。

**【金老谈南沙参处方审核技术】**

南沙参作为补虚药中的常见中药，对南沙参的处方审核技术，要求执业药师收到处方后首先审核处方前记、正文、后记等，然后审核处方的用药名称、配伍禁忌及用药剂量。

在《中华人民共和国药典（2015 年版）》中规定南沙参的用量为 9~15g；不宜与藜芦同用。在处方审核过程中，如有超出范围时，应及时与临床医师进行沟通。处方中，当遇到缺药的情况时，处方审核人员不应随意进行更改或将其划掉，应与临床医师进行沟通，并适当调换。

**【金老谈南沙参处方应付技术】**

首先要确保南沙参的书写应规范整齐。其次要注意处方名为"南沙参"或"泡参"时，均应给付南沙参。见表 18-33。

表 18-33　南沙参处方应付表

| 处方名 | 给付 |
| --- | --- |
| 南沙参、泡参 | 南沙参 |

**【金老谈南沙参发药交代技术】**

在南沙参的发药交代过程中，发药人员的素质和专业知识有重要作用，需要交代南沙参的服药方法、使用注意与禁忌等方面。

1. 南沙参的服药方法　煎服，9~15g。或入丸散。服药时间与次数根据不同的病证治疗。

2. 南沙参的使用注意与禁忌　风寒咳嗽、寒饮咳喘及脾胃虚寒者均慎用。反藜芦。

**【金老谈南沙参临床煎煮技术】**

煎煮前浸泡 30 分钟，先武火（大火）煮沸，后文火（小火）维持 40~50 分钟，二煎 25~30

分钟。儿童每剂一般煎至100~300ml，成人每剂一般煎至400~600ml，每剂等量分装两份。

**【金老谈南沙参采购管理技术】**

1. 南沙参的采购技术　南沙参应采购于具备《药品经营企业许可证》《营业执照》的药品批发企业。遵循以下原则：

（1）质量标准：南沙参的质量应符合《中华人民共和国药典（2015年版）》局颁药品标准及中药炮制规范的标准要求。水分不得过15.0%，总灰分不得过6.0%，酸不溶性灰分不得过2.0%。

（2）等级规格：统货，无等级规格。

2. 南沙参的管理技术　南沙参购进药品到库后，应认真进行验收，并办理入库手续。药剂科各调剂室根据药品使用情况，每周到药库领取药品，临时缺药，应及时补充。制剂室根据配制制剂情况到药库领取制剂原料。临床各科因医疗、科研、教学等需要到药剂科领取药品，需报请相关管理部门批准。各方面领药必须办理相应的药品出库手续。

**【金老谈南沙参贮存养护技术】**

南沙参易虫蛀，需置干燥通风处保存。大量贮存时，在梅雨季节前选烈日，待晒场晒热后，将南沙参倒在场上摊平于烈日下暴晒（缩短日晒时间，有益于品质），至下午干透，收于木箱或竹篓内，放凉3~4小时后，将竹篓摇动装紧，直至装满成件，盖严。最好外加麻袋包封，置干燥通风处贮存。切成小段时，晒干后可入坛内密封或石灰缸内存储。

南沙参作为一味常用中药，一般以贮存一日半用量为宜。调剂室应派专人逐日检查南沙参等其他药物的供应品种及数量情况，对短缺品种要及时登记，随时整理药品，补充所耗品种，以备调剂使用。

## 麦　冬

**【来源】**本品为百合科植物麦冬 *Ophiopogon japonicus*（L.f）Ker-Gawl. 的干燥块根。

**【历史】**本品始载于《神农本草经》，列为上品。其后历代本草均有记载，并对其形态、分布、栽培技术、产品质量、功能与主治均有记述。梁代《名医别录》云："麦门冬，叶如韭，冬夏长生，生函谷、川谷及堤坂肥土石间久废处，二月、三月、八月、十月采根阴干。"唐代《本草拾遗》载："出江宁（今江苏南京）者小润，出新安（今浙江淳安）者大白。其大者苗如鹿葱，小者如韭叶，大小有三四种，功用相似，其子圆碧。"宋代《本草图经》云："所在有之，叶青似莎草，长及尺余，四季不凋，根黄白色有须，根如连珠形，四月开淡红色花，如红蓼花，实碧而圆如珠。江南出者叶大，或云吴地者尤胜。"明代《本草纲目》曰："麦须曰门，此草根似麦而有须，其叶如韭，凌冬不凋，故谓之麦门冬。"又云："古人唯用野生者，后世所用多是栽莳而成。"并云："浙中来者甚良。其叶如韭，多纵纹且坚韧为异。"《增订伪药条辨》称："麦冬，出杭州笕桥者为最优。"从上所述，自古冬不止一种，且有栽培与野生之分。本草所述来自浙中，叶如韭的麦冬，与今天《中华人民共和国药典（2015年版）》收载的品种相似，说明浙江麦冬栽培历史悠久，为著名的浙江省"道地药材"之一。川麦冬的栽培历史早在明弘治三年（1502年）《本草品汇精要》中有记载。据清同治十一年（1873年）《绵州志》记载："绵州城内外皆产，大者长寸许为拣冬，中者色白力较薄，小者为米冬，长三四分，中有油润，功效最大。"《三台县志》记载："清嘉庆十九年（1814年），已在园河（今花园乡）、白衣淹（光明乡）广为种植。"

此种麦冬至今仍为著名的川产“道地药材”之一。

【产地】麦冬虽种植、野生兼有，但作为药用是以种植为主。种植麦冬主要分为浙麦冬与川麦冬两类。

1. 浙麦冬　浙麦冬又称“杭麦冬”，原产杭州的笕桥，余姚的坎墩，现均移植到宁波专区的慈溪县。

2. 川麦冬　川麦冬主产四川绵阳、三台。此外，四川南部射洪等地也有少量栽培。

**【金老谈麦冬性状辨别技术】**

1. 形色臭味　本品呈纺锤形，两端略尖，长 1.5~3cm，直径 0.3~0.6cm。表面黄白色或淡黄色，有细纵纹。质柔韧，断面黄白色，半透明，中柱细小。气微香，味甘、微苦。

2. 优品质量　本品以个大、肥壮、半透明、质柔、色黄白、有香气、嚼之发黏、干燥无须根者为优品。

**【金老谈麦冬临床炮制技术】**

1. 炮制分类　临床调剂常用的麦冬炮制品，取原药材，除去杂质。

2. 临床功效　甘、微苦，微寒；归心、肺、胃经。功能养阴生津，润肺清心。用于肺燥干咳，阴虚痨嗽，喉痹咽痛，津伤口渴，内热消渴，心烦失眠，肠燥便秘。

**【金老谈麦冬处方审核技术】**

麦冬作为补虚药中的常见中药，对麦冬的处方审核技术，要求执业药师收到处方后首先审核处方前记、正文、后记等，然后审核处方的用药名称及用药剂量。

在《中华人民共和国药典（2015 年版）》中规定麦冬的用量为 6~12g。在处方审核过程中，如有超出范围时，应及时与临床医师进行沟通。处方中，当遇到缺药的情况时，处方审核人员不应随意进行更改或将其划掉，应与临床医师进行沟通，并适当调换。

**【金老谈麦冬处方应付技术】**

首先要确保麦冬的书写应规范整齐。其次要注意处方名为“麦门冬”或“麦冬”时，均应给付麦冬。见表 18-34。

**表 18-34　麦冬处方应付表**

| 处方名 | 给付 |
|---|---|
| 麦门冬、麦冬 | 麦冬 |

**【金老谈麦冬发药交代技术】**

在麦冬的发药交代过程中，发药人员的素质和专业知识有重要作用，需要交代麦冬的服药方法、使用注意与禁忌等方面。

1. 麦冬的服药方法　煎服，6~12g。或入丸散。服药时间与次数根据不同的病证治疗。

2. 麦冬的使用注意与禁忌　胃虚寒泄泻，胃有痰饮湿浊及暴感风寒咳嗽者均忌服。

**【金老谈麦冬临床煎煮技术】**

煎煮前浸泡 30 分钟，先武火（大火）煮沸，后文火（小火）维持 40~50 分钟，二煎 25~30 分钟。儿童每剂一般煎至 100~300ml，成人每剂一般煎至 400~600ml，每剂等量分装两份。

**【金老谈麦冬采购管理技术】**

1. 麦冬的采购技术　麦冬应采购于具备《药品经营企业许可证》《营业执照》的药品批

发企业。遵循以下原则：

（1）质量标准：麦冬的质量应符合《中华人民共和国药典（2015 年版）》、局颁药品标准及中药炮制规范的标准要求。水分不得过 18.0%，总灰分不得过 5.0%。

（2）等级规格：

1）浙麦冬规格标准：

一等：干货，呈纺锤形半透明体。表面黄白色。质柔韧。断面牙白色，有木质心。味微甜，嚼之有黏性。每 50g150 只以内。无须根、油粒、烂头、枯子、杂质、霉变。

二等：干货。呈纺锤形半透明体。表面黄白色，质柔韧，断面牙白色，有木心。味微甜。嚼之有黏性。每 50g280 只以内。无须根、油粒、枯子、烂头、杂质、霉变。

三等：干货。呈纺锤形半透明体。表面黄白色。质柔韧。断面牙白色，有木质心。味微甜，嚼之有黏性。每 50g280 只以上，最小不低于麦粒大。油粒、烂头不超过 10%。无须根、杂质、霉变。

2）川麦冬规格标准：

一等：干货。呈纺锤形半透明体。表面淡白色，木质心细软。味微甜，嚼之少黏性。每 50g190 粒以内。无须根、乌花、油粒、杂质、霉变。

二等：干货。呈纺锤形半透明体。表面淡白色。断面淡白色。木质心细软。味微甜，嚼之少黏性。每 50g300 粒以内。无须根、乌花、油粒、杂质、霉变。

三等：干货。呈纺锤形半透明体。表面淡白色。断面淡白色。木质心细软。味微甜，嚼之少黏性。每 50g300 粒以上，最小不低于麦粒大。间有乌花、油粒不超过 10%。无须根、杂质、霉变。

备注：①麦冬，浙江产者为二、三年生，川产者为一年生，质量不同，故分为浙川两类。各地引种的麦冬，符合哪个标准即按哪个标准分等。②野生麦冬，与家种质量相同者，可按家种麦冬标准分等。

2. 麦冬的管理技术　麦冬购进药品到库后，应认真进行验收，并办理入库手续。药剂科各调剂室根据药品使用情况，每周到药库领取药品，临时缺药，应及时补充。制剂室根据配制制剂情况到药库领取制剂原料。临床各科因医疗、科研、教学等需要到药剂科领取药品，需报请相关管理部门批准。各方面领药必须办理相应的药品出库手续。

**【金老谈麦冬贮存养护供应技术】**

用木箱盛装，内衬防潮纸，盛满麦冬，压紧，密封。装箱前必须检查麦冬的水分程度，如潮湿，装箱后不久即变黄变黑。一般可用手抓一把用力握紧，轻轻将手松开，如果麦冬黏成一团则表潮湿，反之即为干燥。

本品在条件不善时极易吸潮、发热、发霉，久则表面发黏，质地变软，颜色加深，断面呈棕黄色，形成走油，出现油哈气味或霉酸味。此时，应迅速开箱摊开，使潮气、热气发散，然后移入干燥、阴凉库房中。大量散装时可选择一个密闭库房，地板上先垫草席，周围用席围好，上面用蔑席稻草盖严，如果库房严密，冬季可贮存 3 个月左右，夏季雨水多，潮气大，只能贮存 1 个月左右。因此，这种散装堆存只是临时措施，不宜久藏。少量散装最好贮存于石灰缸中，但勿使麦冬与石灰直接接触。

麦冬作为一味常用中药，一般以贮存一日半用量为宜。调剂室应派专人逐日检查麦冬等其他药物的供应品种及数量情况，对短缺品种要及时登记，随时整理药品，补充所耗品种，以备调剂使用。

## 天　冬

**【来源】**本品为百合科植物天冬 *Asparagus cochinchinensis*（Lour.）Merr. 的干燥块根。

**【历史】**天冬始载于《神农本草经》，列为上品。《名医别录》云："生奉高山谷，二月、三月、七月、八月来根，曝干。"《本草经集注》引《桐君药录》云："叶有刺，蔓生，五月花白，十月实黑，根连数十枚。"《本草图经》谓："今处处有之。春生藤蔓，大如钗股，高至丈余。叶如茴香，极尖细而疏滑，有逆刺，亦有涩而无刺者。其叶如丝杉而细散，皆名天门冬。其根白或黄紫色，大如手指，长二三寸，大者为胜，颇为百部根相类，染圆实而长，一二十枚同撮。"以上所述与本品原植物基本相符。

**【产地】**主产于贵州、四川、广西。此外，浙江、云南、陕西、甘肃、安徽、湖北、河南、江西等地亦产。以贵州产量最大，品质亦优。

**【金老谈天冬性状辨别技术】**

1. 形色臭味　本品呈长纺锤形，略弯曲，长 5~18cm，直径 0.5~2cm。表面黄白色至淡黄棕色，半透明，光滑或具深浅不等的纵皱纹，偶有残存的灰棕色外皮。质硬或柔润，有黏性，断面角质样，中柱黄白色。气微，味甜、微苦。

2. 优品质量　本品以肥满、致密、黄白色、半透明者为优品。

**【金老谈天冬临床炮制技术】**

1. 炮制分类　临床调剂常用的天冬炮制品，取原药材，除去杂质，迅速洗净，闷润 12~16 小时，切长段，干燥。

2. 临床功效　甘、苦，寒；归肺、肾经。功能养阴润燥，清肺生津。用于肺燥干咳，顿咳痰黏，腰膝酸痛，骨蒸潮热，内热消渴，热病津伤，咽干口渴，肠燥便秘。

**【金老谈天冬处方审核技术】**

天冬作为补虚药中的常见中药，对天冬的处方审核技术，要求执业药师收到处方后首先审核处方前记、正文、后记等，然后审核处方的用药名称及用药剂量。

在《中华人民共和国药典（2015 年版）》中规定天冬的用量为 6~12g。在处方审核过程中，如有超出范围时，应及时与临床医师进行沟通。处方中，当遇到缺药的情况时，处方审核人员不应随意进行更改或将其划掉，应与临床医师进行沟通，并适当调换。

**【金老谈天冬处方应付技术】**

首先要确保天冬的书写应规范整齐。其次要注意处方名为"天门冬"或"天冬"时，均应给付天冬。见表 18-35。

表 18-35　天冬处方应付表

| 处方名 | 给付 |
|---|---|
| 天门冬、天冬 | 天冬 |

**【金老谈天冬发药交代技术】**

在天冬的发药交代过程中，发药人员的素质和专业知识有重要作用，需要交代天冬的服药方法、使用注意与禁忌等方面。

1. 天冬的服药方法　煎服，6~12g。或入丸散。服药时间与次数根据不同的病证治疗。

2. 天冬的使用注意与禁忌　虚寒泄泻及外感风寒致嗽者忌服。

**【金老谈天冬临床煎煮技术】**

煎煮前浸泡30分钟，先武火（大火）煮沸，后文火（小火）维持40~50分钟，二煎25~30分钟。儿童每剂一般煎至100~300ml，成人每剂一般煎至400~600ml，每剂等量分装两份。

**【金老谈天冬采购管理技术】**

1. 天冬的采购技术　天冬应采购于具备《药品经营企业许可证》《营业执照》的药品批发企业。遵循以下原则：

（1）质量标准：天冬的质量应符合《中华人民共和国药典（2015年版）》、局颁药品标准及中药炮制规范的标准要求。水分不得过16.0%，总灰分不得过5.0%。

（2）等级规格：

一等：干货。呈长纺锤形，去净外皮。表面黄白色或淡棕黄色，半透明，条肥大，有糖质。断面黄白色，角质状，中央有白色中柱（白心）。气微，味甜微苦。中部直径1.2cm以上。无硬皮、杂质、虫蛀、霉变。

二等：干货。呈长纺锤形，去净外皮。表面黄白色或淡黄棕黄色，间有纵沟纹，半透明，有糖质。断面黄白色，角质状，中央有白色中柱（白心）。气微，味甜微苦。中部直径0.8cm以上。间有未剥净硬皮，但不得超过5%。无杂质、虫蛀、霉变。

三等：干货。呈长纺锤形，去外皮。表面红棕色或红褐色，有糖质。断面红棕色，角质状，中内有白色中柱（白心）。气微、味甜微苦。中部直径0.5cm以上。稍有未去净硬皮，修正不得超过15%。无杂质、虫蛀、霉变。

备注：各地所产天冬，按根条粗细分等，应鼓励发展大条天冬。

2. 天冬的管理技术　天冬购进药品到库后，应认真进行验收，并办理入库手续。药剂科各调剂室根据药品使用情况，每周到药库领取药品，临时缺药，应及时补充。制剂室根据配制制剂情况到药库领取制剂原料。临床各科因医疗、科研、教学等需要到药剂科领取药品，需报请相关管理部门批准。各方面领药必须办理相应的药品出库手续。

**【金老谈天冬贮存养护供应技术】**

天冬应置通风干燥处，防蛀。

天冬作为一味常用中药，一般以贮存一日半用量为宜。调剂室应派专人逐日检查天冬等其他药物的供应品种及数量情况，对短缺品种要及时登记，随时整理药品，补充所耗品种，以备调剂使用。

## 百　合

**【来源】**本品为百合科植物卷丹 *Lilium lancifolium*Thunb.、百合 *Lilium brownie* F.E.Brown var.*viridulum* Baker 或细叶百合 *Lilium pumilum* DC. 的干燥肉质鳞叶。

**【历史】**本品始载于《神农本草经》，列为中品。唐代《千金翼方》记载了百合的栽培方法。明代农书《花蔬》中就有“百合宜兴最多，人取其根馈客”等记载。可见江苏省宜兴的百合早享盛名。据《沈氏农书》中有关百合的记录，在一千多年前太湖流域就栽培百合供食用。

【产地】主产于江苏宜兴、连云港、东台、海安，湖南邵阳、隆回、安化、长沙、岳阳、平江、沅阳、浏阳、龙山、祁东，甘肃兰州、平凉，浙江湖州、桐芦、龙泉、遂昌等。尤以江苏宜兴、湖南邵阳、甘肃兰州、浙江湖州栽培百合历史悠久。为全国“四大百合产区”。

**【金老谈百合性状辨别技术】**

1. 形色臭味　本品呈长椭圆形，长 2~5cm，宽 1~2cm，中部厚 1.3~4mm。表面类白色、淡棕黄色或微带紫色，有数条纵直平行的白色维管束。顶端稍尖，基部较宽，边缘薄，微波状，略向内弯曲。质硬而脆，断面较平坦，角质样。气微，味微苦。

2. 优品质量　本品以个大、肉厚，质坚、色白、粉性足者为优品。

**【金老谈百合临床炮制技术】**

1. 炮制分类

（1）百合：取原药材，除去杂质。

（2）蜜百合：取净百合，置热锅内，用文火炒干，喷淋蜜水，或取炼蜜，用适量沸水稀释，淋入净百合中，拌匀，闷润，置热锅内，用文火炒至表面淡棕黄色，不黏手时，取出，晾凉。每 100kg 净百合，用炼蜜 5kg。

2. 临床功效　甘，寒；归心、肺经。功能养阴润肺，清心安神。用于阴虚燥咳，劳嗽咳血，虚烦惊悸，失眠多梦，精神恍惚。

**【金老谈百合处方审核技术】**

百合作为补虚药中的常见中药，对百合的处方审核技术，要求执业药师收到处方后首先审核处方前记、正文、后记等，然后审核处方的用药名称、炮制规格及用药剂量。

在《中华人民共和国药典（2015 年版）》中规定百合的用量为 6~12g；炮制品有百合、蜜百合。在处方审核过程中，如有超出范围时，应及时与临床医师进行沟通。处方中，当遇到缺药的情况时，处方审核人员不应随意进行更改或将其划掉，应与临床医师进行沟通，并适当调换。

**【金老谈百合处方应付技术】**

首先要确保百合的书写应规范整齐。其次要注意炮制应付，处方名为“山丹”或“百合”时，均应给付百合；处方名为“蜜百合”时，应给付蜜百合。见表 18-36。

**表 18-36　百合处方应付表**

| 处方名 | 给付 |
|---|---|
| 山丹、百合 | 百合 |
| 蜜百合 | 蜜百合 |

**【金老谈百合发药交代技术】**

在百合的发药交代过程中，发药人员的素质和专业知识有重要作用，需要交代百合的服药方法、使用注意与禁忌等方面。

1. 百合的服药方法　煎服，6~12g。或入丸散。服药时间与次数根据不同的病证治疗。

2. 百合的使用注意与禁忌　风寒咳嗽及虚寒便溏者忌服。

**【金老谈百合临床煎煮技术】**

煎煮前浸泡 30 分钟，先武火（大火）煮沸，后文火（小火）维持 40~50 分钟，二煎 25~30

分钟。儿童每剂一般煎至100~300ml，成人每剂一般煎至400~600ml，每剂等量分装两份。

**【金老谈百合采购管理技术】**

1. 百合的采购技术　百合应采购于具备《药品经营企业许可证》《营业执照》的药品批发企业。遵循以下原则：

（1）质量标准：百合的质量应符合《中华人民共和国药典（2015年版）》、局颁药品标准及中药炮制规范的标准要求。

（2）等级规格：统货，无等级规格。

2. 百合的管理技术　百合购进药品到库后，应认真进行验收，并办理入库手续。药剂科各调剂室根据药品使用情况，每周到药库领取药品，临时缺药，应及时补充。制剂室根据配制制剂情况到药库领取制剂原料。临床各科因医疗、科研、教学等需要到药剂科领取药品，需报请相关管理部门批准。各方面领药必须办理相应的药品出库手续。

**【金老谈百合贮存养护供应技术】**

置干燥通风处。

百合作为一味常用中药，一般以贮存一日半用量为宜。调剂室应派专人逐日检查百合等其他药物的供应品种及数量情况，对短缺品种要及时登记，随时整理药品，补充所耗品种，以备调剂使用。

## 石　　斛

**【来源】**本品为兰科植物金钗石斛 *Dendrobium nobile* Lindl.、鼓槌石斛 *Dendrobium chrysotoxum*Lindl. 或流苏石斛 *Dendrobium fimbriatum* Hook. 的栽培品及其同属植物近似种的新鲜或干燥茎。

**【历史】**本品始载于《神农本草经》，列为上品。《名医别录》云："生六安山谷、水旁石上，七月、八月采茎阴干。"陶弘景云："今用石斛出始兴。生石上，细实，桑灰汤沃之，色如金，形似蚱蜢髀者为佳。"《本草纲目》载："石斛丛生石上，其根纠结甚繁，干则白软。其茎叶生皆青色，干则黄色。开红花。节上自生须根。人亦折下，以砂石栽之，或以物盛挂屋下，频浇以水，经年不死，俗呼为千年润。"从上述情况可见，古代所用石斛已有多种植物来源，但主要为石斛属植物，与目前药用情况基本相符。

**【产地】**主产于台湾、安徽（霍山县）、湖北南部（宜昌）、香港、海南（白沙）、广西西部至东北部（百色、平南、兴安、金秀、靖西）、四川南部（长宁、峨眉山、乐山）、贵州西南部至北部（赤水、习水、罗甸、兴义、三都）、云南东南部至西北部（富民、石屏、沧源、勐腊、勐海、思茅、怒江河谷、贡山一带）、西藏东南部（墨脱）。

**【金老谈石斛性状辨别技术】**

1. 形色臭味

（1）鲜石斛：呈圆柱形或扁圆柱形，长约30cm，直径0.4~1.2cm。表面黄绿色，光滑或有纵纹，节明显，色较深，节上有膜质叶鞘。肉质多汁，易折断。气微，味微苦而回甜，嚼之有黏性。

（2）金钗石斛：呈扁圆柱形，长20~40cm，直径0.4~0.6cm，节间长2.5~3cm。表面金黄色或黄中带绿色，有深纵沟。质硬而脆，断面较平坦而疏松。气微，味苦。

（3）鼓槌石斛：呈粗纺锤形，中部直径1~3cm。具3~7节。表面光滑，金黄色，有明显凸起的棱。质轻而松脆，断面海绵状。气微，味淡，嚼之有黏性。

（4）流苏石斛：呈长圆柱形，长20~150cm，直径0.4~1.2cm，节明显，节间长2~6cm。表面黄色至暗黄色，有深纵槽。质疏松，断面平坦或呈纤维性。味淡或微苦，嚼之有黏性。

2. 优品质量　干石斛均以色金黄、有光泽、质柔韧者为优品。鲜石斛以色黄绿、肥满多汁、嚼之发黏者为优品。

【金老谈石斛临床炮制技术】

1. 炮制分类

（1）鲜石斛：鲜品洗净，去根，用时剪成段。

（2）干石斛除去残根，洗净，切段，干燥。鲜品洗净，切段。

2. 临床功效　甘，微寒；归胃、肾经。功能益胃生津，滋阴清热。用于热病津伤，口干烦渴，胃阴不足，食少干呕，病后虚热不退，阴虚火旺，骨蒸劳热，目暗不明，筋骨痿软。

【金老谈石斛处方审核技术】

石斛作为补虚药中的常见中药，对石斛的处方审核技术，要求执业药师收到处方后首先审核处方前记、正文、后记等，然后审核处方的用药名称、炮制规格及用药剂量。

在《中华人民共和国药典（2015年版）》中规定石斛的用量为6~12g，鲜品15~30g；炮制品有鲜石斛、干石斛。在处方审核过程中，如有超出范围时，应及时与临床医师进行沟通。处方中，当遇到缺药的情况时，处方审核人员不应随意进行更改或将其划掉，应与临床医师进行沟通，并适当调换。

【金老谈石斛处方应付技术】

首先要确保石斛的书写应规范整齐。其次要注意处方名为"干石斛"或"石兰"时，均应给付干石斛；处方名为"鲜石斛"时，应给付鲜石斛。见表18-37。

表18-37　石斛处方应付表

| 处方名 | 给付 |
|---|---|
| 干石斛、石兰 | 干石斛 |
| 鲜石斛 | 鲜石斛 |

【金老谈石斛发药交代技术】

在石斛的发药交代过程中，发药人员的素质和专业知识有重要作用，需要交代石斛的服药方法、使用注意与禁忌等方面。

1. 石斛的服药方法　煎服，6~12g，鲜品15~30g。或入丸散。或研末冲服。鲜品可直接洗净嚼服。

2. 石斛的使用注意与禁忌　热病早期阴未伤者，湿温病未化燥者，脾胃虚寒者，均禁服。

【金老谈石斛临床煎煮技术】

煎煮前浸泡30分钟，先煎20~30分钟，再下其他饮片合煎30~40分钟，二煎25~30分钟。儿童每剂一般煎至100~300ml，成人每剂一般煎至400~600ml，每剂等量分装两份。

【金老谈石斛采购管理技术】

1. 石斛的采购技术　石斛应采购于具备《药品经营企业许可证》《营业执照》的药品批

发企业。遵循以下原则：

（1）质量标准：石斛的质量应符合《中华人民共和国药典（2015年版）》、局颁药品标准及中药炮制规范的标准要求。水分干石斛不得过12.0%，总灰分干石斛不得过5.0%；金钗石斛按干燥品计算，含石斛碱（$C_{16}H_{25}NO_2$）不得少于0.40%；鼓槌石斛按干燥品计算，含毛兰素（$C_{18}H_{22}O_5$）不得少于0.030%。

（2）等级规格：石斛商品历来规格等级复杂，有分为金钗石斛，大黄草石斛、中黄草石斛、小黄草石斛、细黄草石斛，霍石斛、枫石斛、解金石斛等商品。亦有分为细黄草广西统装（片）；云、贵统装（片）；粗黄草统装（片）；石斛统装（干、圆、扁形或片）；解石斛（片）；鸡瓜石斛（片）；金钗统装、次统装等规格。

1）环草石斛

一级：足干，色金黄，身幼细坚实，柔软，横直纹如蟋蟀翅脉，无白衣，无芦头须根，无杂质。

二级：标准与一级基本相同，但有部分质地较硬。

三级：足干，色黄，条较粗，身较硬，无芦头须根，无杂质。

2）马鞭石斛

小马鞭石斛：足干，色黄身结实，无枯死草，无芦头须根，无霉坏，条粗直径0.3cm以内。

大马鞭石斛：足干，色黄身结实，无枯死草，无芦头须根，无霉坏，条粗直径超过0.3cm。

3）黄草石斛

黄草节：足干，色黄结实，不捶破，无枯死草，无芦头须根，无霉坏，条长1.5cm左右，粗0.5cm以内。

小黄草：标准要求与黄草节基本相同，条长30cm左右，条粗0.3cm以内。

大黄草：标准要求与黄草节基本相同，条长30cm以上，条粗0.3cm以上。

4）耳环石斛

一级：足干，螺旋形紧贴，2~4个旋纹，身幼细结实，全部具有“龙头凤尾”，黄绿色或金黄色，无杂质，无霉坏。

二级：足干，螺旋形稍松不紧贴，2~4个旋纹，身稍粗较结实，其余与一级相同。

三级：足干，螺旋形较松散不紧贴，身粗不甚结实，不具“龙头凤尾”，其余与一级相同。

5）金钗石斛：统庄，足干，色黄，无须根，无枯死草，不捶破，无霉坏。

6）圆钗石斛：统庄，足干，色金黄，茎圆形，无须根，无霉坏。条长30cm以下。

7）圆石斛：统庄，足干，色淡黄或黄色，质松泡，无须根，无霉坏，不捶破。

8）金黄泽：统庄，足干，大瓜饱满，金黄色，无须根，无霉坏，无捶破。

9）有瓜石斛：统庄，足干，有瓜，色金黄，不捶破，无枯死草。

10）鲜百斛：统庄，全株，色鲜，无枯死草，无腐烂茎叶，无泥杂。

2. 石斛的管理技术　石斛属于贵细中药材，管理上应遵循以下规定：

（1）药品品名由药剂科会同财务科提出交院药事委员会审定。

（2）应分品种、规格上专用账册，凭处方消耗，定期盘存清点，发现短缺及时查找原因。确定相应的短缺赔偿等规定。

（3）应实行专人、专柜加锁、专账册的“三专”管理。所谓“专人”可根据调剂室工作人员数确定，一般为总人数的40%~60%。领取时，由专管人填写请领单自行领取规定的或适当的量，必要时应检查包装标示量与实际装量有无差异，领回即按品种与规格，单价上专用账册。

(4) 使用必须坚持优先供急、重症，优先饮片配方使用的原则。

(5) 处方不得涂改。特殊情况更改者，原处方医师应在更改处签字方能调配。

(6) 计价必须在其品名右上角标明其等级规格，以便于调配。

(7) 处方由专管人分品名、规格存放，定期盘点后，装订成册，做好封面，该封面除处方张数、总金额外，还应有品种、规格数量和金额。

**【金老谈石斛贮存养护技供应术】**

石斛应置干燥通风处。

石斛作为一味贵细中药，一般以贮存一日半用量为宜。调剂室应派专人逐日检查石斛等其他药物的供应品种及数量情况，对短缺品种要及时登记，随时整理药品，补充所耗品种，以备调剂使用。

## 玉　竹

**【来源】**本品为百合科植物玉竹 *Polygonatum odoratum*（Mill.）Druce 的干燥根茎。

**【历史】**本品始载于《神农本草经》，原名葳蕤，列为上品。《吴普本草》中列出异名："一名葳蕤，一名玉竹……"苏颂曰："茎干强直，似珠箭杆，有节竹……根黄多须，大如指，长一尺……"李时珍曰："其根横生似黄精，差小，黄白色，性柔多须，最难燥，其叶如竹两两相值。"上述与今用之玉竹基本相符。

**【产地】**主产于黑龙江、吉林、辽宁、河北、山西、内蒙古、甘肃、青海、山东、河南、湖北、湖南、安徽、江西、江苏、台湾及福建等地。

**【金老谈玉竹性状辨别技术】**

1. 形色臭味　本品呈长圆柱形，略扁，少有分枝，长 4~18cm，直径 0.3~1.6cm。表面黄白色或淡黄棕色，半透明，具纵皱纹和微隆起的环节，有白色圆点状的须根痕和圆盘状茎痕。质硬而脆或稍软，易折断，断面角质样或显颗粒性。气微，味甘，嚼之发黏。

2. 优品质量　本品以条长、肥状，色黄白者为优品。

**【金老谈玉竹临床炮制技术】**

1. 炮制分类　临床调剂常用的玉竹炮制品，取原药材，除去杂质，洗净，稍晾，闷润 8~12 小时，至内外湿度一致，切厚片，晒干或低温干燥。若为产地片，除去杂质。

2. 临床功效　甘，微寒；归肺、胃经。功能养阴润燥，生津止渴。用于肺胃阴伤，燥热咳嗽，咽干口渴，内热消渴。

**【金老谈玉竹处方审核技术】**

玉竹作为补虚药中的常见中药，对玉竹的处方审核技术，要求执业药师收到处方后首先审核处方前记、正文、后记等，然后审核处方的用药名称及用药剂量。

在《中华人民共和国药典（2015 年版）》中规定玉竹的用量为 6~12g。在处方审核过程中，如有超出范围时，应及时与临床医师进行沟通。处方中，当遇到缺药的情况时，处方审核人员不应随意进行更改或将其划掉，应与临床医师进行沟通，并适当调换。

**【金老谈玉竹处方应付技术】**

首先要确保玉竹的书写应规范整齐。其次要注意处方名为"地管子"或"玉竹"时，均应给付玉竹。见表 18-38。

表 18-38　玉竹处方应付表

| 处方名 | 给付 |
|---|---|
| 地管子、玉竹 | 玉竹 |

【金老谈玉竹发药交代技术】

在玉竹的发药交代过程中，发药人员的素质和专业知识有重要作用，需要交代玉竹的服药方法、使用注意与禁忌等方面。

1. 玉竹的服药方法　煎服，6~12g。或入丸散。服药时间与次数根据不同的病证治疗。

2. 玉竹的使用注意与禁忌　胃有痰湿者禁忌。

【金老谈玉竹临床煎煮技术】

先加水浸泡半小时，没过药物表面 2cm 为宜。煎煮两次，合并药液，每次煎煮时间为 30 分钟。煎煮后药液约 300ml。

【金老谈玉竹采购管理技术】

1. 玉竹的采购技术　玉竹应采购于具备《药品经营企业许可证》《营业执照》的药品批发企业。遵循以下原则：

（1）质量标准：玉竹的质量应符合《中华人民共和国药典（2015 年版）》局颁药品标准及中药炮制规范的标准要求。水分不得过 16.0%，总灰分不得过 3.0%。本品按干燥品计算，含玉竹多糖以葡萄糖（$C_6H_{12}O_6$）计，不得少于 6.0%。

（2）等级规格：

1）主产区湖南将玉竹划分为 3 等级：

一等：条长 10cm 以上，粗壮，色黄白，每 1000g 不超过 60 支。

二等：条长 7cm 以上，粗壮，色黄白，每 1000g 不超过 100 支。

三等：条长 3.5cm 以上，每 1000g 不超过 200 支。

2）广东则将商品玉竹划分为：①玉竹面：一等：扁圆柱形，表面金黄色，断面黄白色，半透明，质柔软，富糖质。条子均匀，中部围径 2.3cm 以上。二等：中部围径 lcm 以上，余同一等。②玉竹头：统货，扁圆柱形。表面淡黄色，断面黄白色，半透明，质柔软，中间围径 3cm 以上。

3）野生玉竹商品：统货。细长多节，淡黄色，半透明，质软柔细，去净毛须。

2. 玉竹的管理技术　玉竹购进药品到库后，应认真进行验收，并办理入库手续。药剂科各调剂室根据药品使用情况，每周到药库领取药品，临时缺药，应及时补充。制剂室根据配制制剂情况到药库领取制剂原料。临床各科因医疗、科研、教学等需要到药剂科领取药品，需报请相关管理部门批准。各方面领药必须办理相应的药品出库手续。

【金老谈玉竹贮存养护供应技术】

玉竹应置通风干燥处，防霉，防蛀。

玉竹作为一味常用中药，一般以贮存一日半用量为宜。调剂室应派专人逐日检查玉竹等其他药物的供应品种及数量情况，对短缺品种要及时登记，随时整理药品，补充所耗品种，以备调剂使用。

# 黄　精

【来源】本品为百合科植物滇黄精 *Polygonatum kingianum* Coll.et Hemsl.、黄精 *Polygonatum sibiricum*Red. 或多花黄精 *Polygonatum cyrtonema*Hua 的干燥根茎。按形状不同，习称“大黄精”“鸡头黄精”“姜形黄精”。

【历史】《名医别录》列为上品，《本草纲目》列为山草类。陈嘉谟曰：“黄精根如嫩姜，俗名野生姜。”陶弘景曰：“黄精今处处有之，二月始生，一枝多叶，叶状似竹而短……根如鬼臼、黄连，大节而不平。虽燥并柔软，有脂润。”苏颂曰：“三月生苗，高一二尺以上，叶如竹叶，而短，两两相对。”李时珍曰：“其叶似竹叶而不尖，或两叶、三叶、四叶、五叶对节而生，其根横行状如葳蕤。”

【产地】黄精主产于河北、内蒙古、陕西省等省区。多花黄精主产于贵州、湖南、云南、安徽、浙江等省。滇黄精主产于贵州、广西、云南等省区。

【金老谈黄精性状辨别技术】

1. 形色臭味

（1）大黄精：呈肥厚肉质的结节块状，结节长可达 10cm 以上，宽 3~6cm，厚 2~3cm。表面淡黄色至黄棕色，具环节，有皱纹及须根痕，结节上侧茎痕呈圆盘状，圆周凹入，中部突出。质硬而韧，不易折断，断面角质，淡黄色至黄棕色。气微，味甜，嚼之有黏性。

（2）鸡头黄精：呈结节状弯柱形，长 3~10cm，直径 0.5~1.5cm。结节长 2~4cm，略呈圆锥形，常有分枝。表面黄白色或灰黄色，半透明，有纵皱纹，茎痕圆形，直径 5~8mm。

（3）姜形黄精：呈长条结节块状，长短不等，常数个块状结节相连。表面灰黄色或黄褐色，粗糙，结节上侧有突出的圆盘状茎痕，直径 0.8~1.5cm。味苦者不可药用。

2. 优品质量　本品以块大肥润、色黄、断面呈角质透明者为优品。

【金老谈黄精临床炮制技术】

1. 炮制分类

（1）黄精：除去杂质，洗净，略润，切厚片，干燥。

（2）酒黄精：取原药材，除去杂质，大小分开，加黄酒拌匀，闷润 4~8 小时，装入蒸罐内，密封，隔水加热或用蒸汽加热，蒸 24~32 小时，至黄酒被吸尽，色泽黑润时，取出，稍晾，切厚片，干燥。每 100kg 净黄精，用黄酒 20kg。

2. 临床功效　甘，平；归脾、肺、肾经。功能补气养阴，健脾，润肺，益肾。用于脾胃气虚，体倦乏力，胃阴不足，口干食少，肺虚燥咳，劳嗽咯血，精血不足，腰膝酸软，须发早白，内热消渴。

【金老谈黄精处方审核技术】

黄精作为补虚药中的常见中药，对黄精的处方审核技术，要求执业药师收到处方后首先审核处方前记、正文、后记等，然后审核处方的用药名称、炮制规格及用药剂量。

在《中华人民共和国药典（2015 年版）》中规定黄精的用量为 9~15g；炮制品有黄精、酒黄精。在处方审核过程中，如有超出范围时，应及时与临床医师进行沟通。处方中，当遇到缺药的情况时，处方审核人员不应随意进行更改或将其划掉，应与临床医师进行沟通，并适当调换。

**【金老谈黄精处方应付技术】**

首先要确保黄精的书写应规范整齐。其次要注意处方名为“黄精”时，应给付黄精；处方名为“酒黄精”时，应给付酒黄精。见表 18-39。

**表 18-39　黄精处方应付表**

| 处方名 | 给付 |
|---|---|
| 黄精 | 黄精 |
| 酒黄精 | 酒黄精 |

**【金老谈黄精发药交代技术】**

在黄精的发药交代过程中，发药人员的素质和专业知识有重要作用，需要交代黄精的服药方法、使用注意与禁忌等方面。

1. 黄精的服药方法　煎服，9~15g。或入丸散。服药时间与次数根据不同的病证治疗。

2. 黄精的使用注意与禁忌　脾虚有湿、咳嗽痰多及中寒泄泻者均不宜服。

**【金老谈黄精临床煎煮技术】**

煎煮前先加水浸泡半小时，没过药物表面 2cm 为宜。煎煮两次合并药液，先武火（大火）煮沸，后文火（小火）维持 40~50 分钟，二煎 25~30 分钟，儿童每剂一般煎至 100~300ml，成人每剂一般煎至 400~600ml，每剂等量分装两份。

**【金老谈黄精采购管理技术】**

1. 黄精的采购技术　黄精应采购于具备《药品经营企业许可证》《营业执照》的药品批发企业。遵循以下原则：

（1）质量标准：黄精的质量应符合《中华人民共和国药典（2015 年版）》、局颁药品标准及中药炮制规范的标准要求。水分不得过 15.0%，总灰分不得过 4.0%。

（2）等级规格：统货，无等级规格。

2. 黄精的管理技术　黄精购进药品到库后，应认真进行验收，并办理入库手续。药剂科各调剂室根据药品使用情况，每周到药库领取药品，临时缺药，应及时补充。制剂室根据配制制剂情况到药库领取制剂原料。临床各科因医疗、科研、教学等需要到药剂科领取药品，需报请相关管理部门批准。各方面领药必须办理相应的药品出库手续。

**【金老谈黄精贮存养护供应技术】**

黄精含多糖，易吸潮发霉、泛油、虫蛀。泛油后颜色变深，质地返软，断面出现油样物。高温、高湿季节可装入内衬防潮纸的木箱或缸内保存，防止吸潮。贮藏期间应定期检查，发现轻度霉变、虫蛀，应及时晾晒，或热蒸 1~2 小时后，再晒干。

黄精作为一味常用中药，一般以贮存一日半用量为宜。调剂室应派专人逐日检查黄精等其他药物的供应品种及数量情况，对短缺品种要及时登记，随时整理药品，补充所耗品种，以备调剂使用。

## 枸　杞　子

**【来源】** 本品为茄科植物宁夏枸杞 *Lycium barbarum* L. 的干燥成熟果实。

【历史】本品始载于《神农本草经》,列为上品。《本草纲目》云:“枸杞,二树名,此物棘如枸之刺,茎如杞之条,故兼名之。”又谓:“后世唯取陕西者良,而又以甘州者为绝品。”此甘州者,即指宁夏枸杞而言。明代《弘治宁夏新志》枸杞作为“贡品”的记载,说明当时宁夏枸杞数量多,质量好,闻名全国。清代《中卫县志》中有“枸杞宁安一带家种枸杞园,各省入药甘枸杞皆宁产者也”。“宁安”(原名宁安堡)即今宁夏中宁县,表明当地群众种植枸杞已形成专业性的“枸杞园”。现今全国枸杞药材仍以宁夏枸杞为佳。

【产地】主产于河北北部、内蒙古、山西北部、陕西北部、甘肃、宁夏、青海、新疆有野生,由于果实入药而栽培,我国中部和南部不少省区也已引种栽培,尤其是宁夏及天津地区栽培多、产量高。宁夏中宁产最优品,故称为中宁枸杞或宁夏枸杞。

**【金老谈枸杞子性状辨别技术】**

1. 形色臭味　本品呈类纺锤形或椭圆形,长 6~20mm,直径 3~10mm。表面红色或暗红色,顶端有小突起状的花柱痕,基部有白色的果梗痕。果皮柔韧,皱缩;果肉肉质,柔润。种子 20~50 粒,类肾形,扁而翘,长 1.5~1.9mm,宽 1~1.7mm,表面浅黄色或棕黄色。气微,味甜。

2. 优品质量　本品以粒大、肉厚、种子少、色红、质柔软者为优品。

**【金老谈枸杞子临床炮制技术】**

1. 炮制分类　临床调剂常用的枸杞子炮制品,取原药材,除去杂质及残留的果梗。

2. 临床功效　甘,平;归肝、肾经。功能滋补肝肾,益精明目。用于虚劳精亏,腰膝酸痛,眩晕耳鸣,阳萎遗精,内热消渴,血虚萎黄,目昏不明。

**【金老谈枸杞子处方审核技术】**

枸杞子作为补虚药中的常见中药,对枸杞子的处方审核技术要求执业药师收到处方后首先审核处方前记、正文、后记等,然后审核处方的用药名称及用药剂量。

在《中华人民共和国药典(2015 年版)》中规定枸杞子的用量为 6~12g。在处方审核过程中,如有超出范围时,应及时与临床医师进行沟通。处方中,当遇到缺药的情况时,处方审核人员不应随意进行更改或将其划掉,应与临床医师进行沟通,并适当调换。

**【金老谈干枸杞子处方应付技术】**

首先要确保枸杞子的书写应规范整齐。其次要注意处方名为“枸杞”“枸杞子”或“甘杞子”时,均应给付枸杞子。见表 18-40。

**表 18-40　枸杞子处方应付表**

| 处方名 | 给付 |
| --- | --- |
| 枸杞、枸杞子、甘杞子 | 枸杞子 |

**【金老谈枸杞子发药交代技术】**

在枸杞子的发药交代过程中,发药人员的素质和专业知识有重要作用,需要交代枸杞子的服药方法、使用注意与禁忌等方面。

1. 枸杞子的服药方法　煎汤,内服,6~12g。不宜久煎。或入丸散。或直接嚼服,早晚各一次。

2. 枸杞子的使用注意与禁忌　外邪实热,脾虚有湿及泄泻者忌服。

**【金老谈枸杞子临床煎煮技术】**

直接煎服，不宜久煎。

**【金老谈枸杞子采购管理技术】**

1. 枸杞子的采购技术　枸杞子应采购于具备《药品经营企业许可证》《营业执照》的药品批发企业。遵循以下原则：

（1）质量标准：枸杞子的质量应符合《中华人民共和国药典（2015 年版）》、局颁药品标准及中药炮制规范的标准要求。水分不得过 13.0%，总灰分不得过 5.0%。本品按干燥品计算，含甜菜碱（$C_5H_{11}NO_2$）不得少于 0.30%。

（2）等级规格：

1）西枸杞规格：

一等：干货。呈椭圆形或长卵形。果皮鲜红，紫红或红色，糖质多。质柔软滋润。味甜。每 50g370 粒以内。无油果、杂质、虫蛀、霉变。

二等：干货。呈椭圆形或长卵形。果皮鲜红或紫红色，糖质多。质柔软滋润。味甜。每 50g580 粒以内。无油果、杂质、虫蛀、霉变。

三等：干货。呈椭圆形或长卵形。果皮红褐或淡红色，糖质较少。质柔软滋润。味甜。每 50g900 粒以内。无油果、杂质、虫蛀、霉变。

四等：干货。呈椭圆形或长卵形。果皮红褐或淡红色，糖质少。味甜。每 50g1100 粒以内。油果不超过 15%。无杂质、虫蛀、霉变。

五等：干货。呈椭圆形或长卵形。色泽深浅不一，糖质少。味甜。每 50g1100 粒以上，破子，油果不超过 30%。无杂质、虫蛀、霉变。

2）血枸杞规格标准：

一等：干货。呈类纺锤形，略扁。果皮鲜红色或深红色。果肉柔润。味甜微酸。每 50g600 粒以内。无油果、黑果、杂质、虫蛀、霉变。

二等：干货。呈类纺锤形，略扁。果皮鲜红色或深红色。果肉柔润，味甜微酸。每 50g800 粒以内，油果不超过 10%。无黑果、杂质、虫蛀、霉变。

三等：干货。呈类纺锤形，略扁。果皮紫红色或淡红色，深浅不一。味甜微酸。每 50g800 粒以上，包括油果。无黑果、杂质、虫蛀、霉变。

备注：枸杞子近年因引种地区较多，由于自然条件不同，产品质量有差别，故分为西宁枸杞，血枸杞两个品种：

1）西枸杞：系指宁夏、甘肃、内蒙古、新疆等地的产品，具有粒大、糖质足、肉厚、籽少、味甜的特点。

2）血枸杞：系指河北、山西等地的产品，具有颗粒均匀，皮薄、籽多、糖质较少、色泽鲜红、味甜微酸的特点，各地产品可按相符标准分等，不受地区限制。

2. 枸杞子的管理技术　枸杞子购进药品到库后，应认真进行验收，并办理入库手续。药剂科各调剂室根据药品使用情况，每周到药库领取药品，临时缺药，应及时补充。制剂室根据配制制剂情况到药库领取制剂原料。临床各科因医疗、科研、教学等需要到药剂科领取药品，需报请相关管理部门批准。各方面领药必须办理相应的药品出库手续。

**【金老谈枸杞子贮存养护供应技术】**

存储枸杞子时，多采用木箱包装，包装不宜过大，枸杞子在夏季不易保持其原有的鲜红色，保管不当，极易霉蛀、泛油、变黑，必须特别注意，置于通风、干燥的库房中。少量可将原药材晒干以纸包封，贮于石灰缸内存放，石灰不宜过多。

枸杞子作为一味常用中药，一般以贮存一日半用量为宜。调剂室应派专人逐日检查枸杞子等其他药物的供应品种及数量情况，对短缺品种要及时登记，随时整理药品，补充所耗品种，以备调剂使用。

## 黑芝麻

**【来源】**本品为脂麻科植物脂麻 *Sesamum indicum* L. 的干燥成熟种子。

**【历史】**始载于《神农本草经》，名胡麻，列为上品。《本草衍义》曰："胡麻，止是今脂麻也，更无他义。"《得配本草》又载："芝麻即胡麻，一名巨胜。甘平、入足三阴血分，补精髓、润五脏，通经络，滑肌肤，敷诸毒不合，并阴痒生疮。"《本草纲目》名胡麻。李时珍曰："胡麻即今油麻……油麻、脂麻谓其多脂油也。"

**【产地】**我国各地均有栽培。

**【金老谈黑芝麻性状辨别技术】**

1. 形色臭味　本品呈扁卵圆形，长约 3mm，宽约 2mm。表面黑色，平滑或有网状皱纹。尖端有棕色点状种脐。种皮薄，子叶 2，白色，富油性。气微，味甘，有油香气。

2. 优品质量　本品以粒饱满、色黑者为优品。

**【金老谈黑芝麻临床炮制技术】**

1. 炮制分类　临床调剂常用的黑芝麻炮制品，取原药材，除去杂质，筛去灰屑。

2. 临床功效　甘，平；归肝、肾、大肠经。功能补肝肾，益精血，润肠燥。用于精血亏虚，头晕眼花，耳鸣耳聋，须发早白，病后脱发，肠燥便秘。

**【金老谈黑芝麻处方审核技术】**

黑芝麻作为补虚药中的常见中药，对黑芝麻的处方审核技术，要求执业药师收到处方后首先审核处方前记、正文、后记等，然后审核处方的用药名称及用药剂量。

在《中华人民共和国药典（2015 年版）》中规定黑芝麻的用量为 9~15g。在处方审核过程中，如有超出范围时，应及时与临床医师进行沟通。处方中，当遇到缺药的情况时，处方审核人员不应随意进行更改或将其划掉，应与临床医师进行沟通，并适当调换。

**【金老谈黑芝麻处方应付技术】**

首先要确保黑芝麻的书写应规范整齐。其次要注意处方名为"胡麻""油麻"或"黑芝麻"时，均应给付黑芝麻。见表 18-41。

表 18-41　黑芝麻处方应付表

| 处方名 | 给付 |
|---|---|
| 胡麻、油麻、黑芝麻 | 黑芝麻 |

**【金老谈黑芝麻发药交代技术】**

在黑芝麻的发药交代过程中，发药人员的素质和专业知识有重要作用，需要交代黑芝麻的服药方法、使用注意与禁忌等方面。

1. 黑芝麻的服药方法　煎服，9~15g。或入丸散。服药时间与次数根据不同的病证治疗。

2. 黑芝麻的使用注意与禁忌　脾虚泄泻者不宜服用。

**【金老谈黑芝麻临床煎煮技术】**

煎煮前加水浸泡半小时，没过药物表面2cm为宜。煎煮两次合并药液，每次煎煮时间为30分钟。煎煮后药液约300ml。

**【金老谈黑芝麻采购管理技术】**

1. 黑芝麻的采购技术　黑芝麻应采购于具备《药品经营企业许可证》《营业执照》的药品批发企业。遵循以下原则：

（1）质量标准：黑芝麻的质量应符合《中华人民共和国药典（2015年版）》、局颁药品标准及中药炮制规范的标准要求。杂质不得过3%，水分不得过6.0%，总灰分不得过8.0%。

（2）等级规格：统货，无等级规格。

2. 黑芝麻的管理技术　黑芝麻购进药品到库后，应认真进行验收，并办理入库手续。药剂科各调剂室根据药品使用情况，每周到药库领取药品，临时缺药，应及时补充。制剂室根据配制制剂情况到药库领取制剂原料。临床各科因医疗、科研、教学等需要到药剂科领取药品，需报请相关管理部门批准。各方面领药必须办理相应的药品出库手续。

**【金老谈黑芝麻贮存养护供应技术】**

黑芝麻应置通风干燥处，防蛀，防霉。

黑芝麻作为一味常用中药，一般以贮存一日半用量为宜。调剂室应派专人逐日检查黑芝麻等其他药物的供应品种及数量情况，对短缺品种要及时登记，随时整理药品，补充所耗品种，以备调剂使用。

## 龟　甲

**【来源】**本品为龟科动物乌龟 *Chinemys reevesii*（Gray）的背甲及腹甲。

**【历史】**龟甲始载于《神农本草经》，列为上品。《名医别录》曰：“龟甲生南海池泽有湖水中，采无时。”陶弘景曰：“此用水中神龟，长一尺二寸者为善，厣可供卜，壳可入药。”“古者上下甲皆用之。”至宋代《日华子本草》开始，药用部位发生改变，仅用下甲，以取补阴之意，称为龟板，今背甲、腹甲皆用。

**【产地】**主产于湖北、湖南、江苏、浙江、安徽和江西等省。但以长江中下游产量较多，如湖北江陵、公安、监利、松滋，湖南南县、华容、岳阳、常德，江西波阳、都昌、湖口，安徽怀宁、芜湖，江苏大丰、如东、南通以及浙江、福建等地。

**【金老谈龟甲性状辨别技术】**

1. 形色臭味　本品背甲及腹甲由甲桥相连，背甲稍长于腹甲，与腹甲常分离。背甲呈长椭圆形拱状，长7.5~22cm，宽6~18cm；外表面棕褐色或黑褐色，脊棱3条；颈盾1块，前窄后宽；椎盾5块，第1椎盾长大于宽或近相等，第2~4椎盾宽大于长；肋盾两侧对称，各4块；缘盾每侧11块；臀盾2块。腹甲呈板片状，近长方椭圆形，长6.4~21cm，宽5.5~17cm；外表面淡黄棕色至棕黑色，盾片12块，每块常具紫褐色放射状纹理，腹盾、胸盾和股盾中缝均长，喉盾、肛盾次之，肱盾中缝最短；内表面黄白色至灰白色，有的略带血迹或残肉，除净后可见骨板9块，呈锯齿状嵌接；前端钝圆或平截，后端具三角形缺刻，两侧残存呈翼状向斜上方弯曲的甲桥。质坚硬。气微腥,味微咸。

2. 优品质量 本品以血板身干、无腐肉者为佳。

**【金老谈龟甲临床炮制技术】**

1. 炮制分类

(1) 龟甲:取原药材,置适宜容器内,蒸约45分钟,取出,放入热水中,立即用硬刷除尽皮肉,洗净,干燥,加工成块,

(2) 醋龟甲:取河砂,置热锅中,用武火180~220℃炒至灵活状态,加入净龟甲,烫至表面黄色,取出,筛去河砂,趁热投入米醋中浸淬,取出,干燥。每100kg净龟甲,用米醋20kg。

2. 临床功效 咸、甘,微寒;归肝、肾、心经。功能滋阴潜阳,益肾强骨,养血补心,固经止崩。用于阴虚潮热,骨蒸盗汗,头晕目眩,虚风内动,筋骨痿软,心虚健忘,崩漏经多。

**【金老谈龟甲处方审核技术】**

龟甲作为补虚药中的常见中药,对龟甲的处方审核技术,要求执业药师收到处方后首先审核处方前记、正文、后记等,然后审核处方的用药名称、炮制规格及用药剂量。

在《中华人民共和国药典(2015年版)》中规定龟甲的用量为9~24g,先煎;炮制品有龟甲、醋龟甲。在处方审核过程中,如有超出范围时,应及时与临床医师进行沟通。处方中,当遇到缺药的情况时,处方审核人员不应随意进行更改或将其划掉,应与临床医师进行沟通,并适当调换。

**【金老谈龟甲处方应付技术】**

首先要确保龟甲的书写应规范整齐。其次要注意处方名为"龟板""乌龟壳"或"龟甲"时,均应给付龟甲;处方名为"醋龟甲"时,应给付醋龟甲。见表18-42。

**表18-42 龟甲处方应付表**

| 处方名 | 给付 |
| --- | --- |
| 龟板、乌龟壳、龟甲 | 龟甲 |
| 醋龟甲 | 醋龟甲 |

**【金老谈龟甲发药交代技术】**

在龟甲的发药交代过程中,发药人员的素质和专业知识有重要作用,需要交代龟甲的服药方法、使用注意与禁忌等方面。

1. 龟甲的服药方法 煎汤温服,9~24g。或入丸散。服药时间与次数根据不同的病证治疗。

2. 龟甲的使用注意与禁忌 孕妇慎服。

**【金老谈龟甲临床煎煮技术】**

煎煮前先加水浸泡半小时,没过药物表面2cm为宜,先煎30分钟,后下入其他饮片合煎40~50分钟,二煎25~30分钟。

**【金老谈龟甲采购管理技术】**

1. 龟甲的采购技术 龟甲应采购于具备《药品经营企业许可证》《营业执照》的药品批发企业。遵循以下原则:

(1) 质量标准:龟甲的质量应符合《中华人民共和国药典(2015年版)》、局颁药品标准

及中药炮制规范的标准要求。

（2）等级规格：统货，无规格等级。

2. 龟甲的管理技术　龟甲购进药品到库后，应认真进行验收，并办理入库手续。药剂科各调剂室根据药品使用情况，每周到药库领取药品，临时缺药，应及时补充。制剂室根据配制制剂情况到药库领取制剂原料。临床各科因医疗、科研、教学等需要到药剂科领取药品，需报请相关管理部门批准。各方面领药必须办理相应的药品出库手续。

**【金老谈龟甲贮存养护供应技术】**

龟甲应置干燥处，防蛀。

龟甲作为一味常用中药，一般以贮存一日半用量为宜。调剂室应派专人逐日检查龟甲等其他药物的供应品种及数量情况，对短缺品种要及时登记，随时整理药品，补充所耗品种，以备调剂使用。

## 鳖　甲

**【来源】**本品为鳖科动物鳖 *Trionyx sinensis* Wiegmann 的背甲。

**【历史】**鳖甲始载于《神农本草经》，列为中品。《名医别录》曰："鳖甲生丹阳池泽，采无时。""采得，生取甲，剔去肉者，为好。"《本草图经》谓："以岳州、沅江所出甲有九肋者为胜。入药以醋炙黄用。"《雷公炮炙论》曰："凡使，要绿色、九肋、多裙、重七两者为上。"《本草纲目》谓："甲虫也。水居陆生，穹脊连胁，与龟同类。四缘有肉裙，故曰龟，甲里肉；鳖，肉里甲……"按其描述，古代所用鳖甲与今鳖科动物的形态、习性相符。

**【产地】**主产于长江流域之湖北沔阳、黄陂、监利、孝感，安徽安庆、芜湖，江苏镇江、扬州，河南商城、固始、沁阳，湖南常德、邵阳，浙江吴兴、嘉兴，江西九江等地。此外，四川、福建、陕西、甘肃、贵州亦产，以湖北、安徽二省产量最大。

**【金老谈鳖甲性状辨别技术】**

1. 形色臭味　本品呈椭圆形或卵圆形，背面隆起，长 10~15cm，宽 9~14cm。外表面黑褐色或墨绿色，略有光泽，具细网状皱纹和灰黄色或灰白色斑点，中间有一条纵棱，两侧各有左右对称的横凹纹 8 条，外皮脱落后，可见锯齿状嵌接缝。内表面类白色，中部有突起的脊椎骨，颈骨向内卷曲，两侧各有肋骨 8 条，伸出边缘。质坚硬。气微腥，味淡。

2. 优品质量　本品以身干、个大、无残肉、洁净者为优品。

**【金老谈鳖甲临床炮制技术】**

1. 炮制分类

（1）生鳖甲：取原药材，置适宜容器内，蒸约 45 分钟，至皮膜残肉易于除去时，取出，放入热水中，立即用硬刷除尽皮肉，洗净，干燥，加工成块。

（2）醋鳖甲：取河砂，置热锅中，用武火 180~220℃炒至灵活状态，加入净鳖甲，烫至表面黄色，取出，筛去河砂，趁热投入米醋中浸淬，取出，干燥。每 100kg 净鳖甲，用米醋 20kg。

2. 临床功效　咸，微寒；归肝、肾经。功能滋阴潜阳，退热除蒸，软坚散结。用于阴虚发热，骨蒸劳热，阴虚阳亢，头晕目眩，虚风内动，手足瘈疭，经闭，癥瘕，久疟疟母。

**【金老谈鳖甲处方审核技术】**

鳖甲作为补虚药中的常见中药，对鳖甲的处方审核技术，要求执业药师收到处方后首先审核处方前记、正文、后记等，然后审核处方的用药名称、炮制规格及用药剂量。

在《中华人民共和国药典（2015 年版）》中规定鳖甲的用量为 9~24g，先煎；炮制品有鳖甲、醋鳖甲。在处方审核过程中，如有超出范围时，应及时与临床医师进行沟通。处方中，当遇到缺药的情况时，处方审核人员不应随意进行更改或将其划掉，应与临床医师进行沟通，并适当调换。

**【金老谈鳖甲处方应付技术】**

首先要确保鳖甲的书写应规范整齐。其次要注意处方名为“鳖甲”或“鳖壳”时，均应给付鳖甲；处方名为“醋鳖甲”时，应给付醋鳖甲。见表 18-43。

表 18-43　鳖甲处方应付表

| 处方名 | 给付 |
| --- | --- |
| 鳖甲、鳖壳 | 鳖甲 |
| 醋鳖甲 | 醋鳖甲 |

**【金老谈鳖甲发药交代技术】**

在鳖甲的发药交代过程中，发药人员的素质和专业知识有重要作用，需要交代鳖甲的煎煮方法，服药方法以及使用注意与禁忌等方面。

1. 鳖甲的服药方法　煎汤温服，9~24g。或入丸散。服药时间与次数根据不同的病证治疗。

2. 鳖甲的使用注意与禁忌　孕妇慎服。

**【金老谈鳖甲临床煎煮技术】**

煎煮前先加水浸泡半小时，没过药物表面 2cm 为宜，先煎 30 分钟，后下入其他饮片合煎 40~50 分钟，二煎 25~30 分钟。

**【金老谈鳖甲采购管理技术】**

1. 鳖甲的采购技术　鳖甲应采购于具备《药品经营企业许可证》《营业执照》的药品批发企业。遵循以下原则：

（1）质量标准：鳖甲的质量应符合《中华人民共和国药典（2015 年版）》、局颁药品标准及中药炮制规范的标准要求。水分不得过 12.0%。

（2）等级规格：统货，无规格等级。

2. 鳖甲的管理技术　鳖甲购进药品到库后，应认真进行验收，并办理入库手续。药剂科各调剂室根据药品使用情况，每周到药库领取药品，临时缺药，应及时补充。制剂室根据配制制剂情况到药库领取制剂原料。临床各科因医疗、科研、教学等需要到药剂科领取药品，需报请相关管理部门批准。各方面领药必须办理相应的药品出库手续。

**【金老谈鳖甲贮存养护供应技术】**

鳖甲应置干燥处，防蛀。

鳖甲作为一味常用中药，一般以贮存一日半用量为宜。调剂室应派专人逐日检查鳖甲等其他药物的供应品种及数量情况，对短缺品种要及时登记，随时整理药品，补充所耗品种，以备调剂使用。

# 第十九章　收涩药临床调剂

凡以收敛固涩为主要作用的药物,称为收涩药,又称固涩药。

"散而收之""涩能固脱",本类药大多具有酸、涩性味,能收敛固涩,具有敛汗、止泻、固精、缩尿、止带、止血、止嗽等作用。适用于久病体虚、元气不固所致的自汗、盗汗、久泻、久痢、脱肛、遗精、早泄、遗尿、尿频、带下日久、失血崩漏、久嗽不止等滑脱不禁的证候。

收涩之品有敛邪之弊,即前人所说可致"闭门留寇",故凡表邪未解或内有湿滞、余热未请者均不宜用,如虚极欲脱,亦不宜单用收涩,治当求本。

## 第一节　止　汗　药

具有收涩止汗作用,治疗虚证汗出的药物称为止汗药。本类药物味多为甘平,性收敛,多入肺、心二经,具有固表止汗之功,主要用于气虚肌表不固,腠理疏松,津液外泄而自汗;阴虚不能制阳,阳热迫津外泄而盗汗。

### 麻　黄　根

**【来源】**本品为麻黄科植物草麻黄 *Ephedra sinica* Stapf 或中麻黄 *Ephedra intermedia* Schrenk et C.A.Mey. 的干燥根和根茎。

**【历史】**始载于《本草经集注》。《本草纲目》记载:"麻黄根止汗效如神。"《本草正义》:"其根则深入土中……则轻扬走表之性尤存,所以能从表分而收其散越,敛其轻浮,以还归于里。是固根荄收束之本性,则不特不能发汗,而并能使外发之汗敛而不出,此则麻黄根所以有止汗之功力,投之辄效者也。"

**【产地】**主产于内蒙古、辽宁、江西、河北、陕西、甘肃等地。

**【金老谈麻黄根性状辨别技术】**

1. 形色臭味　本品呈圆柱形,略弯曲,长 8~25cm,直径 0.5~1.5cm。表面红棕色或灰棕色,有纵皱纹和支根痕。外皮粗糙,易成片状剥落。根茎具节,节间长 0.7~2cm,表面有横长突起的皮孔。体轻,质硬而脆,断面皮部黄白色,木部淡黄色或黄色,射线放射状,中心有髓。气微,味微苦。

2. 优品质量　本品以质硬、外皮色红棕、断面色黄白者为优品。

【金老谈麻黄根临床炮制技术】

1. 炮制分类 临床调剂常用的麻黄根炮制品，取原药材，除去杂质，大小分开，洗净，浸泡 2~4 小时，取出，闷润 4~8 小时，至内外湿度一致，切中段，干燥，筛去碎屑。

2. 临床功效 甘、涩，平；归心、肺经。功能固表止汗。用于自汗，盗汗。

【金老谈麻黄根处方审核技术】

麻黄根作为收涩药中的常见中药，对麻黄根的处方审核技术，要求执业药师收到处方后首先审核处方前记、正文、后记等，然后审核处方的用药名称及用药剂量。

在《中华人民共和国药典（2015 年版）》中规定麻黄根的用量为 3~9g。在处方审核过程中，如有超出范围时，应及时与临床医师进行沟通。处方中，当遇到缺药的情况时，处方审核人员不应随意进行更改或将其划掉，应与临床医师进行沟通，并适当调换。

【金老谈麻黄根处方应付技术】

首先要确保麻黄根的书写应规范整齐。其次要注意处方名为“麻黄根”或“苦椿菜”时，均应给付麻黄根。见表 19-1。

表 19-1 麻黄根处方应付表

| 处方名 | 给付 |
|---|---|
| 麻黄根、苦椿菜 | 麻黄根 |

【金老谈麻黄根发药交代技术】

在麻黄根的发药交代过程中，发药人员的素质和专业知识有重要作用，需要交代麻黄根的服药方法、使用注意与禁忌等方面。

1. 麻黄根的服药方法 煎服，3~9g。或入丸散。服药时间与次数根据不同的病证治疗。

2. 麻黄根的使用注意与禁忌 有表邪未尽者忌用。

【金老谈麻黄根临床煎煮技术】

煎煮前先加水浸泡半小时，没过药物表面 2cm 为宜。先武火（大火）煮沸，后文火（小火）维持 30 分钟，每剂煎两次，合并药液。儿童每剂一般煎至 100~300ml，成人每剂一般煎至 400~600ml，每剂等量分装两份。

【金老谈麻黄根采购管理技术】

1. 麻黄根的采购技术 麻黄根应采购于具备《药品经营企业许可证》《营业执照》的药品批发企业。遵循以下原则：

（1）质量标准：麻黄根的质量应符合《中华人民共和国药典（2015 年版）》、局颁药品标准及中药炮制规范的标准要求。水分不得过 10.0%，总灰分不得过 8.0%。

（2）等级规格：统货，无等级规格。

2. 麻黄根的管理技术 麻黄根购进药品到库后，应认真进行验收，并办理入库手续。药剂科各调剂室根据药品使用情况，每周到药库领取药品，临时缺药，应及时补充。制剂室根据配制制剂情况到药库领取制剂原料。临床各科因医疗、科研、教学等需要到药剂科领取药品，需报请相关管理部门批准。各方面领药必须办理相应的药品出库手续。

【金老谈麻黄根贮存养护技术】

麻黄根应放置干燥通风处。

麻黄根作为一味常用中药，一般以贮存一日半用量为宜。调剂室应派专人逐日检查麻黄根等其他药物的供应品种及数量情况，对短缺品种要及时登记，随时整理药品，补充所耗品种，以备调剂使用。

## 浮 小 麦

**【来源】**本品为禾本科植物小麦 *Triticum aestivum* L. 的干瘪轻浮的未成熟颖果。

**【历史】**始载于《本草蒙筌》。《本草汇言》载："卓登山云，浮小麦系小麦之皮，枯浮无肉，体轻性燥，善除一切风湿在脾胃中。如湿胜多汗，以一、二合炒燥煎汤饮。"《本经逢原》载："浮麦消克敛盗汗，取其散皮膝之热也。"可见，上述本草记载浮小麦的来源与功效与今临床所用相符。

**【产地】**全国各地均有栽培。

**【金老谈浮小麦性状辨别技术】**

1. 形色臭味　干瘪颖果呈长圆形，两端略尖。长约 7mm，直径约 2.6mm。表面黄白色，皱缩。有时尚带有未脱净的外稃。腹面有一深陷的纵沟，顶端钝形，带有浅黄棕色柔毛，另一端成斜尖形，有脐。质硬而脆，易断，断面白色。无臭，味淡。

2. 优品质量　本品以粒均匀、轻浮、无杂质为优品。

**【金老谈浮小麦临床炮制技术】**

1. 炮制分类　临床调剂常用的浮小麦炮制品，取原药材，除去杂质，筛去碎屑。

2. 临床功效　甘，凉；归心经。功能除虚热，止汗。用于阴虚发热，盗汗，自汗。

**【金老谈浮小麦处方审核技术】**

浮小麦作为收涩药中的常见中药，对浮小麦的处方审核技术，要求执业药师收到处方后首先审核处方前记、正文、后记等，然后审核处方的用药名称及用药剂量。

在《中华人民共和国药典临床用药须知中药饮片卷（2010 版）》中规定浮小麦的用量为 6~12g。在处方审核过程中，如有超出范围时，应及时与临床医师进行沟通。处方中，当遇到缺药的情况时，处方审核人员不应随意进行更改或将其划掉，应与临床医师进行沟通，并适当调换。

**【金老谈浮小麦处方应付技术】**

首先要确保浮小麦的书写应规范整齐。其次要注意处方名为"浮水麦""浮麦"或"浮小麦"时，均应给付浮小麦。见表 19-2。

**表 19-2　浮小麦处方应付表**

| 处方名 | 给付 |
|---|---|
| 浮水麦、浮麦、浮小麦 | 浮小麦 |

**【金老谈浮小麦发药交代技术】**

在浮小麦的发药交代过程中，发药人员的素质和专业知识有重要作用，需要交代浮小麦的服药方法、使用注意与禁忌等方面。

1. 浮小麦的服药方法　煎汤温服，10~30g。或入丸散。服药时间与次数根据不同的病证治疗。

2. 浮小麦的使用注意与禁忌　无汗而烦躁或虚脱汗出者忌用。

**【金老谈浮小麦临床煎煮技术】**

包煎。煎煮前先加水浸泡半小时，没过药物表面2cm为宜。先武火（大火）煮沸，后文火（小火）维持30分钟，每剂煎两次，合并药液。儿童每剂一般煎至100~300ml，成人每剂一般煎至400~600ml，每剂等量分装两份。

**【金老谈浮小麦采购管理技术】**

1. 浮小麦的采购技术　浮小麦应采购于具备《药品经营企业许可证》《营业执照》的药品批发企业。遵循以下原则：

（1）质量标准：浮小麦的质量应符合局颁药品标准及中药炮制规范的标准要求。

（2）等级规格：统货，无规格等级。

2. 浮小麦的管理技术　浮小麦购进药品到库后，应认真进行验收，并办理入库手续。药剂科各调剂室根据药品使用情况，每周到药库领取药品，临时缺药，应及时补充。制剂室根据配制制剂情况到药库领取制剂原料。临床各科因医疗、科研、教学等需要到药剂科领取药品，需报请相关管理部门批准。各方面领药必须办理相应的药品出库手续。

**【金老谈浮小麦贮存养护供应技术】**

浮小麦应置于通风干燥处，防蛀，防霉。

浮小麦作为一味常用中药，一般以贮存一日半用量为宜。调剂室应派专人逐日检查浮小麦等其他药物的供应品种及数量情况，对短缺品种要及时登记，随时整理药品，补充所耗品种，以备调剂使用。

## 第二节　敛肺涩肠药

本类药物酸涩收敛，主入肺经或大肠经，具有敛肺止咳喘、涩肠止泻痢作用，主要用于肺虚喘咳，久治不愈，或肺肾两虚，摄纳无权的虚喘证；大肠虚寒不能固摄或脾肾虚寒所致的久泻、久痢。

### 五　味　子

**【来源】**本品为木兰科植物五味子 *Schisandra chinensis*（Turcz.）Baill. 的干燥成熟果实。

**【历史】**本品始载于《神农本草经》，列为上品。历代本草均有记载。南北朝时期《本草经集注》载："今第一出高丽，多肉而酸甜。次出青州、冀州（今山东、河北境内），味过酸，其核并似猪肾。"唐代《新修本草》载："其叶似杏而大，蔓生木上，子作房如落葵，大如樱子。一出蒲州（今山西永济县）及蓝田（今陕西蓝田县）山中。"宋代《本草图经》云："今河东、陕西州郡尤多，而杭越间亦有七月成实，如豌豆许大，生青熟红紫。"依据上述植物形态、药物滋味及《本草图经》所附的越州五味子图可以确认为木兰科五味子属植。其中分布于青州、冀州、高丽者，为"北五味子"；分布于蒲州、蓝田、河东、杭越者，为"南五味子"。明代《本草纲目》云："五味子今有南北之分，南产者色红，北产者色黑，入滋补药必用北产者乃良。"这说明药材质量和疗效与产地的关系。北五味子为北京地区历史上喜用品种。

【产地】

1. 五味子(北五味子)　主产东北三省,各省山区均有分布,如长白山、完达山、张广才岭、老爷岭、大小兴安岭等均为野生。近年来东北三省都有引种,并已引种成功。如辽宁凤城、本溪、桓仁、宽甸等地,吉林桦甸、蛟河、通化、临江、抚松、长白等地,黑龙江林口、尚志、五常、依兰、伊春等地,其他如内蒙古牙克石、莫力达瓦、扎兰屯等地,河北围场、承德、平泉、宽城等地也有野生,北京地区的怀柔、密云、平谷、延庆、门头沟、房山等深山区都有少数野生,但产量甚少,未形成商品。近年在怀柔区汤河口乡北部山区有近千亩五味子载培,且长势甚好。

2. 华中五味子(南五味子、西五味子、山五味子)主要分布于陕西丹凤、山阳、商南、安康、紫阳、旬阳、留坝、佛坪、渭南、华阴,河南西峡、栾川、南召、林县、修武,湖北恩施、利川、鹤峰、建始,重庆巫溪、巫山、城口、南川、武隆,四川北川、青川、平武,湖南龙山、武冈、新宁、永顺。此外,云南、贵州、安徽、浙江等地广大山区均有野生,以陕西、湖北、河南产量大。

【金老谈五味子性状辨别技术】

1. 形色臭味　本品呈不规则的球形或扁球形,直径 5~8mm。表面红色、紫红色或暗红色,皱缩,显油润;有的表面呈黑红色或出现"白霜"。果肉柔软,种子 1~2,肾形,表面棕黄色,有光泽,种皮薄而脆。果肉气微,味酸;种子破碎后,有香气,味辛、微苦。

2. 优品质量　本品以粒大肉厚、色紫红、有油性者为优品。

【金老谈五味子临床炮制技术】

1. 炮制分类

(1) 五味子:取原药材,除去杂质,用时捣碎。

(2) 醋五味子:取原药材,除去杂质,迅速洗净,加米醋拌匀,闷润 3~4 小时,置适宜容器内,蒸 18~24 小时,至乌黑色有油润光泽时,取出,干燥。五味子每 100kg,用米醋 20kg。

2. 临床功效　酸、甘,温;归肺、心、肾经。功能收敛固涩,益气生津,补肾宁心。用于久嗽虚喘,梦遗滑精,遗尿尿频,久泻不止,自汗盗汗,津伤口渴,内热消渴,心悸失眠。

【金老谈五味子处方审核技术】

五味子作为收涩药中的常见中药,对五味子的处方审核技术,要求执业药师收到处方后首先审核处方前记、正文、后记等,然后审核处方的用药名称、炮制规格及用药剂量。

在《中华人民共和国药典(2015 年版)》中规定五味子的用量为 2~6g;炮制品有五味子、醋五味子。在处方审核过程中,如有超出范围时,应及时与临床医师进行沟通。处方中,当遇到缺药的情况时,处方审核人员不应随意进行更改或将其划掉,应与临床医师进行沟通,并适当调换。

【金老谈五味子处方应付技术】

首先要确保五味子的书写应规范整齐。其次要注意处方名为"五味子"或"山花椒"时,均应给付五味子;处方名为"醋五味子"时,应给付醋五味子。见表 19-3。

表 19-3　五味子处方应付表

| 处方名 | 给付 |
| --- | --- |
| 五味子、山花椒 | 五味子 |
| 醋五味子 | 醋五味子 |

【金老谈五味子发药交代技术】

在五味子的发药交代过程中，发药人员的素质和专业知识有重要作用，需要交代五味子的服药方法、使用注意与禁忌等方面。

1. 五味子的服药方法　煎汤温服，2~6g。或入丸散。服药时间与次数根据不同的病证治疗。

2. 五味子的使用注意与禁忌　外有表邪，内有实热，或咳嗽初起、痧疹初发者忌服。

【金老谈五味子临床煎煮技术】

煎煮前先加水浸泡半小时，没过药物表面2cm为宜。先武火（大火）煮沸，后文火（小火）维持30分钟，每剂煎两次，合并药液。儿童每剂一般煎至100~300ml，成人每剂一般煎至400~600ml，每剂等量分装两份。

【金老谈五味子采购管理技术】

1. 五味子的采购技术　五味子应采购于具备《药品经营企业许可证》《营业执照》的药品批发企业。遵循以下原则：

（1）质量标准：五味子的质量应符合《中华人民共和国药典（2015年版）》、局颁药品标准及中药炮制规范的标准要求。杂质不得过1%，水分不得过16.0%，总灰分不得过7.0%。本品含五味子醇甲（$C_{24}H_{32}O_7$）不得少于0.40%。

（2）等级规格：

1）北五味规格标准：

一等：干货。呈不规则球形或椭圆形。表面紫红色或红褐色，皱缩，肉厚，质柔润。内有肾形种子1~2粒。果肉味酸，种子有香气，味辛微苦。干瘪粒不超过2%。无枝梗、杂质、虫蛀、霉变。

二等：干货。呈不规则球形或椭圆形。表面黑红、暗红或淡红色，皱缩，内较薄，内有肾形种子1~2粒。果肉味酸，种子有香气，味辛微苦。干瘪粒不超过20%。无枝梗、杂质、虫蛀、霉变。

2）南五味规格标准：统货：干货。呈球形或椭圆形。表面棕红色或暗棕色，皱缩肉薄。内有种子一粒。味酸微苦辛。干枯粒不超过10%。无枝梗、杂质、虫蛀、霉变。

2. 五味子的管理技术　五味子购进药品到库后，应认真进行验收，并办理入库手续。药剂科各调剂室根据药品使用情况，每周到药库领取药品，临时缺药，应及时补充。制剂室根据配制制剂情况到药库领取制剂原料。临床各科因医疗、科研、教学等需要到药剂科领取药品，需报请相关管理部门批准。各方面领药必须办理相应的药品出库手续。

【金老谈五味子贮存养护供应技术】

五味子多以麻袋包装或席包。贮存于干燥、通风、阴凉处。少量五味子宜置于瓮内密封存放。

五味子不易生虫，含较多糖分和树脂状物质，冬季不易干透，因此在春季又易返潮、发热，如不及时通风晾晒，极易发霉变质。所以养护是关键，在养护时，夏季应特别注意保管，经常进行检查，如内部发热，必须立即倒出晾晒。为了方便检查，可用竹板或木棍插入袋内，每隔1~2天抽出以手试之，如发现竹板或木棍发热，即需倒出晾晒，以防生霉腐烂。

在贮存养护时应把其含水量控制在14%以下，且应长期干燥、通风、不使受潮，一般来说可以经久不致变质，只是颜色逐渐变黑而已。如果是新入库的五味子，由于呼吸的作用，吸收水分过多，更能引起回潮发热，若不及时晾晒，即会发霉变质。故在梅雨季节来临之前，需用药物熏蒸 1~2 次，条件允许可采用气调密闭贮存。

五味子作为一味常用中药，一般以贮存一日半用量为宜。调剂室应派专人逐日检查五味子等其他药物的供应品种及数量情况，对短缺品种要及时登记，随时整理药品，补充所耗品种，以备调剂使用。

## 乌　梅

**【来源】**本品为蔷薇科植物梅 *Prunus mume*（Sieb.）Sieb.et Zucc. 的干燥近成熟果实。

**【历史】**本品始载于《神农本草经》，列为中品。《名医别录》云："梅实，生汉中（今陕西南部，四川北部）川谷，五月采，火干。"《本草经集注》谓："此亦是今乌梅也。"《本草图经》云："今襄汉、川蜀、江湖、淮岭皆有之。"《本草衍义》曰："熏之为乌梅，曝干藏密器中为白梅。"综上所述，与今用之乌梅相符。

**【产地】**主产于浙江长兴、安吉、萧山，四川江津、綦江、合川，福建永泰、上杭，湖北襄阳、房县，广东番禺、增域。其他如安徽、江苏、江西、贵州、湖南亦产。以浙江长兴产品质量最佳，习称"合溪梅"或"安吉梅"。以四川产量较大，因其色红，又称"红梅"，但个较小，品质不及浙江产品。

**【金老谈乌梅性状辨别技术】**

1. 形色臭味　本品呈类球形或扁球形，直径 1.5~3cm。表面乌黑色或棕黑色，皱缩不平，基部有圆形果梗痕。果核坚硬，椭圆形，棕黄色，表面有凹点。种子扁卵形，淡黄色。气微，味极酸。

2. 优品质量　本品以个大、肉厚、柔润、味极酸者为优品。

**【金老谈乌梅临床炮制技术】**

1. 炮制分类

（1）乌梅：取原药材，除去杂质。

（2）乌梅炭：取净乌梅，置热锅内，用武火 150~180℃炒至皮肉鼓起，表面焦黑色，喷淋清水少许，熄灭火星，取出，晾干。

2. 临床功效　酸、涩，平；归肝、脾、肺、大肠经。功能敛肺，涩肠，生津，安蛔。用于肺虚久咳，久泻久痢，虚热消渴，蛔厥呕吐腹痛。

**【金老谈乌梅处方审核技术】**

乌梅作为收涩药中的常见中药，对乌梅的处方审核技术，要求执业药师收到处方后首先审核处方前记、正文、后记等，然后审核处方的用药名称、炮制规格及用药剂量。

在《中华人民共和国药典（2015 年版）》中规定乌梅的用量为 6~12g；炮制品有乌梅、乌梅炭。在处方审核过程中，如有超出范围时，应及时与临床医师进行沟通。处方中，当遇到缺药的情况时，处方审核人员不应随意进行更改或将其划掉，应与临床医师进行沟通，并适当调换。

**【金老谈乌梅处方应付技术】**

首先要确保乌梅的书写应规范整齐。其次要注意处方名为"乌梅""酸梅"或"黄仔"时，均应给付乌梅；处方名为"乌梅炭"时，应给付醋乌梅炭。见表 19-4。

表 19-4　乌梅处方应付表

| 处方名 | 给付 |
|---|---|
| 乌梅、酸梅、黄仔 | 乌梅 |
| 乌梅炭 | 乌梅炭 |

**【金老谈乌梅发药交代技术】**

在乌梅的发药交代过程中，发药人员的素质和专业知识有重要作用，需要交代乌梅的服药方法、使用注意与禁忌等方面。

1. 乌梅的服药方法　煎汤温服，6~12g。或入丸散。服药时间与次数根据不同的病证治疗。

2. 乌梅的使用注意与禁忌　表邪未解者禁服；内有实邪者慎服。

**【金老谈乌梅临床煎煮技术】**

煎煮前先加水浸泡半小时，没过药物表面 2cm 为宜。先武火（大火）煮沸，后文火（小火）维持 30 分钟，每剂煎两次，合并药液。儿童每剂一般煎至 100~300ml，成人每剂一般煎至 400~600ml，每剂等量分装两份。

**【金老谈乌梅采购管理技术】**

1. 乌梅的采购技术　乌梅应采购于具备《药品经营企业许可证》《营业执照》的药品批发企业。遵循以下原则：

（1）质量标准：乌梅的质量应符合《中华人民共和国药典（2015 年版）》局颁药品标准及中药炮制规范的标准要求。水分不得过 16.0%，总灰分不得过 5.0%。

（2）等级规格：以加工季节分级，入季后加工的成品为一级（果实已充分黄熟），入季前加工的成品为二级。

2. 乌梅的管理技术　乌梅购进药品到库后，应认真进行验收，并办理入库手续。药剂科各调剂室根据药品使用情况，每周到药库领取药品，临时缺药，应及时补充。制剂室根据配制制剂情况到药库领取制剂原料。临床各科因医疗、科研、教学等需要到药剂科领取药品，需报请相关管理部门批准。各方面领药必须办理相应的药品出库手续。

**【金老谈乌梅贮存养护供应技术】**

乌梅应置阴凉干燥处，防霉。

乌梅作为一味常用中药，一般以贮存一日半用量为宜。调剂室应派专人逐日检查乌梅等其他药物的供应品种及数量情况，对短缺品种要及时登记，随时整理药品，补充所耗品种，以备调剂使用。

## 五　倍　子

**【来源】**本品为漆树科植物盐肤木 *Rhus chinensis* Mill.、青麸杨 *Rhus potaninii* Maxim. 或红麸杨 *Rhus punjabensis* Stew.var.sinica（Diels）Rehd.et wils. 叶上的虫瘿，主要由五倍子蚜 *Melaphis chinensis*（Bell）Baker 寄生而形成。

**【历史】**始载于《本草拾遗》，原名文蛤，即五倍子。五倍子在明代以前被错误认为是植物，直到明代李时珍才给予纠正：“五倍子，宋《开宝本草》收入草部，《嘉祐本草》移入木部。虽知生于肌木上，而不知其乃虫所造也。”五倍子不是植物中草或木，而是蚜科昆虫角倍蚜或倍蛋蚜在盐肤木、青麸杨树上形成的虫瘿。

**【产地】**五倍子的主要产地集中分布于秦岭、大巴山、武当山、巫山、武陵山、峨眉山、大娄山、大凉山等山区和丘陵地带。角倍类五倍子主产于贵州遵义、道真、湄潭、习水、务川、石阡、印江、思南、镇远、施秉、室安、福泉，四川酉阳、涪陵、大竹、峨眉、武隆、南川、绵竹，湖北利川、宣恩、恩施、来凤、咸丰、鹤峰、建始、巴东、长阳，湖南桑植、大庸、龙山、永顺、慈利、治晃城，云南盐津、彝良、昭通；广西龙胜、桂林、柳州。肚倍类五倍子主产于湖北竹山、房县、竹溪、均县，陕西西乡、洋县、城固、旬阳、白河、安康以及江西等地。

**【金老谈五倍子性状辨别技术】**

1. 形色臭味

（1）肚倍：呈长圆形或纺锤形囊状，长 2.5~9cm，直径 1.5~4cm。表面灰褐色或灰棕色，微有柔毛。质硬而脆，易破碎，断面角质样，有光泽，壁厚 0.2~0.3cm，内壁平滑，有黑褐色死蚜虫及灰色粉状排泄物。气特异，味涩。

（2）角倍：呈菱形，具不规则的钝角状分枝，柔毛较明显，壁较薄。

2. 优品质量　本品以个大、完整、壁厚、色灰褐、纯净者为优品。

**【金老谈五倍子临床炮制技术】**

1. 炮制分类　临床调剂常用的五倍子炮制品，取原药材，加工成小碎块，除去杂质。

2. 临床功效　酸、涩，寒；归肺、大肠、肾经。功能敛肺降火，涩肠止泻，敛汗，止血，收湿敛疮。用于肺虚久咳，肺热痰嗽，久泻久痢，自汗盗汗，消渴，便血痔血，外伤出血，痈肿疮毒，皮肤湿烂。

**【金老谈五倍子处方审核技术】**

五倍子作为收涩药中的常见中药，对五倍子的处方审核技术，要求执业药师收到处方后首先审核处方前记、正文、后记等，然后审核处方的用药名称及用药剂量。

在《中华人民共和国药典（2015 年版）》中规定五倍子的用量为 3~6g。在处方审核过程中，如有超出范围时，应及时与临床医师进行沟通。处方中，当遇到缺药的情况时，处方审核人员不应随意进行更改或将其划掉，应与临床医师进行沟通，并适当调换。

**【金老谈五倍子处方应付技术】**

首先要确保五倍子的书写应规范整齐。其次要注意处方名为“五倍子”“百药煎”或“盐肤子”时，均应给付五倍子。见表 19-5。

**表 19-5　五倍子处方应付表**

| 处方名 | 给付 |
| --- | --- |
| 五倍子、百药煎、盐肤子 | 五倍子 |

**【金老谈五倍子发药交代技术】**

在五倍子的发药交代过程中，发药人员的素质和专业知识有重要作用，需要交代五倍子的服药方法、使用注意与禁忌等方面。

1. 五倍子的服药方法　煎汤温服，3~6g。或入丸散。服药时间与次数根据不同的病证治疗。

2. 五倍子的使用注意与禁忌　外感风寒或肺有实热之咳嗽及积滞未清之泻痢忌服。

**【金老谈五倍子临床煎煮技术】**

煎煮前先加水浸泡半小时，没过药物表面2cm为宜。先武火（大火）煮沸，后文火（小火）维持30分钟，每剂煎两次，合并药液。儿童每剂一般煎至100~300ml，成人每剂一般煎至400~600ml，每剂等量分装两份。

**【金老谈五倍子采购管理技术】**

1. 五倍子的采购技术　五倍子应采购于具备《药品经营企业许可证》《营业执照》的药品批发企业。遵循以下原则：

（1）质量标准：五倍子的质量应符合《中华人民共和国药典（2015年版）》、局颁药品标准及中药炮制规范的标准要求。水分不得过12.0%，总灰分不得过3.5%。本品按干燥品计算，含鞣质以没食子酸（$C_7H_6O_5$）计，不得少于50.0%。

（2）等级规格：统货，无等级规格。

2. 五倍子的管理技术　五倍子购进药品到库后，应认真进行验收，并办理入库手续。药剂科各调剂室根据药品使用情况，每周到药库领取药品，临时缺药，应及时补充。制剂室根据配制制剂情况到药库领取制剂原料。临床各科因医疗、科研、教学等需要到药剂科领取药品，需报请相关管理部门批准。各方面领药必须办理相应的药品出库手续。

**【金老谈五倍子贮存养护供应技术】**

五倍子应置干燥处贮藏，防压碎及潮湿。

五倍子作为一味常用中药，一般以贮存一日半用量为宜。调剂室应派专人逐日检查五倍子等其他药物的供应品种及数量情况，对短缺品种要及时登记，随时整理药品，补充所耗品种，以备调剂使用。

## 罂粟壳

**【来源】**本品为罂粟科植物罂粟 *Papaver somniferum* L. 的干燥成熟果壳。

**【历史】**始载于宋代《证类本草》。《本草纲目》记载："罂子粟壳，酸主收涩，故初病不可用之。"《本草经疏》载有："若肺家火热盛，与夫风寒外邪未散者，误用则咳愈增而难治。"《本草》言："……功极繁茂，三四月抽花茎，结青苞，花开则苞脱，大如爷盏，罂在花中，须蕊裹之。"

**【产地】**由国家有关部门指定专用的种植场栽培，以供药用。

**【金老谈罂粟壳性状辨别技术】**

1. 形色臭味　本品呈椭圆形或瓶状卵形，多已破碎成片状，直径1.5~5cm，长3~7cm。外表面黄白色、浅棕色至淡紫色，平滑，略有光泽，无割痕或有纵向或横向的割痕；顶端有6~14条放射状排列呈圆盘状的残留柱头；基部有短柄。内表面淡黄色，微有光泽；有纵向排列的假隔膜，棕黄色，上面密布略突起的棕褐色小点。体轻，质脆。气微清香，味微苦。

2. 优品质量　本品以个大、色黄白、皮厚者为优品。

**【金老谈罂粟壳临床炮制技术】**

1. 炮制分类

（1）罂粟壳：取原药材，除去杂质及柄，加工成碎块，或洗净，闷润4~8小时，至内外湿度一致，切窄丝，干燥。

（2）蜜罂粟壳：取炼蜜，加适量沸水稀释，淋入罂粟壳丝或块中，拌匀，闷润 2~4 小时，置热锅内，用文火炒至不黏手时，取出，晾干。罂粟壳每 100kg，用炼蜜 25kg。

2. 临床功效 酸、涩，平；有毒。归肺、大肠、肾经。功能敛肺，涩肠，止痛。用于久咳，久泻，脱肛，脘腹疼痛。

**【金老谈罂粟壳处方审核技术】**

罂粟壳作为收涩药中的常见中药，对罂粟壳的处方审核技术，要求执业药师收到处方后首先审核处方前记、正文、后记等，然后审核处方的用药名称、炮制规格及用药剂量。

在《中华人民共和国药典（2015 年版）》中规定罂粟壳的用量为 3~6g；炮制品有罂粟壳、蜜罂粟壳。在处方审核过程中，如有超出范围时，应及时与临床医师进行沟通，并双签字。处方中，当遇到缺药的情况时，处方审核人员不应随意进行更改或将其划掉，应与临床医师进行沟通，并适当调换。

**【金老谈罂粟壳处方应付技术】**

首先要确保罂粟壳的书写应规范整齐。其次要注意处方名为“米壳”“粟壳”或“罂粟壳”时，均应给付罂粟壳；处方名为“蜜罂粟壳”时，应给付蜜罂粟壳。见表 19-6。

**表 19-6 罂粟壳处方应付表**

| 处方名 | 给付 |
|---|---|
| 米壳、粟壳、罂粟壳 | 罂粟壳 |
| 蜜罂粟壳 | 蜜罂粟壳 |

**【金老谈罂粟壳发药交代技术】**

在罂粟壳的发药交代过程中，发药人员的素质和专业知识有重要作用，需要交代罂粟壳的服药方法、使用注意与禁忌等方面。

1. 罂粟壳的服药方法 煎汤温服，3~6g。或入丸散。本品不宜单方服用，多与其他药物复方使用。

2. 罂粟壳的使用注意与禁忌 本品易成瘾，不宜常服；孕妇及儿童禁用；运动员慎用。

**【金老谈罂粟壳临床煎煮技术】**

煎煮前先加水浸泡半小时，没过药物表面 2cm 为宜。先武火（大火）煮沸，后文火（小火）维持 30 分钟，每剂煎两次，合并药液。儿童每剂一般煎至 100~300ml，成人每剂一般煎至 400~600ml，每剂等量分装两份。

**【金老谈罂粟壳采购管理技术】**

1. 罂粟壳的采购技术 罂粟壳应采购于具备《药品经营企业许可证》《营业执照》的药品批发企业。遵循以下原则：

（1）质量标准：罂粟壳的质量应符合《中华人民共和国药典（2015 年版）》、局颁药品标准及中药炮制规范的标准要求。杂质（枝梗、种子）不得过 2%，水分不得过 12.0%。本品按干燥品计算，含吗啡（$C_{17}H_{19}O_3N$）应为 0.06%~0.40%。

（2）等级规格：无等级规格。

2. 罂粟壳的管理技术 罂粟壳属于麻醉类药品，管理和调剂中药罂粟壳时应做到以下几点：

（1）罂粟壳的供应必须根据医疗、教学和科研的需要，有计划地进行。罂粟壳可供医疗单位配方使用和县以上药品监督管理部门指定的经营单位凭盖有医疗单位公章的医师处方配方使用，不得单味零售。每张处方罂粟壳不超过 3 日常用量（3~6g/d），即总共 18g，且不得单包，必须混入群药，防止变相套购。连续使用不得超过 7 天。处方保留 3 年。

（2）经营和使用单位应加强对罂粟壳的管理，禁止非法使用、贮存、转让或借用罂粟壳。必须指定具有资格的药学专业人员负责罂粟壳的采购、保管和按处方调剂；设专账管理，专柜保存。出入库须两人清点复核。每月将"麻醉药品逐日登记表"的小结记入"麻醉药品保存登记表"。

（3）使用罂粟壳的医务人员必须是执业医师，由单位所在区县卫生局颁发"麻醉药品使用资格证书"，并将签名字样交药剂科备案。无处方权的夜班急诊可开一次量，事后由处方医师所在科室负责人签字，方可销账。

**【金老谈罂粟壳贮存养护供应技术】**

罂粟壳置干燥处，防蛀。应放在毒麻药专柜存放，购进时就必须严格检查（品种、质量、数量等）验收，准确无误后及时标明标志，及时登记入库。罂粟壳要按规定妥善保管，切忌混淆或失盗，避免造成不良后果。

罂粟壳作为一味毒麻中药，一般以贮存一日半用量为宜。调剂室应派专人逐日检查罂粟壳等其他药物的供应品种及数量情况，对短缺品种要及时登记，随时整理药品，补充所耗品种，以备调剂使用。

## 诃　子

**【来源】**本品为使君子科植物诃子 *Terminalia chebula* Retz. 或绒毛诃子 *Terminalia chebula*Retz.var.tomentella Kurt. 的干燥成熟果实。

**【历史】**本品原名诃黎勒。最早应用本品应为东汉。张仲景在其著作《金匮要略》中治疗气滞滑泻病创制了"诃黎勒散"。作为本草记载，始见于唐代《新修本草》，云："树似木椀，花白，子形似栀子，青黄色……味苦，温，无毒，主治冷气心腹满下宿物。"宋代《本草图经》载："诃黎勒生交州、爱州，今岭南皆有，而广州最盛。七月、八月实熟时采，六路者佳。"明代《本草纲目》记述："诃子来源于波斯舶上。"即由国外运来。《岭南异物志》载："广州有四五十株，子极小，而味不涩，皆是六路。"六路即六棱也。上述记载与今用之诃子相符合。

**【产地】**新中国成立前诃子多靠进口，原产印度、斯里兰卡、缅甸等国。新中国成立后发现我国有产，并能满足需要，已停止进口。国产主要分布于云南施甸、腾冲、昌宁、龙陵、保山、临沧、永德、云县、德宏、潞西、瑞丽。广东市郊及增城县、广西南宁市邕县亦有少量分布。绒毛诃子主要分布于云南永德、镇康等地。

**【金老谈诃子性状辨别技术】**

1. 形色臭味　本品为长圆形或卵圆形，长 2~4cm，直径 2~2.5cm。表面黄棕色或暗棕色，略具光泽，有 5~6 条纵棱线和不规则的皱纹，基部有圆形果梗痕。质坚实。果肉厚 0.2~0.4cm，黄棕色或黄褐色。果核长 1.5~2.5cm，直径 l~1.5cm，浅黄色，粗糙，坚硬。种子狭长纺锤形，长约 1cm，直径 0.2~0.4cm，种皮黄棕色，子叶 2，白色，相互重叠卷旋。气微，味酸涩后甜。

2. 优品质量　本品以身干、表面黄棕色、微皱、有光泽、肉厚者为佳。

**【金老谈诃子临床炮制技术】**

1. 炮制分类　临床调剂常用的诃子炮制品，取原药材，除去杂质，洗净，浸泡1~2小时，取出，闷润2~4小时，至软，去核取肉，干燥。

2. 临床功效　苦、酸、涩，平；归肺、大肠经。功能涩肠止泻，敛肺止咳，降火利咽。用于久泻久痢，便血脱肛，肺虚喘咳，久嗽不止，咽痛音哑。

**【金老谈诃子处方审核技术】**

诃子作为收涩药中的常见中药，对诃子的处方审核技术，要求执业药师收到处方后首先审核处方前记、正文、后记等，然后审核处方的用药名称及用药剂量。

在《中华人民共和国药典（2015年版）》中规定诃子的用量为3~10g。在处方审核过程中，如有超出范围时，应及时与临床医师进行沟通。处方中，当遇到缺药的情况时，处方审核人员不应随意进行更改或将其划掉，应与临床医师进行沟通，并适当调换。

**【金老谈诃子处方应付技术】**

首先要确保诃子的书写应规范整齐。其次要注意处方名为“诃黎勒”“诃黎”或“诃子”时，均应给付诃子。见表19-7。

**表19-7　诃子处方应付表**

| 处方名 | 给付 |
|---|---|
| 诃黎勒、诃黎、诃子 | 诃子 |

**【金老谈诃子发药交代技术】**

在诃子的发药交代过程中，发药人员的素质和专业知识有重要作用，需要交代诃子的服药方法、使用注意与禁忌等方面。

1. 诃子的服药方法　煎汤温服，3~10g。或入丸散。服药时间与次数根据不同的病证治疗。

2. 诃子的使用注意与禁忌　凡外邪未解，伴有湿热火邪者忌服。

**【金老谈诃子临床煎煮技术】**

煎煮前先加水浸泡半小时，没过药物表面2cm为宜。先武火（大火）煮沸，后文火（小火）维持30分钟，每剂煎两次，合并药液。儿童每剂一般煎至100~300ml，成人每剂一般煎至400~600ml，每剂等量分装两份。

**【金老谈诃子采购管理技术】**

1. 诃子的采购技术　诃子应采购于具备《药品经营企业许可证》《营业执照》的药品批发企业。遵循以下原则：

质量标准：诃子的质量应符合《中华人民共和国药典（2015年版）》、局颁药品标准及中药炮制规范的标准要求。水分不得过13.0%，总灰分不得过5.0%。

2. 诃子的管理技术　诃子购进药品到库后，应认真进行验收，并办理入库手续。药剂科各调剂室根据药品使用情况，每周到药库领取药品，临时缺药，应及时补充。制剂室根据配制制剂情况到药库领取制剂原料。临床各科因医疗、科研、教学等需要到药剂科领取药品,需报请相关管理部门批准。各方面领药必须办理相应的药品出库手续。

**【金老谈诃子贮存养护供应技术】**

诃子应放置阴凉干燥处,防潮。

诃子作为一味常用中药,一般以贮存一日半用量为宜。调剂室应派专人逐日检查诃子等其他药物的供应品种及数量情况,对短缺品种要及时登记,随时整理药品,补充所耗品种,以备调剂使用。

## 肉 豆 蔻

**【来源】**本品为肉豆蔻科植物肉豆蔻 *Myristica fragrans* Houtt. 的干燥种仁。

**【历史】**本品始载于《开宝本草》。陈藏器曰:"肉豆蔻生胡国……其形圆小皮紧、紫薄,中肉辛辣。"李时珍曰:"外有皱纹,而内有斑缬,纹如槟榔纹。"上述记载与今用之肉豆寇相符。

**【产地】**主产于马来西亚、印度尼西亚;我国广东、广西、云南亦有栽培。

**【金老谈肉豆蔻性状辨别技术】**

1. 形色臭味　本品呈卵圆形或椭圆形,长 2~3cm,直径 1.5~2.5cm。表面灰棕色或灰黄色,有时外被白粉(石灰粉末)。全体有浅色纵行沟纹和不规则网状沟纹。种脐位于宽端,呈浅色圆形突起,合点呈暗凹陷。种脊呈纵沟状,连接两端。质坚,断面显棕黄色相杂的大理石花纹,宽端可见干燥皱缩的胚,富油性。气香浓烈,味辛。

2. 优品质量　本品以个大、体重、坚实,破开后香气浓者为优品。

**【金老谈肉豆蔻临床炮制技术】**

1. 炮制分类

(1)肉豆蔻:取原药材,除去杂质,洗净,干燥。

(2)麸煨肉豆蔻:取净肉豆蔻,加入麸皮,麸煨温度 150~160℃,约 15 分钟,至麸皮呈焦黄色,肉豆蔻呈棕褐色,表面有裂隙时取出,筛去麸皮,放凉。用时捣碎。每 100kg 肉豆蔻,用麸皮 40kg。

2. 临床功效　辛,温;归脾、胃、大肠经。功能温中行气,涩肠止泻。用于脾胃虚寒,久泻不止,脘腹胀痛,食少呕吐。

**【金老谈肉豆蔻处方审核技术】**

肉豆蔻作为收涩药中的常见中药,对肉豆蔻的处方审核技术,要求执业药师收到处方后首先审核处方前记、正文、后记等,然后审核处方的用药名称、炮制规格及用药剂量。

在《中华人民共和国药典(2015 年版)》中规定肉豆蔻的用量为 3~10g;炮制品有肉豆蔻、麸煨肉豆蔻。在处方审核过程中,如有超出范围时,应及时与临床医师进行沟通。处方中,当遇到缺药的情况时,处方审核人员不应随意进行更改或将其划掉,应与临床医师进行沟通,并适当调换。

**【金老谈肉豆蔻处方应付技术】**

首先要确保肉豆蔻的书写应规范整齐。其次要注意处方名为"肉果""玉果"或"肉豆蔻"时,均应给付肉豆蔻;处方名为"麸煨肉豆蔻"时,应给付麸煨肉豆蔻。见表 19-8。

表 19-8　肉豆蔻处方应付表

| 处方名 | 给付 |
|---|---|
| 肉果、玉果、肉豆蔻 | 肉豆蔻 |
| 麸煨肉豆蔻 | 麸煨肉豆蔻 |

【金老谈肉豆蔻发药交代技术】

在肉豆蔻的发药交代过程中，发药人员的素质和专业知识有重要作用，需要交代肉豆蔻的服药方法、使用注意与禁忌等方面。

1. 肉豆蔻的服药方法　煎汤温服，6~10g。或入丸散。服药时间与次数根据不同的病证治疗。

2. 肉豆蔻的使用注意与禁忌　湿热泻痢者禁服。

【金老谈肉豆蔻临床煎煮技术】

煎煮前先加水浸泡半小时，没过药物表面 2cm 为宜。先武火（大火）煮沸，后文火（小火）维持 30 分钟，每剂煎两次，合并药液。儿童每剂一般煎至 100~300ml，成人每剂一般煎至 400~600ml，每剂等量分装两份。

【金老谈肉豆蔻采购管理技术】

1. 肉豆蔻的采购技术　肉豆蔻应采购于具备《药品经营企业许可证》《营业执照》的药品批发企业。遵循以下原则：

（1）质量标准：肉豆蔻的质量应符合《中华人民共和国药典（2015 年版）》、局颁药品标准及中药炮制规范的标准要求。水分不得过 10.0%。含挥发油不得少于 4.0%（ml/g）；含去氢二异丁香酚不得少于 0.080%。

（2）等级规格：过去肉豆蔻经香港进口，在香港统货被分为玉果面、顶玉果、上玉果、中玉果等规格等级。现以个大、体重、质坚实、油性足、破开后香气浓郁者为优品。

2. 肉豆蔻的管理技术　肉豆蔻购进药品到库后，应认真进行验收，并办理入库手续。药剂科各调剂室根据药品使用情况，每周到药库领取药品，临时缺药，应及时补充。制剂室根据配制制剂情况到药库领取制剂原料。临床各科因医疗、科研、教学等需要到药剂科领取药品，需报请相关管理部门批准。各方面领药必须办理相应的药品出库手续。

【金老谈肉豆蔻贮存养护供应技术】

肉豆蔻装于密封箱中，置干燥阴凉处。本品需防潮、防霉及防虫驻。受潮后不仅生虫，亦能发霉，因此加工时多用石灰处理过，以防虫霉。夏季特别注意保存于凉爽库房内，避免受热，受潮后应晾晒干，不宜直接曝晒。

夏季易被玉米象、赤拟谷盗、咖啡豆象危害，害虫常先蛀种脐或合点处，再逐渐危害红棕色的外胚乳或类白色内胚乳，有的在内蛀成众多小孔道，破坏红白相间的交错花纹。如有蛀蚀现象，应及时以药物熏。本品含挥发油及油脂油类物质，一般不宜曝晒或高温烘烤，以免降低芳香气味和油脂外溢，形成走油。由于质地脆弱，油性大，堆垛时不要重压，堆垛时应轻搬轻放，以减少损失。

肉豆蔻作为一味常用中药，一般以贮存一日半用量为宜。调剂室应派专人逐日检查肉豆蔻等其他药物的供应品种及数量情况，对短缺品种要及时登记，随时整理药品，补充所耗品种，以备调剂使用。

## 赤石脂

**【来源】**本品为硅酸盐类矿物多水高岭石族多水高岭石，主含四水硅酸铝［$Al_4(Si_4O_{10})(OH)_8 \cdot 4H_2O$］。

**【历史】**始载于《神农本草经》，原名五色石脂，列为上品。《名医别录》记载："五色石脂生南山之阳山谷中。"又曰："青石脂生齐区山及海涯。黄石脂生嵩高山，色如莺雏。黑石脂生颍川阳城。白石脂生太山之阴。赤石脂生济南、射阳、又太山之阴。并采无时。"陶弘景曰："今俗惟用赤石、白石二脂。好者出吴郡，亦出武陵、建平、义阳。"《本草蒙筌》记载："赤石脂，多产太山，无时收采，种有五色，实共一名。虽各补脏不同，总系收敛之剂。形赤粘舌良，火煅醋淬才用。"

**【产地】**主产于辽宁、内蒙古、河北、山西、陕西、甘肃、山东、江苏、安徽、浙江、江西、福建、河南、湖北、湖南、广东、四川等地，西藏羊八井也有分布。

**【金老谈赤石脂性状辨别技术】**

1. 形色臭味　本品为块状集合体，呈不规则的块状。粉红色、红色至紫红色，或有红白相间的花纹。质软，易碎，断面有的具蜡样光泽。吸水性强。具黏土气，味淡，嚼之无沙粒感。

2. 优品质量　本品以色红，光滑细腻，易碎，舌舔之黏性强者为优品。

**【金老谈赤石脂临床炮制技术】**

1. 炮制分类

（1）赤石脂：取原药材，除去杂质，研成细粉。

（2）煅赤石脂：取原药材，除去杂质，研成细粉，取赤石脂细粉，加米醋拌匀，搓条，切大段（2.5~3cm），干燥；再置锻炉或适宜容器内，煅至红透，取出，晾凉。赤石脂每100kg，用米醋40kg。

2. 临床功效　甘、酸、涩，温；归大肠、胃经。功能涩肠，止血，生肌敛疮。用于久泻久痢，大便出血，崩漏带下；外治疮疡久溃不敛，湿疮脓水浸淫。

**【金老谈赤石脂处方审核技术】**

赤石脂作为收涩药中的常见中药，对赤石脂的处方审核技术，要求执业药师收到处方后首先逐项检查处方前记、正文、后记书写是否清晰、完整，确认处方的合法性。其次要审核处方用药与临床诊断的相符性，以及用药名称、用药剂量、特殊煎法、配伍禁忌、炮制规格。

在《中华人民共和国药典（2015年版）》中规定赤石脂的用量为6~12g，先煎；不宜与肉桂同用；炮制品有赤石脂、煅赤石脂。在处方审核过程中，如有超出范围时，应及时与临床医师进行沟通，并双签字。处方中，当遇到缺药的情况时，处方审核人员不应随意进行更改或将其划掉，应与临床医师进行沟通，并适当调换。

**【金老谈赤石脂处方应付技术】**

首先要确保赤石脂的书写应规范整齐。其次要注意处方名为"红高岭""赤石土"或"赤石脂"时，均应给付赤石脂；处方名为"煅赤石脂"时，应给付煅赤石脂。见表19-9。

表 19-9　赤石脂处方应付表

| 处方名 | 给付 |
| --- | --- |
| 红高岭、赤石土、赤石脂 | 赤石脂 |
| 煅赤石脂 | 煅赤石脂 |

**【金老谈赤石脂发药交代技术】**

在赤石脂的发药交代过程中，发药人员的素质和专业知识有重要作用，需要交代赤石脂的服药方法、使用注意与禁忌等方面。

1. 赤石脂的服药方法　打碎先煎，9~12g。或入丸散。服药时间与次数根据不同的病证治疗。

2. 赤石脂的使用注意与禁忌　不宜与肉桂同用。

**【金老谈赤石脂临床煎煮技术】**

煎煮前加水浸泡半小时，没过药物表面 2cm 为宜，先煎 30 分钟，后加入其他饮片一同煎煮 30 分钟，煎两次，合并煎液，再等分两份。

**【金老谈赤石脂采购管理技术】**

1. 赤石脂的采购技术　赤石脂应采购于具备《药品经营企业许可证》《营业执照》的药品批发企业。遵循以下原则：

（1）质量标准：赤石脂的质量应符合《中华人民共和国药典（2015 年版）》、局颁药品标准及中药炮制规范的标准要求。

（2）等级规格：统货，无等级规格。

2. 赤石脂的管理技术　赤石脂购进药品到库后，应认真进行验收，并办理入库手续。药剂科各调剂室根据药品使用情况，每周到药库领取药品，临时缺药，应及时补充。制剂室根据配制制剂情况到药库领取制剂原料。临床各科因医疗、科研、教学等需要到药剂科领取药品，需报请相关管理部门批准。各方面领药必须办理相应的药品出库手续。

**【金老谈赤石脂贮存养护供应技术】**

赤石脂应置干燥处，防潮。

赤石脂作为一味常用中药，一般以贮存一日半用量为宜。调剂室应派专人逐日检查赤石脂等其他药物的供应品种及数量情况，对短缺品种要及时登记，随时整理药品，补充所耗品种，以备调剂使用。

## 第三节　固精缩尿止带药

### 山茱萸

**【来源】**本品为山茱萸科植物山茱萸 *Cornus officinalis* Sieb.et Zucc. 的干燥成熟果肉。

**【历史】**本品始载于《神农本草经》，列为中品。《本草经集注》称："出近道诸山中，大树，子初熟未干赤色，如胡颓子，亦可啖。既干，皮甚薄。"《本草图经》载："今海州、兖州亦有之，木高丈余，叶似榆，花白。"《本草图经》《本草纲目》及《植物名实图考》所附图文与今用之山茱萸相吻合。

【产地】主产于河南、浙江、陕西等省。

**【金老谈山茱萸性状辨别技术】**

1. 形色臭味　本品呈不规则的片状或囊状，长1~1.5cm，宽0.5~1cm。表面紫红色至紫黑色，皱缩，有光泽。顶端有的有圆形宿萼痕，基部有果梗痕。质柔软。气微，味酸、涩、微苦。

2. 优品质量　本品以皮内肥厚、色红油润、酸味浓、干燥无核、洁净者为优品。

**【金老谈山茱萸临床炮制技术】**

1. 炮制分类

（1）山茱萸：取原药材，除去杂质和残留果核。

（2）酒山茱萸：取原药材，除去杂质，加黄酒拌匀，洗净，闷润3~4小时，置适宜容器内，加水适量，密封，蒸18~24小时，至紫色有油亮光泽时，取出，晾干。每100kg净山茱萸，用黄酒30kg。

2. 临床功效　酸、涩，微；归肝、肾经。功能补益肝肾，收涩固脱。用于眩晕耳鸣，腰膝酸痛，阳痿遗精，遗尿尿频，崩漏带下，大汗虚脱，内热消渴。

**【金老谈山茱萸处方审核技术】**

山萸肉作为收涩药中的常见中药，对山萸肉的处方审核技术，要求执业药师收到处方后首先审核处方前记、正文、后记等，然后审核处方的用药名称、炮制规格及用药剂量。

在《中华人民共和国药典（2015年版）》中规定山茱萸的用量为6~12g；炮制品有山茱萸、酒山茱萸。在处方审核过程中，如有超出范围时，应及时与临床医师进行沟通。处方中，当遇到缺药的情况时，处方审核人员不应随意进行更改或将其划掉，应与临床医师进行沟通，并适当调换。

**【金老谈山茱萸处方应付技术】**

首先要确保山萸肉的书写应规范整齐。其次要注意处方名为"山萸肉"或"山茱萸"时，均应给付山茱萸；处方名为"酒山茱萸"时，应给付酒山茱萸。见表19-10。

**表19-10　山茱萸处方应付表**

| 处方名 | 给付 |
|---|---|
| 山萸肉、山茱萸 | 山茱萸肉 |
| 酒山茱萸 | 酒山茱萸 |

**【金老谈山茱萸发药交代技术】**

在山茱萸的发药交代过程中，发药人员的素质和专业知识有重要作用，需要交代山萸肉的服药方法、使用注意与禁忌等方面。

1. 山茱萸的服药方法　煎汤温服，6~12。或入丸散。服药时间与次数根据不同的病证治疗。

2. 山茱萸的使用注意与禁忌　凡命门火炽，强阳不痿，素有湿热，小便淋涩者忌服。

**【金老谈山茱萸临床煎煮技术】**

煎煮前先加水浸泡半小时，没过药物表面2cm为宜。先武火（大火）煮沸，后文火（小火）维持30分钟，每剂煎两次，合并药液。儿童每剂一般煎至100~300ml，成人每剂一般煎至400~600ml，每剂等量分装两份。

**【金老谈山茱萸采购管理技术】**

1. 山茱萸的采购技术　山茱萸应采购于具备《药品经营企业许可证》《营业执照》的药品批发企业。遵循以下原则：

（1）质量标准：山茱萸的质量应符合《中华人民共和国药典（2015年版）》、局颁药品标准及中药炮制规范的标准要求。杂质（果核、果梗）不得过3%，水分不得过16.0%，总灰分不得过6.0%，含莫诺苷（$C_{17}H_{26}O_{11}$）不得少于0.50%。

（2）等级规格：统货，干货。果肉呈不规则的片状或囊状。表面鲜红、紫红色至暗红色，皱缩、有光泽。味酸涩。果核不超过3%。无杂质、虫蛀、霉变。

2. 山茱萸的管理技术　山茱萸购进药品到库后，应认真进行验收，并办理入库手续。药剂科各调剂室根据药品使用情况，每周到药库领取药品，临时缺药，应及时补充。制剂室根据配制制剂情况到药库领取制剂原料。临床各科因医疗、科研、教学等需要到药剂科领取药品，需报请相关管理部门批准。各方面领药必须办理相应的药品出库手续。

**【金老谈山茱萸贮存养护供应技术】**

山茱萸以木箱或麻袋包装，置干燥处，防蛀。本品受潮易生霉、虫蛀，但过于干燥，则油润丧失。久藏易变暗红色或黑色。忌曝晒和久经风吹。入夏前可用硫磺、氟化钴或磷化铝熏以防蛀。未发生虫害前可用气调密闭贮藏，能防虫、防霉。木箱或麻袋内衬防潮纸或塑胶薄膜，有利于贮存；真空密封或无菌包装可保质久贮。若轻度发霉，可用醋喷擦，随喷随擦，至霉渍清除，盖闷1~2小时，晾干。

山茱萸作为一味常用中药，一般以贮存一日半用量为宜。调剂室应派专人逐日检查山茱萸等其他药物的供应品种及数量情况，对短缺品种要及时登记，随时整理药品，补充所耗品种，以备调剂使用。

## 桑螵蛸

**【来源】**本品为螳螂科昆虫大刀螂 *Tenodera sinensis* Saussure、小刀螂 *Statilia maculata*（Thunberg）或巨斧螳螂 *Hierodulapatellifera*（Serville）的干燥卵鞘。以上三种分别习称“团螵蛸”“长螵蛸”及“黑螵蛸”。

**【历史】**始载于《神农本草经》，列为上品。《本经》载：“桑螵蛸生桑枝上。”《别录》云：“螳螂子也。”《本草图经》载：“今在处有之，螳螂逢木便产，一枚出子百数，多在小木荆棘间。桑上者兼得桑皮之津气，故为佳。”《本草纲目》载：“（螳螂）深秋乳子作房，粘着枝上，即螵蛸也。房长寸许，大如拇指，其内重重有隔房。每房有子如蛆卵，至芒种节后一齐出。”仅据历代文献记载，桑螵蛸为何种螳螂所产之卵鞘，则难以确定。古时称螳螂卵为螵蛸，产于桑树上者则称为桑螵蛸。现代临床上应用的桑螵蛸并非完全采于桑树之上，其原动物也并非一种。

**【产地】**

1. 团螵蛸主产广西、云南、湖北、湖南、河北、辽宁。此外，河南、山东、江苏、内蒙古、四川等地亦产。

2. 长螵蛸主产浙江、江苏、安徽、山东、湖北等地。

3. 黑螵蛸主产河北、山东、河南、山西等地。

**【金老谈桑螵蛸性状辨别技术】**

1. 形色臭味

(1) 团螵蛸：略呈圆柱形或半圆形，由多层膜状薄片叠成，长 2.5~4cm，宽 2~3cm。表面浅黄褐色，上面带状隆起不明显，底面平坦或有凹沟。体轻，质松而韧，横断面可见外层为海绵状，内层为许多放射状排列的小室，室内各有一细小椭圆形卵，深棕色，有光泽。气微腥，味淡或微咸。

(2) 长螵蛸：略呈长条形，一端较细，长 2.5~5cm，宽 1~1.5cm。表面灰黄色，上面带状隆起明显，带的两侧各有一条暗棕色浅沟和斜向纹理。质硬而脆。

(3) 黑螵蛸：略呈平行四边形，长 2~4cm，宽 1.5~2cm。表面灰褐色，上面带状隆起明显，两侧有斜向纹理，近尾端微向上翘。质硬而韧。

2. 优品质量　本品均以干燥、完整、幼虫未出、色黄、体轻而带韧性、无树枝草梗等杂质者为优品。

**【金老谈桑螵蛸临床炮制技术】**

1. 炮制分类　临床调剂常用的桑螵蛸炮制品，取原药材，除去杂质，置适宜容器内，蒸约 1 小时，取出，干燥。

2. 临床功效　甘、咸，平；归肝、肾经。功能固精缩尿，补肾助阳。用于遗精滑精，遗尿尿频，小便白浊。

**【金老谈桑螵蛸处方审核技术】**

桑螵蛸作为收涩药中的常见中药，对桑螵蛸的处方审核技术，要求执业药师收到处方后首先审核处方前记、正文、后记等，然后审核处方的用药名称及用药剂量。

在《中华人民共和国药典（2015 年版）》中规定桑螵蛸的用量为 5~10g。在处方审核过程中，如有超出范围时，应及时与临床医师进行沟通。处方中，当遇到缺药的情况时，处方审核人员不应随意进行更改或将其划掉，应与临床医师进行沟通，并适当调换。

**【金老谈桑螵蛸处方应付技术】**

首先要确保桑螵蛸的书写应规范整齐。其次要注意处方名为“桑螵蛸”“蜱蛸”或“桑蛸”时，均应给付桑螵蛸。见表 19-11。

**表 19-11　桑螵蛸处方应付表**

| 处方名 | 给付 |
|---|---|
| 桑螵蛸、蜱蛸、桑蛸 | 桑螵蛸 |

**【金老谈桑螵蛸发药交代技术】**

在桑螵蛸的发药交代过程中，发药人员的素质和专业知识有重要作用，需要交代桑螵蛸的服药方法、使用注意与禁忌等方面。

1. 桑螵蛸的服药方法　煎汤温服，5~10g。或入丸散。服药时间与次数根据不同的病证治疗。

2. 桑螵蛸的使用注意与禁忌　阴虚火旺或膀胱有热者慎服。

【金老谈桑螵蛸临床煎煮技术】

煎煮前先加水浸泡半小时，没过药物表面2cm为宜。先武火（大火）煮沸，后文火（小火）维持30分钟，每剂煎两次，合并药液。儿童每剂一般煎至100~300ml，成人每剂一般煎至400~600ml，每剂等量分装两份。

【金老谈桑螵蛸采购管理技术】

1. 桑螵蛸的采购技术　桑螵蛸应采购于具备《药品经营企业许可证》《营业执照》的药品批发企业。遵循以下原则：

（1）质量标准：桑螵蛸的质量应符合《中华人民共和国药典（2015年版）》、局颁药品标准及中药炮制规范的标准要求。水分不得过15.0%，总灰分不得过8.0%，酸不溶性灰分不得过3.0%。

（2）等级规格：本品目前没有全国统一的规格等级标准。桑树上的团螵蛸为优，长螵蛸次之，黑螵蛸最次。

2. 桑螵蛸的管理技术　桑螵蛸购进药品到库后，应认真进行验收，并办理入库手续。药剂科各调剂室根据药品使用情况，每周到药库领取药品，临时缺药，应及时补充。制剂室根据配制制剂情况到药库领取制剂原料。临床各科因医疗、科研、教学等需要到药剂科领取药品，需报请相关管理部门批准。各方面领药必须办理相应的药品出库手续。

【金老谈桑螵蛸贮存养护供应技术】

桑螵蛸用木箱、麻袋或苇席包装，置于干燥处。

由于桑螵蛸是昆虫的卵鞘，含有较多的蛋白质、脂肪等成分，如贮存养护不当容易被白腹皮蠹、黑皮蠹危害，尤其内层的卵室是被蛀的重点，在贮存过程中应定期抽样检查，用药物熏蒸防虫。

桑螵蛸作为一味常用中药，一般以贮存一日半用量为宜。调剂室应派专人逐日检查桑螵蛸等其他药物的供应品种及数量情况，对短缺品种要及时登记，随时整理药品，补充所耗品种，以备调剂使用。

## 莲　子

【来源】本品为睡莲科植物莲 *Nelumbo nucifera* Gaertn. 的干燥成熟种子。

【历史】藕实茎始载于《神农本草经》，列为上品。《名医别录》载：“藕实茎生汝南池泽，八月采。”李时珍谓：“以莲子种者生迟，藕芽种者最易发……节生二茎，一为藕荷，其叶贴水，其下旁则生藕也；一为芰荷，其叶出水，其旁茎生花也，其叶清明后生，六、七月开花，花有红、白、粉红三色。花心有黄须，蕊长寸余，须内即莲也。花褪莲房成菂，菂在房如蜂子在窠之状。”上述与现今莲子的原植物一致。

【产地】我国大部分地区均有出产，而以江西赣州、福建建宁产者最优。

【金老谈莲子性状辨别技术】

1. 形色臭味　本品略呈椭圆形或类球形，长1.2~1.8cm，直径0.8~1.4cm。表面浅黄棕色至红棕色，有细纵纹和较宽的脉纹。一端中心呈乳头状突起，深棕色，多有裂口，其周边略下陷。质硬，种皮薄，不易剥离。子叶2，黄白色，肥厚，中有空隙，具绿色莲子心。气微，味甘、微涩；莲子心味苦。

2. 优品质量　本品以个大、饱满者为优品。

**【金老谈莲子临床炮制技术】**

1. 炮制分类　临床调剂常用的莲子炮制品,取原药材,除去杂质,筛去碎屑。或略浸,润透,切开,去心,干燥。

2. 临床功效　甘、涩,平;归脾、肾、心经。功能补脾止泻,止带,益肾涩精,养心安神。用于脾虚泄泻,带下,遗精,心悸失眠。

**【金老谈莲子处方审核技术】**

莲子作为收涩药中的常见中药,对莲子的处方审核技术,要求执业药师收到处方后首先审核处方前记、正文、后记等,然后审核处方的用药名称及用药剂量。

在《中华人民共和国药典(2015年版)》中规定莲子的用量为6~15g。在处方审核过程中,如有超出范围时,应及时与临床医师进行沟通。处方中,当遇到缺药的情况时,处方审核人员不应随意进行更改或将其划掉,应与临床医师进行沟通,并适当调换。

**【金老谈莲子处方应付技术】**

首先要确保莲子的书写应规范整齐。其次要注意处方名为"莲肉""莲实"或"莲子"时,均应给付莲子。见表19-12。

表19-12　莲子处方应付表

| 处方名 | 给付 |
| --- | --- |
| 莲肉、莲实、莲子 | 莲子 |

**【金老谈莲子发药交代技术】**

在莲子的发药交代过程中,发药人员的素质和专业知识有重要作用,需要交代莲子的服药方法、使用注意与禁忌等方面。

1. 莲子的服药方法　煎汤温服,6~15g。或入丸散。服药时间与次数根据不同的病证治疗。

2. 莲子的使用注意与禁忌　中满痞胀及大便燥结者忌服。

**【金老谈莲子临床煎煮技术】**

煎煮前先加水浸泡半小时,没过药物表面2cm为宜。先武火(大火)煮沸,后文火(小火)维持30分钟,每剂煎两次,合并药液。儿童每剂一般煎至100~300ml,成人每剂一般煎至400~600ml,每剂等量分装两份。

**【金老谈莲子采购管理技术】**

1. 莲子的采购技术　莲子应采购于具备《药品经营企业许可证》《营业执照》的药品批发企业。遵循以下原则:

(1)质量标准:莲子的质量应符合《中华人民共和国药典(2015年版)》、局颁药品标准及中药炮制规范的标准要求。水分不得过14.0%,总灰分不得过5.0%。本品每1000g含黄曲霉毒素$B_1$不得过5μg,含黄曲霉毒素$G_2$、黄曲霉毒素$G_1$、黄曲霉毒素$B_2$和黄曲霉毒素$B_1$总量不得过10μg。

(2)等级规格:莲子属于大众药材,统货,不分等级。

2. 莲子的管理技术　莲子购进药品到库后,应认真进行验收,并办理入库手续。药剂科各调剂室根据药品使用情况，每周到药库领取药品，临时缺药，应及时补充。制剂室根据配制制剂情况到药库领取制剂原料。临床各科因医疗、科研、教学等需要到药剂科领取药品，需报请相关管理部门批准。各方面领药必须办理相应的药品出库手续。

**【金老谈莲子贮存养护供应技术】**

莲子应置通风干燥处，防霉，防蛀。

莲子作为一味常用中药，一般以贮存一日半用量为宜。调剂室应派专人逐日检查莲子等其他药物的供应品种及数量情况，对短缺品种要及时登记，随时整理药品，补充所耗品种，以备调剂使用。

## 芡　实

**【来源】** 本品为睡莲科植物芡 *Euryale ferox* Salisb. 的干燥成熟种仁。

**【历史】** 芡实始载于《神农本草经》，列为上品，又名鸡头，历代本草均有记载。《蜀本草》引《新修本草图经》云："此生水中。叶大如荷，皱而有刺，花、子若拳大，形似鸡头，实若石榴，皮青黑，肉白，如菱米也。"《本草图经》曰："今处处有之，生水泽中。叶大如荷，皱而有刺，俗谓之鸡头盘。花下结实，其形类鸡头，故以名之。"李时珍说："芡茎三月生叶贴水，大于荷叶，皱文如縠，蹙衄如沸，面青背紫，茎、叶皆有刺。"

**【产地】** 主产于广东、江苏、湖南、湖北、山东、福建、河北、河南、江西、浙江、四川。

**【金老谈芡实性状辨别技术】**

1. 形色臭味　本品呈类球形，多为破粒，完整者直径 5~8mm。表面有棕红色内种皮，一端黄白色，约占全体 1/3，有凹点状的种脐痕，除去内种皮显白色。质较硬，断面白色，粉性。气微，味淡。

2. 优品质量　本品以颗粒饱满均匀、粉性足、无碎末及皮壳者为优品。

**【金老谈芡实临床炮制技术】**

1. 炮制分类

（1）芡实：取原药材，除去杂质及残留硬壳。用时捣碎。

（2）麸炒芡实：先将麸皮放热锅内，用中火加热，炒至烟起，再将净芡实倒入，迅速翻动，拌炒至鲜黄色，取出，筛净麸皮，放凉。用时捣碎。每 100kg 芡实，用麸皮 10kg。

2. 临床功效　甘、涩，平；归脾、肾经。功能益肾固精，补脾止泻，除湿止带。用于遗精滑精，遗尿尿频，脾虚久泻，白浊，带下。

**【金老谈芡实处方审核技术】**

芡实作为收涩药中的常见中药，对芡实的处方审核技术，要求执业药师收到处方后首先审核处方前记、正文、后记等，然后审核处方的用药名称、炮制规格及用药剂量。

在《中华人民共和国药典（2015 年版）》中规定芡实的用量为 9~15g；炮制品有芡实、麸炒芡实。在处方审核过程中，如有超出范围时，应及时与临床医师进行沟通。处方中，当遇到缺药的情况时，处方审核人员不应随意进行更改或将其划掉，应与临床医师进行沟通，并适当调换。

**【金老谈芡实处方应付技术】**

首先要确保芡实的书写应规范整齐。其次要注意处方名为"鸡头米"或"芡实"时，均应给付芡实；处方名为"麸炒芡实"时，应给付麸炒芡实。见表 19-13。

表 19-13　芡实处方应付表

| 处方名 | 给付 |
|---|---|
| 鸡头米、芡实 | 芡实 |
| 麸炒芡实 | 麸炒芡实 |

**【金老谈芡实发药交代技术】**

在芡实的发药交代过程中，发药人员的素质和专业知识有重要作用，需要交代芡实的服药方法、使用注意与禁忌等方面。

1. 芡实的服药方法　煎汤温服，9~15g。或入丸散。服药时间与次数根据不同的病证治疗。

2. 芡实的使用注意与禁忌　芡实性涩滞气，一次忌食过多，否则难以消化。平素大便干结或腹胀者忌食。有邪实者不宜用。

**【金老谈芡实临床煎煮技术】**

煎煮前先加水浸泡半小时，没过药物表面 2cm 为宜。先武火（大火）煮沸，后文火（小火）维持 30 分钟，每剂煎两次，合并药液。儿童每剂一般煎至 100~300ml，成人每剂一般煎至 400~600ml，每剂等量分装两份。

**【金老谈芡实采购管理技术】**

1. 芡实的采购技术　芡实应采购于具备《药品经营企业许可证》《营业执照》的药品批发企业。遵循以下原则：

（1）质量标准：芡实的质量应符合《中华人民共和国药典（2015 年版）》、局颁药品标准及中药炮制规范的标准要求。水分不得过 10.0%，总灰分不得过 1.0%。

（2）等级规格：有南芡实和北芡实之分，均为统货，不分等级。

2. 芡实的管理技术　芡实购进药品到库后，应认真进行验收，并办理入库手续。药剂科各调剂室根据药品使用情况，每周到药库领取药品，临时缺药，应及时补充。制剂室根据配制制剂情况到药库领取制剂原料。临床各科因医疗、科研、教学等需要到药剂科领取药品，需报请相关管理部门批准。各方面领药必须办理相应的药品出库手续。

**【金老谈芡实贮存养护供应技术】**

芡实应置通风干燥处，防蛀，防鼠。

芡实作为一味常用中药，一般以贮存一日半用量为宜。调剂室应派专人逐日检查芡实等其他药物的供应品种及数量情况，对短缺品种要及时登记，随时整理药品，补充所耗品种，以备调剂使用。

## 海螵蛸

**【来源】**本品为乌贼科动物无针乌贼 *Sepiella maindronide* Rochebrune 或金乌贼 *Sepia esculenta* Hoyle 的干燥内壳。

**【历史】**始载于《神农本草经》，原名乌贼鱼骨。《本草图经》中记载："乌贼鱼，今近海州郡皆有之。形若革囊，口在腹下，八足聚生口傍，只一骨，厚三、四分，似小舟，轻虚而白；又有两须如劳，可以自缆，故别名缆鱼。其肉食之益人。"《纲目》载有："歼乌测，无鳞有须，黑皮白肉，大者如蒲扇，背骨名海螵蛸，形似樗，子而长，两头尖，色白，脆如通草，重重有纹，以指甲可刮为末。"

**【产地】**主产于浙江、福建、广东、山东、江苏、辽宁沿海地区。

**【金老谈海螵蛸性状辨别技术】**

1. 形色臭味

（1）无针乌贼：呈扁长椭圆形，中间厚，边缘薄，长 9~14cm，宽 2.5~3.5cm，厚约 1.3cm。背面有磁白色脊状隆起，两侧略显微红色，有不甚明显的细小疣点；腹面白色，自尾端到中部有细密波状横层纹；角质缘半透明，尾部较宽平，无骨针。体轻，质松，易折断，断面粉质，显疏松层纹。气微腥，味微咸。

（2）金乌贼：长 13~23cm，宽约 6.5cm。背面疣点明显，略呈层状排列；腹面的细密波状横层纹占全体大部分，中间有纵向浅槽；尾部角质缘渐宽，向腹面翘起，末端有 1 骨针，多已断落。

2. 优品质量　本品均以身干、体大、色白、完整者为优品。

**【金老谈海螵蛸临床炮制技术】**

1. 炮制分类　临床调剂常用的海螵蛸炮制品，取原药材，除去杂质，加工成大块。

2. 临床功效　咸、涩，温；归脾、肾经。功能收敛止血，涩精止带，制酸止痛，收湿敛疮。用于吐血衄血，崩漏便血，遗精滑精，赤白带下，胃痛吞酸；外治损伤出血，湿疹湿疮，溃疡不敛。

**【金老谈海螵蛸处方审核技术】**

海螵蛸作为收涩药中的常见中药，对海螵蛸的处方审核技术，要求执业药师收到处方后首先逐项检查处方前记、正文、后记书写是否清晰、完整，确认处方的合法性。其次要审核处方用药与临床诊断的相符性，以及用药名称、用药剂量、特殊煎发。

在《中华人民共和国药典（2015 年版）》中规定海螵蛸的用量为 6~12g，先煎。在处方审核过程中，如有超出范围时，应及时与临床医师进行沟通。处方中，当遇到缺药的情况时，处方审核人员不应随意进行更改或将其划掉，应与临床医师进行沟通，并适当调换。

**【金老谈海螵蛸处方应付技术】**

首先要确保海螵蛸的书写应规范整齐。其次要注意处方名为"乌贼骨"或"海螵蛸"时，均应给付海螵蛸。见表 19-14。

**表 19-14　海螵蛸处方应付表**

| 处方名 | 给付 |
|---|---|
| 乌贼骨、海螵蛸 | 海螵蛸 |

**【金老谈海螵蛸发药交代技术】**

在海螵蛸的发药交代过程中，发药人员的素质和专业知识有重要作用，需要交代海螵蛸的服药方法、使用注意与禁忌等方面。

1. 海螵蛸的服药方法　煎汤温服，6~12g。服药时间与次数根据不同的病证治疗。

2. 海螵蛸的使用注意与禁忌　阴虚多热者不宜多服；久服易致便秘，可适当配润肠药同用。

**【金老谈海螵蛸临床煎煮技术】**

先煎。煎煮前加水浸泡半小时，没过药物表面2cm为宜，先煎30分钟，后加入其他饮片一同煎煮30分钟，煎两次，合并煎液，再等分两份。

**【金老谈海螵蛸采购管理技术】**

1. 海螵蛸的采购技术　海螵蛸应采购于具备《药品经营企业许可证》《营业执照》的药品批发企业。遵循以下原则：

（1）质量标准：海螵蛸的质量应符合《中华人民共和国药典（2015年版）》、局颁药品标准及中药炮制规范的标准要求。本品含碳酸钙（$CaCO_3$）不得少于86%。

（2）等级规格：统货，无等级规格。

2. 海螵蛸的管理技术　海螵蛸购进药品到库后，应认真进行验收，并办理入库手续。药剂科各调剂室根据药品使用情况，每周到药库领取药品，临时缺药，应及时补充。制剂室根据配制制剂情况到药库领取制剂原料。临床各科因医疗、科研、教学等需要到药剂科领取药品，需报请相关管理部门批准。各方面领药必须办理相应的药品出库手续。

**【金老谈海螵蛸贮存养护供应技术】**

海螵蛸应置通风干燥处，防霉，防蛀。

海螵蛸作为一味常用中药，一般以贮存一日半用量为宜。调剂室应派专人逐日检查海螵蛸等其他药物的供应品种及数量情况，对短缺品种要及时登记，随时整理药品，补充所耗品种，以备调剂使用。

# 第二十章 涌吐药临床调剂

凡能引起或促使呕吐的药物，均称涌吐药，又叫催吐药。

《内经》说："其高者因而越之""在上者涌之"。是指在人体上部如咽喉、胸脘有痰涎、宿食、毒物等有害物质的停留，均可使用涌吐药，因势利导，达到祛邪治病的目的。故凡误食毒物，毒物停留胃中，尚未吸收；或宿食停滞不化，脘部胀痛；或痰涎壅塞，咽喉梗阻，呼吸困难；或痰浊上涌，蒙蔽清窍，癫痫发狂者，均可使用涌吐药来治疗。

临床调剂上须注意：

1. 涌吐药大都药性峻烈，有毒，反应很大，每使人昏眩或呕吐不止，应当注意解救。

2. 使用涌吐药，多用散剂，以便直接迅速发挥药效。

3. 涌吐之后，不能马上进食，待休息之后，胃肠功能恢复正常时方可。

4. 凡用涌吐药易伤胃气，故身体虚弱或素患血症、高血压者以及孕妇均当忌用。

5. 涌吐药宜冷服，可减缓药物的致吐作用。

## 常　山

**【来源】**本品为虎耳草科植物常山 *Dichroa febrifuga* Lour. 的干燥根。

**【历史】**常山始载于《神农本草经》。《本草图经》载："常山，今京西、淮、浙、湖南州郡亦有之。海州出者，叶似楸叶，八尺，有花红白色，子碧色，似山楝子而小。五月采叶，八月采根，阴干。此二味为治疟之最要。"陶弘景谓："蜀漆……常山苗也，五月采叶。"李时珍谓："恒亦常也，恒山乃北岳名，在今定州；常山乃郡名，亦今真定，岂此药始产于此得名。蜀漆乃常山苗，功用相同。"

**【产地】**主产于四川、贵州、湖南。此外，湖北、广西亦产。

**【金老谈常山性状辨别技术】**

1. 形色臭味　本品呈圆柱形，常弯曲扭转，或有分枝，长9~15cm，直径0.5~2cm。表面棕黄色，具细纵纹，外皮易剥落，剥落处露出淡黄色木部。质坚硬，不易折断，折断时有粉尘飞扬；横切面黄白色，射线类白色，呈放射状。气微，味苦。

2. 优品质量　本品以质坚实而重、形如鸡骨、表面及断面淡黄色、光滑者为优品。

【金老谈常山临床炮制技术】

1. 炮制分类　临床调剂常用的常山炮制品，取原药材，除去杂质，洗净，浸泡 8~10 天，取出，闷润 12~24 小时，至内外湿度一致，切薄片，干燥，筛去碎屑。

2. 临床功效　苦、辛，寒，有毒；归肺、肝、心经。功能涌吐痰涎，截疟。用于痰饮停聚，胸膈痞塞，疟疾。

【金老谈常山处方审核技术】

常山作为涌吐药中的常见中药，对常山的处方审核技术，要求执业药师收到处方后首先审核处方前记、正文、后记等，然后审核处方的用药名称及用药剂量。

在《中华人民共和国药典（2015 年版）》中规定常山的用量为 5~9g。在处方审核过程中，如有超出范围时，应及时与临床医师进行沟通。处方中，当遇到缺药的情况时，处方审核人员不应随意进行更改或将其划掉，应与临床医师进行沟通，并适当调换。

【金老谈常山处方应付技术】

首先要确保常山的书写应规范整齐。其次要注意处方名为“玉叶金花”或“常山”时，均应给付常山。见表 20-1。

表 20-1　常山处方应付表

| 处方名 | 给付 |
|---|---|
| 玉叶金花、常山 | 常山 |

【金老谈常山发药交代技术】

在常山的发药交代过程中，发药人员的素质和专业知识有重要作用，需要交代常山的煎煮方法，服药方法以及使用注意与禁忌等方面。

1. 常山的服药方法　煎服，5~9g，或入丸散。宜清晨、午前服用。

2. 常山的使用注意与禁忌

（1）本品有催吐的副作用，量不宜过大，正气不足，久病体弱及孕妇慎用。

（2）不可久服，服药后应中病即止，呕吐后适当休息，切勿立即进食，以免食物刺激再次引起呕吐。

（3）由于个体差异，患者服用本品后可能未能诱发呕吐，可饮热开水，或用翎毛探喉以助呕吐。

【金老谈常山临床煎煮技术】

煎煮前先加水浸泡半小时，没过药物表面 2cm 为宜。煎煮两次合并药液，一煎 30~40 分钟，二煎 10~20 分钟。煎煮后药液约 300ml。

【金老谈常山采购管理技术】

1. 常山的采购技术　常山应采购于具备《药品经营企业许可证》《营业执照》的药品批发企业。遵循以下原则：

（1）质量标准：常山的质量应符合《中华人民共和国药典（2015 年版）》、局颁药品标准及中药炮制规范的标准要求。水不得过 10.0%，总灰分不得过 4.0%。

（2）等级规格：统货，无等级规格。

2. 常山的管理技术　常山购进药品到库后，应认真进行验收，并办理入库手续。药剂科各调剂室根据药品使用情况，每周到药库领取药品，临时缺药，应及时补充。制剂室根据配制制剂情况到药库领取制剂原料。临床各科因医疗、科研、教学等需要到药剂科领取药品，需报请相关管理部门批准。各方面领药必须办理相应的药品出库手续。

**【金老谈常山贮存养护供应技术】**

常山应贮干燥容器内，置通风干燥处。

常山作为一味常用中药，一般以贮存一日半用量为宜。调剂室应派专人逐日检查常山等其他药物的供应品种及数量情况，对短缺品种要及时登记，随时整理药品，补充所耗品种，以备调剂使用。

## 瓜　　蒂

**【来源】**瓜蒂为葫芦科植物甜瓜 *Cucumis melo* L. 的果蒂。

**【历史】**始载于《本经》，列为上品。《别录》云："生嵩高平泽。七月七日采。"《本草图经》曰："瓜蒂即甜瓜带也……今处处有之，亦园圃所莳。"《本草纲目》谓："甜瓜，北土、中州种莳甚多。二、三月下种，延蔓而生，叶大数寸，五、六月花开黄色，六、七月瓜熟。其类甚繁：有团有长，有尖有扁。大或径尺，小或一捻。其棱或有或无，其色或青或绿，或黄斑、糁斑，或白路、黄路。其瓤或白或红，其子或黄或赤，或白或黑。"《本草纲目》所载形态特征及《本草图经》附图，均与本品原植物一致。

**【产地】**我国各地均产。

**【金老谈瓜蒂性状辨别技术】**

1. 形色臭味　果柄细圆柱形，常扭曲，长 3~6cm，直径 0.2~0.4cm，连接瓜的一端略膨大，直径约 8mm，有纵沟纹；外表面灰黄色，有稀疏短毛茸。带果皮的果柄较短，长 3~2.6cm，略弯曲或扭曲，有纵沟纹，果皮部分近圆盘形，直径约 2cm，外表面暗黄色至棕黄色，皱缩，边缘薄而内卷，内表面黄白色至棕色。果柄质较而韧，不易折断，断面纤维性，中空。气微，味苦。

2. 优品质量　本品以色棕黄、味苦者为优品。

**【金老谈瓜蒂临床炮制技术】**

1. 炮制分类　临床调剂常用的瓜蒂炮制品，取原药材，除去杂质，晒干或低温干燥，筛去碎屑。

2. 临床功效　苦，寒；有毒；归胃经。功能涌吐痰湿，祛湿退黄。用于痰涎宿食，壅塞上脘，胸中痞梗，风痰癫痫，湿热黄疸，四肢浮肿，鼻塞，喉痹。

**【金老谈瓜蒂处方审核技术】**

瓜蒂作为涌吐药中的常见中药，对瓜蒂的处方审核技术，要求执业药师收到处方后首先审核处方前记、正文、后记等，然后审核处方的用药名称及用药剂量。

在《中华人民共和国药典临床用药须知中药饮片卷（2010 版）》中规定瓜蒂的用量为 0.6~1.5g。在处方审核过程中，如有超出范围时，应及时与临床医师进行沟通。处方中，当遇到缺药的情况时，处方审核人员不应随意进行更改或将其划掉，应与临床医师进行沟通，并适当调换。

**【金老谈瓜蒂处方应付技术】**

首先要确保瓜蒂的书写应规范整齐。其次要注意处方名为"瓜蒂""苦丁香"或"甜瓜蒂”时，均应给付瓜蒂。见表20-2。

表20-2 瓜蒂处方应付表

| 处方名 | 给付 |
|---|---|
| 瓜蒂、苦丁香、甜瓜蒂 | 瓜蒂 |

【金老谈瓜蒂发药交代技术】

在瓜蒂的发药交代过程中，发药人员的素质和专业知识有重要作用，需要交代瓜蒂的服药方法、使用注意与禁忌等方面。

1. 瓜蒂的服药方法　制成散剂，内服催吐；入丸、散服，每次0.3~1g；外用适量，纳鼻孔中。将在7、8月间剪下之瓜蒂把阴干，用文火焙黄，研粉分包，每包0.1~0.15g。用时取1包分成4~6等分，于晨起空腹时每隔20~30分钟从两鼻孔各吸入一等分，经40分钟至1小时许鼻腔便流出黄色分泌液，每隔5~7天（视体质情况）用1包，4包为一疗程。吸入深度以至中鼻道为宜。

2. 瓜蒂的使用注意与禁忌　体虚、失血及上部无实邪者忌服。

【金老谈瓜蒂临床煎煮技术】

内服，煎汤。临床一般不作煎服，多制散剂。

【金老谈瓜蒂采购管理技术】

1. 瓜蒂的采购技术　瓜蒂应采购于具备《药品经营企业许可证》《营业执照》的药品批发企业。遵循以下原则：

（1）质量标准：瓜蒂的质量应符合《中华人民共和国药典（2015年版）》、局颁药品标准及中药炮制规范的标准要求。

（2）等级规格：统货，无等级规格。

2. 瓜蒂的管理技术　瓜蒂购进药品到库后，应认真进行验收，并办理入库手续。药剂科各调剂室根据药品使用情况，每周到药库领取药品，临时缺药，应及时补充。制剂室根据配制制剂情况到药库领取制剂原料。临床各科因医疗、科研、教学等需要到药剂科领取药品，需报请相关管理部门批准。各方面领药必须办理相应的药品出库手续。

【金老谈瓜蒂贮存养护供应技术】

瓜蒂应置通风干燥处，防霉，防蛀。

瓜蒂作为一味常用中药，一般以贮存一日半用量为宜。调剂室应派专人逐日检查瓜蒂等其他药物的供应品种及数量情况，对短缺品种要及时登记，随时整理药品，补充所耗品种，以备调剂使用。

# 第二十一章 杀虫止痒药临床调剂

以攻毒杀虫、燥湿止痒为主要作用的药物，为杀虫止痒药。

本类药物以外用为主，兼可内服，具有解毒杀虫、消肿定痛等功效，主要适用于疥癣、湿疹、痈疮疔毒、麻风、梅毒、毒蛇咬伤等病证。

本类药多具毒性，临床调剂须特别注意，多外用，外用方法分别有研末外撒、用香油和茶水调敷、制成软膏涂抹、制成药捻或栓剂、煎汤熏洗、热敷等。本类药物内服使用时，除无毒副作用的药物外，宜做丸剂使用，以利于缓慢溶解吸收。本类药大多具有不同程度的毒性，使用时应慎重。如可内服的药物，每宜制成丸、散剂服用。即使是外用，亦大都经过配制后用，且须严格控制用量，防止中毒。

## 雄　黄

**【来源】**本品为硫化物类矿物雄黄族雄黄，主含二硫化二砷（$As_2S_2$）。

**【历史】**始载于《神农本草经》。陶弘景曰："（雄黄）好者作鸡冠色，不臭而坚实。若黯黑及虚软者不好也。"《日华子本草》："雄黄，通赤亮者为上，验之可以虫死者为真，臭气少，细嚼口中含汤不激辣者通用。"《本草图经》记载："雄黄，今阶州山中有之。形块如丹砂，明澈不夹石，其色如鸡冠者为真。又阶州接西域界，出一种水窟雄黄，生于山岩中，有水泉流处。其石名青烟石、白鲜石，雄黄出其中，其块大者如胡桃，小者如粟豆，上有孔窍，其色深红而微紫，体极轻虚，而功用胜于常雄黄。"

**【产地】**主产于贵州、湖南、湖北、甘肃、云南、四川、安徽、陕西、广西。如湖南石门、慈利、津市、常德、浏阳、邵阳、洞口；贵州思南、铜仁、印江、沿河、惠水、三都、郎岱；湖北宜昌、长阳、五峰、鹤峰；甘肃武都、宕昌、玛曲、舟曲、徽县、临夏、敦煌。多集散于天津、武汉。

**【金老谈雄黄性状辨别技术】**

1. 形色臭味　本品为块状或粒状集合体，呈不规则块状。深红色或橙红色，条痕淡橘红色，晶面有金刚石样光泽。质脆，易碎，断面具树脂样光泽。微有特异的臭气，味淡。精矿粉为粉末状或粉末集合体，质松脆，手捏即成粉，橙黄色，无光泽。

2. 优品质量　本品以块大、色红、质酥脆、有光泽、无杂石者为优品。

**【金老谈雄黄临床炮制技术】**

1. 炮制分类

(1) 雄黄:取原药材,除去杂质,去净泥土,加工成碎块。

(2) 雄黄粉:取净雄黄,置适宜容器内,加适量水共研细,再加多量水,搅拌,倾取混悬液,下沉粗粉粒再按上法反复操作数次,合并混悬液,静置,分取沉淀,晒干。

2. 临床功效　辛,温;有毒;归肝、大肠经。功能解毒杀虫,燥湿祛痰,截疟。用于痈肿疔疮,蛇虫咬伤,虫积腹痛,惊痫,疟疾。

**【金老谈雄黄处方审核技术】**

雄黄作为杀虫止痒药中的常见中药,有小毒。对雄黄的处方审核技术,要求医疗机构调配毒性中药,凭执业医师签名的正式处方,每次处方剂量不得超过2日极量。执业药师收到处方后首先逐项检查处方前记、正文、后记书写是否清晰、完整,确认处方的合法性。其次要审核处方用药与临床诊断的相符性,以及用药名称、用药剂量、使用方法、炮制规格。

在《中华人民共和国药典(2015年版)》中规定雄黄的用量为0.05~0.1g;炮制品有雄黄、雄黄粉;属孕妇禁用药。在处方审核过程中,如有超出范围时,应及时与临床医师进行沟通,并双签字。处方中,当遇到缺药的情况时,处方审核人员不应随意进行更改或将其划掉,应与临床医师进行沟通,并适当调换。

**【金老谈雄黄处方应付技术】**

首先要确保雄黄的书写应规范整齐。其次要注意处方名为“石黄”“黄金石”或“雄黄”时,均应给付雄黄;处方名为“雄黄粉”时,应给付雄黄粉。见表21-1。

表21-1　雄黄处方应付表

| 处方名 | 给付 |
|---|---|
| 石黄、黄金石、雄黄 | 雄黄 |
| 雄黄粉 | 雄黄粉 |

**【金老谈雄黄发药交代技术】**

在雄黄的发药交代过程中,发药人员的素质和专业知识有重要作用,需要交代雄黄的服药方法、使用注意与禁忌等方面。

1. 雄黄的服药方法　0.05~0.1g,入丸散用。外用适量,熏涂患处。

2. 雄黄的使用注意与禁忌　内服宜慎;不可久用;孕妇禁用。

**【金老谈雄黄临床煎煮技术】**

本品临床上不作煎服服用。

**【金老谈雄黄采购管理技术】**

1. 雄黄的采购技术　雄黄应采购于具备《药品经营企业许可证》《营业执照》的药品批发企业。遵循以下原则:

(1) 质量标准:雄黄的质量应符合《中华人民共和国药典(2015年版)》、局颁药品标准及中药炮制规范的标准要求。本品含砷量以二硫化二砷($As_2S_2$)计,不得少于90.0%。

(2) 规格:商品常分为雄黄、明雄、烧雄等规格:

1) 雄黄:呈块状或粉末状,深红色或橙红色。块状者又名苏雄黄,有光泽;粉末状者,质疏松易碎。药用较广。

2）明雄：又名雄精，多呈块状，鲜红色，半透明，经加工成椭圆形，多随身佩带，作装饰品，故又名腰黄。过去有的加工成杯状，称为雄黄杯。

3）烧雄：为雄黄提炼加工品。呈块状，色紫红，无光泽，条痕黄色，质较硬脆，易砸碎，断面胶质状，不呈结晶性，常具细砂孔，微有硫黄气味。主产贵州。二硫化二砷（$As_2S_2$）含量低于雄黄。辛，苦，温；有毒。

2. 雄黄的管理技术　雄黄属于毒性药品，应按《医疗用毒性药品管理办法》、卫生部和国家中医药管理局联合颁布的《医院中药饮片管理规范》（2007 年 3 月 23 日施行）及卫生部颁布的《处方管理办法》（2007 年 5 月 1 日施行）中相关规定进行管理。

（1）雄黄收购、经营，由各级医药管理部门指定的药品经营单位负责；配方用药由国营药店、医疗单位负责。其他任何单位或者个人均不得从事雄黄的收购、经营和配方业务。

（2）收购、经营、加工、使用雄黄的单位必须建立健全保管、验收、领发、核对等制度，严防收假、发错，严禁与其他药品混杂，做到入库有验收有复核、出库有发药有复核，划定仓间或仓位，专柜加锁保管，有专人专账管理。

（3）凡加工炮制雄黄，必须按照《中华人民共和国药典（2015 年版）》或者省、自治区、直辖市卫生行政部门制定的炮制规范的规定进行。药材符合药用要求的，方可供应、配方和用于中成药生产。

（4）制备含雄黄的制剂，必须严格执行制剂工艺操作规程，在本单位检验人员的监督下准确投料，并建立完整的制剂记录，保存 5 年备查。制剂过程中的废弃物，必须妥善处理，不得污染环境。

（5）医疗单位供应和调配雄黄，凭医师签名的正式处方。每次处方剂量不得超过 2 日极量。调配处方时必须认真负责，使用与之剂量等级相适应的戥称或天平称量，保证计量准确，按医嘱注明要求调配，并由配方人员和具备资格的药学技术人员复核人员签名（盖章）后方可发出。对处方未注明“生用”的雄黄，应当付炮制品。如发现处方有疑问时，须经原处方医师审定后再行调配。处方一次有效，取药后处方保存 2 年。

**【金老谈雄黄贮存养护供应技术】**

雄黄应置干燥处，密闭。应放在毒麻药专柜存放，购进时就必须严格检查（品种、质量、数量等）验收，准确无误后及时标明标志，及时登记入库。要按规定妥善保管，切忌混淆或失盗，避免造成不良后果。

## 硫　　黄

**【来源】**本品为自然元素类矿物硫族自然硫或含硫矿物经加工制得。

**【历史】**始载于《神农本草经》，又名石硫黄，列为中品。《海药本草》：“按《广州记》云，生昆仑日脚下，颗粒莹净，无夹石者良。蜀中雅州亦出，光腻甚好，功力不及舶上来者。”《本草图经》记载：“石硫黄，赤色者名石亭脂，青色者名冬结石，半白半黑名神惊石，并不堪入药。又有一种土硫黄（一作‘水硫黄’），出广南及荣州（一作‘资州’），溪涧水中流出。”《本草纲目》：“凡产石硫黄之处，必有温泉，作硫黄气。《庚辛玉册》云，硫黄有二种，石硫黄，生南海琉球山中；土硫黄生于广南，以嚼之无声者为佳。舶上硫黄亦佳。”

**【产地】**主产于内蒙古赤峰、陕西南部、四川甘孜、河南洛阳、山西；江苏、湖南、江西、广东、台湾亦产。

**【金老谈硫黄性状辨别技术】**

1. 形色臭味 本品呈不规则块状。黄色或略呈绿黄色。表面不平坦，呈脂肪光泽，常有多数小孔。用手握紧置于耳旁，可闻轻微的爆裂声。体轻，质松，易碎，断面常呈针状结晶形。有特异的臭气，味淡。

2. 优品质量 本品以块整齐、色黄、有光泽、质松脆、无杂质者为优品。

**【金老谈硫黄临床炮制技术】**

1. 炮制分类

（1）硫黄：取原药材，除去杂质，加工成碎块。

（2）制硫黄：取硫磺块，与豆腐同煮，至豆腐现黑绿色为度，取出，漂去豆腐，阴干。每硫黄 100kg，用豆腐 200kg。

2. 临床功效 酸，温；有毒；归肾、大肠经。功能内服补火助阳通便；外用消毒杀虫（寄生虫、疥虫等），燥湿止痒。外治用于疥癣，秃疮，阴疽恶疮；内服用于阳痿足冷，虚喘冷哮，虚寒便秘。

**【金老谈硫黄处方审核技术】**

硫黄作为杀虫止痒药中的常见中药，有毒。对硫黄的处方审核技术，要求医疗机构调配毒性中药，凭执业医师签名的正式处方，每次处方剂量不得超过 2 日极量。执业药师收到处方后首先逐项检查处方前记、正文、后记书写是否清晰、完整，确认处方的合法性。其次要审核处方用药与临床诊断的相符性，以及用药名称、用药剂量、使用方法、炮制规格。

在《中华人民共和国药典（2015 年版）》中规定硫黄的用量为 1.5~3g；炮制品有硫磺、制硫磺；属孕妇禁用药。在处方审核过程中，如有超出范围时，应及时与临床医师进行沟通，并双签字。处方中，当遇到缺药的情况时，处方审核人员不应随意进行更改或将其划掉，应与临床医师进行沟通，并适当调换。

**【金老谈硫黄处方应付技术】**

首先要确保硫磺的书写应规范整齐。其次要注意处方名为“硫磺”“胶体硫”或“硫黄”时，均应给付硫黄；处方名为“制硫磺”时，应给付制硫磺。见表 21-2。

**表 21-2 硫黄处方应付表**

| 处方名 | 给付 |
| --- | --- |
| 硫磺、胶体硫、硫黄 | 硫磺 |
| 制硫磺 | 制硫磺 |

**【金老谈硫黄发药交代技术】**

在硫磺的发药交代过程中，发药人员的素质和专业知识有重要作用，需要交代硫磺的煎煮方法，服药方法以及使用注意与禁忌等方面。

1. 硫磺的服药方法 内服 1.5~3g，炮制后入丸散；外用适量，研末油调涂敷患处。

2. 硫磺的使用注意与禁忌 阴虚火旺及孕妇忌服。

**【金老谈硫黄临床煎煮技术】**

临床不作煎煮，多入丸散；外用适量，研末油调涂敷患处。

**【金老谈硫黄采购管理技术】**

1. 硫磺的采购技术　硫黄应采购于具备《药品经营企业许可证》《营业执照》的药品批发企业。遵循以下原则：

（1）质量标准：硫黄的质量应符合《中华人民共和国药典(2015 年版)》、局颁药品标准及中药炮制规范的标准要求。本品含硫(S)不得少于 98.5%。

（2）等级规格：统货，无规格等级。

2. 硫黄的管理技术　硫黄属于毒性药品，应按《医疗用毒性药品管理办法》、卫生部和国家中医药管理局联合颁布的《医院中药饮片管理规范》(2007 年 3 月 23 日施行)及卫生部颁布的《处方管理办法》(2007 年 5 月 1 日施行)中相关规定进行管理。

（1）硫黄收购、经营，由各级医药管理部门指定的药品经营单位负责；配方用药由国营药店、医疗单位负责。其他任何单位或者个人均不得从事硫黄的收购、经营和配方业务。

（2）收购、经营、加工、使用硫黄的单位必须建立健全保管、验收、领发、核对等制度，严防收假、发错，严禁与其他药品混杂，做到入库有验收有复核、出库有发药有复核，划定仓间或仓位，专柜加锁保管，有专人专账管理。

（3）凡加工炮制硫黄，必须按照《中国药典》或者省、自治区、直辖市卫生行政部门制定的炮制规范的规定进行。药材符合药用要求的，方可供应、配方和用于中成药生产。

（4）制备含硫黄的制剂，必须严格执行制剂工艺操作规程，在本单位检验人员的监督下准确投料，并建立完整的制剂记录，保存 5 年备查。制剂过程中的废弃物，必须妥善处理，不得污染环境。

（5）医疗单位供应和调配硫黄，凭医师签名的正式处方。每次处方剂量不得超过 2 日极量。调配处方时必须认真负责，使用与之剂量等级相适应的戥称或天平称量，保证计量准确，按医嘱注明要求调配，并由配方人员和具备资格的药学技术人员复核人员签名(盖章)后方可发出。对处方未注明“生用”的雄黄，应当付炮制品。如发现处方有疑问时，须经原处方医师审定后再行调配。处方一次有效，取药后处方保存 2 年。

**【金老谈硫黄贮存养护供应技术】**

硫黄应置于阴凉、通风处，贮运时应远离火种、热源。应放在毒麻药专柜存放，购进时就必须严格检查(品种、质量、数量等)验收，准确无误后及时标明标志，及时登记入库。要按规定妥善保管，切忌混淆或失盗，避免造成不良后果。

## 蛇　床　子

**【来源】**本品为伞形科植物蛇床 *Cnidium monnieri*(L.)Cuss 的干燥成熟果实。

**【历史】**始载《神农本草经》，列为上品。《证类本草》载：“图经曰，三月生苗，高三、二尺，叶青碎，作丛似蒿枝，每枝上有花头百余，结同一窠，似马芹类。四、五月开白花，又似散水(《本草纲目》作伞状)。子黄褐色，如黍米，至轻虚，五月采实，阴干。”《本草纲目》载：“蛇虺喜卧于下，食其子，故有蛇床、蛇粟诸名。”又载：“其花碎米攒簇，其子两片合成，似莳萝子而细，亦有细棱。”以上记述与今日的蛇床是一致的。

【产地】主产于河北、浙江、江苏、四川等地。

【金老谈蛇床子性状辨别技术】

1. 形色臭味　本品为双悬果，呈椭圆形，长 2~4mm，直径约 2mm。表面灰黄色或灰褐色，顶端有 2 枚向外弯曲的柱基，基部偶有细梗。分果的背面有薄而突起的纵棱 5 条，接合面平坦，有 2 条棕色略突起的纵棱线。果皮松脆，揉搓易脱落。种子细小，灰棕色，显油性。气香，味辛凉，有麻舌感。

2. 优品质量　本品以颗粒饱满、灰黄色、气味浓厚者为优品。

【金老谈蛇床子临床炮制技术】

1. 炮制分类　临床调剂常用的蛇床子炮制品，取原药材，除去杂质，筛去碎屑。

2. 临床功效　辛、苦，温；有小毒；归肾经。功能燥湿祛风，杀虫止痒，温肾壮阳。用于阴痒带下，湿疹瘙痒，湿痹腰痛，肾虚阳痿，宫冷不孕。

【金老谈蛇床子处方审核技术】

蛇床子作为杀虫止痒药中的常见中药，有毒。对蛇床子的处方审核技术，要求医疗机构调配毒性中药，凭执业医师签名的正式处方，每次处方剂量不得超过 2 日极量。执业药师收到处方后首先逐项检查处方前记、正文、后记书写是否清晰、完整，确认处方的合法性。其次要审核处方用药与临床诊断的相符性，以及用药名称、用药剂量、使用方法。

在《中华人民共和国药典（2015 年版）》中规定蛇床子的用量为 3~10g。在处方审核过程中，如有超出范围时，应及时与临床医师进行沟通，并双签字。处方中，当遇到缺药的情况时，处方审核人员不应随意进行更改或将其划掉，应与临床医师进行沟通，并适当调换。

【金老谈蛇床子处方应付技术】

首先要确保蛇床子的书写应规范整齐。其次要注意处方名为“野茴香”“野胡萝卜子”或“蛇床子”时，均应给付蛇床子。见表 21-3。

表 21-3　蛇床子处方应付表

| 处方名 | 给付 |
|---|---|
| 野茴香、野胡萝卜子、蛇床子 | 蛇床子 |

【金老谈蛇床子发药交代技术】

在蛇床子的发药交代过程中，发药人员的素质和专业知识有重要作用，需要交代蛇床子的服药方法、使用注意与禁忌等方面。

1. 蛇床子的服药方法　内服，3~10g，多入丸散。外用适量，多煎汤熏洗，或研末调敷。或遵医嘱。

2. 蛇床子的使用注意与禁忌　下焦有湿热，或肾阴不足，相火易动以及精关不固者忌服。

【金老谈蛇床子临床煎煮技术】

临床一般不作煎服，多入丸散；外用适量，研末油调涂敷患处。

【金老谈蛇床子采购管理技术】

1. 蛇床子的采购技术　蛇床子应采购于具备《药品经营企业许可证》《营业执照》的药品批发企业。遵循以下原则：

（1）质量标准：蛇床子的质量应符合《中华人民共和国药典（2015 年版）》局颁药品标准

及中药炮制规范的标准要求。水分不得过 13.0%，总灰分不得过 13.0%，酸不溶性灰分不得过 6.0%。本品按干燥品计算，含蛇床子素（$C_{15}H_{16}O_3$）不得少于 1.0%。

（2）等级规格：统货，无等级规格。

2. 蛇床子的管理技术　蛇床子购进药品到库后，应认真进行验收，并办理入库手续。药剂科各调剂室根据药品使用情况，每周到药库领取药品，临时缺药，应及时补充。制剂室根据配制制剂情况到药库领取制剂原料。临床各科因医疗、科研、教学等需要到药剂科领取药品，需报请相关管理部门批准。各方面领药必须办理相应的药品出库手续。

**【金老谈蛇床子贮存养护供应技术】**

蛇床子应置于干燥处。

蛇床子作为一味常用中药，一般以贮存一日半用量为宜。调剂室应派专人逐日检查蛇床子等其他药物的供应品种及数量情况，对短缺品种要及时登记，随时整理药品，补充所耗品种，以备调剂使用。

## 土　荆　皮

**【来源】**本品为松科植物金钱松 *Pseudolarix amabilis*（Nelson）Rehd. 的干燥根皮或近根树皮。

**【历史】**始载于赵学敏的《本草纲目拾遗》。

**【产地】**主产于江苏、浙江、安徽、江西、湖南、广东等地。

**【金老谈土荆皮性状辨别技术】**

1. 形色臭味

（1）根皮：呈不规则的长条状，扭曲而稍卷，大小不一，厚 2~5mm。外表面灰黄色，粗糙，有皱纹和灰白色横向皮孔样突起，粗皮常呈鳞片状剥落，剥落处红棕色；内表面黄棕色至红棕色，平坦，有细致的纵向纹理。质韧，折断面呈裂片状，可层层剥离。气微，味苦而涩。

（2）树皮：呈板片状，厚约至 8mm，粗皮较厚。外表面龟裂状，内表面较粗糙。

2. 优品质量　本品以形大、黄褐色、有纤维质而无栓皮者为优品。

**【金老谈土荆皮临床炮制技术】**

1. 炮制分类　临床调剂常用的土荆皮炮制品，取原药材，除去杂质，大小分开，洗净，闷润 6~8 小时，至内外湿度一致，切宽丝，干燥，筛去碎屑。

2. 临床功效　辛，温；有毒；归肺、脾经。功能杀虫，疗癣，止痒。用于疥癣瘙痒。

**【金老谈土荆皮处方审核技术】**

土荆皮作为杀虫止痒药中的常见中药，有毒。对土荆皮的处方审核技术，要求医疗机构调配毒性中药，凭执业医师签名的正式处方，每次处方剂量不得超过 2 日极量。执业药师收到处方后首先逐项检查处方前记、正文、后记书写是否清晰、完整，确认处方的合法性。其次要审核处方用药与临床诊断的相符性，以及用药名称、用药剂量、使用方法。

在《中华人民共和国药典（2015 年版）》中对土荆皮用量没有规定，外用适量即可。在处方审核过程中，如有超出范围时，应及时与临床医师进行沟通，并双签字。处方中，当遇到缺药的情况时，处方审核人员不应随意进行更改或将其划掉，应与临床医师进行沟通，并适当调换。

【金老谈土荆皮处方应付技术】

首先要确保土荆皮的书写应规范整齐。其次要注意处方名为“土槿皮”“荆树皮”或“土荆皮”时，均应给付土荆皮。见表 21-4。

表 21-4　土荆皮处方应付表

| 处方名 | 给付 |
|---|---|
| 土槿皮、荆树皮 | 土荆皮 |

【金老谈土荆皮发药交代技术】

在土荆皮的发药交代过程中，发药人员的素质和专业知识有重要作用，需要交代的服药方法、使用注意与禁忌等方面。

1. 土荆皮的服药方法　外用，适量，醋或酒浸涂擦，或研末调涂患处。

2. 土荆皮的使用注意与禁忌　只供外用，不可内服。

【金老谈土荆皮临床煎煮技术】

本品临床上不作煎服。外用适量，醋或酒浸涂擦，或研末调涂患处。

【金老谈土荆皮采购管理技术】

1. 土荆皮的采购技术　土荆皮应采购于具备《药品经营企业许可证》《营业执照》的药品批发企业。遵循以下原则：

（1）质量标准：土荆皮的质量应符合《中华人民共和国药典（2015 年版）》、局颁药品标准及中药炮制规范的标准要求。水分不得过 13.0%，总灰分不得过 5.0%，酸不溶性灰分不得过 2.0%。本品按干燥品计算，含土荆皮乙酸（$C_{23}H_{28}O_8$）不得少于 0.25%。

（2）等级规格：统货，无等级规格。

2. 土荆皮的管理技术　土荆皮购进药品到库后，应认真进行验收，并办理入库手续。药剂科各调剂室根据药品使用情况，每周到药库领取药品，临时缺药，应及时补充。制剂室根据配制制剂情况到药库领取制剂原料。临床各科因医疗、科研、教学等需要到药剂科领取药品，需报请相关管理部门批准。各方面领药必须办理相应的药品出库手续。

【金老谈土荆皮贮存养护供应技术】

土荆皮应置干燥处，防霉，防虫。

土荆皮作为一味常用中药，一般以贮存一日半用量为宜。调剂室应派专人逐日检查土荆皮等其他药物的供应品种及数量情况，对短缺品种要及时登记，随时整理药品，补充所耗品种，以备调剂使用。

# 第二十二章 拔毒生肌药临床调剂

以拔毒化腐、生肌敛疮为主要作用的药物，称为拔毒生肌药。

本类药物多为矿石、金属类药物，以辛味居多，性有寒热之异，大都有剧毒，以外用为主。主要适用于疮疽疮疡溃烂后脓出不畅，或溃后腐肉不去，伤口难以愈合之证。外用的方法根据用途和病情而定，有研末外撒、研末后香油调敷、制成药膏敷贴等。内服则多入丸散剂服。

本类药物多有剧毒，临床调剂上应严格掌握剂量和用法，即使外用亦不宜过量和持续使用。有剧毒的重金属类药如升药、轻粉、砒石等，不宜在头面部使用，以防损容。制剂时应严格遵守炮制和制剂规范，以减轻其毒性，确保用药安全。

## 轻　　粉

**【来源】**本品为氯化亚汞（$Hg_2Cl_2$）结晶。

**【历史】**始载本草《本草经集注》，在水银条下曰："烧时飞著釜上灰，名汞粉，俗呼为水银灰，最能去虱。"《嘉祐本草》分条名为水银粉，又名轻粉。《本草纲目》曰："水银乃至阴毒物，因火煅丹砂而出，加以盐矾炼而为轻粉，加以硫黄升而为银朱，轻飞灵变，化纯阴为燥烈，其性走而不守，善劫痰涎，消积滞，故水肿风痰湿热毒疮，被劫涎从齿龈而出，邪郁为之暂开，而疾因之亦愈。"《本草图经》："又飞炼水银为轻粉，医家下膈最为要药。"根据以上本草所述考证，与现今药用轻粉相符。

**【产地】**主产于湖北、河北、湖南、云南等地。

**【金老谈轻粉性状辨别技术】**

1. 形色臭味　本品为白色有光泽的鳞片状或雪花状结晶，或结晶性粉末；遇光颜色缓缓变暗。气微。

2. 优品质量　本品以洁白、片大、明亮、呈针状结晶、质轻、无水银珠者为优品。

**【金老谈轻粉临床炮制技术】**

1. 炮制分类　临床调剂常用的轻粉炮制品，原品入药，不另加工。

2. 临床功效　辛，寒；有毒；归大肠、小肠经。功能外用杀虫，攻毒，敛疮；内服祛痰消积，逐水通便。外治用于疥疮，顽癣，臁疮，梅毒，疮疡，湿疹；内服用于痰涎积滞，水肿臌胀，二便不利。

**【金老谈轻粉处方审核技术】**

轻粉作为拔毒生肌药中的常见中药,有毒。对轻粉的处方审核技术,要求医疗机构调配毒性中药,凭执业医师签名的正式处方,每次处方剂量不得超过 2 日极量。执业药师收到处方后首先逐项检查处方前记、正文、后记书写是否清晰、完整,确认处方的合法性。其次要审核处方用药与临床诊断的相符性,以及用药名称、用药剂量、使用方法。

在《中华人民共和国药典(2015 年版)》中规定轻粉的用量为外用适量,内服每次 0.1~0.2g;属妊娠禁用药。在处方审核过程中,如有超出范围时,应及时与临床医师进行沟通,并双签字。处方中,当遇到缺药的情况时,处方审核人员不应随意进行更改或将其划掉,应与临床医师进行沟通,并适当调换。

**【金老谈轻粉处方应付技术】**

首先要确保轻粉的书写应规范整齐。其次要注意处方名为“汞粉”或“轻粉”时,均应给付轻粉。见表 22-1。

**表 22-1　轻粉处方应付表**

| 处方名 | 给付 |
| --- | --- |
| 汞粉、轻粉 | 轻粉 |

**【金老谈轻粉发药交代技术】**

在轻粉的发药交代过程中,发药人员的素质和专业知识有重要作用,需要交代轻粉的服药方法、使用注意与禁忌等方面。

1. 轻粉的服药方法　外用适量,研末掺敷患处。内服每次 0.1~0.2g,一日 1~2 次,多入丸剂或装胶囊服,服后漱口。

2. 轻粉的使用注意与禁忌　本品有毒,不可过量;内服慎用;孕妇禁服。

**【金老谈轻粉临床煎煮技术】**

本品临床不作煎服,多外用。内服,入丸散。

**【金老谈轻粉采购管理技术】**

1. 轻粉的采购技术　轻粉应采购于具备《药品经营企业许可证》《营业执照》的药品批发企业。遵循以下原则:

(1) 质量标准:轻粉的质量应符合《中华人民共和国药典(2015 年版)》、局颁药品标准及中药炮制规范的标准要求。取本品约 1g,平铺于白纸上,用扩大镜检视,不应有汞珠存在。炽灼残渣不得过 0.1%。本品含氯化亚汞($Hg_2Cl_2$)不得少于 99.0%。

(2) 等级规格:统货,无等级规格。

2. 轻粉的管理技术　轻粉属于毒性药品,应按《医疗用毒性药品管理办法》、卫生部和国家中医药管理局联合颁布的《医院中药饮片管理规范》(2007 年 3 月 23 日施行)及卫生部颁布的《处方管理办法》(2007 年 5 月 1 日施行)中相关规定进行管理。

(1) 轻粉收购、经营,由各级医药管理部门指定的药品经营单位负责;配方用药由国营药店、医疗单位负责。其他任何单位或者个人均不得从事轻粉的收购、经营和配方业务。

(2) 收购、经营、加工、使用轻粉的单位必须建立健全保管、验收、领发、核对等制度,严防收假、发错,严禁与其他药品混杂,做到入库有验收有复核、出库有发药有复核,划定仓间或仓位，专柜加锁保管，有专人专账管理。

（3）凡加工炮制轻粉，必须按照《中华人民共和国药典（2015 年版）》或者省、自治区、直辖市卫生行政部门制定的炮制规范的规定进行。药材符合药用要求的，方可供应、配方和用于中成药生产。

（4）制备含轻粉的制剂，必须严格执行制剂工艺操作规程，在本单位检验人员的监督下准确投料，并建立完整的制剂记录，保存 5 年备查。制剂过程中的废弃物，必须妥善处理，不得污染环境。

（5）医疗单位供应和调配轻粉，凭医师签名的正式处方。每次处方剂量不得超过 2 日极量。调配处方时必须认真负责，使用与之剂量等级相适应的戥称或天平称量，保证计量准确，按医嘱注明要求调配，并由配方人员和具备资格的药学技术人员复核人员签名（盖章）后方可发出。对处方未注明“生用”的轻粉，应当付炮制品。如发现处方有疑问时，须经原处方医师审定后再行调配。处方一次有效，取药后处方保存 2 年。

**【金老谈轻粉贮存养护供应技术】**

轻粉应置干燥处，遮光，置密闭容器内，单独存放，专人专箱加锁，按毒药管理规定，严格保贮。购进时就必须严格检查（品种、质量、数量等）验收，准确无误后及时标明标志，及时登记入库。要按规定妥善保管，切忌混淆或失盗，避免造成不良后果。

## 砒　石

**【来源】**本品为天然的砷华矿石、或由毒砂（硫砷铁矿，FeAsS）、雄黄加工制造而成。分红信石及白信石二种。

**【历史】**本品始载于《开宝本草》。《本草纲目》载：“砒，性猛如貔，故名。惟出信州，故人呼为信石，而又隐信字为人言。医家皆言生砒轻见火则毒甚，而雷氏治法用火煅，今所用多是飞炼者，盖皆欲求速效，不惜其毒也，曷若用生者为愈乎。”《雷公炮炙论》记载砒石炮制：“凡使砒石，用小瓷瓶子盛后，入紫背天葵、石龙芮二味，三件便下火煅，从巳至申。便用甘草水浸，从申至子，出，拭干，却入瓶盛，于火中煅，别研三万下用之。”

**【产地】**主产于江西、湖南、广东等省。

**【金老谈砒石性状辨别技术】**

1. 形色臭味

（1）红信石（红信、红砒）：呈不规则块状，大小不一，粉红色，具黄色与红色彩晕，略透明或不透明，具玻璃样，丝绢样光泽，质脆，易砸碎，无臭，该品极毒，不能口尝。烧之有蒜臭味。药用以该品为主。

（2）白信石（白信、白砒）：无色或白色，其余特征同上。质较纯，毒性比红砒强。

2. 优品质量

（1）红信石：以块状、具晶莹直纹、色红润、无渣滓者为优品。

（2）白信石：以块状、具晶莹直纹、色白、无底、无渣滓者为优品。

**【金老谈砒石临床炮制技术】**

1. 炮制分类　临床调剂常用的砒石炮制品，取原药材，去杂质，砸碎、装入砂罐内，用泥封口。置炉火中煅红，取出放凉，研为细末。

2. 临床功效　辛，热。有大毒；入肺、肝经。功能外用蚀疮去腐；内服截疟，劫痰平喘。用于癣疮，瘰疬，牙疳，痔疮，溃疡腐肉不脱；寒痰喘逆之证，疟疾。

**【金老谈砒石处方审核技术】**

砒石为《医疗用毒性药品管理办法》中所列的毒性中药，为拔毒生肌药中的常见中药。对砒石的处方审核技术，要求执业药师收到处方后，要审核处方的用药名称、用药剂量，配伍禁忌。

在《中华人民共和国药典（2010年版）》中未收录本品，属妊娠禁用药；不得与水银同用。在处方审核过程中，如有超出范围时，应及时与临床医师进行沟通，并双签字。处方中，当遇到缺药的情况时，处方审核人员不应随意进行更改或将其划掉，应与临床医师进行沟通，并适当调换。

**【金老谈砒石处方应付技术】**

首先要确保砒石的书写应规范整齐。其次要注意处方名为“砒石”或“信石”时，均应给付砒石。见表22-2。

**表22-2　砒石处方应付表**

| 处方名 | 给付 |
|---|---|
| 砒石、信石 | 砒石 |

**【金老谈砒石发药交代技术】**

在砒石的发药交代过程中，发药人员的素质和专业知识有重要作用，需要交代砒石的服药方法、使用注意与禁忌等方面。

1. 砒石的服药方法　一般作外用研末撒敷，或入膏药中贴。内服入丸散剂，每次0.002~0.004g，不能过重。砒石为有毒中药，为避免对胃肠道的刺激，宜饭后30~60分钟服用，不可久服。

2. 砒石的使用注意与禁忌　该品剧毒，内服宜慎用，须掌握好用法用量，不可持续服用，不能作酒剂服。孕妇忌服。外用不宜过量。

**【金老谈砒石临床煎煮技术】**

本品在临床不作煎服。

**【金老谈砒石采购管理技术】**

1. 砒石的采购技术　砒石应采购于具备《药品经营企业许可证》《营业执照》的药品批发企业。遵循以下原则：

（1）质量标准：砒石的质量应符合《中华人民共和国药典（2010年版）》、局颁药品标准及中药炮制规范的标准要求。

（2）等级规格：统货，无等级规格。

2. 砒石的管理技术　砒石属于毒性药品，应按《医疗用毒性药品管理办法》、卫生部和国家中医药管理局联合颁布的《医院中药饮片管理规范》（2007年3月23日施行）及卫生部颁布的《处方管理办法》（2007年5月1日施行）中相关规定进行管理。

（1）砒石收购、经营，由各级医药管理部门指定的药品经营单位负责；配方用药由国营药店、医疗单位负责。其他任何单位或者个人均不得从事砒石的收购、经营和配方业务。

（2）收购、经营、加工、使用砒石的单位必须建立健全保管、验收、领发、核对等制度，严防收假、发错，严禁与其他药品混杂，做到入库有验收有复核、出库有发药有复核，划定仓间或仓位，专柜加锁保管，有专人专账管理。

（3）凡加工炮制砒石，必须按照《中华人民共和国药典（2015 年版）》或者省、自治区、直辖市卫生行政部门制定的炮制规范的规定进行。药材符合药用要求的，方可供应、配方和用于中成药生产。

（4）制备含砒石的制剂，必须严格执行制剂工艺操作规程，在本单位检验人员的监督下准确投料，并建立完整的制剂记录，保存 5 年备查。制剂过程中的废弃物，必须妥善处理，不得污染环境。

（5）医疗单位供应和调配砒石，凭医师签名的正式处方。每次处方剂量不得超过 2 日极量。调配处方时必须认真负责，使用与之剂量等级相适应的戥称或天平称量，保证计量准确，按医嘱注明要求调配，并由配方人员和具备资格的药学技术人员复核人员签名（盖章）后方可发出。对处方未注明"生用"的砒石，应当付炮制品。如发现处方有疑问时，须经原处方医师审定后再行调配。处方一次有效，取药后处方保存 2 年。

**【金老谈砒石贮存养护供应技术】**

砒石应置密闭容器内，单独存放，专人专箱加锁，按毒药管理规定，严格保贮。

本品有大毒，医疗单位供应和调配时，须凭医师签名正式处方，每次处方剂量不超过 2 日极量，处方中若未注明"生用"，配方时应付炮制品种。处方一次有效，取药后，处方保留 2 年，在发票注明"处方保留"。

# 药名拼音索引

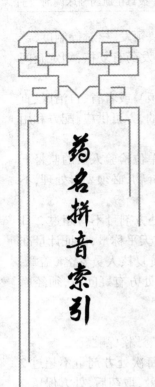

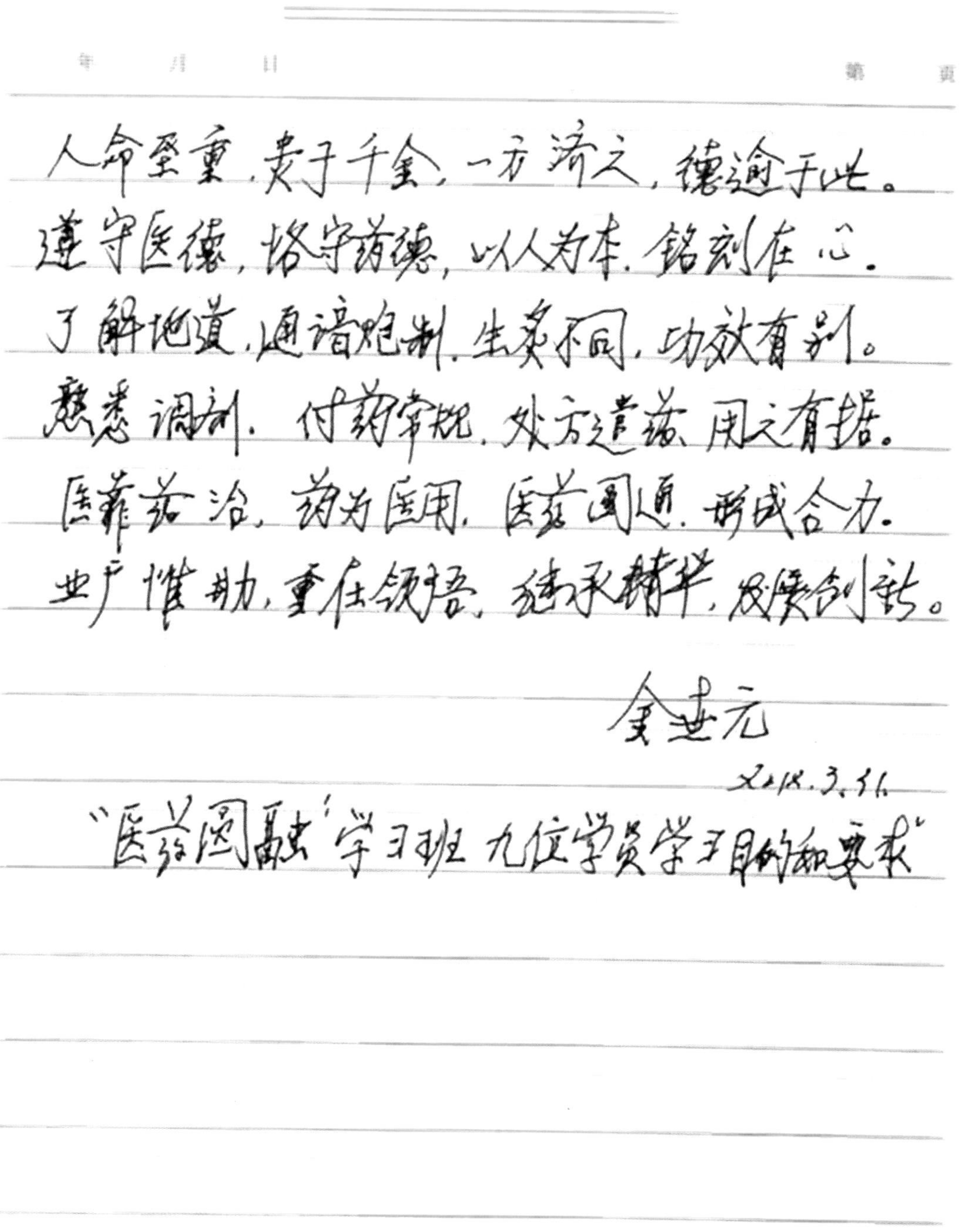

人命至重，贵于千金，一方济之，德逾于此。
遵守医德，恪守药德，以人为本，铭刻在心。
了解地道，通谙炮制，生熟不同，功效有别。
慎思调剂，付药常规，处方遣药，用之有据。
医靠药治，药为医用，医药圆通，形成合力。
业广惟勤，重在领悟，继承精华，发展创新。

金世元
2018.3.11

"医药圆融"学习班 九位学员学习目的和要求

金老手稿——"医药圆融"学习班教学目的

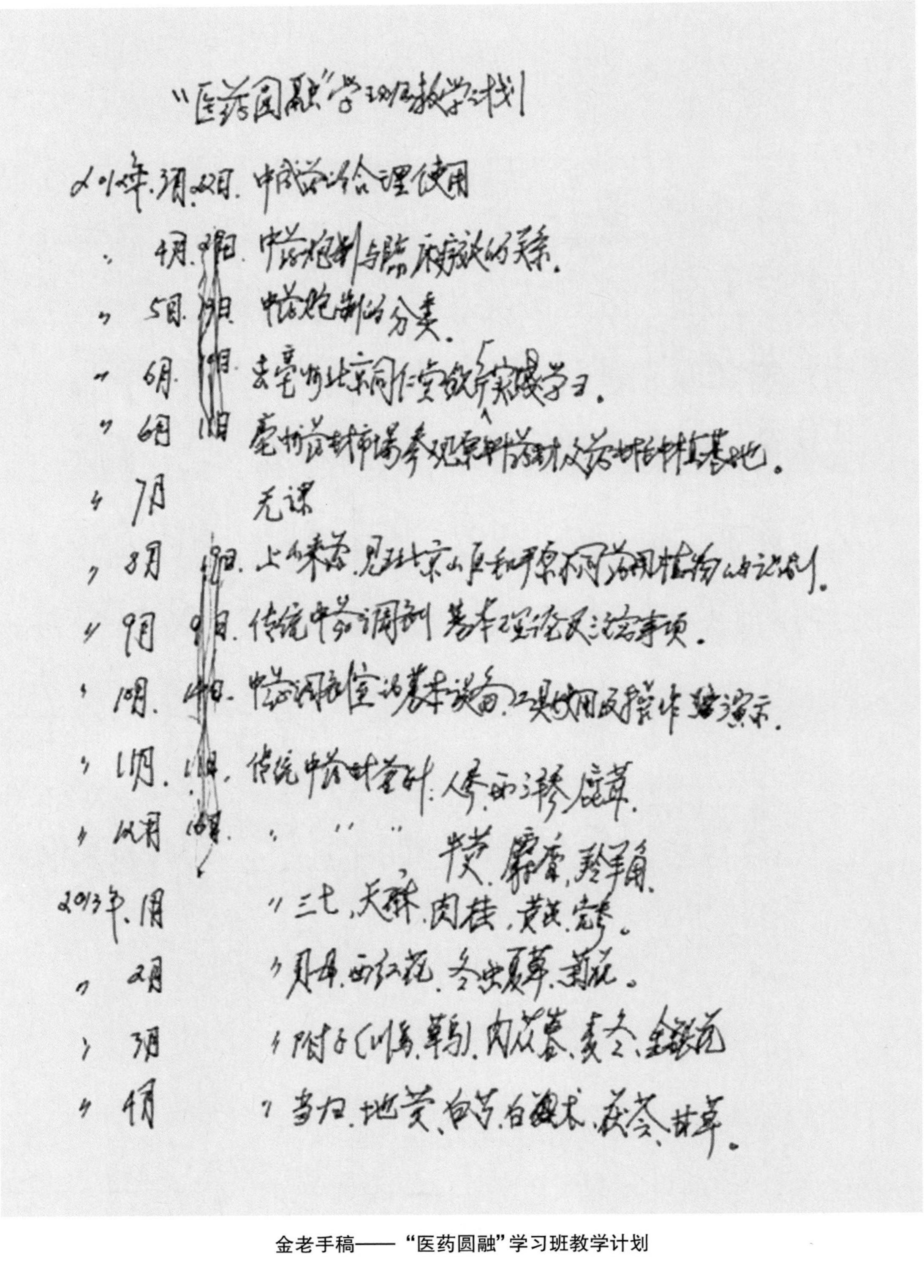

"医药圆融"学习班教学计划

2012年.3月22日. 中成药的合理使用

〃 4月.19日. 中药炮制与临床疗效的关系。

〃 5月. 17日. 中药炮制的分类。

〃 6月. 1日. 去亳州北京同仁堂饮片厂参观学习。

〃 6月 1日 亳州药材市场参观中药材及药材的种植基地。

〃 7月 无课

〃 8月 16日. 上山采药。见北京山区和平原不同药用植物的识别。

〃 9月 9日. 传统中药调剂基本理论及注意事项。

〃 10月. 18日. 中药调剂室的基本设备、工具使用及操作演示。

〃 11月. 11日. 传统中药材鉴别：人参、西洋参、鹿茸.

〃 12月 16日 〃 〃 〃 牛黄、麝香、羚羊角.

2013年.1月 〃 三七、天麻、肉桂、黄连、党参。

〃 2月 〃 贝母、西红花、冬虫夏草、菊花。

〃 3月 〃 附子（川乌、草乌）、肉苁蓉、黄芩、金银花

〃 4月 〃 当归、地黄、白芍、白术、茯苓、甘草。

金老手稿——"医药圆融"学习班教学计划

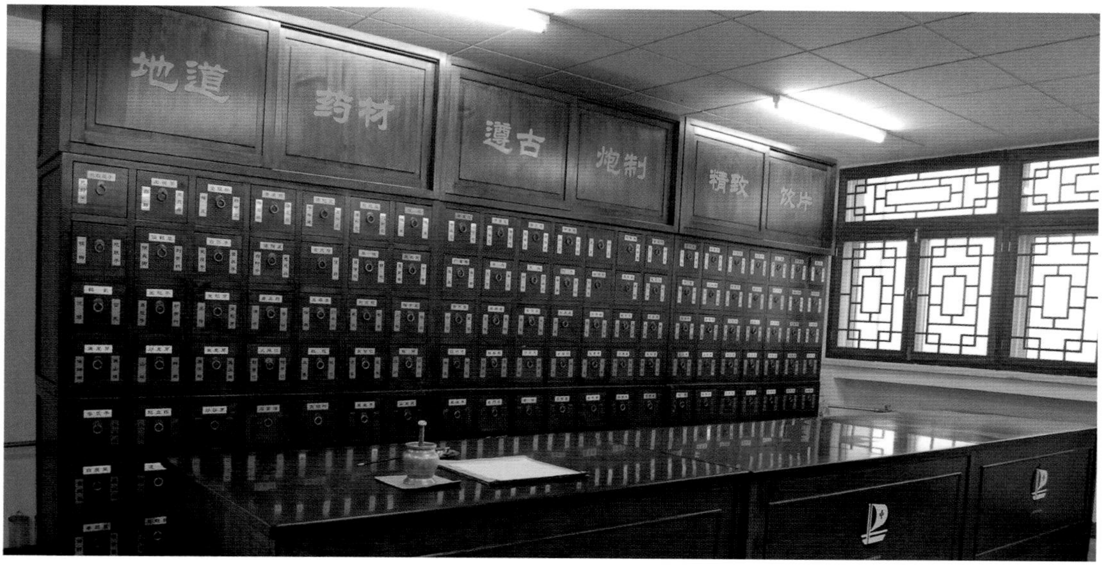


中药调剂全景图

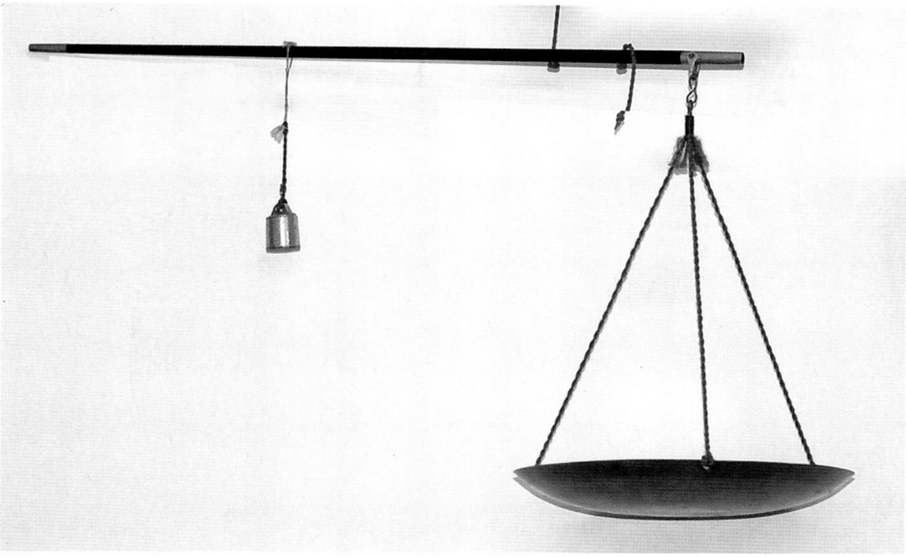

戥秤

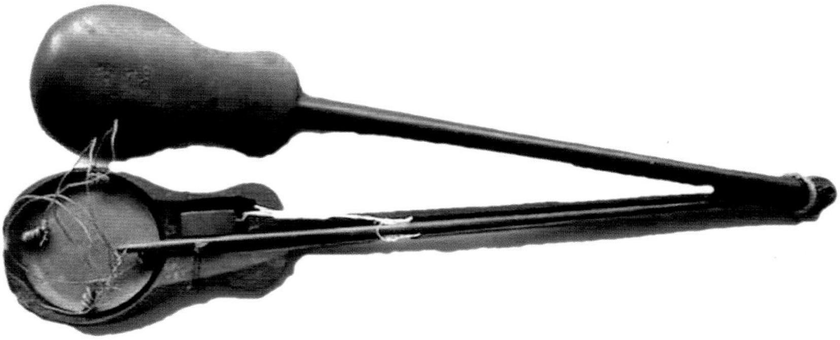

戥子

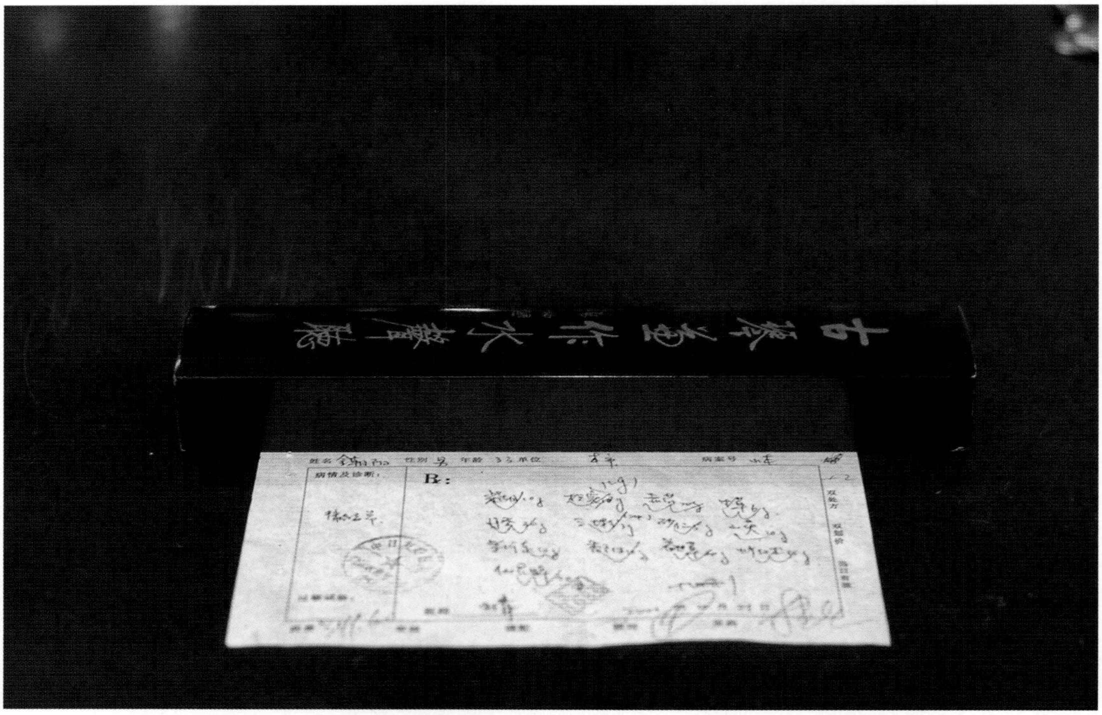

方鉴

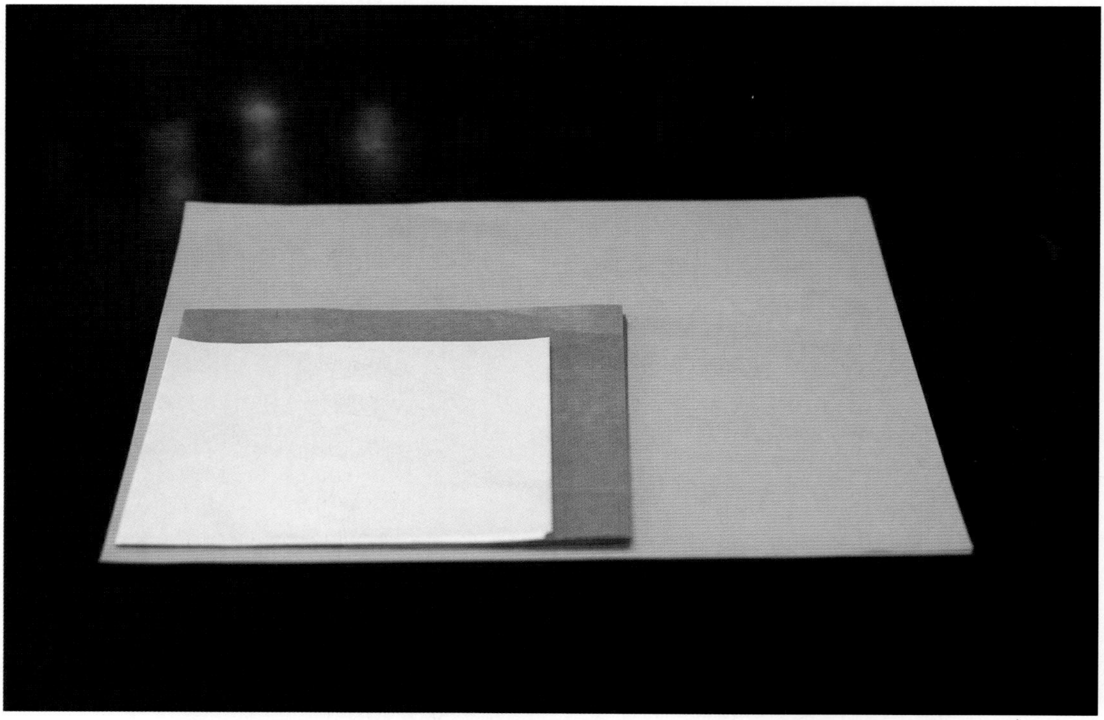

包装纸